W0262729

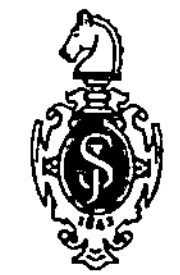

Helmut Niederhoff und Radvan Urbanek

Unser Kind
Das große Gesundheitsbuch von A–Z

Springer-Verlag Wien GmbH

Dr. Helmut Niederhoff
Unterbirken 12
D-79252 Stegen

Univ.-Prof. Dr. Radvan Urbanek
Universitätskinderklinik
Währinger Gürtel 18–20
A-1090 Wien

Das Werk ist urheberrechtlich geschützt.
Die dadurch begründeten Rechte, insbesondere die der Übersetzung, des
Nachdruckes, der Entnahme von Abbildungen, der Funksendung, der
Wiedergabe auf fotomechanischem oder ähnlichem Wege und der Speicherung
in Datenverarbeitungsanlagen, bleiben, auch bei nur auszugsweiser Verwertung,
vorbehalten.

© 2003 Springer-Verlag Wien
Ursprünglich erschienen bei Springer-Verlag Wien New York 2003

Die Wiedergabe von Gebrauchsnamen, Handelsnamen, Warenbezeichnungen usw. in
diesem Buch berechtigt auch ohne besondere Kennzeichnung nicht zu der Annahme,
dass solche Namen im Sinne der Warenzeichen- und Markenschutz-Gesetzgebung als
frei zu betrachten wären und daher von jedermann benutzt werden dürften. Produkt-
haftung: Sämtliche Angaben in diesem Fachbuch/wissenschaftlichen Werk erfolgen
trotz sorgfältiger Bearbeitung und Kontrolle ohne Gewähr. Insbesondere Angaben über
Dosierungsanweisungen und Applikationsformen müssen vom jeweiligen Anwender
im Einzelfall anhand anderer Literaturstellen auf ihre Richtigkeit überprüft werden.
Eine Haftung der Autoren oder des Verlages aus dem Inhalt dieses Werkes ist
ausgeschlossen.

Gestaltung, Produktion: typic®/wolf
Druck: Theiss GmbH, A-9400 Wolfsberg

Gedruckt auf säurefreiem, chlorfrei gebleichtem Papier - TCF
SPIN: 10885410

Bibliografische Information Der Deutschen Bibliothek
Die Deutsche Bibliothek verzeichnet diese Publikation in der Deutschen
Nationalbibliographie; detaillierte bibliographische Daten sind im Internet
über <http://dnb.ddb.de> abrufbar.

Mit zahlreichen (teilweise farbigen) Abbildungen

ISBN 978-3-211-83841-9   ISBN 978-3-7091-6048-0 (eBook)
DOI 10.1007/978-3-7091-6048-0

Vorwort

Fieber, Bauchkrämpfe, Ernährung, Fernsehsucht, Homöopathie, Impfungen, Kortison, Schulangst – was steckt dahinter? Wie kann man helfen? „Das große Gesundheitsbuch von A–Z" gibt Hilfestellung bei einem konkreten Problem, einer speziellen Frage. Wer sich über ein bestimmtes Krankheitsbild bei Kindern – in der Zeitspanne zwischen Geburt und Jugendalter – informieren will, wer schnelle Information über Ursachen, Symptome, Behandlung und geeignete Vorbeugungsmaßnahmen sucht, der wird in diesem Buch Antworten und Rat finden. Das Werk aus der Feder von Dr. med. Helmut Niederhoff und Prof. Dr. med. Radvan Urbanek, Kinderärzte an den renommierten Universitätskliniken in Freiburg und Wien, bietet aber noch mehr: Denn die Kinderheilkunde hat sich, ebenso wie die anderen medizinischen Fächer, durch Spezialisierung und neue Techniken mehr und mehr entwickelt. Das neue Werk macht die Kinderheilkunde in ihrer Denkweise Eltern auf klare und spannende Art verständlich. Fragen, die Eltern besonders bewegen, stehen im Zentrum: Welche Besonderheiten für Gesundheit und Krankheit bringt das Wachstumsalter mit sich? Über welche Heilungskräfte verfügt gerade das frühe Lebensalter? Wann können alternative Heilmethoden eingesetzt werden? Welche Kenntnisse sind wichtig, wenn ein Kind gesund heranwachsen soll? Was kann zur Vorsorge und Früherkennung getan werden? Komplizierte Zusammenhänge werden auch für medizinische Laien verständlich dargestellt.

Hilfreiche Adressen wichtiger Selbsthilfegruppen finden sich im Anhang des Werks. Ein Standardwerk: sachkundig, umfassend, prägnant, verständlich und übersichtlich. Das Hausbuch für alle, die mit Kindern zu tun haben.

A

Abendliches Schreien

Gegen Ende des ersten Lebensmonats entwickeln manche Säuglinge vorzugsweise am Spätnachmittag oder Abend ihr „Schreistündchen".

Anzeichen: Im Gesicht rot angelaufen und mit angezogenen Beinen schreien sie aus Leibeskräften – mitunter auch deutlich länger als eine Stunde – und sind anscheinend durch nichts zu beruhigen. Ein Anlaß ist nicht ohne weiteres ersichtlich. Die Eltern – zumal beim ersten Baby – wundern sich über Ausdauer und Lautstärke. Sie haben rasch herausgefunden, daß es nicht am Hunger, an der nassen oder schmutzigen Windel liegt, und fragen sich besorgt oder ratlos: Was hat denn das Kind nur? Nicht gestillte Säuglinge sind häufiger betroffen als gestillte. Jenseits des ersten Vierteljahres läßt das abendliche Schreien allmählich nach; daher auch der Name „Drei-Monats-Koliken". ohne Anlaß

Ursachen: Eine ernste Störung der Gesundheit liegt diesem gewohnheitsmäßigen Schreien nicht zugrunde. Der hierfür gebräuchliche Ausdruck „Bauchkrämpfe" ist aus kinderärztlicher Sicht nicht zutreffend; zumindest ist er unglücklich gewählt. Das gilt auch für den Begriff „Koliken". Das Baby verlangt vielmehr in diesem Alter und zu dieser Tageszeit energisch nach Zuwendung. Deshalb liegt das abendliche Schreien im Tagesrhythmus des Kindes und ist nicht schmerzbedingt; auch wenn es anschließend Stuhl in die Windel drückt. Gelegentlich schreit ein Kind dieses Alters auch abends vor Übermüdung. Zuwendung

Was ist zu tun? Man darf und soll dem Säugling durchaus die gewünschte Zuwendung geben, die in diesem Alter ja besonders gerechtfertigt ist. Man sollte ihn körperliche Wärme und Nähe spüren lassen. Übertriebenes Verwöhnen ist jetzt noch nicht zu befürchten. Sanftes Schaukeln oder Hin- und Herwiegen trägt zur Beruhigung bei. Bewährt hat sich ferner, das Kind im Freien spazieren zu fahren; auch zu fortgeschrittener Tageszeit. Was ist zu tun?
körperliche
Wärme und
Nähe

Medikamente gegen das abendliche Schreien einzusetzen ist kaum oder gar nicht sinnvoll. Und gestillte Kinder sollten dann keinesfalls eine zusätzliche Flaschenmahlzeit bekommen. Eine angeborene Veranlagung zu →Allergien würde dadurch nur unnötig früh zum Ausbruch kommen. In Zweifelsfällen besprechen Sie mit Ihrem Arzt, ob es sich um das typische abendliche Schreien handelt oder um einen generell →unruhigen Säugling, der einer ärztlichen Untersuchung bedarf (→Bauchschmerzen, →Blähungen, →Kardiainsuffizienz, →Kuhmilch-Unverträglichkeit). Zweifelsfälle

Abstillen

Anzustreben ist das volle Stillen für fünf bis sechs Monate. Anschließend wird jede Brustmahlzeit nach und nach durch eine Löffelmahlzeit (→Beikost) ersetzt. Früheres Abstillen bitte nur, wenn seitens der Mutter oder des Kindes zwingende Gründe vorliegen. „Zu fette" →Muttermilch gibt es nicht. Und auch wenn die Mutter über längere Zeit Medikamente einnehmen muß, ist ein Abstillen nur selten erforderlich. Nicht vertragen wird Muttermilch nur von Kindern mit bestimmten angeborenen →Stoffwechselkrankheiten (→Galaktosämie, →Guthrie-Test).

Abstillen nur selten erforderlich

Abstoßung

Jeder Patient, der ein Organ (auch Knochenmark) eines Fremden oder auch Verwandten gespendet (transplantiert) bekommt, hat die Fähigkeit, dieses als fremd zu erkennen und wieder abzustoßen. Lediglich eineiige →Zwillinge können sich Organe spenden, ohne daß eine Abstoßung erfolgt. Die Abstoßungsreaktionen verlaufen unterschiedlich heftig, akut oder chronisch und müssen meist von vornherein mit einem oder mehreren Medikamenten (Immunsuppressiva) unterdrückt werden.

Abstoßungsreaktionen

Abwehrschwäche (Immunschwäche)

kommt selten als vererbter, häufiger als erworbener Zustand vor. Die verschiedenen Sorten weißer Blutkörperchen (weiße Zellen, Leukozyten) sind in ihrer Gesamtzahl vermindert oder in ihrer Zusammensetzung verändert oder in ihrer Funktion beeinträchtigt (zelluläre Abwehr). Oder die Abwehrstoffe im Blutwasser (Serum) sind vermindert oder verändert (humorale Abwehr). Oder beide Abwehrsysteme sind geschwächt (kombinierte Abwehrschwäche). Die Folge ist eine erhöhte Anfälligkeit für →Infektionen mit →Viren, →Bakterien oder Pilzen. Solche Infektionen nehmen bei abwehrschwachen Patienten einen schwereren und oft chronischen Verlauf (Durchfälle, Husten, Hautveränderungen, mangelhaftes Gedeihen).

erworbener Zustand

Was ist zu tun? Manche Formen *vererbter* Abwehrschwäche sind lebensbedrohlich. Die Behandlung gehört in die Hand speziell geschulter Ärzte. Ein Abweichen vom üblichen Impfplan (→Impfungen) kann erforderlich sein.

Was ist zu tun?

Erworben wird eine Abwehrschwäche durch →AIDS, durch bösartige Erkrankungen wie →Leukämie; aber auch durch die Behandlung einer Leukämie oder eines bösartigen Tumors mit hochwirksamen Medikamenten (Chemotherapie). Diese vorübergehende Beeinträchtigung der Abwehr muß um des lohnenden Zieles der Heilung willen in Kauf genommen werden. Das gilt auch für die →Strahlentherapie sowie für Arzneimittel, die z. B. gegen →Autoimmunkrankheiten eingesetzt werden, weil sie krankhafte Abwehrreaktionen unterdrücken können.

Solange die Abwehrschwäche andauert, muß das Kind vor Infektionskrankheiten abgeschirmt werden: durch Medikamente, die gegen bestimmte Infektionen vorbeugen, durch die Pflege der Haut und der Mundschleimhäute, durch die Transfusion fehlender Blutbestandteile, durch ein isoliertes Krankenzimmer (je nach Umständen mit der Mutter als Begleitperson). Häufig sind →Antibiotika nötig zur Bekämpfung von bakteriellen Infektionen oder ein Virustatikum gegen eine Virusinfektion.

vor Infektionskrankheiten abgeschirmt

Hilfreich ist es, wenn das Kind *vor* Ausbruch der erworbenen Abwehr- vollständig geimpft
schwäche vollständig geimpft war. Der vorhandene Schutz kann anhand
der Antikörper gegen vorgenommene Impfungen geprüft werden.

Achondroplasie (auch Chondrodystrophie genannt, siehe Bild 1)
Eine erbliche Störung des Knorpelgewebes, die sich vor allem in den
Wachstumsfugen der langen Knochen der Gliedmaßen und damit im Län-
genwachstum auswirkt.

Anzeichen: Erkennbar meist bereits bei der Geburt an den kurzen Armen
und Beinen. Der Hirnschädel wirkt größer als der Gesichtsschädel, die
Nasenwurzel ist eingezogen. Die Endgröße im Erwachsenenalter liegt deut- Lebens-
lich unter 140 cm. Intelligenz und Lebenserwartung sind meist nicht beein- erwartung nicht
trächtigt. beeinträchtigt

Ein erfülltes Leben ist möglich. Es gibt Chirurgen, die die langen Röhrenknochen so verlängern, daß die Körpergröße spürbar zunimmt. Für kleinwüchsige Menschen gibt es eine Selbsthilfegruppe (siehe Anhang).

Adenoide Vegetationen
werden gemeinhin →„Polypen" genannt: Bezeichnung für eine vergrößerte
→Rachenmandel.

Adenotomie (→Mandeln)
heißt die operative Entfernung einer vergrößerten →Rachenmandel durch
den HNO-Arzt, meist in Vollnarkose.

Adoption
Für ein Kind, das durch Adoption in einer intakten Familie aufwächst, bedeutet dies eine große Chance für seine gesamte Entwicklung. Insbesondere
dann, wenn es gelingt, die Adoption möglichst bald nach der Geburt in die
Wege zu leiten (Frühadoption). Adoptionswillige Eltern müssen wissen, Frühadoption
daß die mit der Vermittlung befaßten Mitarbeiter der Jugendämter und der
Verbände der freien Wohlfahrtspflege sowie auch der gelegentlich um Rat
gefragte Kinderarzt immer das *Wohl des Kindes* als obersten Leitgedanken Wohl des
vor Augen haben und haben müssen. Es kommt also vor allem darauf an, für Kindes immer
ein Kind geeignete Adoptiveltern zu finden; und nicht umgekehrt, für vorrangig
Eltern ein passendes Kind. Besondere Anerkennung verdienen Eltern, die
ein behindertes Kind in Pflege nehmen oder adoptieren.

Vielerorts gibt es mehr adoptionswillige Eltern als vermittelbare Kinder.

Bei Adoption von Kindern aus dem Ausland ist eine ärztliche Unter- ärztliche
suchung einschließlich des Blutes auf HIV sowie Hepatitis B und C emp- Untersuchung
fehlenswert.

Affektkrämpfe (auch „Wegschreien" genannt)
Ältere Säuglinge und junge Kleinkinder steigern sich mitunter derartig in Wutanfall
einen Anfall von Wut, Trotz oder Angst (z. B. durch Schmerzen verursacht)
hinein, daß sie sekundenlang in Ausatmung verharren, bevor sie wieder
einatmen. Sie laufen dabei blaurot an und werden für einen Augenblick
ohnmächtig. Dies ist eine sinnvolle Reaktion insofern, als das Kind in ohnmächtig
der Entspannung wieder richtig zu atmen anfängt. Gelegentlich passiert es

während der langen Ausatmung mit blaurotem Gesicht sogar, daß das Kind einen kurzen →Krampfanfall bekommt. Obschon ein solches Ereignis für Eltern erschreckend ist, besteht kein Grund zur Besorgnis. Es handelt sich hierbei *nicht* um ein Anfallsleiden (→Epilepsie).

Was ist zu tun? Demonstrativ Ruhe bewahren. Der Affektkrampf gibt sich wieder von allein. Schütteln oder kalter Waschlappen nützen nichts. Erwachsene sollten versuchen, sich in die Bedürfnisse solcher jungen Kleinkinder einzufühlen, um Anlässe zu Wut oder Trotz zu vermeiden, soweit dies möglich und pädagogisch vertretbar erscheint.

Aggressives Verhalten

ist bei Jungen etwas ausgeprägter als bei Mädchen. Es unterliegt Erb- sowie auch Umwelteinflüssen. Es kommt daheim und außerhalb der Familie zum Vorschein, und zwar in den unterschiedlichsten Formen, bei denen auch das Alter eine Rolle spielt: z. B. Brüllen, Schreien, Beißen, Spucken, Treten, Schlagen oder Fluchen. In gemäßigter Form gehört aggressives Verhalten zur normalen Entwicklung eines Menschen, vom Säuglingsalter an. Das Ausmaß schwankt bei ein und demselben Kind in verschiedenen Altersstufen. In welcher Form ein Kind seine Aggressivität zeigt, hängt vielfach vom Vorbild anderer Kinder und dem der Erwachsenen ab. Wichtig zu wissen: Körperliche Züchtigung erzeugt beim Gezüchtigten ein vergleichbares aggressives Verhalten; wird Aggressivität – ungewollt – belohnt, reizt dies zur Wiederholung. Mitunter möchten Kinder durch aggressives Verhalten auf sich aufmerksam machen. Mit dem Älterwerden wächst gewöhnlich die Fähigkeit, eigene Aggressionen in den Griff zu bekommen.

Was ist zu tun? Eltern und andere für Kinder verantwortliche Erwachsene sollten nach Möglichkeit beherrscht bleiben und aggressives Verhalten des Kindes nicht mit eigener Aggression beantworten. Eltern sollten sich durch aggressives Verhalten nicht in ihren Entscheidungen beeinflussen lassen; sie sollten überlegen, in welchen Situationen das Kind aggressiv wird. Zeichen von Selbstkontrolle sollten durch Lob gefördert werden. Falls ein Kind sich ungewöhnlich oft oder heftig aggressiv verhält und dadurch mit seiner Umgebung immer wieder in Konflikt gerät, sollte man den Kinderarzt, einen Kinder- und Jugendpsychiater oder eine Erziehungsberatungsstelle zu Rate ziehen.

Ahornsirupkrankheit (Leucinose, englisch MSUD)

Eine der sehr seltenen angeborenen →Stoffwechselkrankheiten. Der Name kommt vom Geruch des Urins unbehandelter Kinder: Er erinnerte die Ärzte, die diese Krankheit in Nordamerika zuerst erkannten, an Ahornsirup. Hierzulande erinnert der Geruch eher an Karamel oder Maggi.

Anzeichen: Das betroffene Kind erkrankt vom Ende der ersten Lebenswoche an mit zunehmender Trinkschwäche, Erbrechen, Teilnahmslosigkeit und dem typischen Geruch. Unbehandelt wird es rasch bewußtlos und gerät in einen lebensbedrohlichen Zustand.

Der Geruch hat mit der **Krankheitsursache** zu tun: Drei ähnliche Eiweißbausteine (Aminosäuren) können wegen eines Erbfehlers nicht abgebaut werden. Stoffwechsel und →Säure-Basen-Haushalt geraten in einen Teufelskreis, sobald mit der üblichen Eiweißmenge in der Nahrung diese drei

Eiweißbausteine im Überschuß zugeführt werden. Das gleiche passiert mit dem Stoffwechsel, wenn das Kind körpereigenes Eiweiß abbaut, d. h. wenn es fiebert oder nichts ißt.

Was ist zu tun? Das Neugeborene muß – auch auf Verdacht hin – sofort in eine Kinderklinik, wo die Diagnose geklärt werden kann. Die angehäuften Stoffwechselprodukte müssen so schnell wie möglich aus dem Körper entfernt werden, am sichersten mit einer Blutwäsche (→Nierenversagen). Im günstigen, früherkannten Fall erholt sich das Kind rasch und vollständig.

Nötig dazu ist eine *Spezialdiät*: Dadurch wird von den drei Eiweißbausteinen immer nur so viel zugeführt, wie der Körper zum Wachsen und Gedeihen sowie zum Erhalt seiner Substanz braucht. Regelmäßige Blutuntersuchungen steuern dies. Eltern und später auch das Kind werden in der Diät geschult. Sie ist lebenslang nötig. Auf diese Weise ist eine weitgehend normale Entwicklung möglich. Aufpassen müssen Eltern und Ärzte allerdings jedesmal, wenn Fieber, schlechter Appetit, Übelkeit oder Erbrechen den Abbau von körpereigenem Eiweiß begünstigen. Dann muß sofort auf eiweißfreie, kalorienreiche Kost umgestellt werden, nötigenfalls mit Hilfe von →Magensonde oder Dauertropfinfusion. Dieser Aufwand lohnt sich aber, weil er immer wieder zum Erfolg führt! Es gibt eine Selbsthilfegruppe (siehe Anhang unter Phenylketonurie).

AIDS

Auf englisch „acquired immune deficiency syndrome", auf deutsch „Krankheitsbild der erworbenen →Abwehrschwäche". Eine lebensgefährliche Infektionskrankheit, deren Erreger →Viren sind und HIV (humane, d. h. den Menschen befallende, Immunschwäche-Viren) heißen. Der Anteil der *Kinder* an allen HIV-Infizierten wird in Europa auf ein bis zwei Prozent geschätzt.

Ansteckung: Die häufigste Ansteckung erfolgte bei Kindern über die HIV-infizierte leibliche Mutter (vertikale Infektion). Und zwar passiert sie meist erst gegen Ende der Schwangerschaft oder während der Geburt, in Einzelfällen auch über die Muttermilch nach der Geburt. Das Risiko der Mutter-Kind-Übertragung lag in Europa ohne Behandlung der Schwangeren und Neugeborenen zwischen zehn und 20 %. Nach Einführung der gegen das Virus gerichteten Medikamente, die sowohl die Mutter vor und während der Geburt wie auch das Kind nach der Entbindung erhält, ist die Übertragungsgefahr unter ein Prozent gesunken.

Ein ganz anderer Ansteckungsweg bestand in den 70er Jahren bis etwa 1985. In diesem Zeitraum wurden viele *Bluter* (→Hämophilie) mit Gerinnungspräparaten behandelt, die zum Teil von problematischen Blutspendern stammten, von noch unerkannten AIDS-Virus-Trägern nämlich. Die nach 1985 geborenen Bluter haben eine Ansteckung mit HIV über den Behandlungsweg nicht mehr zu befürchten, weil seither die Gerinnungspräparate weltweit virussicher hergestellt werden können.

→Stichverletzungen mit Virus-verseuchten Nadeln bergen ein Risiko zu erkranken, wenn nicht behandelt wird, in der Wahrscheinlichkeit von ca. 1:1000. In solchen Fällen sollen sowohl die Nadel wie auch das verletzte Kind sofort untersucht werden. Eine vorbeugende Behandlung macht Sinn bei gesicherter Verseuchung der Nadel.

Anzeichen und Symptome: Heimtückisch an AIDS ist die Unsicherheit, wann nach der Infektion die Krankheit ausbricht. Das kann einige Wochen oder erst mehrere Jahre später sein. Auch bis der Bluttest positiv ausfällt, kann gerade bei Kindern eine recht lange Zeit vergehen, bis zu zwei Jahren. Wie wirkt sich AIDS im Kindesalter aus?

— Sobald die Krankheit ausbricht, kommt es zu einer auffallenden Gedeihstörung, erkennbar an einem Knick in der Gewichtskurve und einer Verzögerung des Längenwachstums.

— Die für die Abwehr verantwortlichen weißen Blutkörperchen, insbesondere die von der Thymusdrüse eigens „geschulten" T-Helferzellen (auch T4- oder CD4-Zellen genannt) stehen dem Körper in allmählich immer geringerer Zahl zur Verfügung. Dadurch leidet nach und nach die gesamte Abwehr (→Abwehrschwäche). Infolgedessen haben →Viren, →Bakterien und Pilze viel öfter als bei Gesunden die Gelegenheit, in den Körper einzudringen und dort Krankheiten zu verursachen (opportunistische Infektionen). Zunächst sind es z. B. einfache Ohrentzündungen, wie sie auch abwehrgesunde Kinder bekommen. Später sind es hartnäckige Virusinfektionen (z. B. Mundfäule, Gürtelrose mit ungewöhnlich großer Ausdehnung), schwere bakterielle Infektionen (Abszesse, →Knochenmarkentzündung, Tuberkulose oder →Hirnhautentzündung), Lungenentzündungen mit ungewöhnlichem Erreger (z. B. Pneumocystis carinii), Durchfälle mit Gedeihstörung oder ein ausgedehnter →Soor der Mundschleimhaut, der nur schwer wieder wegzubekommen ist. Kennzeichnend für AIDS sind ferner auffällig vergrößerte →Lymphknoten, ebenso hartnäckige Durchfälle und häufige Fieberschübe. Als Folge der HIV-Infektion kann sich des weiteren eine →Immunthrombozytopenie entwickeln. HIV schädigt jedoch nicht nur bestimmte weiße Blutkörperchen, sondern auch Gehirnzellen. Da die Entwicklung des Zentralnervensystems aber mit der Geburt noch keineswegs abgeschlossen ist, bleibt – je nach Alter bei Ausbruch der Krankheit – entweder das Gehirn zu klein (→Mikrozephalie), oder das Kind verliert Fähigkeiten, die es schon gelernt hatte (z. B. Sitzen, Laufen, Sprechen); oder es entwickeln sich Lähmungen oder Störungen der geistigen Entwicklung.

Was ist zu tun? Die Diagnose HIV-Infektion (ohne Krankheitszeichen) oder AIDS (mit Krankheitszeichen) im *frühen Kindesalter* mit Hilfe des Bluttests hieb- und stichfest zu stellen, kann schwierig und langwierig sein, weil das Neugeborene von seiner Mutter Antikörper gegen HIV im Blut haben kann, die erst im Laufe des 2. Lebensjahrs verschwinden und kein Hinweis auf eine eigene Infektion des Kindes sind. Herangezogen wird die Bestimmung der Viruslast, das ist die Menge der vom HI-Virus stammenden Teile im kindlichen wie mütterlichen Blut.

Eine HIV-infizierte Mutter sollte hierzulande *nicht stillen* und auch keine abgepumpte Muttermilch füttern.

AIDS ist bislang nicht heilbar, aber die Übertragung von Mutter auf das Kind verhinderbar. Zusätzlich kann man HIV-infizierten Kindern eine Zeitlang helfen, indem sie in regelmäßigen Abständen →Immunglobuline und Antibiotika bzw. Virustatika gegen Infektionen verabreicht bekommen. Mit Medikamenten gibt es auch bei Kindern ermutigende Erfahrungen. Opportunistische Infektionen (siehe oben) können mit Hilfe von Antibiotika für einige Zeit in Schach gehalten werden. Der Impfplan ist für HIV-infizierte Kinder abzuwandeln, vor allem was die sogenannten Lebendimpfstoffe anlangt.

HIV-infizierte Kinder dürfen Kindergarten, Schule und öffentliche Schwimmbäder in aller Regel besuchen. Sie sollten *nicht* ausgegrenzt werden. Sie sind, wie die Erfahrung zeigt, beim altersgemäßen Spielen und Herumtollen nicht ansteckend, allenfalls ein ungewöhnlich aggressives oder wildes Kind. Auch eine blutende Verletzung führt bei sachgemäßer Versorgung nicht zu einer Ansteckungsgefahr. Zeigt das Kind hingegen bei fortschreitender Erkrankung bereits eine spürbare Abwehrschwäche, sind Gemeinschaftseinrichtungen zum eigenen Schutz zu meiden.

Wichtig ist die einfühlsame ärztliche Begleitung und seelische Stützung der gesamten Familie eines HIV-infizierten Kindes, besonders wenn die Krankheit fortschreitet. Treten die ersten Krankheitszeichen schon bald nach der Infektion auf, z. B. im frühen Säuglingsalter, bedeutet dies möglicherweise einen raschen, schlimmen Verlauf.

Eine Impfung gegen AIDS ist erst in der Entwicklung.

Akne

ist häufiger ein kosmetisches als ein medizinisches Problem vieler Jugendlicher während der →Pubertät und in den Jahren danach. Allerdings hat sie nicht selten Rückwirkungen auf das seelische Befinden.

Anzeichen: Mit Beginn der Pubertät entwickelt fast jeder – egal ob Junge oder Mädchen – auf der Gesichtshaut einzelne weißlich-gelbe „Pickel" (Mitesser, Komedonen). An ihrem ersten Auftreten erkennt man geradezu, daß ein Teenager in die Entwicklungsjahre kommt; bei einigen breitet sich die Akne auch auf Rücken, Schultern und Brust aus.

Ursachen: Unter dem Einfluß vor allem männlicher Hormone werden die Talgdrüsen der Haut zu vermehrter Tätigkeit angeregt. Gleichzeitig bildet sich ein Überschuß an Hornzellen, die zusammen mit dem Talg zu sichtbaren Mitessern werden. Diese lassen sich aus der Haut herausdrücken. Bei einigen Mitessern sind die Hornzellen an der Oberfläche dunkel pigmentiert (schwarze Komedonen). Bestimmte →Bakterien der Haut, die auf den Talg in Mitessern spezialisiert sind, zersetzen diesen und reizen damit die Umgebung, so daß sich neue Hornzellen bilden. Es entstehen zusätzlich gerötete „Pickel" (Papeln und Pusteln). Das Eindringen von Eiterbakterien führt dann zu „Eiterpickeln"; das sind winzige Hautabszesse, die aber auch – vorwiegend bei Jungen – deutlich größer als ein Stecknadelkopf werden können. Sie hinterlassen kleine Narben und knotige Verhärtungen (Acne conglobata). Diese schwerste Form der Akne tritt in manchen Familien mehrfach auf, woran deutlich wird, daß die Ausprägung der Akne *Erbeinflüssen* unterliegt.

Was ist zu tun? Sonnenlicht, soweit es der Haut überhaupt zuträglich ist, wirkt sich günstig auf die Akne aus. Vor dem Ausdrücken der Mitesser sollte man sich in acht nehmen. Diese „mechanische Aknetoilette" darf nicht zur täglichen Gewohnheit und erst recht nicht zum Zwang werden; sonst drohen zahlreiche kleine Narben, die das Gesicht entstellen! Trotzdem bedeutet Akne kein unabänderliches Schicksal. Es gibt eine Reihe äußerlich

anzuwendender Aknemittel. Hierzu läßt man sich am besten vom Arzt oder
Apotheker beraten. Eine schwere, ausgedehnte Akne gehört ohnehin in die
Hand des Hautarztes. Mit ihm zusammen wird überlegt, ob wegen ausgeprägter eitriger Hautabszesse ein →Antibiotikum eingesetzt werden sollte.
Als Medikament zum Einnehmen gegen schwere und schwerste Formen der
Akne hat sich eine Weiterentwicklung des Vitamin A bewährt. Dieses darf
aber nur unter Anleitung eines Arztes eingenommen werden und niemals
von Frauen während einer Schwangerschaft! Schwerste Akne kann außerdem auch hautchirurgisch behandelt werden.

Ob diätetische Maßnahmen, wie das Meiden von Schokolade und anderen Süßigkeiten, einen günstigen Einfluß auf die Akne haben, ist nicht erwiesen.

Alkohol in der Schwangerschaft

Alkoholkranke Mütter (Alkoholikerinnen), die während der Schwangerschaft regelmäßig hochprozentige Schnäpse oder andere Getränke (Wein,
Bier) mit entsprechender Menge Alkohol konsumieren, laufen Gefahr, daß
ihr Kind in der →Embryonalperiode mißgebildet wird (Alkoholembryo-
pathie): Das Geburtsgewicht ist dann zu niedrig (→Mangelgeborene), das
Kopfwachstum bleibt nach der Geburt zurück (→Mikrozephalie); die Lid-
spalten sind mitunter auffallend eng, der Unterkiefer und das Kinn zu klein;
das Lippenrot kann besonders schmal und der Nasenrücken verkürzt sein,
so daß die Nasenöffnungen stärker aufwärts gerichtet sind. Vor allem bleiben diese Kinder in ihrer geistigen und motorischen Entwicklung teils
mäßig, teils stärker zurück; obgleich sie in ihren Bewegungen oft überaktiv
und zappelig sind. Manche der Kinder haben einen →Herzfehler. Besonders groß ist die Gefahr einer Schädigung, wenn die Mutter bereits im chronischen Stadium der Alkoholkrankheit ist. Das gelegentliche Glas Wein,
Sekt oder Bier der *nicht* alkoholkranken Mutter ist für das Kind vermutlich
harmlos, vor allem im späteren Verlauf der Schwangerschaft. Am besten
meidet man allerdings Alkohol völlig!

Alkoholmißbrauch

Etwa 20 % der Jugendlichen hierzulande trinken regelmäßig Alkohol, und
zwar Jungen mehr als Mädchen. Alkoholabhängigkeit (Alkoholismus) kommt
im Jugendalter allerdings seltener vor als später im Leben. Jedoch birgt das
regelmäßige Alkoholtrinken erhebliche Gefahren für die körperliche und
geistige Entwicklung und Gesundheit (→Drogenmißbrauch).

Folgen und Komplikationen: Kinder und Jugendliche vertragen Alkohol
schlechter als Erwachsene; sie werden von derselben Alkoholmenge rascher betrunken und gleiten schneller in Bewußtlosigkeit. Vorsicht bei Erbrechen im Rausch: Der Mageninhalt gerät leicht in die Atemwege und
kann diese dann blockieren! Übermäßiger Alkoholgenuß (Alkoholvergif-
tung) zieht gelegentlich einen akuten Mangel an Blutzucker (Unterzuckerung, →Hypoglykämie) nach sich.

Umstände, die das Trinken bei Jugendlichen begünstigen, sind vor allem
Spannungen in der Familie, der Partnerbeziehung, in der Schule, am Aus-
bildungsplatz oder im Beruf, aber auch der Umgang mit anderen, die gewohnheitsmäßig Alkohol trinken.

Hautarzt

hautchirurgisch
behandeln

Mißbildungen

erhebliche
Gefahren

Spannungen
in der Familie

Was ist zu tun? Der Schweregrad der Trunkenheit entscheidet, ob der
Rausch zu Hause ausgeschlafen werden kann oder ob ärztliche Hilfe in
einem Krankenhaus nötig ist. Warmhalten auf dem Transport, Magenspü-
lung und Dauertropfinfusion mit Traubenzucker sind die Erste-Hilfe-Maß-
nahmen; in bedrohlichen Fällen kann auch eine →Intensivpflege erforderlich sein.

Der Jugendliche, der regelmäßig oder gar gewohnheitsmäßig Alkohol
trinkt, muß in vertrauensvollen Gesprächen dahin gebracht werden, die
drohenden Gefahren zu erkennen. Er braucht seine Familie und Freunde,
die ihn gemeinsam aus seinem Dilemma herausreißen; er braucht Anregungen, die sein Interesse z. B. an Hobbys und Sport wecken.

ALL
Abkürzung für akute lymphoblastische →Leukämie.

Allergie
Körperfremde, insbesondere eiweißhaltige Stoffe gelangen durch Einatmen
oder Nahrungsaufnahme täglich und ständig in unseren Körper; manchmal
auch nur unter bestimmten Umständen: z. B. durch einen →Bienenstich
oder ein verordnetes Medikament.

Ursachen: Einzelne Menschen haben nun – meist familiär vererbt – die
Veranlagung, auf einen oder mehrere dieser körperfremden Stoffe (Allergene) nach wiederholtem Kontakt so heftig zu reagieren, daß die Abwehrreaktion selbst krank macht, also z. B. zu Heuschnupfen oder Asthma führt.
So entsteht eine Allergie, und dadurch werden diese Menschen – sei es
bereits im Kindesalter, sei es erst als Erwachsene – zu Allergikern. Hiervon
ist rund ein Fünftel der Bevölkerung betroffen. Man kann gegen ein einziges
Allergen (monovalent) oder gegen mehrere Allergene (polyvalent) allergisch sein. Die ererbte Veranlagung, eine Neurodermitis (→Ekzem), ein al-
lergisches Asthma oder Heuschnupfen zu entwickeln, nennt man auch *Atopie,* den betroffenen Menschen einen *Atopiker.* Ausschließliches →Stillen
während des ersten Lebenshalbjahres zögert die Entwicklung von Allergien
deutlich hinaus.

Weit verbreitet sind folgende Allergene: →Hausstaubmilbe, die Pollen
(Blütenstaub) zahlreicher Pflanzen, ferner Tierhaare, Federn, Insektengifte
(insbesondere das der *Biene*), Nahrungsmittel, Schimmelpilze und →Le-
bensmittelzusatzstoffe sowie eine Reihe von Medikamenten. Diese Allergene geraten über die Luft beim Einatmen, über die Nahrung beim Essen
oder durch Insektenstich in den Körper. Sogenannte „Kontaktallergene"
spielen hingegen erst vom Schulalter an eine nennenswerte Rolle: z. B.
Nickel und andere Metalle, Kunststoffe, Körperpflegemittel; hierbei spielt
sich die Allergie vorwiegend an den Hautstellen ab, die mit dem Kontakt-
allergen in Berühung kommen.

Die Symptome einer Allergie sind sehr unterschiedlich; je nach persön-
licher Veranlagung, Art des Allergens und Dauer der Allergie. Auch die
Menge des Allergens und der Weg, auf dem es in den Körper gelangt, spielen eine Rolle: →Heuschnupfen, →Asthma, →Nesselsucht, →Ekzem und
Juckreiz sind typische, wenn auch nicht in jedem Fall eindeutige Zeichen
einer Allergie. Weniger kennzeichnend und deshalb vieldeutiger sind Durch-

fall, Erbrechen, Bauchschmerzen und mangelndes Gedeihen; sie deuten möglicherweise auf eine Nahrungsmittelallergie hin. Selten, aber lebensbedrohlich ist der →anaphylaktische Schock.

Was ist zu tun? Man muß versuchen, gemeinsam mit einem allergieerfahrenen Arzt herauszufinden, ob eine Allergie vorliegt und ob das gefundene Allergen für das Kind tatsächlich auch eine krankmachende Bedeutung hat; dies ist keineswegs selbstverständlich. Dabei ist es hilfreich, die folgenden Fragen zu beantworten:

- Sind die allergischen Beschwerden stärker in der Wohnung oder im Freien, z. B. auf einer blühenden Wiese?
- Hängen die Beschwerden von der Jahreszeit ab oder nicht?
- Hat der Umgang mit bestimmten Tieren oder einem Tierfell einen Einfluß?

Hauttests (z. B. der Prick-Test) und Blutuntersuchungen geben unter Umständen Hinweise auf ein mögliches Allergen. Die Ergebnisse müssen aber immer mit Kritik und Erfahrung beurteilt werden. Andernfalls besteht die Gefahr falscher Rückschlüsse.

Um das auslösende Allergen zu erkennen, können auch *Provokationstests* angewandt werden. Hierbei wird unter ärztlicher Aufsicht das fragliche Allergen in den Bindehautsack geträufelt, in die Nase gesprüht oder eingeatmet. Die Provokation durch Verzehr des Allergens kann für bestimmte Nahrungsmittel zeitraubend und mühsam sein. Das Ergebnis muß kritisch beurteilt werden. Reaktionen, die die Eltern zu Hause beobachtet haben, können Hinweise auf das Allergen geben. Andererseits können (unbewußte) Vorurteile der Eltern (z. B. bezüglich einer angeblichen Unverträglichkeit eines bestimmten Nahrungsmittels) die Suche nach einem Allergen auch erschweren. Auslaßversuche auf eigene Faust bergen die Gefahr, daß beim Kind auf Dauer Mangelerscheinungen auftreten.

Allergen-Vermeidung hilft oft ganz entscheidend. Den Umgang mit Tierhaaren und Federn daheim und im Bekanntenkreis strikt zu meiden, ist in vielen Fällen einfach, stößt aber mitunter – z. B. beim Lieblingstier des Kindes – auch auf Schwierigkeiten. Pollenkontakt läßt sich je nach Umständen ganz vermeiden oder zumindest einschränken. Eine Hausstaubsanierung sollte nach Anweisung des Arztes planmäßig durchgeführt und wiederholt werden; vor allem im Schlafzimmer, wo sich die Hausstaubmilben gern in der Matratze aufhalten.

Auch eine *Hyposensibilisierung* kann erfolgreich sein. Zunehmend größere Mengen des Allergens werden dabei dem Körper in gleichmäßigen Zeitabständen zugeführt, bis eine Gewöhnung des Körpers eintritt und schließlich keine krankmachenden allergischen Reaktionen mehr auftreten. Erfolgversprechend ist dieses Verfahren aber nur, wenn einzelne oder ganz wenige Allergene im Spiele sind (z. B. Bienengift, bestimmte Blütenpollen) und wenn davon hochgereinigte, zuverlässig deklarierte Extrakte zur Verfügung stehen.

Medikamente zur Bekämpfung allergischer Beschwerden greifen in die Reaktionskette ein, die zur Allergie führt. Zu diesen Medikamenten zählen Adrenalin-artige Mittel, Cromoglicinsäure, Antihistaminika und Cortison. Cortison wird vorbeugend inhalativ oder als kurzdauernde Stoßtherapie eingesetzt (wegen der Nebenwirkungen →Nebenniere).

Übrigens: Manche Allergie im Kindesalter läßt nach der Pubertät erheblich nach oder verschwindet völlig.

Alopezie
→Haarausfall.

Alpträume
kommen schon im Kindesalter vor. Das Kind fängt aus dem Schlaf heraus an zu weinen, zu schluchzen oder sogar panisch zu schreien. Mitunter läßt es sich anfangs nur schwer trösten. Man legt dann das schlaftrunkene Kind wieder ins Bett und bleibt bei ihm, bis es einschläft. Anlaß für einen Alptraum können aufregende oder ängstigende Erlebnisse der zurückliegenden Tage sein (z. B. auch Gewaltszenen im Fernsehen). Alpträume sind kein Zeichen einer Krankheit oder sonstigen ernsten Störung, solange sie nicht ungewöhnlich gehäuft auftreten. Etwas anderes als der Alptraum ist der →Pavor nocturnus.

Amniozentese
→Pränatale Diagnostik.

Anabolika (Einzahl: Anabolikum)
Auch „anabole Steroide" genannt. Eine Gruppe von Medikamenten, die mit den männlichen Geschlechtshormonen verwandt sind (→Nebenniere). Unter ihrem Einfluß baut der Körper aus Bausteinen, die mit der Nahrung geliefert werden, Eiweiß auf (anabole Wirkung). Dadurch nimmt die Masse der Zellen zu, z. B. der Muskelzellen; die Reifung des Skeletts wird beschleunigt. Ein Mißbrauch, wie oft bei Leistungssportlern, ist schädlich.

Analatresie
bedeutet „fehlendes Afterloch". Sie kommt insgesamt selten vor und gehört zu den angeborenen Fehlbildungen des Enddarms und Afters. Diese entstehen beim Embryo, während sich Harnröhre, äußere Geschlechtsorgane und Darmausgang in enger Nachbarschaft entwickeln. Darüber hinaus treten diese Fehlbildungen mitunter zusammen mit einem Verschluß der Speiseröhre oder einem →Herzfehler auf.

Die Ursache einer Analatresie läßt sich im Einzelfall meist nicht angeben (→Fehlbildung). Entdeckt wird sie meist bei der ersten Untersuchung des Neugeborenen im Kreißsaal. Anstelle des Afters sieht man nur ein geschlossenes Analgrübchen.

Was ist zu tun? In den leichtesten Fällen ist der After nur durch ein dünnes Häutchen verschlossen, das sich ohne Belastung für das Kind stumpf durchstechen läßt. In anderen Fällen ist der Verschluß ausgedehnter oder erstreckt sich sogar auf den Enddarm (Rektumatresie). →Bildgebende Verfahren lassen die Länge der verschlossenen Strecke abschätzen. Dies und die Frage, ob die benachbarten Organe (wie Scheide oder Harnröhre) ebenfalls fehlgebildet sind, berücksichtigt der Kinderchirurg bei der *Operation*, die bald nach der Geburt vorgenommen wird. Je nach Situation ist dies ein einfacher oder auch komplizierterer Eingriff. Immer ist die Erhaltung oder die vollständige oder annähernde Herstellung eines funktionstüchtigen

Schließmuskels am After ein wichtiges Anliegen. Mitunter ist mehr als eine Operation nötig; manchmal sogar ein künstlicher Darmausgang durch die Bauchwand (→Anus praeter), der meistens nach einigen Wochen oder Monaten wieder verschlossen wird, wenn der Kinderchirurg den Dickdarm bis zum After durchziehen kann (Durchzugsoperation). Unter Umständen sind in späteren Jahren noch chirurgische Korrekturen nötig und möglich. In allen leichten und bei vielen komplizierten Fällen ist diese Fehlbildung gut zu beseitigen.

Analfissur

Schmerzhafter Einriß in der Schleimhaut des Afters, der in der Längsrichtung der Darmmündung verläuft. Analfissuren kommen auch und gerade im Säuglings- und Kleinkindesalter vor. Sie entstehen durch Verletzungen; meist ist zu harter Kot die Ursache, mitunter aber auch das Kratzen wegen Juckreiz (→Madenwürmer) oder gelegentlich der untersuchende Finger eines Erwachsenen. Manchmal hinterläßt die Analfissur einen Streifen roten Blutes auf der Kotsäule. Die Schmerzhaftigkeit während und nach dem Stuhlgang führt zur Stuhlverhaltung und begünstigt in einem Teufelskreis wiederum die Verstopfung.

Was ist zu tun? Falls die Verstopfung als Verursacher leicht zu beheben ist, heilen Analfissuren auch von alleine. Andernfalls zeigt man sie dem Arzt und bespricht die notwendigen Maßnahmen. Zum Beispiel: konsequentes Weichmachen des Stuhles durch zusätzliches Trinken, Weizenkleie oder andere schlackenreiche Kost und Milchzucker; ferner vorsichtiges Auftragen einer schmerzstillenden Salbe vor dem Stuhlgang sowie Kamillen-Sitzbäder hinterher.

Anämie
→Blutarmut.

Anaphylaktischer Schock

heißt eine äußerst seltene, aber lebensbedrohliche Reaktion eines hochgradig überempfindlich, d. h. allergisch gewordenen Menschen (→Allergie). Innerhalb weniger Minuten, nachdem das verantwortliche Allergen vom Körper aufgenommen worden ist (z. B. Bienengift durch einen Insektenstich, ein ins Blut verabreichtes Medikament oder ein bestimmtes Nahrungsmittel), reagiert der Patient mit Juckreiz, Kopfweh, Atemnot, Herzjagen, Blutdruckabfall, kaltem Schweiß und zunehmender Bewußtlosigkeit.

Was ist zu tun? Sofort den Arzt oder Notarzt rufen! Patienten so lagern, daß der Kopf tiefer liegt als die angehobenen Beine; diese aber nicht in der Hüfte zu stark abknicken. Falls Bewußtlosigkeit, stabile Seitenlage (→Wiederbelebung). Insektenstachel mit Splitterpinzette rasch herausziehen. Bei Insektenstich in Arm oder Bein sofortiges Abschnüren der Gliedmaße oberhalb (herzwärts) der Einstichstelle, um dadurch die Allergenzufuhr abzumindern. Ist ein Anaphylaxiebesteck (das ist die vom Arzt verordnete „Notfallapotheke") griffbereit und ein Erwachsener im Umgang damit unterwiesen, muß die Epinephrin-Fertigspritze (Adrenalin) unverzüglich nach Vorschrift eingesetzt werden. Solange das Kind nicht bewußtlos ist und schlucken kann, gibt man ihm außerdem die vorgesehenen Kortison- und

Antihistaminika-Tabletten noch vor dem Eintreffen des Arztes oder während der Transport ins Krankenhaus in die Wege geleitet wird. Bei Atemenge muß Adrenalin oder ein vergleichbares Medikament inhaliert werden.

Anfälle
Ein Kurzwort, mit dem meistens →Krampfanfälle, auch epileptische Anfälle, gemeint sind.

Angina
wörtlich „Enge", bedeutet schmerzhafte Entzündung des Rachens, insbesondere der Gaumenmandeln (→Tonsillitis).

Angst
zu empfinden, gehört zu jedem Menschen und dient im Grunde unserer Sicherheit, vor allem in unbekannten, gefährlichen Situationen. Kinder lernen erst im Heranwachsen, ihre Ängste in Worte zu fassen. Bei Kleinkindern zeigen in erster Linie Verhaltensweisen, daß sie Angst haben.

Im *Vorschulalter* lassen Angstgefühle die Nähe zu vertrauten Erwachsenen suchen; das Kindergartenkind etwa klammert sich an die Mutter, oder es klagt über Bauchweh, um daheim bleiben zu dürfen (Trennungsangst). Das Kleinkind erfindet Ausreden, um abends nicht schlafen gehen oder nicht im Bett bleiben zu müssen. So dient wohl auch manche abendliche Angewohnheit dazu, mit der Angst vor Dunkelheit zurechtzukommen. Junge Kinder zeigen mitunter eine Scheu, in Gegenwart fremder Menschen zu sprechen; dies ist für sich allein kein Grund zur Sorge. *(Trennungsangst)*

Im *Schulalter* können Kinder einen Teil ihrer Ängste bereits mit Worten beschreiben. Daneben finden sich angstbedingte Verhaltensmuster aus früheren Jahren, die beibehalten werden oder sich wieder einstellen, insbesondere unter seelischer Belastung oder bei einschneidenden Veränderungen der Lebensumstände; dann kommt es z. B. zu →Bauchschmerzen oder →Kopfschmerzen. Die Weigerung, morgens in die Schule zu gehen, kann zwei ganz verschiedene Ursachen haben: *(angstbedingte Verhaltensmuster)*
— Die *Schulangst* entsteht durch fortgesetzte Hänseleien der Mitschüler in den Pausen, im Unterricht oder auf dem Schulweg, ferner durch vermeintlich zu strenge oder ungerechte Lehrer, durch Notendruck, durch Klassenarbeiten oder andere Prüfungen. Falscher Ehrgeiz der Eltern bewirkt in solcher Situation einen Teufelskreis und verstärkt die Schulangst. *(Schulangst)*
— Die *Schulphobie* hingegen ist eine tiefsitzende Angst vor der Trennung von der Mutter. Bei chronisch kranken Kindern (wie z. B. Blutern), die ständig von ihrer Mutter behütet werden, kommt sie bisweilen vor. *(Schulphobie)*

Was ist zu tun? Die Ängste eines Kindes verdienen ernst genommen zu werden, auch wenn sie nicht krankhaft sind. Schon im Vorschulalter läßt sich behutsam mit dem Kind über seine Ängste und Sorgen sprechen. Solche angstabbauenden Gespräche werden am besten in mehreren kleinen Schritten geführt. Das Kind soll das sichere Gefühl bekommen, die Eltern trauen ihm zu, eine bestimmte Angstsituation zu meistern. Hat ein Kind eine bestimmte Angst überwunden, sollte man es bewußt loben. Soll ein Kind spä- *(Was ist zu tun? angstabbauende Gespräche)* ter im Schulalter z. B. zum ersten Mal allein verreisen, macht man es mit dem Gedanken an die erste Übernachtung außerhalb des Elternhauses vertraut. Der *Schulangst* kann man auf verschiedenen Wegen begegnen: Hilfreich ist es, wenn sich die Eltern ungezwungen für den jeweils durchgenommenen Unterrichtsstoff interessieren, vor allem in den fortgeschrittenen Klassen. Das Lernen für eine Klassenarbeit z. B. sollte mit dem Kind zeitig geplant werden. Eltern müssen auch lernen, keinen unangemessenen Ehrgeiz zu entwickeln. Mitunter kann auch ein gut überlegter *Schulwechsel* eine wirkliche Hilfe sein. Lehrer beeinflussen mit ihrer Persönlichkeit und pädagogischen Einstellung ebenfalls die Schulangst der Kinder.

Schulangst

Woran erkennt man, daß Ängste ein *krankhaftes* Ausmaß annehmen? Wann sollen sich Eltern an ihren Kinderarzt, an einen Arzt für Kinder- und Jugendpsychiatrie, an einen Schulpsychologen oder eine Erziehungsberatungsstelle wenden? Solange das, was die Angst beim Kind auslöst, für die Eltern nachvollziehbar bleibt, besteht meist kein Anlaß zur Sorge, daß sich das Kind krankhaft verhält. Kommt das Kind mit seinen Ängsten jedoch im Alltag nicht mehr zurecht, leidet gar das Familienleben darunter, sollten die Eltern Hilfe von außen in Anspruch nehmen.

krankhaftes Ausmaß

Anorexia nervosa
→Magersucht.

Ansteckung (Fachwort „Infektion")
Mit diesem Begriff bezeichnet man den Vorgang, durch den Krankheitserreger auf einem bestimmten Weg mit einem für sie empfänglichen Menschen in Berührung kommen und in ihn eindringen. Zum Zeitpunkt der Ansteckung spürt der Betroffene davon nichts. Nach unterschiedlich langer Ausbrütung (→Inkubationszeiten) kommt es entweder zum Ausbruch von Krankheitszeichen, die für diesen Erreger typisch sind, und zur gezielten Bildung von Schutzstoffen (→Antikörper), oder es bilden sich nur gezielt die Schutzstoffe (→stille Feiung).

Bildung von Schutzstoffen

Erreger: Am häufigsten sind →Viren; deutlich weniger häufig →Bakterien; bei gesunder Abwehr nur selten Pilze. Ferner Einzeller (z. B. Toxoplasmen, Malaria-Plasmodien) oder mehrzellige Parasiten (z. B. die Krätzmilbe).

Ansteckungsweg: Hustet oder niest ein Erkrankter, so werden Tröpfchen frei, die sich auf der Schleimhaut von Mund, Rachen, Nase oder auf der Bindehaut der Augen eines empfänglichen Menschen festsetzen und sich von dort im Körper ausbreiten (→Tröpfcheninfektion; z. B. Grippe, Keuchhusten, Tuberkulose). Manche Viren nehmen diesen Weg über eine begrenzte Strecke nur im Luftstrom (fliegende Infektion; z. B. Windpocken). Andere Erreger geraten über verunreinigtes Trinkwasser, über Lebensmittel, Speichel oder Spuren von Stuhl in den Mund und den Verdauungskanal (Schmutz- und Schmierinfektion; z. B. →Salmonellen, →Hepatitis A). Weitere Ansteckungswege gehen über die Blutbahn, über Verletzungen der Haut oder Schleimhäute. *Ungewaschene Hände* Kranker wie auch Gesunder, die mit Kranken zu tun haben, sind ein häufiger Ansteckungsweg.

Tröpfchen-infektion

Schmutz- und Schmier-infektion

Empfänglichkeit: Die jeweilige Abwehrlage des Betroffenen spielt wohl die wichtigste Rolle. Damit sind die Abwehrkräfte insgesamt gemeint sowie die schon oder noch vorhandenen Schutzstoffe (→Antikörper). Daneben

haben Art, Zahl und Stärke (Virulenz) der Krankheitserreger einen Einfluß. *Virulenz*
Bei manchen Erregern spielt das Lebensalter des Betroffenen und der Kontakt mit anderen Kindern eine Rolle (virale Infektionen im Kindergartenalter).

Die Abwehrkräfte unterliegen mannigfachen Einflüssen: z. B. eine vor- *Abwehrkräfte*
angegangene Infektionskrankheit, die begleitende Grundkrankheit (→Abwehrschwäche) und der Ernährungszustand (vor allem Unternährung und Vitamin-A-Mangel in armen Ländern). Der Einfluß von Kälte oder Abkühlung wird von Eltern häufig überschätzt (→Erkältung). Der Einfluß von Streß ist nicht zu leugnen, aber schwer präzise zu bestimmen.

Es gibt Krankheiten, die sind ansteckender als andere: Windpocken und Masern sind besonders ansteckend, Mumps und Tuberkulose weniger.

Antibiotika (Einzahl: das Antibiotikum)

sind gegen →Baktieren gerichtete Medikamente, die als Saft oder in fester Form eingenommen oder – besonders wirksam – intravenös, d. h. in eine Vene (Blutader), verabreicht werden. Vorteilhaft für Patienten mit →Mukoviszidose kann unter bestimmten Voraussetzungen das Einatmen (Inhalieren) eines Antibiotikums sein.

Am überzeugendsten wirken Antibiotika bei der eitrigen →Hirnhautent- *Wirkung*
zündung, der akuten →Knochenmarkentzündung, der eitrigen →Gelenksentzündung, bei →Harnweginfektionen, bei der →Tuberkulose, bei Neugeborenen mit Infektionen durch Bakterien sowie bei Kindern mit einer erworbenen oder angeborenen →Abwehrschwäche gegen Bakterien und Kindern mit →Mukoviszidose oder einem →Herzfehler. In diesen Fällen sind Antibiotika unentbehrlich, nicht selten sogar lebensrettend.

Das älteste Antibiotikum ist Penicillin; es ist auch heute noch gegen bestimmte Bakterien gut wirksam. Mit der Zeit wurden jedoch zahlreiche Antibiotika mit breiterem Wirkungsspektrum (*Breitbandantibiotika*) entwickelt.

Je nach Wirkungsart auf das Wachstum der Infektionserreger werden *Antibiotika* in *vermehrungshemmende* (z. B. Tetrazykline oder Trimetoprim) und *keimtötende* (z. B. Penizilline, Cephalosporine, Aminoglykoside) eingeteilt. Die Wahl des Antibiotikums richtet sich nach der Grundkrankheit *Wahl des*
des Patienten sowie nach dem nachgewiesenen oder vermuteten Erreger *Antibiotikums*
und seiner Empfindlichkeit (*Resistenz*). Daher werden für unterschiedliche
Erkrankungen und Keime speziell passende Antibiotika gewählt, z. B. Pe- *speziell*
nizillin bei Scharlach durch Streptokokken oder Cephalosporin bei einer *passende*
→Hirnhautentzündung. Für die Wahl des Antibiotikums spielt auch die *Antibiotika*
Situation des Patienten, seine Vorerkrankungen und das Alter eine Rolle.

Als mögliche **Nebenwirkungen** können Allergien, Hautausschläge, Durchfälle, Hörbeeinträchtigung, Leber- und Nierenstörungen auftreten. Vor allem wiederholte Anwendung von Antibiotika, bestimmte Grundkrankheiten wie mangelnde Ausscheidungsfähigkeit der Nieren und Kombinationen mit anderen Medikamenten können unerwünschte Begleiterscheinungen auslösen. Um Resistenzen (mangelnde Wirksamkeit) zu vermeiden, sollen Anti- *Resistenzen*
biotika möglichst gezielt eingesetzt werden. Eine vorbeugende antibiotische Behandlung ist nur bei wenigen Erkrankungen angebracht, wie die Vorbeugung von Harnwegsinfektionen bei Fehlbildungen der Harnwege oder bei

Herzfehlern und nach Herzoperationen. Eine Gabe von Antibiotika bei viralen Infektionen wie Grippe, unkomplizierte Bronchitis oder →Krupp macht wenig Sinn. Entzündungen der Luftröhre und des Kehlkopfes (Krupp) erfordern bei abwehrgesunden Kindern kein Antibiotikum.

Die Entscheidung, ob antibiotisch behandelt werden muß oder nicht, fällt für eine Reihe von Krankheiten eindeutig aus. In vielen Krankheitssituationen liegt sie aber auch im Ermessen des Arztes und hängt von seinen Erfahrungen und Einstellungen ab.

Ermessen des Arztes

Manche Eltern befürchten, Antibiotika schwächen die Abwehrkräfte des Kindes. Für die Berechtigung dieser Sorge gibt es aus schulmedizinischer Sicht kaum Argumente. Trotzdem sollte jede Therapie mit einem Antibiotikum immer nur so gezielt wie möglich eingesetzt werden. Fieber *allein* ist nur ausnahmsweise Anlaß für eine Behandlung mit Antibiotika.

so gezielt wie möglich

Antigene (Einzahl: das Antigen)

nennt man solche meist eiweißhaltigen Fremdstoffe, die beim Eindringen in Blut oder Gewebe als „Antwort" bewirken, daß der Betroffene →Antikörper bildet. →Viren, →Bakterien und andere Krankheitserreger oder Teile davon sind Beispiele für Antigene, ebenso die Impfstoffe. Ist die Antwort auf das Eindringen von Fremdstoffen „überschießend" und deshalb krank machend, spricht man von →Allergie; die Fremdstoffe heißen dann „Allergene".

eiweißhaltige Fremdstoffe

Auch ein vom Chirurgen verpflanztes Organ (→Transplantation) wirkt als Antigen und ruft beim Empfänger die Bildung von Antikörpern hervor; dies kann schließlich zur →Abstoßung führen. Deshalb muß der Organempfänger mit hochwirksamen Medikamenten behandelt werden, die eine solche Abstoßungsreaktion unterdrücken, worunter auch die körpereigene Abwehr leidet.

Transplantation

Antikörper

sind sinnreich geformte Eiweißkörper, die von bestimmten weißen Blutkörperchen (→Leukozyten) gezielt als „Antwort" auf eingedrungene →Antigene gebildet werden. Die Gestalt des Antikörpers paßt genau zum Antigen, damit er das Antigen rasch unschädlich machen kann. Dies hilft der Abwehr von Krankheitserregern und anderen Fremdstoffen; so kommt auch der Schutz vor erneuter →Ansteckung zustande (→Immunität).

Abwehr von Krankheitserregern

Untersuchungen des Blutes zeigen, ob und welche Antikörper vorhanden sind. Im zeitlichen Verlauf ansteigende, gleichbleibende oder fallende Spiegel informieren, ob es sich um eine frische oder länger zurückliegende Infektion handelt. Auch Impfungen führen zur Bildung von schützenden Antikörpern.

Anus praeter (eigentlich „Anus praeternaturalis")

Künstlicher After oder Darmausgang. Dieser wird vom Chirurgen am Dünndarm (Ileostoma) oder Dickdarm (Kolostoma) angelegt, so daß der Stuhlgang durch eine Öffnung in der seitlichen Bauchwand nach außen geleitet wird.

Öffnung in der seitlichen Bauchwand

Dieser Eingriff ist hilfreich z. B. bei Neugeborenen mit →Fehlbildung des Darms. Einige Monate später läßt sich meist die endgültige Korrekturoperation durchführen, so daß der Kunstafter wieder verschwinden kann.

Korrekturoperation

Aortenisthmusstenose

Eine angeborene Fehlbildung an einer bestimmten Stelle der Hauptschlagader (Aorta), die das Blut aus der linken Herzkammer dem Körperkreislauf zuführt. Und zwar ist dies eine Verengung (Stenose) der Gefäßlichtung dort, wo der Aortenbogen in die Brustaorta übergeht. An dieser Stelle ist die Aorta auch bei Gesunden etwas enger (Isthmus).

Symptome: Ein früher Hinweis sind die fehlenden oder abgeschwächt tastbaren Pulse in der Leistenbeuge. Je enger die Stenose, desto früher die Beschwerden (meist jedoch erst im Kleinkind- oder Schulalter): eingeschränkte körperliche Leistungsfähigkeit durch Herzschwäche; in den Armen und im Kopf erhöhter Blutdruck, zu niedriger Blutdruck in den Beinen. Die Fehlbildung wird nicht selten nur zufällig vom Arzt entdeckt, noch bevor sie Beschwerden macht.

Unentbehrlich für die Diagnose ist die Echokardiografie und Dopplersonografie (→Bildgebende Verfahren).

Was ist zu tun? Kinderkardiologe und Herzchirurg beraten die Eltern, ob die Enge beseitigt werden muß, wann der günstigste Zeitraum dafür ist und wie der Eingriff erfolgt. Entweder wird das enge Stück herausgeschnitten (reseziert) und die normal weiten Enden der Aorta werden dann wieder zusammengefügt; oder man weitet mit einem kleinen Ballon, der mit einem Katheter eingeführt wird, die enge Stelle von innen auf (Ballondilatation).

Aortenstenose

Eine meist angeborene Verengung (→Stenose) der Ausflußöffnung der linken Herzkammer, entweder in Höhe der Herzklappen (valvulär), seltener unterhalb (subvalvulär) oder oberhalb (supravalvulär) davon. Die valvuläre Stenose findet man häufiger bei Jungen als bei Mädchen. Es gibt geringfügige Aortenstenosen, die für den Betroffenen keinerlei Einschränkung bedeuten. Ein Maß für die Enge ist der Unterschied des Blutdrucks vor und nach der Enge („Druckgradient"). Die Beschwerden beginnen selten im Säuglingsalter, meist erst vor oder nach der Pubertät: rasches Ermüden, Kurzatmigkeit schon nach geringer Anstrengung, anfallsweises Herzjagen oder Schmerzattacken im Brustkorb links. Höhergradige Stenosen lassen nur noch beschränkte oder keine sportliche Betätigung mehr zu. Kinderkardiologe und Herzchirurg beraten Eltern und Patienten über die Operationsmöglichkeiten.

Apathie (Teilnahmslosigkeit)

Ein Alarmsignal, das beispielsweise im Säuglings- und Kleinkindalter während eines →Brechdurchfalls auf einen bedrohlichen Flüssigkeitsverlust hinweist: Dann unbedingt rasch zum Arzt oder in die Kinderklinik!

Apathisch kann ein Kind auch aus vielen anderen Gründen werden: durch ein →Schädel-Hirn-Trauma, im Verlauf einer →Hirnentzündung oder einer sonstigen Erkrankung des Gehirns. Auch andere schwere Erkrankungen, seelische Verstimmungen sowie bestimmte Medikamente können zur Apathie führen.

Schließlich werden vernachlässigte oder verwahrloste Kinder mitunter auffallend teilnahmslos.

Apgar-Schema

Die amerikanische Narkoseärztin Virginia Apgar hat in den 50er Jahren aufgrund ihrer Erfahrungen im Kreißsaal die Notwendigkeit erkannt, die Umstellung (Anpassung) des Neugeborenen auf das Leben außerhalb der Gebärmutter *objektiv* zu beurteilen. Das Kind wird in dieser Zeit nach dem von ihr entwickelten Schema mehrmals auf fünf verschiedene Merkmale hin untersucht: nämlich auf Herzschlag, Atmung, Muskelspannung, Reaktion auf mechanischen Reiz und auf Hautfarbe. Jedes dieser Merkmale wird mehrmals während der ersten 15 Minuten nach der Entbindung mit 2, 1 oder 0 benotet, wobei 2 die beste und 0 die schlechteste Note ist. Beträgt die Summe der erreichten Punktzahl 8 bis 10, so spricht das für ein gesundes, lebenskräftiges Kind mit regelrechter Atem- und Herzfunktion. Niedrige Apgar-Werte hingegen weisen auf ein atemgestörtes, überwachungsbedürftiges Neugeborenes hin. Beurteilt werden die Kinder von einem/r Kinderarzt, Hebamme oder Geburtshelfer. Die Apgar-Zahl wird auch in das Vorsorgeheft (Mutter-Kind-Pass) eingetragen.

fünf verschiedene Merkmale

Summe der erreichten Punktzahl

Aplastische Anämie

→Blutarmut.

Appendizitis

Eine Entzündung, die sich am Wurmfortsatz (an der Appendix, dem Anhängsel) des Blinddarms abspielt; →Blinddarmentzündung.

Appetit

Der Appetit gesunder Kinder unterliegt *großen Schwankungen*, auch von Tag zu Tag; und zwar besonders im Kleinkindes-, Schul- und Jugendalter. Viele Eltern können sich solche Unterschiede im Appetit nicht vorstellen. Sie sind beglückt, wenn ihr Kind beim Essen kräftig zulangt, und gleich besorgt, wenn es nur an seinem Becher nippt oder den Teller nicht leer ißt. Solange ein Kind normal wächst und gedeiht (→Wachstumskurven) und solange es spielfreudig und leistungsfähig ist, gibt es keinen Grund zur Sorge.

Unterschiede im Appetit

Zeigt hingegen ein Kind, das für gewöhnlich gut ißt, für längere Zeit ein spürbares Nachlassen des Appetits, so kann dies gelegentlich Ausdruck einer sich anbahnenden Krankheit sein.

Ausdruck einer Krankheit

Beeinträchtigt wird der Appetit im übrigen durch heißes Wetter, fieberhafte Krankheiten, Halsweh oder schmerzhaften Ausschlag im Mund (Aphthen, →Mundfäule), aber auch durch Kummer und seelische Aufregungen (→Angst).

Zunehmenden Appetit sieht man in Zeiten eines Wachstumsspurts (z. B. während der →Pubertät) und während der Erholung von einer Krankheit.

Was ist zu tun? Man sollte sich hüten, Kinder zum Essen zu drängen oder gar zu zwingen. Der Körper des gesunden Kindes weiß in aller Regel, was er braucht. Hilfreich ist es, wenn die Familie die Mahlzeiten gemeinsam einnimmt und auch Kleinkinder meistens oder immer mit am Tisch sitzen dürfen; der Ton sollte entspannt und fröhlich sein, kindgerecht. Auch wenn das Kind längst nicht alles aufißt, was ihm zugedacht war, sollten die Eltern Gelassenheit bewahren. Eine Milchflasche morgens im Bett nimmt natürlich etwas vom Frühstücksappetit weg!

Was ist zu tun?

Gelassenheit

Läßt der Appetit über längere Zeit spürbar nach, und gedeiht das Kind dabei nicht recht, sollte man seinen Arzt um Rat fragen. Von zusätzlichen Vitamingaben versprechen sich Eltern meistens zuviel. Der Einsatz einer speziell appetitanregenden Arznei ist eigentlich nie sinnvoll.

Appetitlosigkeit
→Appetit.

Arnika
Arnikablüten sind ein bewährtes Arzneimittel in der →Naturheilkunde. Die Blütenstände – meistens in getrockneter Form – werden zur äußerlichen Anwendung zubereitet. Mit verdünnter Arnika-Tinktur beispielsweise oder einem Aufguß macht man Umschläge, um Schwellung und Schmerzen nach einem →Insektenstich, nach einer →Verstauchung oder Prellung zu lindern; auch Arnika-Salbe eignet sich hierzu. Der Erfolg ist oft eindrucksvoll. Vorsicht allerdings bei einer Allergie gegen Arnika, die aber äußerst selten ist (→Phytotherapie).

Umschläge bei Schwellung

Arrhythmie
→Herzrhythmusstörung.

Arthritis
→Gelenkentzündung.

Arzneimittel
Die Arzneistoffe, auch Medikamente genannt, gelangen auf verschiedenen Wegen in den menschlichen Körper. Über den Mund als Tablette, Dragee oder Kapsel sowie in flüssigen Formen wie Saft, Sirup, Suspension, Tropfen; viele Medikamente können über die Haut als Crème, Lösung, Pflaster oder Salbe oder über den Darm und Scheide als Lösung, Salbe und Zäpfchen verabreicht werden. Werden Medikamente eingeatmet, spricht man von Inhalationen.

Medikamente

Tabletten sind gut zu lagern, Kinder schlucken sie jedoch ungern. Die mit Zucker umhüllten *Dragees* haben einen besseren Geschmack und sind dadurch einfacher einzunehmen, aber schlechter zu teilen. Bei *Kapseln* schützt die Verkapselung das Medikament vor der Magensäure, in der Regel wird damit der Wirkstoff erst im Dünndarm freigesetzt. Die Vorteile *flüssiger Arzneiformen* liegen in der raschen Aufnahme und in der Geschmacksverbesserung durch Zugabe von zuckerhaltigen Zusatzstoffen. Diese müssen für Diabetiker grundsätzlich auf der Packung angegeben werden (→Zuckerkrankheit).

Tabletten
flüssige Arzneiformen

Die Wirkung von *Zäpfchen* ist etwas schneller als die von Tabletten. Die schnellste und am besten kontrollierbare Wirksamkeit wird durch eine direkte Applikation in die Gefäße (Infusion, Injektion) erreicht. Auch eine inhalative Einnahme (z. B. Asthmamittel gegen Atemnot) weist eine unmittelbare Wirkung auf.

Zäpfchen
Injektion

Um eine höhere Wirksamkeit oder eine vereinfachte Anwendung zu erreichen, werden einzelne Medikamente (Wirksubstanzen) kombiniert. Solche Mischungen haben auch ihre Nachteile, die Nebenwirkungen sind

Kombination von Wirksubstanzen

häufiger und die Überschaubarkeit schlechter, weshalb bei Behandlung von
geläufigen Beschwerden im Kindesalter, wie Fieber oder Schmerzen, eher
Einzelwirkstoffe bevorzugt werden.

Askariden
→Würmer.

Aspiration
→Fremdkörper-Aspiration.

Asthma (Fachwort „Asthma bronchiale")
kommt im Kindesalter nicht selten vor und verläuft *anfallsweise.* Jungen
sind häufiger betroffen als Mädchen. Bei einem Teil der Kinder verliert sich
das Asthma im Laufe des Grundschulalters.

Ursache und Entstehung: Die *Veranlagung,* auf einen auslösenden Reiz
mit einem Asthmaanfall zu reagieren, ist meist *erblich* verankert. Die *Auslöser* sind zahlreich; mitunter wirken mehrere zusammen: Im Kleinkind-
und erst recht im Schulalter entwickeln manche Kinder eine →Allergie,
z. B. gegen →Hausstaubmilben, Blütenpollen oder Tierhaare, die neben
anderen allergischen Beschwerden auch Asthma auslösen können. Virus-
infekte der Atemwege (→Erkältung), →Luftverschmutzung im Freien wie
auch in der Wohnung (Zigarettenrauch!), kalte Luft sowie vertieftes Atmen
bei sportlicher Belastung (Anstrengungsasthma) kommen ebenfalls als Auslöser in Betracht. Daß ein Asthmaanfall auch auf *seelischem* Weg ausgelöst
wird, mag auf den ersten Blick einleuchtend erscheinen, ist aber bei näherem Hinsehen meist schwierig zu entscheiden, weil jedes Asthma auch seelische Rückwirkungen auf das Kind (und womöglich auch auf die Eltern)
hat.

Hinzu kommt, daß Kinder im Verlauf ihres Asthmas eine Überempfindlichkeit der Atemwege („bronchiale Hyperreagibilität") entwickeln, so daß
es der genannten Auslöser kaum noch bedarf, damit ein Asthmaanfall entsteht.

Dreierlei trägt dazu bei, daß die Lichtung der Luftröhrenverästelungen
(Bronchien) sich verengt und dadurch die Atemnot des Asthmatikers entsteht; also das, was der Arzt als „Obstruktion" der Atemwege bezeichnet:
1. Die Schleimhaut der Bronchien schwillt im Zuge der Überempfindlich-
   keitsreaktion an und verengt dadurch die Lichtung.
2. Zäher, glasiger Schleim, der in den Bronchien gebildet wird, verstopft
   deren Lichtung.
3. Die glatten Muskelzellen, die die Bronchien ringförmig umschließen, ziehen sich zusammen und engen damit die Lichtung ein (Spasmus).

Die *Ausatmung* ist im Asthmaanfall erschwert und verlängert; die Luft kann
leichter ein- als ausgeatmet werden. So kommt es zur Lungenüberblähung.
Dadurch wird der Austausch von Sauerstoff und Kohlensäure zwischen
Lungen und Blut behindert.

Symptome: Die Atembeschwerden treten anfallsweise auf und dauern –
ohne Behandlung – meist ein bis zwei Tage. Mitunter entwickelt sich der
Asthmaanfall aus einem zunächst harmlosen Virusinfekt mit Schnupfen

und Husten. Es entstehen hörbare pfeifende oder brummende, rasselnde Atemgeräusche; das *Ausatmen* ist mühsam. Die Kinder spüren ein *Enge-gefühl* über dem Brustkorb. Sie sitzen senkrecht im Bett und ringen nach Luft. Anhaltende Atemnot ohne genügende Besserung durch zunächst eingesetzte Medikamente, Blauwerden der Lippen und Nagelbetten sowie schwindendes Bewußtsein weisen auf eine lebensbedrohliche Zuspitzung des Asthmas hin („Status asthmaticus").

Bei manchen Kindern macht sich der Asthmaanfall weniger durch hörbare Atmung bemerkbar, sondern durch *hartnäckige Hustenattacken*, vor allem nachts oder nach körperlicher Belastung.

Was ist zu tun? Asthmakranke Kinder profitieren von einer festen kinderärztlichen Betreuung. Es gilt, den oder die Auslöser sowie das jeweilige Ausmaß der Atemwegsobstruktion festzustellen; das Ansprechen auf bestimmte Medikamente ist zu prüfen. Allergie-Tests dienen der Suche nach Auslösern. Lungenfunktionsprüfung, Belastungstests, Messung des Atemstoßwertes braucht der Arzt zur Verlaufskontrolle und Therapieführung.

Die Behandlung des Asthmas ist mehrgleisig: Die *physikalischen* Maßnahmen bestehen aus Atemgymnastik und Atemübungen mit dem Ziel, die Ausatmung zu erleichtern, den Schleim loszuwerden und dadurch der Lungenüberblähung entgegenzuwirken. Klimakuren in staub- und allergenarmer Luft am Meer oder im Mittel- und Hochgebirge unterstützen dies. Tabakrauch ist schädlich!

Die *medikamentösen* Maßnahmen umfassen die Gabe von bronchialerweiternden Mitteln (Adrenalin-artige Medikamente, Theophyllin) und entzündungshemmende Arzneien (Kortisonpräparate, Cromoglicinsäure und Leukotrien-Hemmer). Viele Asthma-Medikamente können inhaliert oder als Tabletten oder Zäpfchen genommen werden. Spitzt sich die Atemnot im Asthmaanfall trotz medikamentöser Therapie daheim bedrohlich zu, muß eine rasche Krankenhausaufnahme erfolgen, wo die Medikamente direkt in die Blutbahn (Infusion) gegeben werden und Sauerstoff inhaliert wird.

Kinder mit wiederholten Asthma-Beschwerden und ihre Eltern werden geschult, eine Akuttherapie zeitig zu beginnen und eine vorbeugende Behandlung richtig durchzuführen (→Inhalationshilfen). Unverwünschte Nebenwirkungen sind durch richtige Medikamentenanwendung und ärztliche Kontrollen vermeidbar. Hilfreich ist die Führung eines Beschwerden- und Medikamenten-Kalenders, wo auch morgendliche und abendliche Atemstoßwerte (einfache Messung der Ausatmungsfähigkeit) notiert werden. Eine zusätzliche Kontrolle der Lungenfunktion beim Arzt kann ab dem 4.–6. Lebensjahr vorgenommen werden.

Zur *Allergenvermeidung* dienen Hausstaubsanierung und Beachten des Pollenflugkalenders; unter Umständen dürfen die Kinder keinen weiteren Umgang mit bestimmten felltragenden Tieren mehr haben. In Einzelfällen kann auch eine *Hyposensibilisierung* (→Allergie) erfolgversprechend sein.

Ausblick: Die Lebensqualität hat sich für ärztlich gut betreute Asthmatiker erheblich gebessert.

Engegefühl

lebensbedrohliche Zuspitzung

Was ist zu tun?

Suche nach Auslösern

medikamentöse Maßnahmen

Akuttherapie und vorbeugende Behandlung

Kontrolle der Lungenfunktion

Atemnotsyndrom

Störung der Atmung — Eine besonders für Frühgeborene typische Störung der Atmung, bei reifen Neugeborenen seltener. Sie tritt nur in den allerersten Lebenstagen auf.

Häufigste Ursache: Den noch unreifen Lungen fehlt →Surfactant, ein Gemisch aus Eiweiß- und Fettsubstanzen, das die Oberflächenspannung der Lungen herabsetzt. Dadurch können die am Atmungsvorgang beteiligten Lungenbläschen (Alveolen) sich nicht genügend entfalten und die von *mangelnde Entfaltung der Lungenbläschen* der Geburt noch verbliebene Flüssigkeit nicht loswerden („nasse Lunge"). Die Lungen verfestigen sich. Infolgedessen klappt im Blut der Austausch von Sauerstoff gegen Kohlensäure nicht.

Sauerstoffmangel — Sauerstoffmangel *vor* der Geburt kann dazu führen, daß das Ungeborene „Kindspech" (→Mekonium) ins Fruchtwasser entleert, dies dann durch vorzeitige Atembewegungen in die Lungen gerät und dabei die kleinsten Verästelungen der Atemwege verstopft (Mekoniumaspiration). Auf solche Weise entsteht anschließend ein mitunter schweres Atemnotsyndrom.

Symptome: Das Kind leidet unter Atemnot, erkennbar an beschleunigter Atmung mit stöhnender Ausatmung und Einziehungen zwischen den Rippen sowie Nasenflügeln bei jeder Einatmung. Das Baby erschöpft sich in seinen Atemanstrengungen und wird blaß bis blausüchtig.

Was ist zu tun? — **Was ist zu tun?** Als ernstes Krankheitsbild bedarf es der *raschen* →Intensivpflege. Die Kinder bekommen zusätzlich Sauerstoff zum Atmen; *Sauerstoff zum Atmen* nötigenfalls werden sie behutsam maschinell beatmet. Unter Umständen bekommen sie Surfactant und NO (Stickoxid) als Medikament in die Luftröhre verabreicht.

Atopie

→Allergie, →Ekzem.

Audiometrie

Hörprüfung — bedeutet *Hörprüfung*. Sie dient der Erkennung angeborener →Schwerhörigkeit oder Taubheit sowie erworbener Hörminderung, z. B. durch →Paukenerguß oder im Gefolge einer →Hirnhautentzündung, auch nach →Frühgeburt.

Zuwendung des Blicks zur Schallwelle — Das Neugeborene reagiert auf Geräusche mit Grimassen und Bewegungen, mit Augenblinzeln auf Händeklatschen. Mit drei bis fünf Monaten wendet der Säugling seinen Blick einer Schallquelle zu. Ende des ersten Lebensjahres sind die Hörbahnen im Gehirn weitgehend ausgereift.

Sprachentwicklung — Normales Hören ist die Voraussetzung für die →Sprachentwicklung; davon wiederum hängt viel von der späteren Persönlichkeit des Kindes ab, daher sollte man den Hörtest bei der →Vorsorgeuntersuchung (Mutter-Kind-Paß) beachten.

Auch bei Neugeborenen kann eine Hörprüfung vorgenommen werden: Das intakte Innenohr sendet auf akustische Reize hin eigene unhörbare Schallwellen aus, die ein Gerät registriert.

Weiters führen spezialisierte Ärzte objektive Methoden der Hörprüfung durch, mit Hilfe einer →Hirnstromkurve.

Auffrischimpfung

→Impfungen.

Augenentzündung

ein laienhaftes Wort für →Bindehautentzündung.

Augenlidentzündung

→Gerstenkorn, →Hagelkorn, →Orbitalphlegmone. Eine Entzündung des *gesamten* Lidrandes (Blepharitis) spielt bei Kindern nur selten eine Rolle.

Augenverletzungen

Obwohl das blitzschnelle Zukneifen der Augenlider (reflektorischer Lidschluß) den Augapfel und die Bindehaut vor Schäden und Verletzungen schützt, kommt es bei Kindern immer wieder zu Unfällen, die die Augen betreffen. Die besondere Sorge des Augenarztes gilt dabei immer der *Hornhaut.* Unfallbedingte Erblindungen kommen vor.

Hier die häufigsten Verletzungsarten:

- *Verätzung* mit Lauge oder Säure: Sofort mit reichlich Leitungswasser spülen; dabei die Augenlider mit zwei Fingern so weit spreizen, daß auch die Umschlagsfalte der Bindehaut gespült wird. Baustellen sind schon allein wegen der Gefahr einer Kalkverätzung kein Spielplatz!
- *Verbrühung* mit heißer Flüssigkeit, Wasserdampf, Fett: Sofort mehrere Minuten mit kaltem Wasser oder Eis die Hitzewirkung bremsen. *Verbrennungen* passieren im fortgeschrittenen Schulalter, wenn mit offenem Feuer leichtsinnig oder fahrlässig umgegangen wird (Benzin!).
- Verletzungen durch *Feuerwerkskörper* häufen sich in der Silvesternacht!
- Ein stumpfer Schlag kann Lider, Bindehaut und Augapfel ebenso treffen wie Schnitt- oder besonders Stichverletzungen. Holz- oder Metallsplitter können bei einem Unfall ins Auge dringen, ohne daß der Betroffene dies zuverlässig bemerkt. Eine *entrundete Pupille* ist mitunter der erste Hinweis darauf.

Erste Hilfe bei allen hier genannten Verletzungen: Das Auge mit einem trockenen sauberen Verband (steriler Mulltupfer) zudecken; unverzüglich zum Augenarzt oder zur Augenklinik (→Fremdkörper im Auge).

Vorbeugung: Gefährliches Spielzeug, Hantieren mit Pfeil und Bogen oder anderen Schuß- und Schleuderwaffen, ferner spitze Scheren, Messer und andere Werkzeuge sind die wichtigsten Auslöser für Stichverletzungen am Auge. Die Erfahrung zeigt, daß die Augen von *Brillenträgern* bei einem Unfall geschützter und nicht gefährdeter sind!

Ausschlag (Fachwort „Exanthem")

Eine Reaktion der Haut auf etwas, das sich *im* Körper abspielt, beispielsweise

- eine durch →Ansteckung erworbene Krankheit wie Masern, Windpocken oder Typhus;
- eine →Allergie auf ein Nahrungsmittel wie Erdbeeren; oder ein innerlich verabreichtes Medikament wie das →Antibiotikum Ampicillin/Amoxicillin.

Anzeichen und Verlauf: Ein Ausschlag besteht aus einzelnen, kleinen, wegdrückbaren Flecken oder erhabenen Knötchen, Bläschen oder Quaddeln, die sich über größere Flächen oder den gesamten Körper ausbreiten. Mitunter sind auch winzige Hautblutungen an dem Geschehen beteiligt. Ein Ausschlag tritt **innerhalb kurzer Zeit** auf und bleibt meist nicht länger als Stunden oder einige Tage bestehen. Er geht mit oder ohne Juckreiz einher. Ein Sonnenbrand ist z. B. kein Ausschlag: Er entsteht durch Einwirkung von *außen* und stellt eine zusammenhängende Rötung (Erythem) dar.

Ein Kind mit Ausschlag kann, muß aber nicht ansteckend sein: →Masern sind schon ein bis zwei Tage nach Ausbruch des Ausschlags nicht mehr ansteckend (hingegen sehr ansteckend in den drei bis vier Tagen *vor* Erscheinen des Ausschlags); →Windpocken sind sehr ansteckend, solange der Ausschlag noch frische Bläschen aufweist. Ein allergischer oder medikamentenbedingter Ausschlag ist nie ansteckend. Ein Ausschlag hinterläßt in der Regel keine bleibenden Spuren; Ausnahme: einzelne Windpocken-Bläschen, die so aufgekratzt werden, daß sie vereitern und mit einer kleinen Narbe heilen.

Autismus

Eine sehr seltene, aber **tiefgreifende Störung** des Gefühlslebens, die dazu führt, daß die betroffenen Kinder nicht in der Lage sind, altersgemäße zwischenmenschliche Beziehungen herzustellen oder aufrechtzuerhalten.

Anzeichen: Autistische Kinder, die bereits im Säuglingsalter auffallen, zeigen kein Antwortlächeln, lernen keinen Blickkontakt und haben eine verzögerte oder fehlende Sprachentwicklung; sie sind im Spiel nicht einfallsreich, haben Lernschwierigkeiten und leben **völlig in sich zurückgezogen**. Sie sind in ihren Alltagsgewohnheiten äußerst unbeweglich. Manches spricht dafür, daß bei diesen Kindern eine Hirnfunktionsstörung vorliegt.

Andere autistische Kinder haben sich in ihrer frühen Kindheit altersgemäß entwickelt und regelrecht sprechen gelernt, bevor sie sich von ihrer Umwelt völlig abkapselten. Sie sind oft einseitig begabt, entwickeln absonderliche Einzelinteressen und passen sich in Schule und Gesellschaft nur schwer an. Ihre Sprache ist eintönig, die Sprachmelodie wird von der Stimmung kaum mehr geprägt. Da hier nicht selten auch ein Elternteil auffallend in sich gekehrt ist, vermutet man einen erblichen Einfluß.

Was ist zu tun? Die Behandlung ist langwierig und sollte mehrgleisig sein. Sprachfördernde und heilpädagogische Maßnahmen können hilfreich sein, ebenso verschiedene Formen der **Verhaltenstherapie**. Hierbei wird körperliche Nähe vermittelt; sie soll helfen, zwischenmenschliche Beziehungen aufzubauen.

Autoimmunkrankheiten

Reaktionen des Körpers, die der Zerstörung eingedrungener Krankheitserreger dienen, sind sinnvoll und lebenswichtig. Diese Reaktionen können allerdings bei einzelnen Menschen **fehlgesteuerte Reaktionen des Körpers** sein oder sich krankhaft verselbständigen. Eigene Körperzellen werden dann als *fremd* verkannt und angegriffen. Daraus ergeben sich sehr verschiedene Autoimmunkrankheiten, je nach betroffenem Organ: Rote oder weiße Blutkörperchen, Blutplättchen, die kleinsten Blutgefäße (Kapillaren), Haut, Nieren, Leber oder Muskulatur sind am häufigsten beteiligt. Einige Autoimmunkrankheiten sind in sich selbst begrenzt und heilen in aller Regel von alleine aus; so die akute Form der →Immunthrombozytopenie oder die →Purpura Schönlein-Henoch. Andere nehmen einen chronischen, mitunter schweren Verlauf wie die →juvenile chronische Arthritis oder der systemische →Lupus erythematodes.

Die Veranlagung zu Autoimmunkrankheiten ist zumindest bei einem Teil der Patienten ererbt.

Veranlagung

Autokindersitze

sind *unerläßlich* für jeden, der Kinder im PKW mitnimmt. Kinder werden weniger oft und weniger schwer verletzt, wenn sie bei einem Unfall im PKW durch einen Autokindersitz gesichert waren. Leider fahren Kinder im PKW häufig schlechter gesichert mit als Erwachsene! Getestete Markenartikel sind beim Kauf vorzuziehen.

bei einem
Unfall gesichert

Man unterscheidet vier Kategorien für vier Altersgruppen:
- Gruppe 0: Säuglinge bis zu 10 kg Gewicht; Sicherheitsschale, in der das Baby mit einem Doppelschulter-Schrittgurt gesichert ist und die *rückwärts* auf den Beifahrer- oder auf den Rücksitz gestellt und mit dem vorhandenen 3-Punkt-Gurt gesichert wird. Junge Säuglinge können auch in einer Tragetasche transportiert werden, die auf dem Rücksitz befestigt sein muß.

Sicherheits-
schale

- Gruppe I: Kinder zwischen 1 und 3 Jahren mit 9 bis 18 kg Gewicht; Schalensitz auf dem Beifahrersitz rückwärts oder auf dem Rücksitz vorwärts, mit vorhandenem Gurt befestigt.

Schalensitz

- Gruppe II: Kinder zwischen 3 und 6 Jahren mit 15 bis 26 kg Gewicht; Kindersitz, der auf dem Rücksitz vorwärts angebracht und mit vorhandenem Gurt befestigt wird.

Kindersitz

- Gruppe III: Kinder zwischen 6 und 12 Jahren mit 22 bis 36 kg Gewicht; das Kind sitzt auf einem Sitzkissen, das eine bequeme und korrekte Anbringung des vorhandenen Gurts auf dem Rücksitz erlaubt.

Sitzkissen

Azetonämisches Erbrechen

Eine Eigenart vor allem mancher Kleinkinder: Ausgelöst durch einen harmlosen →Infekt der oberen Luftwege oder des Magens und Darms. Das Kind beginnt zu erbrechen und steigert sich so sehr in fortwährendes Erbrechen hinein, daß es ernsthaft krank wird, weil die notwendige Kalorienzufuhr leidet und der Stoffwechsel entgleist. Der Arzt erkennt einen solchen Zustand am Flüssigkeitsverlust des Kindes und am „Azeton" im Urin. Die Ausatmungsluft riecht nach Obst.

fortwährendes
Erbrechen

Was ist zu tun? Eine vom Arzt angelegte Dauertropfinfusion mit Wasser, Traubenzucker und Salzen erlaubt dem Magen die nötige Ruhe, läßt das Erbrechen aufhören und bringt das Kind meist nach zwölf bis 36 Stunden wieder auf die Beine.

Was ist zu tun?

In leichteren Fällen kann vorsichtiges teelöffelweises Füttern von zuckerhaltigem Tee (am besten Traubenzucker) und die Gabe von Salzstangen den Teufelskreis des fortwährenden Spuckens und Würgens unterbrechen.

teelöffelweises
Füttern

B

Bachblüten

Nach einem englischen Arzt benannt: mit Hilfe von trinkbaren Extrakten aus verschiedenen Blüten werden seelische und organische Krankheiten behandelt. Manche Anhänger schildern eine heilsame Wirkung auf ihr Befinden. Wissenschaftliche Nachweise zur Wirksamkeit liegen nicht vor. *Blütenextrakte*

Baden

dient insbesondere im Säuglingsalter nicht nur der Reinigung. Es tut der Atmung und dem Blutkreislauf gut. Die höhere Luftfeuchtigkeit über dem warmen Badewasser ist eine Wohltat für die Schleimhaut der Nase sowie der Luftröhre und ihrer Verästelungen; vor allem wenn das Kind schnupft und hustet. Ein warmes Bad mit gründlichem Abtrocknen hinterher führt zu keiner →„Erkältung" (→Infekt der oberen Luftwege). *Wohltat für die Schleimhaut*

Gesunde Neugeborene und Säuglinge dürfen täglich gebadet werden. Aber auch ein anderer Bade-Rhythmus, etwa jeden dritten Tag, hat keine Nachteile. Badetemperatur 35° bis 36° C; Seife und vor allem Haarwaschmittel sollen sparsam und müssen nicht täglich eingesetzt werden; das schont den Schutzmantel der Haut. Vorsicht mit dem Zulauf von heißem Wasser – Verbrühungsgefahr! *tägliches Bad* *Schutzmantel*

Ölhaltige Badezusätze sind beliebt, aber nur bei ausgesprochen trockener Haut, →Windeldermatitis oder einem Säuglingsekzem sinnvoll.

Beim Abtrocknen werden im Säuglingsalter die großen Hautfalten in der Leistenbeuge, am Hals und hinter den Ohren besser abgetupft als trockengerieben. Nase und Ohren werden mit gedrehter Watte gereinigt; aber bitte dabei keine Holzstäbchen oder Plastikstäbchen verwenden! *Abtrocknen*

Bakterien

auch *Keime* genannt, sind kleinste Lebewesen, die sich vermehren können. Sie haben ihre eigene Erbsubstanz, aber keinen Zellkern. Im Mikroskop sehen die meisten Bakterien kugel-, stäbchen- oder schraubenförmig aus. In zahlreichen Arten kommen sie überall in der belebten Natur vor und sind größtenteils *nützlich*; man denke an faulendes Laub oder Hefebakterien. Auch der gesunde Mensch hat nützliche Bakterien in der Mundhöhle, im Rachen und im Darm. Zur Herstellung bestimmter Lebensmittel wie Jogurt oder Käse sind bestimmte Bakterien nötig, die für die Verdauung nützlich sind (→Probiotika). Daneben gibt es Krankheitserreger (pathogene Keime), die dann, wenn sie in größerer Zahl in den Körper eindringen, zu einer bakteriellen Infektionskrankheit führen, allerdings nicht in jedem Fall. Zu die- *Krankheitserreger* sen Erregern zählen: →Staphylokokken, →Streptokokken, →Haemophilus influenzae, →Pneumokokken, →Meningokokken, →Keuchhusten-Bakterien, Pseudomonas, →Salmonellen, →Borrelien und Tuberkelbakterien.

Balanitis

Vorhaut zu eng

Eine Entzündung an der Spitze des männlichen Gliedes, die bei Jungen auftritt, wenn die Vorhaut zu eng ist oder wenn sich →Bakterien in dem spaltförmigen Raum zwischen Vorhaut und Eichel festsetzen, so daß Vorhaut und Eichel hochrot und schmerzhaft anschwellen. Zwischen Vorhaut und Eichel quillt dann gelblicher Eiter hervor. Das Wasserlassen tut weh.

Was ist zu tun?

Was ist zu tun? Der Junge sollte dem Arzt gezeigt werden. Meist helfen feuchte Umschläge mit 0,9prozentiger Kochsalzlösung oder mit einer gegen Bakterien wirksamen Lösung (z. B. Polyvidon-Jod). Hilfreich sind auch Sitzbäder. Neigt die Balanitis immer wieder zu Rückfällen, kommt eine →Zirkumzision in Betracht.

Ballett

Es ist noch recht wenig bekannt, daß Ballett und Tanz gerade im Kindesalter besonders geeignet sind, um wichtige Bewegungsabläufe zu üben und zu harmonisieren, die Körperhaltung günstig zu beeinflussen und überhaupt

motorische Entwicklung

die gesamte motorische, geistige und seelische Entwicklung des Kindes zu fördern. Schönheit und Eleganz menschlicher Bewegungen und Körperhaltungen werden zur Entfaltung gebracht. Voraussetzung ist allerdings, daß die Lehrkräfte pädagogisch geschult sind. Erst dadurch wird gewährleistet, daß an Gelenken und anderen Körperteilen keine Schäden entstehen. Überzogener Ehrgeiz seitens der verantwortlichen Erwachsenen ist

Kindergartenalter

hier fehl am Platz! Es gibt Ballettschulen, die schon für das Kindergartenalter passenden Unterricht anbieten; Grundschüler sollten mit dem Beginn jedenfalls nicht zu lange warten. Auch behinderte Kinder, beispielsweise solche mit →Trisomie 21, profitieren vom Tanzunterricht; ein derartiges Angebot gibt es bereits hier und da. Bei Kindern mit überstreckbaren (hypermobilen) Gelenken hingegen ist Zurückhaltung geboten.

Bandwurm

→Würmer.

Bartter-Syndrom

angeborene Störung

Nach einem amerikanischen Arzt benanntes →Syndrom. Eine seltene, meist angeborene Störung der →*Nieren*, die dazu führt, daß mit dem Urin zu viel Kalium und Säure verlorengehen. Der sich daraus ergebende chronische Mangel spitzt sich mitunter in akuten Krisen noch zu.

Einige der betroffenen Kinder erkranken bereits im Säuglingsalter mit schlechtem Appetit, Erbrechen, Verstopfung und mangelnder Gewichtszunahme; sie werden im weiteren Verlauf minderwüchsig, bekommen schwache und schlaffe Muskeln, klagen über Durst und haben Hunger auf Salziges.

Langzeitbetreuung

Diagnosestellung, Behandlung und Langzeitbetreuung gehören in die Hand des mit solchen Nierenkrankheiten erfahrenen Kinderarztes. Mineralstoffe und bestimmte Medikamente können diesen Kindern helfen.

Basedow-Krankheit

Sie wird nach einem Arzt benannt, der im 19. Jahrhundert in Merseburg lebte: Eine *Überfunktion der Schilddrüse* (Hyperthyreose); sie kommt im Kindesalter nur selten vor, im Gegensatz zur Unterfunktion (→Hypothyreose). Mädchen sind eher betroffen als Jungen. Die Überfunktion entsteht durch →Antikörper, die gegen empfindliche Teile (Rezeptoren) der eigenen Schilddrüsenzellen gerichtet sind; es handelt sich somit um eine →Autoimmunkrankheit. Gestört ist dabei auch der Regelkreis zwischen Schilddrüse und übergeordneten Zentren im Gehirn.

Symptome: Die Schilddrüse ist vergrößert (*Struma*). Trotz Appetit bleibt das Körpergewicht über Monate stehen oder nimmt ab; der Puls ist rascher als normal; Neigung zu durchfälligen Stühlen; Bewegungsunruhe sowie der Blick mit weit aufgerissenen Augen und hervortretenden Augäpfeln sind ebenfalls kennzeichnend; die schulische Leistungsfähigkeit kann nachlassen.

Was ist zu tun? Sicherung der Diagnose und Behandlung gehören in die Hand eines Kinderarztes, der mit Hormonstörungen vertraut ist. Meist wird zunächst ein Medikament eingesetzt, das die Schilddrüsenüberfunktion bremst (ein Thyreostatikum), und zwar für ein Jahr oder länger. Dann sieht man, ob die Schilddrüsenfunktion auch ohne dieses Medikament normal bleibt. Falls nicht, läßt sich die gleiche Behandlung wiederholen. Sollte dies mehrmals keinen dauerhaften Erfolg haben, wäre mit dem Chirurgen zu überlegen, die Schilddrüse operativ zu verkleinern, so daß am Ende nur noch eine normale Menge an Schilddrüsenhormon gebildet wird. Für eine Bremsung der Schilddrüsenfunktion mit *radioaktiver Strahlung* sind Patienten im Kindes- und Jugendalter noch zu jung.

Die **Schilddrüsenfunktion** muß auch nach ihrer Normalisierung noch überwacht werden. Die Symptome an den Augen lassen sich nur schwer rückgängig machen.

Bauchfellentzündung (Fachwort „Peritonitis")

Eine immer ernst zu nehmende Komplikation, die z. B. bei einer durchgebrochenen →Blinddarmentzündung, bei einem Durchbruch in der Magen- oder Darmwand oder bei einem Darmverschluß auftreten kann. Eine Peritonitis kommt gelegentlich schon im Neugeborenenalter vor. Mitunter zieht auch der Katheter, der zur Peritonealdialyse (eine Form der „Blutwäsche") von außen in die Bauchhöhle eingeführt wird, nach wiederholtem Einsatz eine Bauchfellentzündung nach sich.

Als eigenständiges Krankheitsbild ist die Peritonitis höchst selten.

Was ist zu tun? Ein Kind mit Bauchfellentzündung ist meist schwer krank. Es braucht eine hochdosierte Antibiotikatherapie. Ist die Peritonitis Folge eines Darmverschlusses oder -durchbruchs, so erfordert dies das Eingreifen des Chirurgen.

Bauchkrämpfe

sind eigentlich „krampfartige Bauchschmerzen", wie man sie bei →Blähungen junger Säuglinge – zu Recht oder Unrecht – oft vermutet. Dem →„abendlichen Schreien" hingegen liegen meistens keine Bauchkrämpfe zugrunde.

Schilddrüse

Was ist zu tun?

Normalisierung der Schilddrüsenfunktion

Funktion muß überwacht werden

Was ist zu tun?

Blähungen

Bauchschmerzen

Über Leibschmerzen oder Bauchweh klagen Kinder besonders häufig. Eltern konsultieren deshalb häufig den Arzt. Doch längst nicht hinter allen Bauchschmerzen steckt eine ernste Erkrankung. Diese gilt es, durch *aufmerksames Beobachten* oder eine ärztliche Untersuchung herauszufinden. Die Antworten auf folgende Fragen sind dabei für den Arzt hilfreich:
- Wie alt ist das Kind?
- Wie lange hat es Leibschmerzen?
- Plötzlicher oder allmählicher Beginn?
- Anhaltendes Bauchweh? Oder kommt und geht es?
- Bestehen gleichzeitig Übelkeit, Erbrechen oder Durchfall?
- Ißt und trinkt das Kind mit Appetit?
- Wann war der letzte Stuhlgang?
- Neigt das Kind zu Verstopfung?
- Besteht ein zeitlicher Zusammenhang mit Mahlzeiten und Stuhlgang?
- Ist das Kind munter und spielfreudig oder elend und teilnahmslos? Läßt es sich von den Beschwerden leicht ablenken?
- Bestehen gleichzeitig Kopfweh, Fieber, Husten, erschwerte Atmung, Schnupfen oder Hautausschlag und seit wann? Gibt es Zeichen, die auf →Mumps hinweisen?
- Wird das Bauchweh besser nach dem Hinlegen oder beim Herumlaufen?
- Besteht ein Zusammenhang mit seelischem Kummer, Ängsten oder dem Schulunterricht?

In verschiedenen Altersstufen kommen unterschiedliche Ursachen in Betracht.

Bei Säuglingen: Anhaltendes Schreien und Unruhe nach den Mahlzeiten läßt viele Eltern zunächst an →Blähungen denken. Nicht selten verursacht jedoch Sodbrennen (→Kardiainsuffizienz) Beschwerden. Ferner muß man an eine →Harnweginfektion denken. Ein seltenes Ereignis, das zu akuten, heftigen Bauchschmerzen führt und immer unbedingt behandelt werden muß, ist die Darmeinstülpung (→Invagination).

Was ist zu tun? Ein vordergründiger Anlaß zum Schreien ist meist rasch gefunden: Hunger oder Durst? Nasse oder schmutzige Windel? Ein Gefühl der Verlassenheit? Um Sodbrennen zu verhindern oder zu mildern, sollte man den Säugling nach der Mahlzeit eine gute Weile senkrecht gegen die Schulter des Erwachsenen gelehnt herumtragen; danach in rechter Seitenlage schräg nach oben lagern. So erschwert man den Rückfluß von magensaurer Nahrung in die Speiseröhre.

Macht das Kind hingegen einen kranken Eindruck, verhält es sich anders als gewohnt, ist das Erbrechen anders als das gewohnte Spucken nach dem Trinken, verweigert es jede Nahrung oder setzt es blutigen oder sonstwie ungewöhnlichen Stuhl ab, zeigt man es besser rasch dem Arzt.

Bei Kleinkindern: Darmgrippe, die mit Erbrechen, Durchfall und Fieber einhergehen kann, ist eine der häufigen Ursachen von Bauchschmerzen. Es kann aber auch eine fieberhafte Erkrankung der Atemwege vorliegen, insbesondere eine Lungenentzündung, die im unteren Abschnitt der Lungen nahe am Zwerchfell sitzt; gerade solche Kinder klagen nicht selten über Bauchweh. Harnweginfektionen sind in diesem Alter ebenfalls zu bedenken. Eine →Purpura Schönlein-Henoch geht oft mit Bauchschmerzattacken einher; mitunter schon, bevor Blut im Stuhl oder der Hautausschlag auftreten. Junge Kleinkinder können wie ältere Säuglinge eine Darmeinstülpung (→Invagination) entwickeln, die immer sofort behandelt werden muß. Eine →Blinddarmentzündung ist in diesem Alter noch selten.

Was ist zu tun? Sind die Bauchschmerzen ungewöhnlich, über die das Kleinkind klagt, sollten sie mit dem Kinderarzt besprochen werden; erst recht, wenn das Kind krank und elend wirkt, wenn es anhaltend erbricht oder blutige Stühle hat.

Bei Schulkindern: Auch in diesem Alter gibt es zahlreiche harmlose Ursachen für Bauchweh (z. B. →Verstopfung); außerdem seelische Gründe (→Angst) und körperliche Krankheiten, die mit Leibschmerzen einhergehen. Ältere Kinder können ihre Beschwerden meist genauer beschreiben. →Blinddarmentzündung hat im mittleren Schulalter ihren Häufigkeitsgipfel. Auch eher seltene chronische Darmentzündungen (→Crohnsche Krankheit oder →Colitis ulcerosa) beginnen typischerweise in dieser Altersgruppe oder im anschließenden Jugendalter und können teils von Gelenksschmerzen oder Hautausschlag begleitet werden. Läßt sich trotz gründlicher Suche keine körperliche Ursache finden, spricht der Arzt auch gern von „funktionellen" Bauchschmerzen.

Was ist zu tun? Ist das Beschwerdebild ungewöhnlich, machen sich die Eltern oder das Kind Sorgen darüber, sollte man den Arzt aufsuchen. Fühlt sich der Patient offensichtlich elend, ist rasche ärztliche Klärung nötig.

Bauchtrauma

Trauma heißt Wunde, Verletzung; im weiteren Sinn „Gewalteinwirkung von außen". Man spricht von einem „stumpfen Bauchtrauma", wenn stumpfe Gewalt den Bauch getroffen hat (im Gegensatz zu Stich- oder Schnittverletzungen). Ein Verkehrsunfall, ein Faustschlag, Unfälle bei Sport und Spiel (Fahrradlenker) sind Beispiele für stumpfe Bauchtraumen. Sie machen bei nennenswertem Ausmaß immer eine ärztliche Untersuchung nötig. Dazu gehört der Ultraschall (→Bildgebende Verfahren), damit innere Verletzungen, die von außen anfänglich nicht ohne weiteres zu erkennen sind, nicht übersehen werden. Unter Umständen ist auch eine Beobachtung im Krankenhaus erforderlich.

Bauchwickel

Ein bewährtes →Hausmittel bei schmerzhaften →Blähungen oder anderen →Bauchschmerzen; sie kommen zum Einsatz, wenn die Eltern die Beschwerden als harmlos einschätzen oder der Arzt ihre Anwendung befürwortet.

Ein nasses oder feuchtes Frotteetuch, gut körperwarm (ca. 40° C), wird um den Leib gewickelt; das Kind liegt dabei auf einer wasserdichten Unterlage. Die Leibwickel werden von Zeit zu Zeit erneuert. Dabei auf den Schlaf des Kindes Rücksicht nehmen! Kühlere Bauchwickel (30° bis 32° C warm) eignen sich zur Fiebersenkung.

Trockene Bauchwickel mit einem Wolltuch oder die Wärmeflasche wirken ebenfalls wohltuend, aber Vorsicht ist beim Umgang mit Heizkissen geboten.

Bazillen

sind →Bakterien.

Beatmung

Ein Kind, das nicht oder ungenügend von alleine (spontan) atmet, muß künstlich beatmet werden; dies gilt für reife und unreife Neugeborene sowie auch für die anderen Altersstufen.

Notfall-maßnahme Im Rahmen der Ersten Hilfe ist die künstliche Beatmung eine *Notfallmaßnahme*, z. B. nach einem Unfall oder wenn daheim ein lebloses Kind im Zustand des *Beinahetodes* vorgefunden wird (→Plötzlicher Kindstod, →Wiederbelebung). In dieser Situation kommt Mund-zu-Nase- oder Mund-zu-Mund-Beatmung in Betracht. Sicherer zu dosieren ist die Beatmung mit Hilfe eines Beatmungsbeutels oder -gerätes. Ansonsten braucht man die künstliche Beatmung bei den meisten →Narkosen.

Bei der maschinellen Beatmung wird dem Patienten, der nach Einleitung der Narkose oder infolge seiner schweren Krankheit bereits ganz oder weitgehend bewußtlos ist, ein leicht gebogener, knicksicherer Schlauch (Tubus) über die Nase oder den Mund in die Luftröhre eingeführt (Intubation). An diesen Tubus läßt sich der Schlauch des Beatmungsgerätes anschließen. Dabei wird die Konzentration der Blutgase (Sauerstoff, Kohlensäure) und der →Säure-Basen-Haushalt (pH-Wert) regelmäßig überwacht.

Beikost

So nennt man jede Nahrung, die nicht aus →Muttermilch oder einer käuflichen Anfangs- oder Folgemilch für den Säugling besteht (→Ernährung). Sie wird zwischen dem 4. und 6. Lebensmonat teelöffelweise nach und unentbehrlicher Lieferant für Energie nach eingeführt und darf anfangs durchaus eintönig sein. Von diesem Alter an ist die Beikost ein unentbehrlicher Lieferant für Energie, Eisen, Mineralstoffe, Spurenelemente und →Vitamine. Wichtig für die Arbeit des Darmes ist auch der Anteil an Ballaststoffen (Faserstoffe, Zellulose) in der Beikost. Darüber hinaus fördert das Füttern mit dem Löffel, später auch das Abbeißen und Kauen die gesamte Entwicklung des Kindes. Neben der Beikost bleibt die Milch eine wichtige Quelle für Calcium und Phosphor, und zwar auch über den 6. Lebensmonat hinaus: entweder in Form von ein oder zwei restlichen Brustmahlzeiten, als Vollmilchbrei oder als ein oder zwei Flaschenmahlzeiten mit einer käuflichen Folgemilch.

ergiebige Eisenquelle Eine besonders ergiebige Eisenquelle ist püriertes "dunkles" *Fleisch*. Nahrungseisen aus Fleisch und Fisch ist für den Körper unvergleichlich besser verfügbar als das aus der Milch, aus Pflanzen (Getreidekörnern) oder aus Medikamenten stammende Eisen, von dem viel im Stuhl wieder verloren geht. Einen Säugling bereits im zweiten Lebenshalbjahr rein vegetarisch zu ernähren, ohne daß sich ein Mangel an Eisen oder einem der B-→Vitamine ausbildet, ist problematisch, beinahe unmöglich. Die Kost sollte dann wenigstens genügend Folgemilch enthalten, die mit Eisen angereichert ist. Darüber hinaus enthalten Fleisch und Fisch besonders *hochwertiges Eiweiß und Fettsäuren*.

Getreide-produkte Unter den *Kohlenhydrate-Spendern* sollten Mehl und andere Getreideprodukte in der Beikost überwiegen, im Gegensatz zu Trauben- oder Kochzucker; dieser sollte von Anfang an sparsam verwendet werden. Zu beachten ist aber, daß →Gliadin-haltige Mehle und Produkte (Weizen, Roggen, Hafer, Gerste) erst jenseits des 6. Monats in den Speiseplan aufgenommen werden sollten, damit eine Veranlagung zu →Zöliakie nicht unnötig früh ausbricht. Mehl aus Mais (Mondamin®), Reis, Hirse, Soja sowie Kartoffeln sind hingegen frei von Gliadin. Bei der käuflich zu erwerbenden Beikost ist die Zusammensetzung standardisiert, und der Gehalt an Schadstoffen liegt unterhalb der empfohlenen Grenzwerte.

Gliadin

Berufstätigkeit der Mutter

Aus kinderärztlicher Sicht ist es wünschenswert, wenn die Mutter zumindest während der Säuglingszeit, nach Möglichkeit auch im Kleinkindesalter und in den ersten Schuljahren *nicht* berufstätig sein muß; vor allem dann, wenn sie mehrere Kinder hat. Es sei denn, die Mutter braucht für ihren Beruf nicht außer Haus zu gehen und kann sich ihre Arbeitszeit selbst einteilen. Oder aber der Vater hat genügend Zeit (Hausmann). Hilfreich ist natürlich auch, wenn die Großeltern oder ein anderer zuverlässiger Erwachsener (Kindermädchen, Tagesmutter) zur Verfügung stehen und liebevoll mit dem Kind umgehen und es altersgemäß fördern können.

Das Kind schon vor dem Kindergartenalter in eine *Kinderkrippe* zu geben, ist eine weitere Alternative. Allerdings werden dadurch die für das Vorschulalter typischen Infekte früher erworben und durchgemacht.

Kinderkrippe

Auf der anderen Seite kann eine Berufstätigkeit der Mutter durchaus zu ihrer Lebenserfüllung beitragen, was sich dann auf das Familienleben mit den Kindern wieder günstig auswirkt. Teilzeitbeschäftigung und ähnliche Formen der Arbeitsorganisation sind hier manchmal hilfreich.

Wenn allerdings Berufstätigkeit der Mutter und Haushalt mit Kindern zur *Doppelbelastung* werden, erschöpfen sich bei vielen Müttern die Kräfte vorzeitig, und das zum Nachteil der gesamten Familie. Wenn Eltern während der Schuljahre und der →Pubertät nicht genügend Zeit für ihre Kinder haben, so ist das *eine* der möglichen Ursachen für manche Lebensprobleme in diesem Alter.

Doppel-
belastung

Beruhigungsmittel

sollten, soweit sie *rezeptpflichtig* sind, nur nach sorgfältiger ärztlicher Abwägung und immer so kurz und so knapp bemessen wie möglich eingenommen werden. Das gilt gerade für Schüler und Heranwachsende. Notwendig sind Beruhigungsmittel nur selten. Unnötig gegebene Medikamente dieser Art sind nachteiliger, als manche Eltern glauben; gerade auch im Hinblick auf eine mögliche Gewöhnung. Unschädlicher in dieser Hinsicht sind pflanzliche Arzneimittel (→Phytotherapie), wenn auch der Nachweis ihrer Wirksamkeit weniger offenkundig ist. Beruhigend wirken Baldrianwurzel, Hopfen, Melissenblätter, Lavendelblüten, Passionsblumenkraut und Johanniskraut. Bewährt haben sich hier Teezubereitungen. Nach dem Trinken von Johanniskraut-Tee sollten Kinder nicht in die pralle Sonne, weil die Empfindlichkeit gegen Licht vorübergehend gesteigert ist. Im Säuglingsalter wirken Maßnahmen gegen →Blähungen oftmals beruhigend: wie z. B. Fencheltee, warme Leibwickel, zartes Massieren des Bauches mit der flachen Hand des Erwachsenen. Vorsichtiges Schaukeln und Wiegen sind altbewährte Beruhigungsmittel. Auch eine Spazierfahrt im Kinderwagen ist manch-

nach
sorgfältiger
ärztlicher
Abwägung

mögliche
Gewöhnung

Tee-
zubereitungen mal erfolgreich. Man muß nur sicher sein, daß dem Kind nichts Ernstes fehlt; die meisten Mütter entwickeln dafür ein untrügliches Gefühl.

Beschneidung
→Zirkumzision.

Bettnässen
→Einnässen.

Bewußtlosigkeit
→Koma.

Bienenstich
Stiche von Insekten wie Bienen, Wespen, Hornissen führen zu einer vorübergehenden *Schwellung* in Form einer Quaddel mit Juckreiz und Schmerzen an der Einstichstelle. Den zurückgebliebenen Stachel von der Seite mit dem Nagel auskratzen, möglichst ohne dabei die Giftblase auszudrücken! Ein kühlender Umschlag (Eis) oder kühlendes Gel (geleeartige Salbe) lindern die Beschwerden. Bis zum Verschwinden der Quaddel dauert es aber ein bis zwei Tage, mitunter auch etwas länger.

Vorsicht bei Stich im Mund! Vorsicht bei einem Stich im Mund, vor allem im Schlund und Rachen (Verzehr von Marmelade, Obsttorte im Freien!): Die nachfolgende Schwellung kann unversehens zur Behinderung der Atmung führen, so daß Notarzt und rasche Hilfe im Krankenhaus erforderlich werden. Dutzende von Insektenstichen (Bienenschwarm, Wespennest) an den Gliedmaßen, am Kopf, Gesicht oder Rumpf erfordern ebenfalls rasche ärztliche Hilfe.

Insektengift-Allergie Eine Insektengift-→*Allergie* kommt nur bei dazu veranlagten Kindern nach wiederholtem Stich zustande. Innerhalb von Minuten entwickeln sich dann auch weit entfernt vom Einstich Juckreiz und →Urticaria, geschwollene Augenlider und Atemnot, bis hin zu Bewußtlosigkeit (→anaphylaktischer Schock). *Sofort zum Notarzt!* Ist die Gefahr bereits bekannt, wird die verordnete und mitgeführte „Notfallapotheke" bestehend aus Adrenalin-Spritze oder Spray gegen Atemnot, Kreislauf- und Herzsymptome sowie Kortison (Tabletten, Saft, Zäpfchen) gegen Schwellungen oder später auftretendes Fieber und Antihistaminika (Saft, Tabletten) gegen Hautausschlag und Juckreiz eingesetzt.

Bildgebende Verfahren
das Innere des menschlichen Körpers wird sichtbar Eine Sammelbezeichnung für solche Untersuchungsmethoden, die das Innere des menschlichen Körpers sichtbar machen. Die modernen bildgebenden Verfahren wie Ultraschall oder Magnetresonanz-Tomographie belasten den Patienten gar nicht, kaum oder in durchaus noch vertretbaren Grenzen und erlauben trotzdem Einblicke, die früher nur der Chirurg während einer Operation hatte. Sie sind unentbehrlich, denn mit ihnen läßt sich oft erkennen, wo sich welche Erkrankung abspielt und damit die Behandlung besser planen.

Sonografie 1. Die **Sonografie** (Ultraschall) kommt ohne Röntgenstrahlen aus. Sie arbeitet ähnlich wie ein Echolot. Schallwellen, deren Frequenz höher ist als die höchsten Töne, die das menschliche Ohr noch wahrnimmt, durchdringen mit ungefährlicher Energie *schmerzlos* den Körper. Dank der unterschiedlichen Dichte der verschiedenen Organe und Gewebe erzeugen die zurückgeworfenen Schallwellen auf dem Bildschirm ein Muster, das der geschulte Arzt zu lesen versteht. Der Schallkopf, mit dem der Arzt den zu untersuchenden Körperteil (z. B. den Bauch) abtastet, ist Sender und zugleich Empfänger der Wellen. Zwischen Schallkopf und Haut darf sich keine Luft befinden; deshalb wird zu Beginn etwas farbloses Gelee auf der Haut dort aufgetragen, wo der Schallkopf entlang fährt.

Mit Hilfe der Sonografie lassen sich die meisten Organe untersuchen: Nieren, Nierenbecken, Harnblase, Leber, Milz, Blinddarm, Magenpförtner, Schilddrüse und Muskeln. Krankhaftes, wie Abszeß, Erguß, Blutung, Schwellung oder Geschwulst (→Tumor) wird sonografisch meist gut erkannt. Beim Säugling können durch die noch offene vordere →Fontanelle auch Teile des Gehirns sichtbar gemacht werden. Darüber hinaus lassen sich Darmbewegungen (Peristaltik) und in die Speiseröhre zurückfließender Mageninhalt oder der aus der Harnblase in die Nierenbecken zurücklaufende Harn auf dem Bildschirm verfolgen. Das schlagende Herz wird in allen Einzelheiten dargestellt (Echokardiografie), auch die Art eines Herzfehlers läßt sich sonografisch gut erkennen. Die meisten Organe lassen sich untersuchen

Die Lungen geben wegen ihres Luftgehaltes kein brauchbares Echobild, ebensowenig das Skelett wegen seiner Knochendichte.

2. Die **Doppler-Sonografie** hat sich den nach dem österreichischen Physiker Ch. Doppler benannten Effekt zunutze gemacht. Nach diesem physikalischen Prinzip verfolgt der Ultraschall die roten Blutkörperchen, die sich im strömenden Blut auf den Schallkopf zubewegen und sich wieder von ihm entfernen. Dabei werden akustische oder farbliche Signale erzeugt. Auf diese Weise läßt sich der Blutfluß im Herzen und in den großen Blutgefäßen beurteilen. Dadurch erkennt man Gefäßverschlüsse (→Thrombosen), Fehlbildungen der großen Gefäße und verschafft sich ein Bild über die Durchblutung des Gehirns. Doppler-Sonografie

3. Mit **Röntgenstrahlen** arbeitet das älteste bildgebende Verfahren. Die Strahlenbelastung ist heute dank technischer Fortschritte geringer als früher; sie ist auch für Kinder vertretbar, sofern man sich auf die notwendigen Aufnahmen beschränkt. Bei einem Lungenbild z. B. entspricht die Dosis nur einem Bruchteil der natürlichen Höhenstrahlung, die ein Gebirgsbewohner jährlich mitbekommt. Röntgenaufnahmen werden in verschiedenen Ebenen, von vorn oder seitlich, mit oder ohne →Kontrastmittel angefertigt. →Lungenentzündung, Fehlbildungen der Nieren und ableitenden Harnwege sowie →Knochenbrüche lassen sich auf dem Röntgenbild meist gut erkennen. Röntgenstrahlen

4. Die **Röntgendurchleuchtung**, meist mit →Kontrastmittel, zeigt Speiseröhre, Magen und Darm sowie die ableitenden Harnwege bei ihrer Arbeit. Dadurch erkennt man bei Kindern Fehlbildungen, Einengungen oder Hindernisse im Verdauungskanal ebenso wie z. B. eine Entleerungsstörung der Harnblase. Heute gelingt es, sparsamer zu durchleuchten als früher; dadurch hält sich die Strahlenbelastung in vertretbarem Rahmen. Röntgendurchleuchtung

Computer-
Tomografie

5. Die **Computer-Tomografie** (CT) kombiniert ein Röntgenverfahren mit einer rechnergestützten Auswertung der unterschiedlichen Röntgendichte von krankem und gesundem Gewebe. So lassen sich in mehreren Ebenen die Organe *schichtweise* darstellen, und zwar erstaunlich naturgetreu. Eine weitere Verbesserung stellt die Spiral- und mehrschichtige („multi slice-CT") Computer-Tomografie dar.

Angiografie

6. Die **Angiografie** stellt röntgenologisch mit Kontrastmittel die sich verästelnden Blutgefäße eines Organs (z. B. des Gehirns) oder einer größeren Körperregion dar. Man kann sie auch schonend, ohne Röntgenstrahlen, in Verbindung mit der Magnetresonanz-Tomografie durchführen.

Bronchografie

7. Die **Bronchografie** in Narkose stellt mit Kontrastmittel die Äste und Verzweigungen des Bronchialbaums der Lungen dar. Häufiger wird allerdings bei Kindern die Spiral-Computer-Tomografie oder Bronchoskopie, die kein Kontrastmittel und keine Röntgenstrahlen erfordert, eingesetzt.

Szintigrafie

8. Die **Szintigrafie** ist ein Verfahren der Nuklearmedizin. Ein kurzlebiges „Radionuklid", dessen Menge sich nach dem Gewicht des Kindes berechnet, wird in eine Blutader gespritzt, damit es sich im Körper verteilt und an den zu untersuchenden Stellen anreichert. Die Gammastrahlen des Radionuklids erzeugen eine Abbildung von Teilen des Körpers, die sich aus Punkten zusammensetzt (Szintigramm). Daraus läßt sich z. B. erkennen, ob und wo im Knochen eine Stelle sitzt, die stärker als normal durchblutet ist und damit auf eine Knochenmarkentzündung oder Geschwulst hinweist, oder wie gut z. B. die rechte Niere im Vergleich zur linken arbeitet. Das Radionuklid ist so ausgewählt und zusammengesetzt, daß empfindliche Organe wie etwa die Schilddrüse geschont werden. Die Strahlenbelastung ist sogar eher niedriger zu veranschlagen als beim Röntgen.

Magnet-
resonanz-
Tomografie

9. Die **Magnetresonanz-Tomografie** (MRT, früher auch Kernspin-Tomografie genannt). Diese Methode kommt ohne Strahlenbelastung aus. Ein Magnet in Form einer Röhre, in die der Patient hineingelegt wird, löst bei den Wasserstoff-Atomkernen des gesamten Körpers in und zwischen den Zellen sowie im Blut eine kreiselartige Bewegung (Spin) aus. Die Antwort (Resonanz) auf diesen *Kernspin* besteht aus elektromagnetischen Wellen, die außerhalb des Patienten erfaßt und vom Computer zu Bildern zusammengesetzt werden. Schichtweise und in verschiedenen Ebenen (ähnlich wie bei CT) ermöglichen sie bis in Einzelheiten hinein erstaunlich naturgetreue Einblicke in das Innere des Körpers. Die Gefäße können mit einem Kontrastmittel verdeutlicht werden. Nachteilig wird empfunden, daß die Untersuchung mehrere Minuten dauert und die Apparatur ziemlich laut ist, so daß kleine Kinder oft in Kurznarkose untersucht werden müssen.

Bindehautentzündung (Fachwort „Konjunktivitis")

Eine Entzündung der durchsichtigen Haut, die den Augapfel mit den Augenlidern verbindet.

Diese Bindehaut kleidet dabei auch die Innenseite von Ober- und Unterlid aus und bildet insgesamt den Bindehautsack. Sie ist von feinen Blutgefäßen durchzogen, die im gesunden, ungereizten Zustand kaum sichtbar sind.

Ursachen: Ein Fremdkörper (Staubkorn, Rußteilchen), beißender Qualm oder Tränengas reizen die Bindehaut bis zur Entzündung. Eine →Allergie, die sich im Rahmen des Heuschnupfens an den Bindehäuten abspielt, stellt ebenfalls eine Entzündung dar. Schließlich führt die →Ansteckung mit →Viren, seltener →Bakterien zu einer Konjunktivitis.

Symptome: Die Blutgefäße der Bindehaut sind prall gefüllt und deshalb sichtbar („rote Augen"); Juckreiz, Fremdkörpergefühl, Schmerzen, Lichtscheu, vermehrtes Tränen und geschwollene Augenlider sind weitere Zeichen. Bei eitriger Bindehautentzündung sondert sich gelb-grünliche Flüssigkeit aus dem Bindehautsack ab. Durch deren Eintrocknen verkrusten die Lidränder und verkleben miteinander, vor allem über Nacht.

Was ist zu tun? Bei Fremdkörpergefühl und insbesondere *einseitiger Konjunktivitis* sucht man nach der Ursache, um sie zu entfernen (→Fremdkörper im Auge).

Was ist zu tun?

Die allergische Bindehautentzündung, erkennbar an ihrer jahreszeitlichen Abhängigkeit oder am Kontakt mit einem Auslöser (→Allergie), tritt meist im Rahmen von →Heufieber oder zusammen mit →Asthma auf. Ein allergieerfahrener Arzt beurteilt am besten zusammen mit dem Kind und dessen Eltern, welcher Auslöser in Frage kommt und ob spezielle Tests zum Nachweis nötig sind. Allergenvermeidung (Brille), vorbeugende oder abschwellende Augentropfen oder -salbe, Medikamente zum Einnehmen (Antihistaminika) oder Hyposensibilisierung sind die Behandlungsmöglichkeiten.

allergische Bindehautentzündung

Eine virusbedingte Bindehautentzündung, wie sie z. B. bei →Masern immer auftritt, erfordert im allgemeinen keine Behandlung. Man nimmt lediglich auf die Lichtscheu Rücksicht. Eine virusbedingte Erkrankung der Hornhaut (Herpes-Keratitis) hingegen muß immer vom Augenarzt beurteilt und behandelt werden.

virusbedingte Bindehautentzündung

Durch Bakterien verursachte eitrige Bindehautentzündungen sollten ärztlich untersucht und behandelt werden, z. B. mit antibiotikahaltigen Salben oder Augentropfen. Sind Lidspalte oder Lidränder verkrustet oder verklebt, hilft ein Wattebausch, getränkt mit lauwarmem Wasser oder einer schwachen Kochsalzlösung. Man tupft und wischt mit dem Wattebausch vorsichtig vom inneren Augenwinkel nach außen. Das gilt auch für →Neugeborene, die in den ersten Lebenstagen mitunter ein Schmierauge haben. Eine hartnäckige eitrige Bindehautentzündung jenseits der ersten Lebenswoche sollte hingegen immer vom Kinder- oder Augenarzt beurteilt und behandelt werden.

eitrige Bindehautentzündungen

Biopsie

Auch Probeexzision genannt, meint die Entnahme und Untersuchung einer Gewebsprobe. Hilfreich zur Erkennung bestimmter Krankheiten und zur Beurteilung des Verlaufs.

Bißverletzung

geschieht meist durch Tiere. Sicherheitshalber immer dem Arzt (Chirurgen) zeigen. Insbesondere jede Bißverletzung durch ein *fremdes* Tier ist wegen →Tollwut bedenklich.

Was ist zu tun? Hautstellen, die von einem Tier zerkratzt oder zerbissen sind, sofort mit Seife waschen; falls greifbar, zusätzlich mit einer Desinfek-

Was ist zu tun?

tionslösung vorsichtig reinigen. Das gilt auch für Körperteile, die von einem fremden Tier *beleckt* wurden.

Anschließend das Kind dem Arzt (im Krankenhaus) vorstellen; nicht nur wegen der weiteren Wundversorgung, sondern vor allem wegen der Frage, ob vorbeugend gegen Tollwut geimpft werden muß. Möglichst zuverlässige Angaben über das beteiligte Tier sind für den Arzt hilfreich. Außerdem Impfausweis mit Daten zu den früheren Tetanus-Impfungen (Wundstarrkrampf) mitbringen. Bei größeren Wunden ist eine antibiotische Behandlung erforderlich.

gegen Tollwut impfen?

Blähungen

Zur normalen Verdauung gehören stuhl- und gasgefüllte Darmschlingen sowie Darmbewegungen (Peristaltik), die zum Stuhlgang führen. Dieser tägliche Verdauungsvorgang, auf den der junge Säugling sich erst einstellen muß, löst bei manchen Kindern zeitweises Mißbehagen aus. Verschluckte Luft beim Trinken oder Schreien kann dieses noch verstärken.

Eine Darmentzündung, die zu Durchfall führt, geht mit vermehrter Gasansammlung einher; das gilt auch für eine Reihe anderer Erkrankungen.

vermehrte Gasansammlung

Der Hauptgrund für Blähungen ist die Unfähigkeit des Verdauungssystems, bestimmte Zucker schnell aufzunehmen, es entsteht eine Gärung. Die meisten Patienten merken, daß entweder Hülsenfrüchte (Bohnen) oder Milchprodukte (Milchzucker) blähen, aber auch viele Kohlsorten, Rettich, Zwiebeln und Vollkornmehle zu den unangenehmen Beschwerden führen.

Was ist zu tun? Der Einfluß, den die Ernährung der stillenden Mutter auf Blähungen des Säuglings hat, wird von vielen eher überschätzt. Falls der Säugling mit einer handelsüblichen Anfangsnahrung gefüttert wird, sollte man wegen Blähungen nicht zu rasch und immer wieder das Milchpräparat wechseln! Meist lassen die mit Blähungen verbundenen Beschwerden gegen Ende des 3. Lebensmonats nach („Dreimonatskoliken", →abendliches Schreien).

Was ist zu tun?

Größere Kinder sollen bei Blähungen viel Bewegung haben, um Koliken zu vermeiden. Bei Säuglingen hilft eine Bauchmassage und Strampeln mit den Beinchen. Auch entschäumende Mittel (Simeticon, Dimeticon) können helfen.

viel Bewegung

Bläschenausschlag

wird auch mit dem Fachwort „Herpes" oder besser „Herpes simplex" bezeichnet: →Fieberbläschen, →Mundfäule.

Zu bläschenförmigem Ausschlag →Windpocken.

Herpes simplex

Blasen

Sie liegen *in* der Haut, zwischen der dünnen, fast durchsichtigen Oberhaut und den darunter gelegenen dickeren Hautschichten. Sie sind erbsgroß oder größer und enthalten meist klare Flüssigkeit aus dem Gewebe; gelegentlich auch trüben Eiter oder Blutbeimengungen. Die bedeckende Oberhaut selbst hat keine Blutgefäße und ist nicht schmerzempfindlich.

Ursachen: Ständiges Reiben an derselben Stelle oder auch Hitze bewirken, daß die Haut mit Blasenbildung reagiert; zu enge Schuhe oder Brandblasen sind Beispiele. Eiterblasen sind die Folge einer →Ansteckung.

Aus winzigen Bläschen (Vesikeln) besteht der frische Windpocken/ Feuchtblattern-Ausschlag.

Was ist zu tun? Das Eröffnen einer Blase tut nicht weh, aber es erleichtert →Bakterien das Eindringen; im Zweifel den Arzt fragen. Falsches Schuhwerk muß gewechselt werden. Die schmerzhafte Druckstelle mit der Blase kann dann mit Pflaster bedeckt und gepolstert werden. Zum Thema „Brandblasen" →Verbrennung. Blasen unklarer Herkunft, vor allem wenn sie im Säuglingsalter auftreten, dem Kinderarzt zeigen.

Blässe

Ein blasses Gesicht wird häufig als Zeichen für →Blutarmut angesehen. Wangen- und Lippenfarbe unterliegen dem Hauttyp (blonde Menschen), aber auch seelischen Einflüssen und hängen von Lebensgewohnheiten ab (Aufenthalt im Freien, Stubenhocker). Deshalb ist die Farbe der Handinnenfläche, Fußsohle und Bindehaut des Unterlides als Ratgeber meist zuverlässiger.

Blaue Flecken

entstehen durch *stumpfe* Gewalt (Schlag, Stoß). Es zerreißen dann Blutgefäße in der Haut, Blut tritt ins umgebende Gewebe aus; und zwar flächenhaft, bis es dort zur →Blutstillung kommt. Während der folgenden sechs bis acht Tage wird das geronnene Blut abgebaut. Dies bedingt den bekannten Farbwechsel von Blaurot über Dunkelblau zu Grüngelb. Blaue Flecken (→Ekchymosen) tun meistens nicht oder kaum weh. Etwas anderes, obwohl ähnlich entstanden, ist ein →*Bluterguß* (Hämatom); das ist nämlich eine tastbare Schwellung oder *Beule*, die meist schmerzhaft ist.

Kleinkinder und Schulkinder bekommen vom Herumtoben, von Spiel und Sport häufig mal einen blauen Fleck oder Bluterguß am Schienbein, Arm, Kopf oder sonstwo. Dem liegt meist keine Krankheit zugrunde.

Kinder asiatischer oder mediterraner Eltern haben oft einen bläulichen Fleck in der Steißgegend (Mongolenfleck, *siehe Bild 13*), der vor allem im Säuglingsalter auffällt und völlig harmlos ist (→Muttermal).

Was ist zu tun? Blaue Flecken oder Blutergüsse, die in ungewöhnlicher Zahl, Größe oder Häufigkeit bzw. an eher geschützten Körperstellen oder ohne ersichtlichen Anlaß auftreten oder die von feinsten, flohstichartigen Hautblutungen (Petechien) begleitet werden, bedürfen einer ärztlichen Untersuchung.

Säuglinge im ersten Lebensvierteljahr, die überraschend blaue Flecken bekommen, können einen Mangel an →Vitamin K haben, der dringend geklärt und gegebenenfalls behandelt werden muß.

Blaue Flecken können in allen Altersstufen auch Hinweise auf eine →Kindesmißhandlung sein.

Blausucht

→Zyanose.

Was ist zu tun?

Blutarmut

Ekchymosen

Hämatom

Mongolenfleck

Was ist zu tun?

Blinddarmentzündung (Wurmfortsatzentzündung, „Appendizitis")
Der Blinddarm selbst, am Anfang des aufsteigenden Dickdarms im rechten
Unterbauch gelegen, entzündet sich nicht. Dies tut nur der fingerförmige
Wurmfortsatz, der am Blinddarm hängt.

Ursache: Es handelt sich um eine fortschreitende eitrige Entzündung,
die – unbehandelt – in die Bauchhöhle frei durchbricht (perforierte Appendizitis) oder vom Bauchfell abgedeckt wird (gedeckte Perforation, perityphli-
tischer Abszeß). Die perforierte Appendizitis führt rasch zur →Bauchfell-
entzündung.

Anzeichen und Symptome: Die akute Appendizitis kommt in allen Altersstufen des Lebens vor, am *häufigsten* jedoch zwischen sechs und 14 Jahren.
Vorbeugende Maßnahmen, die Eltern für ihre Kinder treffen könnten, sind
nicht bekannt. Nur wenn der Chirurg aus anderer Ursache die Bauchhöhle
öffnet, entfernt er oft den Wurmfortsatz mit, um eine spätere Blinddarm-
entzüungen zu verhindern.

Bauch-
schmerzen
Am Beginn stehen ziemlich unvermittelt einsetzende →Bauchschmer-
zen, die zunächst im Mittelbauch lokalisiert werden, dann innerhalb von
Stunden in den rechten Unterbauch ziehen. Das Kind mag gar nichts mehr
essen; es hat Brechreiz und erbricht. Anfangs kann der Stuhlgang durchfäl-
lig sein, ansonsten besteht eher eine Stuhlverhaltung.

Fieber
Wenn es überhaupt zu Fieber kommt, so liegt es eher unter 39° C als deutlich darüber. Dabei kann die Temperatur im After deutlich höher liegen als
in der Achselhöhle, also mehr als den üblichen Temperaturunterschied von
0,5 bis 1° C betragen. Das Kind hält seine Oberschenkel gebeugt, insbesondere den rechten und liegt lieber auf der Seite; es mag nicht auf dem rechten Bein hüpfen. Aufrechtes Gehen und Sitzen werden gemieden. Ein
zunehmendes Krankheitsgefühl steht im Vordergrund.

Tastbefund
Ausschlaggebend ist nach wie vor das Urteil eines erfahrenen Arztes. Mit
Hilfe des Tastbefundes am Bauch und auch der Ultraschalluntersuchung
sowie nach Beurteilung des Verlaufs fällt man die Entscheidung zur Operation. Andere Krankheiten, die mit ähnlichen Bauchschmerzen einhergehen
können, müssen nach Möglichkeit zuvor ausgeschlossen werden; dies kann
zum Beispiel eine Entzündung des rechten Lungenflügels sein.

Was ist zu tun?
Was ist zu tun? Bei sicherer Diagnose oder begründetem Verdacht ist die
Operation, nämlich das Entfernen des entzündeten Wurmfortsatzes (Ap-
pendektomie), die einzige Therapie. Die anschließende Genesung ist meist
Operation
rasch und vollständig. Die *perforierte* Appendizitis erfordert nach der Operation meist für einige Tage eine Drainage, die das Abfließen von restlichem
Eiter aus der Bauchhöhle ermöglicht. Außerdem wird in einem solchen Fall
die Gabe von →Antibiotika nötig sein. Der perityphlitische Abszeß macht
mitunter eine zweite Operation einige Zeit später erforderlich, bei der dann
der Wurmfortsatz endgültig herausgenommen wird.

Ob eine chronische, in Schüben verlaufende Blinddarmentzündung vorliegt, kann mit Hilfe →bildgebender Verfahren wie Ultraschall oder Magnetresonanz-Tomografie entschieden werden.

Blindheit

Man unterscheidet verschiedene Grade von Blindheit und Sehbehinderung.
Die Sehleistung von Kindern läßt sich erst mit zunehmendem Alter so zuverlässig bestimmen wie bei Erwachsenen, weil das Kind dem Untersucher
dabei antworten muß. In der ersten Lebenszeit ist man deshalb auf grobes
Schätzen angewiesen.

Sehleistung

Die **Ursachen** liegen entweder im Augapfel oder im Sehnerv, der die
Lichtreize weiterleitet, oder in der Sehrinde am Hinterkopf. Sie sind
- *vererbt*, dabei aber erst früher oder später in Erscheinung tretend (z. B.
  →Retinoblastom);
- *angeboren*: z. B. mancher →graue Star, aufgrund von →Röteln in der
  Schwangerschaft;
- oder nach der Geburt *erworben*: z. B. durch →Frühgeburt, →Augenver-
  letzungen, als Folge einer →Speicherkrankheit oder anderer →Stoff-
  wechselkrankheiten.

vererbt
angeboren
erworben

Da der Sehnerv ein bis zur Netzhaut reichender Teil des Gehirns ist, führen
mitunter auch entzündliche und andere Krankheiten des Gehirns oder ein
→Tumor, der neben der Sehnervenbahn liegt, zu Sehbehinderung oder
Blindheit.

entzündliche
Krankheiten
des Gehirns

Symptome: Wenn anstelle der schwarzen Pupille eine *graue Scheibe* zu
sehen ist, besonders bei seitlichem Lichteinfall, müssen der Kinderarzt und
vor allem der Augenarzt um Rat gefragt werden. Es besteht dann nämlich
der Verdacht auf grauen Star. Wenn bei geradem Lichteinfall die schwarze
Pupille weißlich aufleuchtet („blindes Katzenauge", *siehe Bild 8*), muß dies
ebenfalls vom Augenarzt rasch abgeklärt werden.

Verdacht auf
grauen Star

Blindheit im Säuglingsalter macht sich frühzeitig bemerkbar; und zwar
dadurch, daß gezielte Blickbewegungen fehlen, statt dessen die Augen hin
und her pendeln, die Kinder mit ihren Fäustchen in den Augen bohren und
kein altersgemäßer Blickkontakt, kein Antwortlächeln zustande kommt.
Rhythmisches Kopfwackeln und Schaukeln mit dem Oberkörper sind gelegentlich ebenfalls Hinweiszeichen.

Blindheit im
Säuglingsalter

Was ist zu tun? Sobald Eltern oder Kinderarzt Verdacht schöpfen, daß ein
Kind nicht richtig sehen kann, muß es dem Augenarzt gezeigt werden.
Davon hängen die weiteren Schritte ab.

Was ist zu tun?

Blinde und sehbehinderte Kinder brauchen durch Familie, Kindergarten
und Schule eine verständnisvolle Förderung ihrer motorischen, geistigen
und seelischen Entwicklung. Über Tastsinn, Gehör und Geruch lassen sich
überdurchschnittliche Fähigkeiten erlernen! Ein solches Kind muß mit den
Menschen, mit denen es aufwächst, vor allem *sprechen* können. Selbstvertrauen muß gestärkt, Unabhängigkeit gefördert werden. Gymnastik und
Schwimmen sind gut. Man muß gründlich überlegen, ob ein sehbehinder-
tes Kind vorwiegend in Einrichtungen für Sehbehinderte oder weitgehend
unter Nichtbehinderten aufwachsen soll.

verständnis-
volle Förderung

Ein blindes Kind spricht man an, bevor man es berührt, damit es nicht
erschrickt.

Es gibt Selbsthilfegruppen (siehe Anhang).

Blitz-Nick-Salaam-Krämpfe
→BNS-Krämpfe.

Blut
besteht aus Flüssigkeit und Zellen; nämlich aus
- roten Blutkörperchen (Erythrozyten), mehrere Millionen pro mm^3; sie transportieren den *Sauerstoff* von den Lungen zu allen Körperteilen;
- weißen Blutkörperchen (Leukozyten), mehrere Tausend pro mm^3; sie kümmern sich um die *Abwehr* von Krankheitserregern;
- Blutplättchen (Thrombozyten); mehrere Hunderttausend pro mm^3; sie sind vor allem an der →*Blutstillung* beteiligt, damit auch an den ersten Schritten der Wundheilung.

Plasma
Der flüssige Anteil des Blutes heißt *Plasma*. Dazu gehören eine Fülle von Substanzen: Eiweißkörper (z. B. Albumin, Globuline, →Antikörper, →Enzyme, Gerinnungsfaktoren) und deren Bausteine (Aminosäuren), Salze (Natrium, Kalium, Chlorid, Phosphat und Magnesium), Blutzucker (Glukose); außerdem Fette (Cholesterin, Triglyceride), Spurenelemente (Eisen, Kupfer, Zink, Fluor, Jod u. a.), Hormone, Bilirubin und sogenannte „harnpflichtige Stoffe", die zu den Nieren transportiert werden (Creatinin, Harnstoff, Harnsäure).

Entnimmt man Blut aus einer Ader und läßt es im Reagenzglas gerinnen, dann heißt der flüssige Überstand, der sich vom Gerinnsel abtrennen läßt, Serum *Serum*; diesem fehlen im Vergleich zum Plasma der Faserstoff der Gerinnung (Fibrinogen) und die übrigen Gerinnungsfaktoren.

vielfältige
Aufgaben
Das Blut hat somit vielfältige Aufgaben: Transport von Sauerstoff und Nahrungsstoffen, Spülfunktion für Abfallstoffe, Abwehr von Krankheitserregern und Wundheilung. Zusammen mit Lungen und Nieren ist es an der Regulation des →Salz- und Wasser- sowie →Säure- und Basenhaushaltes beteiligt.

Blutbild
Das *Blutbild* gibt in Zahlen wichtige Aufschlüsse über die Zusammensetzung des Blutes und stellt einen wichtigen Baustein für viele Diagnosen; es hilft oft, Krankheitsverlauf und Therapieerfolg zu beurteilen.

Blutarmut (Fachwort „Anämie")
Sauerstoff-
transport
Der Blutfarbstoff in den roten Blutkörperchen besorgt den Sauerstofftransport von der Atemluft in den Lungen zu allen Körperteilen. Die roten Zellen, die im Knochenmark produziert werden, leben rund 120 Tage im Blut, bevor sie von der Milz abgefangen und abgebaut werden. Von Anämie spricht man, wenn der Gehalt des Blutfarbstoffs (Hämoglobin-Konzentration, Hb-Wert) im Blut deutlich unterhalb des Normbereiches liegt. Säuglinge und Kleinkinder haben einen anderen Normbereich als Jugendliche und Erwachsene.

Bei einer Blutarmut können sich z. B. der Hb-Wert und die Zahl der roten Zellen pro mm^3 im gleichen Ausmaß verringern (normochrome Anämie), oder die Zellzahl ist kaum vermindert, aber jede einzelne rote Zelle enthält zu wenig Blutfarbstoff (hypochrome Anämie).

Ursachen:

1. *Blutverlust;* z. B. infolge Verletzung. Hierbei dauert es eine Weile, bis durch Blutverdünnung mit Gewebsflüssigkeit und Trinken der Hb-Wert absinkt; unsichtbare Sickerblutungen im Magen oder Darm aus Schleimhautpolypen, Geschwüren oder entzündeter Schleimhaut. Hartnäckiges Nasenbluten nach innen kann eine Zeitlang verborgen bleiben, falls das Blut verschluckt wird. Eine gestörte Blutgerinnung gehört zu den seltenen Ursachen.

2. *Fehlendes Eisen* zum Aufbau des Blutfarbstoffs. Eine solche *Eisenmangelanämie* kommt im Kindesalter nicht selten vor; z. B. bei Frühgeborenen in deren Säuglingszeit oder bei solchen Kindern, deren Nahrung zu wenig Eisen enthält. Letzteres passiert mitunter, wenn die →Beikost *ohne Fleisch* zubereitet oder das Kleinkind zu streng vegetarisch ernährt wird! Auch Blutverluste, vor allem verborgene und hartnäckig andauernde, können schließlich zu einer Eisenmangelanämie führen.

3. *Mangelnde Produktion* der roten Zellen im Knochenmark. Als *angeborene Störungen*, die sich aber erst im Laufe des Säuglings- oder Kleinkindalters bemerkbar machen, sind es seltene, aber häufig schwerwiegende Krankheiten. Ist es eine *erworbene Störung*, so kann dies entweder ein harmlos ausgehendes Ereignis sein (z. B. Folge eines Infekts), oder aber es handelt sich um einen Fall, bei dem das Knochenmark schwerwiegend betroffen ist; das kann dann z. B. eine bösartige Erkrankung (→Leukämie) sein.

4. *Chronisches →Nierenversagen* und chronische Infektionskrankheiten wie auch die →juvenile chronische rheumatische Arthritis können ebenfalls zu einer Blutarmut führen.

5. *Verkürzte Lebenszeit* der roten Blutkörperchen (Hämolyse). Familiär vererbte abnorme Formen (→Kugelzellenanämie) oder sonstige Eigenschaften der roten Zellen führen zu einer lebenslangen →hämolytischen Anämie. Mitunter hilft hier die Herausnahme der Milz.

Symptome: Wenn sich die zugrundeliegende Krankheit langsam entwickelt, bleibt eine Blutarmut oft längere Zeit unerkannt. Gerade Kinder können sich an erniedrigte Hämoglobin-Werte oft erstaunlich gut anpassen.

Wird ein Kind durch Blutarmut beeinträchtigt, fühlt es sich abgeschlagen, lust- und appetitlos; es ist mitunter reizbar. Die →Blässe der Handinnenfläche, der Fußsohle, der Innenseite des Unterlids und der Mundschleimhäute sind ein zuverlässigerer Hinweis als die häufig zuerst beachtete Wangenfarbe, die auch noch anderen Einflüssen unterliegt! Anstieg von Herzschlag und Puls sowie Kurzatmigkeit schon bei geringer körperlicher Anstrengung können weitere Zeichen von Blutarmut sein.

Was ist zu tun? Der Kinderarzt entscheidet, ob und wie die Blutarmut zu behandeln ist. Falls ein Eisenmedikament verschrieben wird, ist zu bedenken, daß solche Eisengaben nur nüchtern eingenommen einigermaßen zur Wirkung kommen, daß aber ein nüchterner Magen ein solches Medikament weniger gut verträgt und den Appetit verdirbt. Hingegen wird das in dunklem Fleisch, Blutwurst und besonders *Leber* enthaltene *Nahrungseisen* optimal ausgenutzt, gerade vom Kind mit Eisenmangel.

Bei sehr unreifen Frühgeborenen, Kindern mit Bildungsstörung der roten Blutkörperchen wie bei Nierenleiden oder zytostatischer Behandlung (→Zy-

Blutverlust

Eisenmangel

mangelnde
Produktion der
roten Zellen

chronisches
Nierenversagen

Hämolyse

lust- und
appetitlos

Was ist zu tun?

Nahrungseisen

tostatika) wird das Hormom Erythropoetin regelmäßig mit Spritzen unter die Haut verabreicht.

Blutaustausch

Eine Behandlung, die in erster Linie bei *Neugeborenen* eingesetzt wird, und zwar vor allem bei der →Blutgruppen-Unverträglichkeit, insbesondere beim Rhesus-Faktor (falls die Fototherapie nicht ausreicht). Gelegentlich wird ein Blutaustausch auch durchgeführt, um schädliche Substanzen, die sich bei angeborenen →Stoffwechselkrankheiten anfänglich angehäuft haben, zu entfernen. Das gilt auch mitunter für eine bakterielle Blutvergiftung (→Sepsis) im Neugeborenenalter.

Entfernung schädlicher Substanzen

Der Blutaustausch beim Neugeborenen wird schrittweise über die Nabelvene durchgeführt.

Blutdruck

Man versteht darunter den Druck, der in den Schlagadern (Arterien) herrscht; er wird meistens am Oberarm gemessen. Ein Mindestdruck ist zur Aufrechterhaltung des →Blutkreislaufs nötig. Eine kritische Schwelle ist die Durchblutung von Gehirn und Nieren. Ein plötzliches Absacken des Blutdrucks kann zu Schwindel und →Ohnmacht führen. Ein anhaltender Bluthochdruck kann Ausdruck einer Nierenerkrankung oder manchmal auch einer Gefäßkrankheit sein. Schreien des Kindes während des Blutdruckmessens sowie körperliche Anstrengung und Aufregung führen zu einer natürlichen Blutdruckerhöhung. Der Blutdruck ist im Stehen und Sitzen höher als im Liegen. Blutdruckkontrollen sollten deshalb unter gleichbleibenden Umständen erfolgen, entweder immer in Ruhe im Liegen oder immer im Sitzen.

Aufrechterhaltung des Blutkreislaufs

Die altersnormalen Werte liegen im Säuglingsalter niedriger als in späteren Altersstufen. Sie steigen allmählich an, bis sie im Jugendalter zeitweise sogar über den Normwerten für Erwachsene liegen können.

altersnormale Werte

Gemessen wird der Blutdruck heutzutage auch mit elektronischen Geräten, vor allem auch zur fortlaufenden Überwachung in der Intensivpflege. Zuverlässig ist aber nach wie vor auch die bekannte Methode mit aufblasbarer Manschette und Schlauchhörrohr (Stethoskop). Die Breite der Manschette wird nach der Länge des Oberarms gewählt. Für die Betreuung bestimmter Krankheiten lernen Eltern oder Patient, zu Hause selber regelmäßig den Blutdruck zu messen (→Bluthochdruck).

Messung

Blutergelenk (Fachwort „Hämarthrose")

Chronische Gelenkveränderungen mit Einschränkung der Beweglichkeit, z. B. am Knie, die im jahrelangen Verlauf einer →Bluterkrankheit (Hämophilie) infolge immer wieder auftretender Blutungen in dieses Gelenk entstehen. Wenn sich ein Blutergelenk ausgebildet hat, so trägt das wesentlich zur Körperbehinderung des Bluters bei. Ziel der ärztlichen Betreuung des Bluters ist es, von Anfang an durch frühzeitige und ausreichende Gabe des fehlenden Gerinnungsfaktors die Entstehung eines Blutergelenks zu vermeiden.

Chronische Gelenkveränderungen

Bluterguß (Fachwort „Hämatom")
→Blaue Flecken. Für das Neugeborenenalter →Kephalhämatom.

Bluterkrankheit (Fachwort „Hämophilie")
Ist die bekannteste unter den *angeborenen* Störungen der →Blutgerinnung ^{angeborene}
(→Blutstillung). Sie beruht auf einem vererbten Mangel an Gerinnungsfak- Störung
tor VIII (Hämophilie A) oder IX (Hämophilie B). Die Erbanlage liegt auf dem
X-Chromosom. Deshalb sind fast immer nur männliche Personen betroffen;
eine Frau kann Überträgerin (Konduktorin) sein (→Erbkrankheiten). Bei
den meisten Blutern fehlt der Gerinnungsfaktor fast vollständig (schwere
Form der Hämophilie).

    Anzeichen und Symptome: Erstaunlicherweise bluten nur wenige Hämo-
phile infolge ihrer Geburt und während des (beschützten) Säuglingsalters.
Bei der Mehrzahl macht sich die Krankheit vom Ende des ersten Lebensjahres an bemerkbar. Bisweilen riesige Blutergüsse oder →blaue Flecken
sind oft die ersten Zeichen der angeborenen Blutungsneigung. Blutungen
der Mundschleimhäute kommen anfangs häufig hinzu. Später im Kinder-
garten- und vor allem Schulalter stehen Gelenkblutungen im Vordergrund
(→Blutergelenk). Gelegentlich zieht der Zahnwechsel hartnäckige Nach-
blutungen nach sich. Im Erwachsenenalter nimmt die Blutungsneigung
mitunter wieder ab. Im Falle kleinerer Verletzungen wirkt die anfängliche
→Blutstillung beim Bluter so gut wie beim Normalen. Erst nach Stunden
treten ohne Behandlung oft tagelang andauernde Spät- und Sickerblutun- Mangel an
gen auf, weil die endgültige Blutstillung infolge des Mangels an Gerin- Gerinnungs-
nungsfaktor nicht zum Zuge kommt. faktor

    Bei einer Minderheit der Bluter fehlt der Gerinnungsfaktor nur teilweise
(mittelschwere oder leichte Form der Hämophilie); hier besteht eine Blutungsgefahr in erster Linie nur nach Operationen oder Unfällen.

    Was ist zu tun? Die *Diagnose* muß mit Hilfe eines erfahrenen Arztes und Was ist zu tun?
eines Gerinnungslabors gesichert und dabei jedes andere Blutungsübel ausgeschlossen werden. Dies erfordert mitunter Geduld und wiederholte Kontrollen. Zuverlässige Angaben über Blutungsneigung in der Familie der
Mutter sind hierbei hilfreich.

    Die *Behandlung* mit hochgereinigtem, infektionsfreiem, virusinaktivier- Behandlung
tem Faktorenkonzentrat, das z. B. bei Beginn einer Gelenkblutung gegeben
wird, wenn der Bluter zunächst nur ein unbestimmtes Schwere- oder
Müdigkeitsgefühl in dem betroffenen Gelenk verspürt, hat die Aussicht für
Bluter erheblich verbessert; das gilt auch, falls ein chirurgischer Eingriff
nötig werden sollte. Auf Wunsch werden die Eltern und im Laufe des
Schulalters auch der Bluter selbst dazu angeleitet, das Faktorenkonzentrat
eigenhändig in die Vene zu spritzen. Die dadurch gewonnene Unabhängigkeit vom Arzt erlaubt den Blutern mehr Freiheit im Ablauf des Alltags, auch
für die Urlaubsplanung. Wichtig bei dieser *Heimselbstbehandlung* ist es Heimselbst-
aber, daß der Bluter niemals auf längere Zeit die Verbindung zum Arzt im behandlung
Hämophilie-Zentrum verliert; schon allein wegen der Überwachung der
Gelenke. Auch →Gentechnologie hilft neuerdings beim Herstellen des fehlenden Gerinnungsfaktors.

    Die frühere Gefahr durch die Gerinnungspräparate mit dem →AIDS-Er-
reger oder →Hepatitis-Virus angesteckt zu werden, ist weitestgehend ge-

bannt. Bluter, die nach Mitte der 80er Jahre geboren wurden und von Beginn an mit einem sicheren Präparat nach gültigen Regeln behandelt wurden, können mit annähernd normaler Lebenserwartung rechnen. Die reguläre *Schulausbildung* ist gerade auch für den Bluter wichtig. Ihm steht die Mehrzahl der Berufe offen. *Sportarten* wie Schwimmen sind günstig.

In diesem Zusammenhang ist es wichtig zu wissen, daß bei einem Drittel aller Bluter die Krankheit durch eine neue →Mutation entstanden ist, d. h. die Mutter nicht die Überträgerin war.

Es gibt Selbsthilfegruppen (siehe Anhang).

Blutgerinnung

Sie ist ein wichtiger, aber nicht der einzige Schritt, der zur →Blutstillung führt.

Blut, das durch gesunde, glattwandige Blutgefäße fließt, gerinnt nicht; unter diesen Bedingungen sind die Gerinnungsfaktoren im Blut untätig (inaktiv). Es besteht damit ein sinnvoller Schutz vor unerwünschten Blutgerinnseln.

Erst wenn durch eine Verletzung Blut aus aufgerissenen Gefäßen ins Gewebe und an rauhen Oberflächen vorbei nach außen gelangt, werden die Gerinnungsfaktoren tätig und sorgen dafür, daß der im Blut gelöste Faserstoff (Fibrinogen) in ein Netzwerk unlöslicher Fibrinfäden verwandelt wird, die den vorläufigen Plättchenpfropf zum endgültigen Gerinnsel verfestigen. Damit ist das Ziel der Blutstillung erreicht, und die Wundheilung kann von dort aus allmählich beginnen.

Blutgruppen

Jeder Mensch hat von seinen Eltern eine Blutgruppe aus dem ABO-System geerbt, nämlich A, B, 0 (Null) oder AB. Aus den reinerbigen Anlagen AA, BB und 00 gehen die Blutgruppen A, B und 0 hervor; aus den gemischterbigen Anlagen A0, B0 und AB die Blutgruppen A, B und AB. Die Blutgruppe kennzeichnet eine Eigenschaft, die auf der Oberfläche jeder roten Blutzelle liegt. Hinzu kommen im Serum (→Blut) jeweils verträgliche →Antikörper (Hämolysine, Isoagglutinine), die sich von allein gebildet haben: Anti-B mit A, Anti-A mit B, Anti-A und Anti-B mit 0; Träger der Blutgruppe AB haben weder Anti-A noch Anti-B in ihrem Serum.

Eine weitere ererbte Blutzellen-Eigenschaft, die die Mehrzahl der Menschen besitzt, ist der Rhesus-Faktor D (Rh-positiv, Rh+). Rhesusaffen haben auf ihren roten Zellen die gleiche Eigenschaft, daher der Name. Einer *Minderheit* in der Bevölkerung fehlt dieser Faktor D; deren Rhesus-Formel wird mit d (Rh-negativ, Rh-) bezeichnet. D geht aus den Erbanlagen DD oder Dd hervor, d immer aus der Erbanlage dd.

Eine Blutgruppen-Bestimmung ist vor jeder →Bluttransfusion und jedem →Blutaustausch nötig. Spender- und Empfängerblut müssen die gleichen oder verträgliche Blutgruppen im ABO-System wie auch im Rhesus-System haben.

Blutgruppen-Unverträglichkeit

zwischen Mutter und Kind spielt bei bestimmten Neugeborenen eine Rolle (→Blutgruppen):

1. Eine meist milde Unverträglichkeit, die sich nicht verhüten läßt, kommt beispielsweise zustande, wenn die Mutter die Blutgruppe 0 und das Kind vom Vater die Blutgruppe A geerbt hat. Die von vornherein bei der Mutter vorhandenen Anti-A-Antikörper gelangen über die →Plazenta (Mutterkuchen) in den Blutkreislauf des Kindes. Dies führt zur Zerstörung roter Zellen des Kindes, die ja die Blutgruppe A haben, und zu verstärkter →Neugeborenengelbsucht.

2. Heftiger, aber verhütbar ist die Rhesus-Unverträglichkeit (Rhesus-Krankheit). Hierbei muß die Mutter Rh-negativ sein und das Kind die vom Vater geerbte Blutgruppen-Eigenschaft D (Rh-positiv) haben. Darüber hinaus muß die Mutter zur Anti-D-Antikörperbildung neigen; dies ist aber nur bei einem Teil der Rh-negativen Frauen der Fall.

Die Mutter bildet, wenn überhaupt, Anti-D-Antikörper erst nach Kontakt mit Rh-positiven Blutkörperchen und in beträchtlichem Ausmaß erst nach wiederholter Berührung mit diesen Zellen.

Deshalb erkrankt ein Kind an der Rhesus-Unverträglichkeit erst, wenn die Mutter zuvor bereits eine Schwangerschaft (auch mit Fehlgeburt) mit einem Rh-positiven Kind gehabt hatte.

Was ist zu tun? Regelmäßige Vorsorge-Untersuchungen während der Schwangerschaft ermöglichen eine rechtzeitige Diagnose und Erkennung, ob das Kind gefährdet ist.

Bei einer Unverträglichkeit tritt die Gelbsucht nach der Geburt vorzeitig und verstärkt auf; sie wird mit Fototherapie, →Blutaustausch oder beidem behandelt.

Zeigt sich bereits während der Schwangerschaft beim Kind eine bedrohliche Blutarmut (durch Zerfall der roten Zellen) mit der Folge, daß sich eine Herzschwäche ausbildet und Wasser in der Bauchhöhle und im Gewebe ansammelt (Hydrops), wird eine Behandlung im Mutterleib eingeleitet (→pränatale Diagnostik, →Blutaustausch).

Vorbeugung: Jede Rh-negative Schwangere bekommt in der 28./29. Woche und später nach der Geburt sowie nach jeder Fehlgeburt eine Anti-D-Spritze. Die damit verabreichten Anti-D-Antikörper zerstören alle zuvor ins Blut der Mutter eingeschwemmten Rh-positiven Blutzellen, *bevor* die Mutter mit eigener Anti-D-Antikörperbildung reagieren kann (Verhütung einer Sensibilisierung gegen D). Die Spritze nach der Geburt kommt aber nur dem *folgenden* Kind dieser Mutter zugute.

Bluthochdruck

Kommt im Kindesalter seltener vor als bei Erwachsenen (→Blutdruck). Ein erhöhter Blutdruck ist eine behandlungsbedürftige Erkrankung. Eine langfristige Blutdruckerhöhung kann zur Erkrankung der Herzkranzgefäße, zum Nachlassen der Sehfähigkeit, zur Nierenerkrankung und im späteren Alter zum Auftreten eines Schlaganfalles führen. Die gemessenen Blutdruckwerte, systolisch = oberer, diastolisch = unterer Druckwert, sind altersabhängig. Weil auch Aufregung zum Blutdruckanstieg führen kann, ist die Messung in Ruhe und womöglich wiederholt erforderlich. Eine *Langzeit-Blutdruckmessung* dient dazu, den Blutdruck über 24 Stunden zu erfassen, insbesondere den nächtlichen Blutdruck. Als Ursachen für eine Blutdruckerhöhung

Nieren- oder Gefäßerkrankungen im Kindesalter sind vorwiegend Nieren- oder Gefäßerkrankungen in Betracht zu ziehen, auch eine extreme Übergewichtigkeit geht mit erhöhtem Blutdruck einher. Kopfschmerzen, Sehbeeinträchtigung, wiederholtes Nasenbluten, Minderung der körperlichen Leistungsfähigkeit und chronisches Nierenleiden sollten eine Blutdruckmessung veranlassen.

Gewichtsreduktion Bevor eine medikamentöse Behandlung beginnt, muß bei Übergewichtigen eine Gewichtsreduktion unbedingt versucht und der Salzkonsum verringert werden. Die Auswahl der Arznei geschieht unter dem Gesichtspunkt, wie wirksam das Medikament nachfolgende Herz-Kreislauf-Erkrankungen oder die Nierenfunktion beeinflußt. In erster Linie werden wasser- und salztreibende **Beta-Blocker** Medikamente (Diurektika) mit sogenannten Beta-Blockern kombiniert. Weitere Kombinationsmöglichkeiten sind durch die Verwendung von ACE(Angiotensin-Conversions-Enzym)-Hemmern, sogenannten Kalziumantagonisten und Alpha-1-Rezeptoren-Blockern gegeben, weil die Behandlung mit nur einem Medikament oft nicht ausreicht. Blutdrucksenkende Mittel dürfen niemals schlagartig abgesetzt werden; durch den raschen Blutdruckanstieg können gefährliche Hochdruckkrisen entstehen.

Blutige Stühle

Hellrotes oder dunkles Blut kann einer Stuhlportion aufgelagert oder mit ihr vermengt sein; Schleimfetzen können dabei sein. Blut kann in der Windel, Unterwäsche oder am Toilettenpapier bemerkt werden. Beachten muß man schleimig-blutige Entleerungen, die wie Himbeergelee aussehen (→Invagination).

Blut kann aber auch für das Auge verborgen (okkult) mit dem Stuhl ausgeschieden werden und damit nur chemisch nachweisbar sein. Schwarze, teerfarbene Stühle weisen auf Speiseröhre, Magen oder oberen Dünndarm als Blutungsquelle hin (nach der Einnahme von Tierkohle oder Eisenmedikamenten ist der Stuhl allerdings mitunter ebenfalls schwarz gefärbt). Rote Bete kann zur Rotfärbung des Stuhls führen.

Ursachen: Schmerzhafte Einrisse in der Schleimhaut des Afters sind bei Säuglingen und Kleinkindern ein häufiger Grund für aufgelagertes Blut am Stuhl (→Analfissur).

Eine Darmeinstülpung (→Invagination) im Säuglings- und Kleinkindalter muß immer möglichst rasch erkannt werden, sie geht mit wiederkehrenden Bauchschmerzen einher.

Schleimhautpolypen des Dickdarms oder Enddarms, chronische Darmentzündungen, Ansteckung mit Campylobacter, →Salmonellen, Yersinien, Entzündungen des Magens und der Speiseröhre, Krampfadern in der Speiseröhre als Folge einer Leberkrankheit sowie beim Nasenbluten verschlucktes Blut sind weitere Ursachen.

Was ist zu tun? **Was ist zu tun?** Der Arzt bespricht mit den Eltern die jeweils in Frage kommenden Gründe und den Untersuchungsgang zur Abklärung. Hilfreich ist es mitunter, wenn der Arzt die blutige Stuhlportion selbst zu sehen bekommt. Bei Verdacht auf Darminfektion: Stuhlröhrchen zur bakteriologischen Untersuchung bereithalten.

48

Blutiger Urin

ist rosa, dunkelrot oder braun. Diese sichtbare Verfärbung zeigt, daß Blut
(Hämaturie) oder rote Blutzellen (Erythrozyturie) dem Urin beigemengt
sind, falls die rosa Farbe nicht durch Medikamente oder Nahrung (z. B. Rote
Bete) oder der Braunton durch Bilirubin hervorgerufen wurde. Sind rote
Zellen oder Blut nur in Spuren beigemengt, erkennt man dies im Mikroskop
(Mikrohämaturie) oder durch chemischen Nachweis (z. B. mit Teststreifen).

Die **Ursachen** sind sehr unterschiedlich; je nachdem, ob die roten Zellen
aus den unteren oder oberen Harnwegen oder aus den Nieren stammen: Bla-
senentzündung, Fremdkörper in der Harnröhre oder Blase, Nierensteine
und Entzündungen der Nieren (→Nephritis) sind Beispiele. Blut im Urin
kann auch einmal ein erstes Zeichen eines Nierentumors sein (→Nephro-
blastom). Mit ärztlicher Hilfe muß die Ursache eingekreist und abgeklärt
werden; davon hängen alle weiteren Maßnahmen ab.

Urinsammeln erfordert bei Säuglingen und Kleinkindern, die noch nicht
trocken sind, etwas Geschick: Auffangen beim Windelwechseln auf dem
Wickeltisch, während das entkleidete Kind vom Arzt untersucht wird, oder
im angeklebten Plastikbeutel.

Blutkreislauf

Das geschlossene System der Blutgefäße, durch die vom Herzen das Blut
gepumpt wird, besteht aus dem großen *Körperkreislauf* und dem kleinen
Lungenkreislauf. Das sauerstoffreiche Blut fließt von der linken Herzkammer durch die großen Schlagadern zu allen Körperteilen. Von dort kehrt es
sauerstoffarm über die großen Blutadern wieder zur rechten Herzkammer
zurück. Über die Lungenschlagader gelangt es in die Lungen, wird dort mit
Sauerstoff angereichert und kehrt nach kurzem Weg wieder in die linke
Herzkammer zurück (→Blutdruck).

Blutkultur

Wenn →Bakterien in so großer Zahl ins Blut dringen, daß sie zu einer Infek-
tionskrankheit führen oder selbst Ausdruck einer Infektionskrankheit sind,
ist die Blutkultur ein zuverlässiger Weg, diese Bakterien zu finden. Eine
Blutprobe wird steril abgenommen, ein Nährboden damit beimpft und im
Brutschrank des bakteriologischen Labors kultiviert. Nach ein bis drei
Tagen sieht man, ob und welche Bakterien zu Kolonien ausgewachsen sind.
Man spricht von einer *positiven* Blutkultur, wenn ein Erreger (Keim) gefunden wurde; andernfalls ist die Kultur steril geblieben und damit *negativ*
ausgefallen.

Blutplättchen (Fachwort „Thrombozyten")

Blutplättchen sind die kleinsten unter den Zellen im →Blut und unentbehrlich für die →Blutstillung. Sie machen sich auch sonst noch nützlich,
etwa beim Abtransport von Viren. Sie werden im Knochenmark gebildet
und leben kürzer im Blut als die roten Zellen, nämlich nur sieben bis 14
Tage.

Blutschwamm (Fachwort „Hämangiom", Blutschwämmchen, siehe Bild 3)

Eine Fehlbildung der kleinsten Blutgefäße, die an einer begrenzten Stelle des Körpers auftritt. Im Blutschwamm sind die kleinsten Blutgefäße enorm erweitert, so daß sie wegen ihrer Blutfülle rot aussehen und sich nicht nur in der Fläche, sondern auch in der Höhe und Tiefe ausdehnen. Je nach Durchblutung wechseln sie den Farbton und sehen hellrot oder dunkelrot aus, manche auch lila. Ein oberflächlich gelegener Blutschwamm liegt erhaben über der Haut, hat meist eine unregelmäßige Oberfläche und läßt sich durch Fingerdruck teilweise ausstreichen. Liegt das Hämangiom tiefer in der Haut, schimmert es nur bläulich oder lila durch. Ein Blutschwämmchen entsteht entweder vor oder in den ersten Wochen nach der Geburt. Es tritt entweder einzeln oder an mehreren Körperstellen auf; entweder sichtbar oder – seltener – an den inneren Organen. Es kann winzig wie ein Stecknadelkopf sein oder die Größe einer halben Kirsche erreichen. Manche werden auch noch größer und dehnen sich dann flächenhaft aus. Ein Blutschwamm kann an sehr unterschiedlichen Stellen sitzen; nahezu jeder Körperteil kommt dafür in Betracht. In den ersten Lebensmonaten kann er schneller wachsen als der Körperteil, auf dem er sitzt.

In ihrer großen Mehrzahl sind die Blutschwämmchen harmlos und bilden sich im Laufe des ersten Lebensjahres von allein wieder zurück; erkennbar daran, daß sie schließlich abblassen und kleiner werden. Später erscheint die Haut an dieser Stelle mitunter noch etwas schlaff und lila verfärbt, meist ohne Nachteil für das Kind.

Nur selten wirkt ein Blutschwamm durch seine Lage (z. B. an der Lippe) oder durch seine Größe entstellend. Gelegentlich wird ein Organ in seiner Funktion beeinträchtigt, etwa der freie Blick des Kindes durch ein ausgedehntes Hämangiom am Oberlid oder die Atmung durch ein noch wachsendes Blutschwämmchen unterhalb der Stimmritze.

Was ist zu tun? Es empfiehlt sich, das Wachstum eines mittleren oder größeren Blutschwamms zu verfolgen, indem man von Woche zu Woche oder Monat zu Monat die Durchmesser mißt, den Umriß auf einem durchsichtigen Papier mit Datum festhält oder genauer mit der Bildgebung (Ultraschall, Magnetresonanz-Tomographie) die Ausdehnung bestimmt. Lediglich Hämangiome, die eine Organfunktion gefährden oder kosmetisch eindeutig stören, ferner solche, die so stark wachsen, daß sie in der Mitte geschwürig zu zerfallen drohen oder bereits zerfallen sind, müssen mit Medikamenten (Steroide oder Interferon) behandelt oder dem Kinderchirurgen, Kieferchirurgen oder Hautarzt gezeigt werden.

Je nach Größe und Sitz des Blutschwämmchens wird man dann überlegen, es entweder herauszuschneiden (Exzision) oder eine Rückbildung in Gang zu setzen (z. B. mit einer vereisten Nadel oder mit Röntgen- oder Laserstrahlen). Die Strahlentherapie wird heutzutage so angewandt, daß das darunterliegende Gewebe nicht mehr geschädigt wird.

Äußerst selten wird ein Kind von Blutschwämmchen geradezu übersät (Hämangiomatose); die inneren Organe sind dann oft ebenfalls davon durchsetzt. Daneben gibt es auch den fast ausschließlichen Befall der Leber. Die Hämangiomatose ist ein lebensbedrohliches Krankheitsbild; allein schon deshalb, weil das Herz durch die Unzahl zusätzlicher kleinster erweiterter Blutgefäße bald völlig überfordert ist, den übrigen Blutkreislauf auf-

rechtzuerhalten. Hier muss unbedingt versucht werden, die vielen Gefäß-
wucherungen zur Rückbildung zu bringen.

Nicht verwechselt werden darf ein Blutschwamm mit einem Feuermal
(→Muttermal).

Blutsenkung (eigentlich Blutkörperchen-Senkungsgeschwindigkeit, abgekürzt BKS oder BSG)

In einer Blutprobe, ungerinnbar gemacht und in ein durchsichtiges geeich-
tes Röhrchen aufgezogen, setzen sich die Blutzellen als rote Säule nach
unten ab, und zwar mit einer Geschwindigkeit von wenigen Millimetern
pro Stunde. Macht der Körper eine akute Entzündung durch, ist diese Sen-
kungsgeschwindigkeit mäßig oder erheblich gesteigert. Dies ist eines der am
längsten bekannten *Entzündungszeichen* im Blut. Andere Entzündungszeichen sind Fieber, Zahl und Art der weißen Blutkörperchen und der Gehalt bestimmter Eiweißkörper im Blut. Diese Entzündungszeichen geben
Hinweise, ob es sich eher um eine Infektion mit →Viren oder mit →Bakte-
rien handelt; und sie lassen den Heilungsverlauf einer behandelten →Kno-
chenmarkentzündung oder z. B. einer rheumatischen Erkrankung zuverlässig beurteilen. Die Blutsenkung ist ein besonders einfacher und preiswerter
Test.

Blutstillung (Fachwort „Hämostase")

Ein lebenswichtiger Schutz des Körpers, der zusammen mit der Wundheilung und der Abwehr gegen ansteckende Krankheitserreger in engem Verbund steht. Dieser Schutz besteht von Geburt an; Blutstillung und Wundheilung funktionieren beim gesunden, reifen Neugeborenen sogar besser als
später im Leben. Die Abwehr läßt sich dagegen eher mit einem Lernprozeß
vergleichen.

Die Blutstillung besteht aus einem fein abgestimmten Zusammenspiel
von Blutgefäßen, Blutplättchen und →Blutgerinnung: Nach einer Verletzung schnurren die kleinen Gefäße zusammen, die Plättchen an der ver-
engten Stelle werden klebrig und bilden dort einen vorläufigen Blutpfropf.
Die Gerinnung sorgt dafür, daß in raschen Schritten der im Blut lösliche
Faserstoff (Fibrinogen) in unlösliche Fibrinfasern umgewandelt wird, die
den vorläufigen Pfropf zum stabilen Gerinnsel verfestigen, so daß die Blutung gestillt wird und die Heilung des verletzten Gewebes allmählich beginnen kann. Ein gutes Maß für die Blutstillung ist die *Blutungszeit.*

Die Blutstillung dauert beim Gesunden mehrere Minuten, beim reifen
Neugeborenen nur wenige Minuten. Druck auf einen sterilen Tupfer (im
Notfall auch ohne diesen) mit Daumen oder den Fingern über mehrere
Minuten begünstigt die Blutstillung.

Bluttransfusion

Blut eines gesunden Spenders wird verabreicht, um einen bedrohlichen
Mangel im Blut des Patienten auszugleichen. Man gibt entweder Vollblut
oder – heutzutage zunehmend häufiger – gezielt angereichert denjenigen
Bestandteil des Blutes, der fehlt.

Spender- und Empfängerblut müssen vom Blutspendedienst auf *Verträglichkeit* getestet sein, sowohl im ABO- wie auch im Rhesus-System (→Blut-

gruppen). Abwehrgeschwächte Patienten bekommen Blutbestandteile, die vor der Transfusion besonders aufbereitet werden.

Viel Sorgfalt und Mühe wird darauf verwendet, um bei einer Transfusion das Risiko einer Infektion (z. B. mit →Hepatitis oder →AIDS) soweit wie irgend möglich zu mindern. Das Restrisiko liegt heute in einer Größenordnung von knapp 1:1 Million und niedriger.

Daß ein *Elternteil* Blut spendet, erscheint auf den ersten Blick einleuchtend; bei näherem Hinsehen ist jedoch eher davon *abzuraten*. Weil Eltern nämlich nicht ständig kontrolliert werden, so wie regelmäßige Blutspender. Ferner kann die Blutspende eines Blutsverwandten trotz Blutgruppenverträglichkeit später im Leben zu überraschenden gesundheitlichen Komplikationen führen; etwa nach einer Organverpflanzung. Deshalb sollte das von Eltern gespendete Blut zumindest bestrahlt sein. Mit einer Fremdblutspende umgeht man jedoch dieses Risiko.

Hingegen ist eine *Eigenblutspende*, die für einige Zeit konserviert werden kann, je nach Altersstufe und geplanter Operation ein Weg, um das Restrisiko einer Infektion zu umgehen. Zur verstärkten Blutbildung wird v. a. bei sehr unreifen Frühgeborenen, Kindern mit einem chronischen Nierenversagen und bei Krebstherapie das Hormon Erythropoetin verabreicht, womit die Häufigkeit der Bluttransfusionen gesenkt werden kann.

Blutuntersuchungen

sind aus sehr verschiedenen Gründen erforderlich:
- um eine *Krankheitsursache* herauszufinden, eine vermutete Diagnose zu bestätigen oder auszuschließen oder die in Frage kommenden Ursachen einzukreisen;
- um den *Schweregrad* einer Krankheit oder eines Blutverlustes festzustellen;
- um das *Ansprechen* auf eine *Behandlung* zu prüfen;
- um über die Feststellung der Konzentration eines *Arzneimittels* im Blut die Dosierung zu steuern (Medikamentenspiegel);
- zur *Funktionsprüfung* von Organen oder Hormondrüsen (Nieren, Leber, Schilddrüse, Hirnanhangsdrüse); hierzu sind mitunter mehrere Blutentnahmen in bestimmten zeitlichen Abständen tagsüber oder nachts erforderlich;
- um vor einer *Bluttransfusion* die „Kreuzprobe" durchzuführen, ob Spender- und Empfängerblut sich vertragen;
- um durch eine lückenlose Untersuchung aller Neugeborenen seltene angeborene →Stoffwechselkrankheiten, die mit Aussicht auf Erfolg zu behandeln sind, herauszufinden (→Screening).

Kleine Blutmengen werden aus der Fingerbeere, dem Ohrläppchen oder – bei Neugeborenen – aus der Ferse durch einen kleinen Stich entnommen (Kapillarblut); ansonsten mit einer Kanüle (Hohlnadel) aus einer Ader in der Ellbeuge oder am Handrücken (Venenblut).

Blutzucker

Der Zucker im Blut dient dazu, die Organe wie Gehirn und Muskeln mit Energie zu versorgen. Es handelt sich dabei um Traubenzucker (Glukose), dessen Konzentration ständig in einem Bereich zwischen 60 und 180 mg/dl gehalten wird. Neugeborene haben anfangs meist etwas niedrigere Werte. Der Nachschub kommt entweder aus der Nahrung oder aus der Stärke, die in der Leber als Glykogen gespeichert ist. Die beim Essen und Trinken verzehrten →Kohlenhydrate wie Rohrzucker (Kochzucker), Milchzucker, Stärke und Mehl werden in Traubenzucker oder Leberstärke umgewandelt, Überschüsse auch – zum Leidwesen vieler – in Fettgewebe.

Eine zu hohe Blutzuckerkonzentration (Hyperglykämie) führt dazu, daß Glukose im Urin ausgeschieden wird, was auf Dauer Durst verursacht. Diese Situation findet man bei der →Zuckerkrankheit. Zu niedrige Blutzuckerwerte (Unterzuckerung, →Hypoglykämie) findet man bei Früh- und Mangelgeborenen und z. B. bei solchen Schulkindern vor dem Mittagessen, die kaum Frühstück und Pausenbrot zu sich genommen haben. *Heißhunger* und mitunter sogar *Verstimmungen* zur Mittagszeit sind die Folge. Kinder mit →Speicherkrankheiten wie →Glykogenose geraten unbehandelt leicht in eine Unterzuckerung.

Starke Unterzuckerung kann zu Bewußtlosigkeit (→Koma) oder →Krampfanfällen führen. In dieser Situation muß vom Arzt dringend Glukose in eine Blutader (Vene) gespritzt werden. Dies führt prompt zum Verschwinden aller Unterzuckerungszeichen. Einer beginnenden Unterzuckerung begegnet man durch Verzehr von Traubenzucker, Würfelzucker, gezuckertem Tee oder süßer Limonade; etwas langsamer wirken Bananen oder Brot.

BNS-Krämpfe

Die Abkürzung für „Blitz-Nick-Salaam-Krämpfe" bezeichnet eine Form der →Epilepsie, die vorwiegend an das Säuglingsalter gebunden ist. Die Kinder zucken blitzartig zusammen und beugen dabei Kopf und Rumpf; gleichzeitig werden die gebeugten Arme vorn zusammengeführt, so daß der gesamte Bewegungsablauf an den Salaam-Gruß der Moslems erinnert. Die Hirnstromkurve (EEG) zeigt ein eigentümliches Muster (Hypsarrhythmien). Die Behandlung muß oft mit mehreren Medikamenten (Antiepileptika) erfolgen. Behandlungserfolg und Prognose sind unterschiedlich, eher günstig, wenn keine Vorerkrankung oder Mißbildung des Gehirns besteht.

Borrelien-Infektion („Borreliose", siehe Bild 4, 5, 6)

Nach dem französischen Bakteriologen Borrel oder *Lyme-Krankheit* nach einem Ort in Neuengland (USA) benannt, wo Eltern erkrankter Kinder die Ärzte bedrängten, sich verstärkt um die Erforschung dieser damals rätselhaften Krankheit zu bemühen. *Zecken*, in unseren Breiten vor allem der Holzbock, übertragen nicht nur eine Virusinfektion (→FSME, →Zecken-Krankheiten), sondern sehr viel häufiger eine Infektion mit *Borrelien*. Dies sind spiralförmige *Bakterien*, die im Darm der Zecken leben und durch Zeckenbiß mit deren Speichel übertragen werden, wenn die Zecke über viele Stunden an ihrem Wirt (Mensch) saugt. Im Schnitt ist jede zweite Zecke eine Borrelien-Trägerin, und zwar überall, wo es Zecken gibt. Bremsen und Stechfliegen kommen ebenfalls als Überträger in Betracht.

Symptome: Die Krankheitszeichen sind vielgestaltig. Einige entwickeln sich erst nach Monaten und Jahren; nicht zuletzt dadurch wird die Diagnose mitunter sehr erschwert.

sich flächenhaft ausbreitende Hautrötung

Bei einem Teil der Kinder erscheint wenige Tage oder Wochen nach dem Biß oder Stich um die betreffende Stelle herum eine sich flächenhaft ausbreitende Hautrötung, die dann in der Mitte wieder abblaßt (Erythema migrans, *siehe Bild 4*) und nach wenigen Wochen verschwindet.

Wochen bis Monate später kann bei einigen der angesteckten Kinder eine milde →Hirnhautentzündung entstehen, meist mit vorübergehender einseitiger Lähmung des Gesichtsnerven („seröse Meningitis mit Fazialisparese", *siehe Bild 6*).

Andere Kinder entwickeln Monate nach dem Zeckenbiß eine Gelenkentzündung im Knie, Ellbogen oder anderen großen Gelenken (Lyme-Arthritis); ein kleiner Teil davon verläuft chronisch.

Möglich ist auch eine dunkelrote oder lilafarbene Schwellung des Ohrläppchens, die nicht weh tut und nach einigen Wochen verschwindet (gutartiges Lymphozytom, *siehe Bild 5*).

Schließlich gibt es nach Jahren *chronisch* verlaufende *Spätsymptome* nicht nur in den Gelenken, sondern auch auf der Haut, wo sich dann zigarettenpapierdünne Bezirke ausbilden (Acrodermatitis chronica atrophicans), sowie im Nervensystem, die mitunter an eine →Multiple Sklerose erinnern (Neuroborreliose).

Was ist zu tun?

Was ist zu tun? Sobald die Diagnose feststeht oder annähernd gesichert ist, wird mit einem →Antibiotikum behandelt; und zwar gründlich für zehn Tage oder länger, mitunter im Krankenhaus. Man hat bei dieser Therapie weniger die vorhandenen frühen Symptome vor Augen, die ja großenteils auch von alleine wieder verschwinden würden, sondern vor allem das Ziel, die chronischen Spätsymptome zu verhüten. Diese sind nämlich kaum mehr zu beeinflussen, wenn sie nach Jahren in Erscheinung treten.

chronische Spätsymptome verhüten

Zur **Vorbeugung** einer Borreliose gibt es bei uns noch keine Impfung. Antibiotika prophylaktisch nach einem Zeckenbiß ohne Krankheitszeichen wurden nur für die amerikanische Borreliose getestet (Tetrazyclin), in Europa gibt es noch keine allgemeine Empfehlung. Kinder und Erwachsene, die durch Gebüsch und Unterholz streifen, sollten darauf achten, daß ihre Kleidung möglichst wenig Haut unbedeckt läßt.

Botulismus (wörtlich „Wurstvergiftung")

Eine *bakterielle Lebensmittelvergiftung*, bei der sich vorher die →Bakterien (Clostridien) in verdorbenen Fleisch-, Wurst- oder Gemüsekonserven oder in verdorbenen Räucherwaren vermehrt haben. Nach deren Verzehr wird nur das Gift (Toxin) dieser Bakterien vom Körper aufgenommen.

Symptome: Nach der Mahlzeit dauert es meist einige Stunden oder bis zu zwei Tage, bevor sich die Vergiftung bemerkbar macht: Übelkeit, Erbrechen, trockener Mund, Durst und Schluckbeschwerden sowie eine heisere Stimme, beim Sehen Doppelbilder.

Was ist zu tun?

Was ist zu tun? Sofort ins Krankenhaus (→Intensivpflege) wegen der Gefahr einer *Atemlähmung*. Als Medikament gibt es ein *Botulismus-Antitoxin* vom Pferd.

Vorbeugung: Grundsätzlich keine verdorbenen Lebensmittel, keine aufgetriebenen Konserven verzehren. *Säuglingen keinen Honig füttern.* Denn in diesem Alter können Clostridien aus Honig oder Honigprodukten über den Darm in den Körper eindringen und sich dort heftig vermehren, so daß

der Säugling bedrohlich erkrankt (Säuglingsbotulismus); und zwar mit hart- Säuglings-
näckiger Verstopfung, Muskelschwäche bis hin zur Atemlähmung. Älteren botulismus
Kindern und Erwachsenen machen die Clostridien aus dem Honig nichts
aus; denn der Honig kann durch sie nicht verderben und enthält deshalb
kein Gift (Toxin).

Botulotoxin

ist ein von Bakterien (Clostridium botulinum) produziertes Gift, welches
die Übertragung der Verbindungen von Nerv auf den Muskel blockiert. bei Kindern
Therapeutisch macht man sich diesen Effekt bei Kindern mit spastischen mit spastischen
Lähmungen zunutze, indem man das Botulotoxin gezielt in die betroffen Lähmungen
Muskeln spritzt. Damit entsteht allmählich, innerhalb von Wochen, eine
gewollte Lähmung dieser Muskeln, die Wochen bis Monate anhält. Als
unerwünschte Nebenwirkung können vorübergehend starke Lähmungen
behandelter Muskelgruppen, Doppelsehen oder Beeinträchtigung der
Atemmuskulatur auftreten. Im Allgemeinen wird aber diese Behandlung
gut vertragen, sie wird auch bei Kindern mit belastenden →*Tics* angewendet.

BPD

Abkürzung für →Bronchopulmonale Dysplasie.

Brechdurchfall

Eine akute Entzündung des Magens und Darms (Gastroenteritis), meist akute
durch →Viren hervorgerufen, seltener durch →Bakterien. Geht mit Erbre- Entzündung des
chen, Durchfall, manchmal auch mit Fieber einher. Der Verlust von Wasser Verdauungs-
und Salzen ist das Hauptproblem bei Kindern, vor allem im Säuglings- und kanals
frühen Kleinkindalter.

Wegen weiterer Einzelheiten und Behandlung →Durchfall und →Exsik-
kose.

Brille

Wenn der Augenarzt zur Schielbehandlung oder wegen Kurz- oder Weit- korrigierende
sichtigkeit korrigierende Brillengläser verordnet, so bedeutet dies für Kind Brillengläser
und Eltern zunächst eine Zeit der Gewöhnung. Hierbei ist vor allem *Geduld*
gefragt. Es gibt heute in vieler Hinsicht praktische Kinderbrillen.

Junge Säuglinge, die wegen Linsentrübung (→grauer Star) operiert werden müssen, können heutzutage bereits frühzeitig mit *Kontaktlinsen* versorgt werden.

Als Brillenträger ist ein Kind vor →Augenverletzungen besser geschützt
als das Kind, das keine Brille trägt.

Bronchiektasen

sind dauerhafte Erweiterungen von Luftröhrenästen (Bronchien), die sich
infolge chronischer Entzündung mit eitrigem Schleim anfüllen. Bronchiektasen kommen im Kindesalter seltener vor als bei Erwachsenen. Sie sind
dann meist im Laufe der Kindheit erworben; höchst selten existieren sie
bereits bei der Geburt infolge einer Wandschwäche der Bronchien, kombiniert mit Fehlbildungen anderer Organe.

Ursachen: Häufig steckt eine →Mukoviszidose hinter Bronchiektasen, seltener ein unentdeckter Fremdkörper (z. B. Getreideähre), der bis in die Luftröhrenäste eingeatmet (aspiriert) wurde. In Frage kommen auch seltene Ursachen wie Lungenentzündung und Immunmangel (→Abwehrschwäche) vor.

Symptome: Chronischer Husten mit eitrigem Auswurf, der allerdings von jungen Kindern meist verschluckt wird. Sind große Teile der Lunge mit Bronchiektasen durchsetzt, wird das Kind rascher kurzatmig, wenn es sich körperlich anstrengt.

Was ist zu tun? Physikalische Maßnahmen, wie Vibrations-, Klopf- und Lagerungsdrainage, ferner →Antibiotika, die gezielt gegen die Bakterien im Eiter gerichtet sind, unter Umständen auch Medikamente zum Lösen und Entleeren des eitrigen Schleims stehen im Vordergrund der Behandlung.

Ist nur ein begrenzter Lungenteil mit Bronchiektasen behaftet, so kommt in hartnäckigen Fällen auch dessen chirurgische Herausnahme in Betracht.

Bronchiolitis

Nur Säuglinge und junge Kleinkinder erkranken an dieser Entzündung der kleinsten Luftröhrenäste (Bronchioli), weil diese im frühen Alter noch so eng sind, daß die entzündliche Schwellung der Schleimhaut rasch zu einer Verstopfung der Lichtung und damit zu bedrohlicher Atemnot führt.

Ursache: Eine Infektion mit →Viren, v. a. Respiratory-Syncytial(RS)-Virus.

Symptome: Nach Husten und Schnupfen, der zunächst harmlos aussieht, entwickelt sich binnen ein bis zwei Tagen ein ernstes Bild mit sehr rascher Atmung und wenig Nebengeräuschen. Das Kind wirkt bald schwerkrank, sieht blaß aus, Lippen und Fingernägel sind bläulich. Meist nur geringes Fieber.

Was ist zu tun? Sobald ein junges Kind unter solchen Umständen Kurzatmigkeit und auffallend rasche Atmung entwickelt, muß es unverzüglich in kinderärztliche Betreuung, meistens in stationäre Behandlung. Die Atemluft wird dann mit Sauerstoff und Feuchtigkeit angereichert; das Kind braucht reichlich Flüssigkeit, am sichersten mit Hilfe einer Dauertropfinfusion. Körperliche Anstrengungen werden ihm möglichst erspart. Deshalb wird die Nahrung gegebenenfalls über eine Sonde verabreicht.

Innerhalb einer Woche tritt in der Regel eine vollständige Erholung ein.

Zur Vorbeugung einer RS-Virus-Brochiolitis können Kinder mit erhöhtem Risiko wie sehr unreife Frühgeborene mit einem Serum (Spritzen unter die Haut) im ersten Lebensjahr geschützt werden.

Bronchitis (auch Bronchialkatarrh genannt)

Eine akute Entzündung der Luftröhrenäste (Bronchien), die meist im Rahmen eines →Infekts der oberen Luftwege auftritt; im Kleinkindalter durchschnittlich 1- bis 3mal jährlich, meistens im Herbst und Spätwinter (→Erkältung).

Ursachen: Überwiegend eine Reihe von →Viren, von denen jedes (nacheinander) einen Infekt der oberen Luftwege auslösen kann. Nur selten kommt es zu einer Superinfektion, am ehesten noch dann, wenn eine zusätzliche Grunderkrankung der Lungen wie die →Mukoviszidose vorliegt.

Symptome: Anfänglich trockener Reizhusten, der im Verlauf lockerer wird. Ältere Kinder können dann Auswurf produzieren, jüngere verschlukken ihn. Vereinzelte fadige Blutbeimengungen im Auswurf sind harmlos. Fieber, Appetitverlust und Abgeschlagenheit sind begleitende Zeichen und nicht von vornherein bereits ein Hinweis auf eine zusätzliche bakterielle Infektion (Superinfektion).

Manches Kleinkind macht über Wochen hinweg eine Bronchitis nach der anderen durch. Dem liegt meist eine vorübergehende Anfälligkeit infolge vieler Infektkontakte (Kindergarten, Schule) zugrunde. Kinder, die zu →Asthma neigen, entwickeln aus einer gewöhnlichen Bronchitis leicht Atemnot mit hörbarer Atmung und erschwerter Ausatmung (→Obstruktion).

Was ist zu tun? Ein Infekt der oberen Luftwege mit unkomplizierter Bronchitis heilt innerhalb von ein bis zwei Wochen von allein aus. Solange das Kind nicht hoch fiebert, darf es ausgiebig an die frische Luft. Es braucht reichlich zu trinken. Ausführliche *warme Wannenbäder* 1- bis 2mal täglich tun den Bronchien wegen der dabei eingeatmeten feuchten Luft gut und machen den meisten Kindern Spaß. Auch nachts soll das Fenster wenigstens einen Spalt breit offenstehen. Nebel (ohne Smog) fördert die Heilung.

Eltern, die gern pflanzliche oder *homöopathische Medikamente* zum Einreiben oder Einnehmen gegen Bronchitis einsetzen, dürfen dies tun, ohne Nachteile zu befürchten.

Die meisten erfahrenen Ärzte kommen bei einer unkomplizierten Bronchitis ohne Verordnung eines der üblichen *Hustensäfte* aus.

Dauert die Bronchitis länger als zwei bis drei Wochen oder kommt es im Verlauf zu einer ernsten Verschlechterung mit ungewöhnlich hohem Fieber oder Atemnot, sollte das Kind dem Arzt gezeigt werden. Angeborene Erkrankungen wie →Mukoviszidose, →Brochiektasen oder Immunmangel (→Abwehrschwäche) führen zu ständigen Bronchitiden.

Bronchopulmonale Dysplasie (abgekürzt BPD)

bedeutet soviel wie „Beatmungslunge" oder „Respiratorlunge": eine der möglichen unerwünschten Folgen künstlicher →Beatmung von →Frühgeborenen. Ein kleiner Teil der unreifen Kinder, die meist wegen eines →Atemnotsyndroms künstlich beatmet werden mußten, lassen sich anschließend von dem Beatmungsgerät nur verzögert entwöhnen. Das schrittweise Zurückgehen mit Sauerstoff-Konzentration und Beatmungsdrucken gelingt dann nicht so zügig wie sonst. Eine solche Situation zeigt dem Arzt an, daß unter der notwendigen Beatmung mit hoher Sauerstoffkonzentration die Lungen selbst im Lauf der Zeit gelitten haben (erkennbar an einer mangelhaften Sauerstoffaufnahme und an Schäden im Lungengewebe auf dem Röntgenbild). Wenn sich diese Kinder dann schließlich doch vom Beatmungsgerät entwöhnen lassen, behält ein Teil von ihnen noch für Wochen und Monate eine Neigung zu hartnäckigen entzündlichen Erkrankungen (Atemwegsinfekte, →Asthma). Die Mehrzahl erholt sich nach Jahren weitgehend oder vollständig.

Bruch

Damit bezeichnet man einerseits einen →*Knochenbruch*, andererseits einen *Eingeweidebruch* (→Hernie), z. B. einen →Leistenbruch, →Nabelbruch oder Wasserbruch (→Hydrozele). Eingeweidebrüche entstehen entweder durch einen vorgebildeten Kanal (z. B. Leistenkanal) oder eine vorgebildete Lücke (z. B. Nabelring) oder eine Lücke im Zwerchfell. Die *Bruchpforte* ist die Stelle, wo die Eingeweide bis unter die Haut oder am Zwerchfell bis in den Brustkorb heraustreten. Das den Bruch umkleidende Bauchfell nennt man *Bruchsack*. Die Eingeweide, die durch die Bruchpforte aus dem Bauchraum austreten, bilden den *Bruchinhalt* (z. B. Dünndarmschlinge, Gekröse, Eierstock). Häufig läßt sich der Bruch mit den Fingern von außen wieder zurückdrängen (reponieren), tritt aber beim Pressen (Stuhlgang, Schreien) meist wieder heraus. Ist der Bruch in der Pforte eingeklemmt (inkarzeriert), leidet die Blutversorgung des Bruchinhalts; deshalb muß in solchen Fällen der Chirurg rasch hinzugezogen werden.

Brustdrüsenschwellung

Sie kommt bei →Neugeborenen und in der →Pubertät vor.

– Viele Neugeborene entwickeln unter dem Einfluß weiblicher Hormone, die sie über die →Plazenta noch mitbekommen haben, eine Schwellung beider Brustdrüsen. Diese reicht von der Größe einer Erbse bis zu einer halben Kastanie. Sie ist zu Beginn der 2. Lebenswoche am stärksten und bildet sich innerhalb einiger Wochen wieder zurück. Selten einmal sondert eine solche Brustdrüse sogar einen Tropfen weißlicher Flüssigkeit (Hexenmilch) ab. An der geschwollenen Brustdrüse herumzudrücken, bringt eine Infektionsgefahr mit sich. Will man die Brust vor Druck schützen, hilft ein Wattepolster. Gelegentlich kommt es zu ein- oder beidseitiger Rötung. Deren Rückbildung läßt sich durch Alkoholumschläge unterstützen; es sei denn, es entwickelt sich daraus eine eitrige Infektion (Mastitis), die dann zur Abszeßbildung neigt und rasch eines der →Antibiotika im Dauertropf, eventuell sogar chirurgisches Eingreifen erfordert.

– In der Pubertät entwickeln Mädchen wie auch viele Jungen unter dem Einfluß weiblicher Hormone eine Schwellung der Brustdrüsen, die empfindlich gegen Schlag und Stoß ist. Bei Jungen ist diese Schwellung nur *vorübergehender* Art, vor allem Knaben mit zusätzlicher Fettsucht sind betroffen. Dies braucht aber die Betroffenen und deren Eltern nicht zu beunruhigen. Es handelt sich dabei um normale Vorgänge ohne zugrundeliegende Krankheit. Eine Gewichtsabnahme kann bei fettsüchtigen Jungen helfen, in schwersten Fällen werden Medikamente gegen Hormone verabreicht oder gar mit einer operativen Brustreduktion behandelt.

Brutkasten

Das Fachwort lautet →„Inkubator".

BSE/Bovine spongiosiforme Enzephalitis/Rinderwahnsinn

ist eine Erkrankung der Rinder, die auf den Menschen durch den Genuß von
infiziertem Fleisch (Prione, das sind infektiöse Eiweißkörper) möglicherweise übertragbar ist. Diese zuerst in England beobachtete Erkrankung
wurde auch nach Mitteleuropa verschleppt. Seit dem Jahr 2001 ist eine ver-
pflichtende Untersuchung geschlachteter Rinder auf BSE vorgeschrieben.
Die infizierten Tiere wirken in ihrem Wesen verändert, haben Gangstörun-
gen und magern ab. Beim Menschen wird ein Zusammenhang zwischen
BSE und Creutzfeldt-Jakob-Krankheit angenommen. Diese bisher sehr seltene Erkrankung führt zum Verlust der Gehirnfunktionen, zur Pflegebedürftigkeit und schließlich zum Tode.

Bulimie

bedeutet →Freßsucht.

Buphthalmus

bedeutet wörtlich „Ochsenauge"; näheres unter →Exophthalmus.

C

CF
Abkürzung für cystische Pankreas-Fibrose: →Mukoviszidose.

Chemoprophylaxe
Darunter versteht man die vorbeugende, aber gezielte Gabe eines →Anti- *Verhütung von*
biotikums oder eines der anderen →Chemotherapeutika, um eine →An- *Ansteckung*
steckung oder den Ausbruch einer ansteckenden Krankheit zu *verhüten.*
Antibiotika aufs Geratewohl zu verabreichen hat sich nicht bewährt; die
Nachteile überwiegen dann. Deshalb ist die Chemoprophylaxe immer an
bestimmte Bedingungen geknüpft.

Ein Beispiel ist die *Umgebungsprophylaxe,* die gleichzeitig bei allen Personen der Wohngemeinschaft (Familie) eines erkrankten Kindes durchgeführt wird, beispielsweise wenn feststeht, daß dieses Kind eine übertragbare eitrige →*Hirnhautentzündung* hat.

Als längerdauernde Maßnahme hat sich die Chemoprophylaxe von →*Harnweginfektionen* insbesondere bei Kindern mit Fehlbildungen der ableitenden Harnwege bewährt. Andere Beispiele einer meist langdauernden Chemoprophylaxe betreffen Kinder mit →*Abwehrschwäche,* zytostatischer Therapie, →Endokarditis oder nach Milzentfernung. Ferner kommt die prophylaktische Gabe eines Antibiotikums für einen *Säugling,* der sich mit →*Keuchhusten* angesteckt hat, in Frage.

Chemotherapeutika (Einzahl: das Chemotherapeutikum)
Ein Sammelbegriff für eine Vielzahl von Substanzen, die als Medikamente *Sammelbegriff*
gezielt gegen →Bakterien (→Antibiotika, Sulfonamide), gegen →Viren *für eine*
(Virostatikum), gegen Pilze (Antimykotika), gegen andere Krankheitserreger *Vielzahl von*
(z. B. Antimalariamittel) oder gegen bösartige Zellen (Krebszellen) des eige- *Medikamenten*
nen Körpers (→Zytostatika) gerichtet sind. Ziel der Ärzte ist es, die *Nebenwirkungen* so erträglich wie möglich zu halten; dies gelingt bei einigen hochwirksamen Zytostatika leider nur begrenzt. Gezielt und mit Bedacht eingesetzt, führen Chemotherapeutika zu überzeugenden Heilerfolgen.

Chemotherapie
bedeutet im weiteren Sinne die Behandlung mit →Chemotherapeutika. Der *Behandlung*
Begriff wird jedoch meist im engeren Sinne gebraucht und bedeutet dann *einer*
Behandlung einer bösartigen Krankheit (→Leukämie, →Krebs) mit →Zyto- *bösartigen*
statika, meint also die *medikamentöse Therapie* im Gegensatz zur Strahlen- *Krankheit*
behandlung oder chirurgischen Operation. Häufig ergänzen sich diese drei

61

Behandlungswege. Bekannte Nebenwirkungen der Chemotherapie sind die Unterdrückung der Blutbildung, wodurch Infektionen, Blutungsneigung und Blutarmut entstehen. Dazu gehört auch eine Schleimhautschädigung, weshalb Schluckbeschwerden, Appetitlosigkeit, Durchfälle und Schmerzen beim Wasserlassen auftreten können.

Bekannte Nebenwirkungen

Chlamydien

sind Bakterien, die nur im Inneren von Schleimhautzellen leben können. Eine →Ansteckung ist im Kindesalter eher lästig, selten bedrohlich. Bei einer schwangeren Mutter, in deren Scheidenschleimhaut sich Chlamydien festgesetzt haben, steckt sich mitunter während der Geburt das Neugeborene an. Das entwickelt dann in der 2. Lebenswoche hartnäckige *Schmieraugen*, eine Chlamydien-Infektion der Bindehaut. Ausnahmsweise gerät dieser Erreger auch in die Lungen des Neugeborenen, mit der Folge einer einige Wochen später auftretenden, kaum fieberhaften *Lungenentzündung*; dagegen gibt es ein Antibiotikum (als Augentropfen und zum Einnehmen).

Ansteckung während der Geburt

Cholera

Eine akute, mitunter lebensbedrohliche Darmerkrankung durch →Ansteckung, die mit schweren Durchfällen einhergeht. Die →Inkubationszeit ist kurz, meist nur zwei Tage oder weniger, selten länger. Die verantwortlichen →Bakterien heißen *Choleravibrionen*. Sie dringen vom Darm aus nicht in den Körper ein, sie sondern vielmehr ein Darmgift (Enterotoxin) ab. Dies allein führt zum Krankheitsbild. Die Cholera ist heute vor allem noch in Teilen Indiens und Südamerikas heimisch. Ansteckungsquellen dort sind in erster Linie verunreinigte Lebensmittel, nicht abgekochtes Trinkwasser und Darmausscheidungen von Patienten.

lebensbedrohliche Darmerkrankung

Darmgift

Symptome: Erbrechen und reiswasserartige Stuhlentleerungen führen gerade bei Kindern rasch zu bedrohlichem Flüssigkeits- und Salzverlust mit gefährlicher Austrocknung, Entgleisung des →Säure-Basen-Haushaltes und Kreislaufschock. Höheres Fieber steht nicht im Vordergrund; das Bewußtsein bleibt lange Zeit erhalten. Fälle mit leichterem Verlauf kommen vor.

Austrocknung

Was ist zu tun? Genügende Flüssigkeits- und Salzzufuhr, am sichersten durch Dauertropfinfusion, können lebensrettend sein. →Antibiotika spielen meist nicht die entscheidende Rolle. Bei *Reisen* in Cholera-Gebiete: Peinlich genau auf Sauberkeit, abgekochtes Trinkwasser und einwandfreies Essen achten. Es gibt eine Impfung, deren Schutz hält allerdings nur einige Monate an und gilt nicht als absolut sicher.

Was ist zu tun?

abgekochtes Trinkwasser

Chondrodystrophie

→Achondroplasie (siehe Bild 1).

Chorea minor

→Rheumatisches Fieber.

Chromosomen

sind die wesentlichen Bestandteile des Zellkerns aller ein- und mehrzelligen Lebewesen. Sie tragen die *Erbanlagen* (→Gene). Im Labor werden sie z. B. in den Zellkernen weißer Blutkörperchen während einer Zellteilung

Erbanlagen

62

durch Anfärbung sichtbar gemacht, so daß man sie zählen und untersuchen kann. Sie sehen faden- oder schleifenförmig aus und lassen sich der Größe nach unterscheiden und numerieren. Eine dünne Stelle trennt jedes Chromosom in ein größeres und ein kürzeres Stück, genannt *Arm.*

Die 46 Chromosomen in jeder kernhaltigen Körperzelle des Menschen sind als 23 Chromosomenpaare vorhanden. Bei jedem dieser Paare stammt ein Chromosom vom Vater und eines von der Mutter ab. Lediglich die befruchtungsbereiten Ei- und Samenzellen haben nur den halben Satz von jeweils 23 Chromosomen. Dadurch bekommt das durch die Befruchtung entstehende Kind wieder einen vollständigen Satz von 46 Chromosomen. [23 Chromosomenpaare]

Die Chromosomenpaare Nr. 1 bis 22 stimmen jeweils in Form und Größe überein (Autosomen). Das Paar Nr. 23 bestimmt das Geschlecht (Sex- oder Geschlechtschromosomen): Weibliche Personen haben zwei gleich große X-Chromosomen, männliche besitzen ein X-Chromosom und ein kleineres Y-Chromosom. Alle Eizellen haben als Nr. 23 ein X-Chromosom; von den Samenzellen hingegen hat die eine Hälfte ein X- und die andere ein Y-Chromosom. Deshalb hängt es von der Samenzelle des Vaters ab, ob ein Mädchen oder ein Junge entsteht. [Geschlechtschromosomen]

Bei der Chromosomen-Formel, durch die ein Mensch gekennzeichnet wird, schreibt man die Geschlechtschromosomen gesondert auf, also 46, XX für weibliche und 46, XY für männliche Personen.

Chromosomen-Aberration

Darunter versteht man das angeborene Abweichen von der normalen Zahl der →Chromosomen. Eine derartige grobe Veränderung in den Erbanlagen geht mit einem auffälligen Erscheinungsbild des Betroffenen einher: Ein Beispiel ist die Verdreifachung (→Trisomie) des Chromosoms Nr. 21, die Ursache für das →Down-Syndrom (47, XY, 21+); dem →Ullrich-Turner-Syndrom liegt eine „Monosomie" der Geschlechtschromosomen zugrunde (45, X). [angeborenes Abweichen der Zahl der Chromosomen]

Chromosomen-Anomalien

Eine Reihe von angeborenen →Fehlbildungen lassen sich auf Veränderungen an den →Chromosomen zurückführen, die im Mikroskop sichtbar sind: z. B. kann in allen Zellen einem der beiden Chromosomen eines bestimmten Chromosomen-Paares an einem der Enden oder zur Mitte hin ein kleines Stück fehlen (Deletion oder Defizienz). Oder die Zahl der Chromosomen weicht von der Norm ab (→Chromosomen-Aberration). Oder einzelne Chromosomen weisen einen Bruch oder eine Neigung zu erhöhter Brüchigkeit auf (fragiles X-Syndrom). [angeborene Fehlbildungen]

Chronisch kranke Kinder

Dazu zählen z. B. Kinder mit →Asthma, →Mukoviszidose, →Zuckerkrankheit, angeborenen →Stoffwechselkrankheiten, manchen Formen von →Nierenversagen, →Bluterkrankheit, manchen Formen von →Autoimmunkrankheit, →AIDS, manchen bösartigen Krankheiten (→Leukämie, →Tumoren), manchen Formen zerebraler Anfälle (→Epilepsie), →Spina bifida, →Wasserkopf oder →Trisomie 21. Zu den chronisch kranken Kindern zählen auch solche mit Hirnschäden, welche infolge einer schwierigen Geburt oder eines Unfalls aufgetreten sind.

vergleichbare Probleme

Familien, in denen chronisch kranke Kinder heranwachsen, haben vergleichbare Probleme zu bewältigen, so unterschiedlich die Krankheiten auch sind. Ein Kind mit einer chronischen Krankheit hat spezielle Bedürf-

spezielle Bedürfnisse

nisse. Es braucht eine liebevolle, ausgeglichene, anregende Umgebung und den Umgang mit anderen Kindern. Besteht eine hochgradige Pflegebedürftigkeit, so kann eine finanzielle Unterstützung beantragt werden.

Chronische Hepatitis

Eine nicht-eitrige Entzündung des Lebergewebes, die – im Gegensatz zur *akuten* Virushepatitis – nicht nach einigen Wochen oder wenigen Monaten ausgeheilt ist. Zur Sicherung der Diagnose gehört die Untersuchung eines Stückchens Lebergewebe, die gewöhnlich nicht früher als sechs bis zwölf Monate nach Krankheitsbeginn durchgeführt wird und mitunter auch in ein- oder mehrjährigem Abstand wiederholt werden muß. An Hand der

Beurteilung des Lebergewebes

Beurteilung des Lebergewebes unter dem Mikroskop läßt sich zusammen mit den Ergebnissen der Blutuntersuchung entscheiden, welche Form der chronischen Hepatitis vorliegt: nämlich entweder die *persistierende*, die nur wenig Beschwerden macht und nach mehreren Jahren schließlich von allein ausheilt, oder die *aggressive*, die manches mit →Autoimmunkrankheiten gemeinsam hat und mit Medikamenten behandelt wird, um nach Möglichkeit zu verhindern, daß sich eine →*Leberzirrhose* daraus entwickelt.

Beschwerden und Symptome: Die Beschwerden bei einer chronischen Hepatitis sind uncharakteristisch und eher milde: Bauchweh und Abgeschlagenheit; schlechter Appetit, Widerwillen gegen Fett. Der Arzt tastet nach Leber und Milz; er achtet auf besonders gerötete Handinnenflächen sowie kleine sternförmige Erweiterungen von Blutgefäßen in der Haut.

Was ist zu tun?

Was ist zu tun? Kinder mit chronischer Hepatitis sind mitunter noch längere Zeit ansteckend, weil sie die zugehörigen →Viren im Stuhl, im Urin oder Speichel ausscheiden und im Blut beherbergen. Eine lang anhaltende Ausscheidung von Hepatitis Virus B oder C kann heute mit Interferon behandelt werden. Ob sie dann Kindergarten oder Schule besuchen dürfen,

Hausarzt und Gesundheitsamt

hängt von mehreren Umständen ab. Dies muß mit dem Hausarzt und dem Gesundheitsamt besprochen werden. Ist das Kind tagsüber trocken und sauber und verhält sich nicht ungewöhnlich aggressiv anderen gegenüber, ist das zumindest eine günstige Voraussetzung für die Erlaubnis zum Besuch von Gemeinschaftseinrichtungen.

Colitis ulcerosa

Eine chronische *Entzündung des Dickdarmes und des Enddarmes*. Dadurch, daß sie auf diese Darmteile beschränkt bleibt, unterscheidet sie sich von der →Crohnschen Krankheit.

Die **Ursache** ist unklar; erbliche Einflüsse und Probleme der körpereigenen Abwehr spielen eine Rolle. Es erkranken eher Kinder im Schulalter und Jugendliche. Gelegentlich aber auch Kleinkinder.

Symptome: Anfänglich sind die Stühle mitunter noch normal geformt und tragen lediglich Blutauflagerungen. Im weiteren Verlauf bekommen die

Kinder schmerzhaften Stuhldrang (Tenesmus) und entleeren dann gehäuft
dünne blutig-schleimige Stühle; auch der Stuhlgang selbst wird von Stuhlgang
krampfartigen Schmerzen begleitet. Das Aussehen der Stühle erinnert bisweilen an Tomatensoße. Nach Wochen kommen nachlassender Appetit und
Gewichtsverlust hinzu. Seelische Verstimmung und andere Zeichen einer
beeinträchtigten seelischen Verfassung begleiten die Krankheit häufig. Dies
ist angesichts eines solchen Darmleidens auch nicht verwunderlich. Bei
näherem kritischen Hinsehen sind die seelischen Symptome eher die Folge
und nicht die Ursache der Colitis.

Was ist zu tun? Um die Diagnose zu sichern, führt man eine *Darmspie-* Was ist zu tun?
gelung (Rektoskopie, Koloskopie, Endoskopie) mit Gewebsuntersuchung
durch. Im Blut finden sich Entzündungszeichen (→Blutsenkung) und als
Folge der Blutverluste Zeichen des Eisenmangels. Für die *Behandlung* ste- Behandlung
hen entzündungshemmende Medikamente im Vordergrund; als Basisthera-
pie meist Aminosalicylsäure, in hartnäckigen Fällen greift man zusätzlich
zu dem hier sehr wirksamen Cortison und →Immunsuppressiva (Azathioprin); Nebenwirkungen weiß man heutzutage in vertretbaren Grenzen zu Neben-
halten. Falls ein Darmabschnitt über Jahre durch diese Krankheit stark in wirkungen
Mitleidenschaft gezogen worden ist, so daß der Entzündung mit Medikamenten nicht mehr beizukommen ist, kann es notwendig und hilfreich sein,
dieses Darmstück *chirurgisch* zu entfernen. Dadurch beugt man möglicherweise einer bösartigen Darmerkrankung im späteren Leben vor.

Während über die medikamentöse Therapie großenteils Konsens unter
Ärzten besteht, ist es schwieriger, die Frage zu beantworten, ob und welche Diät
Diät zu empfehlen ist. Auf der einen Seite gibt es Kinderärzte, die diäteti-
schen Maßnahmen bei dieser Krankheit keine entscheidende Bedeutung
beimessen. Sie plädieren dafür, den Patienten eine Weile nur über einen
Dauertropf zu ernähren, der an die Blutbahn angeschlossen ist (totale paren-
terale Ernährung). Andererseits hat es sich bei manchen Patienten bewährt,
die medikamentöse Therapie durch diätetische Richtlinien zu unterstützen:
nämlich Zucker und andere Süßigkeiten zu meiden, anfänglich eine vor-
verdaute Nahrung in Form der Astronautenkost ohne Ballaststoffe durch
die Sonde zu verabreichen und im weiteren Heilverlauf schrittweise zu bal-
laststoffhaltiger Ernährung zurückzukehren.

Eine begleitende *seelische Betreuung*, die einen Kinder- und Jugend- seelische
psychiater oder Psychologen erfordert, ist bei der Colitis nur ausnahms- Betreuung
weise in besonders schwierigen Fällen erforderlich.

Es gibt Selbsthilfegruppen (siehe Anhang).

Commotio cerebri
bedeutet Gehirnerschütterung: →Schädel-Hirn-Trauma.

Contusio cerebri
bedeutet Hirnquetschung oder -prellung: →Schädel-Hirn-Trauma.

CP
Abkürzung für Cerebralparese; →Zerebrale Kinderlähmung.

Crohnsche Krankheit (auch „Morbus Crohn" nach einem New Yorker Arzt genannt)

Eine präzisere Bezeichnung ist *Enterocolitis granulomatosa*. Sie ist eine chronische Entzündung des Darms, deren Ursache noch unklar ist. Im Gegensatz zur →Colitis ulcerosa können sämtliche Teile des Verdauungsweges befallen sein, vom Mund bis zum After. Am häufigsten betroffen sind der untere Dünndarm und der Anfang des Dickdarms. Gesunde und kranke Darmabschnitte wechseln ab. Auch Gelenkschmerzen und Hauterscheinungen kommen vor. Das Bild ist von Patient zu Patient nicht immer einheitlich. Die Krankheit beginnt häufig im Alter von zwölf bis 14 Jahren,

gelegentlich auch früher. Ein erblicher Einfluß ist unverkennbar. Da die Symptome vieldeutig sind, wird die Diagnose oft erst nach längerem Verlauf gestellt.

Symptome: Die Stärke (Aktivität) der Entzündung und deren Ausdehnung im Verdauungskanal können sehr unterschiedlich sein. Es kommt zu *Bauchschmerzen*, die ständig oder nur hin und wieder vorhanden sind, die an Blinddarmentzündung denken lassen oder sich nur ungenau beschreiben lassen; ferner zu Schmerzen im Bauch, die durch Druck beim Tasten oder beim Stuhlgang ausgelöst werden. Zeitweise besteht *Durchfall* mit oder ohne blutige Stühle. Geschwüre in der Mundhöhle (Aphthen) oder Entzündung des Zungenrückens kommen vor, auch →Rhagaden oder Abszesse am After. *Appetit- und Gewichtsverlust* können ausgeprägt sein. *Fieberschübe* ohne ersichtliche Ursache sind mitunter ein Frühzeichen der Krankheit, insbesondere wenn sie im jüngeren Kindesalter beginnt. Schmerzhafte *Gelenkentzündungen* und Entzündungen am Auge sowie ein münzgroßer, leicht erhabener und etwas druckschmerzhafter *Hautausschlag* an den Schienbeinen sind weitere Symptome, die außerhalb des Verdauungskanals liegen. *Minderwuchs* stellt sich im Laufe des Wachstumsalters ein.

Was ist zu tun? Die Diagnose muß von einem erfahrenen Kinderarzt oder Internisten (Gastroenterologen) gesichert werden. Röntgenuntersuchungen des Darmes mit Kontrastmittel und Darmspiegelung mit Entnahme von Gewebestückchen (→Biopsie) aus den befallenen Abschnitten sind entscheidend. Blutuntersuchungen runden die Befunde ab und dienen der Verlaufskontrolle. Zur richtigen Beurteilung der gesamten Situation müssen alle Beteiligten mitunter Geduld aufbringen.

Über Wochen und Monate sind eine reichliche *Kalorienzufuhr* mit Hilfe einer vorverdauten Diät (Astronautenkost) über eine Magensonde oder auch eine Ernährung über den Blutweg (parenteral) wichtige Schritte; ein weiterer ist die Gabe von *Medikamenten* wie →Kortison, Immunsuppressiva (Azathioprin u. a.), die den Entzündungsprozeß bekämpfen oder unterdrücken helfen. Verbackene Darmschlingen, die sich durch Fistelgänge miteinander verbinden können, sowie Abszesse und Fisteln am After erfordern die Hilfe des *Chirurgen*.

Der Behandlungsplan muß unverzagt und beharrlich durchgeführt werden, nicht zuletzt auch wegen der Gefahr einer bösartigen Darmerkrankung im späteren Leben.

So langwierig und zeitweise auch bedrohlich der Krankheitsverlauf im Einzelfall sein kann – insgesamt haben sich heute die Heilungsaussichten für viele Crohn-Patienten deutlich verbessert.

Croup
→Krupp.

CRP (C-reaktives Protein)
Ein Eiweißkörper, der vor allem bei akuter →Entzündung im Blut vermehrt auftritt.

Cystische Fibrose
Eigentlich „Cystische Pankreasfibrose", abgekürzt CF →Mukoviszidose.

D

Darmprolaps (Darmvorfall)

Genauer gesagt handelt es sich um den Vorfall des *Mastdarms* (Enddarm, Rektum). Bei Neugeborenen mit →Mukoviszidose und bei Kleinkindern (meist ebenfalls mit Mukoviszidose), deren Beckenbodenmuskulatur und -bindegewebe schlaff ist, wölbt sich gelegentlich durch Pressen z. B. während des Stuhlgangs der Mastdarm wie ein umgestülpter Handschuhfinger durch den After nach außen. Ein solcher Darmvorfall muß nicht sonderlich weh tun. Um die Durchblutung der Darmwand nicht zu gefährden, sollte das vorgefallene Stück Darm bald wieder zurückgeschoben werden. Dies gelingt z. B. mit einem frisch gebügelten Taschentuch oder besser einem Mulltupfer, den man mit Salbe bestreicht und um den vorgefallenen Darm hüllt, wobei das Kind nach Möglichkeit eine Knie-Ellenbogen-Lage einnimmt. So läßt sich mit Fingern und Daumen der Darm zart und vorsichtig, aber zielstrebig wieder durch den After ganz zurückschieben. Rückfälle sind bei Kleinkindern möglich. Kinderarzt oder Chirurg beraten die Eltern wegen konservativer Behandlungsmöglichkeiten. In hartnäckigen Fällen hilft eine kleine Operation.

Darmvorfall

Darmverschluß (Fachwort „Ileus")

Dabei ist die Durchgängigkeit des Darmes entweder von innen durch Einstülpung oder durch Knick oder Druck von außen behindert; auch eine *Lähmung* des Darms führt zum Ileus, etwa infolge einer →Bauchfellentzündung. Mit einer *vorübergehenden* Darmlähmung ist nach jeder Bauchoperation zu rechnen.

Beim Darmverschluß werden Stuhl und Winde verhalten; deshalb die Frage des Arztes nach dem letzten Stuhlgang oder Stuhl in der Windel. Es bestehen →Bauchschmerzen; oft auch Erbrechen und Blähbauch.

Essen und Trinken müssen beim Darmverschluß unterbleiben. Die Kinder bekommen die notwendige Flüssigkeit, Salze und Traubenzucker mit Hilfe eines Dauertropfes (Infusion) in die Blutbahn. Schon bei beginnendem Darmverschluß wird meist der Chirurg hinzugezogen. Stellt sich ein faßbares Hindernis als Ursache für den Darmverschluß heraus, muß rasch operiert werden. Das gilt unter Umständen auch, um die Ursache für einen ungeklärten Darmverschluß herauszufinden (→Probelaparotomie).

Essen und
Trinken müssen
unterbleiben

rasch operieren

Daumenlutschen

Das Lutschen am Daumen oder an den Fingern, am Schnuller oder an der Bettdecke ist eine häufige und *natürliche Angewohnheit* in den ersten beiden Lebensjahren; es bedeutet Lustgewinn, beruhigt und tröstet. Bei der Wahl des Schnullers sollte man die vom Kieferorthopäden empfohlenen nehmen.

Die Frage, ob Daumenlutschen oder Schnuller zu bevorzugen ist, darf jede Familie für sich selbst entscheiden. Für die Entstehung späterer Zahnfehlstellungen und Kieferverformungen spielen erbliche Einflüsse wohl eine größere Rolle als das Daumenlutschen, zumindest solange diese Angewohnheit nicht wesentlich über das 2. oder 3. Lebensjahr hinaus bestehenbleibt.

Die meisten Kinder gewöhnen sich das Daumenlutschen spätestens im Lauf des 3. Lebensjahres wieder ab. Auch eine „Lutschwarze" am Daumenrücken verschwindet dann wieder. Der Schnuller läßt sich meist leichter abgewöhnen als der Daumen. Das Daumenlutschen durch Handschuh, Festbinden oder ein schlecht schmeckendes Mittel abzugewöhnen ist kaum hilfreich oder erfolgversprechend. Besser ist es, wenn man den Daumen *nach* dem Einschlafen behutsam aus dem Mund zieht.

Problematisch wird das Daumenlutschen allenfalls vom 4. oder 5. Lebensjahr an. Möglicherweise wird von diesem Alter an aus der natürlichen Befriedigung eine *Ersatzbefriedigung.* Eltern sollten eine solche Situation mit ihrem Kinderarzt, einem Arzt für Kinder- und Jugendpsychiatrie oder Psychologen besprechen. Belohnende Maßnahmen und eigene Einsicht des Kindes sind für das Abgewöhnen auf jeden Fall hilfreicher als Strafen.

Dehydrierung (oder Dehydratation)

bezeichnet die *Austrocknung* des Körpers, die durch Flüssigkeitsverlust beim Säugling und jungen Kleinkind besonders rasch und bedrohlich eintritt; etwa als Folge eines Brechdurchfalls (→Exsikkose).

Dellwarzen (Fachwort „Mollusca contagiosa")

Gutartige Knötchen, die einzeln oder in Gruppen auf der Haut fast aller Körperstellen vorkommen können, z. B. in der Nähe der Leistenbeuge. Sie sind so groß wie ein Stecknadelkopf oder eine kleine Linse und in der Mitte *eingedellt.* Sie verursachen keine Beschwerden nennenswerter Art. Sie kommen fast nur im Kindesalter vor und entstehen durch →Viren. Vor allem Kinder mit Ekzem (Neurodermitis) und Abwehrmangel leiden darunter (Bild 7).

Um Dellwarzen zu entfernen, muß jede einzeln mit einer Pinzette ausgedrückt oder mit einem scharfen Löffel ausgeschabt werden. Anschließend wird die Stelle mit einem Desinfektionsmittel abgetupft. Falls Dutzende von Dellwarzen entfernt werden sollen, ist für das Kind eine kurze Narkose in Betracht zu ziehen.

Depression

bedeutet *seelisches Niedergedrücktsein* und zwar *in krankhaftem Ausmaß.* Traurigkeit oder tränenreiche Stimmung nach einer Enttäuschung oder einem Fehlschlag sind, auch wenn sie Stunden oder Tage dauern, in diesem Sinne noch nicht Ausdruck einer Depression. Nur wenn ein solches Stimmungstief ohne ersichtlichen Anlaß, ohne unmittelbar einfühlbare Erklärung und auffallend lange oder häufig auftritt, womöglich noch begleitet von gestörtem Eßverhalten oder anderen Verhaltensauffälligkeiten, erhebt sich die Frage, ob eine ernstere seelische Störung vorliegt (→Angst).

Ursachen: Auslösende Umstände oder Ereignisse werden meist erst in längeren Gesprächen oder durch elterliches Nachdenken erkannt: Zerbrechen einer Freundschaft, Verlust eines Angehörigen oder des Lieblingstiers. Auch Zwist und Unstimmigkeiten zwischen den Eltern kommen in Betracht.

Symptome: Scheinbar grundloses Weinen ohne ersichtlichen Anlaß; gedrückte, traurige Stimmung; Hoffnungslosigkeit und Sich-unglücklich-Fühlen aus nichtigem Grund; ferner Reizbarkeit, Konzentrationsschwäche, Nachlassen in den Schulleistungen. Auch Schlafstörungen, Appetitverlust, Verstopfung und aufmüpfiges Verhalten können eine Depression begleiten.

Was ist zu tun? Einfühlende Gespräche zwischen einem Elternteil – oder beiden Eltern – und dem Kind oder Jugendlichen sind ein erster wichtiger Schritt; aber gerade der ist im Pubertätsalter mitunter besonders schwierig. Jüngere Kinder fühlen sich manchmal für Dinge verantwortlich, für die sie nichts können: Ein Elternteil erkrankt zum Beispiel – und das Kind meint, wegen seines eigenen Verhaltens schuld daran zu sein.

Hält die depressive Stimmung über Wochen hin an oder verschlimmert sie sich gar, wendet man sich an die Ärztin oder den Arzt für Kinder- und Jugendpsychiatrie.

Desinfektion

Bei einer Desinfektion wird ein Stück Haut so gereinigt, daß z. B. durch den Einstich zur Blutentnahme oder zum Anlegen einer Dauertropfinfusion keine Krankheitserreger eindringen können. Desinfektion bedeutet ferner, die eigenen Hände oder diverse Gegenstände so zu reinigen, daß eine →Ansteckung (Infektion) durch Berühren vermieden wird.

Zur Desinfektion nimmt man ein Alkoholpräparat, in bestimmten Fällen auch ein Jodpräparat (braune Desinfektionslösung).

Im Umgang mit Neugeborenen, vor allem mit Frühgeborenen im →Brutkasten, ist die *Händedesinfektion* mit Abstand die wichtigste Desinfektionsmaßnahme; dabei müssen Ringe und anderer Schmuck abgelegt sowie auch die Fingerzwischenräume und Fingerkuppen mit eingerieben werden. Die Pflege von Kindern mit →Abwehrschwäche erfordert unter Umständen zusätzlich *Schutzkittel* und *Mundschutz.*

Die Desinfektion braucht immer Zeit: Das Desinfektionsmittel muß 30 bis 60 Sekunden auf die Haut einwirken, bis sie desinfiziert ist.

Eine Steigerung von Desinfektion ist *Sterilisation.* Wenn ein chirurgisches Instrument oder ein Katheter *steril* sind, heißt das, sie sind absolut keimfrei. Haut und Hände allerdings lassen sich nicht sterilisieren, sondern nur desinfizieren; deshalb die sterilen Handschuhe des Chirurgen.

Diabetes insipidus

Eine sehr seltene Krankheit, die entweder angeboren oder durch einen Tumor erworben auftritt. Das betroffene Kind scheidet große Harnmengen aus, was ständig übermäßigen Durst nach sich zieht. Der Urin ist wasserhell, weil nicht genügend konzentriert, sein spezifisches Gewicht ist fast so niedrig wie das von reinem Wasser.

Ursachen: Es gibt zwei ganz verschiedene Formen von Diabetes insipidus:

zentrale Form a) Bei der *zentralen Form* fehlt das normalerweise vom hinteren Teil der Hirnanhangsdrüse (Hypophyse) gebildete „antidiuretische Hormon" (ADH), entweder als Folge einer Entzündung oder eines →Schädel-Hirn-Traumas oder eines bis dahin oft noch unerkannten →Tumors; ganz selten auch als Erbkrankheit ohne die genannten Auslöser.

Das fehlende →Hormon gibt es als Medikament (Adiuretin, Vasopressin); für eine Daueranwendung läßt es sich als Nasenspray oder in Tablettenform verabreichen.

renale Form b) Bei der *renalen Form* ist im Körper von diesem Hormon (ADH) genug vorhanden, aber die Nieren sprechen nur unvollständig oder gar nicht darauf an; dementsprechend tritt die Krankheit milde oder schwerer ausgeprägt auf. Sie ist überwiegend vererbt und betrifft dann meistens Jungen. Sie macht sich im Säuglingsalter durch mehrdeutige **Symptome** bemerkbar, insbesondere wenn von Muttermilch auf eine eiweiß- und salzhaltigere Ernährung umgestellt wird: Fieberschübe, Trinkunlust, Erbrechen, Verstopfung, Austrocknung, schlechtes Gedeihen. Die Symptome können sich krisenhaft zuspitzen. Das gesteigerte Durstgefühl macht sich erst jenseits des Säuglingsalters richtig bemerkbar.

Behandlung Die Behandlung und Betreuung dieser Kinder ist nicht einfach: Sie müssen vor allem tags und nachts genug zu trinken bekommen; andernfalls entgleist

genug trinken der Salzhaushalt (Elektrolyte), indem die Natrium-Konzentration im Blut zu stark ansteigt. Die Kost muß eiweiß- und salzarm sein. Bei einem Teil der Betroffenen kann man mit Hilfe von Medikamenten auf die Nieren so einwirken, daß der Salzhaushalt auch unter nicht mehr ganz so riesigen Trinkmengen im Gleichgewicht bleibt.

Diabetes mellitus

Oft auch verkürzt „Diabetes" genannt; →Zuckerkrankheit.

Dialyse (Blutwäsche bei →Nierenversagen)

Es gibt verschiedene Formen der Dialyse.

Hämodialyse a) Die Hämodialyse (künstliche Niere):

Die Vorbereitung braucht einige Zeit: Der Chirurg schafft einen Zugang zum Gefäßsystem, indem er am linken Unterarm (beim Rechtshänder) eine Arterie (Schlagader) mit einer Vene (Blutader) kurzschließt.

Kinder und Jugendliche, deren Nieren nicht mehr arbeiten, müssen wöchentlich dreimal für vier bis fünf Stunden an die künstliche Niere angeschlossen werden, dazwischen führen sie ein weitgehend normales Leben; sie müssen aber auf die tägliche Trinkmenge und Kaliumzufuhr in der Nahrung achten und ihr Durstgefühl bezähmen lernen.

b) Die Peritonealdialyse:

Hierbei wird das Bauchfell (Peritoneum) mit seiner stattlichen Oberfläche benutzt. Mit einem durch die Bauchdecken geführten Katheter wird eine wäßrige Lösung, die nur das enthält, was der Körper behalten soll (z. B. Traubenzucker, Salze) in die Bauchhöhle gebracht; daraufhin treten die harnpflichtigen Schlackenstoffe aus dem Blut über das Bauchfell in diese Lösung (Dialysat), so daß sie nach einigen Stunden Verweildauer wieder aus der Bauchhöhle abgelassen wird. Nachteilig ist die *Infektionsgefahr*: →Bakterien oder Pilze können dabei eindringen und zur →Bauchfellentzündung führen.

Peritonealdialyse

Infektionsgefahr

Vervollkommnet wurde dieses Verfahren als kontinuierliche ambulante Peritonealdialyse, englisch abgekürzt CAPD: Das ist ein geschlossenes System mit einem Verweilkatheter in der Bauchhöhle und einem auswechselbaren sterilen Plastikbeutel; aus diesem fließt frische Lösung in die Bauchhöhle. Der leere Beutel wird unter der Kleidung getragen. Nach vier bis sechs Stunden fließt die gebrauchte Lösung in den Beutel zurück, der dann ausgewechselt wird. Eine angenehme Alternative ist die Peritonealdialyse nur in der Nacht und zwar mit Hilfe eines programmierten Apparates, wodurch die Kinder tagsüber ihren Pflichten und Freuden nachgehen können.

CAPD

Angestrebt wird heutzutage, daß die Behandlung des chronischen Nierenversagens mit Dialyse – auch wenn sie mehrere Jahre dauert – nur eine Überbrückung darstellt und für möglichst viele Patienten durch eine →Nierentransplantation abgelöst wird.

nur eine Überbrückung

Es gibt eine *Selbsthilfegruppe* für chronisch nierenkranke Kinder (siehe Anhang).

Diarrhoe

bedeutet wörtlich „Durchfluß": der Stuhlgang erfolgt häufiger als normal, die Beschaffenheit der Stühle ist breiig oder dünnflüssig (→Durchfall).

häufiger, dünner Stuhlgang

Vollgestillte Säuglinge entleeren mitunter mehrmals täglich dünnflüssige hellgelbe Stühle; dies hat nichts mit Diarrhoe zu tun, sondern ist ebenso normal und harmlos wie mehrtägige Stuhlpausen bei solchen Kindern.

Diät (ursprüngliche Bedeutung: „Lebensweise")

Diät ist im engeren Sinn jede vom Arzt verordnete Kost zur Behandlung einer Krankheit oder zur Unterstützung der Heilung, gelegentlich auch zur Vorbeugung. Beispiele sind die Diät bei →Zuckerkrankheit, der Nahrungsaufbau bei →Durchfall, die cholesterinarme Ernährung bei familiärer Fettstoffwechselstörung.

Kost zur Unterstützung der Heilung

Einen noch höheren Stellenwert, nämlich den der einzig möglichen Therapie, hat die Diät bei angeborenen →Stoffwechselkrankheiten im Abbau bestimmter Eiweißbausteine (Aminosäuren) wie →Phenylketonurie und →Ahornsirupkrankheit; das gilt auch für angeborene Störungen im Stoffwechsel des Milchzuckers (→Galaktosämie) und für eine →Speicherkrankheit wie die →Glykogenose.

Differentialblutbild/Differentialausstrich

gehört zum Blutbild: Ein Tropfen →Blut wird auf einem rechteckigen Objektträger aus Glas zu einem dünnen Blutfilm *ausgestrichen*, getrocknet und gefärbt. Danach lassen sich die verschiedenen Arten weißer Blutzellen (Leukozyten) im Mikroskop unterscheiden („differenzieren") und prozentual auszählen. Dabei läßt sich auch das Aussehen der roten Blutzellen und der Blutplättchen beurteilen.

Diphtherie

Infektionskrankheit Eine ernst zu nehmende Infektionskrankheit durch →Bakterien, die *durch Impfungen vermeidbar geworden* ist. Die Diphtherie-Impfung ist gut verträglich. Der Schutz wird üblicherweise im Rahmen der Mehrfachimpfungen erreicht (→Impfungen).

Todesfälle nur bei ungeimpften Kindern Die Ansteckung erfolgt meist über Tröpfchen. Die Diphtherie spielt sich vorwiegend im Rachen an den Mandeln, in der Nase, am Kehlkopf, in der Luftröhre und im weiteren Verlauf am Herzmuskel ab. Erkrankungs- und Todesfälle gibt es so gut wie nur bei ungeimpften Kindern. Bei der *Behandlung* steht Pferdeserum, das von diphtheriekranken Tieren gewonnen wird, auch heute noch an erster Stelle; rechtzeitig eingesetzt, macht es durch →Antikörper das Gift (Toxin) der Diphtheriebakterien unschädlich.

Disruption

gestörte normale Entwicklung bedeutet in der vorgeburtlichen Entwicklung eines Kindes, daß ein Körperteil, der von der befruchteten Eizelle her ursprünglich richtig angelegt war, durch ein Ereignis in der Schwangerschaft in seiner normalen Entwicklung gestört wurde, so daß nachträglich ein fehlgebildeter Körperteil entsteht.

Dornwarzen (Fachwort „Verrucae plantares")

Fußsohle Warzen an der *Fußsohle*, die durch das Körpergewicht wie ein *Dorn* in die Tiefe gedrückt werden. Der Erreger ist eines der für Menschen ansteckenden Warzen-→Viren, das man sich barfuß holt. Lästig und schmerzhaft ist vor allem die verdickte Hornhaut an dieser Stelle. Anders als Hühneraugen, die dort entstehen, wo das Schuhwerk drückt, haben Dornwarzen einen meist sichtbaren schwarzen Punkt in der Mitte.

Die **Behandlung** erfordert Geduld. Sie hat vor allem zum Ziel, die Hornhautschwiele aufzulösen und zu entfernen: mit Salicylsäure getränktes Pflaster, hornhautlösende Salbe oder Tinktur, die durch Sticheln ihre Wirkung entfaltet; ergänzt durch ein örtlich angewandtes Mittel gegen Viren. In hartnäckigen Fällen hilft der Hautarzt, falls nötig, mit einer Ausschabung.

Down-Syndrom

Ein von dem Londoner Arzt John L.H. Down im 19. Jahrhundert entdecktes Krankheitsbild, das angeboren ist und auf einer →Chromosomen-Aberration beruht; eine gebräuchliche, aber unglückliche Bezeichnung dafür ist
Trisomie 21 auch →„Mongolismus" (→Trisomie 21).

Dreitagefieber (Fachwort „Exanthema subitum")
gehört zu den ansteckenden →*Kinderkrankheiten*, tritt meist von der Mitte
des Säuglingsalters bis zum Beginn des 3. Lebensjahres auf, und zwar eher
einzeln als gehäuft. Der Erreger gehört zu den →Viren der Herpesgruppe.
Die →Inkubationszeit liegt zwischen ein und gut zwei Wochen.

Symptome: Das Dreitagefieber beginnt plötzlich und heftig mit hohem
Fieber um 40° C und höher; manchmal sogar mit einem →Fieberkrampf.
Begleitender Schnupfen oder Husten sind allenfalls milde ausgeprägt. Bei
Säuglingen treten auch etwas dünnere Stühle auf sowie Erbrechen. Das
→Fieber hält drei Tage an; anschließend fällt es rasch ab. Zu diesem Zeit-
punkt – das ist kennzeichnend – tritt ein Ausschlag auf: kleine blaßrote oder
rote Flecken, vor allem am Rumpf, die nach einigen Stunden oder wenigen Verlauf ist
Tagen wieder verschwinden. Der Verlauf des Dreitagefiebers ist gutartig. Es gutartig
bleibt nichts zurück.

Was ist zu tun? Eine Behandlung des Erregers gibt es nicht und ist auch Was ist zu tun?
nicht nötig. Die Behandlung des Fiebers ist weitgehend eine Ermessensfrage: Sinnvoll ist sie, wenn die Kinder vor Fieber nicht einschlafen können
und unruhig sind. Säuglinge und Kleinkinder vertragen aber Fieber, auch
hohes, oft besser, als viele Eltern und manche Ärzte vermuten. Die Patienten sollten nur *reichlich trinken*, während sie fiebern. Ein Kind, von reichlich trinken
dem man aus der Vorgeschichte weiß, daß es zu Fieberkrämpfen neigt, er-
hält ein Fiebermittel (Ibuprofen, Paracetamol) oder ein Medikament gegen
Krampfanfälle.

Drogenmißbrauch

Ein zunehmendes Problem unserer Gesellschaft; gerade Jugendliche sind
betroffen. Begünstigend wirken schlechte Vorbilder: deren Umgang mit
Tabletten, mit Alkohol und Nikotin (→Alkoholmißbrauch, →Rauchen). Das
→Schnüffeln von Klebstoffen, Farbverdünnern oder Benzin kann zur Sucht Schnüffelsucht
werden.

Hinzu kommt speziell bei Kindern und Jugendlichen die *Neugier*, etwas
auszuprobieren; ferner der Einfluß von Mitschülern, Freunden, der zugehörigen Clique sowie schließlich der örtlichen Drogenszene: Marihuana,
Ecstasy, Amphetamin, Heroin und Kokain werden geraucht, geschnüffelt,
geschluckt oder gespritzt (Gefahr von →AIDS und →Hepatitis B/C durch
Benutzung gemeinsamer Spritzbestecke!).

Drogenmißbrauch steht bei einem Jugendlichen jedoch meist nicht am
Anfang einer ungünstigen Entwicklung. Ursachen sind vielmehr häufig Ursachen sind
Konflikte, Spannungen in der Familie, in der Schule, im Freundeskreis. oft Konflikte
Wer das rechtzeitig erkennt, für den ergeben sich auch Ansätze zur **Vorbeu-**
gung, die jede Familie auch unabhängig von staatlichen Maßnahmen ergrei- Vorbeugung
fen kann: Es geht um stabile zwischenmenschliche Beziehungen, die gegenseitiges Vertrauen und Verständnis für jede Altersstufe gewährleisten, um
zuverlässige Freunde, eine Schule, die weder über- noch unterfordert, um
Sport und vielseitige Hobbys, für die man bei Jugendlichen Begeisterung
wecken muß.

Drogenmißbrauch im Familien- oder Freundeskreis oder in der Schule zu
erkennen kann für unvorbereitete Eltern schwierig sein. Fehlendes Vertrauen innerhalb der Familie und das Verheimlichen wirken sich erschwe-

rend aus. **Symptome** wie Sichzurückziehen, auffällige Änderung von Gewohnheiten, Leistungsknick in der Schule sind im Jugendalter *mehrdeutig*; Verlust von Kritikfähigkeit, überraschende Geldnöte und unerwartete Schwierigkeiten, den Alltag mit seinen Problemen zu bewältigen, sind eindeutigere Hinweise. *Drogenberatungsstellen* stehen auch Eltern offen.

ärztliche Behandlung
Die ärztliche **Behandlung** eines Drogenabhängigen ist langwierig; sie erfordert viel Geduld und Einsicht von allen Beteiligten. Die Verbindung zu einem engagierten und erfahrenen Sozialarbeiter kann eine entscheidende Hilfe für den Betroffenen bedeuten. Im übrigen ist der Arzt für Kinder- und Jugendpsychiatrie meist derjenige, der die Behandlung verantwortet und die Weichen stellt.

Ductus Botalli (nach dem italienischen Entdecker Leonardo Botallo)
Ein kurzes Stück Schlagader (Arterie), das die Lungenarterie mit der Körperarterie verbindet, aber nur vom Fetus bis zur Geburt gebraucht wird. Denn während der Fetalzeit bekommt das Kind seinen Sauerstoff über die →Plazenta von der Mutter; deshalb sind die Lungen noch nicht entfaltet. Sie werden zwar mit Blut versorgt, damit sie wachsen können. Der eigene Lungenkreislauf wird aber noch kaum beansprucht (→Blutkreislauf). Die Umgehung der Lungen besorgt der Ductus Botalli.

Umgehung der Lungen
Nach der Geburt übernehmen die Lungen die Atemfunktion, also die Sauerstoffaufnahme. Von diesem Zeitpunkt an benutzt das Blut den Lungenkreislauf in vollem Umfang. Der deshalb nicht mehr gebrauchte Ductus verschließt sich meist am 1. Lebenstag und verkümmert zu einem bindegewebigen Strang.

veränderte Druck- verhältnisse
Dieser sinnvolle Vorgang verzögert sich nun bei vielen Frühgeborenen und manchen Reifgeborenen, oder er bleibt ganz aus. Infolge der veränderten Druckverhältnisse im Blutkreislauf nach der Geburt wird dann der Ductus in umgekehrter Richtung vom Blut durchströmt. Das bedeutet für den Lungenkreislauf, eine zusätzliche Blutmenge bewältigen zu müssen, und für die rechte Herzkammer, gegen mehr Druck anarbeiten zu müssen. Ein Teil der Kinder verkraftet diese Aufgabe eine Zeitlang, ohne daran krank zu werden. Bei anderen sind Herz und Lungenkreislauf bald überfordert: Vor allem sehr unreife Frühgeborene leiden am offen gebliebenen Ductus Botalli.

Symptome: Atemnot und Trinkschwäche sind die Folgen, aber als Symptome mehrdeutig. Das Abhorchen des Herzens und das Röntgenbild geben dem Arzt weitere Hinweise. Eindeutig ist der Befund meist beim Ultraschall (Herzecho, →bildgebende Verfahren).

Was ist zu tun?
Was ist zu tun? Es gibt *Medikamente* (Ibuprofen, Indometacin), die durch Hemmung der Prostaglandinsynthese den Verschluß des Ductus fördern; andernfalls kann der *Herzchirurg* mit einem kleinen Eingriff den offen gebliebenen Ductus durchtrennen, auch schon bei Frühgeborenen.

Daneben gibt es angeborene →Herzfehler, bei denen der offen bleibende Ductus nach der Geburt eine Zeitlang eine lebenswichtige Überbrückung des Kreislaufs darstellt.

Duodenalatresie

bedeutet, daß der *Zwölffingerdarm* (Duodenum) ein Stück weit *nicht durchgängig* (atretisch) ist. Die betroffenen Neugeborenen können nicht ernährt werden; sie müssen erbrechen und bekommen einen aufgetriebenen Leib. Das Röntgenbild ist häufig bereits kennzeichnend. Der Chirurg muß rasch hinzugezogen werden. Er kann das fehlgebildete Darmstück herausschneiden und die entstandenen Endstücke zusammenfügen. Dadurch ist diesen Kindern geholfen.

rasche
Operation nötig

Duodenalstenose

Eine angeborene *Verengung des Zwölffingerdarms* (Duodenum); sie kommt etwas häufiger vor als die →Duodenalatresie. Entweder ist die Darmlichtung selbst zu eng, oder sie wird von außen eingeengt, z. B. durch eine fehlgebildete Bauchspeicheldrüse. Die Symptome sind ähnlich wie bei der Duodenalatresie. Die chirurgische Operation schafft Abhilfe.

Verengung des
Zwölffinger-
darms

Durchfall (Fachwort „Diarrhoe")

Symptome: Zu häufiger Stuhlgang *und* zu dünne Stühle kennzeichnen einen Durchfall. Die Beschaffenheit der Stühle kann von breiig über dickflüssig bis wässerig (reiswasserartig) reichen; sie können zerhackt, flockig, schleimig oder grünlich aussehen, mit oder ohne Blutbeimengung (→blutige Stühle).

Die Beschaffenheit der Stühle eines *vollgestillten Säuglings* erinnert den Unerfahrenen mitunter an Durchfall; hierbei handelt es sich jedoch um normale flüssige „Muttermilchstühle", die spritzend entleert werden, aromatisch riechen und nichts Krankhaftes bedeuten.

Begleitsymptome eines Durchfalls sind bisweilen →Fieber und schlechter Appetit. Besteht gleichzeitig Erbrechen, spricht man von →Brechdurchfall (Gastroenteritis). Der in der Windel sichtbare „Wasserhof" um den Stuhl herum zeigt den *Flüssigkeitsverlust*, der mit Durchfällen einhergeht und der um so alarmierender ist, je jünger das Kind ist (→Exsikkose). Durchfällige Stühle reizen die Haut im Windelbereich und führen dort leicht zu Wundsein (→Windeldermatitis).

Begleit-
symptome

Ursachen: Durchfall bei Kindern ist meist Ausdruck und Folge einer *Darmentzündung*; die häufigsten Erreger sind →Viren (z. B. →Rotaviren), →Bakterien kommen deutlich seltener vor (z. B. Campylobacter jejuni, →Salmonellen, Yersinien, bestimmte Coli-Arten). Geht der Durchfall mit blutigen Stühlen einher, so kommen als Erreger vor allem Bakterien in Betracht. Quelle der Ansteckung mit Salmonellen sind in erster Linie Lebensmittel tierischer Herkunft (z. B. Hähnchen). Infektionen von Mensch zu Mensch hingegen sind seltener. Das Trinkwasser wird auf Infektionserreger überwacht.

Quelle der
Ansteckung

Eine in warmen Ländern verbreitete ansteckende Darmentzündung, die hierzulande nur ausnahmsweise vorkommt, ist die *Amöbenruhr* (→Ruhr).

Chronische Darmentzündungen, die nicht ansteckend sind, wie die →Colitis ulcerosa und die →Crohnsche Krankheit, können mit Durchfällen mit und ohne Blutauflagerung einhergehen.

Auch für →*Kuhmilchallergie* und →Kuhmilch-Unverträglichkeit sind Durchfälle kennzeichnend, ebenso für einige seltene →Stoffwechselkrankheiten.

Kuhmilch-
allergie

Nebenwirkung einer Strahlentherapie

Mitunter müssen Durchfälle in Kauf genommen werden als *Nebenwirkung* einer Strahlentherapie oder lebenswichtiger Medikamente, die die Darmschleimhaut vorübergehend schädigen; deren Zellen sind nämlich besonders anfällig, weil sie sich durch rasches Teilen ständig erneuern müssen.

Was ist zu tun?

Was ist zu tun? Die meisten akuten Durchfallerkrankungen, besonders die virusbedingten, heilen von alleine. Das gilt auch für die Mehrzahl der von bakteriellen Erregern verursachten Durchfälle, die ohne →Antibiotika meist sogar rascher ausheilen. Salmonellen-Infektionen sind hier eingeschlossen. Lediglich eine Salmonellen-Infektion, die zu *Typhus* führt, oder eine vergleichbare schwere andere bakterielle Infektion werden mit einem →Antibiotikum behandelt.

Salz- und Wasserverlust überbrücken

Wichtig ist nur, bei allen Durchfällen den *Salz- und Wasserverlust* zu überbrücken und auszugleichen (→Exsikkose). Je jünger das Kind, desto rascher gerät es mit seinem →Salz- und Wasserhaushalt in einen Engpaß, vor allem bei einem →Brechdurchfall.

→Diät unterstützt die Heilung. Sie sollte anfangs fettfrei oder -arm sowie milchzuckerfrei sein.

Ärztliche Hilfe

Ärztliche Hilfe braucht man, wenn
- der Durchfall trotz diätetischer Maßnahmen nicht innerhalb von etwa acht bis zehn Tagen besser wird;
- das Kind zu wenig trinkt, erkennbar am Nachlassen der Urinproduktion (→Exsikkose);
- das Kind krank und elend wirkt oder teilnahmslos wird.

Medikamente, die die Darmtätigkeit dämpfen, um dadurch einen Durchfall zu überwinden, meist *nicht* erforderlich und kaum sinnvoll!

Diät

Diät bei Durchfall

Schwarztee

1. „Teepause" für 12 bis 24 Stunden: verdünnter Schwarztee oder anderer Tee mit Traubenzucker gesüßt (1 bis 2 Teelöffel auf eine Tasse oder 5 bis 10 g auf 100 ml) und einer Prise Salz versehen. Vorsicht: Traubenzucker und Salz dürfen nie verwechselt werden! Käufliche Tabletten/Pulver aus gepreßten Tees, Traubenzucker und Bikarbonat zum Auflösen in Wasser sind sehr geeignet, sicher und bequem. Säuglinge und Kleinkinder mit Durchfall sollten nach Möglichkeit mindestens 150 bis 200 ml Flüssigkeit pro kg Körpergewicht in 24 Stunden zu sich nehmen; bei Brechneigung häufige teelöffelweise Fütterungen. Kontrolle durch tägliches Wiegen. Außerdem auf ausreichende Urinproduktion achten (nasse Windeln!).

Banane

2. Im Anschluß daran wird in einer zweiten Stufe – und zwar zusätzlich zum Tee – je nach Alter folgendes gefüttert: Banane, geschlagen oder in Stücken; Apfel, gerieben oder in Scheiben (auch als Kompott oder Apfelmus); Karottengemüse; Kartoffelbrei ohne oder mit wenig Milch; Salzstangen und Zwieback; Wasserkakao; Hafer- oder Reisschleim kommen ebenfalls in Frage. Säuglinge werden auf dieser zweiten Stufe halb mit Tee, halb mit ihrer gewohnten Anfangs- oder Folgenahrung gefüttert. Gestillte Säuglinge werden am sichersten weitergestillt; auch hier auf Flüssigkeitszufuhr achten (tägliches Wiegen); nötigenfalls durch Tee er-

78

gänzen. In den meisten Fällen gilt: Es gibt bei Durchfall nichts Besseres
als die Milch der eigenen Mutter.

3. In der letzten Stufe werden Säuglinge vorsichtig, Schul- und Kleinkinder
   zügiger wieder auf Normalkost gesetzt. Falls es zum *Rückfall* kommt, Normalkost
   fängt man am besten erneut mit einer „Teepause" an.

Dysmelie

Eine angeborene *Fehlbildung* einer oder mehrerer *Gliedmaßen*, mitunter Fehlbildung von
verstümmelnd. Die bekannteste Ursache war das in der Frühschwanger- Gliedmaßen
schaft eingenommene Thalidomid (Contergan®). Andere Ursachen sind
nach wie vor selten (z. B. Amnionschnürfurche, →Amnion, →Erbkrank-
heiten) oder unbekannt.

E

Echinacin

Ein pflanzliches Mittel zur *Steigerung der Abwehrkräfte*; bei naturheilkundlich eingestellten Kinderärzten und Eltern beliebt und bewährt. Gewonnen wird es aus dem *Sonnenhutkraut*. Es steigert die Zahl der weißen Zellen im Blut und kann Fieber erzeugen. Eingesetzt wird es vor allem bei Kindern, die immer wieder zu Husten, Schnupfen und Nebenhöhlenentzündungen neigen (entweder zum Einnehmen oder als Spritze). Manche Ärzte der Schulmedizin haben Bedenken, mit Echinacin in die Abwehrregulation des Körpers einzugreifen. Sonnenhutkraut

Echinokokken

sind die *Finnen* (Jugendformen, Larven) des Hunde- und Fuchsbandwurms, die, zu winzigen *tierischen* Bandwürmern ausgereift, nur aus drei bis fünf Gliedern bestehen und dabei nur wenige Millimeter groß werden. Endwirt ist immer der Hund oder Fuchs, gelegentlich auch die Katze, Zwischenwirt das Schaf oder ein kleines Nagetier (Feldmaus), ausnahmsweise aber auch der Mensch. In Österreich werden durchschnittlich drei Erkrankungen/ Jahr, vorwiegend bei Erwachsenen, gemeldet. Bandwürmer

Infektionsquelle ist der Tierkot des Endwirts, der die Bandwurmeier enthält. Kinder nehmen gelegentlich beim Spielen mit einem Hund die Eier über den Mund in sich auf. Das gilt auch für das Spielen im Wald an Stellen, an denen ein Fuchs entlanggestrichen ist; die mit bloßem Auge nicht wahrnehmbaren Eier haften am Waldboden, auf Pflanzen und damit auch auf eßbaren Waldfrüchten (Beeren und Pilzen). Im Darm des Menschen schlüpfen aus den Eiern die jungen Echinokokken, die durch die Darmschleimhaut mit dem Blutstrom in die Leber gelangen. Dort vor allem, seltener in anderen Organen, entstehen durch die Echinokokken sichtbare blasige Gebilde (Echinokokkenzysten), die in der Leber Platz wegnehmen. Infektions-
quelle

Symptome: Die Leber erscheint tastbar vergrößert. Der Betroffene bleibt eine Zeitlang beschwerdefrei. Erst im weiteren Verlauf treten Schmerzen im Oberbauch auf oder auch eine Gelbsucht durch Gallestau. In einzelnen Fällen nimmt die Krankheit einen ernsten Verlauf. Mitunter allerdings entdeckt der Arzt die Echinokokkenzysten nur zufällig bei einer Ultraschalluntersuchung des Bauches.

Was ist zu tun? Die Behandlung besteht in der chirurgischen Entfernung der Zysten. Dabei bemüht sich der Chirurg sehr, daß die Zysten während der Operation nicht auslaufen und dadurch in andere Körperteile verschleppt werden oder zu einer allergischen Reaktion führen (→anaphylak- Was ist zu tun?

tischer Schock). Nur in bestimmten Fällen kann man ein *Medikament* gegen Echinokokken einsetzen.

Vorbeugung: Haustiere frei von Bandwürmern halten, ihnen kein finniges Fleisch verfüttern. Beeren aus dem Wald gründlich waschen – 10 Sekunden in 80° C heißem Wasser reichen –, bevor sie gegessen werden. Beeren aus der Zucht sind sicherer. Keine rohen Pilze essen!

Echokardiographie
ist die Untersuchung des Herzen mit Ultraschall (→bildgebende Verfahren, →Herzecho).

Eczema infantum
bedeutet Säuglingsekzem (→Ekzem).

EEG
Abkürzung für Elektroenzephalogramm (→Hirnstromkurve, →Krampfanfälle).

Ehescheidung
enorme Belastung

Ehekrisen und Scheidung belasten Kinder enorm. Eltern können ihren Kindern in dieser Situation meist nur schwer helfen, weil sie mit ihren eigenen Gefühlen selbst zu sehr in die Krise verwickelt sind.

Die meisten Kinder wünschen sich oder hoffen wohl insgeheim, daß die Eltern zusammenbleiben.

Beziehungen zu den eigenen Kindern aufrechterhalten

In der Regel sollte auch der sich trennende Elternteil seine Beziehungen zu den eigenen Kindern aufrechterhalten. Auch wer als *Ehepartner* ungeeignet sein mag, kann sehr wohl eine gute *Mutter* oder ein guter *Vater* sein!

Was ist zu tun?

Was ist zu tun? Kinder im *Vorschulalter* denken gelegentlich, daß ihr Verhalten zur Scheidung beigetragen hat. Sie davon zu überzeugen, daß dem natürlich nicht so ist, ist sehr wichtig.

Kinder im *Schulalter* machen sich nicht selten große Sorgen um den abwesenden Elternteil. Hier helfen Telefongespräche oder Briefe.

Mit zunehmendem Alter ergreifen viele Kinder mehr und mehr Partei für einen der beiden Elternteile. Dies kann erhebliche Probleme mit sich bringen. Jedes Elternteil sollte der Versuchung widerstehen, die Kinder zu deutlich auf seine Seite zu ziehen und damit vom anderen Elternteil wegzubringen. Ganz schlecht ist es aus kinderärztlicher Sicht, wenn in Trennung lebende oder getrennte Eltern sich gegenseitig so tief zu verletzen versuchen, daß die Kinder zum Spielball ihrer Rachegefühle werden.

Der *Jugendliche* braucht Raum für seine Beziehungen zu jedem Elternteil. Unter Umständen ist die Hilfe eines Kinder- und Jugendpsychiaters erforderlich.

Eichelhautentzündung
ist eine Entzündung des Vorhautsacks, in den die Eichel eingebettet ist; →Balanitis.

Eifersucht

unter Geschwistern (Geschwisterrivalität) ist bis zu einem gewissen Grad etwas Natürliches. Sie fängt an, wenn das Erstgeborene nach Ankunft des zweiten Kindes sich mit dessen Existenz in der Familie auseinandersetzen und sich daran gewöhnen muß. Nur gelegentlich nimmt die Eifersucht ein solches Ausmaß an, daß die Hilfe eines Kinder- und Jugendpsychiaters oder Psychologen in Anspruch genommen werden muß. Eltern können sehr hilfreich sein, wenn sie bewußt zwischen eifersüchtigen Geschwistern ausgleichen und alles vermeiden, was die Eifersucht steigert.

Die Psychoanalytik hat darauf aufmerksam gemacht, daß viele Menschen sich in ihrer frühen Kindheit eine Zeitlang zum gegengeschlechtlichen Elternteil besonders hingezogen fühlen und während dieser *„ödipalen Phase"* gegenüber dem anderen Elternteil etwas auf Distanz gehen und eifersüchtige Gefühle entwickeln können.

Einkoten (Fachwort „Enkopresis")

In leichterer Form auch „Stuhlschmieren" genannt. Es kommt insgesamt seltener vor als das →Einnässen. Im allgemeinen spricht man erst von Einkoten, wenn die Kinder vier Jahre oder älter sind; Jungen sind häufiger betroffen. Für die Beurteilung durch den Arzt ist es wichtig zu wissen, ob das einkotende Kind früher schon eine Zeitlang eindeutig sauber war oder ob das normale Einkoten der ersten zwei bis drei Lebensjahre über diesen Zeitraum hinaus ohne Unterbrechung fortgesetzt wurde.

Ursachen: Einkoten oder Stuhlschmieren kann Zeichen einer angeborenen oder erworbenen Krankheit des Enddarms sein (→Hirschsprungsche Krankheit) oder aber auch Ausdruck einer seelischen Störung. Wenn der Enddarm sich nie vollständig entleert, sondern sich frischer Stuhl an alten Kotballen vorbei nach außen drängt, spricht man von Überlauf-Stuhlschmieren oder -Einkoten.

Was ist zu tun? Die Erkennung der Diagnose und die Aufklärung der Zusammenhänge erfordert meist den spezialisierten Kinderarzt (Gastroenterologe) und den Kinder- und Jugendpsychiater; zu den Untersuchungen sollten Eltern und Kind Zeit und Geduld mitbringen.

Liegt eine seelische Störung als Grund für das Einkoten vor, ist mitunter die Aufnahme in einer Kinderklinik erforderlich, wo erfahrene Betreuer mit dem Kind den täglichen Stuhlgang einüben (Stuhltraining) und Erfolge des Kindes dann belohnen (→Verhaltenstherapie); darüber hinaus werden gelegentlich Formen der Spieltherapie angewandt, bei älteren Kindern auch die Methode der Gesprächstherapie.

Einnässen (Fachwort „Enuresis")

Man unterscheidet „Enuresis nocturna", also nächtliches Einnässen (Bettnässen), und „Enuresis nocturna et diurna" (Einnässen tags- und nachtsüber).

Die Kontrolle über seine Harnblase gewinnt das Kind erst durch Reifung des Nervensystems; vorher kann es nicht vollständig trocken sein. Der Zeit- punkt des Trockenwerdens ist von Kind zu Kind sehr verschieden: Manche sind mit zwei Jahren trocken, die meisten erst in den beiden folgenden Jahren. Mit fünf Jahren nässen noch rund zehn Prozent aller gesunden Kinder *nachts* ein; im Alter zwischen zehn und 14 Jahren noch ein bis zwei Prozent. Ist ein Kind hin und wieder nachts trocken, zeigt sich dadurch häufig bereits das allmähliche Trockenwerden an.

Das nächtliche Einnässen

1. **Das nächtliche Einnässen:** Die zur Gruppe der nächtlichen Bettnässer gehörenden Kinder waren zuvor nachts nie trocken („primäre Enuretiker"): Sie werden vom eigenen Harndrang und auch anschließend vom nassen Bett nicht wach; sie entleeren nachts ihre pralle Harnblase vollständig ins Bett. Sie lassen sich nachts auch von den Eltern nur schwer aufwecken. Sie sind tagsüber trocken und entleeren ihre Blase zügig, in normalem Strahl und normaler Häufigkeit. Mitunter findet sich jemand in der Verwandtschaft, der als Kind ebenfalls nachts eingenäßt hat.

Wenn sich ein Kind wegen seines Einnässens im Schulalter geniert oder wenn es daheim deswegen Vorwürfe zu hören bekommt, kann das Einnässen *nachträglich* zu einem seelischen Problem werden. Ein Kind näßt fast nie mutwillig ein!

Was ist zu tun?

Was ist zu tun? Eltern sollten möglichst wenig Aufhebens vom Einnässen machen. Jede trockene Nacht sollte *gelobt* werden; mitunter hilft ein Kalender zum Eintragen von „Sonne" oder „Regenwolken", je nach Erfolg oder Mißerfolg. Das abendliche Trinkverbot ist keine Hilfe. Das Kind im Halbschlaf auf die Toilette zu setzen, bevor die Eltern zu Bett gehen, nützt nur bei einigen Kindern. Die Zeit des Älterwerdens arbeitet jedenfalls für diese Kinder.

bei Erfolg loben!

zu Beginn des Schulalters

Falls hartnäckiges Bettnässen jedoch zu Beginn des Schulalters oder später für das Kind zum Problem wird, berät man sich mit seinem Kinderarzt (Nephrologen, Urologen). Er wird das Kind meistens gründlich untersuchen, um sicherzustellen, daß keine besondere Ursache für das Einnässen vorliegt; dabei wird u. a. der Bauch mit Ultraschall untersucht (→bildgebende Verfahren). In den allermeisten Fällen zeigt es sich, daß die nur nachts einnässenden Kinder organisch gesund sind. Im ärztlichen Gespräch wird versucht, das Selbstvertrauen des Kindes zu stärken.

Selbstvertrauen stärken

Darüber hinaus kann mit Hilfe akustischer oder optischer Geräte eine aktive Entspannung des Beckenbodens und der Blasenauslaßregion die Blasenentleerung geübt werden (Biofeedback-Training). Eine ebenfalls unterstützende verhaltenstherapeutische Maßnahme ist die sogenannte „Klingelhose". Diese wird nachts angelegt und weckt das Kind durch lauten Ton, sobald die ersten Urintropfen abgehen. Die Behandlung dauert mehrere Wochen. Sie ist bei der Mehrzahl der Kinder erfolgreich; ein kleiner Teil wird später allerdings rückfällig. Medikamentös wendet man v. a. *Vasopressin* an, das abends als Nasenspray verabreicht wird; dies ist ein Hormon der Hirnanhangsdrüse. Es fehlt beim zentralen →Diabetes insipidus. Bettnässer bilden offenbar während der Nacht zu wenig davon, mit der Folge, daß nachts viel mehr Urin produziert wird, als die Blase in dieser Zeit fassen kann. Die Mehrzahl der Kinder spricht innerhalb von Tagen auf dieses Medikament an; aber auch hier wird ein Teil später wieder rückfällig. Beim Auftreten des Einnässens in der Einschlafphase kann auch die Gabe von Anticholinergika (z. B. Oxybutynin) helfen.

verhaltenstherapeutische Maßnahme

Medikament

2. **Einnässen tags und nachts:** Kinder, die tags *und* nachts feucht oder naß sind, bieten ein anderes Bild. In dieser Gruppe gibt es welche, die noch nie trocken waren, wie auch solche, die schon für Wochen und Monate ihre Blasenfunktion beherrschten, als sie erneut anfingen einzunässen („sekundäre Enuretiker"). Trockene Nächte wechseln mit feuchten Nächten, nur selten wird dabei die Blase vollständig entleert. Sie wachen nachts entweder durch ihren Harndrang oder das nasse Bett auf. Sie fallen vor allem dadurch auf, wie sie tagsüber ihre Blase entleeren: entweder abnorm oft oder abnorm selten, aber fast immer mit plötzlich überstarkem Harndrang („imperativer Harndrang"). Vor dem Wasserlassen nehmen manche gewohnheitsmäßig eine eigentümliche Körperhaltung ein, um den Urin einzuhalten (Haltemanöver zum Verheben). Sie entleeren ihre Blase dann meist nicht vollständig, mitunter in *stotterndem Strahl.* Andere Kinder dieser Gruppe neigen zu →Harnweginfektionen, andere zu Stuhlschmieren (→Einkoten). Schließlich gibt es Mädchen, die tags und nachts *Harnträufeln* haben.

Was ist zu tun? Kinder mit den geschilderten Störungen der Blasenentleerung müssen dem Kinderarzt (Nephrologen, Urologen) vorgestellt werden. Die Untersuchungen sind umfangreicher und aufwendiger als bei Kindern, die nur nachts einnässen. Doch auch hier kann häufig geholfen werden: Das regelmäßige, vollständige Blase-Entleeren läßt sich trainieren. Bei Fehlbildungen der ableitenden Harnwege kommt eine Korrekturoperation in Betracht. Das seelische Verhalten muß berücksichtigt werden; hierbei ist es allerdings mitunter schwierig, Ursache und Folge auseinanderzuhalten.

Einzelkind

Kinder, die zusammen mit Geschwistern aufwachsen, haben es später im Leben in mancher Hinsicht leichter als ein Einzelkind. Dennoch können Eltern, die gewollt oder unfreiwillig nur ein Kind haben, vieles tun, um die damit verbundenen Nachteile auszugleichen: frühzeitig und bewußt den Umgang mit Nachbarskindern oder Freunden fördern; die Vorteile von Bastel-, Spiel- und Turngruppen (→Ballett) so bald wie möglich ausnutzen; das gilt auch für den Kindergarten und später für Jugendgruppen. Unter bestimmten Umständen kann auch ein Haustier eine Hilfe sein.

Eisen

Ein Mineralstoff, der zu den *Spurenelementen* gehört. Obwohl der Körper nur „Spuren" davon braucht, ist Eisen lebensnotwendig. Es steckt z. B. im roten Blutfarbstoff und im Muskelfarbstoff.

Die beste Eisenquelle ist *Fleisch*, insbesondere Leber und Blutwurst, aber auch das Muskelfleisch von Tieren und Fischen. Muttermilch und Kuhmilch enthalten ebenfalls Eisen; sie decken aber nur den Bedarf des reifen Neugeborenen bis zum Alter von fünf oder sechs Monaten. Danach muß die →Beikost genügend Eisen liefern. Pflanzliche Nahrung (z. B. Getreidekörner) enthält ebenfalls Eisen; jedoch ist diese Quelle deutlich „ärmer" als Fleisch, vor allem in Zeiten raschen Wachstums mit erhöhtem Eisenbedarf. *Eisenmedikamente* haben den Nachteil, daß von ihnen im Gegensatz zum Nahrungseisen nur ein geringer Teil ins Blut und Knochenmark gelangt (beschränkte Bioverfügbarkeit); viel geht im Stuhl verloren. Hinzu kommt, daß die Magenverträglichkeit einer höheren Dosierung des Eisenmedikaments rasch eine obere Grenze setzt.

Frühgeborene brauchen allerdings in den ersten Lebensmonaten ein Eisenmedikament, solange sie noch keine fleischhaltige Beikost gefüttert bekommen können.

chronischer Eisenmangel

Chronischer Eisenmangel, sei es wegen zu eisenarmer Ernährung, sei es wegen dauernder Blutverluste (z. B. über den Darm), führt zu →Blutarmut.

Eitrige Entzündung

Entzündungen sind entweder eitrig oder nicht-eitrig. →Bakterien erzeugen Eiter, indem sie weiße Blutzellen in großer Zahl anlocken; diese verleiben sich die Bakterien ein und bilden den Eiter. Beispiele sind:
- Abszeß: eine eitrige Entzündung auf begrenztem Raum, von der nicht entzündeten Umgebung durch einen Schutzwall scharf getrennt (z. B. Umlauf am Finger);
- eitrige →Knochenmarkentzündung; oft in Nachbarschaft eines Gelenkes, in welchem dann ein →eitriger Erguß entsteht;
- eitrige →Hirnhautentzündung;
- eitrige →Lungenentzündung;
- eitrige →Nieren- und Nierenbeckenentzündung.

Nicht-eitrige Entzündungen entstehen durch →Viren, z. B. →Masern oder →Windpocken (solange es in den Pocken nicht durch Aufkratzen zu einer winzigen eitrigen Superinfektion gekommen ist), aber auch durch →Allergie und bei →Autoimmunkrankheiten.

Eitriger Erguß

Wenn sich eine →eitrige Entzündung in einer Körperhöhle oder in deren unmittelbarer Nachbarschaft abspielt, kommt es z. B. zum eitrigen Gelenkerguß, in der Brusthöhle zum eitrigen Rippenfellerguß (→Pleuraerguß), in der Bauchhöhle zur →Bauchfellentzündung (Peritonitis) mit eitrigem Erguß (→Blinddarmentzündung).

Eiweiß (Fachwort „Protein")

Unter den drei Hauptbestandteilen der Nahrung (Eiweiß, →Kohlenhydrate und →Fett) ist Eiweiß der einzige stickstoffhaltige. Das Eiklar vom Hühnerei ist ein gutes Beispiel für Eiweiß, daher der Name.

Eiweiß ist unentbehrlich

Wegen seines Stickstoffgehalts ist Eiweiß unentbehrlich für das *Wachstum* und alle Zellen, die sich erneuern.

Nahrungseiweiß

Nahrungseiweiß ist in konzentrierter Form im Fleisch und Fisch, in Milch und Milchprodukten, in geringerer Konzentration auch im Getreide und in manchen anderen pflanzlichen Lebensmitteln.

Aus *körpereigenem Eiweiß* sind alle Zellen, auch die Blutzellen, jedes →Enzym, das Plasma und Serum im →Blut.

Gefördert wird der Eiweißaufbau durch Hormone der →Nebenniere (→Kortison, →Anabolika). Ein typisches Abbauprodukt ist der Harnstoff, der im Urin ausgeschieden wird.

Ekchymosen

Das sind münzgroße →*blaue Flecken* an der Haut, die durch *Blutungen* entstehen: entweder durch ein stumpfes →Trauma (Stoß, Schlag, Mißhandlung) beim Gesunden oder durch ein geringfügiges Trauma bei einer Störung der →Blutstillung (→Blutgerinnung, →Bluterkrankheit). Kommt es
bei Blutung ins Gewebe zu einer *Beule*, spricht man vom *Bluterguß*.

Blutungen
in die Haut

EKG (Abkürzung für Elektrokardiogramm)

Die elektrischen Erscheinungen, die mit der Herztätigkeit einhergehen, lassen sich an der Körperoberfläche (Brustkorb, Gliedmaßen) mit Hilfe von
Elektroden abgreifen und mit einem Verstärker aufzeichnen; so erhält man
die *Herzstromkurve* (EKG). Man erkennt die krankhafte Belastung einer
oder beider Herzkammern infolge einer Fehlbildung des Herzens oder der
zugehörigen großen Blutgefäße (→Herzfehler). Man liest ferner aus dem
EKG ab, ob die Herztätigkeit regelmäßig ist oder von Unregelmäßigkeiten
durchsetzt wird (→Herzrhythmusstörung).

Herzstromkurve

Das EKG des Neugeborenen und Säuglings sieht anders aus als später im
Leben, weil die rechte Herzkammer des jungen Kindes im Verhältnis zur
linken Kammer eine stärkere Muskulatur hat. Die EKG-Untersuchung selbst
ist schmerzlos und auch sonst nicht belastend für das Kind.

Ekzem

Im 1. Lebensjahr auch Säuglingsekzem, Eczema infantum oder *Milchschorf*,
unabhängig vom Alter auch endogenes oder atopisches Ekzem oder *Neurodermitis* genannt. Ekzem bedeutet wörtlich *Ausschlag*; „Milchschorf" hat
nichts mit der gefütterten Nahrung zu tun, sondern besagt, daß das Säuglingsekzem im Gesicht bisweilen aussieht wie Milch, die man in einem Topf
hat anbrennen lassen. „Atopie" bedeutet soviel wie „Seltsamkeit".

Ausschlag

Das Ekzem gehört zu den häufigen Hautkrankheiten im Kindesalter. Der
Verlauf ist chronisch, aber keineswegs lebenslang. Meist verliert es sich in
der Pubertät oder später im Erwachsenenalter. Das Ekzem ist *nicht ansteckend*; auch wenn die betroffene Haut bisweilen unansehnlich wirkt.

häufige
Hautkrankheit

Ursachen: Fest steht die *ererbte Veranlagung* der Haut zu abnormen
Reaktionen, die sich als Ekzem äußern. Welche äußeren oder inneren Reize,
einschließlich Nahrungsmittel, für die Entstehung und Fortdauer eines
Ekzems verantwortlich sind, ist im Einzelfall schwer anzugeben. Selbst
wenn ein Ekzemkranker im Hauttest auf Hühner-Eiklar positiv reagiert,
heißt das noch nicht, daß sich seine Haut bessert, sobald er kein Ei und
keine eierhaltigen Speisen mehr ißt. Trotzdem gehört das Ekzem zur Gruppe der Allergien; zumal der Ekzematiker nicht selten im Verlauf seiner
Krankheit auch von anderen Formen der →Allergie (Atopie) geplagt wird,
nämlich von →Asthma oder →Heuschnupfen.

Symptome: Das Säuglingsekzem beginnt meist erst nach dem 3. Lebensmonat, und zwar vor allem im Gesicht (Milchschorf), am Hals, in den
großen Hautfalten und als nässende Schrunden (Rhagaden) an den Ohrläppchen oder ausgedehnter hinter den Ohrmuscheln. Später zieht sich das
Ekzem auf Handgelenke, Ellenbeugen und Kniekehlen zurück. Dort wird
die Haut im Lauf der Jahre grob gefeldert. Nässender und trocken-schup-
pender Zustand wechseln miteinander ab. *Juckreiz* steht oft im Vorder-

Juckreiz

grund. Mitunter breitet sich das Ekzem während eines Schubes auch auf andere Körperstellen vorübergehend aus. Die Haut des Ekzemkranken ist insgesamt trocken.

Als Komplikation breiten sich mitunter →Bakterien (z. B. Staphylokokken) oder →Viren (z. B. Herpes-simplex-Viren) auf den Ekzemstellen aus und verschlimmern das Bild der Haut (Superinfektion), so daß eine zusätzliche Behandlung notwendig wird.

Was ist zu tun? Bewährt hat sich die langfristige Betreuung durch einen allergieerfahrenen Arzt, sei es in der Praxis, sei es in der ambulanten Sprechstunde einer Kinderklinik. Wichtig ist die *tägliche Hautpflege der trockenen Ekzemherde* z. B. mit einer Fettsalbe; und zwar nicht ein- bis zweimal, sondern sechs- bis achtmal täglich. Die trockenen Herde dürfen wie eine Speckschwarte glänzen. Hilfreich sind rückfettende Badezusätze und das Verwenden synthetischer Seife. Kleidung aus *Baumwolle* ist geeigneter als solche aus Wolle oder Kunstfasern. Unnötiges *Schwitzen* durch zu warme Kleidung muß vermieden werden, auch nachts.

Bei *nässenden Ekzemherden* helfen feuchte Umschläge und Bekämpfung zusätzlicher (sekundärer) Infektionen.

Bei einem schweren Schub mit ausgedehntem Befall empfiehlt der Arzt mitunter →Kortison als Salbe. Wenn dies nach sorgfältiger Abwägung und lediglich für wenige Tage geschieht, brauchen Eltern nicht aus Angst vor Nebenwirkungen zurückzuschrecken. Diese lassen sich durch angemessene Dosierung vermeiden oder in vertretbaren Grenzen halten. Hilfreich kann auch ein *juckreizstillendes Medikament* (Antihistaminika) zum Einnehmen sein. Darüber hinaus werden *UV-Bestrahlung*, manchmal auch Klimakuren mit Erfolg eingesetzt. Neuerdings werden auch immunsuppressive Medikamente (Ciclosporin, Pimecrolimus) in schweren Fällen eingesetzt.

Viel diskutiert wird, ob es eine „Ekzemdiät" gibt. Wenn sich für einen Patienten zuverlässig herausstellt, daß striktes Vermeiden eines bestimmten Nahrungsmittels oder eines sonstigen Stoffes aus unserer an →Allergenen reichen Umwelt seine Haut spürbar bessert, sollte er sich danach richten; Blut- oder Hauttests sind hier nur begrenzt aussagekräftig.

Elektrolyte

Eine Bezeichnung für die Bestandteile der *Salze* im Blut und in den Zellen, aber auch in den Flaschen für eine Infusion. Natrium, Kalium, Calcium, Magnesium, Chlorid und anorganisches Phosphat sind die wichtigsten Elektrolyte.

Embryonalperiode

Sie umfaßt die Entwicklung des Menschen zwischen der 3. und 12. Woche. In diesem Zeitraum entwickeln sich die einzelnen Organe. Deshalb ist der *Embryo* noch empfindlicher gegenüber schädlichen Einflüssen als später der Fetus. Ein Beispiel ist die Infektion mit →Röteln, die gerade in der Frühschwangerschaft das Kind schädigt (→Embryopathie).

In der Zeit vor der Embryonalperiode nistet sich die befruchtete Eizelle in der Gebärmutterschleimhaut ein, und es entwickelt sich das äußere, mittlere und innere Keimblatt des späteren Embryos.

Die Zeit nach der Embryonalperiode bis zur Geburt heißt Fetalperiode.

Embryopathie

So nennt man eine Schädigung des heranwachsenden Kindes während der ersten drei Schwangerschaftsmonate, in denen sich die einzelnen Organe entwickeln. Beispiele sind die →Röteln-Embryopathie und die Thalidomid-Embryopathie durch Einnahme eines Schlaf- und Beruhigungsmittels während der Frühschwangerschaft, das es inzwischen allerdings nicht mehr gibt (Contergan®).

Enanthem

ist das Gegenstück zum →Exanthem (→Ausschlag auf der Haut), nämlich ein „innerer" Ausschlag auf der Schleimhaut, vor allem in der Mundhöhle. Am bekanntesten ist das Enanthem bei →*Masern*: Eine Fleckelung der Gaumen- und Wangenschleimhaut, die schon im Vorstadium der Masern zu sehen ist – ein früher Hinweis auf diese Krankheit.

Endokarditis

bezeichnet eine *Entzündung der Herzinnenhaut*: ein seltenes, aber schwerwiegendes Ereignis im Kindesalter. Es gibt eine akute Form, die vor allem bei Säuglingen und jungen Kleinkindern vorkommt, wenn der Körper von →Bakterien überschwemmt wird, die sich dann in der Herzinnenhaut festsetzen. Die schleichende Form kommt mit zunehmendem Alter häufiger vor, vor allem bei Erwachsenen. Die Erreger sind ebenfalls Bakterien (meist →Streptokokken). Ein angeborener →Herzfehler begünstigt das Entstehen einer Endokarditis.

Winzige Blutgerinnsel, die mit Bakterien durchsetzt sind, werden vom Herzen aus in andere Organe und Körperteile verschleppt (Embolien). Blutentnahmen zum Anlegen einer Blutkultur sind zur Sicherung der Diagnose mitentscheidend. Die hochdosierte langdauernde Behandlung mit →Antibiotika kann lebensrettend sein.

Endoskopie

nennt man die Besichtigung von *Innenräumen* des Körpers zu Lebzeiten mit einem optischen Instrument, das je nach Anforderung und Körperhöhle biegsam oder starr ist. Es ist keine Strahlenbelastung damit verbunden.

Damit lassen sich Speiseröhre, Magen und oberer Dünndarm (Ösophago-, Gastro-, Duodenoskopie), Enddarm und Dickdarm (Recto- und Kolonoskopie), Harnblase (Cystoskopie), Nase, Rachen, Bronchialraum (Bronchoskopie), Bauchhöhle mit Oberfläche von Leber, Gallenwegen, Milz und Darmschlingen (Laparoskopie) sowie Gelenkhöhlen (Arthroskopie) besichtigen und beurteilen. Es können dabei auch Gewebsproben entnommen (→Biopsie) und enge Stellen im Verdauungskanal aufgeweitet werden (Bougieren). Eine wichtige Hilfe im Kleinkindalter ist die *Bronchoskopie*, mit der ein Fremdkörper (z. B. eine Erdnuß), mit dem sich das Kind verschluckt hat, herausgeholt werden kann (→Fremdkörper-Aspiration). Kinder bekommen vor der Endoskopie entweder ein Schlaf- oder Beruhigungsmittel (tiefe Sedierung) oder eine Narkose.

Mit Hilfe der Endoskopie lassen sich neuerdings sogar bestimmte Operationen durchführen (minimal invasive Chirurgie).

Enkopresis

bedeutet →Einkoten.

Entbindung, vaginale

bedeutet im Unterschied zum →Kaiserschnitt, daß das Kind durch den natürlichen Geburtskanal zur Welt kommt.

Enterocolitis granulomatosa

auch „Enteritis regionalis" genannt; →Crohnsche Krankheit.

Entzündung

Abwehr eingedrungener Krankheitserreger

nennt man jede *Reaktion des Körpers* zur Abwehr eingedrungener Krankheitserreger (→Bakterien, →Viren), aber auch zur Abwehr von Fremdkörpern (z. B. Holzsplitter im Finger) sowie zur übersteigerten Abwehr von solchen körperfremden und körpereigenen Stoffen, die der Körper – zu Recht oder zu Unrecht – als fremd erkennt (→Allergie, →Autoimmunkrankheiten).

Reaktion auf schädigende Einflüsse von außen

Außerdem reagiert der Körper mit Entzündung auf schädigende Einflüsse von außen, wie z. B. Verletzungen, Strahlen, Hitze, elektrischer Strom, Gifte; geläufige Beispiele sind der Sonnenbrand nach zu langem Sonnenbaden oder die Umstände einer Wundheilung nach einer Operation (auch ohne Eiter: sterile Entzündung).

Eine Entzündung spielt sich entweder örtlich ab (z. B. Umlauf am Finger, Zahnabszeß) und führt dann dort zu Rötung, Schmerzen, Überwärmung, Schwellung und eingeschränkter Funktion. Oder sie ruft Abwehrreaktionen

Symptome

des gesamten Körpers hervor, wie z. B. Fieber, Erbrechen, Abgeschlagenheit (Ruhe- und Schlafbedürfnis) sowie im Blut den Anstieg der Zahl der weißen Zellen, die für die Abwehr zuständig sind.

Schließlich lassen sich diese Abwehrreaktionen in *nicht-eitrige* und →*eitrige* Entzündungen einteilen.

Sprachlich bringt man mit der Silbe „-itis", angehängt an das Fachwort für ein Organ (z. B. Tonsillen = Gaumenmandeln – Tonsillitis = Gaumenmandelentzündung), dessen Entzündung zum Ausdruck.

Enuresis

bedeutet →Einnässen.

Enzephalitis (Gehirnentzündung)

verschiedene Auslöser

Sie tritt entweder als eigenständige Erkrankung auf, hervorgerufen vor allem durch →Viren (z. B. →Zecken-Krankheiten, Herpes-Enzephalitis), oder als Komplikation während oder nach einer anderen Viruserkrankung (z. B. Masern-Enzephalitis). Oder sie begleitet eine →Hirnhautentzündung als Meningoenzephalitis; diese wiederum wird durch Viren oder →Bakterien hervorgerufen.

Auch eine Stoffwechselentgleisung (z. B. Leber- oder Nierenversagen) kann zu einem Enzephalitis-ähnlichen Bild führen; das gilt auch für Vergiftungen (z. B. Kohlenmonoxyd, Alkohol) und bestimmte Medikamente in Überdosis. Eine chronische Form der Enzephalitis wird durch noch kleinere Erreger als Viren (Prionen) verursacht (→BSE, bovine spongiosiforme Enzephalitis).

Symptome: Auffallende Wesensänderung und Gleichgültigkeit, Bewußtseinstrübung und -verlust sowie →Krampfanfälle stehen ganz im Vordergrund; Fieber kann, muß aber nicht vorhanden sein.

Was ist zu tun? Stationäre Aufnahme im Krankenhaus ist erforderlich. Die *Behandlung* hängt vom vermuteten oder gefundenen Erreger ab. Mitunter muß auf Verdacht behandelt werden. Nicht für jede Enzephalitis gibt es ein gezieltes Medikament.

Die *Heilungsaussichten* hängen sehr vom Alter des Kindes, von der Ursache und mitunter auch vom Behandlungsbeginn ab. Die seltene Herpes-Enzephalitis im Neugeborenen- und Säuglingsalter ist immer eine ernst zu nehmende Erkrankung; spastische Lähmungen und andere →Hirnschäden können zurückbleiben. Die ebenfalls seltene Masern-Enzephalitis verläuft bei jüngeren Kindern eher günstiger als bei älteren.

Enzephalozele

Eine angeborene Fehlbildung des Schädelknochens und Gehirns, die in der Mittellinie des Kopfes liegt, meist am Hinterkopf oder vorn an der Nasenwurzel. Durch eine Knochenlücke wölbt sich ein Teil des Gehirns und der zugehörigen Hirnhäute nach außen vor (Hirnbruch). Die Haut umschließt diese Aussackung, die sich weich anfühlt und unterschiedlich groß sein kann. Die Ursache ist eine Störung der Organentwicklung in der →Embryonalperiode, von der die Mutter meist nichts gemerkt hat und für die sie nichts kann. Die Ursache dieser Störung ist im Einzelfall schwer anzugeben. Die Behandlung im Neugeborenenalter hat keine Eile. Sie muß sorgfältig und in Ruhe mit Kinderarzt und Neurochirurgen vorbereitet werden. →Bildgebende Verfahren (Computer-Tomogramm oder Magnetresonanz-Tomogramm) und die Suche nach möglichen weiteren Fehlbildungen sind vorher erforderlich.

Enzym

bedeutet eigentlich „Sauerteig", der – in kleiner Menge zugesetzt – im Brotteig die Gärung bewirkt. Enzyme sind unentbehrlich für das Leben von Pflanzen, Tieren und Menschen. Jedes Enzym ist ein Eiweißkörper, der einen bestimmten Aufbau-, Abbau- oder Umwandlungsschritt im *Stoffwechsel des Zellinneren* ermöglicht oder erleichtert. Hunderte verschiedener Enzyme steuern auf diese Weise gezielt die Lebensvorgänge wie Wachstum, Verwertung der Nahrungsbausteine in den Zellen, Gewinnung von Energie, Muskelarbeit, Abwehr von Krankheitserregern und vieles andere. Ein Beispiel ist die Verwertung von Milchzucker, der mit der Nahrung aufgenommen und in der Leber zu Blutzucker (Glukose, Traubenzucker) umgewandelt wird; denn erst in dieser Form können die Zellen im Gehirn und in anderen Organen ihren ständigen Energiebedarf decken.

Auch im Speichel und in den Verdauungssäften des Darms arbeiten Enzyme (Fermente); diese spalten im Darm die Nahrung auf, damit deren Bausteine vom Blut aufgenommen und zunächst der Leber zugeführt werden.

Die Bildung jedes Enzyms wird von den Erbanlagen (→Gene) gesteuert. Deshalb kann ein Fehler in den Erbanlagen zu angeborenen →Stoffwechselkrankheiten führen.

Epiglottitis

Eine →Entzündung des Kehldeckels samt Kehlkopfeingang (Epiglottis), hervorgerufen durch →Bakterien (meist Haemophilus influenzae Typ B, HIB), die infolge Schleimhautschwellung rasch zu bedrohlicher Atemnot führen kann. Die Stimmlippen sind wenig oder gar nicht beteiligt. Betroffen sind vor allem Kinder zwischen zwei und sieben Jahren.

bedrohliche Atemnot

Die Epiglottitis ist seltener als der häufige →Krupp, der nur ausnahmsweise so schwer verläuft wie die Epiglottitis.

Symptome: Ein Kind mit Epiglottitis wird rasch schwer krank. Es hat *Atemnot* und möchte deswegen aufrecht sitzen; es klagt über Halsweh, kann *nicht schlucken* und läßt den Speichel herausfließen. Die Sprache wirkt kloßig, das Einatmen ist erschwert, das Ausatmen klingt schnarchend oder röchelnd (karchelnd). Fieber muß nicht im Vordergrund stehen. Angst und Unruhe sind ausgeprägt; zunehmende Teilnahmslosigkeit und eintrübendes Bewußtsein sind Alarmzeichen.

Was ist zu tun?

Was ist zu tun? Auch bei Verdacht sofort zum Arzt (Notarzt) oder ins Krankenhaus. Wenn die Zeit es zuläßt, kann ein Röntgenbild von der Seite des Halses weiteren Aufschluß geben. Intensivpflege ist meist unumgänglich, Intubation und Beatmung oft lebensrettend. Gegen die Bakterien werden →Antibiotika eingesetzt.

Vorbeugen läßt sich durch →Impfungen vom 3. Lebensmonat an (HIB-Impfstoff). Nach Einführung der Impfung ist die Zahl der Epiglottitis-Erkrankungen deutlich zurückgegangen.

Epilepsie

ist das Fachwort für Anfallsleiden (→Krampfanfälle).

Erbgang

nennt man die Gesetzmäßigkeit, mit der →Erbkrankheiten von einer Generation auf die nächste vererbt werden.

Erbkrankheiten

Vererbung von Krankheiten

Die Vererbung von Krankheiten gehorcht überwiegend zwei verschiedenen *Erbgängen*, entweder einem *dominanten* oder einem *rezessiven Erbgang*. Von jedem →Chromosomen-Paar (Erbanlageträger) in den Zellkernen eines Kindes ist ein Chromosom mütterlichen Ursprungs, das andere stammt vom Vater ab. Deshalb ist auch jede Erbanlage paarig vorhanden, mit Ausnahme der Erbanlagen der Geschlechtschromosomen einer männlichen Person (XY).

dominanter Erbgang

1. *Dominanter Erbgang:* Die Krankheit tritt bereits in Erscheinung, wenn nur eine von beiden Erbanlagen krank ist, also *Halberbigkeit* (Heterozygotie) besteht. Die Eltern haben hierbei im Schnitt zur Hälfte Kinder ohne die Krankheit oder das entsprechende Merkmal. Nur die betroffenen Kinder können weitervererben. Ein Elternteil muß die Krankheit ebenfalls haben; es sei denn, die krank machende Erbanlage ist erst bei der Befruchtung oder in den Ei- und Samenzellen kurz zuvor neu entstanden. Ein solcher Vorgang heißt →*Mutation.*

Mutation

Bei diesem Erbgang *dominiert* die kranke über die gesunde Erbanlage. Beispiele: →Achondroplasie, Rhesus-Faktor (→Blutgruppen), überzähliger Finger oder Daumen.

2. *Rezessiver Erbgang:* Die Krankheit tritt nur in Erscheinung, wenn *beide* Erbanlagen krank sind, also *Reinerbigkeit* (Homozygotie) besteht. Halberbige (heterozygote) Träger sind nicht krank, sondern nur *Überträger.* Wenn dies bei beiden Eltern der Fall ist, wird im Schnitt bei einem Viertel ihrer Kinder die Krankheit reinerbig (homozygot) in Erscheinung treten; ein weiteres Viertel wird reinerbig gesund sein und die Krankheit auch später nicht weitervererben; die restlichen 50 Prozent der Kinder werden gemischterbige (heterozygote) Überträger ohne Krankheitszeichen sein, so wie die Eltern selbst. Diese statistischen Aussagen brauchen sich bei kleiner Kinderzahl nicht zu verwirklichen. Deshalb können im Einzelfall auch zwei oder drei Kinder hintereinander geboren werden, die die Krankheit mitbringen oder die sie nicht haben.

Wenn bei diesem Erbgang nur eine der beiden Erbanlagen krank ist, *verdeckt* die gesunde Erbanlage die Auswirkung der kranken (verdeckterbiger rezessiver Erbgang). Beispiele: →Mukoviszidose, die meisten der angeborenen →Stoffwechselkrankheiten. *Blutsverwandte Eltern* haben ein wesentlich größeres Risiko, daß sie beide halberbige Träger einer kranken Erbanlage sind!

Zu einer besonderen Form der rezessiven Vererbung kommt es, wenn die kranke Erbanlage auf dem X-Chromosom, also einem Geschlechtschromosom, liegt: Halberbige Frauen sind hierbei immer Überträgerinnen und gesund; reinerbig kranke Frauen kommen nur extrem selten vor. Halberbige männliche Personen sind immer von der Krankheit betroffen, weil ihr gesundes Y-Chromosom die kranke Erbanlage auf dem X-Chromosom in ihrer Auswirkung nicht verdecken kann (X-chromosomal rezessiver Erbgang). Wenn ein Elternpaar aus einer solchen Überträgerin und einem gesunden Vater besteht, hat es gleich große Chancen, gesunde wie auch kranke Söhne zu bekommen und als Töchter reinerbig gesunde wie auch halberbige Überträgerinnen. Beispiele sind die →Bluterkrankheit und eine Form der →Muskeldystrophie.

Allerdings hat auch beim rezessiven Erbgang nur in einem Teil der Fälle die kranke Erbanlage ihren Ursprung irgendwann in der Reihe der Vorfahren genommen. In den übrigen Fällen entsteht die kranke Erbanlage beim Kind selbst zum ersten Mal (Mutation). Für einen Jungen mit Bluterkrankheit bedeutet dies: Es finden sich keine Bluter unter Verwandten der Mutter und deren Vorfahren. Aber von seinen Kindern später ist jede Tochter halberbig, also gesunde Überträgerin der Bluterkrankheit und jeder Sohn reinerbig gesund, sofern seine Partnerin keine Überträgerin ist.

Darüber hinaus gibt es Krankheiten, die in manchen Familien gehäuft vorkommen, deren Erbgang aber unübersichtlich ist: In diesen Fällen wird die *Veranlagung* zu einer Krankheit vererbt. Erst durch bestimmte Umstände (Auslöser) kommt die Krankheit zum Ausbruch; Beispiele sind →Zuckerkrankheit und →Allergie.

Erbrechen

ist als *Krankheitszeichen* vieldeutig. Zur Beurteilung wichtig sind das Alter des Kindes und die Umstände und die Häufigkeit des Erbrechens.

bei Neugeborenen

1. **Bei Neugeborenen:** Am ersten oder zweiten Lebenstag erbricht oder spuckt manches Neugeborene, um Fruchtwasser loszuwerden. Was selten vorkommt, aber ernst genommen werden muß, ist ein fortgesetztes Herauswürgen von Speichel und blasiges Speicheln vor dem Mund; womöglich noch vor dem ersten Anlegen und der ersten Fütterung: Hier denken Hebamme, Kinderschwester und Arzt an eine Unwegsamkeit in der Speiseröhre (→Ösophagusatresie). Rasches Handeln, um einen solchen Verdacht zu klären und dem Kinderchirurgen eine frühzeitige Operation zu ermöglichen, bedeutet eine entscheidende Hilfe für das Kind.

auf jeden Fall zum Kinderarzt

Ein Neugeborenes, dessen Erbrechen sich zum Ende der ersten Lebenswoche und darüber hinaus noch hartnäckig steigert, muß auf jeden Fall dem Kinderarzt oder in der Kinderklinik vorgestellt werden, damit keine lebensbedrohliche Hormonstörung oder →Stoffwechselkrankheit übersehen wird.

bei Säuglingen

2. **Bei Säuglingen (nach der Neugeborenenperiode):** Erbrechen, das erst nach den ersten vier Lebenswochen einsetzt und bald nach den Mahlzeiten heftig im Strahl oder hohen Bogen erfolgt, könnte auf eine Verengung des Magenpförtners hinweisen (→Pylorusstenose) und muß kinderärztlich geklärt und meistens chirurgisch behandelt werden. Im Gegensatz dazu steht das schlaffe Erbrechen und Spucken (Spuckeln, Speien), das viele Säuglinge eine Zeitlang nach den Mahlzeiten vom 2. Lebensmonat bis ins zweite Lebenshalbjahr hinein bieten (→Kardiainsuffizienz).

Brechdurchfall

Erbrechen, das im Rahmen eines →Brechdurchfalls auftritt, hindert den Säugling und das Kleinkind, genügend Flüssigkeit und Nahrung zu sich zu nehmen, und verschärft dadurch den Engpaß im →Salz- und Wasserhaushalt. In einer solchen Situation nützt es gar nichts, ein Medikament einzusetzen. Hilfreich hingegen ist der Versuch, den Engpaß durch geduldiges Füttern kleiner Portionen Tee oder einer Lösung mit Elektrolyten und Traubenzucker zu überbrücken. Andernfalls hilft eine Dauertropfinfusion. In dieser Altersgruppe kann gelegentlich auch einmal das Ereignis einer Darmeinstülpung (→Invagination) auftreten, das dann von Erbrechen begleitet wird.

bei Kleinkindern

3. **Bei Kleinkindern:** Kleinkinder steigern sich mitunter gewohnheitsmäßig im Verlaufe eines fieberhaften grippalen Infekts in unstillbares Erbrechen (azetonämisches Erbrechen), das in schweren Fällen am raschesten durch eine Dauertropfinfusion behoben wird. Charakteristisch ist ferner das Erbrechen, das Kinder mit →Keuchhusten im Anschluß an einzelne Hustenattacken entwickeln.

Nüchternerbrechen

Auffälliges *Nüchternerbrechen*, das bei Kleinkindern zu ungewohnter Zeit, nämlich in den frühen Morgenstunden am Ende der Nacht, wiederholt auftritt, muß ärztlich geklärt werden und zwar mit der Frage, ob ein Gewächs (→Tumor) im Schädel dahintersteckt.

Erbrechen als Nebenwirkung

Das gefürchtete und belastende Erbrechen als Nebenwirkung der lebensnotwendigen →Chemotherapie oder Strahlentherapie bei →Leukämie und anderen bösartigen Krankheiten kann heutzutage medikamentös gelindert oder verhindert werden.

4. **Bei Schulkindern:** Bei einem Schulkind, das anfängt zu erbrechen, nichts essen und trinken möchte und über Bauchweh klagt, muß an →Blinddarmentzündung gedacht werden.

Bei Schulkindern und Jugendlichen mit →Migräne kann Erbrechen geradezu erlösend wirken, indem es das Ende des Migräneanfalls einleitet. Selbstausgelöstes Erbrechen bei einer Patientin mit →Magersucht kann wegen Hartnäckigkeit und Heimlichkeit große Probleme bereiten. Morgendliches Erbrechen, Kopfschmerzen und/oder Kopfschiefhaltung können auch Symptome eines →Hirntumors sein.

Erfrierung

Eine Schädigung durch Kälte ist hierzulande unter üblichen Lebensbedingungen im Kindesalter äußerst selten. Ein *Neugeborenes* allerdings, das z. B. in extremer Verzweiflung einer allein gelassenen oder überforderten Mutter *ausgesetzt* wird, ist durch Kälte mehr gefährdet als durch Hunger. Wer ein solches Kind findet, darf sich durch die vielleicht geröteten Wangen nicht täuschen lassen. Ein derart unterkühltes Kind ist höchst gefährdet; es gehört auf dem schnellsten Weg in die Kinderklinik und wird dort behutsam Schritt für Schritt aufgewärmt.

Erfrierungen betreffen bei Kindern die gleichen Körperteile wie bei Erwachsenen: Zehen, Finger, Ohrmuscheln, Wangen, Nase. Die Haut sieht dort zunächst gerötet aus, später blaß oder bläulich. Der Kälteschaden wirkt sich über die Blutgefäße in den betroffenen Stellen aus; dort entstehen Blutgerinnsel mit Eiskristallen. Das Massieren der erfrorenen Teile oder Abreiben mit Schnee ist *verkehrt*; diese Stellen müssen so schnell wie möglich aufgewärmt werden.

Erste Hilfe: Enge Schuhe und Kleider ausziehen. Erfrorene Finger in die Achselhöhlen stecken; erfrorene Finger und Zehen dürfen nicht vom Helfer passiv bewegt werden, nur aktiv vom betroffenen Kind selbst. Häufig sind Schmerzmittel nötig und im Krankenhaus eventuell Maßnahmen, die die Blutgerinnung hemmen.

Erkältung

Der Kinderarzt benutzt für diese Gruppe von Erkrankungen lieber Begriffe wie →Katarrh, →grippaler Infekt oder →Infekt der oberen Luftwege.

Ursachen: Als *Erreger* kommen zahlreiche →Viren in Betracht. Sie werden durch Tröpfchen beim Husten oder Niesen und über *ungewaschene Hände* weitergegeben. Eine Ansteckung über die Kleidung, von manchen Eltern befürchtet, spielt hingegen keine nennenswerte Rolle. Solche Infekte der oberen Luftwege treten gehäuft im Winterhalbjahr auf. Naßkaltes Wetter, nasse Füße und Zugluft als Belastungen, die für diese Virusinfektionen durchaus *empfänglich* machen können, werden allerdings von vielen Eltern eher überschätzt. Kinder sind vor allem aufgrund ihres jungen Alters empfänglich für jeden dieser Erreger; insbesondere vom Ende des Säuglingsalters an. Ein Kleinkind macht jährlich im Schnitt drei bis vier Infekte der oberen Luftwege durch, gelegentlich auch als →stille Feiung. Seine Abwehrkräfte wachsen mit jedem weiteren solchen Infekt.

Zu den „oberen Luftwegen" gehören Nase, Rachen und die Luftröhre mit ihren Verzweigungen, ebenso Ohrtrompete (Eustachische Tube) und Mittelohr sowie die Nebenhöhlen. An den Augen ist nicht selten die Bindehaut beteiligt – auch als Eintrittspforte für die Viren.

Darüber hinaus erkrankt bei einem Infekt der oberen Luftwege im Kindesalter häufig auch der gesamte Organismus, je jünger der Patient, desto ausgeprägter.

Symptome: Nach der →Ansteckung und Inkubationszeit von wenigen Tagen tritt wässeriger oder schleimiger →Schnupfen auf, ferner Hals- und →Ohrenweh, →Husten, →Fieber, fehlender Appetit, gestörter Nachtschlaf, tagsüber Quengeligkeit und Abgeschlagenheit in wechselnder Ausprägung. Niesen kann, muß aber nicht das erste Krankheitszeichen sein. Eine *verstopfte Nase* ist besonders hinderlich beim Saugen. An den Augen spielt sich mitunter eine →Bindehautentzündung ab. Gelegentlich kommen →Erbrechen und →Durchfall vor, gerade in jungen Jahren. Fieber besteht meist nur in den ersten Tagen: Kinder fiebern oft rasch bis 39° C oder 40° C und höher, ohne daß dies allein schon beunruhigend sein muß. Gleichzeitig besteht ein verstärktes Schlafbedürfnis.

Dauer der Erkältung

Die *Dauer* der meisten dieser grippalen Infekte beträgt ungefähr eine Woche; „katarrhalische" Zeichen wie Husten oder Schnupfen brauchen mitunter ein paar Tage länger bis zum völligen Abklingen.

Komplikation Von *Komplikation* im Verlauf eines grippalen Infekts spricht man, wenn sich durch →Bakterien eine Infektion der Lungen (→Lungenentzündung) oder des Mittelohrs (→Mittelohrentzündung) aufpfropft; erkennbar an hohem, anhaltendem Fieber oder erneutem Fieberanstieg, an verstärktem Husten, auffallend rascher angestrengter Atmung, starken Ohrenschmerzen und einem zunehmend elenden, kranken Eindruck, den die Kinder dann machen.

Superinfektion Eine solche Superinfektion stellt die Ausnahme, keineswegs die Regel dar. Falls der Schnupfen eitrig wird, ist dies allein noch keine Komplikation.

Besonderheiten beim Säugling Im Säuglingsalter entwickelt sich aus einem Infekt der oberen Luftwege gelegentlich einmal eine →Bronchiolitis, bei dazu veranlagten älteren Kindern ein →Asthma. Durch Trinkunlust, mangelndes Trinkenkönnen wegen verstopfter Nase und Erbrechen droht dem Säugling mitunter ein Flüssigkeitsmangel (→Exsikkose). Kleinkinder können durch wiederholtes Erbrechen bei entsprechender Veranlagung in ein →azetonämisches Erbrechen geraten.

Was ist zu tun? **Was ist zu tun?** Die geschilderten grippalen Infekte überwindet das abwehrgesunde Kind im Grunde von alleine; es gibt auch keine gezielten Medikamente dagegen.

Im Säuglings- und Kleinkindalter kann ein Infekt der oberen Luftwege für Patient und Eltern aber lästiger und belastender sein als später im Leben, vor allem, wenn Trinkschwierigkeiten und unruhige Nächte vorkommen. Tropfen aus 0,9prozentiger Kochsalzlösung für die Nase oder abschwellende Nasentropfen (sofern sie ausdrücklich für Säuglinge geeignet sind)

Nasentropfen erleichtern die Atmung erleichtern die Atmung und damit das Saugen. Hilfreich kann auch eine vorsichtige mechanische Reinigung durch Absaugen sein, sofern man darin geübt ist oder angeleitet wird.

Gestillte Kinder sollten während eines solchen Infekts möglichst weitergestillt werden (übrigens auch während eines Infektes der Mutter; denn die

nötigen Schutzstoffe werden mit der Muttermilch gleich mitgeliefert!).
Säuglingen, die mit der Flasche gefüttert werden, versucht man zur Überbrückung von Trinkschwierigkeiten die Nahrung mit einem Teelöffel zu
füttern.

Manche Ärzte empfehlen zur Linderung der Beschwerden, Brust und
Rücken mit etwas Salbe einzureiben, die ätherische Öle enthält; sie muß
aber für das Alter des Kindes ausdrücklich geeignet sein. Wenn Eltern und
Ärzte gern *pflanzliche* oder *homöopathische* Medikamente einsetzen, gibt
es aus schulmedizinischer Sicht keine Einwände dagegen, sofern gewährleistet ist, daß eine sich anbahnende Verschlimmerung des Krankheitsbildes nicht übersehen wird. Was sich als naturheilkundliche Maßnahme
besonders bewährt hat, sind ausführliche *warme Wannenbäder*, täglich
ein- oder zweimal, sofern kein hohes Fieber besteht. Diese warmen Bäder
führen – ähnlich wie das Inhalieren – zu vertiefter Einatmung von feuchter
Luft. Überhaupt sollte das Kind ungeachtet des Hustens oder Schnupfens
tagsüber möglichst viel an die *frische Luft*. Auch nachts sollte die trockene,
zentralgeheizte Zimmerluft durch Öffnen oder Kippen des Fensters oder auf
andere Weise (Aufhängen nasser Tücher) befeuchtet werden. Mit solchen
physikalischen Maßnahmen erübrigt sich weitgehend oder vollständig das
Verabreichen eines Hustensaftes!

Der Einsatz eines →Antibiotikums ist für die Behandlung eines einfachen
Infektes der oberen Luftwege nicht hilfreich. Antibiotika kürzen weder die
Krankheitsdauer ab noch verhüten sie eine Komplikation, falls man sie
vorbeugend gibt. Sie verschleiern eher die Situation für den Arzt. Grundsätzlich anders ist die Sachlage allerdings, wenn bei dem Kind als Grundkrankheit z. B. eine →Mukoviszidose oder eine schwerwiegende →Abwehr-
schwäche vorliegt. In diesen Fällen muß man sich mit dem betreuenden Arzt
beraten, was angesichts eines Infekts der oberen Luftwege zu tun ist.

Ein als Zäpfchen, Tablette oder Saft verabreichtes *Fieber- und Schmerzmittel* (→Fieber) ist nur sinnvoll, wenn das Befinden des Kindes deutlich
beeinträchtigt ist, wenn es z. B. vor Fieber nachts keinen Schlaf findet. Am
besten nimmt man in solchem Fall *Ibuprofen* oder *Paracetamol. Aspirin*®
sollte als Fieber- und Schmerzmittel bei virusbedingten Krankheiten im
Kindesalter wegen möglicher Leberkomplikationenen nicht mehr eingesetzt werden. Eltern sollten wissen: Kinder ertragen Fieber, auch hohes
Fieber, meist besser, als gemeinhin angenommen wird. Man sollte ein fieberndes Kind reichlich und zusätzlich trinken lassen, weil Fieber den Flüssigkeitsbedarf erhöht. Das Messen und Notieren der Körpertemperatur ist
hilfreich, um den Krankheitsverlauf zu beurteilen. Die Sorge vor einem
→Fieberkrampf sollte nicht Veranlassung sein, jedes Fieber bei jedem Kind
grundsätzlich mit einem Medikament zu unterdrücken. Neigt das Kind
allerdings bekanntermaßen zu Fieberkrämpfen, bespricht man die vorbeugenden (Fiebermittel) und krampflösenden Medikamente (Diazepam) mit
dem betreuenden Arzt.

Die *Ernährung* bei Erkältung im Kleinkind- und Schulalter sollte aus
leichter, gemischter Wunschkost bestehen; frisches Obst ist wünschenswert, ebenso reichliches Trinken.

Ob *Bettruhe* oder nicht, ist weitgehend eine Frage des Ermessens, das vor
allem das Befinden des Kindes berücksichtigen sollte; sie kommt am ehe-

sten in Betracht, wenn das Kind in den ersten Tagen hoch fiebert. Ob man das Kind in den Kindergarten oder in die Schule gehen läßt, ist ebenso von Fall zu Fall zu entscheiden. Die Gefahr einer →Ansteckung für andere besteht vor allem in den ersten Tagen eines frischen Infekts. Ein fieberndes Kind wird man ohnehin nicht in den Kindergarten oder die Schule schicken. Das gilt übrigens auch für ein Kind, bei dem Verdacht auf →Keuchhusten besteht.

Wann braucht man den Ratschlag seines Arztes?
– Wenn es sich um einen Säugling oder junges Kleinkind handelt;
– wenn die Flüssigkeitszufuhr nicht ausreicht, erkennbar an nachlassenden Urinmengen (Nässe der Windeln);
– wenn das Fieber über mehrere Tage anhält oder wieder ansteigt (auch im Kindergarten- und Schulalter);
– wenn das Befinden sich nach einer Woche nicht durchgreifend gebessert hat;
– wenn Ohrenschmerzen, Erbrechen, erschwerte Atmung oder hartnäckiger Husten im Vordergrund stehen.

Wann muß das Kind dringend zum Arzt?
– Wenn die vordere Fontanelle beim ruhigen oder schlafenden Kind deutlich vorgewölbt oder eingesunken ist;
– wenn das Kind auffallend teilnahmslos oder nicht richtig ansprechbar ist;
– wenn sich eine Atemnot einstellt.

Ernährung

Die Besonderheiten der Ernährung im Kindesalter lassen sich darauf zurückführen, daß das Kind noch wächst und sich entwickelt. Je jünger das Kind, desto höher sein Bedarf an Energie (→Kalorien) und Wasser pro kg Körpergewicht.

1. Welche Ernährung für Säuglinge?

Muttermilch Die ausschließliche Ernährung mit →*Muttermilch* während der ersten vier bis sechs Lebensmonate ist nach wie vor das Beste, was eine Mutter ihrem stoffwechselgesunden Kind mitgeben kann. Zur Ernährung der stillenden Mutter →Stillen.

Daß eine Mutter nicht stillen kann, kommt nur selten vor. Aber auch wenn sie nicht stillen darf oder will, läßt sich das Baby mit einer der käuflichen *Säuglingsanfangs-* und später *Folgenahrungen* auf der Basis von Kuhmilch heutzutage sicherer und leichter aufziehen, als das in den weiter zurückliegenden Jahrzehnten möglich war. Vorbild für die Zusammensetzung dieser Nahrungen ist immer die Muttermilch, die sich ja deutlich von der →Kuhmilch unterscheidet. Die Säuglingsanfangsnahrungen sind in vieler Hinsicht der Muttermilch nach standardisierten Vorschriften angeglichen, so daß sie untereinander weitgehend vergleichbar sind; das gilt auch für die Gruppe der Folgenahrungen. Es kommt also aus kinderärztlicher Sicht weniger auf den Markennamen des Herstellers an als auf die vorgeschriebene Qualitätsbezeichnungen.

Säuglings-
anfangs-
und Folge-
nahrungen

a) Die *Säuglingsanfangsnahrung* dient der alleinigen Ernährung in den ersten 4 bis 6 Lebensmonaten. Meistens ist dies eine Nahrung auf Kuhmilchbasis, mit Laktose als einzigem Kohlenhydrat („Pre"-Nahrungen). Nur ausnahmsweise verwendet man eine Anfangsnahrung auf der Basis von Sojaeiweiß, wenn nämlich das Kuhmilcheiweiß vom Kind nicht vertragen wird (→Kuhmilchallergie, →Kuhmilch-Unverträglichkeit) oder eine angeborene →Stoffwechselkrankheit (→Galaktosämie) oder Milchzuckerunverträglichkeit Kuhmilch und deren Produkte verbietet.

Die Säuglingsanfangsnahrungen werden in erster Linie nach ihrem *Eiweiß* unterschieden:

– Liegt der Eiweißgehalt ähnlich niedrig (höchstens doppelt so hoch) wie bei der Muttermilch und ist mehr Molkeneiweiß als Casein enthalten, spricht man von *Säuglingsmilchnahrung mit adaptiertem Protein.* Hier ist außerdem Milchzucker das einzige Kohlenhydrat wie bei der Muttermilch. Diese Nahrungen tragen alle die Silbe *Pre* oder den Buchstaben A in ihrem Markennamen.

– Liegt der Eiweißgehalt deutlich höher als bei der Muttermilch, ist weniger Molkeneiweiß als Casein enthalten und zusätzlich zum Milchzucker noch Stärke, Malz- und Traubenzucker oder Kochzucker zugesetzt, tragen diese Nahrungen die Ziffer 1, den Buchstaben B oder die Bezeichnung *Dauer-Milchnahrung* in ihrem Markennamen.

Sauberkeit und Genauigkeit sind zwei Gebote für das Zubereiten. Die fertige Nahrung soll nicht längere Zeit ungekühlt herumstehen; eigenmächtiges Abweichen von den Angaben auf der Packung schadet dem Säugling!

Da sich die Säuglingsmilchnahrungen innerhalb ihrer Qualitätsgruppe nicht wesentlich unterscheiden, sollte man bei vermeintlichen Unpäßlichkeiten, wie Schreiattacken (→abendliches Schreien) oder →Bauchkrämpfen, bei Schwankungen im Appetit oder im Aussehen der Stühle nicht vorschnell die Marke des Milchpräparates wechseln. Wiederholter Wechsel der Nahrung verunsichert die Eltern und erschwert dem Arzt die Beurteilung der Situation.

Schmelzflocken im Milchfläschchen sind bei manchen Müttern wegen der guten Sättigung beliebt; aus kinderärztlicher Sicht verzichtet man besser in den ersten vier bis sechs Monaten darauf. Eine Ernährung mit Schmelzflocken führt häufig dazu, daß der Säugling zu dick wird.

b) Die *Folgenahrung oder Folgemilch* dient der Ernährung vom 5. Lebensmonat an und ist gedacht als flüssige Ergänzung zur →Beikost.

Die Folgemilchen tragen die Ziffer 2 oder die Bezeichnung *Folgemilch* oder *plus* in ihrem Markennamen.

Sie stehen der →Kuhmilch näher als die Säuglingsanfangsnahrungen und sättigen deshalb mehr. Im 2. Lebenshalbjahr dürfen gestillte wie auch nicht gestillte Säuglinge ohnehin Kuhmilch bekommen, anfangs z. B. als 2/3-Milch, später unverdünnt.

Säuglinge, deren Eltern oder andere nahe Verwandte eine →Allergie (→Atopie) haben, werden am besten die ersten sechs Monate voll gestillt. Steht keine oder nicht genügend Muttermilch zur Verfügung, empfiehlt sich eine →hypoallergene Säuglingsnahrung, erkennbar an den Buchstaben *H.A.* im Markennamen. Hergestellt wird sie aus Molkeneiweiß, Casein oder Sojaprotein, die in solche Bruchstücke zerlegt (hydrolysiert) werden, die der Körper im Darm nicht mehr als fremd erkennt und auf die das zu Allergie veranlagte Kind nicht mehr allergisch reagiert.

c) Zunehmend wichtig wird für den Säugling im Laufe des ersten Lebensjahrs die →*Beikost*: Zunächst vom 4. oder 5. Monat an teelöffelweise Karotenmus, zerdrückte Banane oder geriebenen Apfel geben; vom 6. oder 7. Monat an als Löffelmahlzeit einen Obst- oder Gemüsebrei. Hinzu kommen nach und nach zerdrückte Kartoffeln und püriertes *Fleisch*, ein- oder mehrmals wöchentlich. Als nächster Schritt läßt sich dann eine weitere Brust- oder Flaschenmahlzeit durch einen *Milchbrei* ersetzen. Unter den Getreideprodukten, die dafür verwendet werden, ist Maisstärke (Mondamin®) besonders gut verträglich und deshalb für den Anfang geeignet. Beikost wird von vielen Müttern gut und preiswert selbst zubereitet. Es gibt sie auch in vorbereiteter Form und großer Auswahl zu kaufen. Die Zusammensetzung ist auf das jeweilige Alter abgestimmt; für den Gehalt an Schadstoffen (Rückständen) gelten strengere Maßstäbe als bei den übrigen Lebensmitteln. Für manche Mütter bedeutet die käufliche Beikost vor allem Bequemlichkeit und Zeitersparnis.

Beikost liefert dem Säugling Energie (Kalorien), unentbehrliches →Eisen (Fleisch), →Vitamine, Mineralstoffe, Spurenelemente und erwünschte Ballaststoffe (Obst, Gemüse, Getreide). Dadurch bildet die Beikost die Brücke zur Ernährung im Kleinkindesalter.

Wer die Beikost im 1. Lebensjahr rein vegetarisch oder sonstwie *alternativ* gestaltet, läuft Gefahr, daß der Säugling mit Eisen und Vitamin B12 unterversorgt wird und sogar ernsthaft erkranken kann! Bei einer Ernährung mit →Mandelmilch, hergestellt aus Mandelmus als Eiweißquelle, wird der Säugling mit bestimmten unverzichtbaren Eiweißbausteinen (Aminosäuren) sowie mit Calcium und Eisen unterversorgt; der Kinderarzt rät deshalb davon ab!

2. Ernährung für Kleinkinder und Schulkinder

Eltern, die sich mitunter Sorgen machen, ihr Kind esse nicht genug oder habe keinen rechten Appetit, müssen wissen: Die Essensmenge (Kalorienzufuhr) ist auch bei gesunden Kleinkindern und erst recht bei Schulkindern *größeren Schwankungen* unterworfen als im Säuglingsalter und später im gesetzten Alter. Man sollte deshalb Kinder möglichst nie zum Essen zwingen oder überreden; lieber mal eine einzelne Mahlzeit ausfallen lassen.

Wünschenswert allerdings ist es, wenn das *Frühstück* seinen festen Platz im Tagesablauf eines Schulkindes hat; es sollte den Kindern kein Greuel sein, und sie sollten genug Zeit dafür haben. Wer morgens nur wenig oder gar nichts frühstückt, kaum ein Pausenbrot ißt, kommt mittags *heißhungrig* nach Hause zurück und ist dann infolge einer Unterzuckerung vor dem Essen oft seelisch verstimmt oder sogar aggressiv, was leicht als Unart mißdeutet wird.

Manche Eltern fragen sich, *wieviel Milch* ihr Kind täglich trinken sollte. Wegen des hochwertigen Eiweißes der Kuhmilch, wegen des Calciums für die Knochen und wegen der Vitamine und Spurenelemente sollten Kleinkinder, wenn sie es mögen, täglich 300 ml Milch oder auch etwas mehr und Schulkinder 500 ml Milch oder auch etwas mehr über den Tag verteilt trinken.

Als Faustregel gilt auch für das Kindesalter, daß rund die Hälfte des Kalorienbedarfs durch Kohlenhydrate, 35–40 % durch Fett und 10–15 % durch Eiweiß gedeckt wird. Pro kg Körpergewicht braucht ein Kleinkind 90–80, ein Schulkind 70–50 Kalorien (zum Vergleich ein Erwachsener 40, ein Säugling 120–100 Kalorien). 1 g reine Kohlenhydrate (ohne die erwünsch-

ten Ballaststoffe, wie Zellulose) ergibt 4 Kalorien, 1 g Fett 9 Kalorien und 1 g
Eiweiß 4 Kalorien.

Unter den Kohlenhydraten sollten Stärke und Mehl aus Kartoffeln, Reis
und Getreide überwiegen und Zucker nur sparsam vertreten sein. Beim Fett
ist zu beachten, daß neben sichtbaren Fetten (Butter und andere Streichfette,
Öl und andere Koch- und Backfette) auch unsichtbares Fett zu beachten ist,
das in vielen käuflichen Lebensmitteln steckt, vor allem in der Wurst, aber
auch im Fleisch, in Milchprodukten, Kuchen und Torten. Tee und Saft während und zwischen den Mahlzeiten sollten grundsätzlich ohne Zuckerzusatz getrunken werden; auch der abendliche Tee zur Beruhigung, und
zwar zur Schonung der Zähne (→Karies). Eine Ausnahme sind Getränke,
die einem fiebernden Kind oder bei →Durchfall oder Neigung zum Erbrechen teelöffelweise oder in kleinen Portionen verabreicht werden. Diese
Getränke sollen Zucker (5–10 %) und eine Prise Salz enthalten!

Übergewicht im Kindesalter ist keine gute Ausgangsbasis für die Gesundheit des Erwachsenen. Deshalb am besten von vornherein äußerste Zurückhaltung mit Süßigkeiten, wie Schokolade, Eis oder Limonade; ebenso bitte
keine Zwischenmahlzeiten beim Fernsehen!

Der *Schnellimbiß* (Fast Food) sollte für Kinder nicht zur Gewohnheit
werden: Der Fett- und Kochsalzgehalt liegt bei diesen Speisen oft höher als
wünschenswert.

Ganz allgemein ist zu beachten, daß *frisch zubereitete Speisen* günstiger
sind als Konserven. Das Vorbild, das Eltern mit ihren Eßgewohnheiten geben,
wirkt nachhaltig auf die Kinder ein. Gemeinsam mit der Familie und in
Ruhe eingenommene Mahlzeiten sind erstrebenswert. Augen und Nase sind
ebenso am Essensgenuß beteiligt wie Gaumen und Zunge.

Wie sich eine Familie ernährt, hängt von kulturellen und wirtschaftlichen Einflüssen ab. Viele Eltern ernähren sich und ihre Kinder so, wie sie
es von den eigenen Eltern gelernt haben. Daneben gibt es Eltern, die einen
anderen Lebensstil gefunden haben und auch ihre Kinder *alternativ* ernähren möchten. Weltanschauliche Gründe können dafür ausschlaggebend
sein. Es ist zwar grundsätzlich möglich, aber nicht ganz einfach, ein Kleinkind oder Schulkind *vegetarisch* zu ernähren; zumindest sollte man Milch,
Milchprodukte und Eier zulassen. Denn diese lassen sich mit bestimmten
pflanzlichen Nahrungsmitteln zu einer für den Menschen hochwertigen
Eiweißquelle kombinieren: Beispiele sind Mahlzeiten aus Kartoffeln und
Eiern oder aus Kartoffeln und Milch oder Milchprodukten. Eine ungünstige Zusammenstellung hinsichtlich des Eiweißes sind Kartoffeln und Erbsen
oder Bohnen. Die meisten Formen alternativer Ernährung zeichnen sich dadurch aus, daß sie fettärmer sind als herkömmliches Essen und mehr Rohkost sowie naturbelassene Lebensmittel enthalten. Solange es nicht *übertrieben* wird, kann eine alternative Ernährung aus ärztlicher Sicht durchaus
Vorteile haben und zur Gesundheit beitragen. Allen vegetarischen Ernährungsweisen wohnt allerdings die Gefahr inne, daß das Kind zu wenig Kalorien, zu wenig *Eisen* und zu wenig *Vitamin B12* bekommt. Um dem vorzubeugen, ist es eine Hilfe, die geplante oder bereits durchgeführte alternative
Ernährung im einzelnen mit dem Kinderarzt vertrauensvoll durchzusprechen.

Ersticken

Fremdkörper-
Aspiration

Es droht älteren Säuglingen und jungen Kleinkindern vor allem dann, wenn sie Erdnüsse, Möhren- oder Apfelstücke, kleine Knöpfe oder Spielzeugteile in den Mund stecken und sich daran verschlucken (→Fremdkörper-Aspiration). Die daraufhin sofort einsetzende heftige Hustenattacke und das Herauswürgen sind sinnvolle Reflexe des Kindes, um den Fremdkörper wieder loszuwerden. Versperrt dieser jedoch die oberen Luftwege im Bereich von Racheneingang (Schlund), Kehlkopf oder Luftröhre vollständig oder weitgehend, gerät das Kind akut in höchste Atemnot. Es ringt nach Luft, das Gesicht läuft blau an, und das Bewußtsein schwindet. Dies sind Alarmzeichen; ohne rasche Hilfe erstickt das Kind.

An zurückfließendem Speisebrei aus dem Magen, der bis zum Rachen hoch gelangt, kann sich ein Kind ebenfalls verschlucken (→Kardiainsuffizienz).

Gemessen an der Häufigkeit, mit der sich Kinder verschlucken, ist der Tod durch Ersticken äußerst selten; trotzdem bleibt er eine Gefahr! Ein Kind, das unbeaufsichtigt mit einer großen *Plastiktüte* spielt, kann sich so darin verfangen, daß es erstickt. Auch das Einatmen von Kohlenmonoxyd oder Kohlendioxyd ohne Sauerstoff führt im geschlossenen Raum zu „chemischem" Ersticken, wobei sich Kohlendioxyd wegen seiner Schwere in Bodennähe anreichert!

Was ist zu tun? Falls sich ein Kind verschluckt hat und den Fremdkörper nicht auf Anhieb los wird, fährt man mit dem gekrümmten Zeigefinger durch die Mundhöhle und angelt bis zum Schlund hin nach dem Fremdkörper. Falls dies keinen Erfolg hat, ergreift man folgende Maßnahmen; wobei in bedrohlicher Situation gleichzeitig der Notarzt (Rettungswagen) gerufen werden muß:

– *Kinder unter zwei Jahren* werden bäuchlings mit dem Rücken nach oben übers Knie gelegt, und zwar so, daß Kopf und Oberkörper schräg abwärts liegen. Dann schlägt man mit der flachen Hand mehrmals kräftig auf den Rücken zwischen die Schulterblätter. Dadurch gelingt es häufig, daß der Fremdkörper herausgeschüttelt wird und die Atemwege freigibt; er wird dann ausgespuckt oder läßt sich aus der Mundhöhle herausangeln. Kommen trotzdem keine selbständigen Atembewegungen zustande, dreht man das Kind auf den Rücken, drückt auf den Brustkorb, um die Atmung in Gang zu setzen (→Wiederbelebung). Falls dies erfolglos ist, läßt sich diese Prozedur bis zum Eintreffen ärztlicher Hilfe mehrmals wiederholen.

– *Kinder über zwei Jahre* werden zunächst wie die jüngeren behandelt. Falls dabei kein Erfolg eintritt, kommt ein Handgriff zum Zuge, der nach dem Namen des Erfinders „Heimlich" heißt: Das Kind steht oder sitzt mit dem Rücken zum Erwachsenen. Dieser umfaßt es mit beiden Armen fest um den Brustkorb und legt seine geballten Fäuste in die Magengrube mitten zwischen die Rippenbögen des Kindes. Mit kräftigem Ruck und Druck nach innen und oben gegen das Zwerchfell versuchen die Fäuste den Fremdkörper aus dem Atemweg herauszudrücken, so daß er ausgehustet wird. Innere Verletzungen sind bei diesem Handgriff möglich. Notfalls muß er aber auch wiederholt werden. Falls der Fremdkörper sich nicht zutage fördern läßt, muß die Wiederbelebung mindestens bis zum Eintreffen eines Arztes fortgesetzt werden, um zu versuchen, wenigstens etwas Luft am Fremdkörper vorbei in die Lungen zu bringen.

Atemnot

Gefahr auch
durch zurück-
fließenden
Speichelbrei

Was ist zu tun?

Heimlich-Griff

Falls eines der oben genannten Gase die Ursache ist, hilft das Öffnen von Erstickungs-
Fenstern und Türen, sofern der Retter bis dahin seinen Atem anhalten kann. gefahr
Taschentuch vor Mund und Nase schützt nicht. Vorsicht: Unsachgemäße durch Gase
Rettungsversuche gefährden den Retter!
- Kohlenmonoxyd und Kohlendioxyd sind *geruchlos*.
- Kohlenmonoxyd und Luft ergeben ein *hochexplosives* Gasgemisch: In
  einem Raum mit diesem Gemisch kein Streichholz, kein Feuer anzün-
  den, kein Licht anknipsen, keine elektrischen Geräte einschalten, keine
  Klingel, kein Telefon benutzen!
- Falls möglich, Gashahn zudrehen.
- Erstickendes Kind an die frische Luft bringen.
- Falls abzuschätzen ist, daß die Kohlendioxyd-haltige Luftschicht das be-
  troffene Kind komplett bedeckt (z. B. in einem Brunnenschacht), hilft
  nur rasche Rettung mit Atemschutzgerät (Feuerwehr!). Eigenmächtige
  Rettungsversuche sind hierbei lebensgefährlich!

Vorbeugen: Am besten hat man gar keine Erdnüsse im Haushalt, solange ein Vorbeugen
Kind noch jünger als drei bis vier Jahre ist. Zumindest aber keine Erdnüsse,
Möhren- oder Apfelstücke in Griffnähe der gefährdeten Säuglinge und
Kleinkinder plazieren; auch ältere Kinder dürfen ihre jüngeren Geschwister
nie damit füttern! Kleine Knöpfe, Spielzeugteile und dergleichen nie zum
Spielen geben, nie in Griffnähe liegenlassen!
   Kleinkinder nie mit einer Plastiktüte, in der sie sich verfangen können,
allein lassen.
   Kinder nie in einer Garage spielen lassen, während dort ein Auto mit lau-
fendem Motor steht.
   Kinder nicht unbeaufsichtigt an einen Brunnenschacht, in eine unbe-
kannte Höhle, in die Nähe einer Klärgrube oder eines Futtersilos lassen.

Ertrinken
ist ein →Ersticken unter Wasser. Bei einem kleinen Teil der Ertrinkenden
verschließt ein Reflex die Stimmritze so fest, daß zunächst kein Wasser in
die Lungen geraten kann. Die übrigen verschlucken sich sofort an größeren
Mengen Wasser (→Fremdkörper-Aspiration), das dann über die Luftröhren- Sauerstoff-
äste in die Lungen dringt. Die schlimmste Folge ist der *Sauerstoffmangel*, mangel
vor allem für das *Gehirn*.
   Da Kinder, die versehentlich (unfallbedingt) unter Wasser geraten, meist
nach Sekunden oder wenigen Minuten wieder herausgezogen und gerettet
werden, gibt es viele Fälle von *Beinahe-Ertrinken*. Trotzdem ist die Zahl von
annähernd 200 Kindern, die jährlich in Deutschland durch Ertrinken sterben, erschreckend hoch!
   In kaltem Wasser gibt es allerdings auch nach einer Untertauchzeit von
einer Viertelstunde oder länger noch die Chance einer Rettung, da die
damit verbundene *Unterkühlung* den Sauerstoffverbrauch des Gehirns Unterkühlung
drosselt.
   Beinahe-Ertrinken und Ertrinken betreffen am häufigsten die Zwei- bis Unfallgefahr
Dreijährigen; Jungen sind gefährdeter als Mädchen. Solche Unglücke pas- in seichtem
sieren oft in seichtem Wasser, das nicht tiefer als 20 bis 30 cm ist. Im Kin- Wasser
dergarten und Grundschulalter ist es vor allem das Spielen an Flüssen und

Seen, das zum Verhängnis wird. Im 2. Lebensjahrzehnt rücken die Boots-
und Badeunfälle in den Vordergrund.

Was ist zu tun? Bei so einem Unfall *nicht* auf herbeigerufene Retter *warten*, sondern nach Möglichkeit *selber* retten!

Falls das Kind nicht atmet, darf mit der →Wiederbelebung nicht auf den
Notarzt gewartet werden, sondern es muß sofort mit dem Freimachen der
Atemwege und vor allem der Atemhilfe begonnen werden: In seitlicher
Hängelage oder bäuchlings auf den Knien des Retters mit dem Finger rasch
die Mundhöhle von Fremdmaterial (Seetang, Schlick und dergleichen) rei-
nigen; mit dem Herauslaufenlassen von Wasser aber keine Zeit verlieren!
Wichtiger ist die *Atemspende*, die Mund-zu-Mund- oder Mund-zu-Nase-
Beatmung und die Herzmassage. Sobald die Wiederbelebung geglückt ist,
sorgt der Körper großenteils selbst dafür, daß das Wasser wieder aus den
Lungen verschwindet.

Mußte ein Kind wegen Beinahe-Ertrinkens wiederbelebt werden, gehört
es immer in ein Krankenhaus, möglichst in eine Kinderklinik. Störungen im
→Salz- und Wasserhaushalt oder in der Atmung können noch nach mehreren Stunden auftreten. Die Ärzte unterscheiden zwischen Beinahe-Ertrinken im Süßwasser, das die Gefahr einer Wasserüberladung des Körpers und
einer Schädigung der roten Blutzellen zur Folge hat, und einem solchen
Unfall im Meerwasser, der ein →Lungenödem nach sich ziehen kann.

Vorbeugung: *Kleinkinder* bis zum Ende des Kindergartenalters sind besonders gefährdet. In der *Badewanne* zu Hause dürfen Kleinkinder keinen
Augenblick unbeaufsichtigt bleiben; auch nicht, wenn es an der Haustür
klingelt oder das Telefon läutet! Auf ältere Geschwister im Grundschulalter
darf man sich als Aufsicht nicht ohne weiteres verlassen.

Tückisch sind ferner seichte, aber ungesicherte Wasserstellen, wo Kinder
sonst nicht spielen: Ein Fischteich bei Freunden oder Verwandten, ein Gar-
tenschwimmbad, Wassergräben oder Baugruben. Eine Regentonne kann
ebenfalls zum Verhängnis werden. Gewarnt werden muß vor zu dünnen Eis-
flächen im Winter, die aus Neugier betreten werden. Gefährlich sind auch
für ältere Kinder, die schwimmen können, steile Ufer an einem reißenden
Fluß.

Trotzdem gilt generell: Je früher ein Kind *schwimmen lernt*, desto besser
ist es vor dem Ertrinken geschützt.

Erythema migrans („wandernde Hautrötung", siehe Bild 4)

Eines der frühen Zeichen, das auftreten kann, aber nicht muß, wenn man
sich z. B. durch einen Zeckenbiß eine →Borrelien-Infektion zugezogen hat.
Wenige Tage oder Wochen nach dem Biß oder Stich tritt um die betroffene
Stelle eine handtellergroße Hautrötung auf, die sich ausbreitet, in der Mitte
wieder abblaßt und nach einigen Wochen verschwindet. Als Symptom ist
es harmlos, aber für den Arzt ein wichtiges Zeichen, an dem eine →An-
steckung mit Borrelien frühzeitig erkannt werden kann. Sobald diese feststeht, verordnet der Arzt ein →Antibiotikum. Dabei hat man nicht das
Erythema migrans selbst im Visier, sondern die Borrelien, die frühzeitig
möglichst vollzählig und endgültig beseitigt werden sollen, damit sich ein
späteres Stadium der Borrelien-Infektion gar nicht erst entwickelt (z. B.
Gelenk- oder Hirnhautentzündung).

Erythropoetin (abgekürzt EPO)

Einer der am längsten bekannten Wuchsstoffe (hämatopoetische Wachstumsfaktoren), die der Körper bildet, damit sich im Knochenmark Blutzellen entwickeln. EPO regt die Bildung roter Blutzellen (Erythrozyten) an.

Eustachische Tube

Nach dem italienischen Anatom Bartolomeo Eustachio benannt: Ohrtrompete, eine röhrenförmige, mit Schleimhaut ausgekleidete Verbindung zwischen Mittelohr (Paukenhöhle) und Rachen. Sie sorgt für die Belüftung des Mittelohrs und damit für den *Druckausgleich* zwischen der Paukenhöhle und der Außenluft; dies ist eine der Bedingungen für einwandfreies Hören mit Hilfe der Schalleitung über das Trommelfell und die Kette der Gehörknöchelchen.

sorgt für den Druckausgleich

Ewing-Sarkom

Unter *Sarkom* (Fleischgeschwulst) versteht man einen bösartigen →Tumor, der vom *Bindegewebe* ausgeht. Das Ewing-Sarkom ist ein bösartiger *Knochentumor*, 1921 nach dem New Yorker Pathologen James Ewing benannt. Es betrifft vor allem *Jugendliche im fortgeschrittenen Schulalter und Lehrlingsalter*. Seltener sind Kinder zwischen vier und zehn Jahren sowie junge Erwachsene betroffen; das männliche Geschlecht überwiegt.

bösartiger Knochentumor

Symptome: Die Erkrankung macht sich bemerkbar vor allem durch *Knochenschmerzen* an der Stelle des Tumors; mitunter auch durch eine Schwellung sowie durch Fieber. Solche Knochenschmerzen dürfen nicht längere Zeit als Wachstumsschmerzen, unfallbedingte Schmerzen oder Entzündungsschmerzen verkannt werden!

Was ist zu tun? Die *frühzeitige* Erkennung, bevor sich Tochtergeschwülste (Metastasen) irgendwo anders im Körper absiedeln, ist eine entscheidende Hilfe.

Was ist zu tun?

Planung und Durchführung der Behandlung sind Sache eines erfahrenen Zentrums, wo mehrere Fachgebiete zusammenarbeiten. In der Kinderklinik ist es der Onkologe, in dessen Hand die Chemotherapie liegt; hinzu kommen Chirurg (oder Orthopäde) und Strahlentherapeut.

Die *Heilungsaussichten* waren früher schlecht. Unter planvoller Behandlung, die sich nach einem →Therapieprotokoll ausrichtet, haben sich die Chancen deutlich gebessert.

Heilungsaussichten

Folgende Umstände sind günstig:

günstige Umstände

– Tumor bei Therapiebeginn noch nicht sehr groß;
– Tumor möglichst weit vom Rumpf entfernt, also eher fußwärts als nahe am Becken oder eher handwärts als schulternah gelegen;
– noch keine Absiedelungen bei Therapiebeginn; und keine Absiedelung während der Chemotherapie.

Exanthem

ist ein →Ausschlag auf der Haut. Betrifft er die Schleimhaut z. B. der Mundhöhle, spricht man vom →Enanthem. Am häufigsten tritt ein Exanthem zu Beginn, während oder am Ende einer Virusinfektion auf; unter den Infektionen, die durch →Bakterien bedingt sind, gibt es nur vereinzelte, die mit Ausschlag einhergehen (→Scharlach, →Typhus). Häufiger hingegen sind

Virusinfektion

Arzneimittel-Exantheme, die nach Einnahme eines Medikaments auftreten; auch allergisch bedingte Exantheme sind nicht selten (→Allergie).

Exanthema subitum

Dreitagefieber

bedeutet *plötzlich* aufgetretener *Ausschlag*; es ist das Fachwort für →Dreitagefieber, eine Viruserkrankung.

Exophthalmus

Schilddrüsen-
überfunktion

Tumor

bezeichnet das *Vorstehen*, *Vordrängen* der normal großen *Augäpfel*. Beidseitig ist der Exophthalmus ein Zeichen von →*Schilddrüsenüberfunktion*, die im Kindesalter nur selten vorkommt. Ein einseitig vorstehender Augapfel weist auf einen →Tumor in der Augenhöhle oder im Gehirn hin und muß deshalb rasch und gründlich untersucht werden, sobald er auffällt.

Mit Exophthalmus nicht verwechselt werden sollte der Buphthalmus (Ochsenauge); damit bezeichnet man eine Vergrößerung der Augäpfel, wobei auch der Durchmesser der Hornhaut größer als normal ist. Die Augäpfel vergrößern sich im Säuglingsalter, sobald der Augeninnendruck erhöht ist. Eine solche Situation erfordert ebenfalls eine rasche Klärung durch den Augenarzt (Augenklinik). Verschiedene Ursachen können dahinterstecken, mitunter auch ein Tumor, der von der Netzhaut ausgeht. Das Hinterhältige daran ist, daß Eltern und andere Personen in der Umgebung des betroffenen

Buphthalmus

Säuglings lange Zeit den Buphthalmus als Krankheitszeichen verkennen und statt dessen nur denken: Was hat dieses Kind für schöne, große Augen! Es gibt allerdings auch Säuglinge, an deren Augen lediglich eine größere Hornhaut (Megalokornea) auffällt, ein harmloser Befund.

Exostose (Knochenvorsprung)

Sie kommt bei Kindern entweder einzeln vor, am Anfang oder Ende eines Röhrenknochens, ist dann gutartig und stört das Kind nur in seltenen Fällen; oder die Exostosen treten mehrfach (multipel) auf, und zwar dann familiär meist bereits auch schon bei einem Elternteil. Je nachdem, wo die multiplen Exostosen sitzen, an den Händen, Knien, Sprunggelenken, am

Schmerzen

Becken, Schulterblatt oder an den Rippen, machen sie hin und wieder Schmerzen, oder sie beeinträchtigen das Beugen und Strecken der Gelenke. Bei einzelnen Kindern kommt es vor, daß dadurch im Laufe der Jahre ein Finger oder andere Teile der Gliedmaßen schief wachsen. Falls nötig, kann so etwas durch eine Operation korrigiert werden. Die multiplen Exostosen sind zumindest im Kindesalter gutartig.

Exsikkose (Austrocknung, auch „Dehydratation" genannt)

Verlust
von Flüssigkeit
und Salzen

Gemeint ist der Verlust von Flüssigkeit und Salzen (→Elektrolyte) infolge von wiederholtem →Erbrechen, durchfälligen Stühlen oder →Brechdurchfall; auch eine größere Verbrühung führt unbehandelt rasch zur Exsikkose. Ebenso können Kleinkinder, die gar nichts trinken und nur wenig essen, rasch austrocknen. Auf dem Höhepunkt einer unbehandelten →Zuckerkrankheit verlieren die Kinder über den Urin so viel Wasser, daß sie auszutrocknen drohen; das gilt auch für den →Diabetes insipidus (→Salz- und Wasserhaushalt).

Je jünger das Kind, desto empfindlicher reagiert es auf einen Flüssigkeitsverlust. Deshalb sind Säuglinge durch eine Exsikkose immer besonders gefährdet. Säuglinge besonders gefährdet

Symptome: Durst, der allerdings bei Säuglingen und Kleinkindern leicht verkannt wird, nachlassende Urinmengen (auf Feuchtigkeit der Windeln achten!), trockener Mund, trockene Zunge, fehlender Tränenfluß beim Weinen, faltige Bauchhaut und stehende oder nur langsam verstreichende Bauchfalten, eingesunkene vordere Fontanelle, ferner Gewichtsverlust und Teilnahmslosigkeit sind Zeichen eines Flüssigkeitsmangels, der rasch behoben werden muß. auf Feuchtigkeit der Windeln achten!

Fieber verschärft eine Exsikkose; andererseits verstärkt aber auch Durst das Fieber, ein Teufelskreis, der in erster Linie durch Flüssigkeitszufuhr unterbrochen werden muß. Fieberzäpfchen sind in dieser Situation meist keine wirkliche Hilfe und deshalb eher entbehrlich.

Was ist zu tun? Ist der Flüssigkeitsverlust milde, besteht keine nennenswerte Brechneigung und erscheint die Urinproduktion noch normal, erkennbar an gut nassen Windeln, kann das Füttern häufiger kleiner Flüssigkeitsportionen den Zustand bessern. In Frage kommen hier vor allem die käuflichen Tee-Elektrolyt-Traubenzucker-Mischungen oder selbst aufgegossener verdünnter Tee mit Traubenzucker und einer Prise Salz; auch Obstsäfte sind unter Umständen geeignet. Die Trinkmengen sollte man zusammenzählen und mit dem Arzt besprechen. Körpergewicht kontrollieren und aufschreiben! Was ist zu tun?

In stärker ausgeprägten Fällen und vor allem bei nachlassenden Urinmengen braucht das Kind, vor allem im Säuglings- und Kleinkindalter, rasch ärztliche Hilfe, meist einen Dauertropf. Blutuntersuchungen lassen das Ausmaß der Exsikkose erkennen und zusammen mit Gewichtskontrollen den Behandlungserfolg beurteilen. Dauertropfinfusion

Es ist immer wieder erstaunlich, wie schnell und anhaltend sich der Zustand eines Kindes unter einer Infusion bessern kann!

Extrasystolen

sind Herzschläge, die *außerhalb* der normalen Schlagfolge (Herzrhythmus) auftreten; „Systole" bezeichnet das Zusammenziehen des Herzmuskels, wodurch der einzelne Herzschlag entsteht.

Die meisten Extrasystolen sind *harmlos*; sie treten vorwiegend bei langsamem Puls auf und verschwinden, wenn sich das Kind körperlich belastet (Rennen, Kniebeugen, Radfahren). Gelegentlich treten Extrasystolen auch im Fieber auf oder während der Erholung von einer Infektionskrankheit.

Treten Extrasystolen hingegen bei raschem Puls unter körperlicher Anstrengung auf, sollte man dies vom Arzt klären lassen; das →EKG (Herzstromkurve) gibt hierbei den entscheidenden Aufschluß. EKG gibt Aufschluß

Behandlungsbedürftige Extrasystolen sprechen in vielen Fällen auf Medikamente oder auf einen Eingriff mit Hilfe des Herzkatheters an der erkrankten Stelle im Herzen an.

F

Fahrradunfälle

Radfahren fördert die körperliche Gewandtheit. Wo die Wohnverhältnisse es erlauben, läßt sich Fahrradfahren schon im Vorschulalter lernen, zunächst vielleicht mit Stützrädern und unter Aufsicht (Hof, Garagenplatz, Park). Das Radeln im Straßenverkehr – meist erst vom Schulalter an – muß in Begleitung Erwachsener schrittweise eingeübt werden; die Kinder dürfen dabei nicht überfordert werden! Beim Linksabbiegen den linken Arm ausstrecken und gleichzeitig den nachfolgenden Straßenverkehr in den Blick bekommen, das beherrschen manche erst am Ende des Grundschulalters oder später.

Verkehrsberuhigte Gebiete sind anfangs immer zu bevorzugen, Radwege sind grundsätzlich zu benutzen.

Jungen sind unfallgefährdeter als Mädchen!

Typische Unfallarten: *Knochenbrüche* am Unterkiefer, Schädel, an den Beinen und Armen. Wenn das Kind über die Lenkstange hinweg nach vorn geschleudert wird, gibt es gelegentlich Schädel-Hirn-Verletzungen; hierbei kommt es mitunter auch zu bleibenden Schäden! Wenn die Lenkstange mit Wucht den Bauch trifft (stumpfes Trauma), kann es zu inneren Verletzungen vor allem von Milz oder Leber kommen, die man anfänglich schwer erkennt.

Unfallvorbeugung und Sicherheit rund ums Fahrrad haben einen ganz hohen Stellenwert:
- Verkehrserziehung und Vorbild der Erwachsenen;
- Sturzhelm tragen;
- helle Kleidung, möglichst in Warnfarben;
- nie zwei Kinder auf einem Fahrrad;
- Gummikappen an den Handgriffen der Lenkstangen oder gebogene Lenkstangen wie beim Rennrad;
- Klingelknopf aus Weichplastik;
- Rahmenhöhe des Fahrrads muß zur Körpergröße passen;
- Trommelbremsen vorn besser als Felgenbremsen (allerdings auch teurer);
- Bremsbeläge sollen nässesicher sein;
- gut sichtbare Reflektoren, rot nach hinten, weiß nach vorn;
- reflektierende Reifen oder Rückstrahler zwischen den Speichen;
- funktionierende Beleuchtung;
- elektrische Kabel sicher befestigen;
- Kanten der Schutzbleche entschärfen;
- Schraubenenden durch Hutmuttern abdecken.

109

Kindersitz Für Eltern, die ihr Kind auf dem Fahrrad mitnehmen: Kindersitz mit Speichenabdeckung und Beinschutz.

Fallotsche Tetralogie (nach dem französischen Arzt Etienne L. A. Fallot)

angeborener Herzfehler Einer der angeborenen →Herzfehler, der durch *vier* verschiedene Befunde am Herzen gekennzeichnet ist, nämlich
- eine Verengung der Lungenschlagader an deren Ursprung in der rechten Herzkammer;
- ein Loch in der Herzscheidewand;
- einen falschen Ansatz der großen Körperschlagader;
- eine verdickte Herzmuskulatur der rechten Kammer als Folge der drei genannten anatomischen Fehlbildungen.

Wegen der Symptome und Behandlungsmöglichkeiten →Herzfehler.

Familientherapie

Behandlung seelischer Störungen Eine Form der →Psychotherapie, also der Behandlung seelischer Störungen oder der seelischen Auswirkungen körperlicher Krankheiten. Hierbei wird die Familie planvoll mit einbezogen. Im Kreis der Teilnehmer wird besprochen, wie die vorliegende seelische Störung entstanden ist oder entstanden sein könnte; wie das Verhalten der einzelnen Familienmitglieder eine seelische Störung begünstigen oder wie eine **Änderung im Verhalten** *Änderung* im Verhalten der Beteiligten sich heilsam auswirken kann. Dabei kommen Probleme zur Sprache, z. B. die Loslösung der Kinder von den Eltern während der →Pubertät, das Entstehen von Spannungen oder Bündnissen zwischen einzelnen Familienmitgliedern oder die Frage der Ausgrenzung eines Familienmitglieds aus der Familie. Unter Umständen ist für den Therapeuten die Familie als Ganzes der Patient, der leidet und dem geholfen werden soll.

soll zum Nachdenken über sich selbst anregen Wenn bei einer solchen Therapie Dinge zur Sprache kommen, die einem Elternteil oder einem anderen Familienmitglied zuvor kaum oder gar nicht bewußt waren, so soll dies zum Nachdenken über sich selbst und zur Auseinandersetzung mit Schuldgefühlen anregen, aber nicht zu einer vordergründigen Schuldzuweisung geraten!

ein gutes Beispiel: Magersucht Geeignet für eine Familientherapie sind vor allem Krankheiten, bei denen die seelischen Verhaltensauffälligkeiten oder körperlichen Symptome ein Hinweis darauf sind, daß zwischen den Elternteilen oder zwischen Eltern und dem betroffenen Kind oder zwischen ihm und seinen Geschwistern oder zwischen anderen Angehörigen ein tiefer liegendes Problem besteht. Ein gutes Beispiel dafür ist die →Magersucht.

Durchgeführt wird die Familientherapie vom Arzt für Kinder- und Jugendpsychiatrie oder vom therapeutisch ausgebildeten Psychologen; gelegentlich ist auch der Sozialarbeiter beteiligt. Mitunter ist es sinnvoll, wenn sich zwei Therapeuten die Aufgaben, die eine Familientherapie mit sich bringt, teilen. Der eine nimmt sich des Patienten, der andere der Familie an.

kann große Hilfe und Erleichterung bringen Eine gelungene Familientherapie kann einer Familie große Hilfe und Erleichterung bringen. Voraussetzung dafür ist allerdings, daß alle Beteiligten Geduld und Zeit, Selbsteinsicht und die Bereitschaft, sich innerlich zu öffnen, mitbringen.

Fehlbildung

Die Entwicklung eines Kindes von der befruchteten Eizelle an folgt einem Bauplan, der von beiden Eltern gemeinsam vererbt wird. Wie und in welcher Reihenfolge die einzelnen Organe sich entwickeln, ist in diesem Bauplan festgelegt. Es ist eigentlich erstaunlich, wie selten – insgesamt gesehen – dabei etwas schiefläuft!

Fehlbildungen, die äußerlich sichtbar sind oder an den inneren Organen auftreten, kommen auf verschiedene Weise zustande:

1. Ein *vererbter* Fehler steckt im Bauplan oder gerät bei der Befruchtung hinein; Beispiele sind ein überzähliger Kleinfinger oder auch das →Down-Syndrom (→Trisomie 21).

2. Die *Ausführung* eines fehlerfreien Bauplans wird während der Schwangerschaft gestört (→Disruption). Störungen in den ersten drei Schwangerschaftswochen heilen entweder noch folgenlos aus oder führen zu einer Fehlgeburt (Alles-oder-Nichts-Regel). Zwischen der 4. und 8. Woche (Embryonalperiode) ist die Ausführung des Bauplans besonders störanfällig: Beispiele sind hier die →Röteln-Embryopathie, ferner die heute nicht mehr vorkommenden Fehlbildungen der Gliedmaßen durch Einnahme von Contergan® oder sogenannte „amniogene Fehlbildungen". Daneben gibt es eine Reihe von Fehlbildungen, wie manche Formen der →Lippen-Kiefer-Gaumen-Spalten oder Meningomyelozelen, die auf einer Störung in der Frühschwangerschaft beruhen, von der die Mutter nichts gemerkt hat und von der man im Einzelfall nicht sagen kann, welcher Art diese Störung war.

Das Fruchtwasser schützt das Kind vor bestimmten Fehlbildungen: Zu wenig Fruchtwasser behindert das Kind in seiner freien Beweglichkeit; dadurch kann ein Fuß in eine Zwangshaltung geraten und zum *Klumpfuß* werden (es gibt allerdings noch andere Ursachen für die Entstehung von Klumpfüßen).

Schließlich kommt es vor, daß eine Fehlbildung weitere nach sich zieht; ein Beispiel für einen solchen Vorgang ist die nach der amerikanischen Ärztin Edith L. Potter benannte *Potter-Sequenz*: Wenn bei einem Kind die Nieren nicht angelegt sind oder wegen fehlgebildeter Harnwege der Urin nicht ins Fruchtwasser entleert wird, kommt es zu Fehlbildungen der Lungen, die unterentwickelt bleiben, und der Gelenke, des Gesichts sowie der gesamten Gestalt des Kindes. Ein Teil dieser Kinder ist nach der Geburt nicht lebensfähig.

Etwa ein Prozent aller Neugeborenen hat eine für die spätere Gesundheit bedeutsame Fehlbildung. Deren systematische Erfassung ist ein wichtiges Anliegen der Kinderheilkunde.

Fernreisen

siehe →Reisen mit Kindern

Fernsehsucht

Damit ist das Verhalten solcher Kinder gemeint, die sich hemmungslos eine Fernsehsendung oder Videokassette nach der anderen anschauen, also in einem Ausmaß, das ihrer geistigen, seelischen und körperlichen Entwicklung abträglich ist. Eine *Sucht* im eigentlichen Sinn ist dies allerdings nicht;

Änderung des Tagesablaufs — denn diese Kinder vermissen Fernsehen und Videos überhaupt nicht, sobald sich ihr Tagesablauf radikal ändert (Freizeitgestaltung am Wochenende, Ferien, Schulausflug, Reisen), sobald sie *Anregungen* und *Zuwendung* empfangen, sich sinnvoll beschäftigt fühlen.

Was begünstigt Fernsehsucht? — **Was begünstigt Fernsehsucht?** Der erste Schritt ist in vielen Fällen bereits der Kauf des Fernsehers, erst recht die Anschaffung mehrerer Fernseh- und Videogeräte für eine Familie und der eigene Fernseher im Kinderzimmer.

Fernsehen als „Babysitter" — Förderlich wirkt sich ferner aus, wenn das Fernsehen als „Babysitter" benutzt wird, damit die Kinder still sind, während die Erwachsenen etwas zu erledigen haben.

Problematisch wird es, wenn die Eltern die Übersicht verlieren oder es ihnen gleichgültig wird, wieviel und wie lange ihr Kind fernsieht oder sich Videos anschaut.

Langeweile — Schließlich sind es *Langeweile* und *Leere* im Tagesablauf, die der Fernsehsucht den Weg bereiten.

Wie wirkt sich Fernsehen auf Kinder aus? — **Wie wirkt sich Fernsehen auf Kinder aus?** Von *Kleinkindern* weiß man, daß das Betrachten eines Bilderbuches Seite für Seite Phantasien auslöst, die im Kind nachwirken; dieser Vorgang braucht Zeit. Deshalb möchte ein Kleinkind sein Bilderbuch meist nicht so rasch umblättern. Das unerbittliche Tempo, in dem Fernseh- oder Kinobilder ablaufen, verhindert, daß Kleinkinder das Gesehene in Ruhe verarbeiten können. Kleinkinder brauchen also im Grunde gar kein Fernsehen!

Für *Schulkinder* gibt es durchaus Sendungen, die unterhaltsam, anregend oder lehrreich sind. Wichtig ist, daß man die Kinder – vor allem wenn sie noch jünger sind – beim Anschauen der Sendung *begleitet*, mit ihnen

über das Gesehene sprechen — hinterher über das Gesehene spricht und Zeit für ihre Fragen hat; das gilt auch für Nachrichtensendungen.

Kinder, die zu →Krampfanfällen neigen, sollten Fernsehen ganz meiden,

Empfindlichkeit gegen Flackerlicht — falls das EEG (Hirnstromkurve) eine Empfindlichkeit gegen *Flackerlicht* erkennen läßt. In solchen Fällen kann Fernsehen einen Krampfanfall auslösen. Dieses Verbot gilt übrigens nicht für den Kinofilm; dessen Bildfolge hat eine andere Wirkung auf die Netzhaut der Augen als das Zeilenbild des Fernsehens.

Einfluß von Gewaltszenen — Eltern fragen sich oft, welchen Einfluß *Gewaltszenen* auf Kinder haben. Dies läßt sich nicht allgemeingültig beantworten; es kommt darauf an, mit welchem Hintergrund von Erfahrungen ein junger Mensch Gewalt im Fernsehen sieht: wieviel Zuwendung, Gleichgültigkeit, Ablehnung oder Prügel, kurzum welche Erziehung er mitbekommen hat; mit welchen Wertevorstellungen seine Familie das Leben bewältigt. Wegen dieser immer wieder unterschiedlichen Ausgangslage ist es schwierig, der Frage nach dem Einfluß von Gewalt wissenschaftlich auf den Grund zu gehen.

Es gibt allerdings unbestreitbar Fälle, in denen Jugendliche mit ihrem gewalttätigen Verhalten und mit kriminellen Handlungen Film- und Fernsehszenen *nachgeahmt* haben (→aggressives Verhalten).

Abstumpfen des Gefühlslebens — Darüber hinaus führt ein Übermaß an Gewalt im Kino, Fernsehen und auf Videokassetten zur *Abstumpfung des Gefühlslebens*.

Insofern ist der Ruf nach spürbarer Einschränkung von Gewaltszenen im

Fernsehen allen ein Anliegen, die für heranwachsende Kinder Verantwortung tragen.

Andererseits gibt es *Kindersendungen*, in denen der Held gegen den Bösen in einer Weise gewalttätig vorgeht, daß sich manchem Erwachsenen die Haare sträuben. Diese Szenen wirken auf Kinder ähnlich wie die alten vertrauten Märchen: Sie regen sie zu *Tagträumen* an, die zu ihrem Alter gehören, sie stärken ihr Selbstvertrauen.

Wie läßt sich einer Fernsehsucht vorbeugen? Zunächst einmal: Ein Fernsehgerät in einer Familie mit heranwachsenden Kindern muß nicht sein; man kann selbstverständlich ohne auskommen. Hilfreich ist es dann aber, wenn sich die Eltern mit Nachbarn, Freunden, Verwandten und den Familien der Mitschüler, bei denen die eigenen Kinder häufiger zu Besuch sind, vertrauensvoll abstimmen und eine gemeinsame Linie für den Fernseh- und Videokonsum finden.

Für Familien mit einem Fernseher: Eltern sollten Zeit und Gespür dafür haben, den Tagesablauf der Kinder und Jugendlichen über die Schulaufgaben hinaus anregend und sinnvoll zu gestalten.

Außerdem sollten sie den Überblick über den tatsächlichen Fernsehkonsum ihrer Kinder behalten. Soweit möglich, sollte man geeignete Sendungen mit den Kindern gemeinsam auswählen, sie gemeinsam anschauen und hinterher Zeit haben, mit ihnen darüber zu sprechen.

Nicht hilfreich sind Verbote, die nur das Gegenteil bewirken. Und ganz verkehrt ist es, wenn Erwachsene fernsehen und ein Kind mit den Worten vor die Tür schicken: „Geh raus und spiel woanders, das hier ist nichts für dich!" Das Vorbild der Erwachsenen wirkt im Guten wie im Schlechten!

Wieviel Fernsehen ist einem Kind zuträglich? Diese Frage läßt sich allgemeinverbindlich schwer beantworten. Als grobe Richtschnur mag gelten, daß Kinder im fortgeschrittenen Schulalter im Durchschnitt täglich nicht länger als eine Stunde am Fernseher oder Videogerät verbringen sollten; weniger wäre besser. Für jüngere Kinder gilt das unbedingt.

Fett

gehört neben Eiweiß und Kohlenhydraten zu den drei Hauptnahrungsmitteln; und zwar ist es das energiereichste: Fett liefert mehr als doppelt soviel Kalorien wie die beiden anderen (→Ernährung).

Nahrungsfett ist kein einheitlicher Stoff. Es besteht hauptsächlich aus Neutralfetten (jeweils drei Fettsäuren mit Glyzerin verbunden) und zu einem kleinen Anteil aus Fettbegleitstoffen (Cholesterin, Vorstufen fettlöslicher →Vitamine). Der Chemiker unterscheidet einfach oder mehrfach ungesättigte Fettsäuren. Die mehrfach ungesättigten muß der Mensch mit der Nahrung zu sich nehmen; die anderen kann er auch mit seinem eigenen Stoffwechsel herstellen.

Nahrungsfett ist tierischer oder pflanzlicher Herkunft:
- Speck und Schmalz sind tierische Fette mit hohem Gehalt an gesättigten Fettsäuren;
- Kokosfett ist pflanzlicher Herkunft und hat überwiegend gesättigte Fettsäuren;
- Pflanzenöle und Fischöl haben einen hohen Gehalt an ungesättigten Fettsäuren;

– Kuhmilchfett (Butter, Sahne) besteht sowohl aus gesättigten als auch aus
einfach ungesättigten Fettsäuren.

Cholesterin Von den Fettbegleitstoffen ist das *Cholesterin* unentbehrlich für den Aufbau
und Erhalt von Zellwänden. Deshalb ist auch der Gehalt an Cholesterin in
der Muttermilch bedeutsam. Für abgestillte und nicht gestillte Säuglinge
sowie im späteren Leben sind tierische Fette die Hauptquelle für Cholesterin; darüber hinaus bildet der Körper Cholesterin in seinem eigenen Stoffwechsel, unabhängig von der Nahrungszufuhr.

Fettsucht (Fachwort „Adipositas" oder „Obesitas")
Wenn die Nahrungsaufnahme (Kalorienzufuhr) den Bedarf länger als nur
vorübergehend überschreitet, lagert der Körper Fett ein; die natürlichen
Polster des Unterhautfettgewebes werden üppiger und üppiger, erkennbar
Übergewicht am *Übergewicht* des Kindes. Dies ist nicht allein eine Frage zu fetten Essens.
Der Körper bildet auch aus Mehl, Teigwaren, Zucker und Schokolade Fett,
falls die damit zugeführten Kalorien nicht verbraucht werden. Eine hilfrei-
Body Mass che Zahl, um das Ausmaß der Fettsucht zu beurteilen, ist der Body Mass
Index Index (BMI): Körpergewicht in kg geteilt durch Größe in m zum Quadrat.
Der Normalbereich liegt zwischen 20 und 25 kg/m^2.

Ursache der Fettsucht ist in erster Linie das Mißverhältnis zwischen
Nahrungsaufnahme und Kalorienverbrauch, egal ob das Kind ein guter oder
schlechter „Futterverwerter" ist.

Fördernde Umstände für eine Fettsucht gibt es zahlreiche:
– Übergewichtige Eltern haben Eßgewohnheiten, die – nachgeahmt – auch
bei ihrem Kind zu Übergewicht führen;
– nicht gestillte Kinder werden eher überfüttert, was mitunter den Grund-
stein zum späteren Übergewicht legt;
– Kinder, die von klein auf mit Schokolade und anderen Süßigkeiten getröstet werden, bekommen eher Übergewicht;
– mangelnde körperliche Bewegung (Herumsitzen vor dem Fernseher) vermindert den Kalorienverbrauch;
– auch Kinder können sich unter dem Druck familiärer Spannungen, seelischer Probleme oder Konflikte ins ständige Naschen flüchten (Kummer-
speck).

Symptome und Komplikationen: Kinder mit solcher kalorienbedingter Fettsucht sind *größer* als der Altersdurchschnitt, vor allem die *Jungen* (Adiposo-
gigantismus); sie haben häufig X-Beine. Gesundheitliche Gefahren drohen
durch ständige Blutdruckerhöhung und Entgleisung des Zuckerstoffwech-
Gefahr von sels in Richtung auf eine →Zuckerkrankheit; dies gilt erst recht für das vor
Zuckerkrankheit ihnen liegende Erwachsenenalter, wo die Gefahr des Herzinfarkts noch hin-
zukommt. Fettsüchtige Jungen haben nur scheinbar ein kleines männliches
Glied; der Schaft des Penis ist lediglich im üppigen Fettpolster versteckt.

Eine von den Angehörigen oft befürchtete Störung der Hormondrüsen als
Verursacher kommt im Vergleich zur kalorienbedingten Fettsucht nur extrem
selten vor; solche Kinder sind dann immer *kleinwüchsig* (→Nebenniere).
Was ist zu tun? **Was ist zu tun?** Die kalorienbedingte Fettsucht eines Kindes erfolgreich
zu behandeln ist für Arzt und Eltern eine langwierige, mitunter schwierige,

aber trotzdem wichtige Aufgabe. Unter Umständen muß der Anstoß zur Gewichtsabnahme stationär in der Kinderklinik erfolgen.

Daheim kommt es meist weniger auf eine besondere Diät des Kindes an, sondern auf eine radikale *Umstellung der Eßgewohnheiten* der Familie. Dies fängt beim gewohnten Lebensmitteleinkauf an. Zwischenmahlzeiten, der Gang zum Kühlschrank, Fernsehsnacks, griffbereite Schokolade, Süßigkeiten, Milcheis und zuckerhaltige Limonaden sind von Übel; das gilt auch für Langeweile im Tagesablauf.

Ausgefüllte Freizeit hingegen, Spielen und Herumtollen im Freien, Dauersportarten und Sporttraining im Verein sind hilfreich. Die körperliche Belastung muß dabei dem Trainingsstand des Kindes angepaßt werden.

Erfolgversprechend sind Versuche, übergewichtige Kinder über ein halbes Jahr oder länger in einer Gruppe zusammenzufassen, wo sie regelmäßig mit einem Sportlehrer, einer Diätassistentin und einem Arzt ein verändertes Eßverhalten in Kombination mit sinnvollem Spiel und Sport in der Freizeit einüben.

Feuchtblattern
→Windpocken

Feuermal
wird mit dem Fachwort „Naevus flammeus" genannt; →Muttermal.

Fieber
nennt man jede Körpertemperatur, die einen bestimmten Grenzbereich überschreitet; dieser liegt für *Kinder* zwischen 38° und 38,5° C. Von erhöhten (subfebrilen) Temperaturen spricht man, wenn die Werte zwischen 37,5° und 38° C liegen. Die normale Körpertemperatur von Kindern schwankt zwischen 36,2° und 37,4° C; die Nachmittags- und Abendwerte liegen normalerweise höher als der Morgenwert. Körperliche Bewegung, wie das Herumtoben vor dem abendlichen Zubettgehen, erhöht die Körpertemperatur um einige Zehntel Grad. Zur genauen Temperaturmessung sollte das Kind zuvor 20 bis 30 Minuten ruhig gelegen oder gesessen haben; zwischen der letzten Mahlzeit und dem Fiebermessen sollte möglichst ein Abstand von einer Stunde oder länger liegen.

Gemessen wird die Körpertemperatur am zuverlässigsten im After (rektal); das Thermometer sollte immer vorsichtig (Spitze etwas anfeuchten oder eincremen) mit leichtem Drehen eingeführt werden, um dem Kind nicht weh zu tun; sonst wehrt es sich bei jedem späteren Fiebermessen! Vom Ende des Kleinkindalters an läßt sich die Temperatur auch in der Achselhöhle (axillar) messen; diese Werte liegen 0,5 bis 1° C unter den im After gemessenen. Ein größerer Unterschied zwischen rektaler und axillarer Temperatur weist den Arzt auf eine akute Entzündung im kleinen Becken hin (→Blinddarmentzündung). Man kann auch im Mund (oral) oder im Gehörgang messen; diese Werte liegen nur wenige Zehntel Grad unter den rektal gemessenen.

Eltern müssen wissen: Fieber ist keine eigenständige Krankheit, sondern immer nur ein Anzeichen (Symptom) für eine Krankheit. Es ist in den meisten Fällen eine sinnvolle Reaktion des Körpers und für den Arzt ein Wegweiser zur Diagnose; der Fieberverlauf gibt Aufschluß über den Krankheitsverlauf, insbesondere auch über das Ansprechen auf die Therapie mit einem →Antibiotikum oder anderen Medikamenten. Viele Kinder vertragen auch hohes Fieber besser, als gemeinhin angenommen wird.

Was ist zu tun? Zunächst an die *Kleidung* denken: Zu warme Sachen und zu dickes Bettzeug treiben das Fieber unnötig in die Höhe. Ein fieberndes Kind braucht Ruhe und immer etwas zu trinken, was ihm schmeckt; häufige schluckweise Portionen sind günstig (→Exsikkose). Voll gestillte Säuglinge brauchen nur ausnahmsweise eine zusätzliche Teefütterung, solange sie gut an der Brust trinken (Gewichtskontrolle!).

Waden-, Brust- oder Bauchwickel sowie ein zunächst warmes, schließlich nur noch lauwarmes Abkühlungsbad können hilfreich sein; es sei denn, der Arzt rät mit Rücksicht auf den Kreislauf des Kindes davon ab. Husten und Schnupfen sind kein Grund gegen ein Bad – im Gegenteil!

Die Körpertemperatur bei hohem oder anhaltendem Fieber täglich mehrmals messen und notieren; dies läßt den Verlauf besser beurteilen und ist dem Arzt eine Hilfe.

Die *Suche* nach der *Ursache* des Fiebers ist wichtiger als eine sofortige Absenkung z. B. mit fiebersenkenden Medikamenten (Ibuprofen, Metamizol, Paracetamol). Die zugrundeliegende Krankheit zu erkennen gelingt häufig aber erst durch geduldiges Beobachten über mehrere Tage.

Säuglinge und junge Kleinkinder mit ungeklärtem Fieber sollten bald vom Kinderarzt untersucht werden; das gilt ganz besonders für Säuglinge in den ersten drei Lebensmonaten. Falls das Kind elend oder teilnahmslos wirkt, muß es sofort zum Arzt. Ältere Kinder sollten dem Arzt gezeigt werden, wenn das Fieber über mehrere Tage hinweg hartnäckig anhält oder ansteigt.

Ein *Fieberkrampf* sieht meist erschreckender aus, als er ist (→Krampfanfälle). Überwiegend sind ältere Säuglinge oder Kleinkinder betroffen; ein Fieberkrampf tritt eher zu Beginn einer fieberhaften Erkrankung als in deren Verlauf auf; meist handelt es sich um ein kurzes Ereignis, das sich nicht wiederholt. Von einem einfachen Fieberkrampf behält ein Kind nichts zurück. Der Erwachsene nimmt das Kind auf, achtet darauf, daß es atmen kann und sich nicht verletzt. Hilfreich für den Arzt sind Angaben über die Dauer des Fieberkrampfs und darüber, ob und nach welcher Seite die Augen verdreht wurden und wie der Zustand danach war. Säuglinge und junge Kleinkinder sollten nach einem Fieberkrampf dem Kinderarzt vorgestellt werden; insbesondere nach dem ersten Anfall. Hatte das Kind früher bereits einen Fieberkrampf, wissen die Eltern meistens, wann sie ein krampflösendes oder fiebersenkendes Mittel geben sollten.

Fieberbläschen (Fachausdruck „Herpes labialis")
findet man auf dem Lippenrot und der Haut um den Mund herum oder am Eingang zur Nase; mitunter erstrecken sie sich auch bis auf die Wangen. Es handelt sich um winzige, etwa stecknadelkopfgroße helle Bläschen, die in Gruppen auf geröteter Haut stehen. Sie bewirken Juckreiz und ein Spannungsgefühl; bei Berührung sind sie schmerzhaft; sie sind lästig, aber nicht bedrohlich. Sie heilen binnen einiger Tage unter Krustenbildung und hinterlassen keine Narben. Mitunter neigen sie zu hartnäckigen Rückfällen.

Die **Ursache** sind Herpes-simplex-Viren (HSV). Diese ruhen bei vielen Menschen vom Kleinkindalter an innerhalb der Zellen, ohne den Betroffenen zu stören; nur unter bestimmten Belastungen (fieberhafte Erkrankungen, →Menstruation, Aufenthalt im Hochgebirge) kommt es zu einer Aktivierung und damit zum Aufschießen der Fieberbläschen. Sie entstehen also nicht durch Ansteckung von außen. Diese erfolgt nur einmal in der ersten Lebenszeit, vorwiegend am Ende des Säuglingsalters oder im zweiten Lebensjahr, nämlich in Form der →Mundfäule (Stomatitis aphthosa), einer eigenständigen fieberhaften Kinderkrankheit, die die Erstinfektion mit dem Herpes-simplex-Virus darstellt. Neugeborene und junge Säuglinge sollten nicht mit Fieberbläschen in Berührung kommen, da sie besonders anfällig für eine schwerwiegende Erstinfektion mit HSV sind, die mit →Hirnentzündung (Herpes-Enzephalitis) einhergehen kann. Eher noch sind es die Geburtswege der Mutter, auf denen das Neugeborene sich mit HSV ansteckt. Auch Kinder mit einem →Ekzem (Neurodermitis) sollten vor Herpes-simplex-Viren geschützt werden. Insbesondere im nässenden Stadium können sich diese Viren flächenhaft auf den Ekzemherden ausbreiten und zu einer Superinfektion führen. Kinder mit →Abwehrschwäche können ebenfalls an diesen Viren ernsthaft erkranken.

Was ist zu tun? Fieberbläschen heilen von allein. Juckreiz und schmerzhaftes Spannungsgefühl lassen sich lindern durch Auftragen einer Salbe, die eine örtliche Schmerzstillung bewirkt. Selbst eine Salbe, die das Virustatikum Aciclovir enthält, vermag die Heilungsdauer nur abzukürzen, wenn sie sehr frühzeitig und häufig aufgetragen wird; nach dem Absetzen ist das Kind nicht mehr vor Rückfällen geschützt.

Fieberkrampf
→Fieber, →Krampfanfälle.

Fleischvergiftung
An eine Fleisch- oder Lebensmittelvergiftung muß man insbesondere denken, wenn mehrere Personen bei einer Mahlzeit vom selben Gericht gegessen haben und dann innerhalb von Stunden an heftigen Bauchschmerzen, Erbrechen und Durchfall erkranken.

Es kommen verschiedene **Ursachen** in Betracht: →Salmonellen, die sich zuvor in einem Speisegericht massenhaft vermehrt haben; Clostridien, die sich in verdorbenen Fleisch-, Wurst- oder Gemüsekonserven oder in verdorbenen Räucherwaren vermehrt haben (→Botulismus). Ist der Verdacht begründet, muß man sich rasch in ärztliche Behandlung (Krankenhaus) begeben; je jünger die betroffenen Kinder sind, desto dringlicher ist dies. Man sollte die in Frage kommenden Speisen oder verdorbenen Konserven aufheben und zur Untersuchung mitbringen.

Fontanelle
Die noch offenen Schädelnähte bei Neugeborenen und Säuglingen lassen eine rautenförmige Stelle vorn zwischen Stirn- und Scheitelbeinen frei (vordere oder große Fontanelle). Dieser weiche Fleck ist unterschiedlich groß und erlaubt mit Hilfe der Sonographie (→bildgebende Verfahren) das Innere des Schädels beim Säugling wie auch den Schädelinnendruck zu beurteilen.

Am Hinterkopf befindet sich ein weiterer Fleck (hintere oder kleine Fontanelle), der meist nur fingerkuppengroß ist.

Formula-Ernährung

flüssige Nahrung, die alle wesentlichen Bestandteile enthält

„Formula" ist eine Bezeichnung aus dem Englischen für die käuflichen Säuglingsmilchnahrungen und Folgemilch-Präparate (→Ernährung). Ursprünglich nannte man so ein Rezept mit Angaben zur Herstellung einer flüssigen Nahrung, die alle wesentlichen Bestandteile enthält. Der gesunde, nicht gestillte Säugling nimmt seine Formula mit Flasche und Sauger zu sich. In späteren Jahren trinken Patienten, die nichts Festes essen können oder dürfen, ihre Formula nach Art der Astronautenkost; oder sie bekommen eine solche Diät über eine Verweilsonde, die meist über die Nase in den Magen reicht.

Fototherapie

Eine Methode, mit der man die →Neugeborenengelbsucht behandelt, falls dies nötig wird. Das blaue Licht zerkleinert den gelben Blutfarbstoff in der Haut, so daß dieser schließlich leichter im Harn ausgeschieden werden kann.

Fraktur

Fachwort für →Knochenbruch.

Fremdeln

ist eine Stufe der sozialen Entwicklung des Kindes, die im letzten Vierteljahr des Säuglingsalters erreicht wird. Das Kind baut im Laufe des 1. Lebensjahres ein tiefes Urvertrauen zu seinen Eltern (Mutter, Bezugsperson) auf, erkennbar z. B. am Antwortlächeln; Mutter und Vater werden dem Kind über das Wahrnehmen der Gesichtszüge und bestimmter Bewegungen, über den Tast- und Geruchssinn sowie über das Hören gewohnter Stimmen, Geräusche und Klänge nach und nach so vertraut, daß es etwa vom 6. bis 8. Monat an fremde Menschen von seiner Bezugsperson (Mutter) oder seinen Bezugspersonen (Eltern) zu unterscheiden lernt. Vor diesen fremden Menschen schreckt das Kind zurück und drückt im Gesicht sowie durch Weinen seine Angst aus, es „fremdelt"; es sucht in solchen Augenblicken nach einem Elternteil und möchte nur von dem in den Arm genommen werden.

Urvertrauen

Ein Kind, das in seiner seelischen und geistigen Entwicklung zurück ist, fremdelt gegen Ende des Säuglingsalters noch nicht, sondern läßt sich unterschiedslos von jeder Person auf den Arm nehmen, ohne dabei Angst oder Abwehr zu zeigen.

Fremdkörper im Auge

Fremdkörper

Damit sind Fremdkörper im *Bindehautsack* gemeint (→Bindehautentzündung), ein eher häufiges Ereignis. Im Gegensatz dazu kommt es seltener vor, daß ein Fremdkörper (Holz- oder Metallsplitter) in den Augapfel selbst eindringt und diesen dabei verletzt (→Augenverletzungen); nach einem solchen Unfall gehört das Kind immer rasch in die Hand des Augenarztes.

Symptome: Gerät ein Staubkorn oder Rußteilchen in den Bindehautsack, so löst dies sofort ein heftiges *Fremdkörpergefühl* aus mit schmerzhaftem

Augenbrennen auf der betroffenen Seite. Der daraufhin einsetzende *Tränen-fluß* ist eine sinnvolle, erwünschte Reaktion, das Reiben mit den Händen aber meist nicht hilfreich.

Was ist zu tun? Sind die Tränen allein nicht in der Lage, den Fremdkör-
per herauszuspülen, kann man versuchen, ihn mit dem feuchten Zipfel eines sauberen Taschentuchs herauszuwischen. Vorsicht jedoch mit einem Fremdkörper auf der durchsichtigen, höchst empfindlichen *Hornhaut*, die über der farbigen Regenbogenhaut (Iris) liegt. Diesen Fall erkennt man am ständigen zwanghaften Zukneifen der Lider. Wenn Tränen und Lidschlag einen solchen Fremdkörper nicht wegbringen, läßt man ihn besser vom Augenarzt entfernen.

Fremdkörper im unteren Teil des Bindehautsacks findet man durch Herunterziehen des Unterlides; dabei sollte das Kind gleichzeitig nach oben blicken. Fremdkörper unter dem Oberlid lassen sich entsprechend entfernen oder auch dadurch, daß man beim Blick nach unten das Oberlid an den Wimpern vorsichtig nach unten und außen zieht, so daß die Wimpern des Unterlides den Fremdkörper wegwischen können. Schlagen mehrere Versuche fehl, läßt man sich am besten vom Arzt (Augenarzt) oder in einem dafür eingerichteten Krankenhaus helfen. Falls eine ätzende Flüssigkeit
(Säure, Lauge) das Auge getroffen hat, muß man es sofort mit reichlich kla-
rem Wasser spülen, am besten unter fließendem Wasser; dabei muß man
versuchen, die Augenlider zu spreizen.

Fremdkörper-Aspiration

„Aspirieren" ist das Fachwort für *Sichverschlucken*.

Zum Verständnis: Der Weg, den ein Bissen oder Schluck von der Mundhöhle durch den Schlund in die Speiseröhre und den Magen nimmt, kreuzt den Weg der Luft, die durch die Nase eingeatmet wird und in die Luftröhre und Lungen gelangt. Der Kehldeckel (Epiglottis) legt sich bei jedem Schlucken auf den Kehlkopf, so daß die Stimmritze und die anschließende Luftröhre vor eindringenden Fremdkörpern, die vom Essen oder Trinken
stammen, geschützt wird. Wer jedoch hastig durcheinander ißt oder trinkt
und redet, verschluckt sich schnell. Ältere Säuglinge sowie die Zwei- und Dreijährigen stecken alles mögliche in den Mund: Erdnüsse, Karotten- oder Apfelstückchen, Perlen und andere kleine Spielzeugteile. Dabei passiert es leicht – insbesondere dann, wenn das Kind erschrickt –, daß ein solcher Fremdkörper mit der Einatmung in die Stimmritze oder durch sie hindurch in die Luftröhre und ihre Verzweigungen gerät (Aspiration). Das Kind bekommt sofort einen heftigen Hustenanfall, so daß die Umstehenden mitunter an →Ersticken denken. Unter glücklichen Umständen wird der Fremdkörper hierbei ausgehustet. Gelingt dies nicht, kann die Aspiration einen unterschiedlichen Verlauf nehmen, je nachdem, wo der Fremdkörper bei der Einatmung hängenbleibt und wie früh oder spät das Ereignis der Aspiration richtig erkannt wird.

Symptome: Hartnäckiger →Husten im Anschluß an den anfänglichen Hustenanfall, Nebengeräusche beim Atmen oder beides. Möglich ist auch eine mehrtägige oder mehrwöchige Pause, bis sich eine hartnäckige oder chronische →Lungenentzündung entwickelt, die mitunter nicht ohne weiteres als Folge der Aspiration erkannt wird.

Was ist zu tun? Der Verdacht auf eine Aspiration *muß immer zum Arzt* führen. Röntgenbild oder Spiral-Computer-Tomographie (→bildgebende

Verfahren) der Lungen können den Verdacht erhärten. In dieser Situation ist eine Spiegelung der Luftröhre und ihrer Äste (Bronchoskopie, Endoskopie) in Narkose gerechtfertigt. Ist der Fremdkörper gesichtet, kann er meist in derselben Sitzung gefaßt und herausgezogen werden. Eine verschleppte, weil nicht frühzeitig erkannte Aspiration erschwert diese Maßnahmen.

Vorbeugen: Im gefährdeten Alter kein Spielzeug mit kleinen, abnehmbaren Teilen in die Hände geben. Vor allem aber keine Erdnüsse in Griffnähe lassen, auch nicht über ältere Geschwister.

Freßsucht (Fachwort „Bulimie")

Eine tiefgreifende *Störung im Eßverhalten*; gekennzeichnet dadurch, daß Süßigkeiten und andere Nahrungsmittel in ungewöhnlicher Menge (z. B. Schokolade tafelweise) heimlich verschlungen werden, gefolgt von Gewissensbissen, mitunter auch selbst ausgelöstem Erbrechen oder Mißbrauch von Abführmitteln. Bulimie kommt vorwiegend bei Mädchen vor, nicht selten im Verlauf einer →Magersucht, gelegentlich auch davor oder danach. Die Behandlung kann ähnlich langwierig wie die bei Magersucht sein (→Fettsucht, →Familientherapie).

Frostbeulen (Fachwort „Perniones")

Durch →Erfrieren geschädigte Körperstellen, vor allem an den Fingern und Zehen; lilafarbene teigige Schwellungen, die jucken, schmerzen und Neigung zur Blasen- und Geschwürbildung aufweisen. Das Erwärmen von Erfrierungen soll stets langsam, z. B. durch lauwarmes Wasser, erfolgen. Die spätere Wundheilung ist verzögert.

Fruchtwasser

in normaler Menge ist eine der Voraussetzungen, daß sich das Kind (Fetus)

in der Gebärmutter regelrecht entwickelt. Das Fruchtwasser schützt vor Stößen und Schlägen; es ermöglicht, daß das Kind Arme und Beine bewegen, strampeln kann. Das Fruchtwasser erneuert sich in einem Kreislauf; es wird ständig von der inneren Schicht (Amnion) der Fruchtblase gebildet und vom Fetus verschluckt. Ein Teil davon wird als dünner Urin wieder ins Fruchtwasser ausgeschieden.

Da das Amnion zum Kind gehört und nicht von der Mutter abstammt, geben die abgestoßenen Amnionzellen im Fruchtwasser Aufschluß über die Erbanlagen des Kindes (→pränatale Diagnostik).

Ist über längere Zeit zu wenig Fruchtwasser (Oligohydramnie) oder gar kein Fruchtwasser vorhanden, kann es beim Kind zu →Fehlbildungen kommen. Zu viel Fruchtwasser (Polyhydramnie, Hydramnion) kann mitunter ein Hinweis darauf sein, daß die Speiseröhre beim Fetus nicht durchgängig ist (→Ösophagusatresie).

Fruchtwasseruntersuchung

→Fruchtwasser, →Pränatale Diagnostik.

Frühgeburt

Frühgeborene sind Kinder, die vor der vollendeten 37. Schwangerschaftswoche zur Welt kommen. Besonderer Fürsorge bedürfen die hochgradig unreifen Frühgeborenen, die vor der 32. Woche geboren werden und um 1500 g oder noch weniger wiegen, sowie erst recht diejenigen, die vor der 29. Woche geboren werden und um 1000 g oder deutlich darunter wiegen. Zwischen fünf und zehn Prozent der Kinder werden zu früh geboren.

Im Vergleich dazu: Die normale Schwangerschaftsdauer beträgt 40 Wochen, mit einer Streubreite zwischen 37 und 41 (höchstens 42) Wochen; die meisten reifen Kinder wiegen um 3500 g mit einer Streubreite zwischen knapp 3000 und deutlich über 4000 g.

Ein reifes Kind, das trotz normaler Schwangerschaftsdauer untergewichtig auf die Welt kommt, nennt man →Mangelgeborenes (intrauterin dystrophes Kind); Frühgeborene, die noch untergewichtiger sind, als es ihrer verkürzten Schwangerschaftsdauer entspricht, heißen Früh- und Mangelgeborene.

Ursachen für Frühgeburten gibt es sehr verschiedene: Der Häufigkeit nach an erster Stelle stehen *Infektionen* (→Ansteckung) der Fruchtblase, von denen die Mutter aber meistens nichts merkt. Vorboten sind mitunter ein nicht mehr fest schließender Gebärmutterhals, so daß der Frauenarzt durch den klaffenden Muttermund die Fruchtblase sich vorwölben sieht. Andere, seltenere Ursachen sind Fehlbildungen an der Gebärmutter, die dem Fetus zu wenig Platz lassen, oder die verkehrte Lage des Mutterkuchens (Placenta praevia). Auch *Zuckerkrankheit* oder andere Erkrankungen der Mutter können zu einer Frühgeburt führen. Nicht selten kommen *Zwillinge* und erst recht andere Mehrlinge zu früh auf die Welt.

Fördernde Umstände für eine Frühgeburt sind in erster Linie fehlende Vorsorgeuntersuchungen während der Schwangerschaft; ferner starkes Rauchen oder Drogenmißbrauch in der Schwangerschaft. Mütter, die vor allem in den letzten Schwangerschaftswochen körperlich schwer arbeiten, und solche, die von ihrer Familie und ihrem Freundeskreis allein gelassen werden, bekommen eher eine Frühgeburt.

Besondere Merkmale der Frühgeborenen: Diese Kinder können anfangs die *Körpertemperatur* von 37° C nicht halten; auch Kleidung, Bettdecke und Körperwärme der Mutter nützen stärker unreifen Kindern nichts. Deshalb läßt man sie im →*Inkubator* heranwachsen. Die hochgradig Unreifen benötigen deutlich mehr Kalorien, mehr Vitamine, mehr Eiweiß, mehr Calcium, Eisen und Phosphor in ihrer Ernährung als reife Neugeborene.

Frühgeborene sind empfindlicher gegen die →Neugeborenengelbsucht; sie sind anfälliger für Infektionen (→Sepsis, eitrige →Hirnhautentzündung), für Hirnblutungen und Durchblutungsstörungen der Darmwand. Sie können in den ersten Wochen nach der Geburt immer wieder Atemstillstandsanfälle (Apnoen) bekommen, bei denen man ihnen rasch zu Hilfe kommen muß, um die Atmung anzuregen. Die Überlebenschancen sind heutzutage deutlich größer, die Gefahr eines zurückbleibenden Schadens geringer als früher (→Inkubator, →Atemnotsyndrom, →Bronchopulmonale Dysplasie).

Vorbeugung: Regelmäßige *Schwangerschaftsvorsorge* ist eine der Maßnahmen, die die Mutter in der Hand hat; manche Gefahr läßt sich durch

Frühgeborene
bedürfen
besonderer
Fürsorge

normale
Schwanger-
schaftsdauer

Ursachen

Fördernde
Umstände für
eine Frühgeburt

Brutkasten

anfälliger für
Infektionen

Vorsorge-
untersuchungen

nicht rauchen Vorsorge aus dem Weg räumen. Verzicht auf Rauchen und Drogen sind weitere Schritte. Falls die Mutter eine →Zuckerkrankheit hat, kommt es auf die bestmögliche Einstellung des Zuckerstoffwechsels an.

Frühsommer-Meningoenzephalitis (abgekürzt FSME)

Eine Entzündung der Hirnhäute und des Gehirns.

Ursache: Der Erreger gehört zu den →Viren. Ansteckungsquelle ist der Biß einer Zecke (→Holzbock), die dieses Virus in ihrem Speichel beherbergt. Zecken leben an Büschen und im Unterholz des Waldes, gefährlich sind sie vom Beginn des Frühlings bis zur Mitte des Herbstes, vor allem im *frühen Sommer* und wenn ein feuchter Sommer auf einen milden Winter folgt.

Verbreitungs-
gebiete
der Zecken
Verbreitungsgebiete sind derzeit vor allem der Schwarzwald und der Oberlauf des Neckars sowie die Nebenflüsse der Donau in Bayern und Österreich. In diesen Gebieten trägt jede 50. bis 500.Zecke das FSME-Virus in ihrem Speichel. Die FSME kommt seltener vor als die andere der beiden →Zecken-Krankheiten, nämlich die →Borrelien-Infektion.

Verlauf und Symptome: Kinder wie auch Erwachsene, die sich mit diesem Virus anstecken, machen überwiegend eine →stille Feiung durch oder erkranken nur mit →Grippe (Fieber, Gliederschmerzen, Kopfweh, Erbrechen); diese klingt nach einigen Tagen ohne ein geziertes Medikament folgenlos ab. Das FSME-Virus als Erreger einer solchen Grippe läßt sich nur an Hand der →Antikörper im Blut erkennen.

erkennbar durch
Antikörper
im Blut

Nur ein kleiner Teil der Angesteckten, und zwar eher ältere Kinder, Jugendliche und Erwachsene, erkranken im Anschluß an die Grippe (mit oder ohne Pause von einigen Tagen) erneut mit hohem Fieber und
- →Hirnhautentzündung, die vor allem Kinder betrifft, gutartig verläuft und folgenlos ausheilt; oder
- Hirnentzündung (→Enzephalitis), die mit Bewußtseinstrübung, Krampfanfällen und Lähmungen einhergeht und um so schwerer verläuft, je älter der Patient ist.

Eine gezielte Therapie gibt es nicht. Ein Teil der Betroffenen behält Schäden zurück. Säuglinge und junge Kleinkinder erkranken nicht.

Vorbeugung: Gebüsch, Unterholz und hohes Farnkraut abseits der Waldwege meiden. Möglichst geschlossene Kleidung bei Waldspaziergängen. Kinder nach dem Spiel in zeckengefährdeten Wäldern nach Zecken absuchen: am Kopf im Nacken, hinter den Ohren (→Zecken-Krankheiten).

Aktiver Schutz
durch Impfung
Aktiver Schutz durch *Impfung* mit drei Spritzen in unterschiedlichen Abständen; dieser Schutz hält ein Jahr nach Schnellimpfung und drei bis fünf Jahre an, falls nach einem Langzeitschema geimpft wurde. Sinnvoll ist diese Impfung am ehesten für Eltern und Schulkinder, die ihre Freizeit in zeckengefährdeten Wäldern verbringen, sowie für Jugendliche, die beruflich dort zu tun haben (Waldarbeiter, angehende Förster). Die Impfung wird meist gut vertragen; gelegentlich schmerzen die Impfstelle und Lymphknoten hinterher noch eine Weile; mitunter treten auch für kurze Zeit (ca. einen Tag) Fieber und Abgeschlagenheit auf.

FSME

ist die Abkürzung für →Frühsommer-Meningoenzephalitis.

Fuchsbandwurm

→Echinokokken.

Furunkel

Wörtlich „kleiner Dieb": eine akute eitrige Entzündung in der Haut um einen Haarbalg und dessen Talgdrüse herum. Es kommt zu einer bohnen- bis walnußgroßen schmerzhaften Schwellung, zunächst derb (Infiltrat), im weiteren Verlauf einschmelzend; in der Mitte ist oft ein gelber Eiterpfropf. Häufigster Erreger sind →Staphylokokken (→Bakterien). Der Sitz eines Furunkels kann überall dort sein, wo auf der Haut Haare (auch feinste Haare) wachsen. Staphylokokken

Viele Kinder bekommen im Laufe ihres Lebens den einen oder anderen Furunkel. Wenn sich immer wieder neue bilden, fragt es sich, ob dem eine →Abwehrschwäche oder Krankheit zugrunde liegt.

Jugendliche bekommen leicht einmal eine ähnliche eitrige Entzündung in der Achselhöhle (Schweißdrüsenabszeß).

Was ist zu tun? Viele Furunkel heilen von selbst, meist entleert sich dann der Eiter nach außen. Unterstützen läßt sich die Heilung mit warmen Sei- fenbädern und einer Salbe, die ein Schieferölsulfonat enthält (schwarze „Ziehsalbe"). Ein Antibiotikum ist beim Furunkel eines abwehrgesunden Kindes nicht erforderlich; Ausnahmen sind mitunter Neugeborene und Säuglinge. Was ist zu tun?

viele Furunkel
heilen
von selbst

Nehmen Schwellung und Schmerzen zu, zeichnet sich keine Selbsthei- lung ab, sollte man mit dem Arzt überlegen, den Furunkel zu eröffnen, damit sich der Eiter entleert; dafür muß der Furunkel genügend weit einge- schmolzen („gereift") sein. Eine Untersuchung durch den Arzt ist besonders dann dringlich, wenn zusätzlich noch Beschwerden an anderen Körper- stellen auftreten oder Schüttelfrost, Fieber und Abgeschlagenheit hinzu- kommen. im Zweifelsfall
Untersuchung
durch den Arzt

Neugeborene und Säuglinge mit einem Furunkel oder Abszeß sollten gleich einem Kinderarzt gezeigt werden.

Fußgeruch

Krankhaft oder bekleidungsbedingt vermehrte Schweißbildung kann zu Fußgeruch und zu →Fußpilz führen.

Was ist zu tun? Häufiges Waschen und Bürsten der Füße in warmem Sei- fenwasser und nachfolgende Wechselbäder sind hilfreich. Anstatt Gummi- sohlen, Synthetikmaterialien oder der bei Jugendlichen beliebten Turn- schuhe vorzugsweise Sandalen oder offenes Schuhwerk tragen oder auch barfuß gehen; Socken aus Baumwolle, gegenfalls mehrmals täglich umzie- hen. Schuhe jeden Tag wechseln, weil sie ca. 24 Stunden zum Trocknen brauchen. Hilfreich sind auch Fußbäder in Tanin (erhältlich als Teebeutel) und nachfolgendes Pudern. Es gibt auch spezielle Einlagen mit „Geruchs- fressern". Was ist zu tun?

Tanin

Fußpilz

Hautpilz — Ein Hautpilz, der sich zwischen den Zehen und an der Fußsohle ausbreitet, mit stecknadelkopfgroßem weißlichem Ausschlag beginnt und zu juckenden, schuppenden, rissigen Stellen vor allem in den Zehenzwischenräumen sowie zu →Fußgeruch führt. Ältere Schulkinder und Jugendliche sind häufiger betroffen als junge Kinder. Die Rolle, die das Barfußlaufen in Schwimmbädern und Umkleidekabinen bei der Übertragung spielt, wird diskutiert.

Was ist zu tun? — **Was ist zu tun?** Behandlung mit pilzwirksamer Salbe; man sollte gut belüftete (offene) Schuhe tragen, keine Turnschuhe.

G

Galaktosämie (wörtlich „Galaktose im Blut")
Dies ist eine der seltenen angeborenen →Stoffwechselkrankheiten, auf die
alle Neugeborenen untersucht werden (→Guthrie-Test).

Ursache: Der mit der Nahrung aus der Muttermilch, Kuhmilch und
Milchprodukten aufgenommene *Milchzucker* wird in der Darmwand in
seine beiden Teile – Glukose und Galaktose – gespalten; diese gehen dann
ins Blut und in die Körperzellen. Stoffwechselgesunde wandeln in ihren
Zellen nun die Galaktose noch in Glukose um, die besonders vielseitig
brauchbar ist (→Blutzucker, →Kohlenhydrate). Der Patient mit Galaktosä-
mie kann wegen eines Erbfehlers diese Umwandlung nicht bewerkstelligen. **Erbfehler**
Infolgedessen häuft sich die Galaktose mit schädlichen Abbauprodukten im
Körper an. Dies wirkt sich zuerst giftig auf die *Leber* aus; auf Dauer wird das
Gehirn geschädigt, und die *Augenlinsen* trüben sich (→grauer Star).

Der →Erbgang ist rezessiv. Die Molekulargenetik kennt verschiedene dafür verantwortliche Erbfehler, die zu schwerer oder leichter Galaktosämie
führen.

Was ist zu tun? Wird ein Neugeborenes mit erhöhtem Galaktose-Wert im **Was ist zu tun?**
Blut entdeckt, muß die Diagnose rasch gesichert werden: Verstärkte Gelbsucht, Trinkschwäche, Erbrechen und fehlendes Gedeihen ab Ende der
ersten Lebenswoche sind dafür kennzeichnend; hinzu kommt eine Anfälligkeit für →Sepsis. Unerkannt ist die schwere Form der Galaktosämie **Lebensgefahr!**
lebensbedrohlich! Die rechtzeitige Behandlung läßt das Neugeborene wieder gesund werden: Es darf mit der Nahrung keine Milch und kein Milch-
produkt zugeführt werden, und zwar lebenslang. Das *Stillen* muß also sofort
abgebrochen werden, statt dessen bekommt der Säugling eine Flaschennahrung ohne Milchzucker (→„Sojamilch" aus Sojaeiweiß). Auch Medikamente sollten frei von Milchzucker sein, z. B. →Vitamin D als ölige Tropfen
anstelle von Tabletten.

Das Vermeiden jeglicher Milch und Milchprodukte ist auch später im **Vermeiden**
Leben nicht so schwierig, wie es auf den ersten Blick erscheint. Das Etikett **jeglicher Milch**
auf käuflichen Lebensmitteln und mitunter auch die Auskunft des Herstel-
lers sind wichtig. Betroffene Familien tauschen ihre Erfahrungen aus und
lernen voneinander; es gibt Listen mit milchzuckerfreier Nahrung.

Die in pflanzlichen Zellwänden von Obst und Gemüse anders als in
Milch gebundene Galaktose fällt für die Diätführung nicht nennenswert ins
Gewicht. Allerdings entsteht auch im inneren Stoffwechsel der Zellen **innerlich**
Galaktose, unabhängig von der Nahrung, die von außen zugeführt wird: **entstandene**
Diese *innerlich entstandene Galaktose* fällt bei der Galaktosämie in *größe-* **Galaktose**

125

rer Menge an als bei Stoffwechselgesunden. Deshalb liegt der Blutwert, der über die Diätführung Auskunft gibt, auch bei striktem Befolgen nie ganz im Normbereich.

Mit Hilfe der Diät wachsen die Kinder im wesentlichen gesund heran. Allerdings haben *einzelne* trotz Einhalten der Diät eine etwas verzörgerte Sprachentwicklung und manchmal auch später eine etwas undeutliche Aussprache. Für solche Kinder kann die →Logopädie hilfreich sein. Länge und Gewicht liegen eher im unteren Bereich der normalen Streubreite, das gilt auch für den Kopfumfang. Bei einem kleinen Teil der Kinder sinkt das Intelligenzniveau im Laufe des Schulalters um eine geringe, aber meßbare Stufe herab.

Für Mädchen mit Galaktosämie gilt, daß einige von ihnen ihre →Pubertät erst verspätet, vereinzelte sogar überhaupt nicht von alleine bekommen; **Risiko einer** hier ist dann der Frauenarzt gefragt. Es gibt durchaus erwachsene Frauen **verminderten** mit Galaktosämie, die ein gesundes Kind zur Welt gebracht haben; das Risi- **Fruchtbarkeit** ko einer verminderten Fruchtbarkeit ist allerdings höher als bei Stoffwechselgesunden.

Wichtig ist, daß die Eltern trotz einzelner Schwierigkeiten, die bei der Galaktosämie auftreten können, ihre Freude am Kind nicht verlieren. Es gibt eine Selbsthilfegruppe (siehe Anhang).

Gallengangsatresie

Fehlbildung der Eine Fehlbildung der sichtbaren Gallenwege *außerhalb* der Leber oder der **Gallenwege** winzigen, nur im Mikroskop sichtbaren Gallengänge *in* der Leber; diese **oder -gänge** sind atretisch (nicht durchgängig) oder unvollständig ausgebildet (hypoplastisch). Ein ernstes Krankheitsbild, das erst drei bis vier Wochen nach der Geburt in Erscheinung tritt, wenn die Leber eine zeitlang selbständig gearbeitet hat, Galle produziert wird und abfließen soll. Die Gallengangsatresie kommt selten vor und ist nicht erblich.

Die **Ursache** ist nicht eindeutig geklärt. Manches spricht dafür, daß die Mutter während der Schwangerschaft unverschuldet eine Virusinfektion durchgemacht hat, von der sie meist nichts merken konnte; diese hat beim Kind die Fehlbildung der Leber oder der äußeren Gallenwege nach sich gezogen.

Symptome: In der Zeit, in der gesunde Kinder ihre normale →Neugeborenengelbsucht wieder verlieren, nimmt bei der Gallengangsatresie die Gelbsucht ganz allmählich zu und wird grünstichig; die Hautfarbe wirkt schmutzig. Die Stühle sind – weil ohne Galle – weißgrau, zwischendurch mitunter aber auch leicht bräunlich gefärbt. Der Urin ist dunkel. Die Leber wird zunehmend größer und härter, der Bauch deshalb vorgewölbt.

Was ist zu tun? **Was ist zu tun?** Wichtig ist, daß die Diagnose rechtzeitig gestellt wird und in allen Einzelheiten gesichert ist. Dazu gehört eine Biopsie der Leber. Kin- **Biopsie** derarzt und Kinderchirurg beraten die Eltern, ob eine Operation möglich ist, **der Leber** bei der eine Verbindung zwischen Leber und Darm hergestellt wird, damit die Galle abfließen kann, oder ob sogar eine Leberverpflanzung in Frage kommt.

Unbehandelt führt die Gallengangsatresie zur →Leberzirrhose.

Gastroenteritis

Wörtlich: Entzündung des Magens und Darms; →Brechdurchfall, →Durch-
fall, →Magen-Darm-Grippe.

Geburtsgeschwulst (Fachwort „Caput succedaneum")

Eine *harmlose* teigige *Schwellung* am Kopf des Neugeborenen, die mitunter
auftritt, wenn bei der Geburt der Schädel der vorangehende Teil ist. Es handelt sich dabei um eine Stauung des Gewebes unter der Kopfhaut. Die Ausdehnung der Geburtsgeschwulst ist nicht auf die Mittellinie oder andere
Schädelnähte begrenzt, im Gegensatz zum →Kephalhämatom. Die Geburtsgeschwulst verschwindet nach wenigen Tagen völlig und folgenlos. Eine
Behandlung gibt es nicht und ist auch nicht nötig.

Geburtsverletzungen

Betroffen sind insbesondere Haut, Knochen und Nerven des Neugeborenen.
Die meisten Verletzungen sind harmlos; ernstere kommen dank schonender
Geburtshilfe heute nur noch selten vor.

Haut: Die kreisrunde Marke am Kopf nach einer Entbindung durch die
Saugglocke sieht anfänglich schlimmer aus, als sie ist. Sie heilt innerhalb
weniger Tage und verschwindet spurlos, auch wenn die Haut an manchen
Stellen oberflächlich gelitten hat.

Die kleinen Stichverletzungen an der Kopfhaut, die gelegentlich für die
Überwachung der Geburt nach dem Blasensprung unvermeidbar sind, heilen immer rasch und folgenlos. Scherkräfte während der Geburt verursachen bisweilen Blutungen unter der Kopfhaut, die bis in die Augenlider
absacken und dort als eine bläuliche Hautfärbung (*Brillen- oder Monokel-
hämatom*) sichtbar werden. Sie brauchen mehrere Tage zum Verschwinden,
sind aber ebenso folgenlos für das Auge wie die sichelförmigen roten Blutungen unter der Bindehaut über dem Augenweiß. Letztere entstehen aus
Blutäderchen, die beim Durchtritt des Kopfes durch den Geburtskanal
geplatzt sind.

Stauungsblutungen am Kopf, die den größten Teil des Gesichts so lila
erscheinen lassen, daß man an eine Blausucht (→Zyanose) denken könnte,
verschwinden innerhalb weniger Tage. Das gilt auch für den Bluterguß am
Gesäß nach einer Geburt aus Steißlage und für andere blaue Flecken am
Körper.

Scher- und Zugkräfte am Kopf führen mitunter auch dazu, daß kleine
Blutgefäße zwischen Schädelknochen und äußerer Knochenhaut einreißen.
Die Folge ist eine kirsch- bis hühnereigroße Ansammlung ungerinnbaren
Blutes. Dieses „Horn" (Kephalhämatom) liegt meist am Scheitelbein oder
Hinterkopf, und zwar immer rechts oder links oder beiderseits der Mittel-
linie und unterscheidet sich dadurch von der flacheren Schwellung einer
→Geburtsgeschwulst. Anfangs ertastet man nur den flüssigen Inhalt des
Kephalhämatoms, im weiteren Verlauf infolge von Verkalken auch einen
„Kraterrand". Das Kephalhämatom verschwindet nach einigen Wochen
oder Monaten ohne Behandlung. Mit einer Kanüle das Blut abzusaugen ist
möglich, aber meistens nicht nötig.

Die Zangenentbindung ist selten geworden, damit auch deren Verlet-
zungsfolgen (z. B. die Zangenmarke).

Knochen: Am häufigsten bekommt das *Schlüsselbein* einen Knacks, zumal bei schweren Kindern. Ein harmloses Ereignis; das gebrochene Schlüsselbein heilt folgenlos, ohne daß eingreifende Maßnahmen wie ein Gipsverband nötig sind. Nach etwa einer Woche tastet man eine derbe Verdickung an der Bruchstelle; das ist die knöcherne Schwiele (Kallus), die nach einigen Wochen wieder verschwindet.

Andere Knochen, vor allem der Gliedmaßen, brechen wesentlich seltener, heilen in diesem Alter aber viel leichter und einfacher als im späteren Leben (→Knochenbruch).

Nerven: Zerrungen von Nerven sind selten. Anfällig ist am ehesten das Nervengeflecht seitlich am Hals, das unter dem Schlüsselbein zum Arm zieht. Die Nerven für das Heben und Beugen des Arms sind dann meistens betroffen, so daß der Arm nach innen gedreht und gestreckt herunterhängt. Die Beweglichkeit der Finger ist seltener beeinträchtigt. Der Arm wird dann in bestimmter Weise gelagert. Noch wichtiger sind vorsichtige krankengymnastische Übungen, mit denen man spätestens nach zwei Wochen zur Unterstützung der Selbstheilung beginnen sollte. Gelegentlich bleibt eine leichte Schwäche z. B. der schulternahen Oberarmmuskeln zurück.

Eine ebenfalls meist vorübergehende Lähmung von Ästen des Gesichtsnerven kommt durch Druck einer Kopfseite auf einen Knochenvorsprung am Becken der Mutter zustande. Erkennbar ist eine solche *Facialislähmung* vor allem beim Schreien; die Form des Mundes ist dann seitenungleich. Die Lähmung bildet sich meist vollständig oder weitgehend zurück.

Hirnblutungen als Folge einer Geburtsverletzung kommen heutzutage nur noch äußerst selten vor. Häufiger sind Hirnblutungen bei →Frühgeburt als Folge einer hochgradigen Unreife und einer vorübergehenden Unterversorgung mit Sauerstoff.

Gehfrei
Eine Lernhilfe zum Laufen. Sie hat sich leider als unfallträchtig herausgestellt, insbesondere wenn das Kind Zugang zu Treppen und Stufen hat. Eine Gefahr liegt darin, daß ein solches Gerät die Eltern in falscher Sicherheit wiegt, ihr Kind im Alter des Laufenlernens weniger zu beaufsichtigen.

Gehirnentzündung
→Enzephalitis.

Gehirnerschütterung
→Schädel-Hirn-Trauma.

Gelbsucht bei Neugeborenen
→Neugeborenengelbsucht.

Gelbsucht im späteren Leben (Fachwort „Ikterus")
Bei einer Gelbsucht enthält das Blut und die Haut zu viel *gelben Blutfarbstoff* (Bilirubin).

Ursachen: Eine Gelbsucht entsteht auf drei verschiedenen Wegen.
1. Durch Abbau oder raschen Zerfall roter Blutzellen fällt mehr Bilirubin an, als die Leber verarbeiten kann. Dies kommt wegen der Unreife der

Leber nach der Geburt häufig vor (→Neugeborenengelbsucht), seltener
infolge einer →Blutgruppen-Unverträglichkeit zwischen Mutter und
Kind.
Im späteren Leben wird die Leber auch mit großen Mengen Bilirubin, das
durch Blutzerfall anfällt, fertig, ohne daß es zu einer nennenswerten
Gelbsucht kommt (→Blutarmut). Nur wenn sich in seltenen Fällen der
Abbau roter Blutzellen in einer Krise überstürzt, sehen die Kinder vor-
übergehend stärker gelb aus.

2. Eine nicht-eitrige →Entzündung der Leber (→Hepatitis) kann, muß aber
nicht von einer Gelbsucht begleitet sein. Gerade im Kindesalter verläuft
eine Hepatitis oft auch ohne Gelbsucht (anikterisch). Auch eine Schädigung der Leber durch Stoffwechselprodukte oder andere Gifte geht mit
Gelbsucht einher (→Galaktosämie).

Eine familiäre (erbliche) Gelbsucht infolge angeborener Störungen des
Farbstoff (Bilirubin)-Transportes ist die Meulengracht-Gilbertsche Er-
krankung, bei der ältere Kinder oder Jugendliche eine leichte Gelbsucht
mit Übelkeit und Bauchschmerzen wiederholt, auch nach psychischer
Belastung, Streß oder längerem Hungern (Infekte) entwickeln. Eine
Behandlung ist in der Regel nicht erforderlich.

3. Ist der Galleabfluß gestört, entsteht eine Gelbsucht, die dann eher einen
schmutziggrünen Farbton hat. Dies ist z. B. der Fall bei der →Gallen-
gangsatresie oder bei Gallensteinen, die aber bei Kindern seltener vorkommen als bei Erwachsenen.

Gelenkentzündung („Arthritis")

Erkennbar an Schmerzen, Schwellung, Rötung und eingeschränkter Beweglichkeit eines Gelenks; zusätzlich bildet sich mitunter auch ein Erguß im
entzündeten Gelenk aus. Es können auch mehrere Gelenke gleichzeitig entzündet sein.

Ursachen: Es gibt *harmlose* Gelenkentzündungen, die von allein ausheilen. Beispiele sind die *Begleitarthritis* eines Hüftgelenks, die im Verlauf
einer →Grippe oder anderer fieberhaften Virusinfektion („Hüftschnupfen")
auftreten können, oder die Gelenkschwellungen bei →Purpura Schönlein-
Henoch.

Daneben gibt es *behandlungsbedürftige Gelenkentzündungen*, die nicht
längere Zeit übersehen werden dürfen: vor allem die eitrige Infektion eines
Gelenks und die gelenknahe eitrige Knochenmarkentzündung (→Osteo-
myelitis); ferner die →juvenile chronische Arthritis, die Arthritis bei einer
→Borrelien-Infektion oder das heute selten gewordene →rheumatische Fieber. Schließlich gibt es gelenknahe Knochenschmerzen, hinter denen mitunter auch eine →Leukämie oder →Knochentumoren stecken können!

Was ist zu tun? Hartnäckige oder ausgeprägte Gelenkschmerzen oder eingeschränkte Beweglichkeit müssen vom Arzt untersucht und geklärt werden. Sie sind kein Fall für →Naturheilkunde oder →Homöopathie, zumindest nicht in erster Linie.

Blutuntersuchungen (Entzündungszeichen, Blutbild) sind unerläßlich.
→Bildgebende Verfahren wie Röntgen, Ultraschall, Szintigrafie oder Tomografie werden ebenfalls herangezogen. Eine Gelenkspiegelung (Arthroskopie) ist bei Kindern selten nötig (→Endoskopie).

Gene

Erbanlagen

sind die *Erbanlagen* (Einzahl: das Gen). Jedes der 46 →Chromosomen des Menschen trägt in Längsrichtung nacheinander angeordnet einige Tausend unterschiedlicher Gene. In den Erbanlagen liegt verschlüsselt der genetische Code („Bauplan") unseres Körpers.

Genetik

Vererbungslehre

ist das Fachwort für *Vererbungslehre*: ein Fachgebiet, das für die Erkennung von Kinderkrankheiten große Bedeutung gewonnen hat (→Erbkrankheiten, →Chromosomen).

Genetische Beratung

bei fraglicher oder sicherer Erbkrankheit

Fachmann für dieses medizinische Gebiet ist der *Humangenetiker*. Eltern nehmen ihn in Anspruch, wenn sie ein Kind mit einer fraglichen oder sicheren Erbkrankheit haben – und zwar im Blick auf einen weiteren Kinderwunsch sowie wegen der Nachkommen der Geschwister des kranken Kindes. Eine Beratung bereits vor dem ersten Kind ist sinnvoll, falls es in der Familie vererbbare Krankheiten gibt. Die genetische Beratung muß *vor* jeder eingreifenden →pränatalen Diagnostik stattfinden.

Gentechnologie

Ein moderner Zweig der Genetik. Sie hilft dem Kinderarzt in mehrfacher Hinsicht:

rascher Nachweis von Krankheitserregern

– Mit gentechnologischen Methoden erkennt man zunehmend die Ursache vieler Krankheiten.
– Die Gentechnologie ermöglicht im Labor den besonders raschen Nachweis von Krankheitserregern, wie →Viren oder →Bakterien.
– Gentechnologisch hergestellte *Medikamente* sind inzwischen unentbehrlich geworden, weil sie nebenwirkungsärmer als ihre Vorgänger sind

Medikamente

(→Insulin, →Wachstumshormon, Impfstoffe).

Erbkrankheiten, die bisher nur mit einer lebenslangen Diät behandelt werden können oder bei denen nur die Folgen mit Medikamenten zu mildern sind (Immundefekte, →Mukoviszidose, →Stoffwechselerkrankungen), lassen sich möglicherweise in näherer oder fernerer Zukunft ursächlich behandeln. Gentechnologen tüfteln Wege aus, um in den Zellen des betroffenen Patienten gesunde Gene anzusiedeln, die den Mangel, den das kranke Gen verursacht, dauerhaft ausgleichen.

Gerstenkorn (Fachwort „Hordeolum")

schmerzhafte Rötung und Schwellung des Lides

Akute Entzündung einer der kleinen Drüsen am Augenlidrand, meistens durch →Bakterien (Staphylokokken). Erkennbar zunächst an *schmerzhafter Rötung* und Schwellung des betroffenen Lides, die sich im Verlauf wie ein Korn auf die befallene Drüse zurückzieht.

Das Gerstenkorn heilt im wesentlichen von selbst. Unterstützen läßt sich die Heilung durch Kamillenumschläge auf das betroffene Augenlid; günstig wirken auch Rotlicht oder Heizkissen. Mitunter verordnet der Arzt eine →Antibiotika-haltige Salbe. Nur selten muß der winzige Abszeß vom Augenarzt eröffnet werden, um dem Eiter Abfluß zu verschaffen.

Glasknochenkrankheit (Fachwort „Osteogenesis imperfecta")
Eine Gruppe von angeborenen Störungen, bei denen ein fehlerhaftes Ge-
rüsteiweiß (Kollagen) gebildet wird. Dies führt zu erhöhter *Knochenbrü-* erhöhte
chigkeit, mitunter auch zu nachträglichen Verbiegungen an den Glied- Knochen-
maßen und der Wirbelsäule und damit auch zu Minderwuchs. Die Beschaf- brüchigkeit
fenheit der Zähne kann ebenfalls beeinträchtigt sein. Mitunter schimmert
durch das aufgelockerte Augenweiß der *bläuliche Augapfel* hindurch. Es
gibt leichte und schwere Formen dieser Krankheit. Man kann nur die
Folgen der Krankheit etwas mildern, bisher jedoch nicht die Ursache behandeln.

Gleithoden

Die leichteste Form des behandlungsbedürftigen →Hodenhochstandes: Der Hoden-
Hoden liegt am Eingang zum Hodensack, läßt sich auch ein Stück weit mit hochstand
den Fingern in den Hodensack verlagern, *gleitet* aber nach dem Loslassen
sofort wieder *zurück.*

Gliadin

auch Gluten genannt, ist das Klebereiweiß im Keim von Weizen-, Roggen-
und Gerstenkörnern sowie im Hafer. Mehl eignet sich wegen Gliadin
besonders gut zum Teigkneten und Backen.

Kinder mit →Zöliakie haben eine Überempfindlichkeit ihrer Darm- Zöliakie
schleimhaut gegen Gliadin. Sie dürfen deshalb nur *gliadinfreie* Getreide-
produkte und Lebensmittel essen.

Gliederschmerzen

sind harmlos, solange sie nur kurz und vorübergehend auftreten. Sie sind
recht kennzeichnend für eine fieberhafte →Grippe.

Sobald sich Gliederschmerzen aber hartnäckig wiederholen oder andauern, muß das Kind vom Arzt untersucht werden. Es gibt hierbei auch ernst
zu nehmende, mitunter sogar bösartige Erkrankungen, die nicht längere Zeit
übersehen werden dürfen.

Der beliebte Ausdruck „Wachstumsschmerzen" täuscht nur über die Ver- „Wachstums-
legenheit hinweg, daß man manchmal nicht weiß, woher Glieder-, Knie- schmerzen"
oder Knochenschmerzen kommen, über die etwa ein Kind im Grundschulalter abends klagt. Das Längenwachstum – in diesem Lebensabschnitt
ohnehin langsamer als in der Pubertät – ist ein natürlicher Vorgang, der im
Grunde keine Schmerzen verursacht. Solange derartige Schmerzen nicht
öfter als ein- bis zweimal im Monat auftreten und das Kind am nächsten
Morgen wieder beschwerdefrei herumspringt, darf man es beruhigen und
ihm mit Hausmitteln Linderung verschaffen (Arnika, Melissengeist, feucht-
warme Wickel). Häufen oder verstärken sich solche Beschwerden jedoch, so
muß dem ärztlich nachgegangen werden.

Glomerulonephritis

Eine nicht-eitrige Entzündung der →*Nieren,* die sich vorwiegend an den
winzigen, nur im Mikroskop sichtbaren Gefäßknäueln (Glomeruli) mit oder
ohne Beteiligung ihrer Kapseln abspielt. Aufgabe dieser Gefäßknäuel ist es,
den eiweißfreien Vorharn zu bilden. Sind sie entzündet, lassen sie Eiweiß

und rote Blutzellen durch, die den fertigen Urin – je nach Menge – sogar

braun verfärben (→blutiger Urin).

Symptome: Die Glomerulonephritis wird mitunter begleitet von Schwellungen (Ödemen), vor allem im Gesicht (Augenlider), oder auch von erhöhtem Blutdruck.

Betroffen sind meist Kinder im Grundschulalter, seltener ältere Kleinkinder. Kennzeichnend ist eine fieberhafte Mandel- und Rachenentzündung mit Halsweh, die ein bis zwei Wochen vor der Glomerulonephritis durchgemacht und von →Bakterien (Streptokokken) verursacht wurde. Insofern entsteht eine Glomerulonephritis ähnlich wie eine →Autoimmunkrankheit.

Was ist zu tun? Die Entzündung der Glomeruli heilt überwiegend von allein und folgenlos. Bettruhe unterstützt diese Heilung, vor allem wenn sich die Kinder krank und elend fühlen. Man wird aber die vorangegangene

→Ansteckung mit →Streptokokken spätestens zu Beginn der Nierenerkrankung mit einem →Antibiotikum behandeln, um vor einem Rückfall möglichst sicher zu sein. Ist der Blutdruck erhöht, wird er medikamentös behandelt.

Die große Mehrzahl der Kinder übersteht die Glomerulonephritis innerhalb von zwei bis drei Wochen und ist nach wenigen Monaten wieder voll leistungsfähig. Ein →Nierenversagen ist sehr selten, in diesen Fällen ist die Entnahme einer Gewebsprobe aus einer der beiden Nieren erforderlich. Darauf stützt sich die Planung der weiteren Behandlung.

Glykogenosen

Glykogen (Leberstärke) ist die Speicherform, in der aus der Nahrung gebildeter *Blutzucker*, der nicht zur Energiegewinnung gebraucht wird, vorübergehend in der Leber gestapelt wird. Zwischen den Mahlzeiten, erst recht nachts und in Zeiten des Hungerns oder Fastens werden vom Glykogen-Vorrat Teile in Blutzucker zurückverwandelt und abgegeben. Dadurch wird der Blutzuckerspiegel weitgehend unabhängig von der Häufigkeit und Größe der Mahlzeiten ständig in engen Grenzen gehalten.

Glykogenosen ist das Fachwort für *Glykogen-Speicherkrankheiten*. Das

sind angeborene →Stoffwechselkrankheiten, bei denen eines der →Enzyme, die den Glykogen-Aufbau und -Abbau steuern, fehlt. Dementsprechend gibt es mehrere Formen, die mit römischen Ziffern unterschieden werden; am häufigsten ist der Typ I. Der →Erbgang ist für fast alle Formen „autosomal-rezessiv".

Anzeichen und Symptome: Patienten mit Glykogenose Typ I können Glykogen nur aufbauen und speichern, nicht aber wieder zu Blutzucker abbauen. Deshalb vertragen diese Kinder von Geburt an zeitlebens keine längeren Pausen zwischen den Mahlzeiten. →Kohlenhydrate, die mit der Nahrung aufgenommen und nicht sofort zur Energiegewinnung gebraucht werden, speichert der Patient als Glykogen, kann es aber später zwischen den Mahlzeiten und erst recht beim Fasten nicht mehr loswerden. Deshalb vergrößert und verhärtet sich die Leber allmählich.

Fehlt ein anderes Enzym im Glykogenstoffwechsel, wird das Glykogen auch woanders gespeichert. Es entstehen andere Krankheitsbilder: Die Speicherung im Herzmuskel z. B. kann noch im Säuglingsalter lebensbedrohlich werden. Es kann auch zu vermehrten Infekten und Darmentzündungen kommen, wenn die Funktion weißer Blutkörperchen beeinträchtigt ist.

Was ist zu tun? Wichtig ist, daß die Diagnose in einer Kinderklinik gesichert wird. Wie sich der Blutzucker vor und nach den Mahlzeiten verändert, wie sich Milchsäure, Harnsäure und Fette im Blut verhalten, sind wichtige Anhaltspunkte für den Arzt. Meist ist eine kleine Gewebsentnahme aus der Leber oder einem Muskel nötig (Biopsie), um das gespeicherte Glykogen im Mikroskop zu sehen und das fehlende Enzym herauszufinden. Die Molekulargenetik kann die Diagnose unter Umständen auch aus einer Blutprobe stellen.

Die Glykogenose Typ I ist ein Beispiel dafür, wie mit einem festen Nahrungs- und Mahlzeitenplan die Glykogenspeicherung und damit die Folgen der Krankheit in Grenzen gehalten werden. Durch häufige, kleine Mahlzeiten mit Stärke, die nur langsam in Zucker aufgespalten wird und auch nachts über eine Nasensonde in den Magen verabreicht wird, erreicht man dieses Ziel. Der Lohn für solche Mühen ist die Aussicht auf eine normale Schul- und Berufsausbildung. Der Glykogenstoffwechsel wird im Laufe des Kindes- und Jugendalters stabiler. Im Erwachsenenalter entwickelt sich *manchmal* ein gutartiger →Tumor in der Leber (Adenom). Mitunter ist auf eine nachlassende Leistungsfähigkeit der Nieren zu achten. Es gibt eine Selbsthilfegruppe (siehe Anhang).

Gneis

nennt man die *fettigen Schuppen* auf dem Kopf eines Säuglings mit →seborrhoischer Dermatitis, die in den ersten drei Lebensmonaten vorkommt. Der Gneis erweist sich oft als hartnäckig, selbst wenn man den Kopf mit einem Baby-Shampoo wäscht. Auch vorsichtiges Lösen mit zweiprozentiger Salicylvaseline aus der Apotheke führt nicht immer zum Erfolg. Es ist keineswegs zwingend nötig, den Gneis völlig zu entfernen; der Säugling leidet nicht darunter und er verschwindet meist im zweiten Lebenshalbjahr.

Gonorrhoe („Tripper")

Eine der häufigsten Geschlechtskrankheiten. Sie muß mit einem →Antibiotikum behandelt werden. Wenn die Mutter während der Schwangerschaft eine unbehandelte Gonorrhoe hat, besteht die Gefahr, daß sich das Kind während der Geburt ansteckt und eine schwerwiegende gonorrhoische Bindehautentzündung (Gonoblennorrhoe) bekommt. Unbehandelt kann das Kind daran erblinden. Um das zu verhüten, muß das Neugeborene mit →Antibiotika behandelt werden.

Grauer Star (Fachwort: die „Katarakt", siehe Bild 8)

Eine vollständige oder teilweise *Trübung der Augenlinse.* Die Früherkennung ist für das Kind entscheidend (→Blindheit).

Grind

sind die *Krusten* eines eitrigen →Ausschlags auf der Haut (→Impetigo contagiosa). Erbgrind ist der Befall der behaarten Kopfhaut mit einem Pilz, der sich unter eng zusammenlebenden Kindern besonders leicht ausbreitet, aber hierzulande selten vorkommt (→Pilzinfektionen).

Grippaler Infekt

leichte Verlaufsform einer Grippe ist die leichte Verlaufsform einer →Grippe. Allerdings ist die Zahl der verschiedenen in Frage kommenden Erreger wesentlich größer als die der Influenza-Viren.

Grippe („Influenza")

Eine akute Infektionskrankheit (→Ansteckung).

Ursachen: Der Erreger ist ein →Virus, und zwar aus der Gruppe der Influenza-Viren, von denen es eine ganze Reihe gibt, die von Jahr zu Jahr und je nach Gegend unterschiedlich häufig vorkommen. Die Übertragung erfolgt durch Husten, Niesen und vor allem durch *ungewaschene Hände* (→Tröpfcheninfektion). Die →Inkubationszeit ist meist kürzer als eine Woche, mitunter beträgt sie nur einen Tag.

Symptome: →Fieber, →Husten, →Schnupfen, →Kopfschmerzen, →Ohrenschmerzen und →Gliederschmerzen sind kennzeichnende Symptome. Jugendliche und Erwachsene erkranken oft schwerer als junge Kinder. Leichtere Verlaufsformen heißen auch →grippaler Infekt, →Infekt der oberen Luftwege, viraler Infekt, →Erkältung oder →Bronchitis. Hierbei kommen allerdings verschiedene Viren als Erreger in Betracht, nicht nur Influenza-Viren.

Was ist zu tun? **Was ist zu tun?** Eine Grippe heilt bei Abwehrgesunden innerhalb von ein bis zwei Wochen von allein und ohne nachteilige Folgen. *Ein →Antibiotikum ist nicht nötig.* Es sei denn, es kommt zu einer behandlungsbedürftigen Superinfektion mit →Bakterien; was eher die Ausnahme als die Regel darstellt.

Bettruhe ist sinnvoll, sofern dem Kind danach zumute ist, insbesondere wenn es deutlich fiebert.

Lindern lassen sich die Grippe-Beschwerden auf vielerlei Weise:

— *Physikalisch:* Wichtig für die Bronchien und wirksam gegen den Husten ist das →Luftbefeuchten, und zwar tags und nachts; ferner feuchte Wickel, Packungen, Wannen- oder Duschbäder, Inhalieren, Einreiben, Rotlicht auf Nase, Nebenhöhlen oder Ohren. Frischluft tut den meisten Grippekranken ebenfalls gut.

— Als *Medikament* kommen abschwellende Nasentropfen (auch gegen Ohrweh) in Betracht. Das Fieber an sich braucht nicht unbedingt gesenkt zu werden, höchstens wenn es das Kind nachts nicht zur Ruhe kommen läßt oder tagsüber spürbar beeinträchtigt. Auch mit Schmerzmitteln ist man im Kindesalter eher zurückhaltend. Allenfalls nimmt man im Kindesalter entzündungshemmende Medikamente wie Ibuprofen oder Paracetamol (→Fieber). Hustensäfte sind bei Kindern entbehrlicher, als viele Eltern meinen, wenn nur die Zimmerluft feucht genug ist.

— Bewährte *Hausmittel*, Halspastillen, Gurgeln, homöopathische Medizin (→Homöopathie) oder naturheilkundliche Verfahren (→Naturheilkunde) dürfen bei grippekranken Kindern durchaus eingesetzt werden, falls Eltern dies wünschen oder der Arzt dazu rät.

Vorbeugen: Abhärten hat sich am meisten bewährt; ferner sind in Grippezeiten übervolle Menschenansammlungen möglichst zu meiden. Die *Grippe-Impfung* kommt für anfällige oder chronisch Kranke (Kinder mit Herzfehlern, →Mukoviszidose) in Betracht. Die vorbeugende Wirkung von →Echinacin ist umstritten.
Grippe-Impfung

Gürtelrose (Fachwort „Zoster")
Eine Erkrankung auf der Haut, die denselben Erreger hat wie die →Windpocken/Feuchtblattern.

Guthrie-Test (neuerdings „Neugeborenen-Screening" genannt)
Eine nach dem amerikanischen Arzt Bob Guthrie benannte Untersuchung zur *Früherkennung angeborener* →*Stoffwechselkrankheiten*, die grundsätzlich bei allen *Neugeborenen* durchgeführt wird. Inzwischen ist die ebenso wichtige Untersuchung jedes Neugeborenen auf *Schilddrüsen-Unterfunktion* (→Hypothyreose) in einigen Ländern auch auf →„Mukoviszidose" und „adrenogenitales Syndrom" an das Neugeborenen-Screening angegliedert worden (→Nebenniere).
Untersuchung zur Früh-erkennung angeborener Stoffwechsel-krankheiten

In den ersten Lebenstagen, gewöhnlich zwischen dem 4. bis 6. Lebenstag, werden dem Neugeborenen durch einen Stich seitlich an der Ferse ein paar Tropfen Blut entnommen, die man in die aufgedruckten Kreise eines weißen Filterpapierkärtchens tropfen läßt. Die Blutentnahme gelingt leichter, wenn das Füßchen zuvor unter warmes Leitungswasser gehalten und dann abgetrocknet wird, damit die Einstichstelle besser durchblutet wird.
Blutentnahme

Kinder, die mit ihrer Mutter vor dem 4. Tag von der Wochenstation entlassen oder die ambulant entbunden werden oder daheim auf die Welt kommen, müssen trotzdem rechtzeitig und zuverlässig zum Neugeborenen-Screening gebracht werden, entweder in die Entbindungsklinik oder zum Kinderarzt. Möglich ist auch, daß die *Hebamme* die Blutentnahme daheim durchführt. Spezielle Labormethoden erlauben auch eine Blutentnahme *vor* dem 4. Lebenstag.
rechtzeitig zum Neugeborenen-Screening

Die Blutstropfen trocknen an der Luft für eine Stunde und färben sich dabei bräunlich. Anschließend werden die Testkärtchen auf dem Postweg an die zuständige zentrale Untersuchungsstelle geschickt. Dort werden im Labor die runden Blutflecken aus dem Testkärtchen ausgestanzt und auf die in Frage kommenden Krankheiten untersucht.
Labor

Wird dann unter mehreren tausend Proben eine krankheitsverdächtige gefunden, erfahren die Eltern über die Entbindungsklinik, den Kinderarzt oder die zu Hause betreuende Hebamme sofort davon. Bei dem Kind erfolgt daraufhin so bald wie möglich eine weitere Blutentnahme in einer Kinderklinik oder durch den Kinderarzt, um den Verdacht zu bestätigen oder auszuschließen. Sobald über die Diagnose Klarheit herrscht, wird mit der Behandlung begonnen; dies gelingt meist schon in der 2. Lebenswoche. Gleichzeitig werden die Eltern mit der seltenen Krankheit und deren Bedeutung für das Kind vertraut gemacht.
Diagnose

135

H

Haarausfall (Fachwort „Alopezie")
kommt bei Kindern seltener als bei Erwachsenen vor. Wie er entsteht, ist noch weitgehend unklar; helfen kann hier mitunter der Hautarzt. In einzelnen Fällen wachsen die Haare von allein wieder nach, sogar noch nach Jahren.

Eine seltene Form des Haarausfalls, die zu zahlreichen kahlen Stellen (Alopecia areata), gelegentlich nach und nach sogar zum völligen Haarverlust führen kann, beruht auf einer Entzündung um den einzelnen Haarbalg herum, die einer →Autoimmunkrankheit ähnelt.

Regelmäßig kommt es zu einem gleichmäßigen Haarausfall als Nebenwirkung der Chemotherapie und Strahlenbehandlung bösartiger Krankheiten (→Leukämie, →Tumor). Er kann so stark sein, daß die betroffenen Kinder unter Umständen eine Perücke tragen müssen. Nach Abschluß der Therapie wächst das Kopfhaar wieder nach, wenn auch nicht immer in der früheren Stärke.

Eine chronische Vergiftung mit Thallium, das z. B. in Rattengift vorkommt, bewirkt ebenfalls Haarausfall.

Verhaltensgestörte Kinder haben gelegentlich die hartnäckige Angewohnheit, sich selbst blitzartig kleine Haarbüschel auszureißen (Trichotillomanie), meist aus der Scheitelgegend; es entstehen dadurch kahle Stellen. Ein solches Kind bedarf umfassender ärztlicher Hilfe (→Verhaltenstherapie).

Säuglinge, die viel auf dem Rücken liegen, entwickeln leicht eine Hinterkopfglatze, die sich dann im Krabbelalter wieder verliert.

Hackenfuß
Neugeborene haben gelegentlich einen Fuß oder beide Füße so weit hochgeschlagen, daß sie mit ihrem Fußrücken und den Zehen das Schienbein berühren können. Die Hacke (Ferse) zeigt dann anstelle der gesamten Fußsohle nach unten. Ein solcher Hackenfuß ist harmlos, wenn er nur von einer Zwangshaltung in der Gebärmutter herrührt; er bildet sich dann bald von allein zurück. Unterstützen läßt sich dies dadurch, daß man täglich beim Windeln den Fuß in die normale Stellung bringt.

Läßt sich der Hackenfuß jedoch nicht über 90° fußsohlenwärts beugen, muß er dem Orthopäden gezeigt werden, um über eine Behandlung zu entscheiden.

137

Haemophilus influenzae (verkürzt „H. influenzae")

Gruppe von Bakterien Name einer Gruppe von →Bakterien, die insbesondere auch im fortgeschrittenen Säuglings- und im Kleinkindalter als Erreger bestimmter Krankheiten gefunden werden. Diese Bakterien wurden ursprünglich für Erreger der →Grippe gehalten, bevor die Influenza-→Viren als Grippeverursacher entdeckt wurden.

H.-influenzae-Bakterien können zu einer Superinfektion nicht nur bei Grippekranken führen, sondern auch bei Kindern, die einen →Infekt der oberen Luftwege (→grippaler Infekt) haben; Beispiele für Superinfektionen sind Entzündungen des Rachens, der Nebenhöhlen, Mittelohren und Lungen. Gefährlich sind →Epiglottitis und eitrige →Hirnhautentzündung Impfschutz durch H. influenzae. Dagegen gibt es Impfschutz (→Impfungen).

Hagelkorn (Fachwort „Chalazion")

Eine *chronische Entzündung* der Talgdrüsen in den Augenlidern, erkennbar an sicht- oder tastbaren Knötchen in den Lidern. Das Hagelkorn kommt seltener vor als das →Gerstenkorn, heilt aber kaum von allein und muß deshalb meist durch eine kleine augenärztliche Operation entfernt werden.

Halsschmerzen

sind häufig harmlosen Ursprungs, müssen gelegentlich aber auch ernst genommen werden:
- Kratzen im Hals kann mit →Grippe oder einem →grippalen Infekt einhergehen und klingt dann von allein wieder ab.
Zeichen einer akuten Entzündung - Schmerzen beim Schlucken, zumal wenn Fieber dazu kommt, sind Zeichen einer akuten Entzündung der Gaumenmandeln (→Tonsillitis) oder des Rachens (→Pharyngitis) und bedürfen zumeist einer Klärung durch den Arzt (Erregernachweis).

Oft entsteht eine schmerzhafte Schwellung der Lymphknoten am Unterkiefer. Die Belege der Gaumenmandeln und die weiße Zunge werden vom Mundgeruch begleitet.

Was ist zu tun? **Was ist zu tun?** Solange Eltern sich sicher fühlen, daß es sich um harmloses Halsweh handelt, dürfen sie ihnen vertraute →Hausmittel wie z. B. →Halswickel und schmerzstillende Lutschtabletten sowie Gurgellösungen anwenden, oder sie können auch mit ärztlicher Hilfe zur →Homöopathie greifen.

Allerdings lernen Kinder meist erst vom Schulalter an zu gurgeln. Doch fast alles, was zum Gurgeln und Lutschen angeboten wird, verkürzt die Erkankungsdauer nicht. Mit zwei bis fünf Tagen Krankheitsgefühl muß gerechnet werden.

bei gleichzeitigem Fieber zum Arzt Wichtig ist darauf zu achten, ob gleichzeitig Fieber auftritt und ob das Kind sich insgesamt krank und elend fühlt. Dann sollte man mit ihm zum Arzt gehen. Säuglinge und Kleinkinder, die *nicht schlucken können*, müssen sogar dringend zum Arzt (Kinderklinik), vor allem wegen der Gefahr einer →Epiglottitis.

Halswickel (zur Handhabung →Wickel)

gehören zu den →Hausmitteln. Diese sind vor allem dann hilfreich, wenn die Eltern Zeit dafür haben und damit vertraut sind, wie man sie richtig anwendet: Feucht-warme Wickel mit wasserdichtem Stoff oder auch Öl-wickel kommen bei →Halsschmerzen in Frage; manche Eltern kennen auch warme Kartoffelsäckchen, Schmalzwickel, Topfen- oder Quarkwickel.

Für vergrößerte →Lymphknoten am Hals oder Kieferwinkel kommen wärmespendende Halswickel mit *Heilerde* in Betracht, sofern der Arzt nicht den Verdacht hat, daß eine Krankheit vorliegt, die gründlich geklärt und anders behandelt werden muß. Anzuraten ist der Halswickel vor allem bei einem beginnenden Lymphknotenabszeß, dessen Einschmelzen der Arzt erwartet; die durch den Halswickel gesteigerte Durchblutung unter-stützt dann diesen Vorgang.

wärme-
spendende
Halswickel

Hämatom

bedeutet Bluterguß; →blaue Flecken.

Hämaturie

bedeutet →blutiger Urin.

Hämoglobin (abgekürzt das Hb)

Roter Blutfarbstoff: der Hauptbestandteil der roten Blutzellen (Erythro-zyten, rote Blutkörperchen), eine Verbindung aus Eiweiß und einer Träger-substanz für das Eisen. Damit ist das Hämoglobin in der Lage, den Sauer-stoff von den Lungen auf dem Blutweg bis an die Zellen in den Organen und Geweben zu transportieren. Eine hochgradige →Blutarmut, erkennbar am erniedrigten Hb-Wert, führt zu einem Engpaß in der Sauerstoff-Ver-sorgung, die sich an beschleunigter Atmung und rascherem Herzschlag (Puls) zeigt.

Hauptbestand-
teil der roten
Blutzellen

Die normalen Hb-Werte sind altersabhängig. Zum Zeitpunkt der Geburt liegt der Hb-Gehalt des Blutes in der Größenordnung wie bei der Mutter, steigt dann aber bald an und ist in den ersten Lebenstagen deutlich höher. Zusammen mit der normalen Neugeborenengelbsucht verleiht dies vielen Babys in der ersten Woche die blühende Hautfarbe eines Urlaubers. Im Laufe des Säuglingsalters sinkt der Hb-Wert unter die Normgrenze Erwach-sener und erreicht diese erst wieder ganz allmählich im Jugendalter.

Hb-Werte sind
altersabhängig

Hämoglobinopathie

Auf vererbter Grundlage bilden manche Menschen ein „abartiges" →Hämo-globin mit anderen Eigenschaften als der normale Blutfarbstoff. Die daraus entstehenden Krankheiten heißen Hämoglobinopathien. Davon gibt es zahl-reiche mit ganz unterschiedlichen Folgen für den Betroffenen. Am bekann-testen sind die Sichelzellanämie und →Thalassämie.

Hämolytische Anämie

Von *Hämolyse* spricht man, wenn sich rote Blutzellen auflösen. Normaler-weise haben die im Knochenmark gebildeten roten Blutzellen eine Lebens-zeit im Blutkreislauf von 120 Tagen. Anschließend werden sie in der Milz abgefangen und abgebaut (aufgelöst). Der rote Blutfarbstoff (→Hämoglobin)

Auflösung
roter Blutzellen

wandelt sich dabei in den gelben Blutfarbstoff (Bilirubin) um, wobei dieses mit Hilfe der Leber ausscheidungsfähig gemacht wird.

Jede →Blutarmut (Anämie), die darauf beruht, daß die Lebenszeit der roten Blutzellen verkürzt ist (mitunter auf wenige Tage), heißt *hämolytische Anämie.* Das Knochenmark reagiert auf die verkürzte Lebenszeit der roten Zellen mit verstärkter Neubildung. Meistens gelingt der Ausgleich jedoch nur teilweise, so daß sich der Hb-Wert auf ein erniedrigtes Niveau einpendelt; gelingt der Ausgleich völlig, spricht man von *kompensierter hämolytischer Anämie.*

Mitunter erschöpft sich das Knochenmark, z. B. im Verlauf eines →grippalen Infektes oder bei einer Parvovirus-Infektion, so daß der Nachschub an roten Blutzellen vorübergehend ausbleibt (aplastische Krise): Infolge der weiterhin verkürzten Lebenszeit der roten Zellen sinkt der Hb-Wert in wenigen Tagen stark ab, und die Kinder sehen auffallend blaß aus. Die Blutarmut kann in dieser Situation ein bedrohliches Ausmaß annehmen, so daß eine →Bluttransfusion nötig werden kann.

Eine weitere Folge mancher hämolytischer Anämien können *Gallensteine* sein, die sich wegen des ständig erhöhten Anfalls von gelbem Blutfarbstoff bilden; Gallensteine aus anderen Gründen sind im Kindesalter seltener als bei Erwachsenen.

Die **Ursachen** einer hämolytischen Anämie sind zahlreich und sehr verschieden. Es gibt angeborene und erworbene Formen. Ererbt ist z. B. die →Kugelzellanämie. Zuständig für das Abklären der Ursache ist der mit Blutkrankheiten erfahrene Kinderarzt (Hämatologe).

Was ist zu tun? Nicht jede hämolytische Anämie braucht eine Behandlung. Manche Kinder leben damit über viele Jahre beschwerdefrei. Andere brauchen in regelmäßigen Abständen eine →Bluttransfusion. Mitunter hilft im fortgeschrittenen Kindesalter die Herausnahme der →Milz.

Hämolytisch-urämisches Syndrom (abgekürzt HUS)

Eine schwerwiegende Krankheit, die vor allem Säuglinge und junge Kleinkinder betrifft, akut anfängt und in erster Linie →Blut und →Nieren in Mitleidenschaft zieht. Die Werte für den roten Blutfarbstoff und die Zahl der roten Zellen gehen dramatisch zurück, außerdem die der Blutplättchen. An bestimmten Stellen werden die kleinsten Blutgefäße der Nieren teilweise oder ganz verstopft. Dies beeinträchtigt die Nierenfunktion. Darauf soll auch der Name hindeuten, nämlich →hämolytische Anämie und Urämie (→Nierenversagen). Der Ausdruck *Syndrom* zeigt, daß Reihenfolge und Stellenwert der Symptome zu Beginn der Krankheit bisweilen schwer durchschaubar sind. Die Verbreitung ist weltweit, gelegentlich in einzelnen Familien gehäuft.

Ursache: Es gibt verschiedene Auslöser für das HUS. Am bekanntesten ist eine bestimmte Art von Coli-Bakterien, die meist ein bis zwei Wochen vorher Durchfall mit blutigen Stühlen verursachen.

Symptome: Gegen Ende der akuten Darmerkrankung, die meist zu Hause durchgemacht wird, oder im Verlauf einer anderen auslösenden Krankheit (→Infekt der oberen Luftwege) wird das Kind unversehens blaß, appetitlos und wirkt deutlich krank. Sofern darauf geachtet wird, fällt auf, daß es zunehmend weniger Urin läßt (dieser ist außerdem manchmal rötlich gefärbt).

Was ist zu tun? Mit solchen Alarmzeichen muß das Kind dringend zum Arzt oder ins Krankenhaus.

Falls die Untersuchung den Verdacht bestätigt, muß das Kind in eine Kinderklinik, die gegebenenfalls eine Blutwäsche (Dialyse, Nierenversagen) durchführen kann, falls die Nieren ihre Funktion ganz einstellen.

In leichteren Fällen erholt sich das Kind ohne Blutwäsche. Für andere Kinder überbrückt die einmalige oder wiederholte Dialyse die Zeit, die die Nieren zur Erholung brauchen. Solche Kinder gehen schließlich gesund oder weitgehend gesund nach Hause. Blutdruck und Nierenfunktion bleiben bei einigen allerdings kontrollbedürftig. Fällt diese Krankheit ins Vorschul- oder Grundschulalter oder handelt es sich um einen anderen Auslöser als der blutige Durchfall, sind die Aussichten auf einen leichteren Verlauf und rasche Heilung ungünstiger.

einmalige oder wiederholte Dialyse

In schweren oder zu spät erkannten Fällen erholen sich die Nieren nur sehr langsam oder gar nicht mehr. Es entwickelt sich ein chronisches →Nierenversagen. Der Arzt braucht dann meist für weitere Entscheidungen das Ergebnis einer Nierenbiopsie (→Biopsie). Einigen dieser Kinder hilft eine →Nierentransplantation.

chronisches Nierenversagen

Hämophilie

ist das Fachwort für →Bluterkrankheit; wörtlich bedeutet es *Blutungsneigung*.

Harnweginfektion (auch „Harnwegsinfektion" geschrieben; umgangssprachlich „Harnwegsinfekt" genannt)

Eine →Entzündung der ableitenden Harnwege (Nierenbecken, Harnleiter, Blase und Harnröhre), erkennbar an einer Mindestzahl von →Bakterien und weißen Blutzellen im Urin.

Entzündung der ableitenden Harnwege

Harnweginfektionen gehören zu den häufigen Erkrankungen im Kindesalter und zu den häufigsten Erkrankungen, an denen die Nieren beteiligt sind. Im Neugeborenenalter sind Jungen etwas häufiger betroffen. Im späteren Leben überwiegen die Mädchen deutlich; dies hängt mit der kürzeren Harnröhre in der Nähe des von Bakterien besiedelten Afters zusammen.

Ursachen: Begünstigt werden Harnweginfektionen, wenn der Urin in den Harnwegen von der Blase zum Nierenbecken aufsteigt (→Reflux) oder sich wegen einer Fehlbildung aufstaut (→Obstruktion). Vermutlich spielen auch die Zellen, mit denen die Harnwege ausgekleidet sind, eine Rolle; bei Kindern mit häufigen Harnweginfektionen können manche Bakterien an diesen Zellen besser festhaften und so zu einer Entzündung führen.

Symptome: Eine Harnweginfektion wirkt sich unterschiedlich aus, je nachdem, wie alt das Kind ist, ob es ein Junge oder Mädchen ist, ob Nierenbecken oder Harnleiter, Blase oder Harnröhre betroffen sind, ob die Nieren beteiligt sind, ob Fehlbildungen der Harnwege vorliegen und ob es die erste oder eine schon häufig wiederholte Entzündung der Harnwege ist.

Ein Neugeborenes wird insgesamt stark mitgenommen: Es mag nicht trinken, erbricht und gedeiht nicht; Fieber kommt vor, meist aber nicht besonders hoch. Man denkt mitunter zunächst an eine →Sepsis. Gelegentlich tritt begleitend eine verlängerte →Neugeborenengelbsucht auf.

Auch bei *Säuglingen und Kleinkindern* überwiegen Allgemeinzeichen wie Fieber, schlechter Appetit, Erbrechen, Bauchweh, Abgeschlagenheit. Farbe und Geruch des Urins (Windel) sind mitunter auffällig.

Ältere Kinder klagen vor allem über Brennen und Schmerzen beim Wasserlassen, plötzlichen oder häufigen Harndrang, Schmerzen in den Lenden.

Die Harnweginfektion kann unterschiedlich ausgedehnt sein, z. B. nur die Blase betreffen (→Zystitis) oder Nierenbecken und Niere (→Pyelonephritis). Gelegentlich entdeckt der Arzt an Hand einer Urinprobe eine *stumme* Harnweginfektion.

Was ist zu tun? Harnweginfektionen müssen zuverlässig erkannt und behandelt werden, vor allem um die Nieren vor Narben zu schützen, die jede heftige Harnweginfektion dort hinterlassen kann und die bei Rückfällen über Jahre und Jahrzehnte allmählich zum →Nierenversagen führen können. Besondere Aufmerksamkeit gilt solchen Kindern, deren Harnweginfektion zum Rückfall (Rezidiv) neigt.

Eine wiederholte Kontrolle des Urins ist unerläßlich. Blutuntersuchungen helfen zu beurteilen, wie tiefgreifend die Harnweginfektion ist. →Bildgebende Verfahren, mit denen die Nieren, Nierenbecken, der Harnleiter und die Blase dargestellt werden können, werden mitunter bereits bei der ersten Harnweginfektion, auf jeden Fall aber beim ersten oder zweiten Rückfall eingesetzt.

Die *Behandlung* erfolgt meist mit einem →Antibiotikum, in schwerwiegenden Fällen über einen Dauertropf im Krankenhaus; anfängliche Urinkontrollen zeigen, ob die gefundenen Bakterien auf das Antibiotikum ansprechen. Anschließend bekommt das Kind ein Antibiotikum zum Einnehmen. Eine solche Therapie muß für die vorgeschriebene Zeit sorgfältig und gewissenhaft durchgeführt werden; auch wenn es dem Kind inzwischen besser geht! Mitunter ist wegen der Rückfallgefahr eine *vorbeugende Dauerbehandlung* mit einem gezielt eingesetzten Antibiotikum über mehrere Monate nötig (Reinfektionsprophylaxe).

Kinder mit einer Harnweginfektion sollen während der Behandlung auf jeden Fall reichlich trinken.

Falls eine Fehlbildung oder ein lang andauernder →Reflux eine begünstigende Rolle spielen, kommt unter Umständen eine Operation durch den Urologen in Betracht; gelegentlich ist es sogar erforderlich, wenn eine völlig vereiterte Niere entdeckt wird, diese zu entfernen, um die verbleibende Niere zu schützen.

Ausblick: Wiederholte Harnweginfektionen im frühen Kindesalter lassen später oft ganz nach. Trotzdem müssen von Beginn an alle Maßnahmen darauf gerichtet sein, die Nierenfunktion dauerhaft zu erhalten.

Hasenscharte

Eine angeborene Fehlbildung; nämlich eine *Spalte* seitlich in der *Oberlippe* (→Lippen-Kiefer-Gaumen-Spalte). Sie läßt sich vom Kieferchirurgen gut operieren.

Hausbesuch

macht der niedergelassene Hausarzt oder Kinderarzt. Hausbesuche haben
Vor- und Nachteile, die Eltern und Arzt zu Beginn miteinander besprechen
sollten:
- *Vorteile:* Der Arzt lernt Familie und Umfeld daheim besser kennen;
  dadurch versteht er manches beim Patienten erst richtig. Dies kann gelegentlich bei der Beurteilung einer Krankheit hilfreich sein.
- *Nachteile:* Der Arzt kann das Kind in seiner Praxis gründlicher untersuchen als daheim. Hausbesuche sind für den Arzt zeitaufwendiger (wenn
  in der Praxis viele Patienten auf ihn warten, gerät er während eines Haus-
  besuchs in Zeitnot).

Für den *Notarzt* ist der Hausbesuch oft unumgänglich.

Hausmittel

sind zumeist bewährte Maßnahmen oder frei verkäufliche Medikamente, **bewährte**
die man auch ohne Arzt bei alltäglichen Beschwerden, Unpäßlichkeiten **Maßnahmen**
oder harmlosen Krankheiten, wie z. B. →Husten, →Schnupfen, →grippalen
Infekten oder leichten Verletzungen, einsetzt. Hausmittel stammen vielfach
aus der →Naturheilkunde, Erfahrungsheilkunde oder Pflanzenheilkunde
(→Phytotherapie). Beispiele, die je nach Alter auch für Kinder geeignet
sind:
- Waden-, Bauch- oder Brustwickel, Abkühlungsbäder gegen →Fieber;
- Luftanfeuchten gegen Husten;
- warme, ausführliche Wannenbäder gegen hartnäckigen Husten und Husten-
  reiz;
- Einreiben der Brust mit Kampfer-, Eucalyptus- und Thymian-haltiger
  Salbe gegen Husten; für Säuglinge immer ohne Menthol!
- →Halswickel oder Milch mit Honig gegen Halsweh (nicht im Säuglings-
  alter!);
- Tee (Brust- oder Bronchialtee) gegen Husten;
- →Arnika-Umschläge oder Eisbeutel gegen Prellung und Bluterguß;
- kalte Kompresse auf die Stirn gegen →Migräne;
- Sauna und Abhärten zum Vorbeugen gegen →grippale Infekte.

Es gibt leider immer noch Unsitten, die auch zu den „Hausmitteln" gerech- **Vorsicht vor**
net werden. Absolut unverantwortlich ist es zum Beispiel, nach einer Ver- **Unsitten!**
brühung oder →Verbrennung den betroffenen Körperteil in Mehl zu tauchen oder mit Butter zu bestreichen. Die geschädigte Hautstelle muß sofort
und minutenlang unter kaltes Wasser gehalten werden!

Hausstaubmilbe

Ein winziges, annähernd kugelförmiges Insekt, das im Hausstaub lebt und
sich dabei von menschlichen *Hautschuppen* ernährt.
   Durch Einatmen von Milbenteilen im Hausstaub entwickeln einige der
dazu veranlagten Kinder eine →Allergie mit Schnupfen und →Asthma-
Anfällen.

Heilpädagogik

Fähigkeiten fördern

Sie möchte jedes Kind nach seinen *Möglichkeiten fördern*, damit es die eigenen *Fähigkeiten* – auch wenn diese durch Krankheiten oder Unfall begrenzt sind – voll auszuschöpfen lernt und trainiert. Dazu zählen vor allem das Wechselspiel zwischen Wahrnehmen und Reagieren, Fingerfertigkeiten, Geschicklichkeit und Sicherheit der übrigen Körperbewegungen, Tasten und Spüren, Kauen, Abbeißen und Schlucken, Sehen und Hören, das Gefühl für Rhythmus, Takt und Melodie, ferner Sprechen und Singen; schließlich auch seelisches Fühlen sowie der Umgang mit anderen Kindern und Erwachsenen.

Anstöße in Richtung auf diese Ziele gaben bereits Erzieher und Ärzte im 19. und beginnenden 20.Jahrhundert (Friedrich Fröbel, Maria Montessori).

Die Heilpädagogen arbeiten nicht nur mit Kinderarzt und →Neuropädiater zusammen, sondern je nach Erfordernis in engem Verbund mit Krankengymnastin, Orthopäden, Logopäden, Musiktherapeuten sowie den Erziehern im Kindergarten und den Lehrern in der Schule.

Zu Beginn lassen sich Heilpädagogin oder Heilpädagoge von Eltern und Arzt über die anstehenden Probleme informieren und beobachten dann das Kind sehr genau, und zwar je nach Fragestellung beim Spielen und Umgang mit Spielzeug und Material, beim Malen und Basteln, beim Laufen, Hüpfen oder Treppensteigen, beim Sprechen, Essen oder Gefüttertwerden. Dabei wird der Entwicklungsstand des Kindes eingeschätzt, und auf dieser Grundlage werden die nötigen Förderungsschritte geplant.

Einschätzung des Entwicklungsstands

Daraufhin folgt in einer Reihe von Sitzungen das heilpädagogische Einwirken auf das Kind, vor allem im Spiel und durch Spielzeug, das dem Kind *Freude und Spaß* macht. Je nach Fragestellung sind es Fingerspiele, Tastübungen, Basteleien, Steckspiele, Formen mit Wasser und Sand, Modellieren mit Ton, Gruppen- und Rollenspiele, Umgang mit Takt und Rhythmus, Pfeifen, Blasen, Hauchen und Nachahmen von Geräuschen, Training der Mund- und Zungenmuskeln. Kind, Eltern und das gesamte Umfeld werden dabei berücksichtigt und beraten, um eine möglichst günstige Entwicklung zu erreichen. Angeleitete Eltern, die mit ihrem Kind gezielt spielen, sind eine große Hilfe bei der Fortführung der Heilpädagogik.

Geduld und Beharrlichkeit

Auf diese Weise lassen sich mit Geduld und Beharrlichkeit Kinder nach schwerer Schädel-Hirn-Verletzung, entwicklungsverzögerte, geistig oder mehrfach behinderte Kinder, Patienten mit →Trisomie 21 oder verhaltensgestörte Kinder spürbar oder sogar wesentlich in ihren Fähigkeiten und in ihrer Entwicklung fördern. Kinder mit geringem Seh- oder Hörvermögen lernen, noch Erstaunliches zu leisten, Verhaltensstörungen werden ausgeglichen, Eßstörungen behoben oder zumindest gebessert.

Die Freude mit dem Kind und am Kind sowie die Liebe zum Kind bewußtzumachen und zu fördern sind die Grundlage jeglichen heilpädagogischen Bemühens. Darin drückt sich der ganzheitliche Anspruch der Heilpädagogik aus.

Heiserkeit

zeigt bei Kindern in erster Linie, daß sich eine Entzündung im Kehlkopf mit Beteiligung der Stimmbänder abspielt, überwiegend durch →Viren hervorgerufen.

144

Säuglinge und junge Kleinkinder haben einen kleineren Kehlkopf als
später im Leben. Deswegen bewirkt jede entzündliche Schwellung im Kehlkopf im jungen Alter nicht nur Heiserkeit, sondern sie engt gleichzeitig den
Atemweg ein (→Krupp, stenosierende Laryngotracheitis).

Wenn ältere Kinder eine Kehlkopfentzündung (→Laryngitis) haben, steht
die Heiserkeit im Vordergrund, Atembeschwerden treten zurück. Kinder,
die oft und viel schreien, können Stimmbandknötchen und Heiserkeit entwickeln. Auch Behandlung von Asthma mit inhalativen Steroiden kann zur
Heiserkeit führen.

Was ist zu tun? Feuchte, kalte Luft ist eine Wohltat für entzündete
Stimmbänder. Kinder mit Krupp, die wegen ihrer Atemnot nachts zum Arzt
(Krankenhaus) gebracht werden, bessern sich mitunter allein schon durch
die Nachtluft auf dem Weg dorthin. Bei anhaltender Heiserkeit soll der
Hals-Nasen-Ohren Arzt aufgesucht werden.

Helicobacter pylori

ist ein Keim (→Bakterien), der im Schleim der Magenschleimhautzellen
lebt. Obwohl die Mehrzahl befallener Personen beschwerdefrei bleibt, wird
Helicobacter pylori bei Patienten mit einer schmerzhaften Gastritis (Magenschleimhautentzündung) oder →Magen- bzw. Zwölffingerdarmgeschwür
gefunden. Weiters wird diese Infektion auch mit der späteren Bildung von
Magenkarzinom in Zusammenhang gebracht. Der Nachweis erfolgt mit
Hilfe einer Magenspiegelung und Keimzüchtung; serologische Methoden
(Bluttest) oder ein spezieller Atemtest (C-13-Atemtest) sind für die Diagnose
nicht genug aussagekräftig. Zur Behandlung wird eine Kombination aus
Antibiotika und Medikamenten gegen überschüssige Magensäurebildung
verwendet.

Hepatitis

Eine nicht-eitrige →*Entzündung der Leber*, hervorgerufen durch die Hepatitis-Viren A, B, C oder andere.

Die **Hepatitis A** kommt in armen Ländern häufiger vor als hierzulande.
Sie wird als *Schmutz- und Schmierinfektion* (ungewaschene Hände!) vor
allem über den Stuhl übertragen. Die →Inkubationszeit liegt zwischen zwei
und sechs Wochen.

Symptome: Sie verläuft bei Kindern entweder milde und ohne Gelbsucht
(anikterisch) oder mit Krankheitszeichen: Mitunter gibt es ein grippeähnliches Vorstadium (Prodrom), in dem das Kind schlechten Appetit hat,
fiebert, lustlos wird, hin und wieder erbricht, Bauchweh, Durchfall oder
Verstopfung hat sowie über Kopf- und Gliederschmerzen klagt. Einige Tage
später entwickelt sich die →Gelbsucht mit entfärbten Stühlen und dunklem
Urin. Die Leber schwillt an und ist druckempfindlich. Blutuntersuchungen
sichern die Diagnose und zeigen später den Heilungsverlauf.

Was ist zu tun? Die Hepatitis A heilt bei Kindern glatt und folgenlos.
Extrem selten nur führt sie zu einer ernsten Komplikation (Versagen der
gesamten Knochenmarkfunktion). Unterstützt wird die Heilung durch Bettruhe und Wärme auf den rechten Oberbauch, falls dem Kind danach zumute ist. Ob eine fettarme Diät sinnvoll ist, bleibt umstritten. Medikamente
gibt es nicht.

Vorbeugen läßt sich durch Reinlichkeit (Händewaschen nach dem Stuhlgang). Nur unter bestimmten Umständen ist bei Kindern der Versuch des passiven Schutzes durch Gabe von *Gammaglobulin* (als Spritze in den Muskel) eine Hilfe; und zwar in den ersten Tagen der Inkubationszeit oder vor der Reise in gefährdetes Gebiet. Dieser Schutz hält vier bis sechs Monate an. Sinnvoll ist eine →*Impfung* (aktiver Schutz); vor allem für Reisende in Länder mit häufigem Vorkommen.

Die **Hepatitis B** ist in anderen Ländern ebenfalls häufiger als in Westeuropa, spielt aber auch hierzulande eine Rolle.

Ursachen: Sie wird als *Schmutz- und Schmierinfektion* über den Stuhl, ferner durch sexuelle Kontakte, insbesondere aber auch über das Blut übertragen oder durch unsaubere Spritzen und Kanülen (gefährdet sind hier vor allem Drogenabhängige). Gefährdet sind außerdem in Krankenhaus und Arztpraxis alle, die ohne Schutzhandschuhe Blut abnehmen und damit

umgehen. Bei jeder →Bluttransfusion wird große Sorgfalt darauf verwendet, daß möglichst keine Hepatitis-Viren übertragen werden; Patienten, die häufig Bluttransfusionen bekommen, sind hier also eher gefährdet. Die Gefährdung chronisch Nierenkranker (→Nierenversagen) nimmt ab, seit die damit verbundene Blutarmut mit →Erythropoetin behandelt wird und deshalb die häufigen Bluttransfusionen eingespart werden können. Kinder mit →Bluterkrankheit waren früher durch die regelmäßig verabfolgten Blutprodukte (Faktorenkonzentrat) gefährdet. Seit diese Medikamente „hepatitissicher" hergestellt werden, erkennbar an dem Zusatz HS, hat die Gefahr einer Hepatitis-Übertragung deutlich abgenommen.

Symptome: Die Inkubationszeit ist länger als bei der Hepatitis A, nämlich zwei bis sechs Monate, die Krankheit verläuft schleichender. Insbesondere junge Kinder merken häufig gar nichts von der Hepatitis B. Bei der großen Mehrzahl der Kinder heilt sie folgenlos aus. Nur bei einem kleinen Prozentsatz geht sie nach sechs bis zwölf Monaten in eine *chronische Hepatitis* über.

Die Beschwerden der chronischen Hepatitis halten sich im Kindesalter meist in Grenzen.

Was ist zu tun? Die Aussicht auf schließliche Heilung sind besser als bei Erwachsenen. Regelmäßige Blutkontrollen geben Auskunft über den Verlauf. Mit Interferon läßt sich bei einem Teil der chronisch Kranken das Virus eliminieren und einer Lebervernarbung oder einem Leberkrebs vorbeugen.

Vorbeugen läßt sich auch bei der Hepatitis B durch strikte Reinlichkeit. Es gibt einen *passiven* Schutz durch Gammaglobulin (Spritze in den Mus-

kel) und vor allem den *aktiven* Schutz durch die eingeführte →*Impfung*. Diese ist besonders wichtig für das Neugeborene einer Mutter mit Hepatitis B unmittelbar nach der Geburt, für Patienten mit →Bluterkrankheit oder häufigen Transfusionen sowie Reisende in Endemiegebiete (Asien, Mittelmeerländer).

Patienten mit **Hepatitis C** machen den größten Teil der früher „Hepatitis Non-A-Non-B" genannten Fälle aus. Man findet die Hepatitis C vor allem unter Kindern, die viele →Bluttransfusionen bekommen haben, und bei Patienten, die wegen ihrer →Bluterkrankheit regelmäßig mit Faktorenkonzentrat behandelt werden mußten, und bei Drogensüchtigen, die sich selbst spritzen. Diese Gefährdung nimmt künftig vermutlich weiter ab. Die Hepatitis C verläuft ähnlich wie die Hepatitis B, häufig unerkannt. Die Neigung zu *chronischem Verlauf* ist etwas größer als bei der Hepatitis B. Von Interferon als Medikament darf man sich künftig einigen Erfolg erhoffen. Eine Impfung ist noch nicht in Sicht.

Hernie

ist das Fachwort für *Eingeweidebruch*: Bei Menschen, die von ihrem Bindegewebe her dazu veranlagt sind, tritt gelegentlich eine Darmschlinge oder ein anderer Teil des Bauchraums in eine Ausstülpung des Bauchfells, die dann als Vorwölbung sichtbar wird. Das ist am häufigsten ein →Leistenbruch (→Bruch).

Vor allem →Frühgeborene entwickeln öfters einen ein- oder beidseitigen Leistenbruch, der operiert werden muß.

Herpangina

Eine akute fieberhafte *Rachenentzündung* mit Schluckbeschwerden (→Halsschmerzen), Kopfweh und Gliederschmerzen. Auf den Gaumenbögen sieht man winzige weiß-gelbliche Knötchen mit rotem Rand. Diese sieht man gelegentlich schon beim *Neugeborenen* ohne sonstige Krankheitszeichen oder Folgen. Die Herpangina klingt nach einigen Tagen wieder ab, ohne daß etwas zurückbleibt. Ein Medikament ist hier nicht nötig. Der *Erreger* gehört zur Gruppe der Coxsackie-Viren, benannt nach einem Ort in den USA, wo diese Viren erstmals entdeckt wurden.

Herpes

Kurzform für →Fieberbläschen.

Herzfehler (Fachwort „Vitium cordis", Mehrzahl „Vitien")

Es gibt *angeborene* und *erworbene* Herzfehler, Fehlbildungen des Herzens oder seiner Teile.

1. Angeborene Herzfehler entstehen während der Embryonalperiode. Die Ursache ist im Einzelfall nur selten eindeutig zu klären. So können z. B. *Röteln* in der Frühschwangerschaft häufig zu einer Fehlbildung des Herzens, der Augen und des Innenohrs führen. Auch der Mißbrauch von →Alkohol in der Schwangerschaft kann zu Herzfehlern führen. Der Embryo wird aber nicht nur durch Einflüsse von außen geschädigt. Herzfehler können auch aufgrund fehlerhafter *Erbanlagen* entstehen; Beispiele dafür sind die Herzfehler, die bei Kindern mit →Trisomie 21 (Down-Syndrom) vorkommen.

Herzfehler betreffen unterschiedliche Teile des Herzens und sind verschieden stark ausgeprägt: Ein Loch in der Scheidewand zwischen rechter und linker Herzkammer kann z. B. klein oder groß sein; die Lungenschlagader kann an der Stelle, wo sie aus der rechten Kammer entspringt, gering oder hochgradig verengt sein. Deshalb haben Herzfehler auf den Druck in der Herzkammer, auf das Druckgefälle zwischen Herz und Gefäßen, auf den Blutdruck im großen und kleinen Kreislauf, auf die Blutmenge, die mit jedem Herzschlag gefördert wird, und auf die Richtung, in der das Blut im Herzen fließt, einen unterschiedlichen Einfluß; sie belasten die rechte oder linke Kammer sowie den kleinen und großen Kreislauf unterschiedlich. Die

„hämodynamische Wirksamkeit" eines Herzfehlers, wie der Arzt es ausdrückt, kann somit sehr verschieden sein; sie kann im günstigsten Fall bedeutungslos, in anderen Fällen schwerwiegend sein.

Durch ein Loch in der Kammerscheidewand (Ventrikelseptum-Defekt) entsteht für den Blutstrom eine zusätzliche direkte Verbindung zwischen linker und rechter Kammer, d. h. ein Kurzschluß (→Shunt). Solange im linken Herzen der Druck höher ist als rechts, fließt durch den Shunt Blut von links nach rechts; es besteht also ein Links-Rechts-Shunt. Dies bedeutet für die rechte Kammer und den Lungenkreislauf ein Mehr an Druckbelastung und an Blutmenge. Dem Lungenkreislauf droht ein dauerhafter Hochdruck (pulmonale Hypertonie), falls nicht rechtzeitig eingegriffen wird. Ein kleines Loch schlägt allerdings hämodynamisch nicht oder kaum zu Buche.

Zum Verständnis mancher Herzfehler helfen Kenntnisse darüber, wie das Herz des ungeborenen Kindes arbeitet: Dies bekommt seinen Sauerstoff über die Lungenatmung der Mutter und den Mutterkuchen (→Plazenta). Deshalb fließt bereits mit Sauerstoff gesättigtes Blut zur rechten Herzhälfte hin. Über zwei Kurzschlußwege gelangt dieses hellrote Blut in den linken, großen Kreislauf; nämlich über ein etwas verdeckt gelegenes ovales Loch zwischen den beiden Vorhöfen und über ein kurzes Blutgefäß (→Ductus Botalli), das Lungenschlagader mit Körperschlagader verbindet. Dieser Ductus und das ovale Loch verschließen sich nach der Geburt, wenn die Nabelschnur durchtrennt wird, sich die Druckverhältnisse zwischen rechtem und linkem Herzen umkehren und nur noch sauerstoffarmes Blut am rechten Herzen ankommt, das dann durch die Lungenatmung des Kindes gesättigt wird.

Bei einzelnen Kindern kommt es nicht zu einem Verschluß des Ductus, statt dessen mit der Druckumkehr zu einem ständigen Blutfluß von der Hauptschlagader zurück in die Lungenschlagader. Dadurch wird der Lungenkreislauf mit vermehrter Blutmenge und erhöhtem Druck belastet. Es entsteht ein Links-Rechts-Shunt, auf Dauer mit denselben Nachteilen wie ein größeres Loch in der Kammerscheidewand.

Vor allem Frühgeborene neigen zu einem verzögerten Verschluß des Ductus.

Ein anderes Beispiel: Wenn die Hauptschlagader (Aorta) aus der rechten Kammer entspringt statt aus der linken und die Lungenschlagader aus der linken statt aus der rechten Kammer, nennt man das eine „Transposition" der großen Gefäße. Obwohl bei dieser Fehlbildung Lungen- und Körperkreislauf nicht miteinander verbunden sind, findet in den ersten Lebenstagen das sauerstoffgesättigte Blut durch die vorgeburtlichen Kurzschlüsse (ovales Loch, Ductus) seinen Weg in den Körperkreislauf; dies ermöglicht ein anfängliches Überleben. Sobald sich diese Kurzschlüsse (Shunts) zu verschließen beginnen, gerät das Kind mit zunehmender Blausucht (→Zyanose) in eine lebensbedrohliche Situation. Hier hilft der Kardiologe, indem er mit einem Ballonkatheter eingreift (interveniert) und das ovale Loch zwischen rechtem und linkem Vorhof wieder öffnet.

Wenn die Hauptschlagader (Aorta) im Bereich ihres Bogens ein Stück weit verengt ist, zählt man dies ebenfalls zu den angeborenen Herzfehlern (→Aortenisthmusstenose).

Angeborene Störungen im Rhythmus des Herzschlags können auf einer Fehlbildung in den Leitungswegen der Herznerven beruhen (→Herzrhythmusstörung).

Symptome: So unterschiedlich, wie die angeborenen Herzfehler ihrer Art und Schwere nach sind, so verschieden sind ihre Krankheitszeichen. Manche (z. B. ein kleines und deshalb hämodynamisch nicht wirksames Loch in der Kammerscheidewand) machen ein Leben lang keine Beschwerden, auch nicht beim Sport; sie fallen höchstens dem Arzt beim Abhorchen (Auskultieren) durch ein →Herzgeräusch auf.

Andere Herzfehler führen über Monate und Jahre zu keinen Beschwerden, weil die hämodynamisch wirksame Belastung durch ein Mehr an Blutmenge und Druck, das bei jedem Herzschlag zu bewältigen ist, dank der Kraftreserven des Herzmuskels ausgeglichen (kompensiert) wird. Erst wenn diese Reserven erschöpft sind, „dekompensiert" das Herz; erkennbar an Kurzatmigkeit, raschem Herzschlag und eingeschränkter körperlicher Leistungsfähigkeit. Solche Herzfehler aber rechtzeitig *vor* der Dekompensation richtig festzustellen, ist meist entscheidend für den Erfolg einer Operation.

Bei anderen Herzfehlern dekompensiert der Herzmuskel schon in der Neugeborenenzeit oder im frühen Säuglingsalter: Das Kind atmet rascher als normal und muß beim Trinken immer wieder Pausen einlegen (→Trinkschwäche). Der Arzt findet dann oft noch weitere Zeichen der Dekompensation (vergrößerte Leber, gestaute Adern).

Wieder andere Herzfehler machen sich durch Blausucht (→Zyanose) bemerkbar, insbesondere wenn ein Rechts-Links-Shunt besteht. Darüber hinaus gibt es sehr selten schwerwiegende, mitunter auch kompliziert zusammengesetzte Herzfehler, die rasch zu lebensbedrohlicher Dekompensation führen; hier ist dann mitunter keine dauerhafte Behandlung möglich.

Was ist zu tun? Vermutet der Kinderarzt einen Herzfehler, wird er über das Abhorchen (Auskultieren) mit dem Hörrohr (Stethoskop) hinaus auf weitere Zeichen achten: Hautfarbe, Füllung der Adern am Hals, Größe der Leber, Wasseransammlung in den Beinen, Beschaffenheit des Pulses (Handgelenk, Leistenbeuge), Blutdruck an Armen und Beinen; und er wird nach der körperlichen Belastbarkeit, nach Husten und Infektanfälligkeit, bei Säuglingen nach Trinkschwäche fragen.

Mit Hilfe des Ultraschalles (→bildgebende Verfahren) lassen sich bereits viele Herzfehler genau erkennen. EKG und Röntgenbild von Herz und Lungen sind weitere Schritte in der Untersuchung. Manche Herzfehler erfordern eine →Herzkatheter-Untersuchung.

Behandlung: Kinder mit Herzfehlern werden vom Kinderkardiologen oder Kinderarzt betreut. Meist werden Kontrollen von Zeit zu Zeit sinnvoll sein. Körperliche Schonung ist seltener angebracht, als manche Eltern meinen; das gilt also auch für den Schulsport und Leistungssport.

Medikamente mit unterschiedlicher Wirkung werden bei einer Reihe von Herzfehlern eingesetzt: Die Gruppe der Digitalispräparate, die sich von der Fingerhutpflanze herleitet, stärkt die Kraft des Herzmuskels, hilft mitunter aber auch, die Herzschlagfolge (Rhythmus) zu normalisieren. Ferner können Arzneimittel notwendig sein, die die Urinproduktion fördern, den Blutdruck senken und die den →Salz- und Wasserhaushalt regulieren helfen.

Schließlich gibt es noch Rhythmus-regulierende Medikamente, die nicht zur Digitalisgruppe zählen.

Manche Frühgeborene benötigen ein Prostaglandinpräparat, um den Verschluß des Ductus zu fördern. Andere Neugeborene mit Herzfehler sind bis zu ihrer Korrekturoperation auf einen offenen Ductus angewiesen und bekommen deshalb ein prostaglandinhemmendes Medikament.

Bakterien am Herzen Bestimmte angeborene Herzfehler begünstigen den Angriff von →Bakterien am Herzen. Falls bei einer fieberhaften Infektion Bakterien als Ursache nachgewiesen sind, müssen die betroffenen Kinder für acht bis zwölf Tage mit →Antibiotika zuverlässig behandelt werden (Endokarditis-Prophylaxe). Die ungezielte Verabreichung eines Antibiotikums hat sich hier jedoch nicht bewährt.

Herzkatheter Bestimmte Herzfehler lassen sich heute sogar mit Hilfe des →Herzkatheters korrigieren. Andere Herzfehler müssen vom Herzchirurgen operiert werden. Dabei arbeiten die Ärzte mehrerer Fachgebiete mit dem Herzchirurgen zusammen. Je nach Art des Herzfehlers und Alter des Kindes ist eine *Totalkorrektur* möglich oder ein Eingriff, der einen Teil der hämodynamischen Folgen der Fehlbildung mildert (Palliativoperation). Herzchirurg und Kinderkardiologe erläutern das Für und Wider eines möglichen Eingriffs und das Operationsrisiko.

Herzverpflanzung In seltenen Fällen wird Eltern sogar die Möglichkeit einer *Herzverpflanzung* vorgeschlagen. Auch operierte Kinder werden meist für einige Jahre noch vom Kinderkardiologen betreut und beraten, gerade auch wegen der körperlichen Belastbarkeit.

erworbene Herzfehler nur noch vereinzelt **2. Erworbene Herzfehler,** insbesondere erworbene Herzklappenfehler, sind selten geworden, seit das →rheumatische Fieber nur noch ganz vereinzelt vorkommt. Die Herzklappen können als Folge der rheumatischen Entzündung verengt sein (Stenose) oder undicht schließen (Insuffizienz); →Herzkrankheiten.

Herzgeräusch

Unregelmäßigkeiten im Blutstrom während der Herztätigkeit – wenn sich die Richtung oder Geschwindigkeit ändert oder Wirbel entstehen – verursachen ein Herzgeräusch. Der Arzt hört dies mit dem Stethoskop neben den normalen →Herztönen. Ein Geräusch, das entsteht, während sich das Herz zusammenzieht, heißt systolisches Geräusch oder *Systolikum* (der Arzt nennt den Teil der Herzaktion, bei dem sich der Herzmuskel zusammenzieht, *Systole*).

Ein Herzgeräusch *kann*, muß aber nicht Hinweis auf einen →Herzfehler sein. Aus der Lautstärke, dem Toncharakter und dem Punkt der lautesten Stelle werden Rückschlüsse auf die Art eines möglichen Herzfehlers geschlossen.

Herzinsuffizienz

bedeutet *Schwäche des Herzmuskels.*

Ursache ist entweder ein →Herzfehler, der die Kraft des Herzens auf Dauer überbeansprucht, oder eine der erworbenen →Herzkrankheiten.

Symptome: Zeichen der Herzschwäche sind Wassereinlagerungen (→Ödeme) und unnatürliche Gewichtszunahme, Kurzatmigkeit und Pulsanstieg, vergrößerte Leber, nachlassende Leistungsfähigkeit, bei Säuglingen insbesondere auch →Trinkschwäche.

Was ist zu tun? Die Behandlung richtet sich sowohl nach der Ursache der Was ist zu tun? Herzinsuffizienz als auch nach der Herzschwäche selbst. Hierfür stehen verschiedene *Medikamente* zur Verfügung, und zwar Medikamente
- um die Urinausscheidung zu fördern, weil dadurch die Arbeitslast für den Herzmuskel geringer wird;
- um einen Säugling mit Herzschwäche auch tagsüber möglichst ruhig zu halten (zu sedieren), weil dadurch dem Herzen Arbeit erspart wird;
- um die Herzmuskelkraft zu steigern;
- um Herzfrequenz und -rhythmus zu normalisieren;
- um den Blutdruck zu senken, weil das ebenfalls die Herzkraft schont.

Säuglinge mit Herzschwäche bekommen ihre Nahrung in häufigen kleinen für genügend Sauerstoff im Blut sorgen Mahlzeiten oder über eine Magensonde verabreicht.

Sofern der Sauerstoffgehalt des Blutes zu niedrig liegt, wird die Atemluft mit Sauerstoff angereichert, z. B. über zwei kleine Schlauchstücke im Naseneingang („Sauerstoffbrille") oder auf andere Art.

Älteren Kindern nützt Bettruhe mit leicht erhöhtem Oberkörper. Bettruhe

Auf diese Weise gelingt es in vielen Fällen, die Herzschwäche günstig zu beeinflussen. Dies bedeutet für manche Kinder, auch Zeit zu gewinnen, bis eine Herzoperation möglich ist. Für Kinder mit einer entzündlichen Herzmuskelerkrankung überbrückt die Therapie der Herzinsuffizienz die Zeit bis zur Ausheilung. Oberstes Ziel der Behandlung ist es, die Ursache der Herzschwäche zu beseitigen.

Herzjagen

tritt *anfallsweise* auf und heißt mit dem Fachwort „paroxysmale Tachykardie".

Symptome: Das betroffene Kind entwickelt unvermittelt einen rasenden Puls; die Frequenz (Herzschlagfolge) ist von Hand nur noch schwer zählbar und liegt in der Größenordnung von 200 Schlägen und mehr pro Minute. Ein solcher Anfall kann wenige Minuten, aber auch länger, bis zu einigen Tagen, dauern. Bei längerer Dauer wird das Kind blaß und schwitzt, es wird ihm übel; mitunter wird es ohnmächtig. Es entwickelt dann rasch die Zeichen der Herzschwäche (→Herzinsuffizienz).

Ursachen: Anfallsweises Herzjagen gehört zu den seltenen Erkrankungen seltene Erkrankung im Kindesalter im Kindesalter; es kann verschiedene Ursachen haben: eine angeborene Störung im Verlauf der Herznerven, also der Reizleitung im Herzen; ferner bestimmte Herzfehler sowie Entzündungen (→Myokarditis) oder andere Schädigungen des Herzmuskels.

Was ist zu tun? Jedes länger dauernde Herzjagen ist ein Notfall. Ein sol- Was ist zu tun? ches Kind wird am besten in der Klinik versorgt, vor allem wenn es der erste Anfall ist. Das →EKG ist die wichtigste Untersuchung: Es zeigt, wie hoch der von Hand oft kaum zählbare Puls tatsächlich liegt und wo das Herzjagen Notfall seinen Ursprung hat, in der Herzkammer oder *oberhalb* davon.

Manchmal läßt sich das Herzjagen ohne Medikament unterbrechen. Man versucht, Erbrechen auszulösen, läßt das Gesicht kurz in kaltes Wasser tauchen oder legt eine kalte Kompresse auf die Stirn. Der Arzt kennt darüber hinaus am Hals eine Stelle, wo durch Fingerdruck das vegetative (unbewußte) Nervensystem gezielt beeinflußt werden kann.

Medikamente — Falls solche Maßnahmen nichts nützen, gibt es verschiedene Medikamente, die die Herzfrequenz normalisieren helfen. Weitere Behandlungsmöglichkeiten sind →Herzkatheter und das Anlegen eines Schrittmachers.

Herzkatheter

Die Untersuchung des Herzens mit Hilfe einer Kunststoffsonde (Katheter) steht meist am Ende der Diagnostik des Kinderkardiologen, ist aber nicht bei jedem Kind mit →Herzfehler nötig. Mitunter muß die Entscheidung zum Herzkatheter rasch fallen, um z. B. einem Neugeborenen aus einer lebensbedrohlichen Situation zu helfen.

wichtige Befunde — Der Herzkatheter liefert dem Herzchirurgen wichtige Befunde zur Planung einer Operation. Er kann auch *nach* einer Operation zur Kontrolle nötig sein.

therapeutische Eingriffe — Neuerdings lassen sich mit dem Herzkatheter ausgeklügelte *therapeutische* Eingriffe durchführen, die eine Herzoperation ersparen („interventioneller Katheter"): z. B. der Verschluß eines Lochs zwischen den Vorhöfen mit einem winzigen Schirmchen aus Kunststoff.

Herzkrankheiten

erworbene Krankheiten des Herzens — Darunter versteht man im Kindesalter seltene, meist *erworbene* Krankheiten der verschiedenen Schichten des Herzens (Herzbeutel, Herzmuskel, Herzinnenhaut) und der Herzklappen.

Die **Ursachen** sind zahlreich und sehr verschieden: Entzündungen durch →Bakterien oder →Viren; →rheumatisches Fieber oder andere →Autoimmunkrankheiten; bestimmte Medikamente, die gegen bösartige Erkrankungen eingesetzt werden müssen, beeinträchtigen mitunter den Herzmuskel; das gilt auch für chronisches →Nierenversagen (mit oder ohne Beteiligung des Herzbeutels) sowie für die →Muskeldystrophie und angeborene →Speicherkrankheiten (→Glykogenosen, →Mukopolysaccharidose); schließlich gibt es noch unbekannte Ursachen (z. B. bei der Endokardfibrose). Die Entnahme einer kleinen Gewebsprobe aus dem Herzen hilft heutzutage in manchen Fällen, den Grund für die Herzkrankheit auch zu Lebzeiten herauszufinden.

Symptome: Die Herzkrankheiten wirken sich je nach ihrer Ursache unterschiedlich aus: Eine Vergrößerung des Herzens fällt meist als erstes auf. Bei den entzündlichen Herzkrankheiten ist es oft Fieber und eine Pulsbeschleunigung (Tachykardie), die über das fieberbedingte Ausmaß hinausgeht. Herzschwäche (→Herzinsuffizienz) kann, muß aber nicht hinzukommen.

Was ist zu tun? — **Was ist zu tun?** Einige Herzkrankheiten sind gut zu behandeln (wenn auch mitunter *langwierig*), andere nur beschränkt oder gar nicht. Ein Herzbeutelerguß kann durch Punktion unter Ultraschall-Kontrolle entleert werden.

Herzmassage
→Wiederbelebung.

Herzrhythmusstörung

bedeutet: Die Herzfrequenz ist für das Alter zu hoch (Tachykardie), zu niedrig (Bradykardie) oder unregelmäßig (Arrhythmie). Es gibt angeborene oder erworbene Rhythmusstörungen; sie sind insgesamt selten im Kindesalter. Die angeborenen Rhythmusstörungen können mitunter schon während der Schwangerschaft erkannt und mit einem Medikament, das die Mutter einnimmt, behandelt werden.

Ursachen: Fieber ist der häufigste Grund für eine beschleunigte Herzfrequenz im Ruhezustand; dies wird vom ansonsten gesunden Kind besser vertragen als gemeinhin angenommen wird.

Verantwortlich für das Schlagen des Herzens ist seine ihm innewohnende Automatik mit angeschlossenem Reizleitungssystem. Defekte in deren Struktur und Funktion sowie Entzündungen des Herzmuskels, ebenso Sauerstoffmangel beim Feten sind bekannte Ursachen für Rhythmusstörungen. Daneben gibt es unbekannte Ursachen.

Symptome: *Tachykardie* kann zu Kurzatmigkeit, Herzklopfen oder Schwindel führen, gelegentlich auch zu Brustschmerzen. Anfallsweises →Herzjagen kann sich durch plötzliche Gesichtsblässe oder Ohnmachtsanfall bemerkbar machen. Auch eine Herzmuskelentzündung sowie manche Formen der Herzmuskelschwäche und Schock gehen mit beschleunigter Herzfrequenz einher.

Bradykardie braucht überhaupt keine Beschwerden zu machen; gelegentlich kommen Müdigkeit, Kurzatmigkeit, Schwindel oder Ohnmachtsanfälle vor.

Kinder mit *Arrhythmie* spüren mitunter die „Aussetzer" oder auch Herzklopfen.

Untersuchungen: Entscheidend ist hier das →EKG, wobei auch eine Aufzeichnung über 24 Stunden aufschlußreich sein kann.

Behandlung: Der Kinderkardiologe entscheidet, ob überhaupt eine Therapie nötig ist (z. B. bei Bradykardie), ob medikamentös behandelt wird oder ob die spezielle Behandlung mit einem →Herzkatheter oder ob die Einpflanzung eines *Schrittmachers* ratsam ist.

Herzstillstand

→Wiederbelebung.

Herztöne

entstehen bei jedem Herzschlag (Herzaktion), und zwar während sich der Herzmuskel zusammenzieht (erster Herzton) und etwas später, während sich die Klappen wieder schließen (zweiter Herzton). Herztöne sind also etwas Normales, das der Arzt beim Abhorchen hört. Daneben treten, z. B. infolge eines Herzfehlers, zusätzliche Geräusche auf (→Herzgeräusch).

Heufieber

→Heuschnupfen.

Heuschnupfen

ist eine Form der →Allergie, meist durch Überempfindlichkeit gegen pflanzliche Pollen hervorgerufen; geht einher mit laufender Nase, behinderter Nasenatmung, tränenden Augen und geschwollenen Lidern (→Bindehautentzündung), gelegentlich sogar mit Fieber in der Blütezeit (Pollensaison). Wegen der Einzelheiten zur Allergenvermeidung und Behandlung →Allergie.

Hiatushernie

Der Spalt (Hiatus) im Zwerchfell, durch den die Speiseröhre zum Magen zieht, klafft gelegentlich, so daß der Mageneingang (Kardia) und Teile des Magens sich *über* dem Zwerchfell statt darunter befinden, vergleichbar einem Eingeweidebruch (→Hernie).

Symptome: Bei einer solchen Hiatushernie, die recht selten vorkommt, kann sich der Mageneingang zwischen den Mahlzeiten nicht genügend verschließen. Folglich lassen diese Kinder gewohnheitsmäßig nach dem Essen einen Teil des Speisebreis, der vom Magen in die Speiseröhre zurückfließt, wieder aus dem Mund herauslaufen (schlaffes Erbrechen), und zwar über das Alter von vier bis sechs Monaten hinaus. In den ersten Lebensmonaten kann sich der Mageneingang bei vielen gesunden Säuglingen auch *ohne* Hiatushernie noch nicht genügend verschließen; dies führt dann zu häufigem Spucken nach den Mahlzeiten (→Kardiainsuffizienz).

Was ist zu tun? Die Hiatushernie muß als Diagnose durch verschiedene Untersuchungen gesichert sein: Dazu gehört u. a. eine Röntgenuntersuchung von Speiseröhre und Magen mit Kontrastmittel (→bildgebende Verfahren). Nach Sicherung der Diagnose besprechen Kinderchirurg und Kinderarzt mit den Eltern die Möglichkeiten einer Operation der Hiatushernie. Der Eingriff gestaltet sich meistens nicht schwierig.

Unbehandelt führt die Hiatushernie auf Dauer zu einer chronischen Entzündung der unteren Speiseröhre durch die ständige Berührung mit saurem Speisebrei (Sodbrennen). Dadurch kann deren Lichtung so eng zusammenschrumpfen, daß kaum noch Nahrung in den Magen gelangt. Außerdem kann sich nach Jahrzehnten an solcher Stelle Krebs entwickeln.

Hinken

Wenn ein sonst gesundes Kind ohne Anlaß (Unfall) auf einer Seite zu hinken beginnt und dieses Hinken nach einigen Stunden oder bis zum nächsten Morgen noch nicht verschwunden ist, so sollte das ärztlich geklärt werden (Kinderarzt, Orthopäde). Dahinter können harmlose (→Hüftschnupfen) wie auch ernst zu nehmende Krankheiten stecken. Das Augenmerk richtet sich nicht nur auf das Hüftgelenk, sondern auch auf Knie, untere Wirbelsäule und Nervensystem.

Hippotherapie (therapeutisches Reiten)

eine Form der Physiotherapie. Kinder mit Bewegungsstörungen (→Hirnschaden, →Zerebrale Kinderlähmung) lernen auf dem Pferderücken, ihr Gleichgewicht zu halten, richtig zu sitzen. Sie üben Körperhaltung und -bewegungen. Wichtig ist die Anleitung und Überwachung durch geschulte Hippotherapeuten.

Hirndruck

Normalerweise herrscht im Gehirn ein einheitlicher Druck, der beim Schreien, Pressen, Liegen, Sitzen oder Stehen um einen normalen Mittelwert schwankt. Auch die mit Nervenwasser (Liquor) gefüllten Innenräume (Ventrikelsystem) und der damit verbundene Außenraum zwischen den Hirnwindungen stehen unter dem gleichen Druck.

Der Hirndruck kann *akut* über das normale Maß hinaus ansteigen, z. B. nach einer schweren →Schädel-Hirn-Verletzung durch eine Schwellung (Ödem) des Gehirns oder durch eine Blutung innerhalb des Schädels. Auch eine eitrige →Hirnhautentzündung bewirkt eine akute Hirndrucksteigerung.

Ein →Hirntumor führt zu *chronisch* gesteigertem Hirndruck. Beim Säugling läßt sich der Hirndruck nach der Spannung der großen →Fontanelle abschätzen.

Hirnentzündung

→Enzephalitis.

Hirnhautentzündung (Fachwort „Meningitis")

Kinder, vor allem Neugeborene und Säuglinge, erkranken leichter an einer Entzündung der Hirnhäute als Erwachsene. Die Erreger sind meistens →Bakterien oder →Viren.

Die bakterielle Meningitis ist *eitrig*, mit Ausnahme der seltenen tuberkulösen Hirnhautentzündung, und immer eine ernste Erkrankung. Die virale Meningitis ist *nicht-eitrig (serös)*, heilt von allein und hat meist eine günstige Prognose.

1. Eitrige Hirnhautentzündung: Die Bakterien stammen vor allem aus dem Nasen-Rachen-Raum (Haemophilus influenzae, Meningokokken, Pneumokokken) und gelangen über den Blutweg in die Hirnhäute, bei Neugeborenen stammen sie aus den Geburtswegen (→Streptokokken, Coli-Bakterien). Jenseits des Neugeborenen-Alters ist es nicht selten ein →Infekt der oberen Luftwege oder ein →grippaler Infekt, der den Weg bahnt. Ein Schädelbruch, der in die Nebenhöhlen oder ins Mittelohr reicht, wo normalerweise Bakterien zu finden sind, bereitet mitunter den Weg für eine *fortgeleitete Meningitis*, die erst Tage, Wochen oder noch länger nach dem Unfall auftritt.

Bei der eitrigen Hirnhautentzündung bleibt das benachbarte Gehirn nicht unbeteiligt, erkennbar an Bewußtseinsänderungen und Krämpfen (Meningoenzephalitis).

Symptome: Der Beginn ist akut: Innerhalb von Stunden oder ein bis zwei Tagen wird das Kind schwer krank, elend und berührungsempfindlich mit hohem Fieber, Kopfschmerzen, Übelkeit und Erbrechen; das Bewußtsein trübt im Verlauf ein. Vor allem in den ersten Lebensjahren treten mitunter zerebrale →Krampfanfälle als Zeichen der Meningitis auf. Kennzeichnend für eine Hirnhautentzündung ist auch die →Nackensteifigkeit.

Winzige blaurote Punkte (flohstichartige Hautblutungen, →Petechien) an Händen, Füßen oder anderen Körperstellen sind gelegentlich ein Hinweis auf Meningokokken als Erreger.

Säuglinge haben mitunter eine vorgewölbte →Fontanelle.

Neugeborene mit Meningitis entwickeln kaum Fieber und bieten nur wenig charakteristische Zeichen, wie Trinkschwäche oder schrilles Schreien; sie verhalten sich mitunter „krampfbereit", wie Schwestern und Ärzte es ausdrücken. In diesem Alter läßt sich die Meningitis oft nur schwer rechtzeitig erkennen. Deshalb muß ein Neugeborenes manchmal nur auf Verdacht hin in die Kinderklinik aufgenommen, untersucht und behandelt werden; andernfalls könnten alle Maßnahmen zu spät kommen!

Gelegentlich werden vor allem junge Kinder innerhalb weniger Stunden schwerst krank, erkennbar an flächenhaften Blutungen in die Haut und Verfärbungen, die an Leichenflecken erinnern. Diese Kinder müssen auf dem schnellsten Weg in die Klinik!

Was ist zu tun? Die rechtzeitige Erkennung einer eitrigen Hirnhautentzündung und die sofortige Behandlung mit den passenden →Antibiotika sind entscheidend für Leben und spätere Gesundheit des betroffenen Kindes. Die Betreuung gehört deshalb immer in erfahrene Hände, am besten in einer Kinderklinik.

Ausschlaggebend ist die Untersuchung des Nervenwassers (→Liquor, Hirnwasser) durch eine Lumbalpunktion. Eltern, die gegen diesen Eingriff Bedenken oder Vorbehalte haben, dürfen, ja müssen diese getrost zurückstellen. Es wird nämlich nicht das Rückenmark punktiert, sondern der mit Hirnwasser gefüllte Raum unterhalb davon. Die Behandlung der eitrigen Meningitis ist sicherer und leichter, wenn der Erregernachweis gelingt. Die Ergebnisse sind aussagekräftiger, wenn das Kind vor der Lumbalpunktion kein Antibiotikum bekommen hat.

Die *antibiotische Therapie* erfolgt am sichersten über eine Infusion und dauert ein bis zwei Wochen, gelegentlich auch länger. Die Entfieberung – ein wichtiges Zeichen, ob die Therapie wirksam ist – erfolgt beim einen Erreger prompt (Meningokokken), beim anderen oft zögerlich (Haemophilus influenzae).

Als seltene *Komplikation* im Säuglingsalter kann unter der harten Hirnhaut ein Erguß entstehen (→Subduralerguß), der sich meist durch Punktion der Fontanelle entleeren läßt. Ebenfalls selten wird der Kreislauf des Nervenwassers z. B. durch Verklebungen gestört, so daß sich der Hirndruck allmählich steigert und die Innenräume des Gehirns sich ausweiten (→Hydrozephalus). Bei einigen Kindern wird der **Hörnerv** durch die eitrige Meningitis in Mitleidenschaft gezogen, und zwar leider unabhängig von der Behandlung. *Pneumokokken* sind hierbei besonders gefährlich. Deshalb gehört zu den *Nachuntersuchungen* immer möglichst bald eine *Hörprüfung* (→Audiometrie). Denn Hals-Nasen-Ohren-Ärzte können in solchen Fällen durch eine spezielle Operationstechnik (cochlear implant) nur dann erfolgreich helfen, wenn im Innenohr die Schnecke als Folge der eitrigen Entzündungen nicht schon zu sehr verknöchert ist (→Schwerhörigkeit).

Die **Heilungsaussichten** insgesamt sind im Kleinkind- und Schulalter bei rechtzeitigem Therapiebeginn überwiegend gut. Das Neugeborenen- und Säuglingsgehirn reagiert noch empfindlicher auf →Entzündungen. Deshalb besteht in dieser Altersgruppe ein etwas höheres Risiko, daß sich noch spätere Folgen bemerkbar machen: Die Kinder können in den ersten Jahren nach einer Hirnhautentzündung zu Kopfweh neigen, leichter ermüdbar oder reizbar sein; sie können sich gelegentlich schwerer konzentrieren und erscheinen weniger leistungsfähig. Das meiste davon gibt sich aber im Verlauf von Jahren wieder, unterstützt durch gezielte Förderung (→Heilpädagogik). Daß ein zerebrales Anfallsleiden (→Krampfanfälle) zurückbleibt, kommt heutzutage nur sehr selten vor.

Vorbeugen: Falls bei einem Kind mit Meningitis *Meningokokken* gefunden wurden, bekommen die Geschwister daheim, mitunter auch andere Familienmitglieder und Spielkameraden, ein →Antibiotikum zum Einnehmen für einige wenige Tage. Bei der Auswahl dieses Mittels achtet man darauf, daß es in die Zellen des Nasen-Rachen-Raumes eindringt, die den Erreger beherbergen, ohne daß der Betreffende schon krank ist. Manche Kinderärzte empfehlen diese Prophylaxe auch, falls *Haemophilus influenzae* als Erreger gefunden wurde. Gegen denselben Erreger gibt es als aktive Vorbeugung eine Impfung bereits im 1. Lebensjahr.

2. Die tuberkulöse Hirnhautentzündung ist hierzulande *sehr selten* geworden. Sie beginnt im Gegensatz zur eitrigen Meningitis meist schleichend und entsteht, wenn sich eine →Tuberkulose weitgehend schrankenlos ausbreiten kann. Deshalb waren früher vorwiegend junge Kinder betroffen, für die die Ansteckungsquelle meist in der engeren Familie lag.

Symptome: Die ersten Zeichen sind noch wenig kennzeichnend: Reizbarkeit, Spielunlust, fehlender Appetit; im weiteren Verlauf kommen Kopfweh, Fieber, Erbrechen und Nervenlähmungen hinzu.

Was ist zu tun? Entscheidend ist, daß die Diagnose so früh wie möglich gestellt wird. Ausschlaggebend ist der Befund im Liquor. Hilfreich ist das Röntgenbild der Lungen und die Tuberkulinprobe. Die Behandlung zieht sich über viele Monate hin.

3. Die durch Viren hervorgerufene Hirnhautentzündung verläuft meist leichter und gutartiger als die eitrige Meningitis, sofern das Gehirn selbst nicht nennenswert an der Entzündung beteiligt ist (Meningoenzephalitis); dies ist aber eher die Ausnahme als die Regel (→Enzephalitis).

Symptome: Der Beginn ist akut mit Fieber, Kopfweh, Übelkeit und Erbrechen; kennzeichnend ist die →Nackensteifigkeit, mitunter ist diese allerdings nicht ganz so stark wie bei der eitrigen Meningitis.

Was ist zu tun? Ausschlaggebend für die Diagnose ist der Befund im Liquor; mit dessen Hilfe erst kann der Arzt entscheiden, ob eine seröse oder eine eitrige Meningitis vorliegt, was enorme Folgen für die Behandlung und damit für die Gesundheit des Kindes hat. Deshalb sollten Eltern auch in dieser Situation ihre Bedenken gegen die Lumbalpunktion zurückstellen. Für den Erregernachweis ist bei den Viren das Blut meist wichtiger als der Liquor.

Für die meisten virusbedingten Hirnhautentzündungen gibt es *kein Medikament* und ist auch keines nötig. Die Kinder entfiebern und erholen sich innerhalb weniger Tage von allein. Die diagnostische Lumbalpunktion zu Beginn hat mitunter bereits eine entlastende, günstige Wirkung auf die Kopfschmerzen.

Die prompte, anhaltende Entfieberung und Erholung des Kindes ohne Fiebermittel und Antibiotikum ist dann das I-Tüpfelchen in der Beweiskette, daß es sich hier um eine gutartige Meningitis gehandelt hat.

Bei der *Nachuntersuchung* wird mitunter das Gehör überprüft, insbesondere nach Mumps-Meningitis, weil in einem kleinen Teil der Fälle der Hörnerv in Mitleidenschaft gezogen wird.

Vorbeugen läßt sich nur bei einigen wenigen Erregern durch Impfen, und zwar gegen Haemophilus influenzae, Masern, gegen die durch Zecken übertragene Meningoenzephalitis (→Frühsommer-Meningoenzephalitis) sowie – was vielen nicht bewußt ist – gegen →Kinderlähmung. Die erfolgreiche Polio-Impfung verhütet nämlich eine Hirnhautentzündung durch Polio-Viren, die in einem Teil der Fälle mit schwerwiegender Beteiligung des Gehirns und Rückenmarks (Kinderlähmung) einhergeht.

Impfungen

Hirnhautreizung

Fachwort „Meningismus"; →Nackensteifigkeit.

Hirnschaden

Verletzung der Zellen des zentralen Nervensystems

Für manche Eltern, die diesen Ausdruck zum erstenmal im Zusammenhang mit ihrem eigenen Kind hören, hat das Wort „Hirnschaden" etwas Erschreckendes. Es ist ein Sammelbegriff für Folgen einer Verletzung oder Krankheit, die die Zellen des zentralen Nervensystems (Gehirn) getroffen hat. Der *Zeitpunkt* der Schädigung kann während der Schwangerschaft, während und nach der Geburt sowie in jeder späteren Altersstufe liegen. Das Gehirn ist bei der Geburt noch nicht ausgereift; es braucht dazu noch die ersten Lebensjahre. Reife Nervenzellen sind nun so spezialisiert, daß sie nach ihrer Zerstörung nicht wieder nachwachsen, anders als die Zellen in den übrigen Organen und Geweben. Allerdings können gesunde Teile des Gehirns Aufgaben von zerstörtem Nervengewebe übernehmen, und zwar in den ersten Lebensjahren noch wesentlich besser als im späteren Leben. Dadurch wird einiges, was an Schädigung im Neugeborenen- und Säuglingsalter eingetreten ist, wieder ausgeglichen. Andererseits weiß man z. B. von der eitrigen →Hirnhautentzündung, daß Neugeborene und Säuglinge mit ihrem Gehirn hierbei leichter Schaden nehmen als ältere Kinder; ähnliches gilt für sehr unreife Frühgeborene, die unter der Geburt einen Sauerstoffmangel erlitten haben.

Vielfalt der Ursachen und Altersabhängigkeit

Um abzuschätzen, wie sich ein möglicher Hirnschaden für ein Kind auswirkt, muß der Arzt die **Vielfalt der Ursachen** und die *Altersabhängigkeit* berücksichtigen:
- In welchem Alter (Entwicklungsstadium) hat der vermutete Schaden das Gehirn getroffen?
- Wie reif oder unreif war das Kind bei der Geburt?
- Vererbte Krankheiten in der Familie?
- Ansteckung während der Schwangerschaft (→Röteln, →Zytomegalie, →Toxoplasmose)?
- →Alkohol in der Schwangerschaft?
- →Sauerstoffmangel oder Hirnblutung bei Geburt?
- Angeborene →Stoffwechselkrankheit?
- Eitrige →Hirnhautentzündung oder Hirnentzündung (→Enzephalitis)?
- →Schütteltrauma?
- Unfall: →Schädel-Hirn-Trauma offen (Knochen zertrümmert und harte Hirnhaut eingerissen) oder geschlossen?
- Bisherige Entwicklung des Kindes (→Meilensteine der Entwicklung)?
- Zerebrale →Krampfanfälle? →BNS-Krämpfe?

Zu →Krampfanfällen muß man wissen, daß ein Fieberkrampf (→Fieber)
und auch sonst der einzelne Krampfanfall keinen Untergang von Nervenzellen und damit auch *keinen Hirnschaden* nach sich zieht, sofern keine
langanhaltende Blausucht (→Zyanose) auftritt; bedrohliche Atemstörungen
sind aber bei Krampfanfällen immer eine seltene Ausnahme und nicht die
Regel.

Schwere Hirnschäden sind seltener als leichte. Der Verlust von „Meilensteinen" wiegt schwerer als eine verzögerte Entwicklung, die langsame,
aber stetige Fortschritte beinhaltet.

Symptome: Hirnschäden können sich sehr verschieden auswirken; verminderte Intelligenz ist dabei keineswegs immer die Folge:

- Die Muskelspannung (Tonus) ist schlaffer als normal (hypoton) oder
  gesteigert (hyperton, spastisch).
- Gesteigerter Muskeltonus führt in den Gelenken zu Beugefehlhaltungen
  und unbehandelt auf Dauer zu Fehlstellungen (Gliedmaßen, Wirbelsäule).
- Eine Muskelschwäche (Lähmung) oder Spastik betrifft entweder nur
  eine kleine Muskelgruppe (z. B. Fazialisparese im Gesicht, *siehe Bild 6*)
  oder die rechte oder linke Körperseite (Hemiplegie) oder die obere
  oder untere Körperhälfte (Diplegie) oder alle vier Gliedmaßen (Tetra-
  parese). In schweren Fällen kann sich das Kind nicht selbständig fortbewegen.
- Die Sicherheit beim Zeigen mit dem Finger, beim Stehen, Gehen, Klettern oder Balancieren fehlt (Ataxie).
- Die Bewegungen sind eigentümlich schrauben- oder wurmartig (Athetose).
- Die Fingerfertigkeit (Feinmotorik) ist gestört.
- Das Sprechenlernen ist verzögert oder fehlt; die Aussprache ist undeut-
  lich, verwaschen.
- Hören oder Sehen (→Schwerhörigkeit) oder Tasten und Fühlen sind
  beeinträchtigt. Dem Kind fällt es schwer, Formen und Figuren richtig zu
  erfassen und zu unterscheiden.
- Die Orientierung im Raum ist erschwert, z. B. beim Abwärtsgehen von
  Treppen.
- Die Fähigkeit, sich auf ein Spiel oder andere geistige Tätigkeiten zu kon-
  zentrieren, fehlt.
- Die Intelligenz oder einzelne Intelligenzbereiche (z. B. Rechnen, abstrak-
  tes Denken) sind vermindert.
- Seelisches Fühlen, Erleben und Verhalten sind gestört (übererregbar,
  abgestumpft, unangemessen).

Zu dieser Symptomliste muß man wissen, daß einzelne Anzeichen (z. B.
Lähmungen, verzögertes Sprechenlernen, Konzentrationsschwäche, Verhaltensstörungen) vorhanden sein können, ohne daß irgendein Hirnschaden vorliegt: Entweder liegt die Ursache einer Lähmung im Bereich des
Rückenmarks oder der Nerven; oder die Sprachentwicklung, das Konzentrationsvermögen oder das seelische Verhalten entsprechen tatsächlich
noch dem breiten Streubereich des Normalen oder sind vom Umfeld (z. B.
Vorbild der Eltern etc.) beeinflußt.

Was ist zu tun? Die Ursache eines Hirnschadens zu erkennen gelingt in einzelnen Fällen rasch; in anderen erst mit einigem Aufwand wie Bildgebung des Hirnes oder Untersuchungen auf angeborene →Stoffwechselerkrankungen.

Eine vielseitige Förderung des Kindes vermag manche Hirnschäden zu mildern; in leichteren Fällen gelingt es sogar, den Hirnschaden auf Dauer zu überwinden.

liebevolle Zuwendung

Liebevolle *Zuwendung* ist die allgemeinste, aber auch wichtigste Form der Förderung. Deshalb sind geistig oder körperlich behinderte Kinder in ihrer Familie oft (nicht immer) besser aufgehoben als in einem Heim. Hilfreich ist es, wenn der verantwortliche Arzt zusammen mit den Eltern und den anderen Beteiligten überlegt und einen *Plan* aufstellt: ob →Heilpädagogik sinnvoll ist, die eine besonders umfassende Förderung ermöglicht; ob zusätzlich oder statt dessen →Krankengymnastik in Frage kommt; oder →Logopädie, Musiktherapie, eine Turngruppe, →Ballett für Kinder, Sportübungen, →Schwimmen, →Hippotherapie, orthopädische Hilfen oder Kindergarten und Schule für Behinderte. Zu manchen Übungen und Fördermaßnahmen lassen sich Eltern auch anleiten. Sie sollten nach Möglichkeit dafür Zeit, Geduld und Beharrlichkeit mitbringen.

Fördermaßnahmen

Medikamente spielen nur eine untergeordnete Rolle. Eingesetzt werden sie am ehesten noch bei →Krampfanfällen, zur Lockerung gesteigerter Muskelspannung (→Muskelrelaxantien, →Botulotoxin-Injektionen) oder zusammen mit einer speziellen Diät bei einzelnen angeborenen Stoffwechselstörungen.

Aussichten: Es gibt selten einmal schwerste Hirnschäden, die sich nicht bessern oder kaum mildern lassen (→Leukodystrophie, einzelne angeborene →Stoffwechselkrankheiten, schlimme Unfälle); aber auch hier bedeuten *Pflege und Zuwendung* eine Hilfe für das Kind.

Lohnend sind →Krankengymnastik, Ergotherapie, →Hippotherapie, →Logopädie und andere Fördermaßnahmen bei vielen bewegungsgestörten Kindern. Ein Kind mit →Trisomie 21 läßt sich vielseitig fördern und ist dankbar für jede Zuwendung.

Leichtere Hirnschäden nach Krankheit oder Unfall, denen vor allem aufgrund des Alters noch eine Neigung zur Besserung innewohnt, lassen sich innerhalb von Monaten oder wenigen Jahren mit Hilfe gezielter Förderung größtenteils oder völlig beseitigen.

Vorbeugen fängt bei der Schwangerschaftsvorsorge und schonender Entbindung möglichst nahe am errechneten Geburtstermin an, geht über Neugeborenen-Screening, (→Guthrie-Test) und die kinderärztlichen Vorsorgeuntersuchungen sowie bestimmte →Impfungen bis zur Unfallverhütung im Haushalt, im Straßenverkehr, bei Spiel und Sport. Säuglinge müssen unbedingt vor einem →Schütteltrauma bewahrt werden.

Hirnstromkurve

Meist EEG (Elektroenzephalogramm) genannt. Sie zeigt die Schwankungen der elektrischen Spannung, die mit der Tätigkeit des Gehirns einhergehen und noch außen am Schädel zu messen sind. Sie werden mit Hilfe eines Verstärkers aufgeschrieben.

Das EEG ändert sich mit dem Alter: Säuglinge haben deutlich langsamere

Wellen als ein Schulkind oder Erwachsener. Das EEG sieht im wachen Zustand anders aus als beim Einschlafen und anders als im Tiefschlaf. Unentbehrlich ist das EEG bei der Abklärung und Langzeitbetreuung von →Krampfanfällen.

Hirntumoren

Das planlose Wachstum verschiedener Zellarten, die zum Gehirn gehören, wird unter dem Mikroskop erkennbar und präsentiert sich entweder als gut- oder bösartiges oder auch dazwischen liegendes Bild. Entscheidend für den Patienten ist aber darüber hinaus immer, *wo* der →Tumor im Gehirn sitzt und *wie groß* er ist. Es gibt gutartige Tumoren, die allein wegen ihrer Unzugänglichkeit oder ihrer Nähe zu einem lebenswichtigen Teil des Gehirns oder wegen ihrer bloßen Ausdehnung lebensbedrohlich sind. Da die Schädelhöhle eine geschlossene Kapsel ist, nimmt jede krankhafte Flüssigkeitsansammlung im Gehirn (Zyste, Bluterguß) und jeder Tumor dem Gehirn Platz weg und wirkt sich „raumfordernd" aus, wie der Arzt sagt (in der Bauchhöhle dagegen gibt es für einen Tumor eher Platz zum Ausweichen). [planloses Wachstum verschiedener Zellarten] [Entscheidend ist die Lage des Tumors]

Ursachen: Hirntumoren gehören im Kindesalter zu den häufigen Tumoren, insbesondere bei Kleinkindern. Wie es zu einem Hirntumor kommt, bleibt im Einzelfall meist unklar; manche Tumoren sind schon in winziger Größe vor der Geburt angelegt. Von der →Recklinghausenschen Krankheit (Neurofibromatose), in deren Verlauf Hirntumoren auftreten können, weiß man, daß dabei Störungen im *Erbgut* eine Rolle spielen. Die *Bestrahlung* des Schädels z. B. wegen einer →Leukämie hat in seltenen Fällen zu einer späteren Entstehung eines Hirntumors beigetragen; dies allerdings vor allem früher, als die Strahlendosen noch höher lagen. [Ursachen meist unklar]

Symptome: Zunehmende →Kopfschmerzen, die in ihrer Art für das Kind ungewöhnlich sind und sich beim Niesen, Husten, Aufstehen oder Aufrichten zum Sitzen verstärken; ferner Übelkeit und Erbrechen morgens vor dem Aufstehen; Bewußtseinstrübung ist ein weiteres Zeichen des gesteigerten →Hirndrucks. Bei Säuglingen kommt es zu einer beschleunigten Zunahme des Kopfumfangs. [Nüchternerbrechen]

Plötzliches Schielen, Doppelsehen oder Schiefhalten des Kopfes sind weitere Zeichen, die auf einen Hirntumor hinweisen können. Das gilt auch für auffällige Wesensveränderungen und →Krampfanfälle.

Was ist zu tun? Bei begründetem Verdacht ist keine Zeit zu verlieren, um mögliche Heilungschancen nicht zu verspielen. →Bildgebende Verfahren zur Darstellung des Gehirns stehen an erster Stelle der Untersuchungen. Mit dem Augenspiegel läßt sich am Augenhintergrund erkennen, ob die Eintrittsstelle des Sehnerven als Folge des gesteigerten Hirndrucks vorgewölbt ist. In solchem Fall empfiehlt der Neurochirurg zumeist den Druck durch Ableiten des Nervenwassers (→Liquor) zu entlasten (→Shunt). [Was ist zu tun?]

Entscheidend für das weitere Vorgehen ist die feingewebliche Untersuchung (→Biopsie) des Tumors unter dem Mikroskop. Die Gut- und Bösartigkeit wird in vier Schweregrade eingeteilt: Grad I bedeutet gutartig; zu Grad IV zählen die bösartigsten Tumoren. Die beteiligten Ärzte (Neurochirurg, Neuropädiater, Onkologe, Radiologe) besprechen mit den Eltern [vier Schweregrade]

161

die Möglichkeiten der Behandlung, deren Vor- und Nachteile sowie die Risiken. Neben der *Art* des Tumors ist ausschlaggebend, *wo er sitzt* und *wie groß er ist.* Je nach Situation lassen sich die Behandlungsmöglichkeiten auch *kombinieren:*

neuro-
chirurgische
Operation

— Die *neurochirurgische Operation* mit Eröffnung des Schädeldachs (das nachher wieder verschlossen wird) eignet sich für solche Tumoren, die von der Oberfläche her gefahrlos zugänglich sind, zumal wenn die Chance besteht, daß sich der Tumor vollständig entfernen läßt. Das Kind wird vorher darauf vorbereitet, daß zuvor das Kopfhaar rasiert werden muß (was bald wieder nachwächst).

stereotaktische
Operation

— Die *stereotaktische Operation* mit einem Zielgerät ermöglicht, durch ein kleines Bohrloch jeden gewünschten Punkt im Gehirn anzusteuern, dort ein Gewebsstück zu entnehmen (Biopsie) oder ein Radioisotop einzupflanzen (Strahlerimplantation), damit der Tumor von innen bestrahlt wird.

Bestrahlung

— Die *Bestrahlung* von außen: Hierfür gibt es ein eigenes Fachgebiet, die →Strahlentherapie, die ein Teil der Strahlenkunde (Radiologie) ist. Das Kind wird auf die Serie nötiger Sitzungen schrittweise vorbereitet, damit ihm Situation und Geräte allmählich vertraut werden.

Chemotherapie

— Die *Chemotherapie* mit Medikamenten, die das Tumorwachstum hemmen (→Zytostatika). Sie wird meist zusätzlich zu den anderen Therapiemethoden eingesetzt und hat bereits einige Erfolge vorzuweisen. Nur liegt ihr Stellenwert für die Ärzte noch nicht so eindeutig auf der Hand, wie dies z. B. bei der →Leukämie der Fall ist.

In hoffnungslosen Fällen kommen Ärzte und Eltern überein, keine leidensverlängernden Maßnahmen für das betroffene Kind zu ergreifen.

Eine *Voraussage* über die Lebenserwartung zu treffen kann im Einzelfall für den Arzt sehr schwierig sein.

Hirschsprungsche Krankheit (nach dem dänischen Kinderarzt Harald Hirschsprung)

Eine enorme Ausweitung des Dickdarms (Megakolon) infolge einer darmabwärts gelegenen Verengung, durch die der Stuhl nicht weiterbefördert werden kann.

Als Voraussetzung für regelmäßigen Stuhlgang muß die Darmwand mit Nerven versorgt sein, die für die Darmbewegungen (Peristaltik) verantwortlich sind. Diese Nerven wachsen während der Embryonalperiode zunächst in die oberen und dann schrittweise zuletzt in die untersten Darmabschnitte hinein.

Ein Stück
Dickdarm kann
nicht arbeiten

Ursachen: Bei Kindern mit Hirschsprungscher Krankheit fehlen diese Nerven in einem längeren oder kürzeren Stück des Enddarms. Deshalb bleibt dieses Stück zeitlebens enggestellt und befördert den Stuhl nicht oder kaum weiter. Infolgedessen stauen sich oberhalb Stuhlmassen an und führen zur Aussackung des Dickdarms.

Symptome: Die Kinder haben meist von Geburt an Schwierigkeiten mit dem Stuhlgang (→Verstopfung); sie haben einen aufgetriebenen Bauch und erbrechen sich – sie gedeihen nicht. Die Situation spitzt sich mit dem →Abstillen manchmal noch zu.

Bisweilen tauchen die Probleme erst im Kleinkindalter auf. Diese Kinder
fallen ebenfalls durch hartnäckige Verstopfung und dicken Bauch auf; mitunter leiden sie unter Stuhlschmieren oder Überlauf-→Einkoten.

Was ist zu tun? Die Erkennung des Megakolons sollte nicht über Wochen
und Monate versäumt werden. Die etwas aufwendige Diagnostik wird vom
Gastroenterologen geplant und durchgeführt. Mit dem Finger wird der Enddarm ausgetastet; mit Einläufen wird der Dickdarm gründlich gereinigt. Bei
einer Darmspiegelung (Rektoskopie, Endoskopie) werden winzige Gewebe-
stücke entnommen (Stufen-Biopsie). Die Ergebnisse geben dem Kinderchirurgen Hinweise, wie er später operieren muß.

Kinderchirurg und Kinderarzt besprechen mit den Eltern die weiteren
Punkte: Wieviel funktionsloser Darm herausgenommen wird, ob vorübergehend ein künstlicher Darmausgang (→Anus praeter) angelegt werden muß
und wie zuverlässig der Schließmuskel des Afters voraussichtlich funktionieren wird. Bei älteren Kindern bietet sich mitunter der Versuch an, das
enge Darmstück aufzudehnen (Bougieren) und dadurch eine Operation zu
umgehen.

Hitzepickel (Fachwort „Miliaria")

Wenn Säuglinge zu warm angezogen sind und deshalb schwitzen, verstopfen ihre Schweißdrüsen leicht. Dadurch entstehen an den Wangen, in der
Leistenbeuge oder an anderen Körperstellen helle Bläschen von der Größe
eines Stecknadelkopfes. Sie können sich wenige Tage später durch normale
Hautbakterien etwas entzünden; sie jucken und sehen dann rot oder rötlich-
braun aus und sind mit einer Kruste bedeckt (Schweißfrieseln).

Dies ist keine schlimme Hautkrankheit. Sie klingt von allein wieder ab,
wenn man die Kinder nicht zu warm einpackt.

Falls der Arzt eine Behandlung für angebracht hält, verschreibt er z. B.
eine Schüttelmixtur (Lotio alba) zum Betupfen.

Hitzschlag

Ein Hitzschlag droht, wenn die Umgebung (Witterung) extrem heiß und
schwül ist und dabei die Kleidung zu warm und eng ist. Der Körper kann
nicht genügend Wärme abgeben (Wärmestau); →Fieber, Übelkeit, →Erbre-
chen, Bewußtseinstrübung, →Ohnmacht (Kollaps), →Krampfanfälle können die Folge sein.

Was ist zu tun? Entkleiden, für kühlere Umgebung sorgen, Abkühlungsbad (aber vorsichtig!); bei klarem Bewußtsein: zu trinken geben; unter
Umständen Arzt (Krankenhaus) verständigen.

Vorbeugen: Bei heißem, schwülem Wetter leichte luftige Kleidung anzie-
hen; genügend trinken. →Sonnenstich.

HIV

Aus dem Englischen stammende Abkürzung für *human immunodeficiency
virus*: Erreger der Immunschwächekrankheit →AIDS. HIV-positiv heißt, der
Patient hat →Antikörper gegen diesen Erreger, die im Bluttest nachweisbar
sind; sein Blut ist ansteckend. Aber er muß noch keine Krankheitszeichen
haben, die auf AIDS hindeuten.

HLA-System

Aus dem Englischen stammende Abkürzung für *human leucocyte antigen system*. Bei jedem Menschen sitzt die von seinen Eltern geerbte →Blutgruppe auf der Oberfläche seiner roten Blutkörperchen; ähnlich haben auch bestimmte weiße Blutkörperchen und andere Zellen ein ererbtes, aber noch vielfältigeres System von Merkmalen, das HLA-System. Die Vererbung ist an das Chromosom Nr. 6 gebunden. Eineiige Zwillinge stimmen in allen HLA-Merkmalen überein; mit Geschwistern und Eltern gibt es aufgrund der Vererbung einige, aber selten volle Übereinstimmung. Fremde Menschen können zufällig in einigen, nur höchst selten in allen Merkmalen übereinstimmen (wichtig für Organtransplantation).

(Randtext: ererbtes System von Merkmalen)

Hodenhochstand (Fachwort „Hodenretention" oder „Maldescensus testis")

Die Hoden werden in der →Embryonalperiode in der Nähe der Nieren angelegt und steigen dann unter dem Einfluß von →Hormonen am Samenstrang hängend bis zur Geburt in den Hodensack hinunter; dies ist ein Kennzeichen des reifen männlichen Neugeborenen.

Bei einem Teil der Neugeborenen sind die Hoden bei der Geburt noch unterwegs zu ihrem Ziel. Sie befinden sich am Eingang zum Hodensack, im Leistenkanal oder noch höher, einseitig oder beidseitig. Diese Hoden sind aber wegen einer mangelhaften Hormonwirkung nicht nur unvollständig heruntergestiegen, sondern sie sind auch selbst noch *unfertig*.

(Randtext: mangelhafte Hormonwirkung)

Eine Reihe der Betroffenen holt nach der Geburt das fehlende Wegstück und die Reifung des Hodengewebes noch nach. Die Hoden liegen dann spätestens am Ende des ersten Lebensjahres ohne ärztliches Eingreifen (spontan) an der richtigen Stelle im Hodensack.

Wenn dies nicht passiert, sind die Betroffenen später möglicherweise nur eingeschränkt oder gar nicht fruchtbar. Es wirkt sich sogar der einseitige Hodenhochstand nachteilig auf die Funktion des anderen Hodens aus, der an der richtigen Stelle liegt.

(Randtext: eingeschränkt fruchtbar)

Deshalb wird vor, spätestens mit Vollendung des ersten Lebensjahres über eine Behandlung entschieden.

Der Arzt unterscheidet **verschiedene Stadien des Hodenhochstandes:**

– Der *Pendelhoden* schlüpft durch Kältereize oder den Hodenheber-Reflex leicht und oft nach oben bis zum Eingang des Hodensacks oder Ausgang des Leistenkanals, läßt sich aber immer spannungsfrei nach unten in den Hodensack verlagern.

(Randtext: Pendelhoden)

– Der →*Gleithoden* liegt meist am Eingang zum Hodensack, läßt sich von Hand unter leichtem Zug am Samenstrang in den Hodensack verlagern, gleitet aber nach dem Loslassen wieder zurück.

(Randtext: Gleithoden)

– Den *Leistenhoden* tastet man im Leistenkanal in der Leistenbeuge; er läßt sich allenfalls bis zum Eingang des Hodensacks bringen.

(Randtext: Leistenhoden)

– Von *Kryptorchismus* (verborgener Hoden) spricht man, wenn der Hoden von außen nirgendwo zu tasten ist. Er sitzt dann entweder noch im Bauchraum (Bauchhoden), hat einen falschen Weg eingeschlagen (ektoper Hoden), ist unterwegs verkümmert (atropher Hoden) oder gar nicht angelegt gewesen (Anorchie).

(Randtext: verborgener Hoden)

Wenn ein Hoden bereits vor der Geburt *verkümmert* ist, läßt sich dies meist auf eine unbemerkte →Hodentorsion während der Schwangerschaft zurückführen.

Was ist zu tun? Der *Pendelhoden* braucht nicht behandelt zu werden; allenfalls muß man sich von Zeit zu Zeit überzeugen, daß es wirklich nur ein Pendelhoden ist.

Gleithoden und *Leistenhoden* müssen behandelt werden:

– Bei früh erkanntem Hodenhochstand bekommen die Kinder am Ende des 1. oder Anfang des 2. Lebensjahres am besten eine Hormonkur mit Hilfe eines *Nasensprays* (vier Wochen 3x täglich). Falls der Hoden am Ende der vier Wochen noch nicht im Hodensack liegt, empfehlen manche Ärzte für weitere drei Wochen eine wöchentliche kleine Spritze ins Gesäß mit einem anderen →Hormon. Hormongaben in dieser Art und Menge haben keine nennenswerten Nebenwirkungen.

Den Hoden, die nach dieser Hormontherapie zwar nachgereift, aber noch nicht herabgestiegen sind, liegt meist ein Hindernis im Wege, das der *Kinderchirurg* dann ausräumen muß. Er versucht, den Samenstrang beweglich zu machen, anschließend den Hoden in den Hodensack zu verlagern und dort zu befestigen (Orchidopexie). Dies ist kein schwerwiegender Eingriff.

Nicht selten kommt es vor, daß auf der Seite des Hodenhochstandes gleichzeitig ein Leistenbruch besteht. In solchen Fällen raten manche Ärzte dazu, ohne vorangehende Hormontherapie gleich zu operieren. Das gilt auch für den an falscher Stelle liegenden (ektopen) Hoden.

– Jungen mit Hodenhochstand, die bereits im *Kindergarten- oder Schulalter* sind, werden ungeachtet der geringeren Aussicht auf normale Fruchtbarkeit ebenfalls behandelt, und zwar meist zunächst mit einem Hormon, das gespritzt werden muß. Die Nebenwirkungen (z. B. aggressives, „männliches" Verhalten) halten sich in vertretbaren Grenzen. Falls die Hormontherapie keinen Erfolg bringt, wird meist zur Operation geraten.

– Wenn ein Junge mit Hodenhochstand erst im *Pubertätsalter* zur Behandlung kommt, wird ohne vorangehende Hormontherapie operiert.

Im Falle des *Kryptorchismus* wird der Hoden mit Hilfe der endoskopischen („Knopfloch"-Chirurgie) gesucht. Ein verkümmerter Hoden wird meist bald vom Chirurgen entfernt, damit sich später nichts Bösartiges daraus entwickelt.

Aussichten: Auch nach einer erfolgreichen Hormonbehandlung wird die Lage der Hoden von Zeit zu Zeit überprüft, weil sich bei einem Teil der Jungen im weiteren Verlauf doch wieder ein Hodenhochstand einstellen kann. In solchem Fall läßt sich die Hormonkur wiederholen, bevor man sich zur Operation entschließt.

Hodenretention

ist das Fachwort für →Hodenhochstand.

Hodentorsion

Der Hoden ist ein am Samenstrang beweglich aufgehängtes Organ. Infolgedessen kann er sich gelegentlich zusammen mit dem Samenstrang *verdrehen* (torquieren): ein akutes Ereignis, das immer ernst zu nehmen ist, weil mit der Verdrehung die Durchblutung des Hodens rasch unterbrochen wird. Kennzeichnend sind plötzliche stärkste Schmerzen, die in die Leiste ausstrahlen; dem Jungen wird übel, er muß erbrechen; der verdrehte Hoden schwillt rasch und hart an. Eine Hodentorsion kann bereits beim *Neugeborenen* vorkommen. Man sieht sie gelegentlich bei Säuglingen; am häufigsten vor und im Pubertätsalter.

Was ist zu tun? Eine Hodentorsion ist immer ein Notfall. Denn der verdrehte Hoden stirbt wegen fehlender Blutzufuhr innerhalb von Stunden ab und ist dann auf Dauer verloren! Deshalb auch auf Verdacht hin so rasch wie möglich zum Urologen oder Kinderchirurgen. Dieser versucht in einer kurzen Operation den Hoden zurückzudrehen (*detorquieren*) und dadurch zu retten.

Hodgkinsche Krankheit

nach dem Internisten Thomas Hodgkin aus London (19. Jh.) benannt; →Lymphogranulomatose.

Holzbock (Fachwort „Ixodes ricinus")

Die blutsaugende Zeckenart, die in Europa am ehesten als Krankheitsüberträger in Betracht kommt. Der Holzbock überträgt durch seinen Biß häufiger Bakterien (→Borrelien-Infektion) und seltener das Virus der →Frühsommer-Meningoenzephalitis (FSME). Entdeckt man einen Holzbock, der sich bereits in der Haut festgebissen hat, sollte er bald herausgezogen werden (→Zecken-Krankheiten).

Homöopathie

Manche Eltern bevorzugen „sanfte" Heilmethoden. Dazu zählt auch die Homöopathie, deren Idee es ist, ein Krankheitszeichen wie z. B. Fieber durch ein Mittel zum Verschwinden zu bringen, das im Körper in stark abgeschwächter Form das *gleiche* Symptom, nämlich Fieber, hervorruft. Daher die Verdünnungsreihen (Potenzen), mit denen in der Homöopathie gearbeitet wird.

Die *Denkgrundlagen* von Homöopathie und Schulmedizin sind *völlig verschieden.* Deshalb können sich überzeugte Vertreter beider Richtungen, wenn sie miteinander über ihre Vorstellung von Krankheit und Heilung diskutieren, nicht auf „richtig" oder „falsch" einigen.

Trotzdem dürfen Eltern ihr Kind homöopathisch behandeln lassen, sofern nur folgendes *immer* sichergestellt ist: Es darf keine eitrige →Hirnhautentzündung vorliegen, keine eitrige Knochenmarkentzündung (→Osteomyelitis), keine bösartige Erkrankung wie →Leukämie oder ein →Tumor, keine →juvenile chronische Arthritis, keine →Zuckerkrankheit, also keine Erkrankung, die nur mit schulmedizinischen Methoden erkannt und behandelt werden kann. Insbesondere darf auch heftiges Erbrechen beim jungen Säugling, hinter welchem eine ernste Krankheit stecken kann, die sich möglicherweise zum Notfall zuspitzt, nicht verkannt werden. Das gilt auch für den Flüssigkeitsverlust infolge eines →Brechdurchfalls.

Krankheiten, die sich mit homöopathischen Mitteln behandeln lassen, sind die vielen →grippalen Infekte und →Infekte der oberen Luftwege, wie überhaupt alle Virusinfektionen, denen die starke Neigung innewohnt, von selbst auszuheilen (→Windpocken, unkomplizierte →Masern, →Röteln). Auch bei vorübergehenden Unpäßlichkeiten und Befindlichkeitsstörungen darf die Homöopathie zum Zuge kommen. Ein Vorteil der Homöopathie ist sicherlich, daß bei den genannten Krankheiten auf keinen Fall überflüssige Medikamente der Schulmedizin (Allopathie) verordnet und deshalb auch Nebenwirkungen vermieden werden.

Es gibt darüber hinaus einzelne durch →Bakterien verursachte Krankheiten, die von selbst ausheilen, ferner Krankheiten, wie die →Purpura Schönlein-Henoch, die sich meistens von selbst zurückbilden. Hier gilt das Ja zur homöopathischen Behandlung mit der Einschränkung, daß stets mit schulmedizinischen Augen auf eine mögliche Verschlimmerung oder Komplikation zu achten ist. Hierbei hat sich zwischen manchen homöopathisch ausgerichteten Ärzten und schulmedizinisch orientierten Kinderärzten in Praxis oder Klinik eine erfreuliche Zusammenarbeit bewährt. Das gilt auch für solche Einzelfälle, in denen ein Kind mit Leukämie oder einer anderen bösartigen Krankheit hauptverantwortlich von den spezialisierten Ärzten behandelt wird und auf Wunsch der Eltern eine homöopathische Zusatzbehandlung durch einen niedergelassenen Kollegen erhält; Voraussetzung ist allerdings die vertrauensvolle gegenseitige Information.

Neben der Homöopathie gibt es noch andere „sanfte" Heilmethoden: →Naturheilkunde, Pflanzenheilkunde (→Phytotherapie). Darüber hinaus tritt die Kinderheilkunde selbst – wo immer es möglich ist – für eine „sanfte" Medizin ein. Dies zeigt sich allein schon am sparsamen Einsatz von Medikamenten bei Neugeborenen, Säuglingen und jungen Kindern.

Eltern, die von ihrer Lebenseinstellung her Bedenken gegen ein möglichst vollständiges Impfprogramm haben, sollten *nicht auf* die wichtigsten →*Impfungen* für ihre Kinder *verzichten*: die Impfung gegen Kinderlähmung, die Impfung gegen Diphtherie und Wundstarrkrampf sowie spätestens in der Pubertät die Rötelnimpfung.

Honig im Säuglingsalter
→Botulismus.

Hormone
sind *Botenstoffe*, die lebenswichtige Vorgänge steuern. Sie werden von den Hormondrüsen in kleinsten Mengen ins Blut abgegeben und erreichen auf diesem Weg gezielt die für das jeweilige Hormon empfänglichen Zellen. Feinste Fühler (Rezeptoren) an der Zelloberfläche nehmen die Botschaft entgegen.

Weil die Hormondrüsen ihr Produkt ins Blut geben, heißen sie *endokrin* (im Gegensatz dazu sind die Schweißdrüsen *exokrin*, weil sie ihr Produkt nach außen abgeben). Das Fachgebiet, das sich mit Hormonen und den damit verbundenen Krankheiten beschäftigt, heißt *Endokrinologie.*

Hormondrüsen sind die Inselzellen in der Bauchspeicheldrüse (Insulin), die →Nebenniere, →Schilddrüse, Nebenschilddrüse, Eierstöcke und Hoden; auch der Mutterkuchen (→Plazenta) bildet Hormone.

Rangordnung

Großenteils unterstehen diese Hormondrüsen einer sinnvollen *Rangordnung*, die es ermöglicht, daß die Hormonproduktion jeweils über einen *Regelkreis* gesteuert wird. Übergeordnet ist die Hirnanhangsdrüse (Hypophyse); sie steuert z. B. mit ACTH die Nebennierenrinde und mit TSH die Schilddrüse. Die *Hormonzentrale*, die wiederum der Hypophyse übergeordnet ist, sitzt nicht weit von ihr entfernt im Gehirn (Hypothalamus). Dort werden die Releasing-Hormone gebildet, die ihre englische Bezeichnung deshalb haben, weil sie die Hypophyse erst dazu bringen, z. B. ACTH oder TSH „auszuschütten".

Hormonmangel

Hormone sind zu unentbehrlichen Medikamenten geworden, z. B. um einen Hormonmangel auszugleichen oder um die krankmachende Entzündungsreaktion einer →Autoimmunkrankheit zu unterdrücken. Vorbehalte gegen Hormone als Medikamente braucht man heute kaum noch zu haben, weil man mittlerweile wesentlich sicherer ist, wann Hormone anzuwenden und wie sie zu dosieren sind.

Hörprüfung

heißt mit dem Fachwort →Audiometrie.

Hospitalismus

Schaden in seelischer Entwicklung

Wird ein Säugling oder Kleinkind für längere Zeit von seinen Eltern getrennt und in einer Anstalt, einem Heim oder Krankenhaus untergebracht, wo es an liebevoller Zuwendung, an kindgerechtem Umgang und an Bezugspersonen mangelt, besteht Gefahr, daß das Kind in seiner seelischen Entwicklung Schaden nimmt (*seelischer Hospitalismus*).

Teilnahmslosigkeit

Meist nach einer Phase des Protests wird das Kind auffallend teilnahmslos und zieht sich traurig in sich zurück; auch die sprachliche Entwicklung kann leiden.

Vorbeugen: Kinderkrankenschwestern und Kinderärzte tragen diesen Problemen auf vielerlei Weise Rechnung:

Kinderstationen

- Kinder werden nicht auf Stationen für Erwachsene untergebracht, sondern auf Kinderstationen oder noch besser in Kinderabteilungen oder Kinderkliniken.

Besuchszeiten

- Wo immer es angebracht ist, werden die Eltern gebeten, so oft und ausführlich wie möglich zu Besuch zu kommen. Die Besuchszeiten sind großzügig geregelt.

Mitaufnahme von Eltern

- Wo immer es möglich ist, wird bei Säuglingen und Kleinkindern ein Elternteil mit aufgenommen (→Mitaufnahme von Eltern).

- Es wird darauf geachtet, daß das Kind in jeder Arbeitsschicht möglichst von derselben Schwester betreut wird.

Verweildauer

- Die durchschnittliche Verweildauer in Kinderkrankenhäusern ist hierzulande innerhalb weniger Jahrzehnte von über drei Wochen auf unter eine Woche gesunken.

Wird also eine Familie damit konfrontiert, daß eines ihrer Kinder stationär aufgenommen werden muß, ist die Gefahr des seelischen Hospitalismus für ihr Kind heutzutage weitgehend gebannt.

infektiöser Hospitalismus

Neben dem Begriff des seelischen Hospitalismus hat der des *infektiösen Hospitalismus* leider Bedeutung gewonnen. Darunter versteht man Krank-

heiten, die sich Patienten erst im Krankenhaus durch →Ansteckung zuzie-
hen. An Wasserhähnen, Geräten, Mobiliar sowie an anderen Stellen und
Ecken einer Krankenstation setzen sich Bakterien und andere Erreger fest,
die vor allem über die ungewaschenen Hände von Ärzten und Schwestern
übertragen werden; Besucher und mitaufgenommene Begleitpersonen können ebenfalls Überträger sein.

Ansteckung im Krankenhaus

Diese Krankheitserreger sind mit der Zeit im Krankenhaus gegen Medikamente (→Antibiotika) unempfindlich (resistent) geworden.

resistente Bakterien

Gefährdet sind vor allem Kinder mit →Abwehrschwäche, →Frühgebo-
rene, Kinder mit →Kathetern und Frischoperierte.

Dies ist mit ein wichtiger Grund, warum Ärzte Katheter und andere
Fremdkörper wieder entfernen, sobald sie entbehrlich geworden sind. Deshalb werden heute auch Antibiotika immer nur so kurz wie möglich und
nur dort eingesetzt, wo sie unbedingt nötig sind.

Hüftdysplasie

Eine angeborene Unterentwicklung (Unreife) des Hüftgelenks, vor allem der
Pfanne, die zu flach für dieses Kugelgelenk angelegt ist.

Unterentwicklung des Hüftgelenks

Ursachen: Neben erblichen Einflüssen ist es insbesondere die →*Steißlage* des ungeborenen Kindes, die die Reifung der Hüftgelenke vor der
Geburt verzögert.

Die Hüftdysplasie ist für den Kinderarzt eine der Fehlbildungen, die es
bereits bei den →Vorsorgeuntersuchungen in den ersten Lebenswochen zu
erkennen gilt. Denn nur die Frühdiagnose ermöglicht eine Frühbehandlung, die zu einem einwandfreien Hüftgelenk führt. Setzt die Behandlung
erst im Alter von mehreren Monaten oder noch später ein, ist sie langwieri-
ger und umständlicher; mitunter muß der Orthopäde dann sogar operieren.
Bei zu spät erkannter Hüftdysplasie besteht die Gefahr, daß das Hüftgelenk
bis ins Erwachsenenalter Beschwerden bereitet.

Vorsorgeuntersuchung führt zur Frühdiagnose

Mädchen sind häufiger betroffen als Jungen. Kinder, die aus Steißlage
(Beckenendlage) geboren wurden oder bis kurz vor der Geburt in der Gebärmutter mit dem Kopf nach oben lagen, haben überdurchschnittlich oft eine
Hüftdysplasie. Das gilt auch für Kinder, deren Geschwister, Eltern oder sonstige nahe Verwandte bereits eine Hüftdysplasie hatten.

Steißlage

Die Hüftdysplasie kommt ein- oder beidseitig vor; die stärkste Form ist
die angeborene →Luxation (Ausrenkung) des Hüftgelenks; sie kommt selten vor. Patienten mit →Meningomyelozele oder →zerebraler Kinderlähmung entwickeln infolge der Bewegungsunfähigkeit ihrer Beine leichter
eine Dysplasie oder sogar Ausrenkung der Hüftgelenke.

angeborene Luxation

Was ist zu tun? Jedes Neugeborene und jeder junge Säugling wird bei den
Vorsorgeuntersuchungen darauf geprüft, ob in Rückenlage die angewinkelten Oberschenkel auseinanderzuspreizen sind; eine Abspreizhemmung
kann Hinweis auf eine Hüftdysplasie sein. Zusätzlich wird im Alter von
fünf bis sieben Wochen mit Ultraschall (→bildgebende Verfahren) auf
Hüftdysplasie untersucht. Ferner sollte jedes Kind, das aus Steißlage geboren wurde oder längere Zeit vor der Geburt so gelegen hat, und jedes
Neugeborene, in dessen Familie eine Hüftdysplasie (Spreizhosenbehand-
lung) vorgekommen ist, bald nach der Geburt mit Ultraschall untersucht
werden.

Was ist zu tun?

Abspreizhemmung

Ultraschalluntersuchung

Für die endgültige Diagnose und Behandlung ist der Orthopäde zuständig. Er bespricht mit den Eltern, welche Maßnahmen zu treffen sind, und entscheidet über deren Dauer. Je nach Schweregrad der Unterentwicklung des Hüftgelenks kommen breites Wickeln, Hüftbeugeschiene, Spreizhose oder eine Bandage in Betracht, die das Kind in eine Hockstellung bringt; mitunter auch ein Hockgips. Dabei kommt es weniger auf das Spreizen an, sondern vielmehr darauf, daß man der Haltung des ungeborenen Kindes, das in Kopflage in der Gebärmutter liegt, nahekommt. In fortgeschrittenen Fällen wird das Kind stationär in Rückenlage mit einem Streckverband versorgt, der die Beine im Hüftgelenk abgewinkelt und später gespreizt hält (Overhead-Extension). Die Kinder gewöhnen sich an diese Lage erstaunlich rasch und fühlen sich dabei über Wochen offensichtlich wohl.

Wenn alle konservativen Maßnahmen erfolglos sind, bespricht der Orthopäde mit den Eltern die Möglichkeiten einer Operation, die dann in vielen Fällen schließlich noch zum Erfolg führt.

Ziel jeder Behandlung ist ein stabiles Hüftgelenk, das sich (ohne Gewalteinwirkung von außen) nicht mehr verrenkt.

Vorbeugen: Breites Wickeln wird für die fast reifen Hüftgelenke empfohlen, von manchen Ärzten sogar für alle gesunden Kinder. Wenn die Mutter ihren gesunden Säugling seitlich im *Hüftsitz* viel herumträgt – ein Bein an Mutters Vorder-, das andere an ihrer Rückseite –, so unterstützt sie damit die normale Entwicklung der Säuglingshüfte.

Hüftgelenkentzündung

mit dem Fachwort „Coxitis" oder „Coxarthritis" genannt; →Gelenkentzündung.

Hüftluxation

bedeutet Ausrenkung oder Verrenkung des Hüftgelenks, selten durch *Gewalt* (Unfall); häufiger ist sie angeboren oder erfolgt bei behinderten Kindern, die z. B. wegen einer ausgedehnten →Meningomyelozele nie selbständig laufen lernen können (→Hüftdysplasie).

Hüftschnupfen

Saloppe Bezeichnung für die harmlose Form einer Hüftgelenkentzündung, die besonders bei Kleinkindern und jungen Schulkindern vorkommt, manchmal in Begleitung eines viralen →grippalen Infekts. Die Kinder wirken nicht krank, sondern fangen ohne vorangegangenen Unfall an zu hinken und geben Schmerzen in der Hüfte an. Mitunter bildet sich ein kleiner Erguß im Gelenk aus, der nur selten durch Punktion entleert werden muß. Bettruhe tut den Kindern meist gut. In wenigen Tagen – so rasch wie ein „Schnupfen" – verschwinden die Beschwerden von allein.

Wichtig bei der Diagnose ist, keine ernste, behandlungsbedürftige Hüfterkrankung zu übersehen, z. B. eine eitrige →Gelenkentzündung, eine →Perthes-Krankheit oder eine rheumatische Krankheit. Deshalb kann die Diagnostik anfangs aufwendig sein, meist sind Nachkontrollen, manchmal auch wiederholte Blutuntersuchungen nötig.

Hundebiß

Wegen ihrer Körpergröße werden Kinder von Hunden häufiger ins Gesicht gebissen als Erwachsene.

Was ist zu tun? Jede →Bißverletzung, auch an anderen Körperstellen, vom Arzt beurteilen lassen; zum einen wegen der chirurgischen Wundversorgung, zum anderen wegen der Frage, ob Vorbeugung gegen Wundstarrkrampf (→Tetanus) oder →Tollwut nötig ist. Hierfür sind Angaben mit Einzelheiten über das Tier und die Umstände des Bisses für den Arzt wichtig. Ihm muß auch mitgeteilt werden, ob, wann und wie oft das Kind gegen Tetanus (*Impfausweis!*) und der Hund gegen Tollwut geimpft wurde.

Bißwunden werden, mit Ausnahme des Gesichtes, nicht genäht. Zur Vorbeugung eitriger Infektionen durch Keime in der Schnauze des Hundes wird kurz ein Antibiotikum verabreicht.

Vorbeugen: Kinder sollten lernen, mit einem Hund tiergerecht umzugehen.

HUS

Abkürzung für →Hämolytisch-urämisches Syndrom.

Husten

dient dazu, Schleim und eingeatmete Fremdkörper (z. B. Staubkörner) aus der Luftröhre und ihren Verzweigungen zu entfernen. Der Schleim kann auch aus der Nase oder den Nebenhöhlen stammen und von dort – vor allem in Rückenlage – hinten über den Nasenraum in die Luftröhre gelangen (nächtlicher Husten).

Ursachen: Ein →Infekt der oberen Luftwege, von vielen auch als →Erkältung oder Katarrh bezeichnet, geht mit einer Entzündung der Schleimhäute des Nasen-Rachen-Raums, der Luftröhre und ihrer Äste (→Bronchitis) und deshalb mit Schnupfen und Husten einher. Dies ist die häufigste Ursache für Husten bei Kindern. Auch zu →Masern gehören immer katarrhalische Zeichen und damit auch Husten. Der →Keuchhusten ist durch eine besondere Art des Hustens gekennzeichnet. Vor Beginn und im Verlauf einer →Lungenentzündung tritt Husten unterschiedlicher Art auf.

Eingeatmete Fremdkörper, wie Erdnüsse oder kleine Spielzeugteile, führen zunächst zu heftigsten Hustenattacken, nicht selten mit Blausucht, so daß man an Erstickungsgefahr denkt (→Fremdkörper-Aspiration); unerkannt und unbehandelt entwickelt sich dann nach Tagen oder Wochen ein hartnäckiger Husten, manchmal mit Nebengeräuschen bei der Atmung.

Hartnäckigen Husten, der sich in Wellen über mehrere Wochen hinziehen kann, haben mitunter ansonsten gesunde Kinder, die sich im *anfälligen Kleinkindalter* einen Infekt nach dem anderen holen.

Chronische Hustenattacken oder ständige Hustenrückfälle können vielerlei Gründe haben: →Asthma, →Mukoviszidose, →Abwehrschwäche, →Tuberkulose, →Herzfehler.

Asthma geht häufig mit erschwerter, verlängerter Ausatmung und Nebengeräuschen (Pfeifen, Giemen, Brummen) einher; mitunter stehen aber auch nur nächtliche Hustenattacken im Vordergrund.

Der beim Husten herausbeförderte Schleim wird vom Säugling und Kleinkind heruntergeschluckt; erst im Laufe des Schulalters kann Auswurf auch ausgespuckt werden.

Was ist zu tun? Feuchte und frische Luft lindert, trockene Zimmerluft begünstigt den Husten. Ausgedehnte warme Wannenbäder erhöhen die Feuchtigkeit der eingeatmeten Luft und sind deshalb eine Wohltat für die Schleimhäute; sie wirken oft Wunder, wenn sie während der Hustenzeit jeden Abend durchgeführt werden; nachher gründlich abtrocknen, dann sind Bedenken wegen erneuter Erkältung unbegründet. Reichliches Trinken wirkt einer Eindickung des Schleims entgegen. Der Husten beim Infekt der oberen Luftwege, auch wenn er mit kurzzeitigem Fieber einhergeht, klingt ohne Hustensaft und ohne →Antibiotika innerhalb einiger Tage wieder ab.

Bei starker Schleimabsonderung aus der Nase kann vorsichtiges Reinigen der Nase und der kurzzeitige Einsatz abschwellender Nasentropfen sinnvoll sein.

Ärztlichen Rat brauchen Eltern dann, wenn
- das Kind gleichzeitig krank und elend wirkt;
- das Kind kurzatmig ist, eine rasche oder stoßende Atmung hat oder mit Nebengeräuschen atmet;
- Fieber länger als zwei, drei Tage anhält;
- besonders reichlich grüngelber oder blutiger Auswurf besteht;
- Husten oder Atmen mit stärkeren Schmerzen im Brustkorb einhergehen;
- die Umstände (z. B. Erdnüsse in Reichweite) oder eine erstickungsartige Hustenattacke den Verdacht auf Einatmung eines Fremdkörpers nahelegen (insbesondere im 2. und 3. Lebensjahr).

Hustenmedikamente haben unterschiedliche Angriffspunkte und werden deshalb für Kinder nur vom Arzt verordnet: Mukolytika wirken schleimlösend, Expektorantien helfen, den Schleim auszuhusten. Der Husten des Asthmatikers wird darüber hinaus gezielt durch Medikamente behandelt, die die Luftröhrenäste erweitern, die Luftröhrenschleimhaut abschwellen lassen und die allergischen Reaktionen bekämpfen (→Allergie).

Medikamente wie Codein, die den Hustenreiz unterdrücken, werden nur selten eingesetzt; allenfalls dann, wenn ein Kind vor Husten keinen Schlaf findet oder vom Husten völlig erschöpft erscheint.

Erfahrene Kinderärzte kommen sogar oft ohne Verordnung eines Hustenmittels aus. Und wenn sie etwas verschreiben, ist es eher eine Einzelsubstanz als ein Mischpräparat.

Klimaaufenthalte an der See oder im Hochgebirge wirken sich „abhärtend" aus. Man sollte auch den Impfstatus des Kindes überprüfen und zusätzliche Impfungen gegen Influenza oder Pneumokokken bei Kindern mit häufigem Husten infolge von Atemwegsinfektionen überlegen.

HWI
Abkürzung für →Harnweginfektion.

Hydronephrose (Wassersackniere)
Eine Erweiterung des Nierenbeckens durch Harnstau. Die Ursachen sind unterschiedlich: →Ureterabgangsstenose, →Nierensteine oder ein abnorm verlaufendes Blutgefäß, das den Harnleiter (Ureter) abschnürt. Für die Nie-

renfunktion entscheidend ist weniger die Größe des ausgesackten Nierenbeckens als vielmehr der Druck im Inneren der Hydronephrose.

Hydrozele (Wasserbruch)

Eine meist harmlose Wasseransammlung um den Hoden (Hydrocele testis)
oder um den Samenstrang (Hydrocele funiculi spermatici), die aus der
Bauchhöhle stammt; sie ist die häufigste Ursache für eine tastbare Ver-
größerung des Hodens und immer schmerzlos im Gegensatz zur →Hoden-
torsion. Die meisten Hydrozelen im Säuglingsalter werden nicht größer als
eine Pflaume und verschwinden nach Wochen oder Monaten von allein.
Manche begleiten einen →Leistenbruch, der operiert werden muß.

Selten haben ältere Jungen einmal eine Hydrozele, die bis zur Größe
eines Hühnereis anschwillt, auf den Hoden drückt und deshalb operiert
werden muß.

Hydrozephalus (Wasserkopf)

Eine Vergrößerung der mit Nervenwasser (→Liquor) gefüllten inneren oder
äußeren Räume des Gehirns auf dessen Kosten. Die vier inneren Räume bilden das Ventrikelsystem, der äußere Raum liegt über und zwischen den
Hirnwindungen an der Oberfläche des Gehirns.

Ursachen: Zu einem Hydrozephalus kommt es, wenn der Abfluß des
Nervenwassers blockiert ist oder zuviel Nervenwasser gebildet wird oder
Hirngewebe untergeht und durch Nervenwasser ersetzt wird. Dies macht
verständlich, daß sehr verschiedene Ursachen zum Hydrozephalus führen
können: eine schwere Geburt mit Sauerstoffmangel des Gehirns und Blutung in das Ventrikelsystem (→Hirnschaden); eine eitrige →Hirnhautent-
zündung durch Verklebungen, die die Zirkulation des Nervenwassers
unterbrechen; ein →Hirntumor, der Platz wegnimmt und dabei den Liquor-
fluß mehr und mehr behindert; schließlich gibt es angeborene Fehlbildungen des Gehirns und Rückenmarks (→Meningomyelozele), die mit einem
Hydrozephalus einhergehen, der schon vor der Geburt vorhanden und
durch Ultraschall erkennbar sein kann. Oft, aber nicht immer geht der
Hydrozephalus mit gesteigertem Hirndruck einher.

Symptome: Entsteht der Hydrozephalus vor der Geburt oder in der
frühen *Säuglingszeit*, ist der Hirnteil deutlich größer als der Gesichtsteil des
Kopfes; die Stirn ist auffallend vorgewölbt. Umfang und Wachstumsgeschwindigkeit des Schädels liegen oberhalb der Streubreite (→Wachstums-
kurven). Gesteigerter Hirndruck kommt auch in der gespannten oder vorge-
wölbten vorderen Fontanelle zum Ausdruck. Die Augäpfel werden nach
unten gedreht, so daß Pupille und Regenbogenhaut wie eine „untergehende
Sonne" aussehen.

Fehlt der gesteigerte Hirndruck, kann sich sogar in einem zu kleinen
Kopf ein Hydrozephalus ausbilden.

Ältere Kinder, deren Schädelnähte bereits geschlossen sind, entwickeln
einen Hydrozephalus infolge Hirndruckerhöhung immer mit begleitenden
Kopfschmerzen, mit Übelkeit und Erbrechen (→Hirntumor); ohne Behandlung kann sich im weiteren Verlauf das Bewußtsein eintrüben.

Was ist zu tun? Die Wachstumskurve des Schädels zu verfolgen ist im
Verdachtsfall eine Hilfe. Im Ultraschallbild durch die vordere Fontanelle

läßt sich ein Hydrozephalus bei Säuglingen gut erkennen; ergänzt wird die Sonografie durch andere →bildgebende Verfahren. Diese stehen im späteren Alter ohnehin im Vordergrund.

Kinderarzt, Neuropädiater und Neurochirurg oder Kinderchirurg beraten die Eltern über die Möglichkeiten, durch Einlegen eines „Shuntsystems" (→Shunt) das unter Druck stehende Nervenwasser abzuleiten und damit den gesteigerten Hirndruck zu normalisieren, damit sich das Gehirn möglichst ungestört weiterentwickeln kann. Bei Säuglingen und Kleinkindern wird das Nervenwasser in die Bauchhöhle, bei größeren Kinder in den rechten Herzvorhof, in das Venenblut, abgeleitet.

Die Erfolge damit sind in vielen Fällen erfreulich; die Kinder nehmen mit dem eingepflanzten System eine weitgehend normale Entwicklung, falls nicht von vornherein bereits ein →Hirnschaden vorliegt. Die möglichen Komplikationen und Risiken sind: →Shunt-Sepsis; der Katheter kann verstopfen oder sich vom Ventil ablösen, oder das Shuntsystem wird durch das Wachstum des Kindes allmählich zu kurz. Dies macht dann eine erneute Operation nötig. Der Überlaufdruck neuer Shuntsysteme läßt sich mit einem Magneten von außen einstellen.

Kinder oder Jugendliche können mitunter nach Jahren auf den Shunt verzichten, weil die Hirndrucksteigerung zum Stillstand gekommen ist. In solchen Fällen wird gemeinsam überlegt, ob es vorteilhafter ist, das Shuntsystem herauszunehmen oder es bis auf weiteres zu belassen, weil es z. B. eingewachsen und verbacken ist.

Hyperaktivität

Damit bezeichnet man das Verhalten besonders unruhiger, zappeliger Kinder, die sich in der Schule schlecht konzentrieren können, plötzlich aufspringen, mit den Füßen scharren, mit den Händen herumfuchteln oder versehentlich etwas fallen lassen; die Ärzte sprechen vom *hyperkinetischen Syndrom.*

Die **Ursache** für solches Verhalten ist im Einzelfall oft schwer anzugeben. In Frage kommt ein allzu hektisches Familienleben, weil z. B. die berufstätige Mutter oder beide Eltern überfordert sind; ferner Reizüberflutung, ein Defizit an liebevoller Zuwendung oder unterschwellige Spannungen zwischen den Eltern, die das Kind innerlich beunruhigen. Darüber hinaus ist auch an eine leichte Hirnschädigung (→Hirnschaden) infolge einer schweren Geburt oder Krankheit (z. B. →Hirnhautentzündung) im Säuglingsalter zu denken.

Diskutiert wird immer wieder, ob Konservierungsmittel oder Farbstoffe (→Lebensmittelzusatzstoffe) oder der Phosphatgehalt in der heutigen Ernährung eine Rolle spielen. Manche Ärzte und eine Reihe von Eltern sind sehr überzeugt davon, weswegen sie versuchen, z. B. mit der „Eliminationsdiät nach Feingold" oder mit einer phosphatarmen Ernährung die Hyperaktivität des Kindes zu bremsen. Kritische Untersuchungen von kinderärztlicher Seite haben den Wert solcher Maßnahmen bisher nicht zweifelsfrei nachweisen können.

Was ist zu tun? →Heilpädagogik und Eindämmung von Reizflut und Hektik im Familienleben sind vielversprechender und meist leichter durchzuführen als die geschilderten Ernährungsmaßnahmen. Mitunter verordnet

der Arzt für begrenzte Zeit ein Medikament (z. B. Methylphenidat/Ritalin®)
gegen die Hyperaktivität. Auch das will wegen der Vor- und Nachteile gut
überlegt und vom Fachmann überwacht sein.

Hyperbilirubinämie
bedeutet, daß zuviel gelber Blutfarbstoff (Bilirubin) im Blut ist;
- →Neugeborenengelbsucht,
- →Gelbsucht im späteren Leben.

Bei stärkerer Hyperbilirubinämie färben sich Haut, Schleimhäute und Augenweiß sichtbar gelb (→Ikterus).

Hypercholesterinämie
bedeutet, daß der Choleseringehalt des Blutes erhöht ist. Dies kommt im
Kindesalter nicht so oft vor wie bei Erwachsenen.

    Ursachen: Die Hypercholesterinämie ist entweder Folge einer Grund-
krankheit (z. B. →Nephrose) und braucht dann nicht eigens behandelt zu
werden; es genügt, die Grundkrankheit zu behandeln. *(Die Ernährung spielt nicht die Hauptrolle)*

    Oder sie ist Zeichen einer angeborenen Störung des Fettstoffwechsels. In
diesem Fall muß die Art der Störung geklärt werden; danach richtet sich die
Behandlung.

    Was ist zu tun? Kinder mit der nicht seltenen *familiären Hypercholeste-*
rinämie müssen tierische Fette meiden; in der Familie wird dann am besten
nur noch Pflanzenfett verwendet. Bleiben die Cholesterinwerte trotzdem
hartnäckig hoch, ist zu überlegen, ob ein Medikament einzusetzen ist, das
die Aufnahme von Cholesterin aus dem Darm hemmt. Der Erfolg ist dabei
mitunter bescheiden, weil der Körper auch unabhängig von der Nahrung
selbst Cholesterin bildet (→Fett). *(Was ist zu tun?)*

Hyperglykämie
bedeutet, daß im Blut eine *Überzuckerung* besteht. Eine Hyperglykämie
findet man vor allem bei der unbehandelten →Zuckerkrankheit oder beim
Zuckerkranken, der zu wenig Insulin bekommt oder der zu viele →Kohlen-
hydrate zu sich genommen hat. *(Überzuckerung)*

    Das Gegenteil von Hyperglykämie ist →Hypoglykämie (Unterzucke-
rung).

Hyperthyreose (nach dem Merseburger Arzt Karl von Basedow auch „Basedowsche Krankheit" genannt)
Eine Überfunktion der Schilddrüse. Diese kommt bei Kindern seltener vor
als bei Erwachsenen; Mädchen sind häufiger betroffen als Jungen. Es gibt
die Hyperthyreose in allen Altersstufen, häufig jedoch vor oder in der
→Pubertät. *(Überfunktion der Schilddrüse)*

    Ursachen: Es handelt sich um eine →Autoimmunkrankheit aufgrund
einer erblichen Veranlagung. Der Regelkreis zwischen Schilddrüse und
übergeordneter Hirnanhangsdrüse (→Hormone) ist gestört, so daß die
Schilddrüse ungebremst angeregt wird, sich zu vergrößern (→Kropf) und
mehr Hormon zu bilden, als erwünscht und nötig. Der Verlauf ist meist
chronisch.

Symptome: Über längere Zeit spürt das Kind eine innere Unruhe, die Stimmung wird unausgeglichen, das Kind zappeliger und nervöser, es kann sich in der Schule nicht mehr konzentrieren und fällt mit seinen Leistungen ab; das Körpergewicht bleibt stehen oder nimmt trotz Appetit ab; der Stuhlgang ist häufig. Wärme wird nicht mehr gut vertragen; nachts wird die Bettdecke abgeworfen; die Hände sind immer warm und feucht. Der Puls ist ist auch während des Schlafs hoch. Sehr kennzeichnend ist der Blick mit weit aufgerissenen, hervorstehenden Augen und seltenem Lidschlag (Glanzauge). Die Schilddrüse fühlt sich weich und vergrößert an (→Kropf, Struma).

Was ist zu tun?

Was ist zu tun? Die Diagnose muß gründlich gesichert sein; andere Krankheiten, die nur auf den ersten Blick ähnlich aussehen, müssen ausge-

in erster Linie
mit einem
Medikament

schlossen werden. Es ist meist Sache des Endokrinologen, die Befunde zu beurteilen, die Möglichkeiten der Therapie und die Heilungsaussichten mit dem betroffenen Kind oder Jugendlichen und den Eltern zu besprechen. Er wählt ein *Medikament*, das die Überfunktion der Schilddrüse hemmt (Thyreostatikum) und das über Monate, mitunter über Jahre täglich einzunehmen ist.

chirurgische
Entfernung
eines Teils
der Schilddrüse

Falls diese Behandlung nicht genügend Erfolg zeigen sollte oder die Tabletten auf Dauer nicht vertragen werden, kommt die chirurgische Entfernung des größten Teils der Schilddrüse in Betracht. Ein solcher Schritt wird mit allen Vor- und Nachteilen gut überlegt und besprochen. Für die Operation muß sich der Hormonstoffwechsel der Schilddrüse im Gleichgewicht (euthyreot) befinden. Nach der Operation müssen mitunter (gut verträgliche) Medikamente eingenommen werden, um einen Mangel an Schilddrüsen- oder Nebenschilddrüsenhormon lebenslang auszugleichen. Eine Behandlung der Hyperthyreose mit radioaktivem Jod kommt im Kindes- und Jugendalter fast nie in Frage.

Hypoallergene Nahrung

für Säuglinge
in Allergiker-
Familien

wird industriell hergestellt und mit der Flasche gefüttert als Anfangsnahrung für Säuglinge (→Ernährung). Von der →Kuhmilch wird Molkeneiweiß, seltener Kasein, oder Soja in solche Bruchstücke zerkleinert (vorverdaut), die weniger *allergen* (→Antigene) wirken als das unversehrte Eiweiß. Diese so aufbereitete Nahrung ist gedacht für Kinder, *die nicht gestillt werden können* und in deren Familien Allergien wie →Asthma, →Heuschnupfen oder →Neurodermitis (→Ekzem) vorkommen. Unter diesen Bedingungen trägt die Fütterung einer hypoallergenen Nahrung dazu bei, daß die möglicherweise vererbte Veranlagung zu Asthma, Heuschnupfen oder Neurodermitis verzögert und weniger heftig zum Ausbruch kommt. Besteht hingegen eine →Kuhmilchallergie, nimmt man meist besser eine Nahrung auf der Grundlage von Sojaeiweiß oder ein Milchpräparat, dessen Eiweiß in seine Bausteine (Aminosäuren) zerlegt ist.

zur
Überbrückung

Neugeborene, die gestillt werden sollen, bei deren Mütter sich aber das Ingangkommen der Milchproduktion noch hinzögert, bekommen mitunter zur *Überbrückung* eine hypoallergene Nahrung anstelle einer Säuglingsanfangsmilch (→Stillen).

Hypoglykämie

bedeutet *Unterzuckerung im Blut*: Der Glukosegehalt im Blut liegt niedriger als normal, mitunter spürbar als *Heißhunger* (→Blutzucker). Unterzuckerung

Was ist zu tun? In den ersten Lebenstagen wird insbesondere bei Frühgeborenen, →Mangelgeborenen und Kindern einer zuckerkranken Mutter auf Unterzuckerung geachtet; Blutzuckerkontrollen und Fütterung von Traubenzuckertee sind dann mitunter erforderlich, gelegentlich auch eine Dauertropfinfusion. Was ist zu tun? bei Neugeborenen aufpassen

Kinder mit →Zuckerkrankheit und deren Eltern lernen, mit Unterzuckerung umzugehen. Hypoglykämie droht oder tritt auf, wenn entweder beim Insulin die Dosis zu hoch gewählt wurde oder die für eine Insulindosis bestimmte Essensmenge an Kohlenhydraten (Broteinheiten) nicht ausreichend war oder nicht aufgegessen wurde; das gilt auch für die Situation, daß das Kind nach der Insulinspritze wegen Übelkeit nichts essen kann oder erbrechen muß. Auch sportliche Aktivitäten oder andere körperliche Arbeit, die über das gewohnte Tagespensum hinausgehen, können einen Zuckerkranken in die Hypoglykämie treiben, wenn dem durch Verzehr einer zusätzlichen Portion Kohlenhydrate nicht vorgebeugt wird (oder dadurch, daß man zuvor eine niedrigere Insulindosis wählt). Zuckerkrankheit

Vorbeugen: Das regelmäßige Frühstück auch im Schulalltag sowie Pausenbrot oder -apfel sorgen dafür, daß das sonst gesunde Schulkind mittags nicht mit Heißhunger und damit womöglich „unterzuckert" nach Hause zurückkommt (→Blutzucker).

Hypophyse

bedeutet *Hirnanhangsdrüse*. Sie hängt an der Unterseite des Gehirns nicht weit vom Nasenrachenraum und ist eine übergeordnete Hormondrüse (→Hormone). Sie untersteht ihrerseits dem benachbarten Hormonzentrum im Gehirn (Hypothalamus). Die Hypophyse unterteilt sich in einen Vorderlappen, wo z. B. die Hormone für Schilddrüse, →Nebennieren und Keimdrüsen sowie →Wachstumshormon gebildet werden, und den Hinterlappen, der enge Verbindung zum Gehirn (Hypothalamus) hat und wo zwei Hormone gespeichert und ins Blut abgegeben werden; beide gibt es als Medikament: Hirnanhangsdrüse

- Oxytozin treibt bei der Geburt die Muskulatur der Gebärmutter an, damit das Kind auf die Welt kommt; nach der Geburt bringt es die Milchproduktion in Gang (→Stillen). Oxytozin
- Das antidiuretische Hormon (ADH, Adiuretin, Vasopressin) reguliert den Salz- und Wasserhaushalt (→Diabetes insipidus, →Einnässen). antidiuretisches Hormon

Hypoplasie

ist das Fachwort für *Unterentwicklung eines Organs oder Gewebes*. Beispiele: Die Hypoplasie der Schilddrüse führt zur Unterfunktion (→Hypothyreose); die Hypoplasie der linken Herzkammer wirkt sich nach der Geburt als schwerer →Herzfehler aus; ferner können einzelne Rippen besonders zierlich (hypoplastisch) ausgebildet sein oder auch der Unterkiefer (Mikrognathie). Unterentwicklung eines Organs

Die stärkste Form der Hypoplasie ist das völlige Fehlen eines Organs oder Gewebes (Aplasie). völliges Fehlen eines Organs

Ob die Hypoplasie eines Organs für das betroffene Kind schwerwiegend
ist oder nicht, hängt vor allem vom Ausmaß der Hypoplasie und vom Organ
ab sowie davon, welche Strukturen des Organs im einzelnen unterentwickelt sind. Ein Beispiel dafür ist die Hypoplasie der *Nieren*: Ein Kind,
dessen eine Niere fehlt, kann völlig beschwerdefrei bleiben und erwachsen
werden. Das Fehlen der Niere wird, wenn überhaupt, oft nur durch Zufall
entdeckt. Sind beide Nieren kleiner als normal (hypoplastisch), braucht der
Betroffene dadurch nicht unbedingt beeinträchtigt zu werden. Falls aber
z. B. die Nierenkanälchen im Inneren verkümmern, führen solche hypo-
plastischen Nieren noch im Kindesalter zum chronischen →Nierenver-
sagen.

Hyposensibilisierung

ist eine der Möglichkeiten, eine →Allergie zu behandeln. In kleinen Schritten werden dem Körper steigende Mengen des auslösenden Allergens
(→Antigen) zugeführt, mit dem Ziel, ihn dadurch mehr und mehr unempfindlich gegen das Allergen zu machen. Eine Hyposensibilisierung kommt
vor allem z. B. bei Allergie gegen Pflanzenpollen sowie Bienen- oder Wes-
pengift in Betracht.

Diese Behandlung kann mit Spritzen oder Tropfen erfolgen, die Dauer
beträgt in der Regel drei Jahre.

Hypothyreose

Unterfunktion der Schilddrüse
bedeutet *Unterfunktion der Schilddrüse*, deren →Hormone (z. B. Thyroxin)
beim Kind eine noch vielfältigere Wirkung haben als beim Erwachsenen.
Das Ausreifen des Gehirns und damit die spätere Intelligenz hängt ebenso
von genügender Hormonproduktion ab wie das Wachstum der Knochen
und damit die spätere Größe als Erwachsener. Daneben wirkt sich die
Schilddrüsenfunktion auf Körpertemperatur, Wärmehaushalt, Pulsschlag
und Energieumsatz aus, auf Appetit und Stuhlgang; schließlich z. B. auch
auf seelischen Antrieb, Reaktionsgeschwindigkeit und geistige Regsamkeit
(→Hyperthyreose).

Früherkennung
Deshalb ist die Früherkennung der angeborenen Hypothyreose eines der
ganz wichtigen Anliegen der Kinderärzte, die sich um die Vorsorge beim
Neugeborenen und Säugling kümmern. Denn nur die rechtzeitige Diagnose
bald nach der Geburt ermöglicht die Frühbehandlung, die sehr einfach ist,
das Kind nicht belastet und immer Erfolg zeigt.

Wenn sich die angeborene Hypothyreose unbehandelt über einige Wochen oder Monate auf das Kind ausgewirkt hat, ist sie in ausgeprägten Fällen für den Arzt auf den ersten Blick zu erkennen; dies ist bei Neugeborenen
keineswegs mit vergleichbarer Sicherheit möglich.

Was ist zu tun?
Was ist zu tun? Alle Neugeborenen, auch nach ambulanter Entbindung
oder Hausgeburt, werden zwischen dem 4. und 7. Lebenstag mit dem
→Guthrie-Test untersucht. Sobald das Labor Kinderarzt, Hebamme oder
Eltern auf eine mögliche Hypothyreose hinweist, wird bei dem Kind etwas
Venenblut abgenommen, um die Diagnose zu bestätigen.

regelmäßige Gabe von Schilddrüsen- hormon
Auf diese Weise wird unter rund 4.000 Neugeborenen ein Kind entdeckt,
das eine angeborene Hypothyreose hat und das dann von der 2. Lebenswoche an regelmäßig mit Schilddrüsenhormon versorgt werden muß.

Die halbe, dreiviertel oder später auch ganze Tablette, die täglich eingenommen werden muß, wird gut vertragen; die nötige Dosis wird von Zeit zu
Zeit dem Gewicht und der Größe des Kindes angepaßt. Eine zu hohe Dosierung erkennt man am raschen Puls im Schlaf, an Schwitzen und Unruhe,
am sichersten aber an den Hormonwerten im Blut. Diese werden anfangs
nach wenigen Wochen, später alle paar Monate kontrolliert.

Wichtig für Eltern: Am Tag der Kontrolle darf die Dosis an Schilddrüsen- wichtig bei
der Kontrolle
hormon erst nach der Blutentnahme gegeben werden!

Zur Überprüfung der Diagnose empfiehlt der Arzt in vielen Fällen im
2. Lebensjahr einen Auslaßversuch für einige Wochen, wobei vorher und
nachher die Hormonwerte genau verglichen werden. Falls sich die Diagnose bestätigt, ist die tägliche Tabletteneinnahme lebenslang nötig, aber auch
lohnend.

Aussichten: Betreuender Kinderarzt oder Endokrinologe verfolgen die
körperliche, geistige und seelische Entwicklung bis zur Pubertät und darüber hinaus, wobei die →Meilensteine sorgfältig notiert werden. Dabei zeigt
sich in den meisten Fällen eine erfreulich normale Entwicklung und normale Intelligenz. Es gibt allerdings hier und da ein Kind, das sich körperlich zwar normal entwickelt, aber in seiner Intelligenz etwas unterhalb der
Norm bleibt, und dies trotz Frühbehandlung. In solchem Fall war die Hor-
monversorgung des Kindes während der Schwangerschaft offenbar bereits
zu knapp, ohne daß die Mutter etwas dafür kann.

I

Ikterus
ist das Fachwort für Gelbsucht: Gemeint ist die Gelbfärbung von Haut und   Gelbsucht
Augenweiß, die auftritt, sobald im Blut mehr gelber Blutfarbstoff (Bilirubin)
als normal vorhanden ist (→Hyperbilirubinämie, →Neugeborenengelb-
sucht, →Gelbsucht im späteren Leben).

Ileus (dreisilbig gesprochen)
bedeutet →Darmverschluß.

Immunglobuline
sind Abwehrstoffe im Blut (→Antikörper), die mit Hilfe bestimmter weißer   Abwehrstoffe
Blutkörperchen zum Schutz vor Krankheitserregern und anderen fremden   im Blut
Stoffen gebildet werden. Immunglobuline werden zur Behandlung von Infektanfälligkeit bei Störung der Antikörperbildung (→Abwehrschwäche) und
zur Vorbeugung schwerer Infektionen wie z. B. Hepatitis A/B sowie Tetanus
bei nicht Geimpften (→Impfungen) oder bei Gefährdeten (Kontakt mit Wind-
pocken/Feuchtblattern unter Chemotherapie oder Transplantationsbehand-
lung) eingesetzt. Eine vorbeugende Gabe von Immunglobulinen wird auch   vorbeugende
bei extrem unreifen Frühgeborenen überlegt, um sie vor einer Respiratory-   Gabe
Syncytial-Virus(RS-Virus)-Infektion der Bronchien und Lungen zu schützen.

Zusätzlich helfen Immunglobuline, die Krankheitsverläufe einer Immun-
thrombozytopenie und einiger entzündlicher Erkrankungen – →Kawasaki-
Syndrom, Dermatomyositis (Haut- und Muskelentzündung) und Polyradi-   unterstützende
kuloneuritis Guillain-Barré (Nervenentzündungen mit Lähmungen) – abzu-   Gabe
kürzen.

Immunglobuline können in die Vene oder unter die Haut in Form einer
Infusion sowie in den Muskel als Spritze verabreicht werden. Gewonnen
werden sie aus dem Blut von vielen Blutspendern. Neuerdings besteht auch
die Möglichkeit, gegen einzelne Erkrankungen oder →Antigene Immunglobuline synthetisch herzustellen. Diese Technologie hat in der Medizin eine
große Zukunft, sie bedient sich molekular-biologischer Methoden.

Immunität
Von Immunität spricht man in der Medizin, wenn Schutz vor einer an-   Schutz vor einer
steckenden Krankheit oder Unempfänglichkeit gegen ansteckende Erreger   ansteckenden
besteht (→Ansteckung).   Krankheit

Es gibt eine *natürliche Immunität* des Menschen z. B. gegen den Erreger   natürliche
der Maul- und Klauenseuche von Tieren.   Immunität

erworbene Immunität

Eine *erworbene Immunität* entsteht dadurch, daß ein Kind eine ansteckende Krankheit wie Masern durchmacht oder dagegen geimpft wird. Nach durchgemachter Krankheit besteht die Immunität jahrzehnte- oder lebenslang, nach einer Impfung oft kürzer, so daß unter Umständen eine Auffrischimpfung nötig ist.

Leihimmunität

Ein *Neugeborenes* bringt für einige Wochen oder Monate eine *Leihimmunität* von seiner Mutter mit auf die Welt (→Nestschutz), allerdings nicht gegen alle Krankheiten: z. B. gegen →Tuberkulose oder →Keuchhusten gibt es keinen Nestschutz, wohl aber gegen →Masern und →Windpocken, sofern die Mutter diese Krankheiten früher durchgemacht hat. Wenn eine Mutter gegen Masern geimpft ist, reicht ihre Leihimmunität, die sie dem Kind mitgibt, nicht ganz so lange wie nach durchgemachten Masern.

passiver Schutz

aktiver Schutz

Eine andere Form von Leihimmunität ist der *passive Schutz*, den man mit einem Immunglobulin-Präparat als Spritze verabreicht (→Immunglobuline); die Wirkungsdauer ist kürzer als der *aktive Schutz*, den man mit Impfungen erzielt. Ein Beispiel für die Anwendung eines solchen *passiven Schutzes* ist eine verschmutzte Wunde, die die Gefahr des Wundstarrkrampfes (→Tetanus) mit sich bringt: Falls das Kind noch nicht gegen Wundstarrkrampf geimpft ist oder die letzte Impfung lange zurückliegt, verläßt man sich nicht nur auf den erst allmählich in Gang kommenden aktiven Schutz einer Erst- oder Auffrischimpfung, sondern gibt gleichzeitig (simultan) mit einer Immunglobulin-Spritze einen sofort wirksamen passiven Schutz.

Schutz durch Antikörper

Mit dem Ausdruck „humorale Immunität" wird der Schutz durch Antikörper gemeint, als „zelluläre Immunität" bezeichnet man eine durch vorwiegend weiße Blutkörperchen vermittelte Abwehr.

Eine erworbene Immunität ist schließlich die →stille Feiung: Kinder und Erwachsene müssen nicht nach jeder →Ansteckung mit einem Erreger auch die zugehörige Krankheit durchmachen, sondern sie setzen sich mit diesem Erreger auseinander, ohne Fieber oder ein anderes Krankheitszeichen zu entwickeln und ohne etwas zu spüren. Sie erwerben aber trotzdem mit ihren →Antikörpern den vollen, meist lebenslangen Schutz.

Immunthrombozytopenie (abgekürzt ITP)

Mangel an Blutplättchen

Ein *Mangel an Blutplättchen*, der im Kindesalter mitunter auftritt, und zwar gewissermaßen „versehentlich", während der Körper mit der Abwehr von Krankheitserregern oder dem dazugehörigen Abräumen der Abfallprodukte beschäftigt ist. Dabei kommt es speziell bei Kleinkindern vor, daß sich →Immunglobuline in großer Zahl an die Blutplättchen heften und dadurch deren Lebensdauer im Blutkreislauf stark verkürzen. Bei Schulkindern bilden sich auch →Antikörper, die gegen die Blutplättchen gerichtet sind und dadurch deren Lebensdauer verkürzen (→Autoimmunkrankheiten); dies führt zum seltenen chronischen Verlauf.

gesteigerte Neuproduktion

Das Knochenmark versucht, die verkürzte Lebensdauer der Plättchen durch enorm gesteigerte Neuproduktion auszugleichen; dies gelingt aber nur zum Teil, so daß die Plättchenzahl im Blut absinkt. Die Folge sind Blutungen in die Haut und Schleimhäute; nur selten zeigt sich blutiger Urin oder Stuhl, extrem selten eine ernste *Blutung im Gehirn*.

Symptome: ein bis zwei Wochen nach einem →grippalen Infekt oder einer anderen meist von einem Virus verursachten Krankheit, wenn das

Kind schon wieder bei Wohlbefinden ist, treten unvermittelt *blaue Flecken* an den dafür üblichen wie auch an unüblichen Körperstellen auf, und zwar ohne Stoß oder andere Gewalt; daneben sieht man punktförmige Blutungen an der Haut; gelegentlich auch *Nasen- oder Zahnfleischbluten.* Die Hautblutungen tun nicht weh; Spielfreudigkeit und Appetit sind *nicht beeinträchtigt.*

Was ist zu tun? Das Kind wird sorgfältig untersucht, auch auf tastbare Lymphknoten, Leber- und Milzgröße. Wichtig ist ein *vollständiges Blutbild*: Die Plättchenzahl ist meist sehr stark erniedrigt. Aber die vorhandenen Plättchen sind jünger und damit größer und klebriger als sonst. Die an der Haut getestete Blutungszeit ist verlängert, jedoch weniger, als man es von der Plättchenzahl her erwarten würde.

Wichtig ist, daß Arzt und Eltern *nicht* vor der niedrigen Plättchenzahl *erschrecken!* Die akute Verlaufsform der ITP ist eine gutartige Krankheit, die nach mehreren Tagen, längstens nach einigen Monaten von allein verschwindet. Die seltene chronische Form zieht sich über Jahre und Jahrzehnte bis ins Erwachsenenalter hin (Morbus Werlhof).

Solange die Plättchenzahl niedrig liegt, soll das Kind vor Schädelprellungen nach Möglichkeit geschützt werden. Kinder und Jugendliche mit der chronischen Form gehen meist normal zur Schule, treiben vernünftig Sport (kein Boxen; kein Moped) und fühlen sich dabei kaum beeinträchtigt. Bei Beginn der Monatsblutungen braucht man den Rat des Frauenarztes. Nasenbluten kann gelegentlich lästig werden.

Wann soll ein Medikament gegen die ITP eingesetzt werden? Dies ist eine Ermessensfrage und hängt auch von der Geduld der Eltern und des Arztes ab. Wenn die Zeit des Wartens, bis sich die Plättchenzahl von allein normalisiert, *zu lang und zu riskant* erscheint, gibt man →Immunglobuline mit Infusion. Manche Ärzte setzen auch Cortison (→Nebenniere) ein.

Schwieriger ist die Entscheidung, wie ein Kind oder Jugendlicher mit der chronischen Form am besten versorgt wird. Die Herausnahme der Milz (Splenektomie) kommt meist erst vom Schulalter an in Betracht; sie führt in vielen Fällen zu teilweisem oder vollem Erfolg, weil dadurch die Lebenszeit der Plättchen verlängert wird, deren natürlicher Abbau in der Milz erfolgt. Die Vor- und Nachteile dieser Operation werden zuvor mit den Eltern besprochen. Als Medikamente kommen Immunsuppressiva in Frage, neben der bedarfsweisen Gabe von Immunglobulinen.

Impetigo contagiosa (Eiter- oder Grundflechte)

Eine eitrige Hauterkrankung, erkennbar an einzelnen oder zahlreichen erbs- oder münzgroßen Blasen, die rasch honiggelb verkrusten. Der verschmierte Eiter ist sehr ansteckend! Erreger sind →Bakterien, meist →Staphylokokken, gelegentlich auch →Streptokokken. Die Eiterstellen befinden sich vor allem am Mund, an den Wangen, am behaarten Kopf, an den Händen und am Gesäß.

Was ist zu tun? Am besten entscheidet der Arzt über die Art der äußerlichen Behandlung (z. B. Pinseln mit einer Farbstofflösung). Unter Umständen muß auch ein →Antibiotikum eingenommen werden. Die Heilungsaussichten sind gut. Zum Schluß achtet der Arzt im Urin auf eine Nierenbeteiligung.

Impfungen

gegen schwere Krankheitsverläufe und Komplikationen

bewirken, daß das Kind zu einem gewählten Zeitpunkt Schutzstoffe gegen eine oder mehrere Krankheiten bildet und deshalb in den folgenden Jahren daran nicht erkranken wird. Man will dadurch dem Kind schwere Krankheitsverläufe, Lebensbedrohung und Komplikationen mit ernsten Schäden ersparen. Beispiele: Wenn Wundstarrkrampf (→Tetanus) ausbricht, ist dies eine lebensgefährliche Krankheit, die auf der Intensivpflege-Station behandelt werden muß; →Keuchhusten kann im Säuglingsalter durch Atemstillstandsanfälle lebensbedrohlich werden; →Masern haben im späteren Schul- und Jugendalter ein höheres Risiko, mit Hirnentzündung (→Enzephalitis) einherzugehen; →Röteln in der Frühschwangerschaft können beim ungeborenen Kind zur Schädigung des Innenohrs, des Gehirns, der Augen und des Herzens führen.

Um einen ausreichenden Schutz zu bekommen, müssen viele Impfungen mehrmals (z. B. gegen Haemophilus influenzae B, Hepatitis B, Kinderlähmung, Keuchhusten, Diphtherie, Wundstarrkrampf) durchgeführt werden; und es gibt Impfungen, die aufgefrischt werden müssen, um den Schutz über Jahrzehnte aufrechtzuerhalten (z. B. gegen Kinderlähmung und Wundstarrkrampf; auch gegen Masern und Röteln).

Impfstoff

Der *Impfstoff* besteht entweder aus abgeschwächten, aber noch vermehrungsfähigen Erregern (Lebendimpfstoffe, z. B. gegen, Masern, Mumps und Röteln) oder aus Teilen des abgetöteten Erregers (Totimpfstoffe, z. B. gegen Wundstarrkrampf, Diphtherie, Haemophilus influenzae B).

Die üblichen Impfungen werden von Kindern überwiegend *gut vertragen*. Gelegentlich macht der Impfling die Krankheit in stark abgeschwächter Form durch (z. B. Impfmasern). Etwa bei zwei bis fünf Kindern von 100 bewirkt die Impfung eine Fieberzacke, meist am 2. bis 3. Tag nach der Impfung, oder eine Rötung an der Impfstelle; eine Hirnschädigung (Impfenzephalitis) oder allergische Reaktion kommen höchst selten vor.

Impfplan

Der **Impfplan** für ein Kind wird am besten vom betreuenden Kinderarzt oder Hausarzt aufgestellt und mit den Eltern besprochen. Er berücksichtigt das Alter des Kindes und bereits durchgemachte Erkrankungen; ferner die Häufigkeit, Gefährlichkeit und das Ansteckungsrisiko der in Frage kommenden Krankheiten sowie den Gesundheitszustand des Kindes, die Verträglichkeit des Impfstoffs und die nötigen Abstände zwischen den Impfungen. Fallbeispiele: Für ein Kind mit →Mukoviszidose ist die Impfung gegen Keuchhusten besonders nötig. Ein Kind mit →Abwehrschwäche braucht einen anderen Impfplan als ein gesundes Kind.

In Deutschland bestimmen die Bundesländer, welche Impfungen als öffentlich empfohlen gelten; dabei kann es zwischen den einzelnen Bundesländern kleine Unterschiede geben. Der Impfplan für Österreich und der Schweiz ist mit dem deutschen vergleichbar. Falls ein Kind durch eine Impfung einen Schaden davonträgt, was heutzutage nur noch *höchst selten* vorkommt, so tritt der Staat über die Versorgungsämter für die Gesundheitsschädigung ein, wenn die Impfung öffentlich empfohlen war und der Zusammenhang zwischen Impfung und Schaden durch ein Gutachten glaubhaft gemacht wird.

Mit der Impfung wird ein Aufbau des eigenen Schutzes (*aktive Immunisierung*) eingeleitet. Manchmal sind hierzu zwei bis drei Teilimpfungen und spätere Auffrischungsimpfungen erforderlich. **aktive Immunisierung**

Wie ein Neugeborenes von seiner Mutter ihre Abwehrstoffe für die ersten Lebensmonate erhält, kann auch später durch die Gabe von isolierten Abwehrstoffen aus dem Spenderblut ein zeitlich begrenzter Schutz vermittelt werden. Angereicherte Abwehrstoffe (→*Immunglobuline*) von menschlichen Spendern gegen Infektionen wie Windpocken, Zytomegalie oder Hepatitis B können bei besonders gefährdeten Kindern (unter Krebsbehandlung, nach Transplantationen) verabreicht werden (*passive Immunisierung*). **passive Immunisierung**

Das Für und Wider: Die Impfbefürworter haben sowohl die *Risikominderung* für das einzelne Kind vor Augen wie auch das Ziel, bestimmte Infektionskrankheiten in der Bevölkerung völlig oder größtenteils zum Verschwinden zu bringen; wie dies bei den Pocken, der Kinderlähmung, ein Stück weit bei den Röteln und den Masern gelungen ist. Auch an der Zunahme unserer Lebenserwartung haben die Impfungen ihren Anteil. **Das Für und Wider** **Risikominderung**

Stimmen, die Bedenken gegen einzelne Impfungen, gegen den Umfang der Impfpläne oder grundsätzliche Einwände gegen das Impfen äußern, kommen aus verschiedenen weltanschaulichen Richtungen. Die Kritiker, die der →Homöopathie, →Naturheilkunde oder Anthroposophie nahestehen, haben vor allem die *Folgenabschätzung* vor Augen, eine Einflußnahme, aus der jedoch bislang keine gesundheitlichen Nachteile erwachsen sind. **Folgenabschätzung**

Der →Nestschutz, den die maserngeimpfte Mutter ihrem Neugeborenen mitgibt, ist kürzer als der, den die Mutter weitergibt, die als Kind Masern durchgemacht hat; darauf müssen sich Kinderärzte und kommende Impfempfehlungen für Erwachsene allerdings einstellen. Einen Schritt weiter geht die Frage, ob ein Kind, das Masern durchmacht und normal übersteht, bessere Entwicklungschancen hat als ein gegen Masern geimpftes Kind. **Beispiel: Masern**

Dazu ist aus Sicht der schulmedizinischen Kinderärzte festzuhalten: Durchgemachte Masern hinterlassen meist einen längeren Schutz als die Masernimpfung; deshalb die Auffrischimpfungen. Unkompliziert verlaufende Masern als Krankheit zu erleben ist für die Entwicklung eines Kindes vermutlich kein Nachteil, obwohl die Kinder bei Ausbruch der Masern meist hochfiebernd und deutlich krank darniederliegen. Ob das Überstehen eines solchen Zustandes letztlich einen Vorteil bedeutet, ist nicht bewiesen. Aber die Vermeidung des Risikos einer Hirnentzündung (→Enzephalitis), insbesondere im fortgeschrittenen Schulalter, ist beim Abwägen des Für und Wider für die meisten Kinderärzte ausschlaggebend.

Studien über die Beziehung zwischen bestimmten Erkrankungen wie →multiple Sklerose und Impfungen haben keine nachteilige Auswirkung herausgefunden.

Die heutigen Lebensbedingungen und die derzeitige Verbreitung der Masernimpfung vermindern die Wahrscheinlichkeit einer Ansteckung und verlagern sie vom erwünschten Kleinkindalter ins unerwünschte Schul- und Jugendalter. Aus diesem Grund empfiehlt es sich für Eltern, die Bedenken gegen ein möglichst umfassendes Impfprogramm für ihr Kind haben, wenigstens für den unbedingt erforderlichen Impfschutz zu sorgen. **wenigstens die wichtigsten Impfungen durchführen**

EMPFOHLENER IMPFKALENDER

Durch die Entwicklung von neuen Impfstoffen haben sich die Empfehlungen in den letzten Jahren geändert. Als Impfungen, die zusammen einen umfassenden Impfschutz gewährleisten, werden empfohlen:

ab dem 3. Lebensmonat
- 1. Impfung gegen Diphtherie, Keuchhusten (Pertussis), Wundstarrkrampf (Tetanus), Kinderlähmung und Haemophilus influenzae Typ b (HIB).

Diese Impfungen werden in den Oberschenkel in *einer Spritze* verabreicht.

4. Lebensmonat (vier Wochen nach der Erstimpfung)
- 2. Impfung gegen Diphtherie, Keuchhusten (Pertussis), Wundstarrkrampf (Tetanus), Kinderlähmung, Haemophilus influenzae Typ b (HIB) und Hepatitis B
(eine Spritze in den Oberschenkel)

5. Lebensmonat
- 3. Impfung gegen Diphtherie, Keuchhusten (Pertussis), Wundstarrkrampf (Tetanus), Kinderlähmung, Haemophilus influenzae Typ b (HIB) und Hepatitis B
(eine Spritze in den Oberschenkel)

ab dem 14. Lebensmonat
- Impfung gegen Masern, Mumps, Röteln
(eine Spritze in den Oberschenkel)
- Vier Wochen später Auffrischimpfung gegen Masern, Mumps, Röteln

2. Lebensjahr
- 4. Impfung gegen Diphtherie, Keuchhusten (Pertussis), Wundstarrkrampf (Tetanus); Kinderlähmung, Haemophilus influenzae Typ b (HIB) und Hepatitis B
(eine Spritze in den Oberschenkel)

ab dem 6. Lebensjahr
- Auffrischungsimpfung gegen Wundstarrkrampf (Tetanus), Diphtherie mit kleiner Dosis (Td-Impfstoff) und Kinderlähmung
(Spritze in den Oberarmmuskel)
- Auffrischimpfung gegen Masern, Mumps, Röteln (falls nicht schon im 2. Lebensjahr erfolgt)
(Spritze in den Oberarmmuskel)

13.–15. Lebensjahr
- Auffrischungsimpfung gegen Wundstarrkrampf (Tetanus), Diphtherie mit kleiner Dosis (Td-Impfstoff) und Kinderlähmung
(Spritze in den Oberarmmuskel)

– Auffrisch- oder Erstimpfungen gegen Hepatitis B und gegen Röteln bei
Mädchen, wenn keine zweimalige Impfung im 2. und 6. Lebensjahr gegen
Masern, Mumps, Röteln erfolgte
(Spritze in den Oberarmmuskel)

für das anschließende Jugend- und Erwachsenenalter
Es wird eine Auffrischung des Impfschutzes gegen Wundstarrkrampf (Tetanus), Diphtherie und Kinderlähmung alle zehn Jahre empfohlen.

SPEZIELLE IMPFUNGEN

werden nicht kostenfrei angeboten, einige jedoch von der Kranken-/Sozial-
versicherung bezahlt. Sie werden jedem empfohlen, der sich oder seine
Angehörigen wegen eines möglichen Erkrankungsrisikos vor der betreffenden Erkrankung schützen will.

FSME (Frühsommer-Meningoenzephalitis)
Vor allem in Österreich, Süddeutschland und der Schweiz wird diese virale Infektionskrankheit mit Gehirnentzündung nach Zeckenstich erworben.
   Ab dem 2. Lebensjahr, wenn sich die Kinder in der Natur frei bewegen,
empfiehlt man die 1. Impfung, drei Wochen bis drei Monate später die
2. Teilimpfung und neun bis zwölf Monate danach die dritte. Auffrischungsimpfungen sollen alle drei bis fünf Jahre vorgenommen werden.

Hepatitis A
Eine erhöhte Gefahr, an dieser Leberentzündung zu erkranken, haben Kinder in Gemeinschaftseinrichtungen (Heime) und bei Reisen in Endemiegebiete (z. B. südliche Mittelmeerländer). Hepatitis-A-Impfung kann auch
in Kombination mit Hepatitis-B-Impfung verabreicht werden, es werden (je
nach Impfstoff) zwei bis drei Impfungen im Abstand von einem und sechs
bis zwölf Monaten verabreicht.
   Vor allem Kinder mit chronischen Lebererkrankungen (Stoffwechselerkrankungen) oder Bluter sollen gegen Hepatitis A geschützt werden.

Grippe (Influenza)
Influenzainfektionen sind Atemwegserkrankungen, die besonders bei chronisch kranken Kindern schwerwiegend verlaufen.
   Der Impfschutz muß wegen der großen Veränderungsfähigkeit des Virus
jährlich (im Herbst) mit einer Impfung erneuert werden.
   Da Influenza bei jüngeren Säuglingen und Kindern mit Herz- und Lungenerkrankungen besonders belastend verlaufen kann, ist eine Impfung für
die Betreuungsperson (Eltern) und Angehörige der Gesundheitsberufe, damit sie die Kinder nicht anstecken können, ebenfalls empfohlen.

Pneumokokken
verursachen schwerwiegende Atemwegserkrankungen, Hirnhaut- und Mittelohrentzündungen. Vor allem junge Kinder und Kinder mit angeborener
oder erworbener Abwehrschwäche sollen mit dieser Impfung geschützt
werden. Wenn ein Konjugat-Impfstoff verwendet wird, sind ab dem 12. Le-

bensmonat zwei Impfungen im Zeitabstand von zwei Monaten erforderlich. Eine Auffrischungsimpfung wird alle drei bis fünf Jahre empfohlen.

Windpocken/Feuchtblattern (Varizellen)
Vor allem Kinder mit onkologischen Erkrankungen (Leukämien, maligne Tumore), Transplantierte und Ekzematiker sowie alle Angehörigen dieser Patienten sollten diese Impfung erhalten. Sie kann ab dem 2. Lebensjahr mit einer Impfung erfolgen. Jugendliche über 13 Jahre sollen sechs Wochen nach der 1. Teilimpfung eine 2. Dosis erhalten.

Meningokokken
Mehr als die Hälfte dieser schweren Infektion wird in Mitteleuropa durch Menigokokken Typ B verursacht, wogegen es keine Impfung gibt. Gegen die Meningokokken Typ C (ca. 25 Prozent der diagnostizierten Erkrankungen) und gegen den Typ A, W und Y gibt es eine Impfung. Sie wird bei Epidemien oder Reisen in epidemische Gebiete empfohlen.

Tollwut
Besonders gefährdet sind Personen, die von streunenden Hunden oder von einem Fuchs angefallen wurden. Die vierteilige Impfung wird am Tag 1, 7 und 28, die 4. Teilimpfung nach zwölf Monaten verabreicht. Die Verträglichkeit ist gut, die Schutzrate beträgt fast 100 Prozent über drei bis fünf Jahre nach der Impfung.

Tuberkulose (BGG-Impfung)
Weil in den Ländern mit hohem Gesundheits- und Hygienestandard diese Erkrankung deutlich zurückgegangen ist, wird eine BGG-Impfung nur für besondere Situationen, wie unvermeidbarer Kontakt mit möglicherweise ansteckenden Personen, empfohlen. Diese Impfung kann die Tuberkulose-Erkrankung nicht vollständig verhindern, sondern nur in ihrem Verlauf abschwächen.

Früher wurden alle Neugeborenen geimpft. Bei einer Impfung im späteren Alter muß vorher eine Hauttestung (Tuberkulin-Test) auf Tuberkulose durchgeführt und nachgewiesen werden, daß kein Schutz (keine Immunität) besteht.

REISEIMPFUNGEN
Bei Reisen in verseuchte Gebiete wird eine rechtzeitige Beratung über erforderliche Schutzmaßnahmen angeraten. Als Reiseimpfung werden empfohlen: FSME-, Hepatitis-A-, (→**spezielle Impfungen**), Typhus- und Gelbfieber-Impfung. Sie sind auch für Kinder zugelassen.

Typhus
Entweder als Schluckimpfung, die Kapseln werden am Tag 1, 3 und 5 auf nüchternen Magen eingenommen, oder als Stichimpfung, diese besteht aus einer Injektion in den Muskel (Oberarm, Oberschenkel).

Kinder können erst nach dem 2. Lebensjahr geimpft werden. Beide Impfungen haben eine Schutzrate von ca. 70 Prozent über drei Jahre.

Gelbfieber

Diese Impfung wird aufgrund der Temperaturempfindlichkeit nur von zugelassenen Instituten vorgenommen. Eine Injektion unter die Haut erzeugt einen Schutz über ca. zehn Jahre. Der Impfstoff ist gut verträglich und darf ohne Zeitabstand mit anderen Impfungen kombiniert werden.

Cholera

Eine gentechnologisch hergestellte Schluckimpfung gegen Cholera ist für Kinder erst nach dem 2. Lebensjahr zugelassen. Eingenommen wird der Impfstoff einmal auf den nüchternen Magen; als einzige Nebenwirkung wurden gelegentlich weichere Stühle beobachtet. Der Schutz beginnt etwa eine Woche nach der Impfung und hält für zwei Jahre.

FERNREISEN: IMPFEMPFEHLUNGEN UND MALARIAPROPHYLAXE

Region	Impfungen für alle Reisende	Zusätzliche Impfungen in Abhängigkeit von individuellen Reisebedingungen und Aufenthaltsdauer
Nordafrika	Hepatitis A, Typhus, Diphtherie, Tetanus, Polio	Cholera, Meningokokken-Meningitis, Hepatitis B, Tollwut, ev. Malaria-Prophylaxe
West-, Ost-, Zentralafrika	Gelbfieber, Hepatitis A, Typhus, Diphtherie, Tetanus, Polio, Malaria-Prophylaxe	Cholera, Meningokokken-Meningitis, Hepatitis B, Tollwut
Südafrika	Hepatitis A, Typhus, Diphtherie, Tetanus, Polio, ev. Malaria-Prophylaxe	Cholera, Hepatitis B, Tollwut
Naher Osten	Hepatitis A, Typhus, Diphtherie, Tetanus, Polio, ev. Malaria-Prophylaxe	Cholera, Meningokokken-Meningitis, Hepatitis B, Tollwut
Mittlerer Osten	Hepatitis A, Typhus, Diphtherie, Tetanus, Polio, Cholera, ev. Malaria-Prophylaxe	Meningokokken-Meningitis, Japan-B-Enzephalitis, Hepatitis B, Tollwut
Ferner Osten	Hepatitis A, Typhus, Diphtherie, Tetanus, Polio, ev. Malaria-Prophylaxe	Cholera, Japan-B-Enzephalitis, Hepatitis B, Tollwut

Region	Impfungen für alle Reisende	Zusätzliche Impfungen
Mittelamerika	Hepatitis A, Typhus, Diphtherie, Tetanus, Polio, ev. Malaria-Prophylaxe	Cholera, Hepatitis B, Tollwut
Karibik	Hepatitis A, Typhus, Diphtherie, Tetanus, Polio	Cholera, Hepatitis B, Tollwut
Südamerika	Hepatitis A, Typhus, Diphtherie, Tetanus, Polio, ev. Gelbfieber, ev. Malaria-Prophylaxe	Cholera, Hepatitis B, Tollwut

Infantile Zerebralparese
→Zerebrale Kinderlähmung und →Hirnschaden.

Infekt der oberen Luftwege (→Erkältung)
Die häufigste ansteckende Erkrankung im Kindesalter. Nase, Rachen, Mittelohr, Luftröhre und deren Äste sind die oberen Luftwege; sie entzünden sich leichter als die unteren Luftwege (→Lungenentzündung).

Ursachen: Erreger sind meist →Viren; die →Inkubationszeit ist kurz, oft nur wenige Tage. Die Ansteckung erfolgt über Tröpfchen (Niesen, Husten) und *ungewaschene Hände*, mit denen man sich durchs eigene Gesicht fährt.

Symptome: →Schnupfen und →Husten, zu Beginn auch mäßiges Fieber sind kennzeichnend. Das Allgemeinbefinden kann, muß aber keineswegs beeinträchtigt sein. Die Nächte sind häufig durch den Husten gestört, bei Säuglingen das Trinken wegen verstopfter Nase. Ein Infekt der oberen Luftwege klingt meist innerhalb einer Woche von allein wieder ab. Kleinkinder machen mitunter mehrere Infekte der oberen Luftwege hintereinander durch und werden dann wochenlang Husten und Schnupfen nicht richtig los. Eine solche Situation beunruhigt die Eltern, ist aber meist kein Grund zur Sorge; im Zweifel zieht man den Kinder- oder Hausarzt zu Rate.

Was ist zu tun?

Was ist zu tun? Der Einsatz eines →Antibiotikums ist nicht nötig und auch nicht sinnvoll. Ein vorbeugend verabreichtes Antibiotikum vermag bei Abwehrgesunden eine Superinfektion oder andere Komplikationen nicht zu vermeiden; es führt nur dazu, daß die normalen Bakterien des Nasenrachenraums im Ernstfall nicht mehr auf das Antibiotikum ansprechen (resistent werden).

feuchte Luft tut den entzündeten Luftwegen gut

Sinnvoll ist es, dem Säugling die Nasenatmung z. B. durch Kochsalztropfen zu erleichtern. Ein ausführliches warmes Wannenbad am Abend hilft, den nächtlichen Husten zu mildern; unterstützt durch feuchte Tücher in der Nähe des Bettes und auch nachts geöffnetes Fenster. Denn feuchte Luft tut den entzündeten Luftwegen gut.

Gegen Ohrweh, das vor allem durch fehlende Belüftung der Eustachi-
schen Tube zustande kommt, helfen abschwellende Nasentropfen. Ein Kind
mit Infekt der oberen Luftwege soll reichlich zu trinken bekommen. Hustenmittel sind meist entbehrlich (→Husten). Komplikationen, die einen Arztbesuch nötig machen, sind die Ausnahme (→Erkältung).

Vorbeugen: Größere Menschenansammlungen meiden. Abhärten. Händewaschen beim Umgang mit erkrankten Kindern und Erwachsenen.

Die Wirkung von Echinacin wird von den Ärzten unterschiedlich beurteilt.

Infektion
bedeutet →Ansteckung (→stille Feiung).

Influenza
ist das Fachwort für →Grippe. Damit ist eine Gruppe ansteckender Krankheiten gemeint, die durch →Viren (Influenza-Viren) hervorgerufen werden.
Nicht zu verwechseln mit den Bakterien, die →Haemophilus influenzae
heißen.

Infusion
Häufig auch Dauertropf genannt. Sie dient der Zufuhr von Wasser, Salzen, **Dauertropf**
Traubenzucker (Glukose), anderen Nährstoffen und Medikamenten oder
von Blut und Blutbestandteilen in die Blutbahn. Dadurch können rasch und
sicher Flüssigkeits- und Salzverluste z. B. infolge eines Brechdurchfalls
ausgeglichen werden (→Exsikkose); das gilt auch für den Fall einer Ver-
schiebung im Säure-Basen-Haushalt und für die Zufuhr von Energie (Kalorien).

Inhalationshilfen
dienen dazu, ein Medikament durch Einatmen (Inhalieren) in die Verzweigungen und Verästelungen der Luftröhre, also zum Teil in die oberen, vor
allem aber in die mittleren und möglichst auch unteren Luftwege zu bringen. Man behandelt damit Krankheiten wie →Krupp, →Asthma, obstruk-
tive Bronchitis (→Obstruktion) und →Mukoviszidose. Der Vorteil beim In- **Vorteil beim**
halieren liegt in den vergleichsweise geringen Dosen, die erforderlich sind, **Inhalieren**
weil das Medikament ohne Umweg oder Verdünnung dorthin kommt, wo es
wirken soll, in die Atemwege. Damit sind auch die Nebenwirkungen geringer. Die Wahl der richtigen Inhalationsmethode/Inhalationshilfe bestimmt
ganz wesentlich den Behandlungserfolg und ist von einigen Faktoren abhängig, u. a. dem Alter des Patienten, seiner Kooperationsfähigkeit und dem **elektrisch**
Schweregrad der Erkrankung. In einem elektrisch betriebenem Druckver- **betriebener**
nebler wird die Inhalationslösung von einer Düse verstäubt und mit Hilfe **Druckvernebler**
einer Atemmaske oder eines Mundstückes eingeatmet. Die Inhalation dau-
ert ca. zehn bis 15 Minuten, und eine regelmäßige Reinigung des Gerätes
und der Schläuche ist notwendig. Bequemer ist daher die Handhabung von
Inhalationssprays (Aerosol-Dosierer) und Pulverinhalatoren. Selbst bei be- **Inhalations-**
ster Übung erreicht nur ein Teil der inhalierten Medikamente die Lungen. **spray**
Um die Wirksamkeit der inhalativen Asthma-Medikamente zu verbessern,
verwendet man als Inhalationhilfe Vorschaltkammern (Spacer), die zwi-

schen dem Mund und dem Aerosol-Dosierer angebracht werden. Auch
Babyhaler bei Kleinkindern oder Pulverinhalatoren (Disc-, Rota-, Spin- und
Turbohaler) bei größeren Kindern tragen zu einer besseren Verteilung des
Medikaments in den Atemwegen bei. Zur Langzeitbehandlung wie bei
→Asthma oder →Mukoviszidose müssen die Kinder und ihre Eltern in der
richtigen Handhabung geschult werden.

Pulver-inhalatoren

Inkubationszeiten

besagen, wie lange es dauert, bis eine ansteckende Krankheit „ausgebrütet"
wird; sie umfaßt also den Zeitraum von der →Ansteckung (Infektion) bis
zum Ausbruch der ersten Krankheitszeichen. Während der Inkubationszeit
ist der Patient zunächst meist nicht ansteckend, sondern wird dies erst
am Ende oder in den letzten ein bis zwei Tagen (z. B. bei →Mumps und
→Windpocken).
   Beispiele für Inkubationszeiten:
- →Keuchhusten: 7 bis 10 Tage, selten bis 21 Tage
- →Masern: 10 bis 12 Tage, selten 8 bis 14 Tage
- →Mumps: 18 bis 21 Tage, selten 12 bis 35 Tage
- →Röteln: 15 bis 21 Tage
- →Salmonellose: wenige Stunden bis 3 Tage
- →Tuberkulose: 4 bis 8 Wochen, selten 3 bis 10 Wochen
- →Windpocken: 14 bis 21 Tage
- →AIDS: schwankt zwischen einigen Wochen und vielen Jahren; eine
  kurze Inkubationszeit, die bereits im frühen Säuglingsalter beendet ist,
  deutet auf einen raschen und ernsten Verlauf hin.

Inkubator

bedeutet Brutkasten. Er dient vor allem der Aufzucht von Frühgeborenen,
gelegentlich auch der Pflege und *Beobachtung* ausgetragener, reifer Neugeborener. Auch für die →Beatmung reifer wie auch unreifer Neugeborener ist
der Inkubator unentbehrlich (→Frühgeburt).
   Frühgeborene können die Körpertemperatur nicht oder nur unzureichend bei 37° C halten, sondern nehmen die Temperatur ihrer Umgebung
an. Sie brauchen aber nicht nur *Wärme*, sondern auch eine hohe *Luftfeuchtigkeit*; andernfalls würde zuviel Wasser durch die Haut und vor allem über
die Schleimhäute der Atemwege verdunsten. Darüber hinaus brauchen
manche Frühgeborene anfangs einen höheren *Sauerstoffgehalt* in ihrer
Atemluft. Dies alles ermöglicht der Inkubator.
   Eltern dürfen ihr Kind besuchen, auch wenn es im Inkubator liegt. Falls
es die Umstände zulassen, dürfen sie ihr Kind auch berühren und streicheln
oder sich sogar an der Pflege beteiligen, aber nur mit gewaschenen Händen!

Brutkasten

Wärme

Luftfeuchtigkeit

vor dem Reinlangen Hände waschen

Insektenstich
→Bienenstich und →Mückenstiche.

Insulin
→Zuckerkrankheit

Intensivpflege

Schwerstkranke Kinder, insbesondere wenn sie nicht oder nur ungenügend
von allein atmen, wenn sie eine langdauernde, schwierige Operation hinter
sich haben oder wenn ihr Bewußtsein durch Krankheit oder Unfall tiefgreifend gestört ist, werden auf der Intensivpflegestation betreut. Dort werden auch atemgestörte Neugeborene, vor allem die hochgradig Unreifen,
behandelt.

Die Zahl der Kinderkrankenschwestern und Ärzte, die rund um die Uhr
für den einzelnen Patienten sorgen, ist höher als auf anderen Krankensta-
tionen. *Elternbesuche* sind nach Absprache mit Schwestern und Ärzten
sowohl tagsüber wie auch nachts möglich; das gilt auch für *Gespräche* mit
den Eltern.

Interferon

gehört zu den Abwehrstoffen, die von weißen Blutzellen gebildet werden
und insbesondere gegen →Viren gerichtet sind.

Dank ihrer vielfältigen Möglichkeiten, die körpereigene Abwehr zu unterstützen, werden mit →Gentechnologie gewonnene Interferone zunehmend
als *Medikamente* eingesetzt: gegen chronisch verlaufende Virusinfektionen
(z. B. Hepatitis B), gegen bestimmte bösartige Erkrankungen als →Zyto-
statika und bei Kindern gegen ausgedehnten Befall mit Hämangiomen
(→Blutschwamm). Interferone sind keine Medikamente, mit denen man
jahrzehntelange Erfahrung hat; aber die bisherigen Ergebnisse sind hier und
da erfolgversprechend, auch im Kindesalter.

vielfältige Möglichkeiten des Einsatzes

Intubationsnarkose

Ein Patient, der während einer Narkose beatmet werden soll oder der infolge eines Unfalls oder einer Krankheit nicht oder nicht genügend von allein
atmet, bekommt einen leicht gebogenen Plastikschlauch (Tubus) vom Mund
oder von der Nase aus durch den Kehlkopf in die Luftröhre geschoben,
damit durch diesen Tubus die künstliche →Beatmung durchgeführt werden
kann.

künstliche Beatmung

Abgesehen von Kurznarkosen für kleinere Eingriffe werden die meisten
Operationen in Intubationsnarkose durchgeführt: Der Patient wird zu Be-
ginn der Narkose, wenn er das Bewußtsein gerade verloren hat, intubiert.
Die Gefahr von Komplikationen wird durch die Intubation geringer.

Invagination (Einstülpung des Darms in Längsrichtung)

Bei Säuglingen und jungen Kleinkindern, vor allem zwischen dem 4. und
24. Lebensmonat, kommt es gelegentlich vor, daß sich ein Stück Darm von
magenwärts nach afterwärts einstülpt (ähnlich wie der Ärmel einer Jacke);
es liegt dann z. B. der untere Teil des Dünndarms fest „eingescheidet" im
Anfangsteil des Dickdarms. Damit ist es akut zu einem *Darmverschluß* gekommen. Gleichzeitig wird die Blutversorgung von Darmwand und daran-
hängendem Gekröse unterbrochen, was äußerst schmerzhaft ist.

Darmverschluß

Ursachen: Jungen sind häufiger betroffen als Mädchen. Der Anlaß für die
Invagination ist oft nicht ersichtlich. Mitunter behindert ein geschwollener
→Lymphknoten im Darm, eine von einem Virus hervorgerufene Darment-
zündung (z. B. →Rotaviren) oder die Gefäßentzündung der Darmwand bei

der →Purpura Schönlein-Henoch die normalen Darmbewegungen (Peristaltik), was dann zur Einstülpung führen kann.

Symptome: Die Invagination ist ein plötzliches Ereignis. Die Kinder schreien auf und krümmen sich vor kolikartigen *Schmerzen*, werden blaß im Gesicht und erbrechen manchmal; mitunter entleert sich ein dünner Stuhl.

Das Heimtückische an der Invagination ist allerdings, daß das Kind nach der anfänglichen Schmerzattacke für mehrere Stunden weitgehend beschwerdefrei sein kann. Mitunter läßt sich der eingestülpte Darm als Walze im Bauch vom Arzt tasten.

Es droht eine Bauchfellentzündung Die Folgen des Darmverschlusses: Das eingestülpte Darmstück wird infolge der gestörten Durchblutung unwiderruflich geschädigt. Es droht eine Bauchfellentzündung; das Kind wird zunehmend krank; es verfällt zusehends. In diesem *späten Stadium* findet man mitunter blutig-schleimigen Stuhl, der an Himbeergelee erinnert, in der Windel.

Was ist zu tun? Der Verdacht auf eine Invagination erfordert eine Betreuung im Spital. Die Ultraschall-Untersuchung (→bildgebende Verfahren) gibt meist bereits Aufschluß.

Ein röntgenologischer Kontrastmittel-Einlauf zeigt dem Chirurgen, wo genau die Einstülpung sitzt. In günstigen Fällen gelingt es dem Röntgenarzt sogar, durch den Druck, den der Kontrastmittelbrei ausübt, das betroffene Darmstück wieder herauszustülpen, also zu devaginieren; damit kann dem Kind eine Operation erspart werden.

Operation Andernfalls muß man sich rasch zur Operation entschließen. Der Chirurg sieht dann während des Eingriffs, nachdem er mit seinen Händen die Invagination gelöst hat, ob die Blutversorgung des betroffenen Darms wieder einwandfrei ist und er deshalb in voller Länge erhalten bleiben kann (**frühes Stadium**) oder ob die Darmwand inzwischen so gelitten hat, daß das nicht mehr lebensfähige Darmstück herausgetrennt werden muß (**spätes Stadium**).

Die Kinder erholen sich nach einer solchen Operation meist rasch und bleiben dann beschwerdefrei. Ein Rückfall mit erneuter Invagination ist eher selten.

ITP
Abkürzung für →Immunthrombozytopenie.

J

Jaktationen

Manche ältere Säuglinge und Kleinkinder gewöhnen sich an, den Kopf im
Liegen hin und her zu werfen oder im Sitzen mit dem Oberkörper vor- und
zurückzuschaukeln; mitunter schlagen sie dabei z. B. ans Bett, ohne daß es
ihnen etwas ausmacht. Diese rhythmischen Bewegungen heißen Jaktatio- **rhythmische**
nen; sie sind ein eher lustbetontes Bedürfnis. Man sieht solches Kopf- oder **Bewegungen**
Körperschaukeln insbesondere bei vernachlässigten Kindern z. B. in Hei-
men oder bei Kindern, die in ihrer Entwicklung zurückgeblieben sind; allerdings haben auch gesunde, normal entwickelte Kinder gelegentlich diese
Angewohnheit.

In leichten Fällen gehen die Jaktationen nach einiger Zeit wieder von
allein zurück; andernfalls berät man sich mit dem Kinderarzt oder Hausarzt;
→Heilpädagogik, →Verhaltenstherapie.

Juckreiz

tritt vorübergehend und meist als harmloses Zeichen bei →Mückenstichen
und nach einem →Bienenstich auf. Manchmal hilft hier ein kalter Umschlag oder ein kühlendes Gel. Auch →Windpocken können jucken.

Ein kennzeichnendes, mitunter quälendes Symptom ist der Juckreiz bei **manchmal**
mancher →Allergie, insbesondere beim →Heuschnupfen und bei der Neuro- **nicht leicht**
dermitis (→Ekzem), bei der Insektengiftallergie, bei mancher Überempfind- **zu behandeln**
lichkeit gegen Medikamente; und ganz ausgeprägt ist er bei der →Krätze
und bei Krankheiten, die mit einem Gallestau einhergehen. Die Ursache des
Juckreizes zu beseitigen ist leider nicht immer einfach oder möglich. Es gibt
Tabletten (Antihistaminika), die ihn lindern.

Juvenile chronische Arthritis (abgekürzt JCA)

Eine Gruppe von Krankheiten, die mit chronischer →Gelenkentzündung
einhergehen.

Symptome und Anzeichen:
- Entweder ist z. B. nur ein Kniegelenk betroffen oder wenige andere große
  Gelenke; nicht selten wird bei diesen Kindern die Krankheit von einer
  Entzündung der Regenbogenhaut (Iris) begleitet; in solchen Fällen ist
  auch eine regelmäßige augenärztliche Betreuung notwendig.
- Oder es sind zahlreiche große und kleine Gelenke beteiligt; die Kinder
  klagen dann häufig morgens über *steife Finger*.
- Schließlich kann die Allgemeinerkrankung des Kindes im Vordergrund
  stehen: hartnäckiges Fieber, Abgeschlagenheit, nachlassende Leistungs-

195

fähigkeit, Blutarmut, geschwollene Lymphknoten, Herzbeutel- oder Rippenfellerguß. Die Gelenkbeschwerden begleiten dann dieses Krankheitsbild oder treten erst nach und nach im weiteren Verlauf hinzu.

Ursachen: Die JCA gehört zu den →Autoimmunkrankheiten; die zugrunde liegende Ursache ist noch weitgehend unbekannt. Die *Veranlagung* dazu wird offenbar vererbt; ob die Krankheit aber überhaupt ausbricht, hängt von äußeren Umständen ab: Auf die →Ansteckung mit →Viren, die andere Kinder harmlos überstehen, reagiert das zur JCA veranlagte Kind überschießend und krankhaft mit Gelenkentzündungen, die über Jahre chronisch verlaufen und sich dabei zu einer selbständigen Krankheit entwickeln.

Betroffen sind vor allem Kleinkinder und Schulkinder. Die Diagnose wird nicht selten erst im Laufe der Krankheit gestellt; hilfreich ist hierbei ein in Rheumatologie erfahrener Kinderarzt, der auch die Langzeitbetreuung des Kindes übernimmt. Die JCA ist häufiger als das →rheumatische Fieber.

Was ist zu tun? Die *Behandlung* erfordert viel Einsatz und Geduld von seiten des betroffenen Kindes und der Eltern wie auch seitens des Arztes und der Krankengymnastin. Ein tägliches Übungsprogramm, das verschiedene Methoden der Physiotherapie umfaßt, ist ebenso wichtig wie die medikamentöse Therapie, die zuverlässig durchgeführt werden muß. Es gibt eine Reihe wirksamer Arzneimittel, die nacheinander oder in Kombination eingesetzt werden: z. B. die sogenannten nicht-steroidalen Antiphlogistika als Schmerz- und Entzündungshemmer, Methotrexat, in bestimmten Fällen auch Kortison, in die Gelenke verabreicht oder zum Einnehmen.

Der Aufwand einer stetigen Betreuung durch Eltern, Arzt und Krankengymnastin lohnt sich.

K

Kaiserschnitt

wird auch kurz „Sectio" oder „abdominelle Schnittentbindung" (vom Bauch
her durchgeführt) genannt. Diese Form der Geburt wird gewählt, wenn sie
entweder für das Kind oder für die Mutter oder auch für beide größere
Sicherheit bietet. In bestimmten geburtshilflichen Situationen wird der Kaiserschnitt als *Notfall-Eingriff* durchgeführt.

    Beispiele, bei denen man der Schnittentbindung den Vorzug geben kann
oder sogar muß:

- wenn das Kind mit dem Steiß statt mit dem Kopf am Ausgang der Gebärmutter liegt (Beckenendlage), zumal dann, wenn es sich für die Mutter
  um die erste Geburt handelt;
- wenn der Mutterkuchen vor dem inneren Muttermund, also dem Kind
  im Weg liegt (Placenta praevia);
- wenn ein Mißverhältnis zwischen dem Becken der Mutter und der Größe
  des Kindes besteht (z. B. übergewichtiges →Kind diabetischer Mutter).
- wenn sich dadurch für das Kind die Gefahr eines Sauerstoffmangels
  während der Geburt abwenden läßt;
- wenn das Kind noch sehr unreif ist, so daß es möglichst schonend und
  rasch entbunden werden soll;
- wenn die Geburt nicht vorangeht und die Mutter vor zu großer Erschöpfung bewahrt werden soll.

Die Schnittentbindung wird meist in *Vollnarkose* durchgeführt, wobei der
Narkosearzt durch Wahl und Dosierung des Narkosemittels auf eine möglichst ungestörte Atmung des Kindes nach der Geburt Rücksicht nimmt.
Eine andere Möglichkeit ist die *Spinalanästhesie* (Kreuzstich). Die Mutter
bleibt bei Bewußtsein und ist nur von ihrem Nabel an abwärts unempfindlich.

    Die Operationstechnik hat bei der Schnittentbindung in den vergangenen
Jahren große Fortschritte gemacht. Sie ist sicherer und schonender für Mutter und Kind geworden. In schwierigen geburtshilflichen Situationen steht
häufig ein Kinderarzt (Neonatologe) bereit, der das Neugeborene entgegen-
nimmt und ihm nötigenfalls bei den ersten Atemzügen hilft.

    Vor der Geburt sind die noch nicht entfalteten Lungen mit Flüssigkeit
gefüllt. Die nach der Geburt einsetzende Lungenatmung macht es nötig, daß
das Neugeborene diese Flüssigkeit los wird. Wenn es durch den engen
Geburtskanal tritt, wird ein Teil der Flüssigkeit aus den Lungen wie aus
einem Schwamm herausgepreßt. Beim Kaiserschnitt fehlt dieses Auspres-

größere
Sicherheit

falls Gefahren
für Kind oder
Mutter drohen

Vollnarkose

Spinal-
anästhesie

große
Fortschritte in
der Operations-
technik

Lungen mit
Flüssigkeit
gefüllt

197

sen weitgehend; deshalb braucht das Neugeborene hier manchmal ein paar Stunden länger, bis die Flüssigkeit über Blut- und Lymphwege oder die Luftröhrenäste weggeschafft ist.

Das mit Kaiserschnitt geborene Kind darf und soll wie jedes andere Kind, so bald es der Mutter möglich ist, nach der Geburt angelegt werden, um das →Stillen in Gang zu bringen.

Kalorien

Energiegehalt In der Ernährungslehre sind Kalorien ein immer noch gebräuchliches Maß für den *Energiegehalt* von Nahrung und Lebensmitteln. Die übliche Maßeinheit ist die Kilokalorie (kcal), neuerdings auch Kilojoule (kJ); 1 kcal entspricht 4,2 kJ.
- 1 g →Eiweiß (Protein) liefert rund 4 kcal;
- 1 g →Kohlenhydrate liefert rund 4 kcal;
- 1 g →Fett liefert rund 9 kcal.

Energiebedarf ist alters- abhängig *Der Energiebedarf ist aktivitäts- und altersabhängig:* Säuglinge haben eine größere Körperoberfläche im Verhältnis zu ihrem Gewicht (Masse) als Schulkinder und erst recht Erwachsene; außerdem ist das Wachstum in der ersten Lebenszeit am stärksten. Aus diesen Gründen ist der Kalorienbedarf pro kg Körpergewicht im 1. Lebensjahr am größten.

Die wünschenswerte *tägliche Energiezufuhr* beträgt in den ersten drei Lebenstagen, während das reife Neugeborene zunächst etwas an Gewicht verliert, 40 bis 90 kcal pro kg Körpergewicht; sie sollte bis zum 10. Lebenstag rund 125 kcal/kg erreichen. Für die weiteren Altersstufen ergeben sich folgende Anhaltswerte:

Alter	Tagesbedarf an Kalorien pro kg Körpergewicht
Säugling	120 bis 100 kcal
Kindergarten-Kind	90 bis 80 kcal
Schulalter	80 bis 60 kcal
Jugendliche	60 bis 50 kcal
Erwachsene	50 bis 30 kcal

Sportliche Anstrengung und Schwerarbeit erhöhen den Kalorienbedarf.

Übrigens: →Stillen nach Bedarf des Säuglings gewährleistet eine größere Sicherheit vor Überernährung als Flaschenfütterung.

Kardiainsuffizienz

Vorbemerkung: Der Mageneingang (Kardia) öffnet sich für jeden Schluck und Bissen, der ihm aus der Speiseröhre entgegenkommt; er öffnet sich ebenfalls, um mit dem Aufstoßen („Bäuerchen machen") Luft aus dem Magen durch die Speiseröhre rückwärts nach außen zu befördern. Solange Gesunde nicht schlucken oder aufstoßen, bleibt der Mageneingang durch die Muskelzwinge des Zwerchfells und wegen der spitzwinkligen Einmündung der Speiseröhre überwiegend geschlossen.

Sodbrennen Der häufige Rückfluß größerer Mengen von Speisebrei oder Magensaft führt zu *Sodbrennen* und damit zu einer Reizung, also zum Wundwerden der Speiseröhrenschleimhaut.

Ursachen: Bei Neugeborenen und jungen Säuglingen ist der Verschluß des Mageneingangs erst eine werdende Funktion: Die Speiseröhre mündet noch nicht spitzwinklig in den Magen, und die Muskelzwinge des Zwerchfells schließt sich noch nicht so fest um die Speiseröhre. Infolgedessen klafft der Mageneingang, so daß der Arzt von einer noch mangelhaft funktionierenden Kardia, von einer Kardiainsuffizienz spricht. Dies führt zum Rückfluß von Nahrung aus dem Magen in die Speiseröhre, zum „gastroösophagealen Reflux", abgekürzt GÖR.

Rückfluß von Nahrung in die Speiseröhre

Symptome: Entscheidend ist das Ausmaß der Kardiainsuffizienz und des Rückflusses von Nahrung. Einerseits haben viele, wenn nicht die meisten jungen Säuglinge in den ersten Monaten eine leichte Kardiainsuffizienz, die zum häufigen „Spuckeln" nach den Mahlzeiten führt, wobei das Kind aber stetig an Gewicht zunimmt und gut gedeiht („Speikind – Gedeihkind", wie der Volksmund sagt). Diese *vorübergehende Kardiainsuffizienz* wächst sich bald aus, verursacht keine Beschwerden und führt auch zu keinen krank machenden Folgen.

Andererseits gibt es hier und da einen Säugling, dessen Kardiainsuffizienz ausgeprägter ist: Nach jeder Mahlzeit kommt es zum Spucken und „schlaffen" Erbrechen; das Kind läßt dabei die Nahrung meist aus dem Mund wieder herausfließen. In sehr ausgeprägten Fällen verliert der Säugling so viel Nahrung dabei, daß es zum Gewichtsstillstand oder sogar -verlust kommt. Ein Teil dieser Kinder ist tagsüber zwischen den Mahlzeiten oft unruhig. Als Folge des *Sodbrennens* schreien die Säuglinge immer wieder schmerzerfüllt und ziehen dabei die Beine an (unruhiger Säugling). Dieses Ausmaß von Kardiainsuffizienz erfordert die Konsultation des Haus- oder Kinderarztes.

es kommt zum „schlaffen" Erbrechen

Was ist zu tun? Säuglinge mit ausgeprägter Kardiainsuffizienz müssen im Bett durch Hochstellen des Kopfendes mit dem Oberkörper schräg nach oben gelagert werden; unter Umständen ist es dabei nötig, mit einem ans Bett gebundenen Leibchen zu verhindern, daß das Kind ans Fußende rutscht; oder der Säugling wird in einem dafür geeigneten Stuhl in halbsitzender Stellung gehalten.

Was ist zu tun?

Es werden häufige, kleine Mahlzeiten gefüttert; die Nahrung (mit Ausnahme der Muttermilch) wird nach Möglichkeit angedickt. Der Säugling wird nach der Mahlzeit eine ganze Weile auf dem Arm, gegen die Schulter gelehnt, senkrecht gehalten und herumgetragen. Meistens wird ein *Medikament* verordnet, das der Säure des Mageninhalts entgegenwirkt und so der Schleimhautentzündung in der unteren Speiseröhre vorbeugt oder beim Heilen hilft. Mit solchen Maßnahmen lassen Spucken, Erbrechen, Unruhe und Schreien innerhalb von Tagen deutlich nach.

den Säugling nach der Mahlzeit senkrecht halten

Die *Heilungsaussichten* sind in den meisten Fällen gut. Innerhalb von Wochen oder Monaten wächst sich auch eine ausgeprägte Kardiainsuffizienz aus; es sei denn, eine →Hiatushernie macht eine chirurgische Operation nötig.

Heilungsaussichten meist gut

Kardiomyopathie (Erkrankung des Herzmuskels)

Es handelt sich hierbei im Gegensatz zur akuten Herzmuskelentzündung (→Myokarditis) um ein *chronisches* Geschehen. Im Vordergrund steht die zunehmende Herzschwäche, das Nachlassen der Herzkraft (→Herzinsuffizienz).

chronische Herzschwäche

Die **Ursache** bleibt oft unklar. In Betracht kommen →Autoimmunkrankheiten, angeborene Muskelkrankheiten (→Muskeldystrophie) oder auch das Speichern von Glykogen (Stärke) im Herzmuskel (→Glykogenosen). Manchmal trägt eine Biopsie aus dem Herzmuskel zur Klärung bei (→Herzkrankheiten).

keine leichte Behandlung
Die **Behandlung** muß sich auf Medikamente beschränken, die die Herzkraft stärken und dem Herzen die Arbeit erleichtern. Trotzdem läßt sich der lebensbedrohliche Zustand meist nicht beseitigen. Die Aussicht auf Heilung ist oft so schlecht, daß dort, wo es möglich ist, in Einzelfällen sogar eine *Herzverpflanzung* in Betracht gezogen wird.

Karies (Zahnfäule)

häufigste Zahnkrankheit im Kindesalter
Die häufigste Zahnkrankheit im Kindesalter. Bei der Entstehung von Karies spielen auch erbliche Einflüsse eine Rolle. Trotzdem sind der übermäßige Verzehr von Zucker und Süßigkeiten sowie mangelhaftes Zähneputzen die Hauptursachen.

Wie entsteht Karies? →Bakterien, die normalerweise im Mund vorkommen, bilden zusammen mit zuckerhaltigen Nahrungsresten *Zahnbeläge*. Falls diese nicht durch regelmäßiges Zähneputzen entfernt werden, bilden

Zahnbeläge
sich im Zahnbelag *Säuren*, die den Zahnschmelz angreifen und die Zahnfäule in Gang setzen. Der Besuch beim Zahnarzt wird dann unerläßlich (→Zahnschmerzen). Bestimmte Bakterien färben sich unter dem Einfluß von Eisen aus der Nahrung und bilden auf den Milchzähnen einen schwarzen Saum, der harmlos und keine Vorstufe von Karies ist; im Zweifel muß aber der Zahnarzt gefragt werden.

Vorbeugen läßt sich auf verschiedene Weise: durch Ernährung, Zähneputzen, Fluor und regelmäßige Zahnarztbesuche.
- Abgesehen von den *ersten Lebenstagen*, in denen das Füttern von Zuckertee für manche Kinder sinnvoll sein kann, sollte man mit gesüß-

„Zuckertee-karies"
  ten Säften und Tees zurückhaltend sein (Gefahr der „Zuckerteekaries"); dies gilt für „gesunde Tage". Kleinkinder z. B. mit →azetonämischem Erbrechen brauchen zuckerhaltige Getränke; ebenso zuckerkranke Kinder im Zustand der Unterzuckerung.
- Zur Beruhigung, zum Trösten eines Kindes sollte nicht auf die Nuckelflasche zurückgegriffen werden; auch nicht, um das Einschlafen zu fördern.
- Schnuller nicht mit Honig etc. bestreichen.
- Gegen Ende des ersten Lebensjahres sollte das Kind von der Flasche mit Schnuller loskommen und an Becher und Tasse gewöhnt werden.
- Frühzeitig mit dem *Zähneputzen* beginnen. Zunächst mit Hilfe der Eltern, später selbständig *nach jeder Mahlzeit*; nach dem abendlichen Zähneputzen darf nichts mehr gegessen werden; schon gar keine Süßigkeiten!
- Wenn das Trinkwasser am Wohnort fluorarm ist, also weniger als 0,75 oder

Fluorprophylaxe
  gar 0,5 mg Fluorid pro Liter enthält (Gemeindebehörde gibt darüber Auskunft), raten die meisten Zahnärzte zur *Fluorprophylaxe*: täglich 0,25 mg Fluorid im Säuglingsalter; vom 3. Lebensjahr an 0,5 mg Fluorid pro Tag; im Kindergartenalter 0,75 mg; im Schulalter 1 mg Fluorid pro Tag.
- Benützen einer fluorhaltigen Zahnpasta.

– Die tägliche Gabe von Fluor darf aber nicht dazu verführen, das Zähneputzen zu vernachlässigen oder ungehemmt Süßigkeiten und Zucker zu verzehren.
– Eine elektrische Zahnbürste kann die Motivation zum Zähneputzen unterstützen; die *Zahnzwischenräume* werden gründlicher gereinigt!
– Regelmäßige Besuche beim *Zahnarzt* dienen ebenfalls der Vorbeugung, die sich bereits für das Milchgebiß lohnt, vor allem bei kariesanfälligen Kindern. Wenn der Zahnwechsel dann weitgehend abgeschlossen ist, kommt eine *Versiegelung* der Zähne in Betracht.

Katarakt (*die* Katarakt)

bedeutet →grauer Star.

Katarrh (wörtlich „Herabfließen")

Entzündung der Schleimhäute der oberen Luftwege oder der Harnblase (→Zystitis).

Zu den Schleimhäuten der oberen Luftwege zählen Nase, Rachen, Kehlkopf, Luftröhre und deren Äste sowie die Bindehaut der Augen. Beispiele für katarrhalische Entzündungen sind jeder →Infekt der oberen Luftwege, →Heuschnupfen und →Masern.

Katheter

ist ein dünnes Röhrchen aus Kunststoff oder Metall, das eingesetzt wird, um einen Hohlraum zu entleeren (z. B. Blasenkatheter), um Flüssigkeit und Medikamente über längere Zeit in die Blutbahn zu verabreichen (z. B. Venenkatheter, Infusion), um Nervenwasser aus dem Gehirn in die Blutbahn oder Bauchhöhle abzuleiten (z. B. Ventrikel-Katheter). Ein hochentwickeltes medizinisches Instrument ist der →Herzkatheter.

Kathetersepsis

Obschon mit jedem in den Körper eingeführten Katheter höchst steril umgegangen wird, bleibt es nicht aus, daß sich gelegentlich in einem länger verweilenden Katheter →*Bakterien* festsetzen, die aus dem Blut stammen oder auf der Haut zu finden sind. Die körpereigene Abwehr (weiße Blutzellen) wird mit Bakterien, die sich auf einem Fremdkörper (Katheter) festgesetzt haben, nicht so gut fertig wie mit Bakterien, die im körpereigenen Gewebe sitzen.

Deshalb streuen in solchen Fällen immer wieder Bakterien von der Katheterspitze ins Blut und führen dann zu einer meist fieberhaften bakteriellen Infektion des gesamten Körpers: Kathetersepsis.

Patienten mit →Abwehrschwäche werden leichter als andere davon betroffen.

Die **Behandlung** mit einem geeigneten →Antibiotikum gestaltet sich schwieriger, weil die am Katheter haftenden Bakterien vom Medikament weniger gut getroffen werden als Bakterien im Gewebe. Mitunter hilft nur noch das Herausnehmen des Katheters; damit ist dann das Übel an der Wurzel gepackt.

Vorbeugen: Bei der täglichen Pflege des Kindes peinlichste Sauberkeit im Umgang mit jedem Katheter, der nach außen mündet. Die Verweildauer eines Katheters stets so kurz wie möglich halten.

Die vorbeugende Gabe eines Antibiotikums zur Verhütung einer Kathetersepsis hat sich nicht bewährt.

Kawasaki-Syndrom

Eine nach dem japanischen Arzt T. Kawasaki benannte Krankheit. Ein anderer Name dafür lautet „mukokutanes Lymphknoten-Syndrom" oder „Vaskulitis" (Gefäßentzündung).

Die **Ursache** ist noch nicht genügend klar. Die **Symptome** sind vielgestaltig: Die Patienten – meist Kleinkinder – erkranken mit hartnäckigem *Fieber*, das auf keine Antibiotika anspricht; die Lymphknoten schwellen an; die Bindehaut der Augen und die Mundschleimhaut entzünden sich; die Zunge erinnert an Scharlach; die Lippen sehen so glatt aus, als ob sie lackiert wären. Mitunter tritt ein rasch wechselnder Ausschlag am Körper auf; die Handflächen und Fußsohlen sind gerötet; während der Heilung schuppt sich die Haut an Fingern und Zehen wie nach Scharlach.

Bei der Mehrzahl der Kinder heilt die Krankheit von allein, ohne daß etwas zurückbleibt. Ein kleiner Teil der Patienten entwickelt jedoch **Komplikationen**, die in einzelnen Fällen sogar lebensbedrohlich verlaufen können: Die Herzkranzgefäße entzünden sich; die Folge sind Erweiterungen oder Verengungen der Kranzgefäße und Blutgerinnsel. Ferner können sich Herzmuskel, Herzbeutel, Leber und Gelenke entzünden; auch ein Stau in der Gallenblase ist möglich.

Was ist zu tun? Wegen der manchmal ernsten Herzkomplikationen wird ein Kind mit Kawasaki-Syndrom meist in der Kinderklinik stationär aufgenommen. Die Behandlung wird häufig bereits eingeleitet, sobald feststeht oder sehr wahrscheinlich ist, daß ein Kawasaki-Syndrom vorliegt; es wird also nicht gewartet, bis sich die Folgen der Entzündung an den Herzkranzgefäßen zeigen: Die Kinder bekommen Immunglobuline mit Hilfe einer Infusion verabreicht und zusätzlich Acetylsalicylsäure zum Einnehmen, um die Entzündungsreaktionen zu mildern und der Entstehung von Blutgerinnseln entgegenzuwirken.

Nach zwei bis drei Wochen ist das akute Stadium des Kawasaki-Syndroms überwunden. Falls sich Komplikationen am Herzen entwickelt haben, bilden sich auch diese großenteils wieder zurück. Vorsichtshalber wird manchmal empfohlen, die Acetylsalicylsäure nach dem Krankheitsende noch eine ganze Weile einzunehmen und Ultraschallkontrollen der Herzkranzgefäße durchführen zu lassen.

Kehlkopfentzündung

heißt mit dem Fachwort →Laryngitis; →Krupp.

Kephalhämatom

bedeutet Bluterguß oder Blutgeschwulst am Kopf des Neugeborenen (→Geburtsverletzungen).

Kernspintomographie

Ein veraltetes Wort für →Magnet-Resonanz-Tomographie (→bildgebende Verfahren).

Keuchhusten (Fachwort „Pertussis", auch „Stickhusten" genannt)

Eine ansteckende Atemwegserkrankung, hervorgerufen durch →Bakterien (Bordetellen). Empfänglich sind alle Altersstufen, also Neugeborene, Säuglinge, Kleinkinder, Schulkinder, Jugendliche und Erwachsene, sofern sie nicht schon Keuchhusten durchgemacht haben oder dagegen geimpft sind. Daß jemand zum zweiten Mal an Keuchhusten erkrankt, kommt eher selten vor. Neugeborene haben keinen →Nestschutz gegen Keuchhusten (→Immunität). ansteckende Atemwegs- erkrankung

Die →**Ansteckung** erfolgt über Hustentröpfchen, die mehrere Meter weit fliegen können, sowie über ungewaschene Hände. Die →Inkubationszeit beträgt sieben bis zehn Tage, selten bis 21 Tage. Jenseits des 7. Inkubationstages ist das Kind mitunter schon ansteckend. Keuchhusten verläuft bei Kindern langwierig.

Die drei Stadien:

1. Das *katarrhalische Stadium* schließt sich an die Inkubationszeit an, dauert ein bis zwei Wochen und beginnt mit Husten, Schnupfen, Bindehautentzündung, manchmal auch →Heiserkeit (→Katarrh). In dieser Zeit ist das Kind am ansteckendsten, hustet aber noch nicht in typischer Weise. katarrhalisches Stadium
2. Das *Anfallsstadium* (konvulsives Stadium) erkennt man am ersten typischen Keuchhustenanfall: Das Kind entwickelt eine lange Serie von Hustenstößen (Stakkatohusten), ohne zwischendurch einzuatmen, läuft dabei im Gesicht blaurot an, so daß man Angst bekommt, es würde ersticken; erst im scheinbar letzten Augenblick folgt eine erlösende, hörbar ziehende Einatmung (Reprise); meist gleich darauf passiert aber der nächste Hustenanfall. Nach mehreren Anfällen würgt das geplagte Kind zähen Schleim hoch und erbricht dabei auch leicht Mageninhalt; es wirkt erschöpft. Anfallsstadium

Stakkatohusten

Reprise

   In diesem Zustand kann das Kind eine Zeitlang nicht mehr husten und erbrechen. Das macht sich die Mutter oder Kinderkrankenschwester zunutze: Sie füttert das Kind nach dieser Brechattacke, bevor der nächste Keuchhustenanfall kommt. Wartet man mit dem Füttern zu lange, kann die Nahrungsaufnahme einen neuen Hustenanfall auslösen.

   Mit Auftreten der typischen Keuchhustenattacken läßt die Ansteckungsfähigkeit allmählich nach und hört fünf bis sechs Wochen (selten einmal erst sieben Wochen) nach Krankheitsbeginn ganz auf; dies gilt für Kinder, die wegen des Keuchhustens nicht mit einem →Antibiotikum behandelt werden. Das Anfallsstadium dauert drei bis vier Wochen.
3. Das *Erholungsstadium* dauert ungefähr weitere drei Wochen. In dieser Zeit klingt der Keuchhusten allmählich ab; die Hustenanfälle werden seltener. Das Kind ist jetzt nicht mehr ansteckend. Erholungs- stadium

   Einzelne Kinder gewöhnen sich an, auch noch Wochen und Monate später ab und an mit einem typischen Keuchhustenanfall zu reagieren, wenn sie z. B. in Wut geraten.

Was ist zu tun? Den Keuchhusten erkennt man vor allem an den typischen Hustenanfällen. Der Erregernachweis gelingt am sichersten durch einen Abstrich aus dem Nasenrachenraum in den ersten beiden Wochen nach Krankheitsbeginn, also während des katarrhalischen Stadiums. Was ist zu tun?

Die *Pflege* eines keuchhustenkranken Kindes nimmt die Eltern für Tage und Wochen sehr in Anspruch; die Nachtruhe wird häufig gestört. Hilfreich ist es, wenn das liegende Kind bei jedem Keuchhustenanfall hochgenommen wird. Im Erholungsstadium hingegen fängt man allmählich an, den Keuchhustenanfällen weniger Beachtung zu schenken und das Kind nicht mehr jedesmal hochzunehmen, damit es sich im weiteren Verlauf nicht unnötige Hustenanfälle angewöhnt. Frische und damit feuchte Luft tut den Kindern gut, auch die Höhenluft z. B. im Mittelgebirge. Es muß für genügend Flüssigkeits- und Nahrungszufuhr gesorgt werden. *Hustensäfte* werden zwar häufig verordnet, tragen aber nur wenig zur Linderung des Keuchhustens bei; am sinnvollsten ist noch ein schleimlösender Hustensaft.

Säuglinge und junge Kleinkinder mit Keuchhusten werden auf dem Höhepunkt der Erkrankung im 2. Stadium am sichersten in einer Kinderklinik betreut, weil ernste Komplikationen fast nur im ersten Lebensjahr auftreten. In den ersten Lebensmonaten nimmt der Keuchhusten mitunter einen heimtückischen Verlauf, wenn das Kind anstelle der typischen Hustenanfälle lange Atempausen durchmacht oder sogar aufhört zu atmen, weshalb es im Krankenhaus mit einem Monitor überwacht werden muß. Es kommt gelegentlich auch zu eingetrübtem Bewußtsein und zerebralen →Krampfanfällen (Keuchhusten-Enzephalopathie); hiervon können →Hirnschäden zurückbleiben. Selten einmal stirbt ein Kind daran. Eine mögliche Komplikation ist ferner die →Lungenentzündung, an der sich dann meist auch andere →Bakterien beteiligen.

Im *Kindergarten- und Schulalter* hingegen ist der Keuchhusten wegen seiner langen Dauer zwar lästig, aber nicht mehr gefährlich.

Bei *Jugendlichen und Erwachsenen* verläuft er uncharakteristisch wie eine hartnäckige Bronchitis, die sich länger als zwei Wochen hinzieht; weil die typischen Hustenanfälle fehlen, wird der Keuchhusten in diesem Alter oft nicht als solcher erkannt.

Die Gabe eines gezielt wirkenden →Antibiotikums trägt vor allem zur Abkürzung der Ansteckungsfähigkeit bei, beeinflußt aber kaum die Zahl und Schwere der Keuchhustenanfälle und damit auch nicht die Dauer des Keuchhustens; es sei denn, das Antibiotikum wird bereits in der Inkubationszeit rechtzeitig und gezielt zur Unterdrückung des Keuchhustens eingesetzt, so daß er gar nicht zum Ausbruch kommt. Oder es wird frühzeitig im katarrhalischen Stadium gegeben: Damit kann der sonst langwierige Verlauf meist etwas abgekürzt werden.

Vorbeugen: Neugeborene und Säuglinge im gefährdeten Alter sollten nach Möglichkeit nicht mit ansteckenden Personen zusammenkommen; deshalb auch die Keuchhustenimpfung der älteren Geschwister und erwachsener Pflegepersonen, bei denen der Keuchhusten uncharakteristisch und doch ansteckend verlaufen kann.

Die *Impfung gegen Keuchhusten* ist auf jeden Fall die sicherste Vorbeugung. Sie gilt als „öffentlich empfohlene Impfung" (→Impfungen); vor allem deshalb, weil sich der Keuchhusten in den zurückliegenden „impfmüden" Jahren wieder ausgebreitet hat.

Die *Vorbehalte* gegenüber der Keuchhustenimpfung beziehen sich auf vermutete *Nebenwirkungen* des alten Impfstoffs, der aus abgetöteten Keuchhustenbakterien bestand und gelegentlich eine vorübergehende Rötung an der Impfstelle oder auch eine kurze, heftige Fieberreaktion innerhalb von Stunden oder einem Tag nach der Impfung bewirkte; selten auch einmal eine ernste Komplikation, nämlich Bewußtseinsstörungen und zerebrale →Krampfanfälle kurz nach der Impfung. Mittlerweile wurde ein neuer Impfstoff entwickelt wurde, der nur noch einzelne Teile des Keuchhustenbakteriums enthält und trotzdem zur Bildung von →Antikörpern und damit zum Schutz vor Keuchhusten führt. Dieser neue „azelluläre" Impfstoff hat kaum noch Nebenwirkungen und ist ebenfalls in kombinierten Impfstoffen gegen Diphtherie, Tetanus, Kinderlähmung, Haemophilus influenzae enthalten.

Kieferorthopädie

Ein Fachgebiet der Zahn- und Kieferheilkunde, das sich der Korrektur von *Zahnfehlstellungen* annimmt, und zwar nicht nur aus kosmetischen Gründen, sondern vor allem auch zur Zahnerhaltung.

Die kieferorthopädische Behandlung beginnt *nach* dem Zahnwechsel. Ein wichtiges Anliegen des Kieferorthopäden ist es, daß die Zähne jeweils genügend Platz haben und die Zahnreihen des Ober- und Unterkiefers möglichst gut aufeinanderpassen. Herausnehmbare oder festsitzende *Zahnspangen* sind die Mittel, die der Kieferorthopäde in erster Linie einsetzt; gelegentlich empfiehlt er auch das Ziehen eines störenden Zahns. Kinder gewöhnen sich an das Tragen einer Zahnspange meist erstaunlich gut, müssen aber die Zahn- und Mundpflege in dieser Zeit besonders gründlich betreiben.

Kind diabetischer Mutter (siehe Bild 9)

Während der *Schwangerschaft* einer Mutter mit insulinpflichtiger →Zuckerkrankheit neigt ihr Diabetes leichter dazu, außer Kontrolle zu geraten, als vor der Schwangerschaft. Das Neugeborene ist übergewichtig, aber unreif, unterzuckert und neigt zu Kalziummangel sowie verstärkter Gelbsucht, mitunter hat es sogar →Fehlbildungen.

Doch hat sich mittlerweile herausgestellt, daß mit streng eingestellter Insulin- und Diättherapie sowie engmaschigen Urin- und Blutzuckerkontrollen ein ausgeglichener Zuckerstoffwechsel erzielt werden kann, weshalb aus einer solchen Schwangerschaft gesunde Neugeborene hervorgehen. Trotzdem hat man nach der Geburt ein wachsames Auge auf sie, um keine →Unterzuckerung oder eine sonstige Komplikation zu übersehen.

Kinder- und Jugendheilkunde

Eltern und Ärzte haben sich schon immer um kranke Kinder gekümmert. Als eigenständiges Fach an der Universität ist die Kinderheilkunde aber erst – beginnend vor gut 100 Jahren – nach und nach aus der Inneren Medizin hervorgegangen. Ein noch jüngeres Fach ist die Kinderchirurgie, die erst seit einigen Jahrzehnten neben der Chirurgie zunehmend an Eigenständigkeit gewinnt.

Die Kinder- und Jugendheilkunde beschäftigt sich mit dem Kind im Alter von der Geburt bis zum Ende des Wachstums (18. Lebensjahr). Rat und Hilfe des Kinderarztes werden aber nicht selten schon vor und gelegentlich auch nach dieser Zeitspanne gefragt.

Kinderekzem

→Ekzem.

Kindergarten

Kinder brauchen den Umgang mit Gleichaltrigen

Durch regelmäßigen Besuch des Kindergartens im Alter zwischen drei und sechs Jahren werden Kinder in ihrer körperlichen, geistigen, seelischen und sozialen Entwicklung gefördert. Kinder brauchen den Umgang mit Gleichaltrigen, das Spielen, Basteln, Singen, Turnen und Herumspringen in der Gruppe; nicht zuletzt auch, um ihr Selbstwertgefühl zu stärken. Der Kindergarten hilft, den Ablauf der Jahreszeiten bewußtzumachen; die Kinder werden auf die Festtage des Kalenders vorbereitet.

ergänzt die Erziehung der Familie

Der Kindergarten *ergänzt* die Erziehung und Förderung, die das Kind in der *Familie* erfährt. Daß der Besuch des Kindergartens die Bindung des Kindes insbesondere an die Mutter nach und nach etwas lockert, stört oder schreckt anfangs manche Eltern, sollte aber als normaler Vorgang begriffen werden. Für Kinder, die nachmittags gut daheim spielen können, genügt in vielen Fällen der Vormittagsbesuch des Kindergartens; andere sind besser betreut, wenn sie vor- und nachmittags in den Kindergarten gehen. Hier und da wird das letzte Kindergartenjahr als *Vorschule* gestaltet.

ganztägige Kinderkrippen

Ganztägige *Kinderkrippen*, auf die manche berufstätigen Mütter für ihre Kinder auch schon vor dem Kindergartenalter angewiesen sind, stellen aus kinderärztlicher Sicht mitunter nur eine zweitbeste Lösung dar, obschon sich meist alle Beteiligten große Mühe mit den Kindern geben.

Maria Montessori

Für *behinderte Kinder* gibt es eigene Kindergärten, in denen sie nach ihren Bedürfnissen und Fähigkeiten gefördert werden. Daneben hat sich mancherorts aber auch die Idee der italienischen Ärztin *Maria Montessori* bewährt, die dafür eingetreten ist, Behinderte und Nichtbehinderte gemeinsam spielen und lernen zu lassen (→Heilpädagogik). Wenn behinderte Kinder den regulären Kindergarten besuchen, so kann der tägliche Umgang miteinander und die spielerisch erlernte Rücksichtnahme *alle Kinder* bereichern.

Der Nutzen des Kindergartenbesuchs wird von manchen Eltern aus Sorge vor *ansteckenden Krankheiten* in Frage gestellt. Für die meisten Kinder sind solche Bedenken unbegründet. Es gehört zum Kleinkindalter, daß mehrmals (zwei- bis achtmal) im Jahr ein →Infekt der oberen Luftwege (→Erkältung, →Bronchitis) und ansonsten die typischen →Kinderkrankheiten durchgemacht werden, sofern dagegen nicht geimpft wird oder es keine Impfung gibt (→Impfungen); später – im Jugend- und Erwachsenenalter – verlaufen einige dieser Krankheiten eher schwerer. Mit jeder Viruserkrankung *wachsen* die Abwehrkräfte des gesunden Kindes; deshalb braucht man also den Kindergarten nicht zu meiden. Es sei denn, es handelt sich um ein Kind mit angeborener oder erworbener →Abwehrschwäche. In einem solchen Fall muß man sich mit dem Kinderarzt sorgfältig beraten, ob und unter welchen Umständen der Kindergartenbesuch ratsam ist.

Mit jeder Viruserkrankung wachsen die Abwehrkräfte

Kinderkrankheiten

ansteckende Krankheiten

Damit meint man die *ansteckenden Krankheiten*, die vorwiegend im Kindesalter durchgemacht werden, z. B. →Masern, →Windpocken, →Mumps, →Keuchhusten, →Scharlach, →Dreitagefieber und →Mundfäule, →Röteln,

→Diphtherie und →Kinderlähmung zählten zu den Kinderkrankheiten,
bevor die Impfungen in breitem Umfang eingesetzt wurden.

Erwachsene, die eine bestimmte Kinderkrankheit nicht durchgemacht
haben und keinen Impfschutz dagegen besitzen, sind ebenso empfänglich
wie ein Kind, machen dann aber nicht selten einen besonders schweren
Verlauf durch.

Kinderkrippen
→Kindergarten.

Kinderlähmung (Fachwort „Poliomyelitis" oder „Polio")
Eine durch →Viren hervorgerufene ansteckende Krankheit, die infolge der
in den meisten Ländern verbreiteten *Impfung* weitgehend – allerdings nicht
vollständig – ausgerottet wurde. Um neue Erkrankungsfälle oder gar kleinere Epidemien zu vermeiden, muß jedes Kind ausreichend oft gegen Polio
geimpft werden (→Impfungen). Impfmüdigkeit (Gleichgültigkeit) in der Bevölkerung oder Vorbehalte gegen die Impfung aus weltanschaulichen Gründen sind gefährlich! Die Impfung gegen Kinderlähmung gehört zu den
erfolgreichsten Impfungen überhaupt. Mittlerweile wurde der früher übliche Polio-Schluckimpfstoff durch eine inaktivierte Polio-Vakzine (IPV) ersetzt. Dadurch soll verhindert werden, daß schluckgeimpfte Personen das
abgeschwächte Impfvirus im Stuhl ausscheiden und dabei in äußerst seltenen Fällen empfängliche Menschen in ihrer Umgebung mit Kinderlähmung
anstecken. Kinder mit →Abwehrschwäche durften auch früher schon nur
mit dem IPV-Impfstoff gegen Polio geimpft werden.

Die Mehrzahl der Kleinkinder machte die Kinderlähmung früher als
→stille Feiung durch, insbesondere in den armen Ländern. Trotzdem gab
es in den Industrieländern in den Jahrzehnten vor der Mitte dieses Jahrhunderts immer wieder so viele erkrankte Kinder und Jugendliche, daß die
Kinderlähmung zu den seinerzeit am meisten gefürchteten ansteckenden
Krankheiten gehörte.

Symptome: Die Kinderlähmung, an der nicht-geimpfte Kinder auch heute
noch erkranken können, beginnt mit Fieber und Kopfweh; meist entwickelt
sich eine gutartige seröse →Hirnhautentzündung, die dann folgenlos ausheilt. Ein Teil der Erkrankten bekommt – schwer vorhersehbar – *schlaffe
Lähmungen der Muskeln*, die sich nicht seitengleich verteilen und keineswegs immer ausheilen; im schlimmsten Fall sind die Atemmuskeln gelähmt. Die Zahl der Kinder mit bleibenden Lähmungen und die Zahl der-
jenigen, die schließlich verstarben, nahm früher während einer Epidemie
immer ein bedrückendes Ausmaß an.

Kindersterblichkeit
Vergleicht man die Sterblichkeit von Säuglingen und Kindern in früheren
Zeiten mit der von heute, so zeigen sich deutlich die Erfolge und Fortschritte der →Kinderheilkunde. Was die Neugeborenen betrifft, hat die Geburtshilfe einen großen Anteil an diesem Erfolg. Am Rückgang der Kinder-
sterblichkeit haben selbstverständlich auch andere medizinische Fächer
sowie die verbesserten Lebensbedingungen für die Bevölkerung der Indu-
strieländer ihren Anteil.

Von 100.000 Lebendgeborenen eines Kalenderjahres starben im ersten Lebensjahr in Deutschland

um 1900   **um 1990**
mehr als 20.000 Kinder   etwas weniger 1.000 Kinder.

Von 100.000 lebenden Kindern im Alter zwischen ein und fünf Jahren starben innerhalb eines Kalenderjahres

um 1900   **Ende der 80er Jahre**
in Deutschland   in der alten Bundesrepublik
etwa 2.350 Kinder   etwa 40 Kinder.

Für 5- bis 15jährige liegt die Sterberate heutzutage bei etwa 20 von 100.000 Personen. Jungen haben in allen Altersstufen eine etwas höhere Sterblichkeit als Mädchen.

Unfälle Haupttodesursache Jenseits des ersten Lebensjahres werden, speziell im Kindergarten- und Schulalter, *Unfälle* zur Haupttodesursache; Jungen sind hier etwas stärker betroffen als Mädchen. Zweithäufigste Todesursache sind bösartige Erkrankungen; erst an dritter und vierter Stelle stehen heute angeborene Fehlbildungen und ansteckende Krankheiten.

Kindesmißhandlung

Man kennt sie schon aus früheren Zeiten. Mißhandlungen und Vernachlässigung von Kindern sind aber in der heutigen Gesellschaft zu einem besonders bedrückenden und alarmierenden Problem geworden, das in *allen sozialen Schichten* vorkommt. Säuglinge und Kleinkinder sind häufiger betroffen. Die Dunkelziffer ist hoch.

unterschiedliche Formen der Kindesmißhandlung **Die wesentlichen Formen** der Kindesmißhandlung sind:
– Verletzungen an der Haut, an Weichteilen, Knochen oder am Kopf, die nicht von einem Unfall herrühren, obwohl dies von den Angehörigen zunächst meist so dargestellt wird;
– Hirnblutungen nach →Schütteltrauma v. a. bei Säuglingen;
– Vernachlässigung, Gefühlskälte, mangelnde Zuwendung und Roheit im Umgang mit Kindern;
– sexueller Mißbrauch.

Täter finden sich meistens im Umfeld des Kindes Die Täter finden sich überwiegend unter den Erwachsenen im Umfeld des Kindes, selten unter den älteren Geschwistern. Die Mißhandlung wird zunächst fast immer geleugnet.
Begünstigende Umstände:
– Wenn das Kind aus einer ungewollten Schwangerschaft stammt;
– wenn das Kind behindert oder krank ist, durch sein Verhalten die Eltern „nervt" oder in der Schule versagt;
– zerbrochene Familien, streitende Eltern;
überforderte Eltern – beruflich oder sonstwie überlastete, überforderte Eltern;
– Alkohol- oder Drogenmißbrauch unter den Erwachsenen daheim;
– finanzielle Not;
– fehlende Beziehungen zu Nachbarn und Freunden.

Symptome: An der Haut Striemen, blaue Flecken, Blutergüsse, vorzugsweise am Gesäß, im Gesicht und am Kopf. Natürlich ist längst nicht jeder
blaue Fleck oder Bluterguß ein Zeichen von Kindesmißhandlung!

An den Weichteilen können sich auffallende Schwellungen finden. Für
den Arzt sind Röntgenbilder, die einen →Knochenbruch zeigen oder sogar
mehrere alte und frische Knochenbrüche, ein wichtiger Hinweis.

Mißhandelte oder vernachlässigte Kinder gedeihen mitunter nicht, entwickeln sich nicht und verhalten sich auffällig: Sie sind oft scheu und
mißtrauisch, ängstlich und unfroh; sie wirken traurig, lachen kaum, können
zeitweise reizbar und aggressiv werden (→aggressives Verhalten). Alle diese
Symptome sind jedoch mehrdeutig und deshalb auch für den Arzt oft
schwer zu beurteilen.

Was ist zu tun? Einem begründeten Verdacht muß im wohlverstandenen
Interesse des Kindes mit ärztlicher Hilfe (Kinderschutzgruppen), vom Jugend-
amt, gegebenenfalls auch von der Polizei nachgegangen werden; um nach
Möglichkeit Wiederholungen zu vermeiden und weil vom Täter oder von
der Täterin nur sehr selten ein freiwilliges Eingeständnis zu bekommen ist.

Unter Umständen muß ein mißhandeltes Kind zunächst vorübergehend
in einem Kinderkrankenhaus oder Heim in Sicherheit gebracht werden. Das
Vertrauen zwischen Eltern und Arzt muß hier eventuell hinter die Fürsorge
für das Kind einmal deutlich zurücktreten! Trotzdem erfordert eine vermutete Kindesmißhandlung mittel- und langfristige Entscheidungen, die
gründlich nach allen Seiten abzuwägen sind; Fingerspitzengefühl ist ebenso wichtig wie geschulte Hilfe für das Kind und die Familie; sonst wird die
Gesamtsituation für das Kind nur noch schlimmer.

An einigen Krankenhäusern wurden „Kinderschutzgruppen" etabliert,
in denen erfahrene Mitarbeiter aus unterschiedlichen Berufsgruppen eine
optimale Nachsorge des Kindes in die Wege leiten.

Mißhandelte Kinder neigen im Erwachsenenalter eher als andere dazu,
ihre eigenen Kinder ebenfalls zu mißhandeln.

Vorbeugen: Kindesmißhandlungen vorzubeugen ist ebenso dringlich wie
schwierig:

a) Vorbeugung beginnt bereits in der Kindheit späterer Eltern; und ihr
wichtigstes Element ist eine Erziehung ohne Mißhandlung, ohne Prügel
und ohne Lieblosigkeit.

b) Für die möglicherweise gefährdete Familie kann es hilfreich sein,
wenn
- sie von der Umgebung nicht ausgegrenzt wird;
- sich Eltern und Verwandte untereinander gut verstehen;
- es stabile Beziehungen zu Freunden und Nachbarn gibt;
- man sich gegenseitig bei der Kinderbetreuung auszuhelfen bereit ist;
- die Belastung durch Kindererziehung, Haushalt und Beruf nicht über-
  handnimmt;
- Eltern gezeigt bekommen und lernen, Geduld und Gelassenheit im Umgang mit Kindern aufzubringen;
- wenigstens Aussichten bestehen, daß materielle Not in absehbarer Zeit
  zu lindern ist;
- →Alkohol- und →Drogenmißbrauch verhindert oder überwunden werden.

c) Es kann hilfreich sein, wenn die engste Umgebung, soweit zumutbar,
alles tut, daß bei einem möglichen Täter das Verlangen oder Bedürfnis nach
sexuellen Übergriffen gar nicht erst geweckt wird.

gesellschaftliche Vorbeugung

d) Gesellschaftlich und politisch kann der Kindesmißhandlung auf verschiedene Weise vorgebeugt werden:
– durch Änderung der gesellschaftlichen Umstände, die das Entstehen ungewollter Schwangerschaften begünstigen;
– durch familien- und kindergerechtes Wohnen;
– durch →Kindergärten in erreichbarer Nähe;
– durch Entlastung der durch Familie *und* Beruf überlasteten Mütter;
– durch Einschränkung von →Alkohol- und →Drogenmißbrauch;

Ächtung der Prügelstrafe

– durch eine Ächtung der Prügelstrafe und eine gewaltfreie Erziehung;
– durch Einrichtung eines „Sorgentelefons".

Kindsbewegungen

spürt die Mutter, die ihr erstes Baby erwartet, etwa von der 20. Schwangerschaftswoche an, die Zweit- oder Mehrgebärende bereits drei bis vier Wochen früher. Das Strampeln der Beine und Bewegen der Arme läßt sich durch Ultraschall auch für die Eltern sichtbar machen (→bildgebende Verfahren).

Kindslage

Die meisten Kinder liegen in der Gebärmutter mit dem Kopf nach unten

Schädellage

zum Ausgang hin (*Schädellage*). Dabei ist in der Regel der Kopf nach vorn gebeugt, so daß der Hinterkopf bei der Geburt der vorangehende Teil des

Hinterhauptslage

Kindes ist (*Hinterhauptslage*, abgekürzt *HHL*). Am häufigsten liegt das Kind dann mit dem Rücken zum Bauch der Mutter, also nach vorne („vordere HHL"); gelegentlich aber auch mit dem Rücken zum Rücken der Mutter („hintere HHL").

Steiß- oder Beckenendlage

Liegt das Kind ausnahmsweise umgekehrt, also mit dem Kopf nach oben und dem Gesäß nach unten in der Gebärmutter, spricht man von *Steiß- oder Beckenendlage*, abgekürzt *BEL*.

Die Geburt aus Schädellage geht meist leichter vonstatten; deshalb versucht der Geburtshelfer mitunter, ein Kind aus Beckenendlage gegen Ende der Schwangerschaft noch in die Schädellage zu wenden, und zwar von außen, was manchmal gelingt. Die Geburt aus Beckenendlage erfolgt mit Rücksicht auf das Kind häufig durch →Kaiserschnitt, vor allem, wenn es sich um das erste Baby der Mutter handelt.

Bei Kindern, die aus Beckenendlage geboren wurden oder bis kurz vor der Geburt längere Zeit in Steißlage verbracht haben, ist manchmal das *Hüftgelenk* noch unreif, also die Pfanne zu flach (→Hüftdysplasie). Dies gilt es immer nach der Geburt durch Ultraschall rechtzeitig abzuklären, damit man früh genug mit dem Behandeln anfangen kann.

Klinefelter-Syndrom

Der amerikanische Arzt H. F. Klinefelter erkannte und beschrieb dieses Krankheitsbild, das auf einer abweichenden Zahl von →Chromosomen beruht. Betroffen sind nur Jungen.

Ursache: Die Betroffenen sehen immer *männlich* aus; ihre Körperzellen haben im Kern ein überzähliges X-Chromosom, das vor der Befruchtung

„aus Versehen" zusätzlich in die Samen- oder Eizelle geraten ist. Statt des
normalen Chromosomensatzes für Männer (46, XY) lautet der Befund beim
Klinefelter-Syndrom 47, XXY. Es gehört zusammen mit dem →Ullrich-Tur-
ner-Syndrom zu den Krankheitsbildern, die durch ein Zuviel oder Zuwenig
an Geschlechtschromosomen hervorgerufen werden (gonosomale →Chro-
mosomen-Aberration).

Anzeichen und Symptome: Bei der Geburt und während der ersten
Lebensjahre unterscheiden sich Kinder mit Klinefelter-Syndrom kaum von
anderen Jungen; sie haben allenfalls etwas längere Beine und ein kleineres
Geschlechtsteil. Die geistigen Fähigkeiten (Intelligenz) liegen eher im unteren Normbereich.

Falls die Chromosomen vorher nicht untersucht werden, läßt sich die
Diagnose erst mit der →Pubertät stellen, die im normalen Alter oder auch
leicht verspätet auftritt: Die Jungen fallen dadurch auf, daß die *Hoden klein*
bleiben, obwohl die Schamhaare wachsen. Die endgültige Körpergröße
wird meist überdurchschnittlich; die Brustdrüsen vergrößern sich etwas
(Gynäkomastie); der Bauch neigt zum Fettansatz. Der Bartwuchs bleibt
spärlich.

Der Geschlechtstrieb ist vorhanden, wenngleich auch meist nur schwach;
Menschen mit Klinefelter-Syndrom können aber keine Samenzellen bilden
und sind deshalb *unfruchtbar.*

Was ist zu tun? Die regelmäßige Gabe von männlichem Hormon (Testo-
steron) kommt – wenn überhaupt – erst nach der Pubertät in Betracht; die
Unfruchtbarkeit kann dadurch aber nicht beeinflußt werden.

Wichtig ist es, Menschen mit Klinefelter-Syndrom Unterstützung zu
geben, damit sie im Leben und im Beruf zurechtkommen. Nötigenfalls muß
auf begrenzte geistige Fähigkeiten, verzögerte Sprachentwicklung und her-
abgesetzte Merkfähigkeit Rücksicht genommen werden; das gilt auch für ihr
scheues, *antriebsarmes*, mitunter allerdings auch *aggressives* Wesen.

Das Risiko für eine bösartige Erkrankung im späteren Leben liegt etwas
über dem Durchschnitt.

Klumpfuß (Fachwort „Pes equinovarus", siehe Bild 10)

Eine *angeborene Fehlstellung* des Fußes, die ein- oder beidseitig vorkommt,
bei Jungen häufiger als bei Mädchen. Der Klumpfuß tritt entweder als alleinige Fehlbildung oder z. B. zusammen mit einer →Meningomyelozele auf.
Die Ferse ist dabei einwärts und der Vorfuß nach innen geknickt, das Fußgewölbe abgeflacht. Aus dieser Stellung läßt sich der Fuß nicht von Hand
herausbringen (kontrakter Klumpfuß).

Das ist der Hauptunterschied zur häufigeren und harmloseren *Klump-
fußhaltung mancher Neugeborener:* Während fast alle Neugeborenen – im
Gegensatz zum späteren Leben – ihre Fußsohlen wie Handflächen „zum
Beten" aneinanderlegen können, ist bei manchen darüber hinaus der Fuß
einwärts gedreht, und zwar infolge einer Zwangshaltung in der engen
Gebärmutter; er läßt sich in diesem Fall aber mit leichter Hand in eine völlig gerade Stellung bringen. Eine solche Klumpfuß*haltung* braucht meist
keine orthopädische Behandlung. Es genügt, beim Wickeln in den ersten
Wochen regelmäßig die Außenseite der Wade der Länge nach zu bestreichen, um dadurch die seitlichen Fußheber-Muskeln zu trainieren.

Körperzellen
haben
im Kern ein
überzähliges
X-Chromosom

Intelligenz
im unteren
Normbereich

als Erwachsene
groß, Bart-
wuchs spärlich,
unfruchtbar

Was ist zu tun?

angeborene
Fehlstellung
des Fußes

Was ist zu tun? Im Gegensatz dazu muß der echte Klumpfuß bereits in den ersten Lebenstagen vom Orthopäden beurteilt und behandelt werden: Zunächst wird durch *Gipsverband* der Fuß nach und nach der richtigen Stellung angenähert (Redressionsbehandlung). Korrigierende Handgriffe vor jedem neuen Gips unterstützen dies, ebenso Nachtschienen und Krankengymnastik nach Abschluß der redressierenden Gipsverbände. Bei manchen Kindern reicht diese konservative Therapie aus, um ihnen zu richtiger Fußstellung und normalem Laufen zu verhelfen. Andere müssen später vom Orthopäden operiert werden. Dies verspricht meist Erfolg.

Knick-Senk-Fuß

Er findet sich bei Kleinkindern häufig. Ähnlich wie →X-Beine sind auch Knick-Senk-Füße zwischen dem 2. und 5. Lebensjahr etwas Normales und Vorübergehendes; sie führen zu keinen Beschwerden beim Kind. Die *Ferse* ist zur Längsachse des Unterschenkels nach außen abgeknickt (Valgusstellung) und das Fußgewölbe ist abgeflacht. Steht das Kind jedoch auf den Zehen, verliert sich der Achsenknick an der Ferse, und es zeigt sich ein normales Fußgewölbe. Dies ist der entscheidende Unterschied zu den seltenen behandlungsbedürftigen angeborenen →Plattfüßen.

Knick-Senk-Füße brauchen nur selten behandelt zu werden, nämlich dann, wenn die Achsenknickung ausgeprägt ist und bis ins *Schulalter* hinein bestehen bleibt; am ehesten kommen dann orthopädische Einlagen in Frage.

Für das *Kleinkindalter* gilt als bester Ratschlag: viel barfuß laufen, vor allem auch auf Sand und Rasen; gut sitzende, biegsame Schuhe; Einlagen sind fast nie nötig.

Knochenbruch

Knochenbrüche (Frakturen) haben im Kindesalter ihre Besonderheiten: Sie heilen besser und rascher als bei Erwachsenen; es muß allerdings berücksichtigt werden, ob der Bruch durch eine →Wachstumsfuge geht.

Bei den langen Röhrenknochen, z. B. der Speiche am Unterarm, kommt es häufig nur zum *Grünholzbruch*: Die Knochenhaut, die jeden Knochen fest umhüllt, wird dabei nicht völlig durchtrennt, so daß die Bruchenden beieinanderbleiben und sich der Achsenknick in Grenzen hält. Dies begünstigt die Heilung zusätzlich.

Sind gleichzeitig Weichteile und Haut verletzt, so daß der gebrochene Knochen ungeschützt zutage tritt, spricht man von *offener Fraktur*.

Auch wenn die Haut unverletzt bleibt, es sich also um einen *geschlossenen Bruch* handelt, kann es in den Muskeln und anderen Weichteilen zu erheblichen Blutungen kommen, so daß der betroffene Arm oder das Bein eine Weile nach dem Knochenbruch deutlich anschwillt.

Was ist zu tun? Unfallhergang, abnorme Lage einer Gliedmaße, Schonhaltung, Schmerzen und die Unfähigkeit, den betroffenen Arm oder das Bein zu bewegen oder zu belasten (aufzutreten), lassen an einen Knochenbruch denken.

Sobald der Verdacht aufkommt, jede unnötige Bewegung vermeiden! Offene Wunde, falls möglich, mit sterilem Verband bedecken. Je nach Umständen Notarzt oder Rettungsdienst rufen, Transport ins Krankenhaus oder zum Arzt in die Wege leiten. Vermutete Bruchstelle mit eingerollter Decke, Schiene oder Kleidungsstück ruhigstellen.

Einen Knochenbruch zu versorgen, ist meist Sache des Unfallchirurgen. **Unfallchirurg** Je nach Art des Bruches, Gelenknähe und Alter des Kindes wird entweder ein geschlossener Gips angelegt oder eine Gipsschiene mit elastischer Binde angewickelt. Unter Umständen wird der Bruch auch in einem Streckverband (Extension) stationär behandelt; oder der Bruch wird in Narkose operativ gerichtet, d. h., die Bruchenden werden mit einem Nagel oder mit einer Metallplatte und Schrauben befestigt (fixiert). Die operative Frakturbehandlung hat für bestimmte Knochenbrüche durchaus Vorteile; das Kind muß sich dann allerdings nach einigen Monaten zur Metallentfernung einer weiteren kleinen Operation unterziehen.

Neugeborene, und zwar eher die übergewichtigen, bekommen gelegent- **Schlüsselbein-** lich einen Schlüsselbeinbruch bei der Geburt; dies kommt insgesamt selten **bruch bei der** vor, ist immer harmlos und heilt von allein. Noch wesentlich seltener bricht **Geburt** bei der Geburt ein Bein oder Arm; ein solcher Bruch braucht keinen Gipsverband, sondern lediglich die richtige Lagerung und Ruhigstellung mit Hilfe kleiner Sandsäckchen.

Frakturen am Schädel: Hier unterscheidet man den Bruch im Schädel- **Frakturen** dach von dem der Schädelbasis (z. B. im Felsenbein). Solche Frakturen be- **am Schädel** dürfen keiner Behandlung, die einem Gipsverband vergleichbar wäre; sie heilen meist von allein, müssen aber wegen ihrer möglichen *Folgen* für das **mögliche** Gehirn beachtet werden: **Folgen für das**

− Ein Bruch im *Schädeldach* kann unter Umständen ein Blutgefäß an der **Gehirn** Innenseite der knöchernen Schädelkapsel verletzen und dadurch zu einer Blutung unterhalb oder (seltener) oberhalb der harten Hirnhaut führen. Ein **Schädeldach** solcher Bluterguß (Hämatom) nimmt dem Gehirn Platz weg, allerdings erst einige Zeit nach dem Unfall. Dies führt zu gesteigertem Hirndruck mit zunehmenden →Kopfschmerzen bis hin zur Eintrübung des Bewußtseins, mitunter auch zu Lähmungen der Augenmuskel- oder anderer Hirnnerven (→Schädel-Hirn-Trauma). Hier muß der Neurochirurg rechtzeitig eingreifen **Schädel-Hirn-** und den Bluterguß ausräumen. Deshalb der Rat, das Kind in den ersten **Trauma** Tagen nach einem Sturz auf den Kopf sorgfältig zu beobachten, vor allem in den ersten 24 bis 48 Stunden; dies erfolgt mitunter am sichersten im Krankenhaus.

Eltern müssen aber wissen: Längst nicht jeder Sturz vom Wickeltisch führt zu einem Bruch im Schädeldach!

− Bei manchem Unfallhergang bekommt das Schädeldach keinen Sprung, **Impressions-** sondern der Knochen wird an einer Stelle eingedrückt (Impressionsfrak- **fraktur** tur). Ein solcher Bruch gehört in die Hand des Neurochirurgen. Erst recht wird jeder *offene Schädelbruch* nach Möglichkeit vom Neurochirurgen versorgt.

− Ein Bruch in der *Schädelbasis* wird keineswegs immer erkannt (ohne **Schädelbasis** Nachteil für das betroffene Kind!), kann aber gelegentlich durch einen Riß in der harten Hirnhaut zum Austritt von Blut oder Nervenwasser (Liquor) führen, entweder ins Mittelohr und durchs Trommelfell in den Gehörgang nach außen oder durch die Nase nach außen. In einem Teil der Fälle verklebt und heilt ein solcher Schaden von allein; manchmal kommt es allerdings über den Weg, den das Nervenwasser nach außen gefunden hat, zum

Eindringen von →Bakterien ins Innere und damit zu einer eitrigen →Hirnhautentzündung, und zwar meist erst im Abstand von Wochen oder Monaten. Hier steht der Neurochirurg mitunter vor der Aufgabe, die Stelle, an der der Liquor austritt, genau zu finden und dann zu verschließen.

Knochenmark(s)entzündung

wird mit dem Fachwort →Osteomyelitis genannt.

Knochenmark(s)transplantation

Die *Verpflanzung* von Knochenmark eines Spenders ist eine aufwendige Behandlung für seltene Krankheiten, die andernfalls tödlich verlaufen; sie wurde in den letzten Jahrzehnten nach und nach entwickelt und wird an spezialisierten medizinischen Zentren durchgeführt, auch bei Kindern. Die gespendeten Zellen werden wie eine →Bluttransfusion dem Kind zugeführt und finden dann von allein den Weg ins Knochenmark. Um die Abstoßung zu verhindern, bedarf es einer intensiven Vor- und Nachbehandlung (→Zytostatika, Immunsuppressiva).

Krankheiten, für die eine Knochenmarktransplantation in Betracht kommen, sind z. B. schwere Formen jeglicher →Abwehrschwäche (Immundefekte), bestimmte Formen der →Leukämie von vornherein, andere Leukämien, falls ein Rückfall aufgetreten ist; schließlich kommt sie in Betracht bei Kindern, bei denen das Knochenmark keine oder nicht genügend rote Zellen bildet (→Blutarmut) oder nicht genügend rote und weiße Blutzellen sowie zu wenig Blutplättchen produziert (→Panmyelopathie).

Der *Erfolg* einer Knochenmarktransplantation hängt von der Grundkrankheit ab, derentwegen die Verpflanzung in Betracht kommt; in vielen Fällen ist ein frühzeitiger Entschluß zur Transplantation günstig. Kinder, sogar im Säuglingsalter, mit angeborener Abwehrschwäche können durch die Verpflanzung von Knochenmark in bestimmten Fällen geheilt werden. Aber auch bei anderen Krankheiten, wie bestimmten Formen der Leukämie, kann die Knochenmarktransplantation erfolgreich sein. Neuerdings können auch sogenannte Vorläuferzellen aus Spenderblut gewonnen und anstatt Knochenmarkszellen dem Empfänger verabreicht werden (→Stammzellen).

Knochentumoren

Im Knochen, Knochenmark, Knorpel oder im zugehörigen Bindegewebe können *gutartige* oder *bösartige* Geschwülste (→Tumor) entstehen; es gibt auch solche, die zwischen gut- und bösartig stehen. Dies zu beurteilen, ist meist Sache des Pathologen, der eine Gewebsprobe mit Hilfe des Mikroskops untersucht (→Biopsie). Vorher wird allerdings ein Röntgenbild gemacht. Es gibt nämlich Knochentumoren, die eindeutig gutartig und harmlos sind, so daß sich die Entnahme einer Gewebsprobe erübrigt.

Anzeichen und Symptome: Die *gutartigen Knochentumoren* wachsen eher langsam, führen nicht zur Absiedelung von Tochtergeschwülsten und sind nicht lebensbedrohlich. Sie betreffen teils jüngere, teils ältere Kinder und können vererbt oder erworben sein. Manche sind (z. B. in Gelenknähe) äußerlich sichtbar; andere machen sich erst durch einen →Knochenbruch im Bereich des Tumors (Spontanfraktur) bemerkbar.

Bösartige Tumoren (Knochenkrebs) treten teils erst im zweiten Lebensjahrzehnt auf, teils betreffen sie auch das jüngere Alter. Sie sind bedrohlich wegen ihres schrankenlosen Wachstums und der Absiedelung von Tochtergeschwülsten, z. B. in den Lungen. Schmerzen an der Tumorstelle, Druckempfindlichkeit, mitunter auch Fieber und allgemeines Krankheitsgefühl stehen im Vordergrund.

Was ist zu tun? Die Diagnose muß unverzüglich gestellt werden und gründlich abgesichert sein. Ein bösartiger Knochentumor kann anfangs ähnliche Symptome verursachen wie nach einem Unfall oder wie eine Knochenmarkentzündung (→Osteomyelitis). Röntgenbild, Szintigramm (→bildgebende Verfahren), Blutuntersuchung und vor allem die Gewebsentnahme (→Biopsie) helfen dann weiter. Der Kinderarzt wird hierbei durch andere Fachärzte wesentlich unterstützt, auch in der *Therapie*: Verschiedene Behandlungswege können dem Patienten eine Chance zur Heilung geben, nämlich Chemotherapie (→Zytostatika), →Strahlentherapie und chirurgische Therapie; wobei auch die Amputation des betroffenen Gliedmaßenteils oder ein plastischer Eingriff zur Diskussion stehen können.

Beispiele für bösartige Knochentumoren sind das →Osteosarkom und das →Ewing-Sarkom.

Kohlenhydrate

sind aus *Kohlenstoff* und *Wasser* zusammengesetzt (→Zucker, Mehl und Stärke). Sie sind hochwertige Lieferanten von →Kalorien.

Sämtliche Lebensmittel pflanzlicher, tierischer oder neuerdings auch künstlicher Herkunft setzen sich aus einem oder mehreren der drei *energieliefernden* Nahrungsstoffe Kohlenhydrate, →Fett und →Eiweiß zusammen.

Kolik

Darunter versteht man akute krampfartige Bauchschmerzen, die von einem der Harnleiter oder den Gallenwegen ausgehen, wenn sich dort ein Nieren- oder Gallenstein festgesetzt hat und die glatten Muskeln von Harnleiter oder Gallenwegen gegen dieses Hindernis ankämpfen, um es nach draußen zu befördern.

Nieren- und Gallensteine kommen bei Kindern seltener vor als bei Erwachsenen; deshalb sind auch die zugehörigen Koliken bei Kindern seltener (→Nierensteine).

Mitunter können allerdings auch Darmbewegungen oder Blähungen kolikartige Schmerzen auslösen. Hingegen steckt hinter den häufigen →Blähungen junger Säuglinge, die auch als →Bauchkrämpfe oder Drei-Monats-Koliken bezeichnet werden, meist keine echte Kolik.

Kollaps

heißt wörtlich *Zusammenbruch*. Gemeint ist damit meist eine im Stehen, Sitzen, beim Gehen oder Laufen auftretende →Ohnmacht, die dann zum Hinstürzen oder Zusammensinken des Betroffenen führt. Eine der möglichen Ursachen einer Ohnmacht ist ein plötzlicher Blutdruck-Abfall. Dauert die Bewußtlosigkeit länger als nur Sekunden oder Minuten, spricht man vom →Koma.

Koma

Zustand tiefer Bewußtlosigkeit — Ein Zustand tiefer Bewußtlosigkeit, der weniger als eine Stunde, aber auch Tage oder länger andauern kann; leichtere Formen sind Bewußtseinstrübung und Verwirrtheit.

Symptom einer Krankheit — Ein Koma ist keine eigene Erkrankung, sondern *Zeichen* (Symptom) *einer Krankheit*, die zu einer Störung der Gehirnfunktion geführt hat. Der Patient kann sich vom Koma völlig oder teilweise erholen, kann aber auch im Koma sterben. Tiefe und Verlauf des Komas wird mit Hilfe des Glasgow-Coma-Score beurteilt.

Ursachen: Viele sehr unterschiedliche Verletzungen, Krankheiten und Vergiftungen können plötzlich oder allmählich zum Koma führen:

1. **alles, was dem Hirn Platz wegnimmt** — Alles, was im Schädel *dem Gehirn zu viel Platz wegnimmt,* d. h. Raum fordert, den Druck im Schädelinnern erhöht und dadurch den Blutkreislauf im Gehirn stört. Beispiele: ein unbehandelter oder unbehandelbarer →Hirntumor; eine raumfordernde Blutung innerhalb des Schädels; eine stumpfe oder andere Verletzung des Gehirns, die insbesondere zu einer **Hirnödem** Schwellung (Hirnödem) führt; auch Entzündungen des Gehirns und der Hirnhäute können auf ihrem Höhepunkt zu einer Schwellung des Gehirns führen (→Hirnhautentzündung, →Enzephalitis).

   Ein gestörter Kreislauf des Nervenwassers (Liquor) kann sowohl zu erhöhtem als auch zu erniedrigtem Hirndruck führen; →Hydrozephalus.

2. **Sauerstoffmangel** — *Sauerstoffmangel* durch Atemstillstand (→Ersticken) oder durch eine Störung des Blutkreislaufes, der das Gehirn versorgt: ein Beispiel, das meist gut ausgeht, ist die Ohnmacht (→Kollaps) infolge eines plötzlichen Blutdruckabfalls.

3. **Stoffwechselstörungen** — *Stoffwechselstörungen:* z. B. die schwere Unterzuckerung des Zuckerkranken durch zu hohe Insulingabe oder durch zu geringe Nahrungszufuhr; ebenso kann die unbehandelte →Zuckerkrankheit (Diabetes mellitus), wenn sie erstmals ausbricht, zum Koma führen, was heutzutage seltener vorkommt als früher. Weitere Beispiele sind das Versagen von Nieren oder Leber. Ein Beispiel mit rascher und vollständiger Erholung ist die Bewußtlosigkeit im Anschluß an →Krampfanfälle.

4. **Vergiftungen** — *Vergiftungen:* Schlafmittel und andere Medikamente, die versehentlich oder mit Absicht in zu hoher Dosis eingenommen werden; Alkohol- oder Kohlenmonoxydvergiftung. Absichtlich und sicher gesteuert hingegen erfolgt bei der Narkose die Verabreichung der Medikamente durch den Narkosearzt.

Was ist zu tun? Ein über Tage andauerndes Koma wird auf der Intensivpflegestation behandelt. Im Vordergrund steht dabei die Aufrechterhaltung der Atmung sowie der Funktion von Herz und Blutkreislauf, gleichzeitig die Erkennung und Bekämpfung der zugrunde liegenden Krankheit.

Die Erholung von einem schweren Koma kann mehrere Wochen dauern. Trotzdem ist der häufige Besuch eines vertrauten Menschen für den Patienten im Koma wichtig. Liegt ein hoffnungslos Erkrankter im Koma, ergibt **Hirntod** sich im Krankenhaus die Frage, wann der Arzt den Hirntod feststellt. Mitunter werden die Angehörigen eines todkranken Kindes gefragt, ob sie der Entnahme einer Organspende zustimmen möchten. Sie retten damit vielleicht ein anderes Leben.

Konjunktivitis
ist das Fachwort für →Bindehautentzündung an den Augen.

Kontrastmittel
Die Darstellung des Körperinneren durch →bildgebende Verfahren (Röntgen, Computertomographie usw.) wird deutlicher und für den Arzt aussagekräftiger, wenn gleichzeitig ein Kontrastmittel verabreicht wird. Dies ist z. B. ein jod- oder bariumhaltiger Stoff. Eine Unverträglichkeit des Kontrastmittels ist bei Kindern seltener als bei Erwachsenen.

Konzentrationsstörungen
In den wenigsten Fällen steckt eine Krankheit dahinter; es sei denn, Konzentrations-, Merk- und Denkfähigkeiten lassen in einem überschaubaren Zeitraum spürbar nach. So etwas muß mit dem Arzt besprochen werden. Kommt im Jugendalter noch auffällig geändertes Verhalten hinzu, sollte auch an →Drogenmißbrauch gedacht werden. selten durch Krankheit bedingt

Den oft beklagten Konzentrationsstörungen im Schulalter läßt sich auf vielerlei Weise begegnen und **vorbeugen**: Was ist dabei hilfreich?
- Viel Gelassenheit und wenig Hektik in der Familie;
- wenn ein Elternteil oder beide Eltern Zeit haben für ihre Kinder;
- wenn ein konsequent anzustrebendes Ziel vereinbart wird;
- wenn Eltern ihre Kinder dazu bringen, für eine Weile *gern* bei ein und demselben Spiel zu bleiben;
- wenn ein Kind freiwillig ab und zu für sich allein spielen mag (Puzzle, Geduldsspiele);
- wenn Radio und Fernsehen im Kinderzimmer und während der Hausaufgaben nicht als Geräuschkulisse dienen;
- wenn das Fernsehen nicht als „Babysitter" mißbraucht wird (→Fernsehsucht);
- wenn die Ernährung ausgewogen und nicht einseitig ist.

Mit Hilfe eines Medikaments oder einer speziellen Diät das Konzentrationsvermögen oder die geistige Leistungsfähigkeit von Kindern günstig beeinflussen zu wollen, erscheint hingegen den meisten Kinderärzten fragwürdig.

Kopfläuse (Fachwort „Pediculi capitis", siehe Bild 11)
Blutsaugende Insekten, die auf der behaarten Kopfhaut leben und bei Kindern häufiger vorkommen als Kleider- oder Filzlaus. Kopfläuse werden 2 bis 3 mm groß; man bekommt sie aber nur selten zu sehen. Leichter findet man ihre Eier, die *Nissen*, die sie im Kopfhaar ablegen, vorzugsweise in den Haaren oberhalb der Ohrmuscheln und von dort in Richtung Hinterkopf. Ein scharfes Auge erkennt die Nissen als kleine grauweiße Punkte an den Haaren. Schneidet man ein solches Haar ab, so sieht man unter der Lupe die Nissen als ovale Gebilde von knapp 1 mm Länge, die spitzwinklig am Haarschaft kleben, wie winzige Knospen, die an einem Stengel sitzen.

Die jungen Läuse (Larven) schlüpfen nach gut einer Woche aus den Eiern; zwei bis drei Wochen später sind sie geschlechtsreif. Erst eine Weile nach dem Biß der Läuse – mitunter erst Tage danach – entwickeln sich *Juckreiz* und die sichtbaren Spuren der Läusebisse, nämlich das *Läuseekzem*: kleine Knötchen und Pusteln, die sich durch kratzende Kinderfingernägel eitrig entzünden und verkrusten können. Unbehandelt verfilzen die Haare. Die zugehörigen →Lymphknoten am Hinterkopf und Hals schwellen dann mitunter schmerzhaft an.

Die **Übertragung** erfolgt von Kind zu Kind oder auch vom Erwachsenen zum Kind und umgekehrt durch *enge körperliche Berührung*; sie kommt in allen sozialen Schichten vor, auch im Kindergarten und in der Schule.

Was ist zu tun? Schöpfen Eltern, Kindergärtnerin, Lehrer oder Arzt Verdacht oder entdeckt jemand die Nissen im Haar, braucht man sich nicht zu ekeln, zu schämen oder tief zu erschrecken: Diese Parasiten lassen sich rasch und erfolgreich bekämpfen. Die Diagnose sollte zweifelsfrei gesichert werden, und dann muß mit der Behandlung begonnen werden. Es gibt heutzutage weitgehend äußerlich wirksame, ungiftige Medikamente (Permethrin und Pyrethrin) die auch von jungen Kindern und Schwangeren vertragen werden. Arzt, Kinderkrankenschwester oder die Gebrauchsanweisung zeigen den Eltern, wie das Mittel angewandt und die Läusekur richtig durchgeführt wird. Sind die Läuse samt Nissen verschwunden, klingt das juckende Läuseekzem auch meist rasch ab. Das in früheren Zeiten übliche Rasieren des Kopfhaars ist nur noch unter ungewöhnlichen Bedingungen ratsam.

Kopfschmerzen

Klagen über Kopfweh sind bei Kindern häufig; meist handelt es sich dabei um eine harmlose Störung der Befindlichkeit. Kopfschmerzen als *Krankheitszeichen* gibt es insbesondere bei:

– →Migräne; hier stehen anfallsweise Kopfschmerzen im Vordergrund, begleitet von Übelkeit und Erbrechen, mitunter auch Augenflimmern oder anderen Symptomen;
– Grippe („Kopfgrippe") oder anderen meist fieberhaften Infekten als Begleitsymptom;
– Stirnhöhlenkatarrh oder anderen →Nebenhöhlenentzündungen;
– →Hirnhautentzündung, Hirnentzündung (→Enzephalitis) oder →Sonnenstich;
– akut gesteigertem →Hirndruck (→Hirntumor);
– →Bluthochdruck;
– Unfallfolgen (→Schädel-Hirn-Verletzung);
– →Kurzsichtigkeit, die nicht durch eine Brille oder Kontaktlinsen ausgeglichen ist; oder bei gesteigertem Druck im Augapfel (grüner Star, Glaukom).

Was ist zu tun? Der Griff zur *Kopfschmerztablette* sollte nicht am Anfang stehen, schon gar nicht bei Kindern. Auch ein Migräne-Anfall läßt sich manchmal durch Bettruhe im halbdunklen Zimmer mit kühler Kompresse auf die Stirn überwinden. Kopfschmerzen als Befindlichkeitsstörung verschwinden mitunter während eines Aufenthalts oder Spaziergangs an der frischen Luft.

An den Arzt wenden sollte man sich wegen Kopfschmerzen, wenn diese deutlich anders als gewöhnlich sind, vor allem auch wenn gleichzeitig bei dem Kind nachts oder morgens nüchternes Erbrechen auftritt oder wenn die Kopfschmerzen ständig zunehmen oder ungewöhnlich lange dauern.

Kopfumfang

Das Wachstum von Gehirn und Schädel nach der Geburt ist im Säuglingsalter am stärksten, anschließend flacht sich die Wachstumskurve bis zum Jugendalter zunehmend ab. Das einfachste Maß für das Schädelwachstum ist der Kopfumfang. Durch regelmäßiges Messen des Kopfumfanges – z. B. bei den →Vorsorgeuntersuchungen – erhält man die Wachstumskurve des Kinderschädels und vergleicht sie mit durchschnittlichen →Wachstumskurven gesunder Gleichaltriger (→Hydrocephalus, →Mikrocephalie). Eine besondere Schädelasymmetrie kann durch einen vorzeitigen Verschluß der Schädelnähte entstehen (Kraniosynostose, *siehe Bild 12*). Zur Vorbeugung von möglichen Nervenschäden (Blindheit) und aus kosmetischen Gründen erfolgt eine Operation im ersten Lebenshalbjahr.

Kopfverletzungen

→Schädel-Hirn-Trauma.

Kopliksche Flecken

Winzige weiße Flecken (wie Kalkspritzer) an der Wangeninnenseite in der Nähe der Backenzähne. Sie bestehen aus untergegangenen Schleimhautzellen und treten im Vorstadium (Prodrom) von →Masern auf. Mit Hilfe dieser Flecken, die nach einem New Yorker Kinderarzt benannt sind, lassen sich Masern erkennen, bevor der Masernausschlag selbst auftritt, das Kind aber bereits in hohem Maß ansteckend ist.

Noch etwas zuverlässiger ist das Masern-→Enanthem, nämlich der Ausschlag auf der Schleimhaut von Wangeninnenseiten und Gaumen in Form von kleinen braunroten Flecken; dieser überdauert meist die Koplikschen Flecken und ist bei Masern so gut wie immer vorhanden.

Kortison

Die *Nebennierenrinde* produziert – bedarfsgerecht mit tageszeitlichen Schwankungen, vom Gehirn über einen Regelkreis gesteuert – drei Gruppen verwandter Hormone: männliche Sexualhormone (bei beiden Geschlechtern), die überdies eiweißaufbauend (anabol) wirken; ferner Mineralocorticoide, die den →Salz- und Wasserhaushalt regulieren; schließlich Glucocorticoide, die entzündungshemmend und eiweißabbauend (katabol) wirken. Das wichtigste körpereigene Glucocorticoid heißt Cortisol, auch Hydrocortison genannt (→Nebenniere).

Dieses Hormon haben Chemiker gezielt in seiner Struktur wiederholt verändert und so eine ganze Reihe hochwirksamer Medikamente geschaffen: *Kortison-Präparate*, auch als Corticosteroide oder kurz Steroide bezeichnet (z. B. Prednison, Dexamethason). Sie können stärker als das körpereigene Hormon krankhaft übersteigerte Entzündungsreaktionen hemmen. Diese Medikamente bedeuten bei zahlreichen Krankheiten eine entscheidende Hilfe, mitunter sind sie lebensrettend.

Die Entscheidung für den Einsatz eines Kortison-Präparates muß sorgfältig abgewogen werden, und zwar wegen bestimmter Nebenwirkungen, die allerdings meist erst nach längerer Behandlungsdauer auftreten und sich nach Absetzen des Kortisons allmählich wieder zurückbilden: Appetitsteigerung, Gewichtszunahme, Fettansatz, Akne im Gesicht, rundliches Gesicht, Trübung der Augenlinsen, gebremstes Längenwachstum, poröse Knochen. Hand in Hand mit der erwünschten Hemmung von Entzündungsreaktionen geht auch eine unerwünschte →Abwehrschwäche gegen Infektionskrankheiten, die ebenfalls nach Absetzen des Medikaments wieder verschwindet.

gesteigerter Appetit

Ferner muß man wissen, daß auf Grund des Regelkreises die Nebennierenrinde ihre Produkion von Cortisol stark drosselt. Deshalb darf ein länger gegebenes Kortison-Präparat niemals abrupt vollständig abgesetzt werden, sondern nur „ausschleichend", indem über eine Reihe von Tagen die Dosis stufenweise verringert wird. Andernfalls besteht für mehrere Tage eine Unterfunktion der Nebennierenrinde. Sie kann dann vor allem ihrer lebenswichtigen Notfallfunktion (z. B. während eines chirurgischen Eingriffs) nicht mehr nachkommen.

Kortison-Präparat niemals abrupt absetzten

Ferner wurden Kortison-haltige Inhalationen für →Asthma und Salben für das →Ekzem entwickelt, bei denen die Nebenwirkungen wesentlich geringer sind.

Kortison-haltige Inhalationen für Asthma

Bei manchen Eltern hat die Behandlung mit einem Kortison-Präparat einen schlechten Ruf; dieser stammt meist aus früheren Zeiten, als Kortison mitunter wohl auch unkritisch und unnötig lange verordnet wurde. Bei dem heutzutage üblichen sorgfältigen Abwägen von Vor- und Nachteilen wird Kortison nur dort längere Zeit eingesetzt, wo es für Leben und Gesundheit des Kindes unbedingt erforderlich ist, so daß die Nebenwirkungen auch in Kauf genommen werden dürfen.

Krampfanfälle (auch „zerebrale Anfälle" oder kurz „Anfälle" genannt)

Falls es sich dabei um eine eigenständige Krankheit handelt, spricht man von →Epilepsie, epileptischen Anfällen oder Anfallsleiden.

Epilepsie

Entstehung: Ein Krampfanfall ist eine plötzlich einsetzende, *vorübergehende Störung* der Gehirnfunktion und entsteht, wenn sich Nervenzellen im Gehirn in großer Zahl und gleichzeitig elektrisch entladen, ähnlich einem Gewitter.

Das gesunde Gehirn arbeitet im Wach- und Schlafzustand elektrisch so ausgeglichen, das heißt mit einer so hohen *Krampfschwelle*, daß kein Krampfanfall auftritt. Die Krampfschwelle liegt allerdings bei Kindern niedriger als bei Erwachsenen (→Fieberkrampf). Ein grober Eingriff wie z. B. ein Elektroschock löst in jedem Gehirn einen Krampfanfall aus.

Krampfschwelle

Krankheiten des Gehirns, vor allem Entzündungen, aber auch Verletzungen, manche Vergiftungen sowie Sauerstoffmangel oder ein entgleister Stoffwechsel (plötzliche Unterzuckerung) können die Krampfschwelle so erniedrigen, daß ein zerebraler Krampfanfall auftritt.

Anzeichen und Formen: Es kommt zu unwillkürlichen Muskelzuckungen (klonisches Krampfen), oder die Muskeln werden angespannt (tonisches Krampfen), oder klonisches und tonisches Krampfen wechseln miteinander ab. Der Krampfanfall kann rechts- oder linksseitig oder beidseitig auftreten. Ist das gesamte Gehirn betroffen, spricht man vom generalisierten Krampfanfall; Hand in Hand damit geht ein vorübergehender Bewußt-

generalisierter Krampfanfall

seinsverlust einher, mitunter auch unwillkürliches Einkoten und Einnässen.

Ist nur ein begrenztes Gehirngebiet (Krampfherd) betroffen, dann krampft nur ein Körperteil (z. B. die Hand), und das Bewußtsein bleibt erhalten (fokaler Krampfanfall); mitunter ist es auch nur eine auffallende Kopf-, Blick- oder Rumpfwendung, die auf einen Krampfherd hinweist. Solche Anfälle dauern meistens nur Sekunden bis wenige Minuten, selten länger. **fokaler Krampfanfall**

Ferner gibt es den *kleinen Anfall*, französich „petit mal", in verschiedenen Formen: Das Kind hält beim Spielen plötzlich inne, blickt wie abwesend (Absence), macht eine ruckartige Bewegung mit dem Kopf oder Rumpf oder knickt unvermittelt ein und stürzt dabei zu Boden. Die Hirnstromkurve zeigt ein typisches Muster. **kleiner Anfall**

→BNS-Krämpfe sind altersgebunden: Sie treten vorwiegend im Säuglingsalter auf.

Häufig sind *Gelegenheitsanfälle*: Aus Anlaß eines fieberhaften Infektes kommt es – meist am Anfang – zu einem →Fieberkrampf (Infektkrampf). Auch manche akute Entgleisung des Eiweiß-, Kalzium- oder Zuckerstoffwechsels (→Hypoglykämie) führt zur Erniedrigung der Krampfschwelle und kann damit „Gelegenheit" zu einem Krampfanfall geben. **Gelegenheitsanfälle**

Nur bei einem Teil der Anfallskrankheiten (Epilepsien) spielt *Erblichkeit* eine Rolle.

Was Eltern als „Zahnkrämpfe" beobachten, ist – falls es sich tatsächlich um Krampfen handelt – meist ein Fieberkrampf, der in die Zeit des Zahnens fällt, also in ein Alter, in welchem viele Säuglinge ohnehin eine Reihe fieberhafter Erkrankungen durchmachen (→Zahnen).

Der einzelne kurzdauernde Krampfanfall schädigt das Gehirn nicht nachhaltig, auch nicht im Wiederholungsfall.

Was ist zu tun? Ein krampfendes Kind wird so gelagert, daß es möglichst bequem atmen und sich nicht verletzen kann. Der →Fieberkrampf eines Säuglings spielt sich mitunter auf dem Arm der Mutter ab; ein älteres Kind liegt am sichersten in Rücken- oder stabiler Seitenlage auf dem Sofa, auf dem Boden oder im Bett. Zungenbiß vermeiden; wo dies möglich ist, mit Gummikeil (Vorsicht mit dem eigenen Finger!). **Was ist zu tun?** **Zungenbiß vermeiden**

Dauert ein Krampfanfall mehrere Minuten oder gar länger, versucht man, ihn mit einem *Medikament* (Diazepam) zu durchbrechen: Entweder haben Eltern, die mit einem Krampfanfall bei ihrem Kind rechnen müssen, ein Medikament im Kühlschrank greifbar und können es als *Rektiole* über den After verabreichen, oder der herbeigerufene Arzt versucht es auf die gleiche Weise oder mit einer Spritze in die Ader.

Gelingt es nicht, den Krampfanfall zu durchbrechen, muß man das Kind zum Arzt oder ins Krankenhaus bringen (Notarzt rufen).

Selten kommt es vor, daß sich ein Krampfanfall auch vom Arzt mit einfachen Mitteln nicht unterbrechen läßt und das Kind über Stunden und länger im krampfenden Zustand bleibt (Status epilepticus). In so einer Situation wird das Kind auf einer Intensivpflege-Station betreut. **Status epilepticus**

Einen zerebralen Krampfanfall – zumal, wenn es der erste ist – beim eigenen Kind zu erleben, ist für die meisten Eltern und Angehörigen etwas *Erschreckendes*. Trotzdem darf man gewiß sein: Ein solches Ereignis ist so gut wie *nie akut lebensbedrohlich*. Da die meisten Krampfanfälle nicht

unter den Augen eines Arztes passieren, ist es immer hilfreich, wenn die Umstehenden den Anfall möglichst *genau beobachten*:
- Zuckungen oder Anspannung der Muskeln oder beides im Wechsel?
- Arme, Beine oder Gesichtsmuskeln?
- Augenverdrehen?
- Kopf-, Blick- oder Rumpfwendung? Nach welcher Seite?
- Bewußtseinsverlust, Ansprechbarkeit?
- Blausucht im Gesicht?
- Atmung regelmäßig oder unregelmäßig?
- Einnässen, Einkoten, Schaum vor dem Mund?
- Dauer des Anfalls (geschätzt oder besser mit Blick auf die Uhr)?
- Vorboten (*Aura*), an die sich das Kind nach dem Anfall noch erinnert (z. B. Bauchschmerzen oder ein komisches Gefühl im Hals)?

Säuglinge und junge Kleinkinder sollten nach einem →Fieberkrampf vom Arzt gesehen werden, damit nach Möglichkeit die Ursache des Fiebers gefunden und keine Krankheit übersehen wird, die sofort behandelt werden muß (z. B. eitrige Hirnhautentzündung).

Im Kindergartenalter, besonders beim wiederholten Fieberkrampf, kann man sich mit dem Arztbesuch eher etwas Zeit lassen, sofern das Kind keinen besonders kranken Eindruck macht und nach dem Krampfanfall rasch wieder klar bei sich ist. Ein vorbeugender Gebrauch fiebersenkender Zäpfchen (Ibuprofen, Paracetamol) wird bei Neigung zu Fieberkrämpfen und Temperatur über 38,5° C befürwortet.

Ein Krampfanfall ohne begleitendes Fieber – erst recht, wenn er sich wiederholt – bedarf meist einer gründlichen Suche nach der Ursache, auch wenn diese nur in einem Teil der Fälle zu finden oder gar zu beheben ist. Zu wissen, welche Form von Krampfanfällen oder Epilepsie vorliegt, ist Voraussetzung für eine möglichst wirksame Behandlung mit Medikamenten. Die Muster der →Hirnstromkurve (EEG) sind dabei unentbehrlich, oft auch →bildgebende Verfahren und andere Untersuchungen.

Arzneimittel gegen Krampfanfälle (*Antikonvulsiva*) heben – auf unterschiedliche Weise – die Krampfschwelle des Gehirns an. Die Notwendigkeit (Indikation), eine antikonvulsive Langzeitbehandlung über Monate oder Jahre zu beginnen, wird mit allem Für und Wider den Eltern erläutert, einschließlich der Verträglichkeit; je nach Alter und Verständnis wird auch der Patient in die Gespräche mit einbezogen.

Nicht jedes Kind mit einem Krampfanfall muß antikonvulsiv behandelt werden; die Häufigkeit der Anfälle spielt bei der Entscheidung eine Rolle: Ob die Anfälle einmal im Jahr oder mehrmals pro Monat auftreten, kann für den Arzt wichtig sein. Meist wird den Eltern gezeigt, wie ein *Anfallskalender* geführt wird, der die Häufigkeit, Dauer und Anfalls-Umstände erkennen läßt; diese Angaben sind hilfreich bei der ärztlichen Betreuung des Kindes.

Nicht immer führt das zuerst ausgesuchte Medikament zum Aufhören oder Nachlassen der Krampfanfälle; mitunter muß das Kind mit viel Geduld auf eine Kombination von Medikamenten eingestellt werden. Blutspiegel-Bestimmungen sind hierbei eine Hilfe.

Erfahrungen zeigen, daß bestimmte Umstände (*Flackerlicht, Fernsehen* oder *Übermüdung*) einen Krampfanfall auslösen können; das strikte Ver-

222

meiden solcher Umstände trägt neben den Medikamenten (mitunter sogar an deren Stelle) zur Anfallsfreiheit bei.

Die →*Pubertät* ist für manche Jugendliche mit Anfallsleiden ein Einschnitt: Einerseits gibt es Anfälle im Kindesalter, die nach der Pubertät aufhören; andererseits gibt es Formen der Epilepsie, die überhaupt erst zu Beginn der Pubertät auftreten.

Wichtig zu wissen ist, daß die Langzeitbehandlung mit einem antikonvulsiven Medikament niemals eigenmächtig abgebrochen werden darf; denn der plötzliche Entzug des Medikamentes kann seinerseits zu einem erneuten Krampfanfall führen. Wenn der Arzt ein solches Medikament absetzt, geschieht das *ausschleichend* in kleinen Dosis-Schritten über mehrere Wochen. Langzeitbehandlung

Kinder mit einem Anfallsleiden, das medikamentös gut oder zufriedenstellend eingestellt ist, führen meist ein weitgehend normales Leben. Sie machen dann eine regelrechte körperliche, geistige, schulische und soziale Entwicklung durch; es sei denn, den Krampfanfällen liegt eine eigene Krankheit (z. B. →Stoffwechselkrankheiten) zugrunde. Die Lehrer in der Schule sollten über das Anfallsleiden eines Schülers informiert sein. Familien von Kindern mit Epilepsie finden vielerorts eine Selbsthilfegruppe (siehe Anhang). weitgehend normales Leben möglich

Kraniotabes

bedeutet wörtlich *Schädelschwund* im Sinne von „Weichschädel" und kann ein Hinweis auf →Rachitis sein. Der Arzt nimmt den Kopf des Kindes von vorn in seine Hände und tastet mit den Fingern, ob die Knochen des Hinterkopfs und die Scheitelbeine so weich sind, daß sie sich vorübergehend etwas eindrücken lassen. Eine Kraniotabes tritt vor allem bei Säuglingen auf, also im rachitisgefährdeten Alter. Schädelschwund

Krankengymnastik (Teil der →Physiotherapie)

Sie dient dazu, Kindern zu helfen, deren Bewegungsabläufe und Muskelspannung (Tonus) gestört sind (spastische Lähmung oder zu schlaffer Tonus), die im Vergleich zu Gleichaltrigen Schwierigkeiten mit Lage, Haltung und Gleichgewicht ihres Körpers haben und mit dem, was sie in ihrem Alter „können" müßten, zurückgeblieben sind.

Für Säuglinge und junge Kleinkinder gibt es vor allem zwei Methoden, die auf neurophysiologischer Grundlage beruhen. Sie basieren auf der Beobachtung, wie das Kind ungezählte Bewegungsabläufe lernt: mit Zunge und Mund, mit Fingern, Händen und Füßen, Armen und Beinen, Kopf und Rumpf; wie es lernt, sich vom Rücken auf den Bauch zu drehen, sich hinzusetzen, aufzurichten und Gleichgewicht zu halten, zu krabbeln, zu laufen, zu klettern und zu rennen, zu werfen und zu fangen. Purzelbaum, Schwimmen usw. kommen später hinzu. zwei Methoden

Das Ehepaar Berta und Dr. Karel *Bobath* (Physiotherapeutin und Arzt) sowie Dr. Vaclav *Vojta* haben diese beiden Methoden erarbeitet, die nach ihnen benannt sind.

Bei der **Bobath-Gymnastik** bringt der Therapeut den Säugling dazu, sein Gleichgewicht in unterschiedlichen Körperlagen nach und nach besser zu halten, so daß er willkürliche Bewegungen lernt, die ihm zuvor unmöglich Bobath-Gymnastik waren. Andere Übungen sollen die gesteigerte Muskelspannung hemmen, um ebenfalls willkürliche Bewegungen zu ermöglichen.

Die Mutter wird angeleitet, ihr Kind beim täglichen Wickeln, Füttern, Hochheben und Herumtragen so zu halten, daß es genau die Körperhaltung, Gelenkstellung und Bewegungen bevorzugt, die ihm förderlich sind, hingegen andere Körperhaltungen vermeidet, die zu gesteigerter Muskelspannung führen. Unter Fachleuten ist dafür der englische Ausdruck das *Handling* üblich geworden.

Verwendet werden auch *Hilfsmittel,* z. B. mit Styroporkügelchen gefüllte Säcke, auf denen ein bewegungsgestörtes Kind freihändig sitzen lernt, oder Vorrichtungen, mit denen ein spastisch gelähmtes Kind sich selbständig fortbewegen kann.

Der über die Haut vermittelte Tast- und Spürsinn spielt für das Einüben richtiger Bewegungsabläufe eine wichtige Rolle. Die Bobath-Therapeuten bemühen sich um *ganzheitliches Denken,* ähnlich wie die →Heilpädagogik.

Die **Vojta-Gymnastik** beruht auf der Beobachtung, daß die Kriechbewegungen des Neugeborenen sowie das Drehen des Kopfes und des Rumpfes reflexartig ablaufen; man sieht darin die Wurzeln für das später willkürliche Krabbeln und Gehen. Liegt ein Neugeborenes auf dem Bauch, lassen sich durch Daumendruck auf die Fußsohlen Kriechbewegungen auslösen oder verstärken. Die Vojta-Methode macht sich nun eine ganze Reihe solcher *Reflexbewegungen* auch jenseits des Neugeborenenalters zunutze, um bewegungsgestörten Säuglingen und älteren Kindern zu helfen. Dabei wird der Reflex an bestimmten Druckpunkten zwar ausgelöst, der Bewegungsantwort des Kindes aber vom Therapeuten Widerstand entgegengesetzt. Dies wirkt sich auf gesteigerte Muskelspannung dämpfend aus; schwache Muskeln werden gestärkt.

Eltern, die dabei zuschauen, müssen wissen, daß der Widerstand des Therapeuten beim Kind – insbesondere anfänglich – Unbehagen bis hin zu abwehrendem Weinen oder Schreien auslösen kann. Die Vojta-Methode hat sich vor allem bewährt bei schwer bewegungsgestörten Kindern.

Atemgymnastik für Kinder, die an →Asthma oder an →Mukoviszidose leiden, ist ein unentbehrlicher Bestandteil der Behandlung.

Frühgeborenen im Brutkasten, denen die Folgen ihrer noch unreifen Lungen zu schaffen machen, hilft die Kinderkrankenschwester oder Krankengymnastin mit zarten Vibrationsmassagen des Brustkorbs.

Einen hohen Stellenwert hat die Krankengymnastik für Kinder mit →*juveniler chronischer Arthritis.* Hier gibt es eine ganze Reihe Übungen und Maßnahmen, die nach Anleitung großenteils auch täglich zu Hause durchgeführt werden müssen.

Auch Kindern mit →*Muskeldystrophie* hilft die Krankengymnastik mitunter: Die Krankheitsfolgen werden gemildert, deren Fortschreiten gebremst.

Krätze (Fachwort „Skabies")

Eine juckende Hautkrankheit, die durch Parasiten hervorgerufen wird; übertragen wird die Krätze von Mensch zu Mensch durch engen Kontakt (z. B. beim Schlafen im selben Bett).

Hauptsymptome sind *Juckreiz* und die Spuren, die die Krätzmilbe auf der Haut hinterläßt: eigentümliche längliche oder gewundene Milbengänge in der Hornschicht der Haut, Kratzspuren des Kindes mit blutigen oder eitrigen Krusten oder Knötchen, und zwar an den Stellen, die die Milbe bevorzugt, nämlich an den Handflächen, zwischen den Fingern, an den Füßen, an der Brust um die Warzen, am Nabel und im Gesäß- oder Windelbereich.

Nachweis der Milbe in den Milbengängen

Erkannt wird die Krätze am sichersten durch den Nachweis der Milbe in den Milbengängen, z. B. durch schrittweises, wiederholtes Abreißen der Hornschicht mit Hilfe von Tesafilmstreifen, das auch für Kinder nicht schmerzhaft ist; die am Tesafilm haftende Milbe erkennt der Arzt unter dem Mikroskop.

Was ist zu tun?

Was ist zu tun? Für die Behandlung gibt es verschiedene Mittel zur äußerlichen Anwendung (nach Anleitung durch den Arzt oder eine erfahrene Krankenschwester). Unter Umständen werden junge Kinder mit Krätze auch im Krankenhaus behandelt, miterkrankte Eltern oder ältere Geschwister dann gleichzeitig zu Hause. Richtig behandelt, heilt die Krätze folgenlos aus.

Krebs

Onkologie

Ein Sammelbegriff für *bösartige Krankheiten*; das Spezialgebiet in der Medizin, das sich damit beschäftigt, heißt *Onkologie*. Gemeinsam ist allen Krebserkrankungen das schrankenlose Wachstum von Zellen, das von einem bestimmten Organ oder Gewebe zu irgendeinem Zeitpunkt im Leben seinen Ausgang nimmt.

Risikofaktoren

Ursachen: An der Entstehung sind meist mehrere Umstände beteiligt: erbliche Veranlagung, körpereigene Abwehr, radioaktive und andere Strahlen (soweit sie die natürliche Strahlung, der alle ausgesetzt sind, in Dosis oder Dauer nennenswert übertreffen), fortgesetzte Schädigungen wie z. B. durch Rauchen, schließlich auch einzelne Krankheitserreger (onkogene, d. h. krebserregende Viren). Auch gibt es einzelne Medikamente, die gegen lebensbedrohliche Krankheiten unentbehrlich sind, aber nach Langzeitgebrauch ein gewisses krebserzeugendes Risiko in sich tragen.

Bösartige Krankheiten sind bei Kindern seltener

Bösartige Krankheiten sind bei Kindern seltener als bei Erwachsenen; als Todesursache rangieren sie im Schulalter nach den Unfällen an zweiter Stelle. Lungenkrebs, Magenkrebs oder Gebärmutterkrebs kommen im Kindesalter kaum vor. Womit es der Kinderarzt zu tun hat, sind vor allem →Leukämie, Lymphknotenkrebs (→Hodgkinsche Krankheit), →Nephroblastom, →Neuroblastom, →Hirntumoren und →Knochentumoren.

Kreislauf

Das von der linken Herzkammer in den Blutkreislauf gepumpte Blut fließt mit Druckgefälle (→Blutdruck) nach kurzer oder langer Wegstrecke in den

Schlagadern

Schlagadern (Arterien) zu den einzelnen Organen, zum Kopf, zur Haut, zu Armen und Beinen, wo es in den feinsten Haargefäßen (Kapillaren) Sauer-

Venen

stoff und Nährstoffe abgibt sowie Kohlensäure und Stoffwechselprodukte, die zum Ausscheiden bestimmt sind, aufnimmt; anschließend fließt es

Körperkreislauf

durch die Blutadern (Venen) zur rechten Herzkammer zurück, so daß hier der *große* oder *Körperkreislauf* wie am Schnittpunkt einer 8 in den *kleinen*

Lungenkreislauf

oder *Lungenkreislauf* übergeht. Dort nimmt das Blut in den Lungenkapillaren wieder Sauerstoff auf und gibt überschüssige Kohlensäure in die Ausatmungsluft ab; durch die Lungenvenen fließt es dann zur linken Herzkammer zurück. Der Blutdruck im Lungenkreislauf liegt beim Gesunden niedriger als der im Körperkreislauf.

Kriegsspielzeug

Eine Bitte an Eltern und andere Besucher: Kein Kriegsspielzeug dem Kind ins Krankenhaus mitgeben oder mitbringen. Auch zu Hause sollte es damit nicht spielen!

Kropf (Fachwort „Struma")

Vergrößerung der Schilddrüse — Eine *Vergrößerung der* →*Schilddrüse*; sie kann weich, derb oder knotig sein. Gelegentlich besteht der Kropf bereits bei Geburt und behindert dann manchmal die Atmung; häufiger wird er im Kindes- oder Jugendalter erworben. Man sollte dabei immer wissen, ob der Kropf mit normaler (euthyreoter) Schilddrüsenfunktion einhergeht, was meistens der Fall ist, oder mit Unterfunktion (→Hypothyreose) oder mit Überfunktion (→Hyperthyreose).

vor allem Jodmangel — Die **Ursache** für einen Kropf ist bei Kindern und Jugendlichen hierzulande meist die mangelhafte Jodzufuhr mit der Nahrung. Gelegentlich, vor allem bei Mädchen, kommt eine →Autoimmunkrankheit als Grund für die Entstehung vor (→Basedow-Krankheit, chronische Thyreoiditis), mitunter auch in Verbindungen mit Störungen anderer Hormondrüsen. Bösartige, insbesondere knotige Vergrößerungen der Schilddrüse können nach einem Unfall mit außer Kontrolle geratener radioaktiver Strahlung auftreten (Schilddrüsenkarzinom).

Was ist zu tun? — **Was ist zu tun?** Der Arzt untersucht die Schilddrüse zunächst durch Abtasten mit der Hand. Der Halsumfang gibt weitere Hinweise auf eine vergrößerte Schilddrüse. Die entscheidende Messung des Schilddrüsenvolumens erfolgt mit der Sonografie (→bildgebende Verfahren). Die Schilddrüsen-Werte aus dem Blut zeigen, ob deren Funktionslage normal ist, ob eine Unter- oder Überfunktion vorliegt.

Die **Behandlung und Vorbeugung** des Jodmangel-Kropfs besteht darin, dem Körper täglich genügend Jod zuzuführen. Die Empfehlung, nach Schweizer Vorbild im Haushalt grundsätzlich nur *jodiertes Vollsalz* zu verwenden, gilt auch für die meisten Gegenden Österreichs und Deutschlands; *nur jodiertes Vollsalz* — darüber hinaus muß der Arzt entscheiden, ob und in welcher Dosis die tägliche Jodzufuhr in Tablettenform noch zu ergänzen ist. Auch Mütter sollten sich beraten lassen, ob sie schon während der *Schwangerschaft* Jodtabletten zu sich nehmen müssen. Schilddrüsenhormon zur Therapie des Kropfes ist nur ausnahmsweise nötig.

zusätzliche Blutuntersuchungen — Liegt dem Kropf eine →Autoimmunkrankheit zugrunde, sind zusätzliche Blutuntersuchungen im spezialisierten Labor nötig. Die Behandlung erfolgt entweder mit einem Medikament, das die Überfunktion der Schilddrüse bremst, also mit einem *Thyreostatikum*; oder der Chirurg versucht, so viel von der Schilddrüse zu entfernen, daß deren Funktion nach der Operation normal bleibt. Fast nie muß man zu einem Medikament greifen, das sich in der Schilddrüse anreichert und dort eine bestimmte Strahlendosis abgibt.

Schilddrüsenkarzinom — Auch das Schilddrüsenkarzinom hat heutzutage zumindest eine Heilungschance, wenngleich es nach wie vor eine schwerwiegende Krankheit ist.

Krupp

In französischer Schreibweise auch *Croup* genannt, bezeichnete Krupp
ursprünglich die Atemnot bei der →Diphtherie, wenn deren eitrige Beläge
den Atemweg (Kehlkopf) verlegten. Seit es kaum noch Diphtherie gibt –
nicht zuletzt dank der Impfung –, nennt man die häufig auftretende virusbedingte Entzündung von Kehlkopf und Luftröhre, deren geschwollene
Schleimhäute ebenfalls diesen Teil der Atemwege einengen oder verlegen,
Krupp oder *Pseudo-Krupp* (im Gegensatz zum eigentlichen Diphtherie-
Krupp). Das wirklich treffende Fachwort lautet „stenosierende Laryngotracheitis", also einengende Kehlkopf- und Luftröhrenentzündung. Betroffen sind vor allem Kinder zwischen dem 2. und 5. Lebensjahr.

Mit Krupp nicht verwechselt werden darf die Entzündung des *Kehldeckels* (→Epiglottitis): Diese wird durch Bakterien (Haemophilus influenzae) hervorgerufen und kann innerhalb weniger Stunden lebensbedrohlich
werden, so daß hier immer eine stationäre Behandlung nötig ist.

Ursache des Krupps hingegen sind →Viren, die die Atemwege befallen,
insbesondere in den Herbstmonaten. Luftverschmutzung oder eine Neigung
zu Allergien der Atemwege kann die Entzündung möglicherweise begünstigen. Ältere Kinder und Erwachsene stecken sich an denselben Viren
an, erkranken aber nur mit Husten und Schnupfen und etwas Heiserkeit,
weil ihre Atemwege größer und weiter sind, also dasselbe Ausmaß an
Schleimhautschwellung bei ihnen nur einen geringeren Teil der Lichtung
einengt.

Symptome: Zunächst hat das Kind ein oder zwei Tage Schnupfen, Husten und etwas Fieber. Unvermittelt – nicht selten abends aus dem ersten
Schlaf heraus – wird dann die Stimme *heiser*, und das Kind bekommt einen
trocken-bellenden Husten; im weiteren Verlauf wird die Einatmung hörbar
(inspiratorischer Stridor), vor allem wenn das Kind weint oder aufgeregt ist.
In diesem Zustand kann die Atemnot rasch bedrohlich werden, erkennbar
daran, daß das Kind auffallend unruhig ist und keinen Schlaf findet; schläft
es hingegen von allein wieder ein, ist dies eher ein günstiges Zeichen. Blausucht (→Zyanose) im Gesicht und Teilnahmslosigkeit (Erschöpfung) sind
Alarmzeichen.

Was ist zu tun? Feuchte, kalte Luft hilft, die Kehlkopfentzündung zu lindern, weil dadurch das Abschwellen der Schleimhaut gefördert wird; Heiserkeit und bellender Husten bessern sich oft erstaunlich rasch bereits am
offenen Fenster oder wenn das Kind auf dem Balkon oder im Garten herumgetragen wird; die Nachtluft schadet nicht, im Gegenteil! Auch das Trinken tut den Kindern gut. Nicht-schlucken-Können und Speichelfluß aus
dem Mund weisen allerdings auf die andere, ernstere Entzündung des
Kehldeckels (→Epiglottitis) hin.

Anhaltend hörbare Einatmung, vor allem auch während das Kind in
Ruhe ist und nicht weint, sowie zunehmende Atemnot und Unruhe erfordern auch beim Krupp *rasche ärztliche Betreuung*, mitunter sogar im Krankenhaus.

Neben physikalischen Maßnahmen (Einatmen feuchter, kalter Luft) gibt
es Medikamente, die das Abschwellen der Kehlkopf-Schleimhaut wirksam
unterstützen (Kortison als Zäpfchen). Ein Dauertropf im Krankenhaus kann
nötig sein, und zwar für die Flüssigkeitszufuhr und zum Verabreichen von

Medikamenten. Ein →Antibiotikum ist in der Regel nicht erforderlich, weil beim Krupp nur →Viren im Spiel sind.

Wird der Atemweg durch den Kehlkopf hochgradig eingeengt, muß das Kind auf der Intensivpflege-Station für eine Weile beatmet werden; dies ist jedoch beim Krupp eher die Ausnahme.

Bei der Mehrzahl der Kinder nimmt der Krupp rasch einen günstigen Verlauf; manche haben allerdings in ihrem Kleinkindalter mehrmals diese Krankheit.

Kugelzellanämie (Fachwort „Sphärozytose")

angeborene Form von Blutarmut Eine der seltenen angeborenen Formen von →Blutarmut, die man unter dem Mikroskop an der *kugeligen* Gestalt der roten Zellen erkennt; ihnen fehlt das flachrunde, im Querschnitt napfförmige Aussehen der normalen roten Blutkörperchen.

Die **Ursache** liegt in einem Erbfehler, der sich auf die Hülle (Membran) der roten Zellen auswirkt und deren Lebenszeit im Blut enorm verkürzt, so daß sich trotz verstärkter Neubildung im Knochenmark die Zahl der roten Zellen und damit auch die Menge an rotem Blutfarbstoff vermindert. Der Erbgang ist in der Mehrzahl der Fälle dominant (→Erbkrankheiten).

Symptome und Komplikationen: Die Kinder fallen durch eine eigentümliche Blässe mit strohgelbem Stich auf; auch das Augenweiß ist meist gelbstichig. Der Arzt tastet eine vergrößerte Milz oder findet sie mit Hilfe des Ultraschalls (→bildgebende Verfahren).

Jahre ohne nennenswerte Beschwerden Mit einer Kugelzellanämie kann man trotz der Blutarmut über viele Monate und Jahre ohne nennenswerte Beschwerden leben. Zwischendurch kommt es aber immer wieder einmal zu einer ernsten Krise, wenn nämlich das Knochenmark vorübergehend die Produktion der roten Zellen einstellt (*aplastische Krise*). Dies kommt z. B. im Rahmen eines durch →Viren hervorgerufenen →Infekts der oberen Luftwege vor, übrigens auch beim Gesunden; *aplastische Krise* was dieser aber wegen der normal langen Lebensdauer der roten Blutzellen meist gar nicht merkt und nur ausnahmsweise als Krise erlebt. Der Patient mit Kugelzellanämie hingegen erfährt immer eine rasche Zuspitzung seiner Blutarmut, die manchmal sogar ein lebensbedrohliches Ausmaß annimmt, *Transfusion roter Blutkörperchen* eben weil die Lebensdauer seiner roten Zellen so stark verkürzt ist. Eine Transfusion roter Blutkörperchen (Erythrozytenkonzentrat) ist dann unerläßlich.

Gallensteine Eine weitere Komplikation sind *Gallensteine*: Wegen der verkürzten Lebensdauer der roten Zellen wird ständig vermehrt roter Blutfarbstoff (→Hämoglobin) in gelben Blutfarbstoff (Bilirubin) umgewandelt; dies begünstigt die Bildung von Gallensteinen schon vom frühen Kindesalter an. Schmerzattacken deswegen sind zwar nicht zwingend, kommen aber durchaus vor, ebenso ein Steinverschluß, so daß die Galle nicht mehr in den Darm abfließen kann.

Was ist zu tun? **Was ist zu tun?** Wegen dieser Komplikationen wird bei einer Kugelzellanämie meist zur *Herausnahme der Milz* durch den Chirurgen geraten. Dies ändert zwar nicht den Erbfehler der roten Blutzellen, verlängert aber *Herausnahme der Milz* deren Lebensdauer, weil sie ohne Milz nicht so rasch abgebaut werden können. Deshalb wirkt die Milzoperation den aplastischen Krisen und dem Entstehen von Gallensteinen entgegen.

Sehr sorgfältig überlegt wird aber mit dem Kinderarzt (Hämatologen) der Zeitpunkt dieses chirurgischen Eingriffs. Da die Milz auch eine Abwehrfunktion hat, wird ihr Verlust vom Schulalter an besser vertragen als in den ersten fünf oder sechs Lebensjahren. Deshalb wird der Patient eine Weile *vor* dem geplanten Eingriff auch gegen Pneumokokken, evtl. auch gegen Haemophilus influenzae geimpft. Denn diesen →Bakterien sind milzlose Menschen mitunter schutzlos ausgeliefert, vor allem junge Kinder, da deren Abwehr gegen bakterielle Krankheiten noch nicht so ausgereift ist wie später im Leben.

Kuhmilch

Es gibt wichtige Unterschiede zwischen Kuhmilch und →Muttermilch: Kuhmilch enthält gut dreimal soviel Mineralstoffe (Calcium, Phosphor, Natrium) und drei- bis viermal soviel →Eiweiß; hinzu kommt, daß es sich dabei vorwiegend um Casein-Eiweiß handelt, während die Muttermilch vor allem das kleinflockiger gerinnende Molkeneiweiß enthält. Der Gehalt an →Fett ist ähnlich, aber dessen Beschaffenheit ist verschieden. Kuhmilch enthält weniger ungesättigte Fettsäuren, die Fettkügelchen sind gröber; die Fettverdauung für den jungen Säugling schwieriger als bei der Muttermilch. Das →Kohlenhydrat ist in Kuhmilch genau dasselbe wie in Muttermilch, nämlich Milchzucker (Laktose, →Galaktosämie); nur der Gehalt liegt in der Kuhmilch um ein gutes Drittel niedriger. Schließlich enthält Kuhmilch nicht die Abwehrstoffe, die der menschliche junge Säugling braucht und die nur in der Muttermilch enthalten sind. Vom Kaloriengehalt her sind unverdünnte Kuhmilch und Muttermilch sehr ähnlich.

Aus all diesem geht hervor, daß *Kuhmilch* in unverdünnter Form zur →Ernährung von Säuglingen *im ersten Lebenshalbjahr völlig ungeeignet* ist. Dem tragen sowohl Rezepte zum Selberherstellen einer Säuglingsnahrung aus Kuhmilch (Zweidrittel- oder Halbmilch, angereichert mit einem zweiten Kohlenhydrat und Pflanzenöl) als auch die käuflichen *Säuglingsanfangsnahrungen*, die auf der Basis von Kuhmilch hergestellt werden, Rechnung. Es sei betont, daß im Vergleich zu den selbst hergestellten Säuglingsmilchnahrungen die kommerziellen eine wesentlich vollkommenere und sicherere Form der Ernährung darstellen. Allerdings bleibt die Muttermilch nach wie vor die beste →Ernährung des Säuglings im ersten Lebenshalbjahr.

Im Anschluß daran wird auch unverdünnte Kuhmilch zunehmend besser verträglich. Deshalb stellen für das zweite Lebenshalbjahr und die weitere Kindheit Kuhmilch und Milchprodukte wie Yoghurt, Topfen (Quark) und Käse wertvolle Lebensmittel dar (→Ernährung), es sei denn, das Kind hat eine →Kuhmilchallergie oder -Unverträglichkeit oder eine der seltenen angeborenen Stoffwechselstörungen (→Galaktosämie). Junge Kinder brauchen eher die Vollmilch, deren Fettgehalt (3,5 %) nicht vermindert wurde.

Kuhmilch-Unverträglichkeit

ist etwas *Vorübergehendes* und kommt häufiger vor als die →Kuhmilchallergie. Manche Säuglinge reagieren auf Kuhmilch mit chronischen Durchfällen, Erbrechen und mangelndem Gedeihen, auch ohne daß die Familie mit Allergie belastet ist.

nach einer Darmgrippe

Ursachen: Auslöser ist nicht selten eine →Magen-Darm-Grippe mit akutem →Durchfall, der sich unter dem üblichen →Nahrungsaufbau nur anfänglich bessert. In einzelnen Fällen werden die Durchfälle dann so hartnäckig und widerstehen jeglichen Diätversuchen, daß der Säugling im Krankenhaus eine ganze Weile über den Blutweg künstlich ernährt werden muß.

Aussichten: Schließlich vertragen aber auch diese Kinder wieder eine milchfreie Ernährung und meist vom zweiten Lebensjahr an sogar Kuhmilch und Milchprodukte. Sie haben damit auch später keine Schwierigkeiten und neigen nicht unbedingt zu Allergien.

Wie diese vorübergehende Nahrungsunverträglichkeit entsteht, ist noch nicht völlig geklärt; ein sicherer Zusammenhang mit einer →Allergie besteht nicht. Mitunter ist aber eine solche Unverträglichkeit nicht leicht von einer echten Allergie zu unterscheiden.

Kuhmilchallergie

echte Allergie gegen Kuhmilcheiweiß

Eine echte Allergie gegen *Kuhmilcheiweiß* (Casein, Beta-Laktoglobulin) gehört zu den Nahrungsmittelallergien und kommt insgesamt *selten* vor, am ehesten in Familien mit Allergien wie →Asthma, →Heuschnupfen oder →Ekzem. Häufiger ist die →Kuhmilch-Unverträglichkeit.

Die Kuhmilchallergie macht sich bereits im Säuglings- und Kleinkindalter bemerkbar; Kinder, die zu Allergien veranlagt sind, entwickeln mitunter als erstes eine Kuhmilchallergie.

Symptome: Eine Allergie gegen Kuhmilch verläuft entweder akut oder verzögert: Einige der betroffenen Kinder entwickeln rasch nach den ersten Schlucken Milch oder Portionen einer milchhaltigen Speise stürmische Bauchschmerzen, heftiges Erbrechen und Durchfall; gleichzeitig können an der Haut Nesselsucht und an den Atemwegen Asthma mit Atemnot oder Schnupfen auftreten. Manchmal tritt die Kuhmilchallergie beim Umstellen eines bislang vollgestillten Säuglings auf eine aus Kuhmilch hergestellte Folgenahrung erstmals auf. Bei anderen Kindern macht sich die Kuhmilchallergie vor allem durch mangelhaftes Gedeihen, also verzögert und in uncharakteristischer Form, bemerkbar.

Was ist zu tun?

Was ist zu tun? Hilfreich für die Betreuung des Kindes ist es, wenn die Diagnose gesichert ist und damit von der einer →Kuhmilch-Unverträglichkeit unterschieden werden kann. Dazu ist mitunter ein Klinikaufenthalt nötig. Blutuntersuchungen und Hauttest erlauben nur eine begrenzte Aussage; zuverlässiger sind Auslaß- und Belastungsversuche.

Sobald die Diagnose feststeht, darf das Kind keine Kuhmilch und keine Milchprodukte mehr zu sich nehmen; dies gilt meist auf mehrere Jahre hinaus. Falls das Kind mit einem →anaphylaktischen Schock auf Kuhmilch reagiert hat, muß es vorsichtshalber zeitlebens auf Milch verzichten. Statt dessen bekommen Säuglinge eine Flaschennahrung, deren Eiweiß stark hydrolysiert (gespalten) wurde; oder eine Spezialnahrung, die statt Eiweiß nur noch dessen einzelne Bausteine (Aminosäuren) enthält. Eine Alternative stellen auch Zubereitungen dar, die aus Soja oder Kollagen als Eiweißquelle hergestellt werden. Allerdings entwickeln manche Kinder auch gegen Soja eine Allergie.

Flaschennahrung mit hydrolysiertem Eiweiß

In den anschließenden Jahren beziehen diese Kinder ihr Eiweiß aus pflanzlichen, aber auch aus tierischen Quellen; zu letzteren zählen Rind-,

Schweine- und Geflügelfleisch. Bei Nüssen, Hühnerei und Fisch ist zumindest Vorsicht geboten; denn einzelne Kuhmilchallergiker entwickeln im Laufe ihres Lebens eine Allergie gegen mehrere Lebensmittel, so wie sie zusätzlich auch Asthma, Heuschnupfen oder Ekzem bekommen können.

Kurzdarm

Neugeborene und Säuglinge haben in einzelnen, insgesamt seltenen Fällen eine so schwere Fehlbildung oder Erkrankung ihres gesamten Dünndarms oder eines Teiles davon, daß sie früher damit nicht überleben konnten. Der Kinderchirurg ist heutzutage in der Lage, auch ausgedehnte Abschnitte des fehlgebildeten oder erkrankten Darmes wegzunehmen, selbst wenn der zurückbleibende Darm von seiner Oberfläche her für eine ausreichende Ernährung des Kindes vorübergehend oder sogar dauerhaft nicht ausreicht. Diese Kinder werden – da ihr Darm für eine ausreichende Ernährung *zu kurz* ist – über Wochen, Monate oder sogar dauerhaft über die Blutbahn ernährt. Dabei wird der Weg über dem Darm umgangen; deshalb heißt der Weg über die Blutbahn auch *parenteral.*

Was ist zu tun? Soweit es möglich ist, bekommt ein Kind mit Kurzdarm tagsüber kleine Portionen verträglicher Nahrung zu essen und zu trinken. Die restlichen →Kalorien und Baustoffe, die nötig sind, damit das Kind gedeiht, wächst und sich wohl fühlt, werden in einer Lösung über einen Katheter in ein Blutgefäß (Vene) gegeben, vorzugsweise nachts, wenn das Kind schläft. Die Lösung tropft beispielsweise aus einer aufgehängten Flasche oder einem Beutel in den Katheter, meist mit Hilfe eines Gerätes, das die Tropfenzahl steuert. In der Lösung sind Traubenzucker (→Kohlenhydrate), Eiweißbausteine (Aminosäuren) und Pflanzenfett sowie Vitamine, Mineralstoffe und Spurenelemente enthalten. Die Verbindung zwischen dem Schlauch vom Dauertropf zum Katheter läßt sich an- und abstöpseln. Den Katheter, der den Zugang zur Blutbahn ermöglicht, gibt es in verschiedenen Ausführungen, die es dem Kind erlauben, tagsüber sich möglichst frei zu bewegen und zu spielen. Der Zugang kann sogar unter die Haut verlegt werden, so daß Waschen und Baden erleichtert sind.

Die Zusammensetzung der Lösung zur parenteralen Ernährung wird für jedes Kind, für seinen Bedarf, sein Gewicht und Alter berechnet.

Ein Kind mit Kurzdarm bleibt zwar in ständiger ärztlicher Betreuung, kann aber aus der Klinik nach Hause entlassen werden, wenn die Eltern zuvor in *heimparenteraler Ernährung* geschult worden sind. Der Umgang mit dem Tropfgerät ist nicht schwer zu lernen; höchste Aufmerksamkeit und Sauberkeit verlangt das sterile An- und Abstöpseln der Infusion an den Zugang zur Blutbahn. Eine Darmtransplantation wird wegen der häufigen Abstoßungsreaktionen selten vorgenommen.

Komplikationen: Leider gelingt die Betreuung eines Kindes mit Kurzdarm nicht immer ohne Komplikationen oder Rückschläge: Unter langdauernder parenteraler Ernährung kommt es mitunter zu einem Gallenstau mit Gelbsucht. Der Katheter kann sich mit →Bakterien besiedeln und dann zur →Kathetersepsis führen; er kann auch z. B. durch ein Blutgerinnsel verstopfen. In solchen Situationen ist das Neueinpflanzen des Katheters nötig.

Kurzsichtigkeit (Fachwort „Myopie")

Einer der Brechungsfehler des Auges.

Ursache: Er entsteht meist dadurch, daß bei normaler Brechkraft von Hornhaut, Linse und Glaskörper die Längsachse des Augapfels zu lang wird. Dies tritt – oft erblich bedingt – meist im Grundschulalter zutage und verstärkt sich in den folgenden Pubertätsjahren. Gemessen wird die Brechkraft einer Linse und auch des Auges in *Dioptrien*. Wächst der Augapfel nur 1 mm länger als normal, wird das Auge, falls es normale Brechkraft besitzt, um 3 Dioptrien kurzsichtig; folglich wird das Bild auf der Netzhaut unscharf. Dies läßt sich durch Minusgläser von 3 Dioptrien Stärke korrigieren. Minusgläser verkleinern, weil sie in der Mitte dünner als außen (konkav) sind.

Auge für seine Brechkraft zu lang

Was ist zu tun? Treten im Schulalter Schwierigkeiten beim Blick in die Ferne oder →Kopfschmerzen mit ungewohnter Ermüdbarkeit, Blinzeln und Zwinkern auf, muß der Augenarzt das Kind daraufhin untersuchen, ob ein Brechungsfehler der Augen, insbesondere Kurzsichtigkeit, vorliegt. Er wird dabei auch die Netzhaut am Augenhintergrund überprüfen. Die Brille oder Kontaktlinsen schaffen dann Abhilfe.

Was ist zu tun?

Augenarzt hilft

Kyphose

ist das Fachwort für eine bleibende Verkrümmung der Wirbelsäule, die zu einem *Buckel* führt; dieser liegt seitengleich zur Mittellinie des Rückens.

Ursachen: Im Jugendalter ist die →Scheuermannsche Krankheit eine Hauptursache für einen solchen Buckel; seltenere Ursachen sind eine angeborene Keilform der Wirbelkörper oder z. B. auch Unfallfolgen.

Was ist zu tun? Die Behandlung liegt vor allem in der Hand des Orthopäden. Sie kann langwierig sein und sollte immer so früh wie möglich beginnen; Einzelheiten wie auch Maßnahmen zur Vorbeugung sind bei der →Scheuermannschen Krankheit aufgeführt.

Was ist zu tun?

Orthopäde hilft

Nicht verwechselt werden darf die Kyphose mit einer seitlichen Verkrümmung der Wirbelsäule (→Skoliose); hierbei kommt es immer zu einem *einseitigen Rippenbuckel,* der oft als erstes Zeichen erkennen läßt, daß der Betroffene eine Skoliose entwickelt (siehe Bild 16).

L

Laktation

Darunter versteht man die Tätigkeit der Brustdrüsen, nämlich die Produktion von Muttermilch, die durch Saugen des Babys (oder durch Abpumpen) nach außen abgegeben wird.

Das Ingangkommen der Laktation findet während des →Wochenbettes statt und beginnt mit der Geburt: Das Ausstoßen des Mutterkuchens (→Plazenta) bewirkt eine Umstellung im Hormonhaushalt der Mutter, an der die →Hypophyse (Hirnanhangsdrüse) beteiligt ist. Hinzu kommt als wichtigster Anreiz für die Laktation das Saugen durch Anlegen des Kindes; dies beginnt – soweit möglich – gleich nach der Geburt (z. B. im Kreißsaal), wenn das Baby von der Geburt her noch hellwach ist. Einige Stunden später schlafen dann viele Neugeborene für einen viertel oder halben Tag. Mütter nach schwerer Geburt oder Kaiserschnitt legen das Neugeborene an, sobald es ihr Zustand zuläßt; eine vorangegangene Vollnarkose erfordert meist kein zusätzliches Abwarten. **Umstellung im Hormonhaushalt**

Bis zum spürbaren Milcheinschuß darf und sollte das Neugeborene häufig angelegt werden, um das Ingangkommen der Laktation zu fördern. Der zeitliche Abstand zwischen den Mahlzeiten sollte in erster Linie vom Bedarf und Verlangen des Kindes bestimmt werden; manche Kinder melden sich anfangs ungefähr alle zwei Stunden, vor allem tagsüber. Hunger und Durst des Neugeborenen führen zu besonders kräftigem Saugen und fördern auf diese Weise die Laktation. Die erste Milch, die beim Ingangkommen der Laktation gebildet wird, heißt *Vormilch* (Kolostrum), sie enthält wichtige Schutzstoffe für das Neugeborene (→Muttermilch). **Baby häufig anlegen bis zum spürbaren Milcheinschuß** **Vormilch**

Laparoskopie
→Endoskopie

Laryngitis (Kehlkopfentzündung)
Sie tritt meist im Rahmen einer →Infektion der oberen Luftwege (Nase, Rachen, Luftröhre, Bronchien) auf und wird viel häufiger durch →Viren als durch →Bakterien verursacht. Im Kleinkindalter läuft eine solche Entzündung typischerweise als →Krupp ab. **Infektion der oberen Luftwege**

Symptome: Zeichen einer gutartig verlaufenden Laryngitis im Schul- oder Jugendalter sind →*Heiserkeit*, *Hustenreiz* und *Halsweh*; hier helfen vor allem das Schonen der Stimme und feuchte, kalte Luft. Zigarettenrauch und dergleichen muß gemieden werden! **Feuchte Luft tut gut**

Nicht verwechselt werden darf die Laryngitis mit einer Entzündung des Kehldeckels (→Epiglottitis), die vor allem ältere Säuglinge und junge Klein- **Passives Rauchen ist schlecht** kinder betrifft, durch →Bakterien (Haemophilus influenzae) verursacht wird und rasch ernster verlaufen kann als die Laryngitis.

Laugenverätzung

nachhaltige und schmerzhafte Schädigung

Wirkt eine Lauge (alkalische Flüssigkeit) auf die Haut, die Augen und Bindehaut oder durch versehentliches Trinken auf Mundschleimhaut, Rachen, Speiseröhre oder Magen ein, werden diese Körperteile nachhaltig und schmerzhaft geschädigt (verätzt). Das Ausmaß des Schadens hängt von der Dauer des Einwirkens sowie von der Menge, Konzentration und Temperatur der Lauge ab. Das Ergebnis einer Laugenverätzung sieht mit bloßem Auge ähnlich aus wie das einer →Säureverätzung; unter dem Mikroskop ist der Unterschied jedoch erkennbar.

starke Reinigungsmittel

Laugen gibt es im Haushalt, vor allem in starken Reinigungsmitteln (Natronlauge, z. B. für verstopfte Abflüsse), ferner am Arbeitsplatz des Heimwerkers, in mancher Backstube und im Labor.

Was ist zu tun?

Was ist zu tun? Als *erste Hilfe* sofort und so rasch wie möglich mit reichlich Wasser die Lauge abspülen und verdünnen. Falls betroffen, sind die Augen (Bindehautsäcke) besonders gründlich und sorgfältig zu spülen; das gilt auch für Mundhöhle und Rachen. Nach versehentlichem Trinken von

viel trinken, aber kein Erbrechen auslösen

Laugen: Wasser oder Tee nachtrinken lassen oder füttern, aber kein Erbrechen auslösen, damit die Lauge den Schaden in der Speiseröhre nicht noch vergrößert.

Das Ausmaß einer Laugenverätzung kann in der Mundhöhle und Speiseröhre beurteilt werden (→Endoskopie). Der Befall der Speiseröhre erfordert in der Regel einen stationären Aufenthalt; denn zurückbleibende Narben können zu deren Verengung führen. Dem gilt es entgegenzuwirken. Verätzungen am Auge oder in dessen Umgebung erfordern nach dem ersten Spülen die Beurteilung durch den Augenarzt.

Vorbeugen: Laugenhaltige Haushalts- oder Arbeitsmittel dürfen für Kinder, vor allem auch für neugierige Kleinkinder, nicht und nie erreichbar sein! Hilfreich sind kindersichere Verschlüsse.

Läuse

Kopfläuse

Am ehesten findet man auch heutzutage bei Kindern →Kopfläuse, und zwar in allen sozialen Schichten; Kopfläuse bedeuten keine Schande für eine Familie.

Kleiderläuse

Kleiderläuse sind etwas größer als Kopfläuse; man findet sie vor allem bei stark verwahrlosten Kindern. Sie sitzen meist in der Unterwäsche, ihre Nissen in den körpernahen Säumen. Die Wäsche wird am besten ausgekocht oder zum Entwesen geschickt.

Filzläuse

Filzläuse sind kürzer und breiter als Kopfläuse. Sie sitzen bei Erwachsenen im Schamhaar oder in der behaarten Achselhöhle. Kinder holen sich Filzläuse nur, wenn sie z. B. mit ihren Eltern in einem Bett eng zusammenschlafen; die Filzlaus setzt sich dann mit Vorliebe in den Augenbrauen und

in Augenbrauen und Wimpern

Wimpern der Kinder fest, weniger im Kopfhaar. Filzläuse verursachen nur geringen Juckreiz. Der Arzt wählt eine Behandlung, die die Augen schont. Die Erwachsenen müssen als Quelle immer mitbehandelt werden!

Was ist zu tun?

Was ist zu tun? Zur Behandlung stehen direkt wirksame Substanzen zur Verfügung wie Pyrethrin, Permethrin, Malathion oder Hexachlorhexan, die

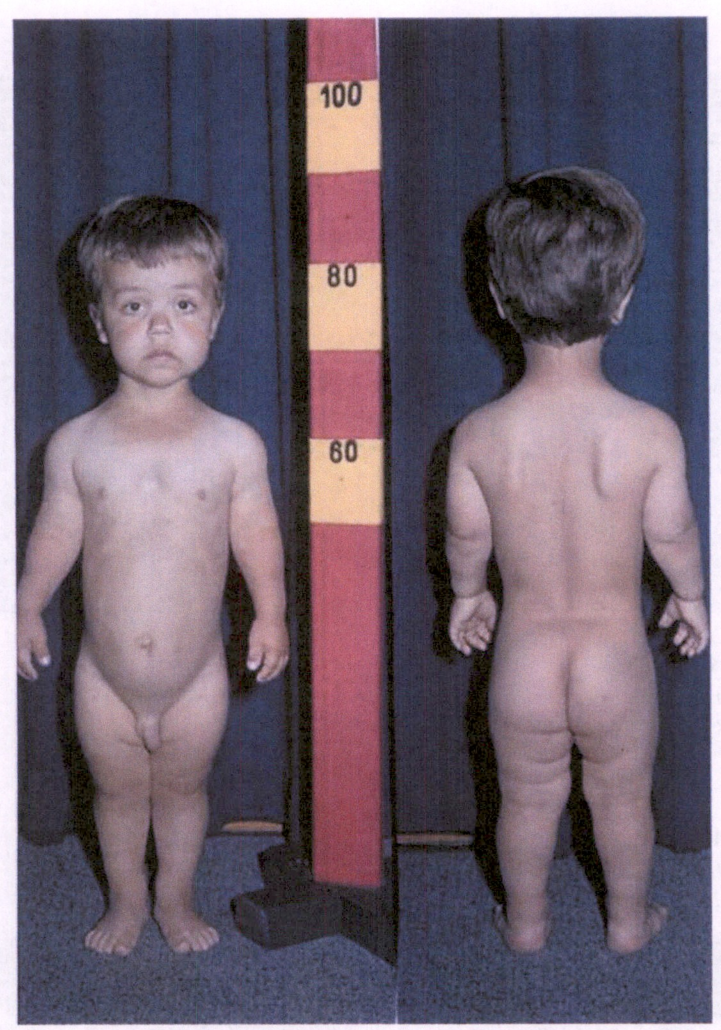

Achondroplasie

Kurze Arme und Beine im Verhältnis zum Rumpf;
der Hirnschädel wirkt größer als der Gesichtsschädel.

Bild 2

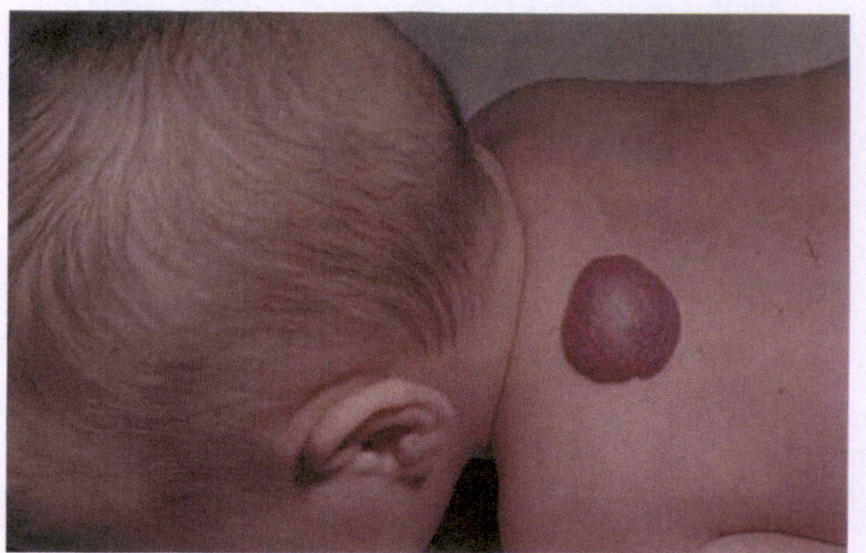

Aszites

*Wasseransammlung in der Bauchhöhle bei einem Neugeborenen.
Häufige Ursache: Leberschädigung und Eiweißmangel.*

Blutschwamm (Hämangiom)

*Meist bildet er sich im Laufe des ersten Lebensjahres
weitgehend zurück.*

Bild 3

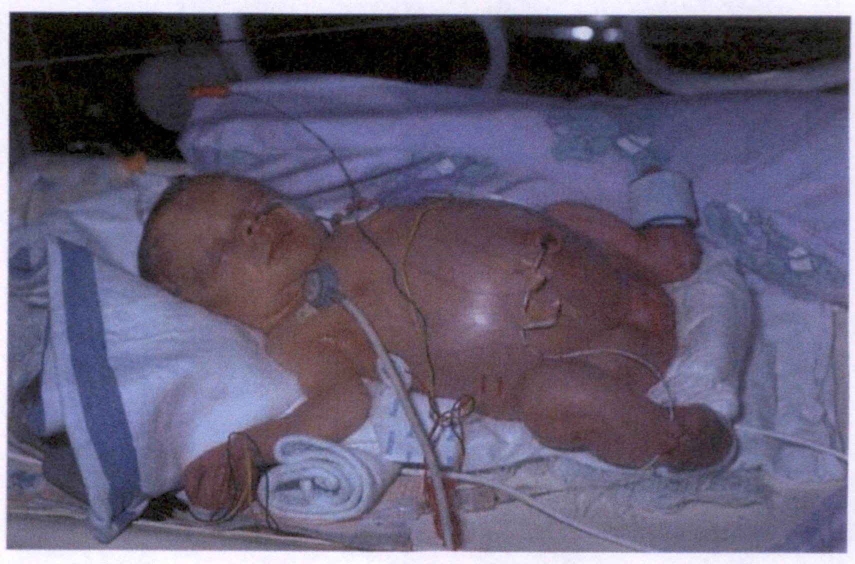

Borrelien-Infektion (frühes Zeichen)

Um die Einstichstelle (hier Achselhöhle) breitet sich eine Hautrötung aus (Erythema migrans).

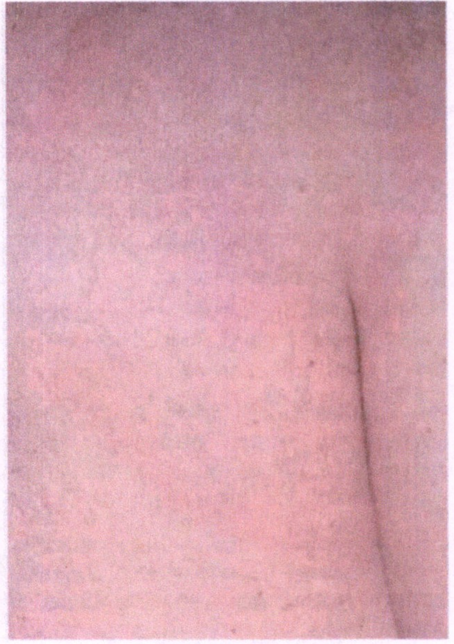

Bild 4

Borrelien-Infektion (spätes Zeichen)

Dunkelrote Schwellung am Ohrläppchen (gutartiges Lymphozytom).

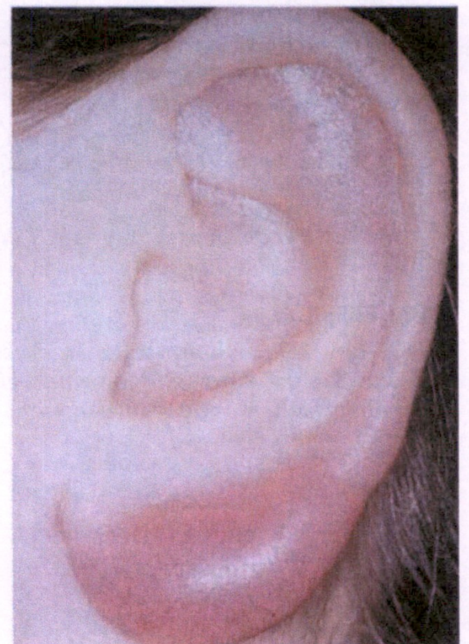

Bild 5

Bild 6

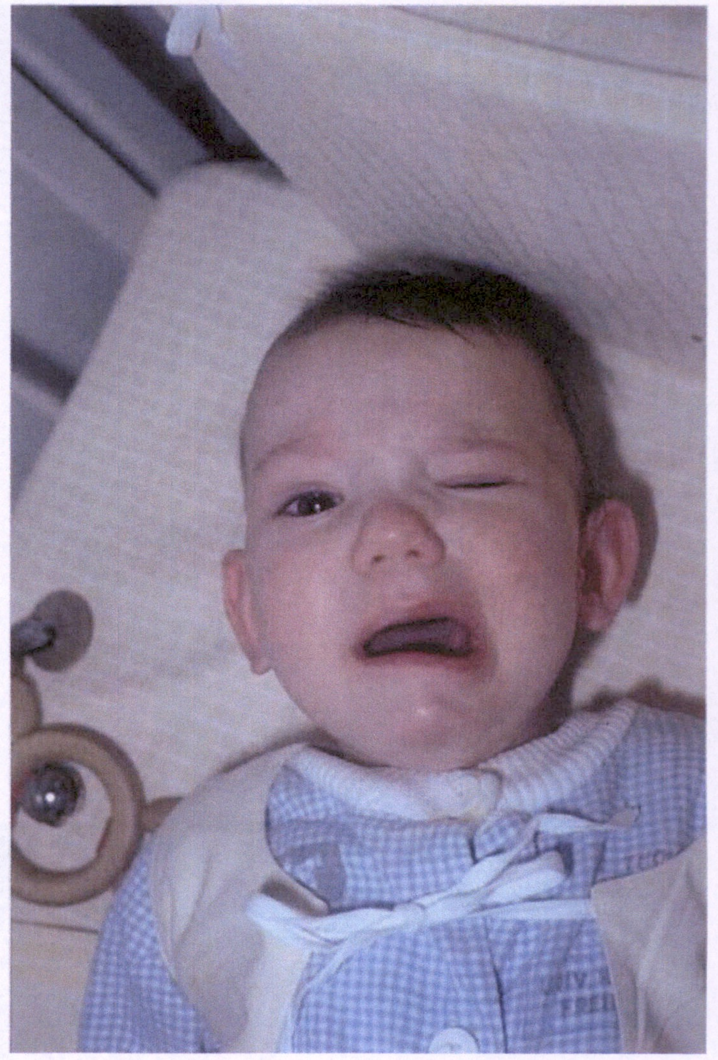

Fazialisparese

*Lähmung des rechten Gesichtsnerven:
Beim Weinen kann sich der Mundwinkel
nicht verziehen und das Auge nicht schließen.*

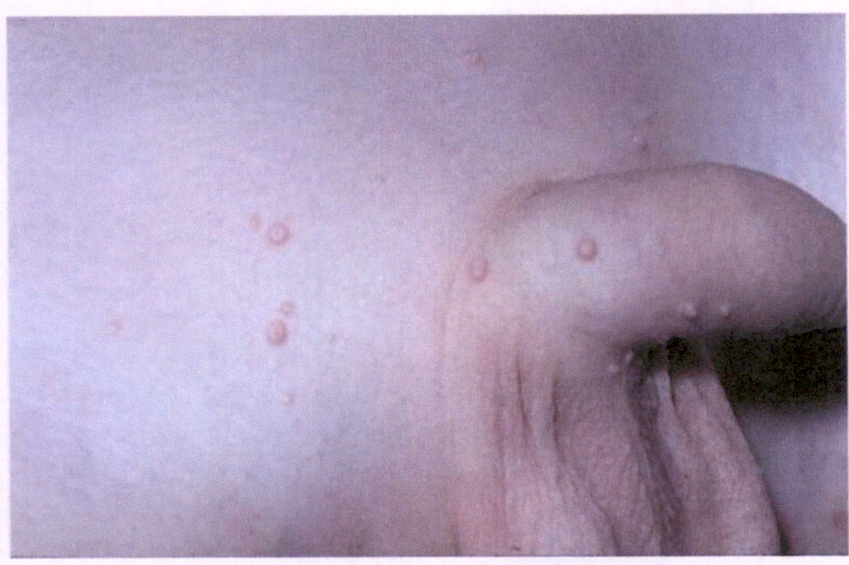

Dellwarzen (Mollusca contagiosa)
*Übertragbar, vor allem Kinder mit Ekzem
neigen dazu.*

Bild 8

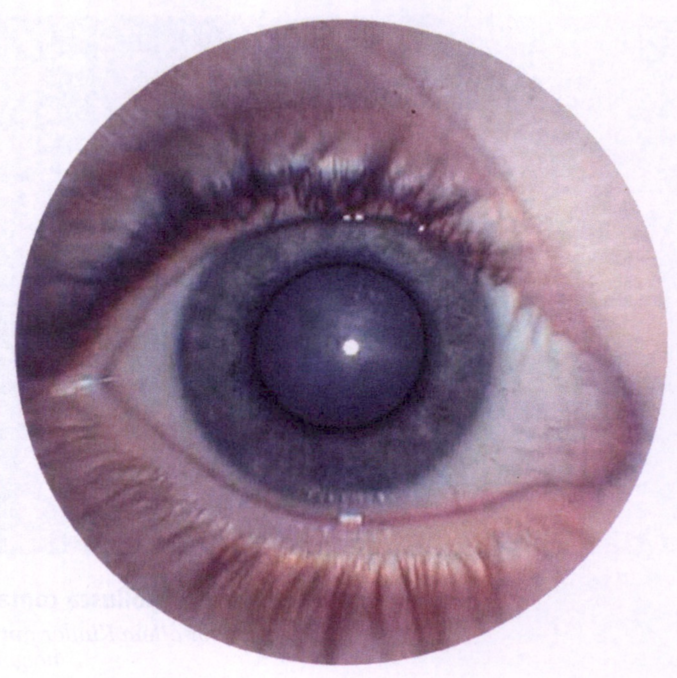

Grauer Star (Katarakt)

*Hinter der Pupille schimmert weißlich
die getrübte Augenlinse.*

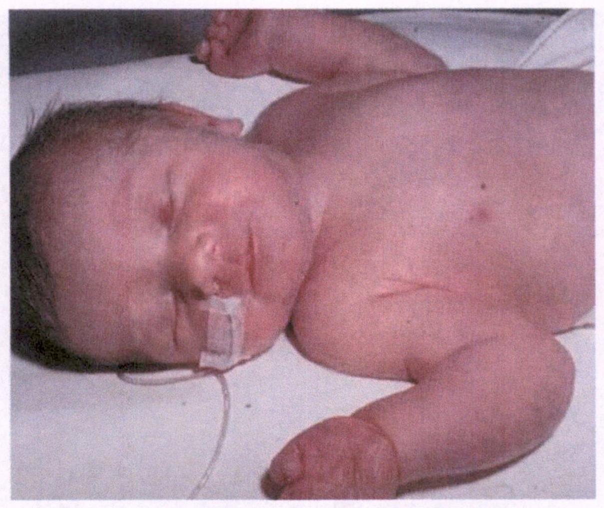

Kinder diabetischer Mütter

*Das übergewichtige Neugeborene einer
zuckerkranken Mutter, wie es unter guter
Stoffwechselführung während der Schwangerschaft
nicht mehr vorkommen sollte.*

Klumpfüße

*bei einem Säugling, orthopädische
Behandlung erforderlich.*

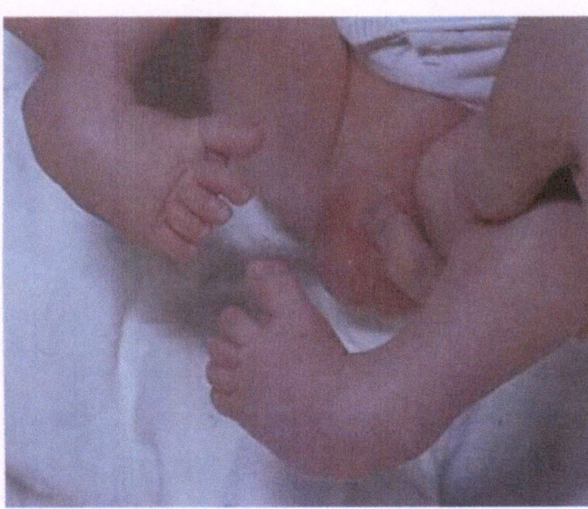

Bild 11

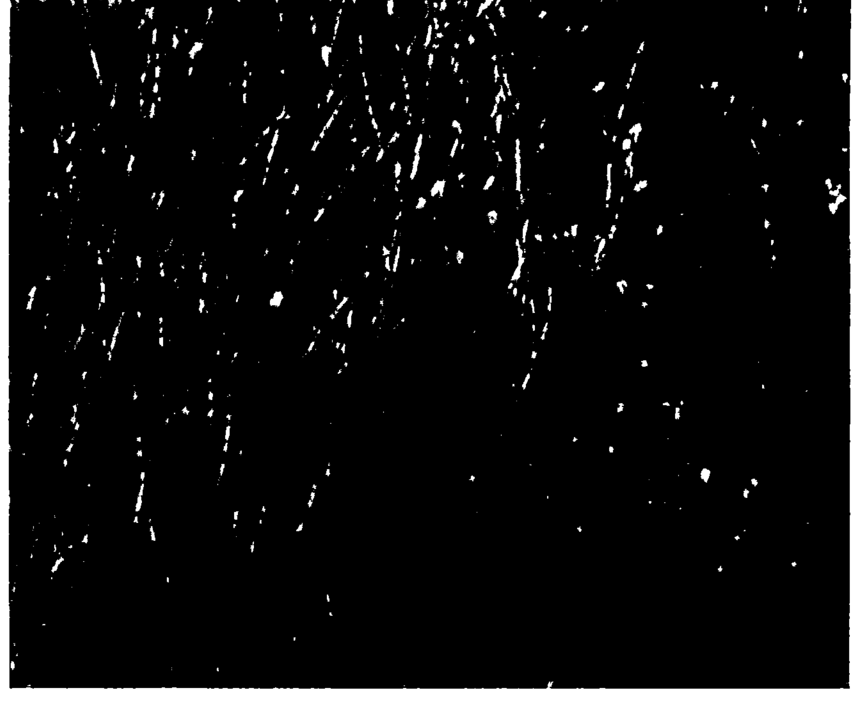

Kopfläuse
*Erkenntlich an den zahlreichen Nissen (Eier der Kopfläuse)
am Haupthaar; Nissen haften, Hautschuppen nicht.*

Kraniosynostose

*Durch vorzeitiges Verschließen
der Pfeilnaht – das ist die
oben am Kopf in der Mitte längs
verlaufende Schädelnaht –
wächst der Kopf übermäßig
in die Länge, eine
Schädeloperation ist
im ersten Lebenshalbjahr
erforderlich.*

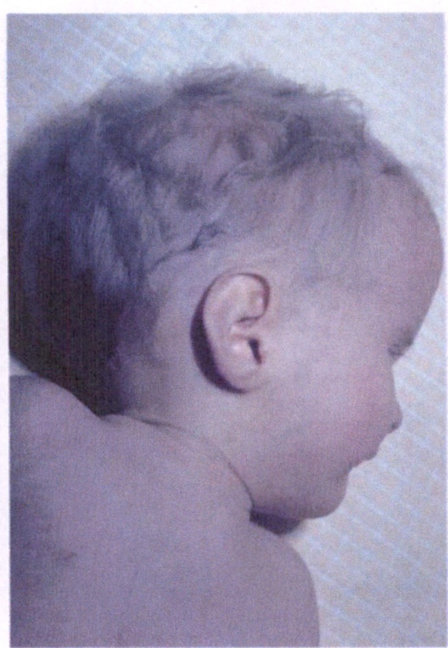

Mongolenfleck

*Harmlose, blaue Verfärbung in der Steißgegend,
oft bei Kindern asiatischer und südländischer Eltern.*

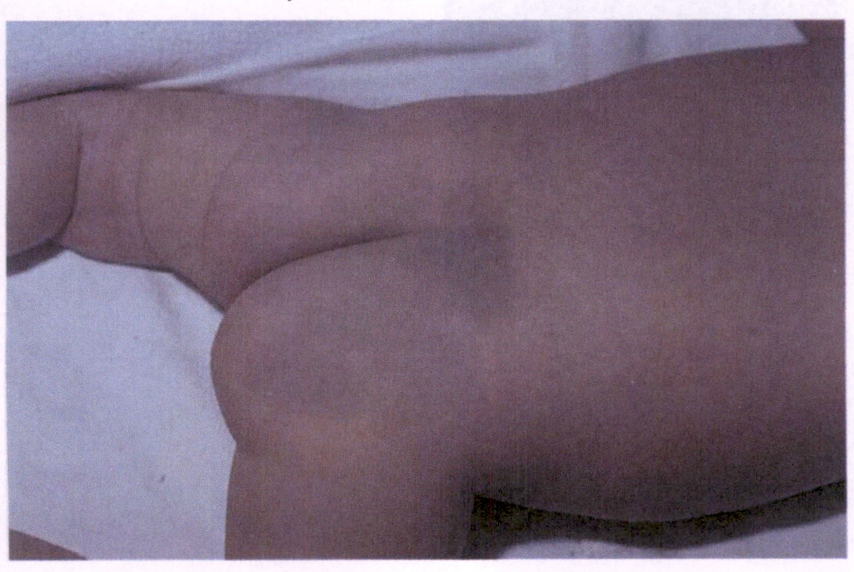

Bild 14

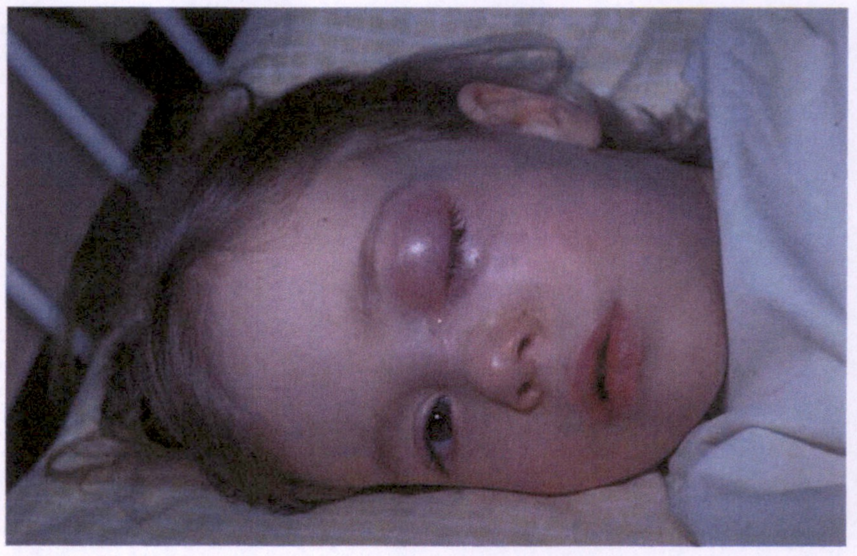

Orbitalphlegmone

*Eine Entzündung in der Umgebung des Augapfels,
meist einseitig, eine rasche antibiotische Behandlung
ist erforderlich.*

Bild 15

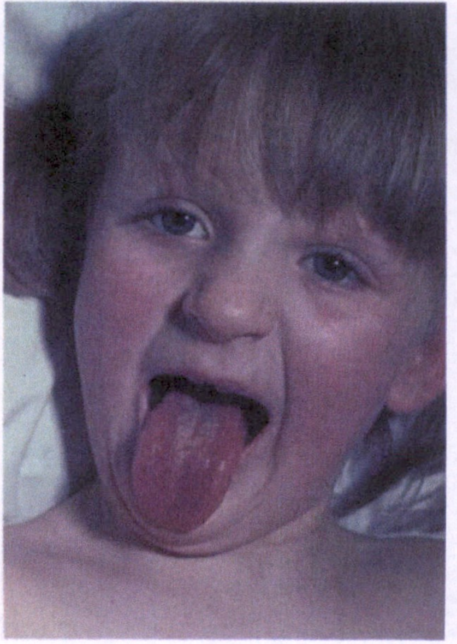

Scharlach

*Gerötete Wangen, um den
Mund herum blaß;
die Zunge hat vorn bereits
eine himbeerähnliche Oberfläche,
hinten sitzt noch weißlicher
Belag. Die Erreger sind
Streptokokken, die Behandlung
muß mit einem Antibiotikum
(Penicillin) erfolgen.*

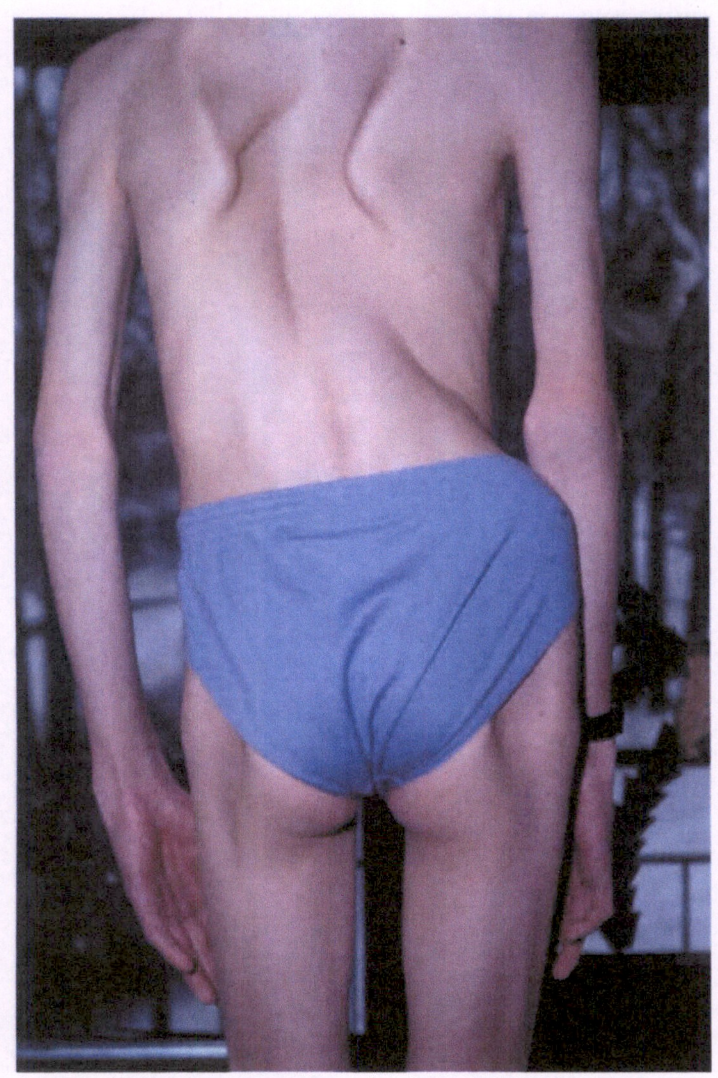

Skoliose
Die Wirbelsäule ist seitlich verkrümmt.

Bild 17

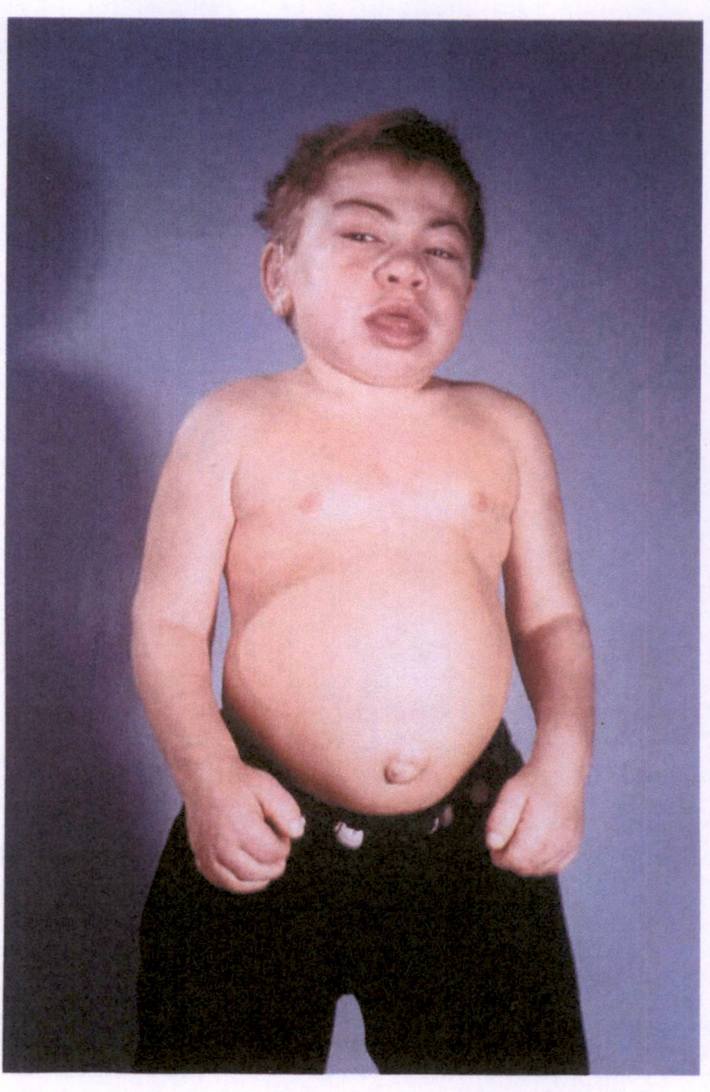

Speicherkrankheit, als Beispiel: Mukopolysaccharidose
*Führt zur allmählichen Vergröberung der Gesichtszüge, zu
einer Vergrößerung der Zunge und zu einem vorgewölbten
Bauch infolge der Größenzunahme der Leber.
Manche Kinder mit Speicherkrankheit erblinden, andere
werden schwerhörig und bleiben in ihrer geistigen Entwicklung
zurück. Alter dieses Patienten: 14 Jahre*

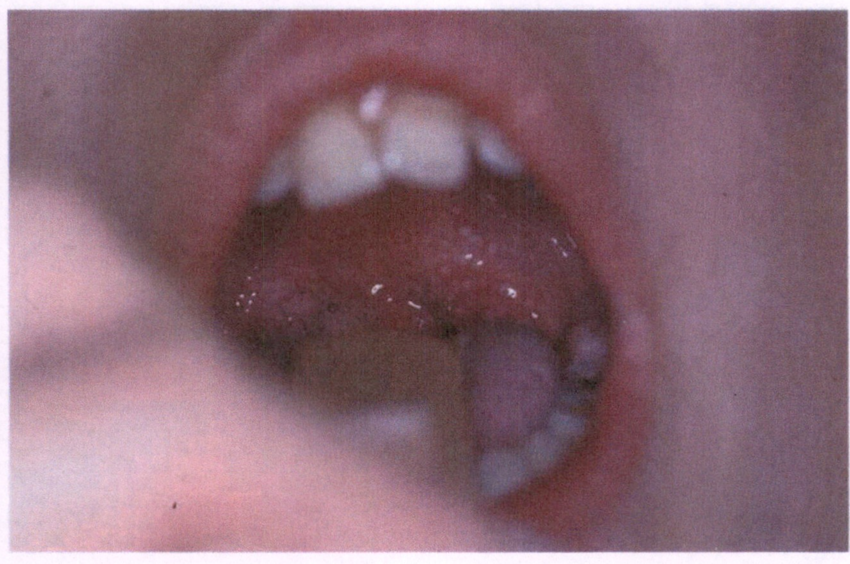

Tonsillitis

Die Gaumenmandeln sind entzündet (gerötet und geschwollen), bakterielle wie auch virale Infektionen können die Ursache sein.

Trisomie 21 (Down-Syndrom)

Die Vierfingerfurche, die an der Handfläche vom Zeigefinger durchgängig bis zum kleinen Finger verläuft, ist ein typisches begleitendes Zeichen dieser vielschichtigen Fehlbildung.

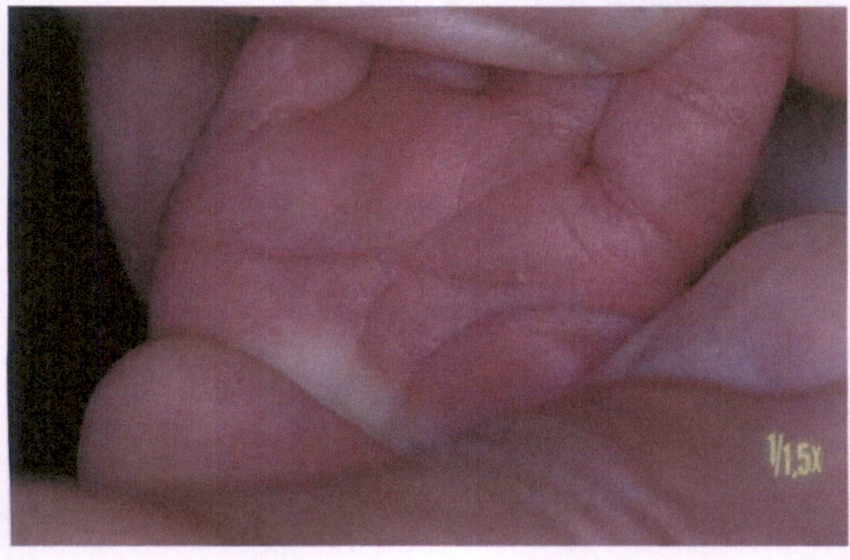

Bild 20

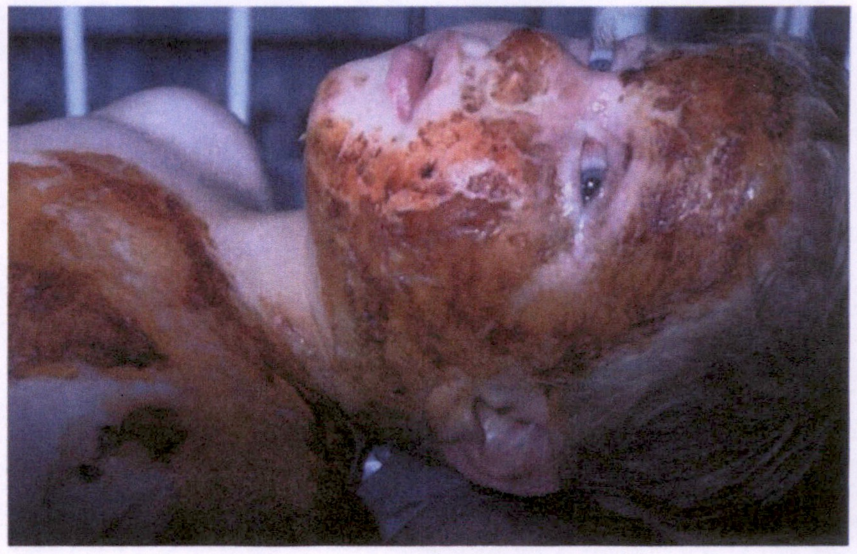

Verbrühungen

bei einem Buben an Gesicht und Rumpf;
a) durch Zukneifen (Schutzreflex) blieben die Augen verschont;
braune Farbe durch Desinfektionslösung bei der Erstversorgung.

Bild 21

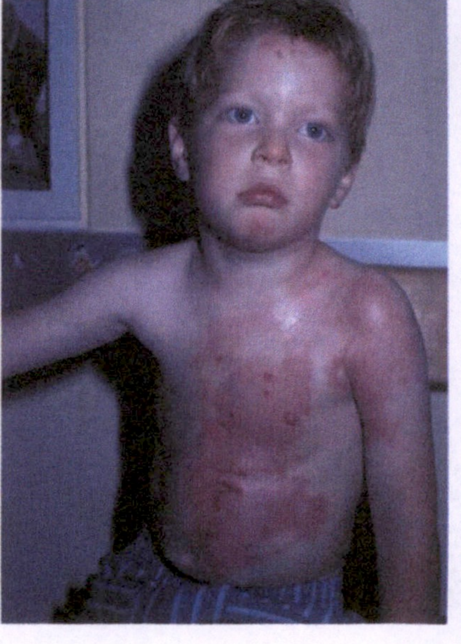

Verbrühungen

b) Zehn Tage später
deutliche Heilungs-
fortschritte.

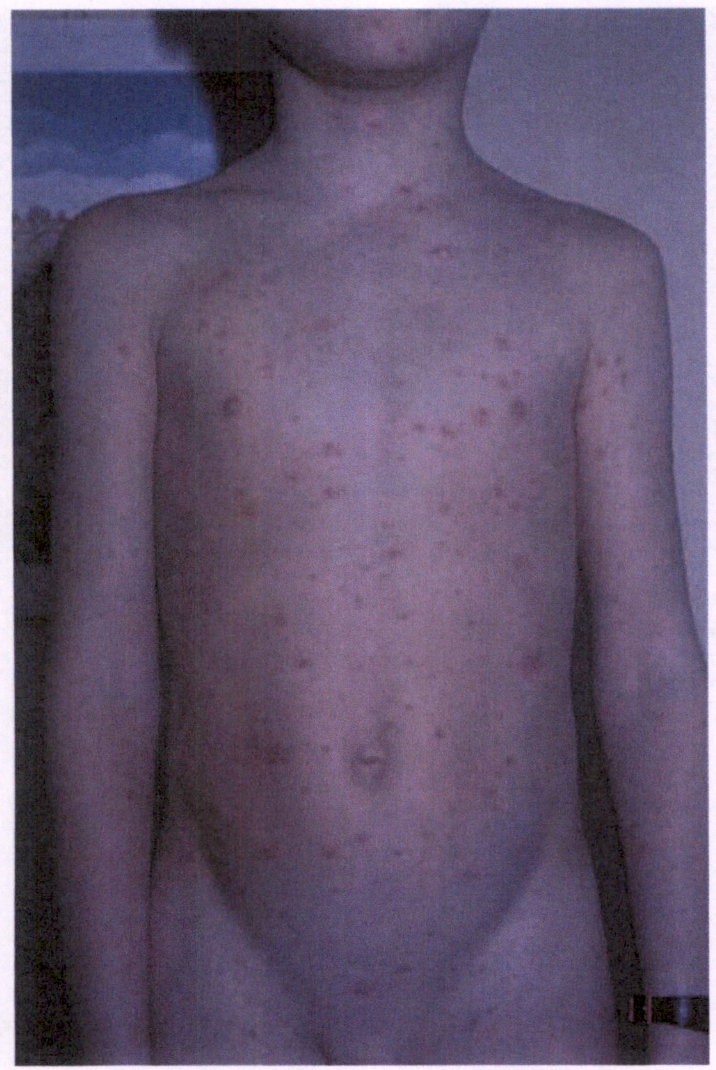

Windpocken/Feuchtblattern

*Frische und zahlreiche Bläschen liegen dicht nebeneinander;
am Körper zahlreicher als an den Armen.*

Bild 23

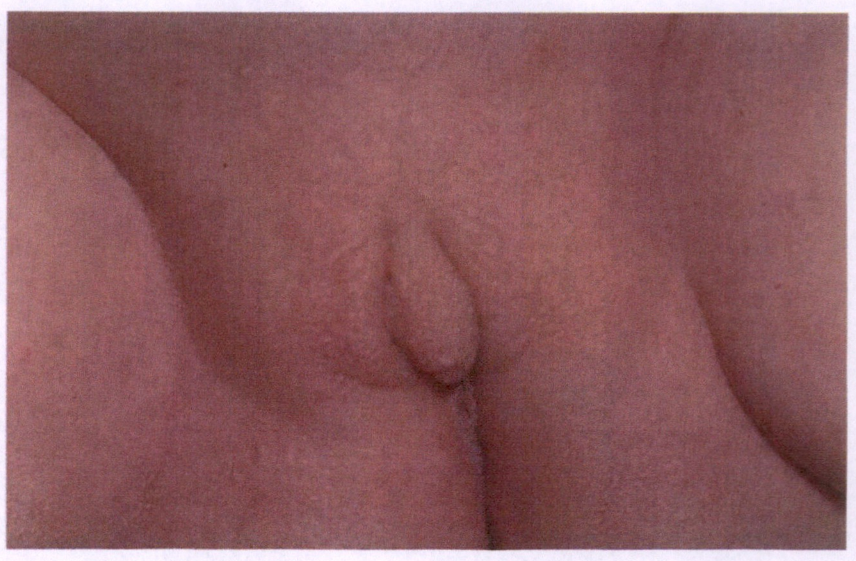

Zwitter

*Äußere Geschlechtsteile eines Neugeborenen sind weder
eindeutig weiblich noch männlich, eine baldige Geschlechtszuordnung
und weitere Behandlung sind erforderlich.*

als Shampoo oder als Lotion mehrmals angewendet werden. Eine vorbeugende Wirkung von Läuse-abstoßenden Produkten konnte bisher nicht eindeutig bewiesen werden; der beste Schutz beruht auf einer guten Information des Kindergartens oder der Schule.

Lebensmittelvergiftung

Damit bezeichnet der Arzt eine akute Erkrankung, die dadurch hervorgerufen wird, daß sich bestimmte Erreger in einer Speise massenhaft vermehrt haben: Nach deren Verzehr treten innerhalb einiger Stunden heftiges Erbrechen und starker Durchfall auf; die betroffenen Kinder und Erwachsenen können rasch elend werden, so daß sie ärztliche Hilfe im Krankenhaus brauchen. Essensreste mitbringen!

Als **Ursache** kommen vor allem →Salmonellen, →Staphylokokken und der Erreger des →Botulismus in Frage.

Vorbeugen: Keine verdorbenen Konserven verwenden; Kühlkette nicht unterbrechen. Vorsicht mit ungenügend gegartem Hühnerfleisch und Speisen aus ungekochten Eiern.

Lebensmittelzusatzstoffe

sind Substanzen, die der Hersteller Eßwaren und Getränken zusetzt, um sie haltbar zu machen oder geschmacklich oder farblich zu schönen.

Diese Zusatzstoffe werden größtenteils mit E (in der Europäischen Gemeinschaft genehmigt) und einer Zahl gekennzeichnet. Es gibt *natürliche Zusatzstoffe* (wie Pektin, E 440) als Geliermittel für Marmeladen und *künstliche Zusatzstoffe*, wie z. B. Geschmacksverbesserer, die meist nur in kleinen Mengen zugesetzt werden.

Die Zusatzstoffe findet man auf der Verpackung unter „Zutaten" aufgelistet, und zwar in der Reihenfolge ihres mengenmäßigen Anteils. Beim Herstellen von *Babynahrung* darf die Industrie *keine Farbstoffe* verwenden.

Nebenwirkungen: Sehr selten gibt es Menschen, die auf Lebensmittelzusatzstoffe mit Nesselsucht (→Urticaria), →Asthma, Kopfweh oder Gelenkschmerzen reagieren, z. B. auf den gelben Farbstoff Tartrazin (E 102). Der Nachweis, der einen sorgfältigen Auslaß- und Belastungsversuch erfordert, ist nicht immer leicht zu führen. Auch das dann notwendige strikte Vermeiden dieses Zusatzstoffes ist manchmal schwierig.

Darüber hinaus gibt es Eltern, die den Eindruck gewonnen haben, die Bewegungsunruhe (motorische Überaktivität) ihrer Kinder werde günstig beeinflußt, wenn sie sich frei von Zusatzstoffen ernähren. Ein derartiger Zusammenhang ist wissenschaftlich bisher nicht erwiesen. Ganz abgesehen davon, ist es für eine Durchschnittsfamilie heute schwierig und aufwendig, eine Ernährung ohne jegliche Zusatzstoffe strikt durchzuführen.

Lebertran

wird aus Fischleber gewonnen. Aufgrund seines Gehaltes an →Vitamin D wurde er *früher* zur Behandlung und Vorbeugung von →Rachitis eingesetzt. Die heute üblichen kleinen Vitamin-D-Tabletten oder Tropfen sind wesentlich angenehmer einzunehmen, vor allem wegen des neutralen Geschmacks.

Lebertransplantation

Verpflanzung der Leber

Die *Verpflanzung* der Leber, des zentralen Stoffwechselorgans, oder eines Leberlappens gehört zu den chirurgischen Verfahren, die erst in jüngerer Zeit möglich geworden sind, und zwar in einigen wenigen spezialisierten Kliniken. In bestimmten Einzelfällen kommt auch für Kinder ein solcher Eingriff in Betracht. Zum Beispiel bei bei der →Gallengangsatresie oder erblich bedingten, sonst nicht heilbaren schweren →Stoffwechselkrankheiten.

Leberversagen

Zum Versagen dieses zentralen Stoffwechselorgans kommt es, wenn die Leberzellen in großer Zahl gleichzeitig zugrunde gehen.

Die **Ursache** kann eine Entzündung der Leber (→Hepatitis) sein, aber auch eine Vergiftung (z. B. durch Knollenblätterpilze, bestimmte Medikamente).

Symptome: Kinder erleiden ein solches akutes Leberversagen seltener als Erwachsene. Sie sind dann schwer krank, fiebern und erbrechen; sie haben einen eigentümlichen Mundgeruch und oft eine gelbe Hautfarbe; sie neigen zu blauen Flecken und bluten auch leicht aus der Nase und anderen Schleimhäuten, und zwar mitunter sehr heftig. Schließlich trübt das Bewußtsein zunehmend ein bis hin zum →Koma.

Leberkoma

durch schweren Schock

Multiorganversagen

Das Leberkoma ist immer Zeichen eines äußerst ernsten Krankheitsverlaufes; das ärztliche Bemühen auf der Intensivstation ist dabei nur manchmal erfolgreich. Auch wenn bei einem Kind im nicht mehr behandelbaren →Schock lebenswichtige Organe unzureichend durchblutet werden, ist neben Nieren und Gehirn insbesondere die Leber mitbetroffen (Multiorganversagen). Unter günstigen Umständen hilft eine →Lebertransplantation.

Leberzirrhose (Leberschrumpfung)

narbiges Bindegewebe

Hierbei werden nach und nach – mitunter im Laufe vieler Jahre – Teile des funktionstüchtigen Lebergewebes durch *narbiges Bindegewebe* ersetzt; dadurch verhärtet sich die Leber.

Die **Ursachen** für eine Leberzirrhose sind vielfältig; sie liegen immer in einer länger dauernden (chronischen) Schädigung der Leberzellen; Beispiele sind:

Stop der Gallenwege

– angeborener Verschluß der Gallenwege (→Gallengangsatresie);

Stoffwechselkrankheit

– ererbte Stoffwechselstörungen (z. B. unerkannte und deshalb unbehandelte →Galaktosämie, bestimmte →Speicherkrankheiten, →Mukoviszidose);

Virusinfektion

– Infektionen mit →Viren (→Hepatitis) oder anderen Erregern; Kinder überstehen eine solche Infektion allerdings meist leichter als Erwachsene und entwickeln deshalb seltener hinterher eine Leberzirrhose.

Um die Ursache einer Zirrhose zu klären, ist meist eine →Biopsie nötig.

Die **Symptome** einer Leberzirrhose entwickeln sich schleichend und sind anfänglich kaum kennzeichnend: nachlassender Appetit, Übelkeit, Blähbauch und Bauchweh; ferner eine grünstichige Gelbsucht, die je nach Ursache früher oder später auftritt; die Kinder bleiben im Wachstum zurück. Im fortgeschritteneren Stadium neigen die Patienten zu blauen Flecken, Nasenbluten oder Blutungen aus anderen Schleimhäuten, weil die Leber nicht mehr genügend Gerinnungsstoffe bilden kann. Eine unangenehme und

mitunter bedrohliche Komplikation sind heftige Blutungen aus Krampfadern der Speiseröhre (Ösophagusvarizen). Schließlich bekommen Patienten mit fortgeschrittener Leberzirrhose mitunter auch einen eigentümlichen
Mundgeruch und eine Wasseransammlung in der Bauchhöhle (Aszites,
siehe Bild 2).

    Stoffwechselprodukte des Körpers und aus dem Darm, die die Leber
nicht mehr entgiften kann (z. B. Ammoniak), beeinträchtigen die Gehirnfunktion bis hin zum →Koma (→Leberversagen).

    Was ist zu tun? Zunächst muß die Ursache der Leberzirrhose sicher ge-
funden werden. Falls sie behandelbar ist, bessert sich die Funktion der
Leber mitunter, erkennbar an den Leberwerten aus dem Labor und an Tests,
die die Blutgerinnung prüfen.

    Die *Diät* muß anfangs genügend Eiweiß enthalten, damit das Blut nicht
zu stark daran verarmt, im Stadium des →Leberversagens wird die Eiweiß-
zufuhr hingegen beschränkt. Fettlösliche →Vitamine müssen verabreicht
werden, und zwar in die Blutbahn, weil sie aus dem Darm mangels fehlender Galle zuwenig aufgenommen werden.

    Ösophagusvarizen sind durch eine endoskopische Verätzung oder Gefäß-
operation manchmal erfolgreich zu behandeln. In geeigneten Fällen wird
auch eine →Lebertransplantation vorgenommen.

Legasthenie (Lese- und Rechtschreibschwäche)

Eine →Teilleistungsschwäche mancher Kinder, die – verglichen mit Gleichaltrigen – Schwierigkeiten beim *Lesen und Schreiben* haben, obwohl sie
nicht weniger intelligent sind als ihre Mitschüler.

    Ein Teil dieser Kinder kann eine solche Legasthenie durch geduldiges
Üben (z. B. in Stützkursen) noch im Grundschulalter ausgleichen.

    Andere Kinder haben trotz sonst normaler Intelligenz Schwierigkeiten
mit bestimmten Gehirnfunktionen (z. B. mit der Gestalterfassung), so daß
sie beim Schreiben nach Diktat Buchstaben verwechseln oder Silben aus-
lassen; mitunter haben sie auch bei bestimmten Rechenaufgaben Schwierigkeiten, weil sie die Zahlen umstellen. Diese Art der Legasthenie einwandfrei zu erkennen, ist Sache psychologisch geschulter Fachleute, die
solchen Kindern mit Geduld und eigens ausgesuchten Schreib-, Lese- und
Rechenübungen helfen können.

Leinersche Krankheit

→Seborrhoische Dermatitis.

Leistenbruch (Fachwort „Leistenhernie" oder „Hernia inguinalis")

ist der häufigste unter den Eingeweidebrüchen (→Bruch). Entlang eines
vorgebildeten Weges, der sich nicht verschlossen hat, drängt sich eine
Darmschlinge oder ein Stück Gekröse in einem vom Bauchfell gebildeten
Bruchsack durch die *Bruchpforte* aus der Bauchhöhle heraus bis unter die
Haut in der Leistenbeuge; bei Jungen manchmal bis in den Hodensack.

    Der Leistenbruch darf nicht mit einem →Leistenhoden verwechselt wer-
den, ebensowenig mit einem meist harmlosen Wasserbruch (→Hydrozele).
Bei Mädchen tritt manchmal einer der beiden Eierstöcke als Leistenbruch
hervor.

Symptome: Erkennbar ist der Leistenbruch an einer länglichen Vorwölbung in der Leistenbeuge oder an einem eigentümlichen Tastbefund in der Leistengegend. Falls die Bruchpforte nicht zu eng ist, läßt sich der Inhalt des Bruchsacks meist mühelos wieder in die Bauchhöhle zurückdrücken; der Bruch tritt dann aber beim Schreien oder Stuhlgangdrücken leicht wieder aus.

Ein Leistenbruch kann schon im jungen Säuglingsalter auftreten, insbesondere bei Frühgeborenen; gelegentlich ist der Bruch bereits bei der Geburt vorhanden. Leistenbrüche gibt es ein- oder beidseitig, und zwar gleichzeitig oder nacheinander im Abstand von einigen Wochen oder Monaten. Sie kommen in manchen Familien gehäuft vor. Jungen sind deutlich häufiger betroffen als Mädchen.

Was ist zu tun? Sobald ein Leistenbruch sicher entdeckt worden ist, sollte die Operation (Herniotomie) innerhalb einiger Tage geplant werden; dies ist kein besonders schwieriger Eingriff, den auch Säuglinge und Neugeborene gut vertragen. Die verständliche Hoffnung mancher Eltern, der Leistenbruch ihres Kindes könnte vielleicht auch von allein wieder verschwinden, hat sich nach Erfahrungen von Chirurgen und Kinderärzten nie erfüllt. Ein Bruchband ist zwecklos. Das Wiederauftreten eines bereits operierten Leistenbruchs kommt eher selten vor.

Kann ein ausgetretener Leistenbruch auch vom erfahrenen Arzt nicht zurückgedrängt werden, ist er möglicherweise *eingeklemmt* und muß dann innerhalb von Stunden operiert werden; sonst leidet die Blutversorgung des betroffenen Darmstücks zu lange. Das gilt auch für den Eierstock im Bruchsack, der nicht eingeklemmt ist.

Kinder mit eingeklemmtem Leistenbruch sind unruhig und wirken krank. Die Vorwölbung in der Leistengegend wird mehr und mehr schmerzempfindlich; die Kinder müssen erbrechen; sie können schließlich keinen Stuhl und keine Winde mehr absetzen.

Es gibt Chirurgen, die einen nicht eingeklemmten Leistenbruch auch *ambulant* operieren.

Vorbeugen läßt sich einem Leistenbruch leider nicht.

Leistenhoden

ist die Bezeichnung für einen noch nicht vollständig herabgestiegenen Hoden, der aber bereits im Leistenkanal tastbar ist (→Hodenhochstand).

Leukämie (wörtlich „Weißblütigkeit")

Eine Gruppe bösartiger Erkrankungen des Knochenmarks: Dort werden abartige weiße Blutzellen (Blasten) gebildet, die sich ungehemmt vermehren, und zwar auf Kosten der gesunden weißen und roten Blutzellen und der Blutplättchen. Deshalb leiden Kinder mit Leukämie meist an einer →Abwehrschwäche gegen →Infektionen, sie werden blutarm und bekommen eine gestörte Blutstillung. Die Blasten können sich außerdem in vielen Organen (z. B. Lymphknoten, Milz, Leber, Hirnhäuten, Hoden) festsetzen und hemmungslos ausbreiten, wenn ihnen keine Therapie entgegentritt; die befallenen Organe vergrößern oder verdicken sich dabei und werden geschädigt.

Ohne Behandlung stirbt ein Kind mit Leukämie an unbeherrschbaren

Infektionen, an Blutarmut oder an unstillbaren heftigen Blutungen inner-
halb von mehreren Wochen oder einigen Monaten.

In Mitteleuropa erkranken jährlich etwa vier von 100.000 Kindern an
Leukämie.

Die **Ursache** der verschiedenen Leukämien ist im Einzelfall meist nicht
anzugeben.

Die Leukämien gehören nicht zu den Erbkrankheiten, sondern sind
erworben; trotzdem spielen die *Erbanlagen* bei der Entstehung wohl eine
Rolle: Der eineiige Zwilling eines leukämiekranken Kindes hat ein etwas
höheres Risiko, ebenfalls an Leukämie zu erkranken; Kinder mit Fanconi-
Anämie (wegen der dabei vorhandenen brüchigen →Chromosomen) oder
mit →Trisomie 21 haben wegen ihrer abweichenden Chromosomen-Zahl
sogar ein deutlich erhöhtes Risiko.

Von *Umwelteinflüssen*, die die Erkrankung an einer Leukämie begünsti-
gen, ist noch wenig Gesichertes bekannt: Benzoldämpfe stehen zumindest
in Verdacht. Röntgenuntersuchungen während der Schwangerschaft müssen mit Rücksicht auf das heranwachsende Baby möglichst unterbleiben.
Radioaktive Strahlung, vor allem wenn sie unkontrolliert auftritt, kann zu
Leukämie und anderen bösartigen Krankheiten (z. B. Schilddrüsenkrebs)
führen, unter Umständen sogar über ein strahlengeschädigtes Elternteil.

Bei bestimmten *Medikamenten*, wie Immunsuppressiva zur Unterdrük-
kung der Immunreaktion nach Transplantation oder bei Autoimmunerkran-
kungen, die nur gegen lebensbedrohliche Krankheiten eingesetzt werden,
nehmen Arzt und Familie das kleine Risiko in Kauf, daß sich bei dem damit
behandelten Patienten später im Leben eine bösartige Krankheit wie z. B.
Leukämie entwickelt.

Die *häufigste Form* unter den Leukämien im Kindesalter ist die akute
lymphatische Leukämie (ALL); sie tritt besonders im Kindergartenalter auf,
etwas seltener im Schul- und Jugendalter und nur ganz selten bei Säuglingen oder gar Neugeborenen.

Mit der heutigen Behandlung hat die ALL im Kindesalter bessere *Hei-*
lungschancen als bei Erwachsenen: Im Durchschnitt werden vier von fünf
erkrankten Kindern geheilt! Auch die selteneren Formen der Leukämie,
unter Ärzten gern mit ähnlichen Abkürzungen bezeichnet, haben heutzutage großenteils bessere Heilungsaussichten als früher.

Die **Symptome** einer Leukämie beginnen meist schleichend und sind
anfänglich *vieldeutig*: Fieberschübe; ein →grippaler Infekt, von dem sich
das Kind nicht recht erholt; Knochen- oder Gelenkschmerzen, so daß manche Kinder nicht mehr so herumlaufen möchten wie früher; blaue Flecken,
Nasen- oder Zahnfleischbluten, Hautblässe; →Bauchschmerzen wegen sich
zunehmend vergrößernder Milz oder Leber; tastbar vergrößerte →Lymph-
knoten.

Die Vieldeutigkeit der Krankheitszeichen kann einerseits dazu führen,
daß zunächst bei Eltern die Sorge entsteht, ihr Kind könne Leukämie haben:
Ein solcher Verdacht wird vom Arzt durch gründliches Untersuchen des
Kindes, mitunter auch durch ein Blutbild und andere Blutuntersuchungen
entkräftet oder durch Beurteilung des Knochenmarks (→Punktion) ausgeschlossen. Andererseits muß der Arzt bei manchen Symptomen und Blut-
bildbefunden eine Leukämie in Erwägung ziehen, wenn die Eltern noch gar

nicht an eine solche Diagnose denken; auch in diesen Fällen muß Klarheit geschaffen werden, mitunter durch Knochenmarkpunktion.

Was ist zu tun? Ziel ist es, die Leukämie frühzeitig zu erkennen und möglichst die gesamte Masse der bösartigen Zellen zu beseitigen. Deshalb ist es nötig und für die Eltern beruhigend, daß die Betreuung leukämiekranker Kinder in der Hand spezialisierter Ärzte (Hämatologen, Onkologen) liegt.

Die Bestätigung der Diagnose, bei der oft auswärtige Speziallabors mithelfen, und die erste Behandlung erfolgen in einer großen Kinderklinik; die weitere Therapie und Betreuung läuft *zeitweise* auch *ambulant*, möglichst immer in Verbindung mit den spezialisierten Ärzten und Schwestern der Kinderklinik.

Eine Reihe von *Medikamenten* (→Zytostatika) sowie →Kortison und die →*Strahlentherapie* sind teils gleichzeitig, teils nacheinander in der Lage, die Leukämiezellen (Blasten) zu vernichten; Hoden und Hirnhäute sind die Körperteile, wo sich Leukämiezellen besonders hartnäckig ihrer Vernichtung widersetzen; dies ist bei bestimmten Formen der Leukämie ein wesentlicher Grund für die Schädelbestrahlung. Ein großer Fortschritt ist das →*Therapieprotokoll* als Richtlinie für die Behandlung. Für einige Formen der Leukämie und unter bestimmten Umständen eines Rückfalles kommt eine →*Knochenmarktransplantation* in Betracht.

Nebenwirkungen der Behandlung: Diese müssen in Kauf genommen werden; anders ist das Ziel einer Heilung nicht zu erreichen. Für die Kinder belastend sind vor allem *Übelkeit und Erbrechen* infolge der zytostatisch wirkenden Medikamente oder Strahlentherapie; neuerdings gibt es dagegen sehr erfolgreiche Mittel. Für Eltern und Kinder beeindruckend, anfangs mitunter erschreckend, ist der *Haarausfall*. Er ist nur vorübergehend; das Haar wächst hinterher wieder, wenn auch bei einigen eine Spur schütterer als vor der Erkrankung. Während der Kahlköpfigkeit kann eine passende Perücke hilfreich sein, besonders in Kindergarten oder Schule. Nebenwirkungen, die den Ärzten Sorgen machen, hängen mit mangelhafter Knochenmarkfunktion zusammen: →Abwehrschwäche und Infektionsgefahr, Blutungsneigung und Blutarmut. Hier helfen →Antibiotika und Transfusion von Blutbestandteilen.

Ein *Rückfall* (Rezidiv) der Leukämie kann die Heilungsaussichten unterschiedlich beeinflussen: Es kommt auf die Form der Leukämie und auf den Zeitpunkt des Rückfalls an. Mitunter bedeutet er die Wende zum ungünstigen Verlauf; manchmal hilft aber noch eine erneute Behandlung mit anderen Medikamenten, manchmal nur noch eine Knochenmarktransplantation.

Der *Ernährung* gilt besonderes Augenmerk: Während der Behandlung einer bösartigen Krankheit geht zeitweise der Appetit verloren. Es kommt leicht zu Übelkeit und Erbrechen, im Schul- und Jugendalter noch eher als bei den Jüngeren. Geschmacks- und Geruchsempfinden ändern sich; dadurch entsteht eine Abneigung gegen manche Speise. Kinderkrankenschwestern und Eltern versuchen, mit einer nach Notwendigkeit und Bedürfnis *gesteuerten Wunschkost* in kleinen Portionen die täglichen Essensmühen zu meistern. Attraktiv für Kinder: Selberkochen auf der Krankenstation und gemeinsame Mahlzeiten mit anderen. Fördervereine, die aus →Selbsthilfegruppen hervorgegangen sind, unterstützen eine zeitgemäße Betreuung krebskranker Kinder und ihrer Eltern (siehe Anhang).

Leukodystrophie

ist die Bezeichnung für eine Gruppe sehr seltener, erblich bedingter Krankheiten des *zentralen Nervensystems,* dessen *weiße Substanz* dabei allmählich abgebaut wird. Für die meisten Leukodystrophien kennt man den jeweiligen Defekt im Stoffwechsel der Nervenzellen, der für die Erkrankung verantwortlich ist. Die Ursache für eine andere Form der Leukodystrophie liegt darin, daß im Nervensystem nicht genügend weiße Substanz gebildet werden kann.

Symptome: Gemeinsam ist den Leukodystrophien, daß die betroffenen Kinder gesund auf die Welt kommen und entweder im Laufe des Säuglingsalters oder als Kleinkinder oder noch später schleichend erkranken: Sie verlernen nach und nach bereits gewonnene Fähigkeiten wie Laufen oder Sprechen und Verstehen (Verlust von →Meilensteinen der Entwicklung); manche Kinder entwickeln zunehmende Bewegungsstörungen bis hin zur →Spastik. Bei einigen Leukodystrophien läßt das Sehvermögen allmählich nach, so daß die Kinder schließlich erblinden. Die meisten werden zunehmend bettlägerig und pflegebedürftig; die geistige Entwicklung kommt zu einem Stillstand oder wird sogar rückläufig. Manche Kinder leiden unter Schmerzattacken, andere entwickeln →Krampfanfälle, die aber infolge des fortschreitenden Zerfalls von Nervenzellen mitunter auch wieder verschwinden (ausgebrannte Epilepsie). Der Tod wird meist als Erlösung empfunden.

Was ist zu tun? Das ärztliche Bemühen ist zunächst darauf gerichtet, Klarheit zu schaffen, ob eine Leukodystrophie vorliegt und welche Form. Denn anders lassen sich Verlauf und Lebensdauer überhaupt nicht abschätzen. Ohne die Form der Leukodystrophie zu kennen, läßt sich auch nichts über den Erbgang und damit auch nichts über das Risiko für nachfolgende Geschwister und die Nachkommen der gesunden Geschwister sagen. Deshalb sind meist aufwendige Untersuchungen nötig.

Mitunter gelingt es trotzdem nur annähernd, die genaue Form der Leukodystrophie herauszufinden; aber auch das kann schon hilfreich sein, um einige der Elternfragen zu beantworten.

Leider steht der Umfang an Diagnostik bislang noch in keinem befriedigenden Verhältnis zu den Behandlungserfolgen: Es gibt bis jetzt noch kaum eine Therapie, die an den Ursachen dieser Stoffwechseldefekte ansetzt; Bemühungen sind für einzelne Formen aber mancherorts im Gange (Knochenmarktransplantation; Diät). Der Arzt muß sich jedoch noch überwiegend auf eine Behandlung der Krampfanfälle und Schmerzen beschränken.

Vorbeugen läßt sich einer Leukodystrophie nicht; allenfalls mit dem Rat, keine Blutsverwandtschaft zustande kommen zu lassen.

Leukopenie

bedeutet eine verminderte Zahl an weißen Blutkörperchen im Blutbild (→Blut).

Leukozyten

Mit dem Fachwort werden die weißen Blutkörperchen bezeichnet. Die Gesamtzahl der Leukozyten und ihre Zusammensetzung geben Aufschluß über eine Reihe von Krankheiten und Hinweise dafür, ob die Erreger einer fieberhaften Infektion eher →Bakterien oder eher →Viren sind (→Differentialblutbild). Leukozytose ist das Fachwort für eine *erhöhte Zahl an weißen Blutzellen* im strömenden Blut. Das Gegenteil einer Leukozytose ist die Leuopenie, eine *verminderte Zahl an weißen Blutzellen* (→Blut).

Linkshändigkeit

Kinder (und Erwachsene) sind entweder mit der rechten oder ihrer linken Hand geschickter; oder sie sind mit beiden Händen gleich geschickt. Rechtshänder gibt es sehr viel häufiger (rund 95 Prozent); darin liegt auch das Hauptproblem der Linkshänder: Familie, Kindergarten und Schule stellen sich mitunter nicht auf Linkshänder ein, sondern setzen Rechtshändigkeit als alleinigen Maßstab. Manches Gerät oder Werkzeug, bei dem es auf Rechts- oder Linkshändigkeit ankommt, gibt es bereits für Linkshänder (z. B. Scheren); das allein genügt jedoch nicht.

· Kinder mit ausgeprägter Linkshändigkeit sollten von Beginn an mit ihrer führenden Hand spielen, basteln, malen, zeichnen und auch in der Schule schreiben lernen. Linkshänder sind keinesfalls weniger intelligent oder geschickt als Rechtshänder; sie können allenfalls wegen ihrer rechtshändigen Umgebung ihre Fähigkeiten weniger gut entfalten!

Lippen-Kiefer-Gaumenspalte

ist eine angeborene →Fehlbildung des Gesichtsschädels. Sie entsteht in der 5. bis 8. Schwangerschaftswoche.

Als **Ursachen** kommen sowohl innere wie auch äußere Störfaktoren in Betracht: Erbeinflüsse lassen sich nur bei einigen der betroffenen Kinder verantwortlich machen. Eine denkbare Ursache ist die unbemerkte mangelhafte Versorgung des heranwachsenden Kindes mit Sauerstoff. Auch eine unbemerkte Infektionskrankheit kann auf die Entwicklung des Kindes von außen einwirken; das gilt ebenso für Röntgenstrahlen und für die Einnahme mancher Medikamente oder Drogen während der Schwangerschaft. Möglicherweise sind auch mehrere dieser Störfaktoren beteiligt. Diese für den Einzelfall aber genau zu benennen, ist meist unmöglich. Die Häufigkeit beträgt 1 auf 500 bis 1.000 Neugeborene.

Formen und Folgen: Die Fehlbildung kommt ein- oder beidseitig vor; sie kann nur die Oberlippe betreffen (Hasenscharte) oder zusätzlich Oberkiefer und Gaumen oder auch nur den Gaumen.

Auch wenn das Gesicht des Neugeborenen dadurch stark entstellt ist, es fehlt hier kein Knochen und kein Gesichtsmuskel. Die für den Mund wichtigen Muskeln und für die Gesichtsform entscheidenden Knochen sind lediglich längs der im Entwicklungsplan vorgegebenen Linien nicht zusammengewachsen; sie bleiben vielmehr getrennt und sind gegeneinander verschoben. Ohne ausreichende Korrektur führt diese Fehlbildung zu näselnder Sprache und →Schwerhörigkeit, weil die für das Sprechen und die Belüftung des Mittelohrs notwendigen Muskeln an verkehrter Stelle liegen. Die *Intelligenz* von Kindern mit Lippen-Kiefer-Gaumenspalte ist *nicht beeinträchtigt,* sofern keine weitere →Fehlbildung mit gestörter Hirnfunktion vorliegt.

Was ist zu tun? Die Eltern eines Kindes mit Lippen-Kiefer-Gaumenspalte sind bei der Geburt zunächst einmal erschrocken und enttäuscht über das Aussehen ihres Kindes.

Der Kinderarzt und vor allem der zuständige Kieferchirurg müssen möglichst bald mit den Eltern sprechen, um ihnen Behandlungsziel und -plan zu erläutern sowie vielleicht an Hand von Bildern zu zeigen, wie gut man einem so betroffenen Kind heute helfen kann. Ein ansprechendes Äußeres wird ebenso angestrebt wie normale Sprache, richtige Zahnstellung und gutes Hören. Dafür sind mehrere Operationen in verschiedenen Altersstufen nötig.

Behandlungsziel und -plan

mehrere Operationen nötig

Bis zum ersten kieferchirurgischen Eingriff lassen sich die Kinder mit etwas Geduld und Geschick auch daheim normal an der Brust oder mit einer Flasche ernähren. Nur ausnahmsweise ist eine Nahrungssonde nötig, um eine Aspiration (Verlegung der Luftröhre durch Nahrung) und damit eine Lungenentzündung zu vermeiden.

Die erste Operation erfolgt, wenn das Kind zwischen drei und sechs Monaten alt ist: Verschluß der Spalte von Lippe und Oberkiefer; wobei ein möglichst naturgetreuer Verlauf hergestellt wird.

Verschluß der Spalte

Im Alter von neun bis zwölf Monaten werden der harte und weiche Gaumen durch genaues Aneinanderfügen der Muskeln, die für Sprache, Zungenstellung und Gesichtsentwicklung wichtig sind, verschlossen und mit Schleimhaut gedeckt.

genaues Aneinanderfügen der Muskeln

Sobald sich ein →Paukenerguß mit Beeinträchtigung des Hörvermögens ausbildet, muß man durch Einlage von →Paukenröhrchen Abhilfe schaffen. Manche Kinder profitieren von Sprachtherapie.

Sprachtherapie

Über Zeitpunkt und Notwendigkeit, die Gaumenspalte auch knöchern zu verschließen, gibt es unterschiedliche Auffassungen. Bewährt hat es sich allerdings, die Spalte im mittleren Grundschulalter mit einem Knochenstück zu verschließen, das aus dem Beckenkamm entnommen wird. Der Kieferorthopäde hilft vom Ende des Kindergartenalters an mit korrigierenden Maßnahmen, damit Ober- und Unterkiefer ins passende Verhältnis zueinander kommen und die Zähne richtig stehen.

korrigierende Maßnahmen

Regelmäßige Kontrollen sind bis ins zweite Lebensjahrzehnt sinnvoll; denn einzelne Jugendliche bedürfen nach Abschluß des Schädelwachstums noch einer weiteren Operation, um das Ergebnis in kosmetischer oder funktioneller Hinsicht zu verbessern. Wünschen sich die Eltern ein weiteres Kind, sollte eine →genetische Beratung erfolgen.

Liquor (eigentlich „Liquor cerebrospinalis")

Ist das Fachwort für *Nervenwasser*, also die normalerweise wasserklare Flüssigkeit, die Zucker, Salze sowie eine ganz geringe Menge Eiweiß enthält und das zentrale Nervensystem (Gehirn und Rückenmark) von innen und außen schützend umgibt.

Nervenwasser

Die Untersuchung des Liquors gibt dem Kinderarzt wichtige Aufschlüsse über Krankheiten des zentralen Nervensystems (→Hirnhautentzündung).

Logopädie

Fachgebiet für die Behandlung von *Stimm- und Sprachstörungen*. Die dafür ausgebildeten Logopäden sind für die Förderung hör- und sprachgestörter Kinder unentbehrlich. Beim Sprechenlernen ist jedes Kind auf sein Gehör angewiesen. Deshalb müssen Kinder mit angeborener oder erworbener →Schwerhörigkeit oder gar Taubheit nicht nur vom Gehör her behandelt

Behandlung von Stimm- und Sprachstörungen

werden; sie brauchen auch eine begleitende Sprach- und Stimmtherapie
(→Audiometrie).

Kinder mit Krankheiten oder Schädigungen des Gehirns brauchen unter
Umständen eine Sprachtherapie. Hier kommen aber meist noch weitere
unterstützende Maßnahmen hinzu (→Heilpädagogik).

Kinder mit gestörtem Redefluß (→Stottern) werden je nach Umständen
auch von Logopäden behandelt.

Lordose (Biegung der Wirbelsäule nach vorn)

Gegenteil der →Kyphose. Der gesunde Mensch hat normalerweise bereits
im Kindes- und Jugendalter eine leichte Lordose in der Hals- und in der
Lendenwirbelsäule.

Der Orthopäde kennt vor allem folgende Fehler in der Körperhaltung
(Haltungsschwächen):

Hohlrundrücken — den *Hohlrundrücken*, nämlich eine verstärkte Lordose der Lendenwirbelsäule (Hohlkreuz) mit gleichzeitig verstärkter Buckelform (Kyphose)
der Brustwirbelsäule;

Flachrücken — den *Flachrücken*, nämlich eine Abflachung der normalen Brustkyphose
und der normalen Lendenlordose.

von früh an Schwimmen und anderer Sport **Was ist zu tun?** Behandeln läßt sich die *Haltungsschwäche*. Ihr vorbeugen
kann man am besten mit regelmäßigem Sporttreiben: Kleinkinder und
Grundschüler sollen viel im Freien spielen und schon frühzeitig schwimmen lernen. Später können Reiten oder andere Sportarten hinzukommen.

Luftröhre, Fremdkörper in der

→Fremdkörper-Aspiration und →Ersticken.

Luftverschmutzung

Autoabgase, der Rauch aus Fabrikschornsteinen, Industrieanlagen und
Wohnhäusern tragen gemeinsam zur Luftverschmutzung bei – ein bedrückendes und zunehmendes Problem unserer Zivilisation. Die Belastung
mit gasförmigen (Ozon) und partikulären Bestandteilen (Ruß, Staub) der
Außenluft wird heute überwacht. Für den →Krupp des Kleinkindes spielt
die Luftverschmutzung im Freien allerdings keine ursächliche, allenfalls
eine fördernde Rolle.

Zigarettenrauch schädigt die zarten Lungen Der stärkste Luftverschmutzer in der unmittelbaren Umwelt des Kindes,
nämlich in der Wohnung daheim, ist jedoch der *Zigarettenraucher*. Ziga-
rettenrauch schädigt die zarten Lungen im Säuglingsalter bereits so nachhaltig, daß dadurch diese Kinder später für →Asthma oder →Bronchitis
anfälliger werden. Hierauf hat die einzelne Familie nachdrücklicher und
rascher Einfluß als auf alle anderen Luftverschmutzer!

Lumbalpunktion

Entnahme einer Nervenwasser- probe ist das Fachwort für die *Entnahme einer Nervenwasserprobe* (→Liquor) aus
der Lendengegend. Das Nervenwasser wird mit einer dünnen Hohlnadel
durch einen Stich zwischen zwei Dornfortsätze der Lendenwirbelsäule
schmerzschonend entnommen. Dieser Eingriff ist in jedem Lebensalter
möglich, auch beim Neugeborenen. Der Befund im Nervenwasser ist unter

Umständen eine Entscheidungshilfe, die von lebensrettender Bedeutung
für ein Kind ist, z. B. im Falle einer eitrigen →Hirnhautentzündung.

Die Einstichstelle wird so gewählt, daß nur der Liquorraum und nicht das
Rückenmark getroffen wird!

Lungenentzündung („Pneumonie")

Eine Entzündung, die sich *im Lungengewebe* (in den Lungenbläschen, dem
Bindegewebe dazwischen oder in beidem) abspielt. Sie befällt entweder
einen Lungenlappen oder einen Teil davon. Oder es entstehen mehrere kleine Entzündungsherde, die sich über die rechte oder linke Lunge oder beidseitig ausbreiten und dabei auch Verzweigungen oder Bronchialäste einbeziehen; eine solche *Bronchopneumonie* tritt eher bei Säuglingen und
Kleinkindern auf, kommt aber auch bei älteren Kindern vor.

Ursachen: Die möglichen *Erreger* einer Lungenentzündung sind zahlreich: →Viren, →Bakterien; bei →Abwehrschwäche können es auch Pilze
sein. Eine Lungenentzündung entsteht ferner, wenn beim Hochwürgen von
Nahrung beträchtliche Mengen in die Luftröhre gelangen; oder wenn sich
ein Säugling beim Trinken heftig verschluckt oder eine Erdnuß, ein Stück
Karotte oder dergleichen in den falschen Hals gerät und nicht ausgehustet
werden kann (→Fremdkörper-Aspiration). Die Gefahr einer Pneumonie
besteht auch, wenn jemand versehentlich Petroleum oder ähnliches getrunken hat.

Die Lungenentzündung ist meist eine akute Erkrankung; *chronisch* kann
sie z. B. nach Fremdkörper-Aspiration oder bei →Mukoviszidose werden.

Häufigkeit: Gemessen daran, wie oft bei Kindern →Husten und →Schnup-
fen, ein fieberhafter →Infekt der oberen Luftwege oder →Bronchitis vorkommen, ist die Lungenentzündung beim abwehrgesunden Kind eine Ausnahme; sie kommt seltener vor, als viele Eltern fürchten. Sie ist allerdings
häufiger bei Kindern mit Abwehrschwäche, mit Mukoviszidose oder bei
Neugeborenen, die hochgradig unreif sind und durch die vorher nötige
Beatmung vorgeschädigte Lungen haben. Lungenentzündungen sind deutlich häufiger bei unterernährten Kindern in den armen Ländern der Dritten
Welt.

Symptome: Wegbereiter für eine akute Lungenentzündung kann ein fieberhafter →Infekt mit Viren sein. Anstieg oder Wiederanstieg von Fieber,
verstärkter Husten, beschleunigtes Atmen mit stoßender Ausatmung, be-
wegten Nasenflügeln und Schmerzen beim Atmen und Husten sowie zunehmendes Elendwerden mit schlechtem Appetit sind Hinweise auf eine
mögliche Lungenentzündung. Anfangs ist der Husten *trocken*; im weiteren
Verlauf kommt gelblicher oder rotbrauner Auswurf hinzu (produktiver
Husten); Kleinkinder verschlucken ihren Auswurf. Erbrechen und insbesondere *Bauchweh* sind häufige Begleitzeichen einer Lungenentzündung
im Kindesalter. Die →Bauchschmerzen stehen mitunter so im Vordergrund,
daß man an eine →Blinddarmentzündung denken kann. Auch →Nacken-
steifigkeit kommt vor. Blausucht von Lippen und Fingernägeln sind ein
Alarmzeichen (→Zyanose).

Es gibt auch Lungenentzündungen, die sich auf dem Röntgenbild deutlich zeigen, die aber milde verlaufen und das Kind nur wenig beeinträchtigen.

Komplikationen: Begleitend oder komplizierend tritt mitunter eine Rippenfellentzündung (→Pleuritis) hinzu mit eitrigem oder nicht-eitrigem →Pleuraerguß (Pleuropneumonie), der je nach Ausdehnung der Lunge auf der betroffenen Seite Platz zum Atmen wegnimmt. Seltener kommt es vor, daß sich als ernste Komplikation ein *Lungenabszeß* ausbildet.

Was ist zu tun? Die Diagnose muß vom Hausarzt, Kinderarzt oder in der Kinderklinik gesichert werden. Die Suche nach dem Erreger der Lungenentzündung ist für eine möglichst gezielte Behandlung wünschenswert, aber längst nicht immer erfolgreich. Entscheidend für die Diagnose ist das Röntgenbild.

Die **Therapie** erfolgt meist mit →*Antibiotika*. Der Arzt bespricht mit den Eltern, wie das Medikament für das betroffene Kind am besten zu verabreichen ist: als Saft, Dragees, Tabletten oder – die intensivste Form – mit Hilfe eines Dauertropfs. Davon hängt auch ab, ob das Kind daheim oder besser im Krankenhaus behandelt werden soll. Die Dauer der antibiotischen Therapie hängt vor allem von der Schwere der Erkrankung, vom vermuteten oder gefundenen Erreger und vom Alter des Kindes ab; meistens liegt sie bei ein bis zwei Wochen.

Es gibt allerdings auch Lungenentzündungen durch →Bakterien (z. B. Mykoplasmen), die beim abwehrgesunden älteren Kind oder Jugendlichen gelegentlich *ohne Antibiotikum* ausheilen, insbesondere, wenn der Patient dabei nicht schwer krank wirkt. Bei Viren als Erreger ist dies sogar eher die Regel.

Feuchte statt trockene *Luft* ist für alle Patienten mit Atemwegserkrankungen eine Wohltat; Schwerkranke brauchen zusätzlichen Sauerstoff. Krankengymnastik zur Lösung des Schleims ist hilfreich.

Ein Medikament zur *Beruhigung* kann im Säuglings- und Kleinkindalter nötig sein. Kinder mit →Herzfehler brauchen mitunter eine medikamentöse Stütze für die Herzmuskelkraft. Ob begleitendes →Fieber mit einem Medikament gesenkt werden soll, muß der Arzt entscheiden. Für Säuglinge und Kleinkinder mit Pneumonie stellt hohes Fieber eher eine Belastung dar als für ältere Kinder.

Andere Medikamente wie schleimlösende Mittel, *Hustensäfte* oder dergleichen sind keineswegs immer erforderlich. Gerade erfahrene Kinderärzte greifen nur selten zu einem Hustenmittel.

Die meisten akuten Lungenentzündungen heilen unter ärztlicher Betreuung glatt und folgenlos aus.

Vorbeugen kann man einer Lungenentzündung beim abwehrgesunden Kind kaum; allenfalls ist Abhärten hilfreich. Als Fehlschlag hat sich die *vorbeugende* Behandlung von Masern und anderen Virusinfektionen mit einem Antibiotikum erwiesen; wie überhaupt der großzügige Einsatz von Antibiotika bei *unklarem* Fieber oder fieberhaften Infekten eher Nachteile als Vorteile bringt. Ganz anders ist die Sachlage bei Abwehrschwäche: Für solche Kinder hat sich eine monate- oder jahrelange prophylaktische Gabe eines Medikamentes oder von Immunglobulinen bewährt.

Lungenödem (Lungenstauung)

Eine Ansammlung von Flüssigkeit, die aus den kleinsten Blutgefäßen ins übrige Lungengewebe getreten ist.

Ursache: Das Nachlassen der Muskelkraft der linken Herzkammer, wodurch sich Blut in den Lungenkreislauf zurückstaut. Das Lungenödem führt zu Atemnot und Blausucht (→Zyanose). In solchen Fällen muß neben anderen Maßnahmen die Herzmuskelkraft gestärkt und die Flüssigkeitszufuhr (Trinken, Infusion) so knapp wie möglich gehalten werden. Unterstützend werden auch harntreibende Mittel, um den Herzmuskel zu entlasten, verabreicht.

Lupus erythematodes

Lupus ist ein alter Begriff der Hautärzte: Er bedeutet wörtlich „Wolf". Gemeint ist eine *entstellende Flechte*, nämlich die Hauttuberkulose, die zu Narben im Gesicht führt (Lupus vulgaris).

Ein ähnliches Symptom tritt vor allem bei Mädchen im Pubertätsalter auf und ist Ausdruck einer eigenständigen Krankheit: Im Gesicht findet sich ein auffallend rötlicher schmetterlingsförmiger Hautausschlag auf beiden Wangen und über der Nase mit Knötchen und Schuppen; diese Krankheit wurde deshalb „Lupus erythematodes", abgekürzt LE, genannt, was soviel wie „rötliche Gesichtsflechte" bedeutet. Inzwischen weiß man, daß es sich dabei um eine schwerwiegende →Autoimmunkrankheit handelt, die nicht nur die Haut, sondern den gesamten Körper systematisch erfassen kann, nämlich Gelenke, Herz, Nieren, Rippenfell und Lungen sowie die Blutbildung und -gerinnung. Diese Krankheit kommt im Vergleich zu anderen Autoimmunkrankheiten, etwa der →juvenilen chronischen Arthritis, nur selten vor. Die Diagnose muß von spezialisierten Ärzten im Krankenhaus gesichert werden.

Die **Behandlung** mit →Kortison so wie anderen Immunsuppressiva muß intensiv und sorgfältig durchgeführt werden; sie stellt sich oft als langwierig heraus, ist aber in vielen Fällen erfolgreich, auch wenn Nebenwirkungen der Medikamente – meist vorübergehender Art – in Kauf zu nehmen sind. Ohne diese Therapie ist Lupus erythematodes eine lebensbedrohliche Krankheit.

Luxation

bedeutet *Verrenkung eines Gelenkes*. Sie geschieht meist bei einem Unfall durch stumpfe Gewalt, seltener – vor allem bei dazu veranlagten Menschen – ständig aus nichtigem Anlaß (gewohnheitsmäßige, habituelle Verrenkung).

Typisch für das Säuglingsalter ist allerdings die *angeborene Luxation der Hüftgelenke* (→Hüftdysplasie).

Im Kleinkindalter nicht selten ist die unvollständige Verrenkung (Subluxation) des Speichenköpfchens im Ellbogengelenk. Beispiel: Ein Kleinkind geht an der Hand eines Erwachsenen und läßt sich plötzlich in die Knie fallen, etwa aus Trotz, so daß der Erwachsene das Kind am Arm wieder hochzieht. Dabei passiert dann leicht die Subluxation; erkennbar daran, daß das Kind den Arm in Schonhaltung gebeugt hält und mit der Hand nicht mehr nach etwas greifen möchte. Der Arzt kann mit einem geschickten Handgriff die Subluxation beseitigen, ohne daß das Kind dadurch nennenswert belastet wird.

Lymphadenitis (Lymphknoten-Entzündung)

Bei Kindern häufig am Hals (Lymphadenitis colli), erkennbar vor allem an tastbar vergrößerten, druckempfindlichen oder schmerzhaften →Lymphknoten. Dies sollte dem Arzt gezeigt werden.

Lymphatisches Gewebe

ist unentbehrlich für die *Abwehr* des Körpers gegen Krankheitserreger, Gift- und andere Fremdstoffe, die eingeatmet (Staub und Ruß) oder versehentlich verschluckt werden oder unmittelbar ins Blut gelangen.

Zum lymphatischen Gewebe, das im Kindesalter ausgeprägter, reichlicher vorhanden ist als später im Leben, gehören
- die →Lymphknoten,
- die Gaumenmandeln (→Mandeln),
- die →Rachenmandel (Polypen, Adenoide),
- die Milz,
- der Wurmfortsatz des Blinddarms („Darmtonsille")
- und vor allem die Thymusdrüse; sie liegt hinter dem oberen Teil des Brustbeins und ist für die Entwicklung der körpereigenen Abwehr im Kindesalter besonders wichtig: Sie prägt weiße Blutzellen zu wertvollen T-Lymphozyten, darunter auch die T-Helferzellen.

Lymphknoten

Früher auch Lymphdrüsen oder nur „Drüsen" genannt: teils linsengroße, teils auch etwas größere Gebilde, die mit den Lymphgefäßen verbunden sind und vor allem bei der *Abwehr* von Krankheitserregern helfen. Sie sind überall im Körper auf bestimmte *Lymphknotenstationen* verteilt, z. B. am Kieferwinkel, im Nacken, am Hals, in der Achselhöhle, Ellen- und Leistenbeuge; aber auch im Körperinneren, an den Lungenwurzeln, wo sich die Luftröhrenäste verzweigen (Hilus-Lymphknoten), längs des Darmes und anderer Organe. Jedem Körperteil ist eine bestimmte Lymphknotenstation zugeordnet.

Viele Kinder reagieren auf einen →Infekt der oberen Luftwege und auf andere Virusinfektionen besonders heftig mit ihren Lymphknoten, die dann in einem Ausmaß und in einer Hartnäckigkeit anschwellen können, daß die Eltern darüber in Sorge geraten; manche Lymphknoten sind noch Wochen oder Monate nach einem überstandenen Infekt am Kieferwinkel, im Nacken oder hinter dem Ohr tastbar. Gelegentlich muß der Arzt entscheiden, ob hinter vergrößerten Lymphknoten eine bösartige Krankheit steckt (→Leukämie, →Lymphogranulomatose).

Lymphogranulomatose

auch →Hodgkinsche Krankheit oder Hodgkin-Lymphom genannt: eine *bösartige Erkrankung der* →*Lymphknoten*, die vorwiegend bei Erwachsenen vorkommt, gelegentlich allerdings auch schon im Schulalter, und zwar bei Jungen häufiger als bei Mädchen. Dem Kinderarzt begegnet die Lymphogranulomatose wesentlich seltener als eine →Leukämie.

Die **Ursache** der Hodgkinschen Krankheit ist im Einzelfall meist ebenso schwer anzugeben wie bei der →Leukämie.

Die **Symptome** entwickeln sich *schleichend*: Ein Lymphknoten – zunächst meist am Hals – vergrößert sich nach und nach, ohne dabei weh zu tun; in Einzelfällen kann sich der Lymphknoten vorübergehend auch wieder verkleinern. Angesichts der großen Zahl harmloser Lymphknotenschwellungen bei Kindern gerade am Hals kann der erfahrene Arzt aus der Art und Weise, wie sich ihm der Tastbefund und die weiteren Umstände (wie z. B. das Alter des Kindes) darstellen, entscheiden, ob er Verdacht auf eine bösartige Lymphknoten-Erkrankung schöpfen muß oder nicht. Mitunter sind auch Blutbild und andere Untersuchungen in solcher Situation für den Arzt hilfreich. In Zweifelsfällen wird ein Spezialist (Onkologe) hinzugezogen. Bei begründetem Verdacht rät dieser dann zur Herausnahme des vergrößerten Lymphknotens, damit der Pathologe das Zellbild unter dem Mikroskop beurteilen und über die Diagnose entscheiden kann (→Biopsie).

Wenn die Krankheit unbehandelt fortschreitet, werden mehrere Lymphknoten betroffen, zunächst in der Nachbarschaft, wo die vergrößerten Lymphknoten miteinander verbacken können. Schließlich kann sich die Krankheit auf anderes lymphatisches Gewebe (z. B. Milz) und auf sonstige Organe (wie Leber, Nieren, Knochen) ausdehnen.

Fieberschübe, fehlender Appetit, Abgeschlagenheit und Gewichtsverlust sind hinweisende Symptome, die eher bei erkrankten Erwachsenen auftreten. Die Lymphogranulomatose hat Rückwirkungen auf die Abwehrlage des Körpers; so bekommen manche Patienten zu Beginn oder während der Erkrankung eine Gürtelrose (Zoster, →Windpocken).

Was ist zu tun? Ohne Behandlung verläuft die Lymphogranulomatose letzten Endes tödlich; mit der heutigen Therapie sind die Heilungsaussichten für Kinder jedoch gut, besser als im Erwachsenenalter. Je nachdem, wie früh oder spät die Diagnose gestellt wurde, überleben 80 Prozent bis 90 Prozent der Kinder die ersten fünf Jahre – und damit auch länger – ohne Rückfall; bei sehr frühzeitig erkannten Patienten beträgt diese Fünf-Jahres-Überlebensrate sogar über 90 Prozent.

Die *Behandlung* erfolgt nach einem festgelegten →Therapieprotokoll. Sie liegt in der Hand des Onkologen einer Kinderklinik (→Leukämie). Zum Einsatz kommen mehrere Medikamente (→Zytostatika) und →Strahlentherapie; Reihenfolge, Dosis, Dauer und andere Einzelheiten hängen vom Stadium und damit vom zugehörigen Protokoll ab. Über die *Nebenwirkungen*, die um des Heilungserfolges willen in Kauf genommen werden müssen, wird mit den Eltern zuvor und während der Therapie ausführlich gesprochen.

Vorbeugen läßt sich einer Lymphogranulomatose nicht.

Lymphom

bedeutet *geschwollener, vergrößerter* →*Lymphknoten*. Die meisten Lymphome sind *gutartig*. Eine Minderzahl ist Ausdruck einer bösartigen Krankheit (→Leukämie, →Non-Hodgkin-Lymphom, →Lymphogranulomatose).

Lymphozytose

bedeutet, daß sich im Blut *vermehrt* Lymphozyten (eine bestimmte Sorte der weißen Blutzellen) finden. Die Lymphozytose ist entweder *relativ* oder *absolut*, je nachdem, ob im Blutbild nur die übrigen weißen Blutzellen weniger stark vertreten sind oder ob die Zahl der Lymphozyten insgesamt erhöht ist (→Blut).

Lymphozytose sagt für sich allein nur wenig aus; erst zusammen mit dem klinischen Bild zeigt sich, was sie bedeutet. Beispiele:

- Eine relative Lymphozytose findet sich am Ende des →Dreitagefiebers und bestätigt damit dann ein Stück weit die Diagnose.
- Eine relative und absolute Lymphozytose kann auf dem Höhepunkt des →Keuchhustens oder einige Tage davor ein Hinweis auf die richtige Diagnose sein.
- Kinder mit Leukämie oder unter der Behandlung mit hochwirksamen Medikamenten gegen bösartige Krankheiten (→Zytostatika) zeigen nicht selten eine relative Lymphozytose, weil im Blutbild alle anderen weißen Blutzellen krankheits- oder medikamentenbedingt stärker zurückgedrängt werden als die Lymphozyten.

M

Madenwürmer (Fachwort „Oxyuren")

sind unter den Darmparasiten (→Würmer) in Mitteleuropa die häufigsten und für Kinder wie auch für Erwachsene weitgehend *harmlos*.

Sie sind ungefähr 0,5 bis 1 cm lang, kommaförmig und weißlich; sie fallen meist dadurch auf, daß sie einzeln der Stuhlportion aufliegen. Das Auftreten von Madenwürmern beim Menschen heißt „Oxyuriasis".

Die **Ansteckung** erfolgt z. B. über gedüngten, mangelhaft gewaschenen Salat oder anderes Gemüse; darüber hinaus gerade auch bei Kindern über die eigenen Finger, was häufig zur erneuten Selbstinfektion führt: Die Madenwürmer legen einen Teil ihrer Eier – vor allem nachts – in den Hautfalten des Afters ab und verursachen dabei *Juckreiz*; als Antwort darauf kratzen sich die Kinder dort mit ihren Fingern, mitunter auch im Schlaf. Die unter die Fingernägel geratenen Eier gelangen über ungewaschene Hände in den Mund und weiter in den Darm, wo sich daraus erneut die kleinen Madenwürmer entwickeln.

Madenwürmer verursachen außer Jucken *keine* anderen **Symptome**, insbesondere auch kein schlechtes Aussehen, keinen ernsten Appetitverlust und kein →Einnässen.

Was ist zu tun? Die *Diagnose* steht fest, sobald sich solche Würmchen auf den Stuhlportionen finden oder die Eier unter dem Mikroskop nachweisen lassen.

Zur *Behandlung* bietet sich eine kurze Wurmkur an. Es gibt mehrere wirksame Mittel zum Einnehmen gegen Oxyuren, die gut verträglich sind und kaum nennenswerte Nebenwirkungen haben: Nötig ist zunächst nur eine einmalige Gabe. Wegen der Möglichkeit einer erneuten Selbstinfektion über die Finger empfiehlt es sich aber, die selbe Dosis nach zwei bis drei Wochen zu wiederholen. Unter Umständen ist die Wurmkur wirksamer, wenn die Geschwister und andere, die mit dem betroffenen Kind eng zusammenwohnen, gleichzeitig mitbehandelt werden.

Zuverlässig **vorbeugen** läßt sich kaum. Gründliches Waschen von Salat und anderem Gemüse sowie kurzgeschnittene, saubere Fingernägel sind auf jeden Fall sinnvoll.

Magen-Darm-Grippe

Auch Magen-Darm-Katarrh, →Brechdurchfall oder mit dem Fachwort „Gastroenteritis" genannt: eine Entzündung des Verdauungskanals, hervorgerufen meist durch →Viren oder →Bakterien; kommt bei Kindern, insbesondere auch in den ersten Lebensjahren häufig vor; allerdings sind voll gestillte Säuglinge weniger betroffen als Flaschenkinder.

eher harmlose Darmparasiten

Ansteckung

Selbstinfektion

Was ist zu tun?

Wurmkur

vorbeugen läßt sich kaum

Entzündung des Verdauungskanals

Appetitverlust

Symptome: Eine Magen-Darm-Grippe macht sich dadurch bemerkbar, daß das Kind seinen Appetit verliert, der Säugling die Flasche verweigert; Spucken, Erbrechen und →Bauchschmerzen kommen hinzu, schließlich auch häufige, durchfällige Stühle; sie stinken faulig, werden breiig, wäßrig oder spritzend entleert; sie verlieren ihre gewohnte Farbe; auch beigemengtes Blut kommt vor. Fieber kann, muß aber nicht ein begleitendes Zeichen sein.

Was ist zu tun?

Was ist zu tun? Worauf während der Krankheit zu achten ist, wann der Arzt hinzugezogen werden muß, wie die Diät und sonstige Therapie aussieht, →Durchfall.

Magengeschwür (Fachwort „Ulcus ventriculi")

Kommt bei Kindern nur *selten* vor; wenn im Kindesalter überhaupt ein einzelnes Geschwür im oberen Teil des Verdauungskanals entsteht, dann eher ein Zwölffingerdarmgeschwür (Ulcus duodeni). Beide zählen zu den „peptischen" Geschwüren. Dieser Ausdruck bezieht sich auf die überschüssige *Magensäure*, die das Entstehen eines solchen Geschwürs begünstigt.

überschüssige Magensäure

Weitere **Ursachen:** Darüber hinaus spielen →Bakterien (Helicobacter pylori), die in der Magen- und Darmschleimhaut leben, ebenfalls eine ursächliche Rolle.

Es gibt nach Auffassung mancher Ärzte für peptische Geschwüre eine vererbte Veranlagung; diese schlägt sich mitunter in der *Wesensart* nieder: Gemeint sind Kinder und Jugendliche, die gehemmt oder unfähig sind, ihre Gefühle richtig zu äußern; nicht selten findet man eine überstarke, nicht mehr altersgemäße Abhängigkeit von der Mutter. Jungen sind vom Magen- oder Darmgeschwür häufiger betroffen als Mädchen.

für peptische Geschwüre vererbte Veranlagung

Gelegentlich findet sich ein peptisches Geschwür, das dann meist bereits in die Bauchhöhle durchgebrochen ist, schon bei *Neugeborenen* nach komplizierter Geburt oder sonstiger schwerer Krankheit.

Begünstigend für das Entstehen eines peptischen Geschwürs wirkt sich ein →Schock aus, und zwar nach →Verbrühung oder Verbrennung oder im Gefolge einer komplizierten Operation oder eines schweren Unfalls. Unter der Langzeitbehandlung einer chronischen Krankheit mit →Kortison tritt gelegentlich ein peptisches Geschwür auf, allerdings eher im Erwachsenen- als im Kindesalter; deshalb bekommen solche Patienten mitunter zusätzlich zum Kortison-Präparat ein Medikament, das die Magensäure bindet oder deren Produktion hemmt.

Schock

Seelische oder soziale Belastungen können für das Entstehen eines Magen- oder Darmgeschwürs ebenfalls bedeutsam sein.

Seelische oder soziale Belastungen

Die **Symptome** sind im Kindesalter weniger kennzeichnend als bei Erwachsenen: Das Abmagern fehlt meist, ebenso die typischen Bauchschmerzen im nüchternen Zustand und der Druckschmerz an einer bestimmten Stelle im Oberbauch. Hingegen klagt das betroffene Kind eher über *unbestimmtes Bauchweh*, das durch Essen nicht gelindert wird; mitunter tritt *Erbrechen* auf, nicht selten mit beigemengtem Blut. Sodbrennen, pechschwarzer Stuhlgang (→Teerstühle) oder Verstopfung können weitere Zeichen sein.

bei Kindern: unbestimmtes Bauchweh

Was ist zu tun?

Was ist zu tun? Das Magen- oder Darmgeschwür wird wegen der meist wenig kennzeichnenden Beschwerden oft erst nach Monaten richtig erkannt. Am sichersten führt die *Magen- und Darmspiegelung* (→Endoskopie) zur Diagnose.

Behandelt wird mit einem Arzneimittel, das die Produktion von Magensäure hemmt; hier gibt es verschiedene medikamentöse Wege. Die Wirkung ist meist prompt und führt dazu, daß das Geschwür dann von selbst heilt. Bei der Magenentzündung durch Helicobacter pylori verwendet man Antibiotika. Unterstützt wird die Therapie durch *milchhaltige Kost*, die die vorhandene Magensäure rasch abzupuffern vermag.

Je nach Umständen unterstützt auch →Psychotherapie die Heilung (→Familientherapie).

Die **Heilungsaussichten** sind beim peptischen Geschwür unter richtiger Behandlung meist gut. Nur für den seltenen Fall, daß das Geschwür in die Bauchhöhle durchbricht, muß der Chirurg helfen; denn ein solches Ereignis spitzt sich rasch zu einem ernsten Krankheitsbild zu.

Magensonde

Ein dünner biegsamer Schlauch aus Kunststoff, der vorsichtig über die Nase durch die Speiseröhre in den Magen geführt wird; auf dem Röntgenbild ist er sichtbar.

Mit Hilfe einer Spritze läßt sich über die Magensonde Flüssigkeit in den Magen bringen oder aus ihm herausholen.

Magersucht (Pubertätsmagersucht, „Anorexia nervosa")

Eine oft schwerwiegende Krankheit, deren körperliche und seelische Zeichen sich besonders eng miteinander verzahnen. Betroffen sind *vorwiegend* Mädchen kurz vor oder während der →Pubertät sowie junge Frauen. Im Vordergrund steht eine tiefgreifende Störung des Eßverhaltens. Mit erstaunlicher Willenskraft wird das Hungergefühl unterdrückt; deshalb ist auch „Magersucht" zutreffender als „Anorexie" (kein Appetit).

Kennzeichen und Symptome: Magersüchtige können bis zum Skelett abmagern. Sie haben eine falsche Vorstellung von den Maßen ihres eigenen Körpers: Sie *überschätzen* ihre eigene Körperbreite und -fülle. Nicht-Magersüchtige hingegen schätzen ihr eigenes Körperbild (Körperschema) wirklichkeitsgetreuer ein.

Rücken und Gliedmaßen zeigen manchmal eine stärkere Behaarung. Die Körperfunktionen sind auf Sparflamme gestellt: Herzschlag und Atmung sind verlangsamt; das Thermometer zeigt Untertemperatur; die blaumarmorierten Hände und Füße fühlen sich kalt und klamm an; der Blutdruck ist niedrig; die →Menstruation bleibt aus. Trotzdem lassen die Patienten keinen Leidensdruck erkennen; sie zeigen keine Krankheitseinsicht und sträuben sich meist gegen Arztbesuche und erst recht gegen jegliche stationäre Aufnahme. Viele, die mit Magersüchtigen umgehen, empfinden deren Verhalten als schwer zu ertragende Provokation.

Magersüchtige sind nicht selten überdurchschnittlich begabt, meist ehrgeizig, verbissen und willensstark. Sie verhalten sich in vielerlei Hinsicht zwanghaft, zeigen für ihren schlechten körperlichen Zustand einen erstaunlichen Bewegungsdrang, nicht selten sogar sportliche Aktivitäten. Sie kochen gern für andere, leben kalorienbewußt und halten mitunter bizarre Diäten ein, wobei sie am liebsten Fleisch und Fett meiden. Magersüchtige

Magersüchtige sind genußfeindlich sind *genußfeindlich*; sie neigen dazu, sich nichts zu gönnen und ihre natürlichen Triebe zu unterdrücken. Ihre Stimmungslage ist überwiegend gedrückt (depressiv). Der natürliche gefühlsmäßige Zugang zu ihren Angehörigen ist ihnen abhanden gekommen.

gewohnheitsmäßiger Gebrauch von Abführmitteln Übermäßiger, gewohnheitsmäßiger Gebrauch von Abführmitteln und selbst ausgelöstes Erbrechen nach den Mahlzeiten erschweren das Krankheitsbild. Im Extremfall hungern sich die Patienten in einen lebensbedrohlichen Zustand; sie können daran sterben.

In der Familie wachsen mit zunehmender Dauer der Magersucht Besorgnis seitens der Eltern und Spannungen zwischen einzelnen Familienmitgliedern.

Magersucht kommt häufiger in Zeiten wirtschaftlichen Wohlstands vor, seltener in Kriegs- und Notzeiten.

Ursachen und Anlässe **Ursachen und Anlässe:** Über die eigentlichen Ursachen der Magersucht wird unter Fachleuten noch diskutiert. Etwas einfacher ist es mitunter, einen auslösenden Anlaß für die Magersucht zu erkennen oder die Bedingungen im Umfeld, unter denen die Magersucht zustande gekommen ist: etwa eine Kränkung innerhalb oder außerhalb der Familie oder die Zuspitzung widerstreitender Gefühle zwischen Kind und einem Elternteil oder **Abwehr gegen das Erwachsenwerden** einem anderen Mitglied der Familie. Auch eine tiefsitzende Abwehr gegen das Erwachsenwerden oder ein gesteigerter Hang zu Askese können beim Entstehen einer Magersucht eine Rolle spielen. In früheren Zeiten fand ein magersüchtiges Mädchen gelegentlich Aufnahme in einer Klostergemeinschaft. Heutzutage gibt es unter Leistungssportlerinnen bisweilen die eine oder andere Magersüchtige.

Was ist zu tun? **Was ist zu tun?** Entsteht innerhalb der Familie oder von außen der Verdacht, daß jemand magersüchtig sein könnte, sollten die Angehörigen sich frühzeitig an einen erfahrenen Arzt wenden, und zwar möglichst bevor sich Krankheitsbild und Familiensituation verkrusten. Vertrauensvolle Gespräche helfen, eine für alle Beteiligten einheitliche Linie festzulegen, wie mit Eßstörung, Gewichtskontrollen und dem oft provozierenden Verhalten umzugehen ist (→Verhaltenstherapie). Es muß allerdings vom Arzt sichergestellt sein, daß der Gewichtsabnahme nicht etwas anderes zugrunde liegt!

Ist der körperliche Zustand bedrohlich schlecht oder erscheint die seelische Situation ausweglos, ist die stationäre Aufnahme in einem dafür eingerichteten Krankenhaus mitunter unumgänglich; um nämlich eine Gewichtszunahme und einen Kräftezustand zu erreichen, die eine kinder- und jugendpsychiatrische Behandlung möglich machen. Nicht selten bessern sich schon allein mit zunehmendem Körpergewicht Stimmungslage und seelische Verfassung. Eine radikale Änderung in den Lebensumständen und Alltagsanforderungen – etwa die Notwendigkeit, plötzlich in einem israelischen Kibbuz oder einem Land der Dritten Welt zurechtzukommen – hat gelegentlich schon die Wende zum Günstigen gebracht.

Psychotherapie Sobald oder solange es die körperliche Verfassung zuläßt, wird versucht, dem Patienten durch ambulante →Psychotherapie zu helfen; mitunter muß diese stationär durchgeführt werden. Die Behandlung einer Magersucht stellt hohe Anforderungen an alle Beteiligten. Insbesondere Geduld, Einfühlungsvermögen und Beharrlichkeit (Konsequenz) sind seitens der Familie wie auch des behandelnden Arztes gefragt. Es kann sinnvoll und nötig sein, die

Eltern wie auch andere Bezugspersonen in die Therapie mit einzubeziehen (→Familientherapie). Die **Behandlungsdauer** beträgt Monate, oft Jahre. Es ist nicht einfach, zu einem guten Therapieerfolg zu kommen. Mehrfacher Wechsel des Therapeuten sollte tunlichst vermieden werden. Frühbehandelte haben bessere Heilungsaussichten. Ehemals Magersüchtige zeigen nicht selten auch später im Leben noch Merkmale im Verhalten und in ihrer Persönlichkeit, die der Kundige der früheren Magersucht zuzuordnen vermag.

Behandelnde Ärzte, Therapeuten, Familienangehörige und der Freundeskreis einer Magersüchtigen müssen wissen, daß es nicht das Ziel sein kann, die Persönlichkeitsstruktur der Patientin völlig umzukrempeln. Wenn es gelingt, die tiefgreifende Eßstörung und deren körperliche sowie seelische Folgen so weit in den Griff zu bekommen, daß das Mädchen damit im Leben zurechtkommt, dabei ihr Gewicht hält und wieder regelmäßig ihre Monatsblutungen hat, ist schon viel erreicht. Manche verbleibenden eigentümlichen Wesenszüge der Magersüchtigen muß die Umgebung zu akzeptieren lernen.

Magnetresonanz-Tomographie
MRT abgekürzt, früher „Kernspintomographie" genannt, →bildgebende Verfahren.

Malabsorption
Eine chronische *Störung der Nahrungsaufnahme aus dem Darm,* wie sie z. B. bei der →Zöliakie und auch bei der →Mukoviszidose besteht. Nach einem längeren, schweren →Durchfall kann es zu einer *vorübergehenden* Malabsorption kommen.

Malaria
Mit diesem Namen wird eine Gruppe von *Tropenkrankheiten* bezeichnet, deren Erreger die verschiedenen Malaria-Parasiten sind.

Ansteckung: Überträger ist die *Stechmücke* Anopheles, die mit ihrem Speichel die Parasiten in das Blut des Menschen bringt. Die Parasiten gelangen von dort in die Leber, wo sie sich vermehren und von Zeit zu Zeit wieder ins Blut ausgeschwemmt werden. Die reifen Parasiten bringen die roten Blutkörperchen zum Platzen; so entstehen Fieber und andere Krankheitszeichen. Wird dann ein Malariakranker wieder von einer blutsaugenden Mücke gestochen, holt diese sich dabei neue Parasiten, die sie auf bisher gesunde Menschen übertragen kann.

Der *Fernreiseverkehr* führt zu vereinzeltem Auftreten von Malaria auch in Mitteleuropa.

Symptome: Die →Inkubationszeit liegt für die verschiedenen Malariaformen zwischen einer Woche und 30 Tagen. →*Fieber* ist oft das erste Krankheitszeichen; anfänglich ist der Fieberverlauf noch wenig kennzeichnend; später zeigt er manchmal den bekannten Rhythmus: Schüttelfrost mit Fieber am 1., 3., 5. Tag oder am 1., 4., 7. Tag. Ferner Gliederschmerzen, Kopf- und Bauchweh, Übelkeit, Erbrechen, Durchfall und Husten; also ein Bild, das an Grippe erinnert. Der Arzt tastet vor allem anfangs eine geschwollene Leber und im weiteren Verlauf die vergrößerte Milz; er stellt eine Blutarmut fest, besonders deutlich nach den Fieberschüben.

Malaria tropica — Am schwersten verläuft die *Malaria tropica*: Der heftige Zerfall an roten Blutzellen führt mitunter zu →Schock und →Nierenversagen; →Nackensteifigkeit und zunehmender Bewußtseinsschwund zeigen, daß das Gehirn beteiligt ist. Solche Patienten werden nach Möglichkeit auf der →Intensivpflege-Station betreut.

Was ist zu tun? — **Was ist zu tun?** Entscheidend für die Diagnose ist der →Blutausstrich, der unter dem Mikroskop auf Malaria-Parasiten hin untersucht wird. Die Suche nach →Antikörpern im Blut ist neuerdings eine weitere Hilfe.

Die Ärzte in einem Malariagebiet sind besonders erfahren im Erkennen, Behandeln und Vorbeugen.

Je nach klinischem Verlauf und Malaria-Typ werden verschiedene Medikamente verabreicht, um auch bei Unempfindlichkeit (Resistenz) des Erregers die Parasiten zu zerstören.

Tropeninstitute — Zuverlässige Ratschläge vor einer Reise in gefährdete Länder bekommen anfragende Ärzte (oder Eltern) von den hiesigen *Tropeninstituten*, die einzelnen Universitätskliniken angegliedert sind. Wie z. B. mit *vorbeugenden*

vorbeugende Medikamenten — Medikamenten umzugehen ist, hängt vor allem ab
- vom Reiseziel (die Parasiten sind in einigen Ländern gegen bestimmte Malariamittel widerstandsfähig geworden);
- von der Reisedauer (ein Aufenthalt von Tagen oder ein paar Wochen ist anders zu beurteilen als der von vielen Monaten und Jahren);
- vom Alter des Kindes (Schulkinder vertragen manche Medikamente besser als Säuglinge).

Malariamittel wie Chloroquin, Mefloquin oder Chinin, eventuell in Kombination mit Antibiotika (Clindamycin) werden je nach Empfindlichkeit vorbeugend oder erst im Fall einer Erkrankung eingenommen.

Stich der Anopheles-Mücke vermeiden — Noch wichtiger als das Vorbeugen mit einem Medikament ist es, den *Stich* der Anopheles-Mücke zu *vermeiden* (Expositionsprophylaxe). Die Mücken stechen vor allem, wenn es draußen dämmert und dunkel ist. Deshalb sollten Kinderbett, Laufstall und Spielecke mit einem *Moskitonetz*, womöglich noch mit einem insektenabweisenden Mittel geschützt d. h. im-

Moskitonetz — prägniert werden; außerdem sollte das Kind vom späten Nachmittag an bis zum nächsten Tag hell und an Armen und Beinen bedeckt gekleidet sein. Hingegen sind insektenabweisende Mittel (Pyrethroide), die auf die Haut aufzutragen sind oder im Zimmer versprüht oder verdampft werden, erst in zweiter Linie hilfreich; auch hierbei sollte der erfahrene Arzt oder Laie um Rat gefragt werden.

In der großen Mehrzahl der Fälle heilt eine Malaria, wenn das Kind richtig behandelt und betreut wird, schließlich folgenlos aus; ernst zu nehmen sind allerdings die Komplikationen, die im Gefolge einer Malaria tropica auftreten können.

Mandelentzündung
bezieht sich auf die beiden Gaumenmandeln, kurz →Mandeln oder Tonsillen genannt: →Tonsillitis.

Mandelmilch

wird aus Mandelmus zubereitet und von manchen Familien, die sich *alter-* als hauptsäch-
nativ ernähren, als Säuglingsnahrung verwendet. Es handelt sich hierbei aber liche Säuglings-
nicht um eine Milch, die der Muttermilch oder Kuhmilch entspricht, son- nahrung
dern um ein Getränk auf pflanzlicher Basis für die Babyflasche. Die Baustei- ungeeignet
ne (Aminosäuren) von Pflanzeneiweiß sind für die Bedürfnisse des Säuglings
allerdings weniger ausgewogen zusammengesetzt als bei tierischer Milch und
erst recht bei der Muttermilch; das gilt auch für milchfreie Nahrungen auf der
Basis von →Soja, die industriell hergestellt werden: Hier wird zum Teil versucht, den Mangel durch Zusatz des Bausteins Methionin auszugleichen.

In der Mandelmilch sind mehrere Eiweißbausteine (Lysin, Methionin, Mandelmus:
Isoleucin und Tryptophan) nur sehr knapp vertreten. Deshalb gedeihen Zusatz von
damit ernährte Säuglinge mitunter nicht zufriedenstellend! Pflanzenöl

Mit Mandelmus zubereitete Nahrung braucht unbedingt den Zusatz von nötig
Pflanzenöl, andernfalls ist der Fettgehalt viel zu gering.

Mandeln

Hierunter versteht man meist die paarigen Gaumenmandeln (Tonsillen): Das zwei
sind zwei *mandelförmige Abwehrorgane*, die rechts und links vom Rachen mandelförmige
(Schlund) sitzen; man sieht sie am besten bei weit geöffnetem Mund, herausge- Abwehrorgane
streckter Zunge und gleichzeitigem Aa-Sagen. Die Gaumenmandeln bestehen
großenteils aus →lymphatischem Gewebe und dienen der Abwehr von Krankheitserregern, die über die Mundhöhle eindringen. Sie erfüllen diese Aufgabe
besonders augenfällig im Kleinkind- und frühen Schulalter, weshalb sie in diesem Lebensabschnitt oft vergrößert (hyperplastisch) sind. Bei diesen Abwehr-
aufgaben entzünden sie sich mitunter selbst. Das führt zur Mandelentzündung
(→Tonsillitis) oder – sehr selten – zum Mandelabszeß (Tonsillarabszeß). Tonsillitis

Das Herausschälen der Gaumenmandeln (→Tonsillektomie) ist ein Eingriff des Hals-Nasen-Ohren-Arztes. Kinder- und HNO-Ärzte sehen heutzutage mit guten Gründen deutlich weniger oft als früher die Notwendigkeit,
die Gaumenmandeln herauszunehmen.

Nicht zu verwechseln mit den Gaumenmandeln ist die →Rachenmandel, nicht
auch Polypen oder Adenoide genannt. Das ist ebenfalls ein Abwehrorgan verwechseln
aus lymphatischem Gewebe, das aber unpaarig ist und für das Auge ver- mit
steckt liegt – nämlich am Rachendach hinter dem Zäpfchen schräg nach Rachenmandel
oben zwischen den Mündungen der rechten und linken Ohrtrompete (→Eu-
stachische Tube).

Mangelgeborene

Mit diesem Ausdruck bezeichnet man Neugeborene, die für ihre Schwan- zu niedriges
gerschaftsdauer ein *zu niedriges Geburtsgewicht* haben (Mangelgeburt); Geburtsgewicht
wenn sie gleichzeitig auch zu früh auf die Welt kommen, heißen sie *Früh-*
und Mangelgeborene. Den Mangelgeborenen fehlen vor allem die Fettpolster unter der Haut. Der Gewichtsunterschied wird jedoch von sonst gesunden Kindern in den ersten Wochen nach der Geburt rasch aufgeholt.

Ultraschall-Kontrollen während der Schwangerschaft lassen bereits das
mangelhafte Gedeihen in der Gebärmutter erkennen.

Eine häufige **Ursache** für Mangelgeburtlichkeit ist die Schwangerschaftsniere (Gestose), erkennbar bei der Mutter am erhöhten Blutdruck, Eiweiß im

Urin und manchmal auch an geschwollenen Beinen. Ein solcher Zustand muß vom Frauenarzt betreut und je nach Umständen auch behandelt werden. Bei der Geburt sieht man die Gestose auch dem Mutterkuchen an: Er ist klein und verkalkt.

Rauchen ist schädlich

Mütter, die während der Schwangerschaft viel *rauchen*, bekommen häufiger ein Mangelgeborenes als Nichtraucherinnen.

Mehrlinge öfters etwas mangelgeboren

Schließlich kommen *Mehrlinge* immer leicht oder deutlich untergewichtig zur Welt, oft auch vor dem errechneten Termin (→Mehrlingsschwangerschaft).

Alkohol in mißbräuchlichen Mengen führt ebenfalls häufig zu einer Mangelgeburt (→Alkohol in der Schwangerschaft). Beispiele für seltene Ursachen einer Mangelgeburt sind Chromosomenfehler (→Trisomie 21), Infektionen während der Schwangerschaft (→Rötelnembryopathie, angeborene →Toxoplasmose) und eine Stoffwechselerkrankungen der Mutter (→maternale PKU).

Was ist zu tun?

Was ist zu tun? Ist die Mangelgeburtlichkeit stark ausgeprägt oder mit deutlicher Unreife gepaart, werden die Kinder zunächst in der Kinderklinik oder auf einer dafür eingerichteten neonatologischen Station (→Neonatologie) der geburtshilflichen Klinik betreut. Obschon sie reifer sind als gleich

Alkohol ist schädlich

schwere Frühgeborene und deshalb nur selten ein →Atemnotsyndrom bekommen und etwas weniger zur verstärkten →Neugeborenengelbsucht neigen, haben sie in ihrer Leber einen geringeren Vorrat an Stärke (Glykogen) gespeichert. Sie geraten deshalb leichter in eine Unterzuckerung (→Hypo-

auf den Blutzucker achten

glykämie) und müssen daher eher Traubenzucker oder Maltodextrin (eine Zuckerart) zugefüttert bekommen als normalgewichtige Reifgeborene. Wegen der fehlenden Fettpolster kühlen Mangelgeborene leichter aus.

Marfan-Syndrom

Ein nach dem französischen Arzt Antoine-Bernard Marfan benanntes

Erbkrankheit

Krankheitsbild, das nur selten vorkommt. Es wird *vererbt*, und zwar autosomal dominant (→Erbkrankheiten); erkennbar wird es aber erst im Laufe der Kindheit und Jugendzeit.

schlanker Hochwuchs

Symptome: Die betroffenen Mädchen oder Jungen sind groß für ihr Alter (Hochwuchs) und bekommen lange, dünne Arme und Beine sowie eben-

Spinnen-fingrigkeit

solche grazilen Finger und Zehen (Spinnenfingrigkeit); der Armspann von einer Mittelfingerspitze zur anderen kann sogar die Körpergröße noch übertreffen. Die Körperfigur ist ausgesprochen schlank, verfügt über wenig Fettpolster und geringe Muskelmasse. Die Gelenke sind überstreckbar. Mitunter verformen sich Brustkorb (Trichterbrust, Hühnerbrust) oder Wirbelsäule (→Kyphose). Die Augen können kurzsichtig werden, die Linsen aus ihrer Halterung rutschen. Manchmal sind auch Herz und Gefäße beteiligt: Die Klappe zwischen linkem Vorhof und der Kammer funktioniert dann nicht normal; die Körperhauptschlagader (Aorta) erweitert sich, oder ihre Wand sackt sich aus (Aneurysma).

gestörter Aufbau des Bindegewebes

Die **Ursache** ist eine angeborene Störung im Aufbau des Bindegewebes; deshalb die Veränderungen an den Knochen, an den Gelenken, am Auge, an Herzklappe und Gefäßwand.

Behandeln läßt sich bisher nicht die Ursache, sondern höchstens die eine oder andere Folge am Auge, am Herzen oder an der Hauptschlagader.

Masern (Fachwort „Morbilli")

Eine Infektionskrankheit, hervorgerufen durch →Viren, die einen lebens- **Infektions-**
langen Schutz hinterläßt. Mit Masern steckt sich ein empfänglicher Mensch **krankheit**
besonders leicht an, ähnlich wie mit →Windpocken. Wer →Antikörper
gegen Masern besitzt, also bereits Masern durchgemacht hat oder in den
zurückliegenden Jahren dagegen geimpft wurde, ist nicht mehr empfänglich.

Ansteckung: Masern werden durch Tröpfchen vom Husten oder Niesen
oder sogar nur mit der Luft über ein paar Meter Abstand als „fliegende
Infektion" übertragen; Eingangspforte ist die Bindehaut der Augen und die
Schleimhaut von Rachen und Nase. Die →Inkubationszeit beträgt zehn bis
elf Tage.

Symptome: Das Kind erkrankt zunächst mit den Vorzeichen (Prodrome), **früherkannt**
die ungefähr drei Tage dauern; es hustet und schnupft, fühlt sich unwohl, **durch Blick in**
hat rote Augen (→Bindehautentzündung), Kopfweh und Fieber zwischen **die Mundhöhle**
38° und 39° C. Ein Blick in die Mundhöhle zeigt bereits die für Masern
kennzeichnende Schleimhautrötung (→Enanthem) und die →Koplikschen
Flecken. In dieser Zeit, während die Masern oft noch nicht erkannt werden,
ist das Kind aber für andere schon *sehr ansteckend*!

Ein deutlicher *Wiederanstieg des Fiebers* auf über 39° bis über 40° C be- **Beginn der**
gleitet den Ausbruch des Masern-Ausschlags und markiert damit das Ende **eigentlichen**
der Vorzeichen und den Beginn der eigentlichen Masern: Der →Ausschlag **Masern**
(Exanthem) – rote, leicht erhabene, bis etwa 5 mm große Flecken – beginnt
hinter den Ohren, fließt im Gesicht häufig zu knallroten Wangen zusammen
und steigt dann in etwa zwei Tagen über den Rumpf bis zu den Beinen
hinab. Während dieser Zeit bestehen noch Husten, rote Augen und weiter- **Ausschlag**
hin hohes Fieber; das Kind fühlt sich ausgesprochen krank und elend. Die **wandert von**
Ansteckungsfähigkeit hingegen läßt schon mit Ausbrechen des Ausschlags **Kopf bis Fuß**
rapide nach.

Vier bis fünf Tage nach Beginn der Masern lassen Husten und andere
Krankheitszeichen nach; der Ausschlag spielt mehr ins Bräunliche und verschwindet; das Kind wird fieberfrei, bleibt aber meist noch für eine weitere
Woche erholungsbedürftig und darüber hinaus eine Weile anfällig für andere Infektionskrankheiten (z. B. →Tuberkulose).

Komplikationen erfordern ärztliche Betreuung; sie sind aber insgesamt **Komplikationen**
eher *selten*: →Mittelohrentzündung, →Lungenentzündung oder →Krupp. **sind eher selten**
Gefürchtet ist die →Hirnentzündung; diese tritt eher und schwerer bei älteren Schulkindern als bei Kleinkindern auf.

Was ist zu tun? Ein hochfieberndes Kind mit Masern braucht *Bettruhe* **Was ist zu tun?**
und verlangt in den ersten Tagen auch danach. Grelles Licht ist zu meiden.
Man sollte ständig für genügendes Trinken sorgen. Gegen das →Fieber **Bettruhe**
ergreift man zunächst physikalische Maßnahmen: nicht zu warm zudecken
und kleiden; Wadenwickel. Ein Fieberzäpfchen ist erst sinnvoll, wenn das
Kind vor Fieber keinen Schlaf findet oder vom Fieber ungewöhnlich beeinträchtigt wird.

Unkomplizierte Masern brauchen *kein →Antibiotikum*; dieses kann auch
keine Komplikationen verhüten, selbst wenn man es vorsorglich geben
würde! *Masern können mit der Impfung erfolgreich verhindert werden!*

Mastoiditis

Entzündung des Warzenfortsatzes

ist das Fachwort für *Entzündung des Warzenfortsatzes*, also des hinter der Ohrmuschel tastbaren Knochenvorsprungs, der zum Schläfenbein gehört und „Mastoid" heißt. Im Warzenfortsatz bilden sich während des ersten Lebensjahres zahlreiche lufthaltige, mit zarter Schleimhaut ausgekleidete Kammern aus, die zum →Mittelohr gehören und als Nebenräume der Paukenhöhle untereinander und mit dieser verbunden sind. Diese lufthaltigen Räume sind in mancher Hinsicht vergleichbar den →Nasennebenhöhlen.

Nebenräume der Paukenhöhle

Ursache: Infolge der engen Nachbarschaft kommt es gelegentlich vor, daß eine →Mittelohrentzündung, die sich in der Paukenhöhle und am Trommelfell abspielt und über zwei oder drei Wochen hinzieht, auf die lufthaltigen Räume im Warzenfortsatz übergreift und so zur Mastoiditis führt.

Symptome: Nach einer länger sich hinziehenden Mittelohrentzündung kommt es zu einer geröteten schmerzhaften Schwellung hinter der Ohrmuschel; das Kind fühlt sich dabei meist nicht sonderlich krank.

Bei Säuglingen können sich die eben angelegten lufthaltigen Räume im Warzenfortsatz entzünden und einschmelzen; ein solcher Säuglinge gedeiht über Wochen nicht und hat immer wieder durchfällige Stühle. Ein Bild des Knochens hinter dem Ohr (→bildgebende Verfahren) deckt dann die verborgen gebliebene Entzündung auf.

Was ist zu tun?

Was ist zu tun? Die Mastoiditis gehört immer auch in die Hand des HNO-Arztes: Er entscheidet, ob und wann die entzündeten oder womöglich schon eitrig eingeschmolzenen Teile des Warzenfortsatzes in einer Operation ausgeräumt werden (Antrotomie). Der intensive Einsatz eines →Antibiotikums mit Hilfe einer →Infusion ist häufig nötig, und zwar weil das Gehirn hier eng benachbart ist und weil die Mastoiditis einer Knochenmarkentzündung (→Osteomyelitis) in vielem ähnlich ist.

HNO-Arzt

Operation

Die Heilungsaussichten sind überwiegend gut.

Vorbeugen: Der weit verbreitete Einsatz eines Antibiotikums bei der Behandlung der Mittelohrentzündung trägt mit dazu bei, daß die Mastoiditis selten ist.

Maternale PKU

zu hoher Gehalt an Phenylalanin schädigt das Kind

ist ein unglücklich gewählter Ausdruck für die Schädigung eines Kindes durch zu hohen Gehalt an einem Eiweißbaustein (Phenylalanin) im Blut der Mutter während der Schwangerschaft (Embryofetopathie). So etwas passiert, falls die Mutter eine →Phenylketonurie (PKU) hat und bereits *vor* der Empfängnis keine Diät mit streng begrenzter Zufuhr des Phenylalanins einhält, so daß das Kind im Mutterleib seit der Befruchtung einer schädlichen Konzentration von Phenylalanin ausgesetzt ist.

Symptome: Ein solchermaßen geschädigtes Kind kommt untergewichtig zur Welt (→Mangelgeborene) mit zu kleinem Kopf (→Mikrozephalie) und häufig einem →Herzfehler; die Funktionen des Gehirns sind unwiederbringlich beeinträchtigt. Kinder mit maternaler PKU haben schon wegen ihrer Herzfehler eine eingeschränkte Lebenserwartung.

strenge Diät

Vorbeugen: Eine Frau mit PKU muß spätestens sechs bis acht Wochen vor der Empfängnis eine ganz strenge Phenylalanin-beschränkte Diät einhalten.

Medikamentenallergie

Der veranlagte Mensch kann auf ein bestimmtes Medikament nach der zweiten, dritten oder folgenden Dosis allergisch reagieren.

Symptome: Wie diese Reaktion im einzelnen abläuft und welche Organe beteiligt sind, ist sehr unterschiedlich: An der *Haut* kann es rasch zu Nesselsucht (→Urticaria), etwas zögerlicher zu einem Ausschlag (→Exanthem) kommen, oder die *Luftwege* verengen sich und eine Atemnot entsteht; auch die *kleinsten Blutgefäße*, die *Nieren* oder das *Knochenmark* sind mitunter von der allergischen Reaktion betroffen. Gefürchtet ist der äußerst seltene Kreislaufkollaps.

Was ist zu tun? Wird eine Allergie auf ein bestimmtes Medikament vermutet, dann vermeidet der Betroffene dieses Arzneimittel künftig völlig und bekommt dies auch in einen Ausweis eingetragen. Die Zahl der in Frage kommenden Medikamente ist groß; auch pflanzliche Mittel gehören dazu. Falls das Mittel lebensnotwendig ist, kann in vielen Fällen z. B. mit →Kortison gegen eine allergische Reaktion Vorsorge getroffen werden.

Nicht zu verwechseln mit einer Medikamentenallergie ist die *Unverträglichkeit*: Ein angeborener Fehler im Abbauweg eines Arzneimittels im Organismus – ein seltenes Ereignis – führt zu einer Überempfindlichkeit oder zum Nichtansprechen trotz normaler Dosis oder zum verzögerten Ausscheiden durch die Nieren oder zum Zerfall von roten Blutzellen (→hämolytische Anämie). Auch hier muß das betroffene Medikament strikt vermieden werden.

Medikamentenspiegel

Bei einer Reihe von Krankheiten, die mit Medikamenten behandelt werden, wird zur Steuerung der jeweils nötigen Dosis die Konzentration des Arzneimittels im Blut herangezogen: eine Blutentnahme zu bestimmten Zeiten vor und nach Gabe des Medikaments zeigt dessen minimalen, durchschnittlichen und maximalen Spiegel. Über- und Unterdosierung lassen sich so erkennen.

Megakolon

bedeutet *Ausweitung des Dickdarms* (→Hirschsprungsche Krankheit).

Mehrlingsschwangerschaft

Wenn sich während einer Schwangerschaft mit Hilfe des Ultraschalls (→bildgebende Verfahren, →pränatale Diagnostik) Zwillinge oder gar Drillinge ankündigen, ist das für die Eltern, zumal die Mutter, immer eine besondere Herausforderung, die es zu verarbeiten gilt. Übrigens auch für den Geburtshelfer, der bemüht ist, die Mehrlinge in der Gebärmutter so lange wie möglich ausreifen zu lassen. Der Kinderarzt schließlich betreut die Mehrlinge nach der Geburt, da sie unterdurchschnittliches Gewicht haben (→Mangelgeborene) und meist etwas oder deutlich unreif auf die Welt kommen (→Frühgeburt, →Zwillinge).

Meilensteine der Entwicklung

Ein aus dem englischen Sprachgebrauch übernommener Begriff für die Fähigkeiten, die ein Kind auf seinem Weg durch die ersten Lebensjahre, insbesondere durch das Säuglingsalter, nach und nach erwirbt.

Beispiele:
- Reaktion auf Geräusche, Fixieren und Verfolgen mit dem Blick (etwa 2.–3. Lebensmonat)
- Kopfkontrolle, also das Halten und Balancieren des Köpfchens, wenn sich der Rumpf des Babys in der Senkrechten befindet (etwa mit drei Monaten);
- Antwortlächeln (etwa mit drei Monaten)
- Sitzen mit Unterstützung (5.–6.Lebensmonat);
- freies Sitzen (mit sechs bis neun Monaten)
- selbständiges Drehen um die Längsachse des Körpers (mit etwa neun Monaten);
- Stehen mit Unterstützung (mit etwa einem Jahr);
- erste Schritte mit Abstützen der Hände an den Möbeln (von manchen Kinderärzten auch als „Küstenschiffahrt" bezeichnet, Ende 1., Anfang 2. Lebensjahr);
- freies Stehen (etwa mit ein bis 1,5 Jahren);
- freies Laufen (mit 1,5 bis zwei Jahren);
- Sprechen lernen (1,5 bis zwei Jahren); Dreiwortsätze (mit etwa drei Jahren)
- tagsüber und nachts sauber sowie trocken (mit etwa drei bis vier Jahren), mit fünf Jahren nässen noch rund 10 Prozent der gesunden Kinder nachts noch ein (→Einnässen).

Diese Meilensteine werden von Kindern, die sich normal entwickeln, nicht zu einem vorgegebenen Zeitpunkt, sondern vielmehr innerhalb einer *Zeitspanne* erreicht; und zwar von jedem Kind in dem ihm eigenen Entwicklungstempo, beeinflußt durch ererbte Anlagen, Stellung in der Geschwisterreihe, Förderung seitens der Umgebung (Familie, Heim) sowie schließlich auch durch überstandene Krankheiten.

Zum *Verlust* von Meilensteinen der Entwicklung führen etwa Krankheiten, die mit Untergang von Gehirnsubstanz – oft schleichend über viele Jahre – einhergehen.

Wenn Eltern die folgenden Hinweise beherzigen, fördern sie die Entwicklung ihrer Kinder:
- sich genügend Zeit nehmen für die Kinder;
- allen Sinnesorganen – einschließlich des Tastens – immer wieder Anregungen geben; ebenso dem natürlichen Bewegungsdrang des Kindes;
- aktiv und phantasievoll mit den Kindern spielen; die *Vielfalt* an Spielzeug spielt dabei keine Rolle; auch nicht, ob es modern ist!
- Bilderbücher gemeinsam anschauen, vorlesen und Geschichten erzählen; bei Kleinkindern dürfen es immer wieder dieselben sein;
- Kinder ihrem Alter gemäß in die Gespräche der Eltern einbeziehen, sie für voll nehmen und an den Entscheidungen im Alltag teilhaben lassen.

Mekonium („Kindspech")

Die ersten Stuhlportionen, die nach der Geburt entleert werden; sie bestehen aus abgestoßenen Darmzellen und mit dem Fruchtwasser verschluckten Zellen, die aus der →Fetalperiode stammen. Mekonium sieht grünlichschwarz aus, riecht kaum und hinterläßt mitunter auf der Windel kaum Flecken, weil es so zäh und klebrig ist.

Entleert ein Kind nach der Geburt für längere Zeit kein Kindspech, könnte ein angeborener Verschluß des Afters vorliegen (→Analatresie) oder der Enddarm ein Stück weit undurchgängig sein (→Rektumatresie); diese Fehlbildungen sind selten und können vom Kinderchirurgen behoben werden. Ebenfalls selten kommt es vor, daß das zähe Kindspech mit der Dickdarmwand so verklebt, also einen *Mekoniumpfropf* bildet, daß keine weitere Stuhlportion dort passieren kann und damit ein →Darmverschluß (→Ileus) vorliegt; dies ist dann mitunter das erste Zeichen einer →Mukoviszidose, also einer angeborenen Störung der Drüsen, die ihr zu zähes Sekret in den Darm oder in die Luftröhrenäste abgeben. Auch in diesem Fall hilft der Kinderchirurg.

Mekoniumaspiration

→Atemnotsyndrom.

Menarche

nennt man die *erste Monatsblutung* im Leben eines heranwachsenden Mädchens (→Pubertät, →Menstruation).

Meningismus

ist das Fachwort für →Nackensteifigkeit.

Meningitis

ist das Fachwort für →Hirnhautentzündung.

Meningokokken

sind →Bakterien. Sie siedeln sich im Nasenrachenraum vor allem von Kleinkindern an, die noch keine Schutzstoffe dagegen gebildet haben; Neugeborene und junge Säuglinge haben noch den Schutz der Mutter, Schulkinder und Jugendliche bereits einen eigenen Schutz.

Von diesem Siedlungsgebiet dringen die Meningokokken in seltenen Fällen – z. B. während einer vorübergehenden Abwehrschwäche wegen eines grippalen Infekts – in die Blutbahn ein und verursachen eine →Sepsis, bei der es oft zum Absiedeln und Ausbreiten der Meningokokken in den *Hirnhäuten* (Meningen), also zu einer eitrigen →Hirnhautentzündung (Meningokokken-Meningitis) kommt. Diese muß rasch erkannt und behandelt werden (→Waterhouse-Fridrichsen Syndrom). Eine vorbeugende →Impfung wirkt gegen weniger als die Hälfte der krankmachenden Meningokokken und ist daher nur für besondere Epidemien vorgesehen.

Meningomyelozele (auch „Myelomeningozele" genannt; „offener, aufgebrochener Rücken")

angeborene Fehlbildung Eine angeborene →Fehlbildung des Rückenmarks (Myelon), der zugehörigen Häute (Meningen) und des schützenden Wirbelkanals.

Bei der Meningomyelozele ist das Zusammenwachsen und Verschließen des Wirbelkanals gehemmt. Betroffen ist immer nur eine begrenzte Zahl von Wirbelkörpern und dort befindlichen Rückenmarksabschnitten, meist in der Lendenwirbelsäule oder im Kreuzbein: Die Dornfortsätze und Wirbelbögen sind gespalten und klaffen nach beiden Seiten um 180° auseinander; dort fehlt dann in einem runden oder längsovalen Bezirk die äußere Haut. Der Rand zur normalen Haut ist häufig durch ein bandförmiges Feuermal (→Muttermal) gekennzeichnet. Das Rückenmark wird hier chirurgisch mit schützender Haut bedeckt. Infolge der Operation in den ersten Lebenstagen, bei denen latexhaltige Gummiprodukte (Gummihandschuhe) verwendet werden, entsteht oft eine Latexallergie.

Die Folgen für das Kind sind um so schwerwiegender, je mehr Rückenmarksabschnitte (Segmente) von der Fehlbildung betroffen sind: In günstigen Fällen kann das Kind später mit oder ohne Unterstützung laufen. Eine ähnlich wie Querschnittslähmung ausgedehnte Meningomyelozele hingegen wirkt sich ähnlich wie eine *Querschnittslähmung* aus: Die Beine sind schlaff, gelähmt und gefühllos; die Schließmuskeln für Harnblase und After funktionieren nur mangelhaft oder gar nicht; die gestörte Nervenversorgung der Blase wirkt sich nachteilig auf den Abfluß des Urins und damit langfristig auf die Funktion der Nieren aus. Darüber hinaus wachsen und entwickeln sich die gelähmten Muskeln des Beckens und der Beine nicht im gleichen Maße wie die der gesunden, nicht betroffenen Schultern und Arme. Folglich bleiben die HüftHüftgelenke unterentwickeltgelenke unterentwickelt, so daß sich leicht eine chronische Hüftgelenksverrenkung (→Luxation) ausbildet, die allerdings schmerzlos bleibt, weil durch die Meningomyelozele nicht nur die motorische Funktion der zugehörigen Nerven, sondern auch die Schmerzleitung von Beginn an fehlt. geistige und seelische Fähigkeiten normal Eine weitere orthopädische Folge für einen Teil der betroffenen Kinder sind angeborene fehlgestellte Füße (→Klumpfuß).

Das Rückenmark oberhalb des Aufbruchs ist *zunächst* einmal nicht betroffen: Die Kinder haben eine normale Muskulatur für Atmung (Brustkorb), Schultern, Arme und Kopf; vor allem aber sind ihre geistigen und seelischen Fähigkeiten normal angelegt. Trotzdem droht der großen Mehrzahl auf Hirndruck achten dieser Kinder bald nach der Geburt (mitunter auch schon vorher) ein *gesteigerter* →*Hirndruck*, gegen den der Neurochirurg ein das Nervenwasser ableitenden Schlauch (→Shunt-System) installiert.

Was ist zu tun? **Was ist zu tun?** Das Neugeborene mit Meningomyelozele braucht sofort nach der Geburt die Betreuung des Kinderarztes; mitunter wurde die Diagnose schon während der Schwangerschaft gestellt (→pränatale Diagnostik). Das Kind wird im Brutkasten vorwiegend auf dem Bauch gelagert, um die offene „Zele" (die aufgebrochene Stelle) nach Möglichkeit zu schonen. Kinderarzt und Neurochirurg beurteilen in den ersten Lebensstunden die Ausdehnung der Meningomyelozele.

Sofortmaßnahmen Anschließend brauchen die Eltern ein ausführliches ärztliches Gespräch über die Sofortmaßnahmen und die notwendigen folgenden Schritte. Ist die Meningomyelozele nicht allzu ausgedehnt und gelingt es, den Patienten während Kindheit und Jugendzeit von allen nötigen Seiten ärztlich gut zu versorgen, kann er trotz seiner Körperbehinderung in vielen Fällen ein erfülltes Leben führen. Für einzelne Kinder, insbesondere mit ausgedehnter Zele, bedeuten die Komplikationen an Blase, Nieren und Hüftgelenken jedoch einen Leidensweg.

Entscheiden sich Eltern und Ärzte für ein Eingreifen, so besteht die **Sofortmaßnahme** darin, am ersten oder zweiten Lebenstag die offene Meningomyelozele durch eine plastische Operation mit Rückenhaut des Kindes zu decken. Dieser Eingriff des Neurochirurgen beseitigt nicht die Fehlbildung und bringt auch keine verlorenen Nervenfunktionen zurück, sondern verhindert eine Ansteckung mit →Bakterien von außen und bewahrt erhaltene Funktionen.

Die **Folgemaßnahmen** umfassen zunächst das Anlegen (Einpflanzen) eines das Nervenwasser ableitenden Shuntsystems und das Korrigieren der fehlgestellten Füße (→Klumpfuß); erst im weiteren Verlauf geraten die Hüftgelenke ins Blickfeld. Manche Kinder brauchen orthopädische Gehhilfen. Die Eltern und später das Kind werden geschult, die Harnblase regelmäßig zu entleeren, entweder durch Ausdrücken oder mit Hilfe eines →Katheters. Mitunter ist es nötig, Maßnahmen gegen Nierenversagen zu treffen.

Die geistige Entwicklung ist normal, sofern sich der Hirndruck und die Größe der Hirnkammern unter Kontrolle halten lassen. Die seelische Entwicklung bedarf allerdings großer Fürsorge.

Vorbeugen: Familien mit einem Meningomyelozelen-Kind haben ein etwas erhöhtes Risiko, ein weiteres Baby mit solcher Fehlbildung zu bekommen. Diese Gefahr läßt sich vermindern, wenn die Mutter vor der nächsten Empfängnis regelmäßig Folsäure als Medikament zu sich nimmt; Folsäure gehört zum →Vitamin B.

Menstruation

auch „Regel" genannt: Die durch →Hormone gesteuerten monatlichen Blutungen der heranwachsenden und erwachsenen Frau. Das Auftreten der ersten Monatsblutung am Ende der →Pubertät heißt *Menarche*; in den beiden Jahren zuvor liegt der für die Entwicklungsjahre kennzeichnende *Wachstumsspurt*. Das Körpergewicht liegt zum Zeitpunkt der Menarche meistens bei 46 kg.

Die Menstruation kommt dadurch zustande, daß die in der Gebärmutter zur Aufnahme eines befruchteten Eies vorbereitete Schleimhaut nicht in Anspruch genommen wurde und deshalb nach außen blutig abgestoßen wird; im monatlichen Zyklus der Frau wird dann bis zum nächsten Eisprung die Schleimhaut erneut aufgebaut.

In den ersten Jahren nach der Pubertät sind die Monatsblutungen oft noch *unregelmäßig*; dies macht aber nur ausnahmsweise einen Arztbesuch nötig.

Schmerzen im Unterleib während der Menstruation sind gerade im Jugendalter für manche Mädchen eine Last. Die Frage, was dagegen zu tun sei, ob etwa ein Schmerzmittel nötig sei, wird am besten mit einer Frauenärztin oder einem Frauenarzt besprochen. Das ist dann auch eine gute Gelegenheit für den Beginn eines Vertrauensverhältnisses in den anschlie-

die
biologischen
Vorgänge
verstehen

Empfängnis-
verhütung

ßenden Jahren. Mädchen in den Entwicklungsjahren sollten die biologischen Vorgänge, die beim monatlichen Zyklus eine Rolle spielen, nach Möglichkeit auch verstehen. Heranwachsende Frauen, die bereits Intimverkehr haben oder in Betracht ziehen, müssen sich *vorher* über Empfängnisverhütung informieren. Hier sind verständnisvolle Eltern eine große Hilfe, vor allem die Gesprächsbereitschaft von Mutter und Tochter.

Die Krankheit im Pubertätsalter, die typischerweise mit einem *Ausbleiben der Menstruation* (Amenorrhöe) einhergeht, ist die →Magersucht.

Migräne

plötzlich
auftretende
heftige
Kopfschmerzen

Dieser Begriff kommt aus dem Französischen und bedeutet eigentlich *halbseitige Kopfschmerzen* (Hemicranie); heute versteht man darunter *plötzlich auftretende,* Stunden anhaltende, meist heftige, ein- oder beidseitige →Kopfschmerzen, die nach tage-, wochen- oder monatelanger Pause wiederkehren; zwischen den Migräneanfällen ist der Betroffene so gut wie beschwerdefrei.

Symptome: Begleitet wird die Migräne oft von Übelkeit, Erbrechen, Bauchweh, Augenflimmern oder anderen Sehstörungen; selten einmal ist vorübergehend sogar die Sprache gestört, oder es sind die Nerven eines Körperteils gelähmt (Migraine accompagnée).

funktionelle
Störung
der Blutgefäße
im Gehirn

ganz unter-
schiedliche
Auslöser

Auslöser: Der echten Migräne liegt nichts Faßbares wie etwa ein →Hirntumor oder eine Blutung zugrunde; die Ärzte sprechen vielmehr von einer *funktionellen Störung der Blutgefäße* im Gehirn. Als Auslöser kommen die unterschiedlichsten Umstände in Betracht: Wetterumsturz (z. B. Föhn), Hunger (→Hypoglykämie), seelische oder geistige Anspannung („Streß") oder die körperlichen Strapazen einer Reise; ferner der Verzehr von Schokolade, Nüssen, einer Zitrusfrucht oder bestimmten Käsesorte. Das familiär gehäufte Vorkommen von Migräne zeigt den *Erbeinfluß.* Migräne tritt eher bei Schulkindern und Jugendlichen auf als bei Kleinkindern.

Was ist zu tun?

Entspannung

Was ist zu tun? Ruhiges Liegen, Abschalten oder Schlafen in einem abgedunkelten Raum für eine gute Stunde oder auch länger hilft in vielen Fällen; mitunter auch eine kalte Kompresse auf die Stirn. Alles, was zur Entspannung beiträgt, tut im Migräneanfall gut. Manchmal hilft das begleitende Erbrechen.

Als Medikament läßt sich bei Kindern zunächst Ibuprofen oder Paracetamol versuchen. Falls die Kopfschmerzen auf Dauer nicht ohne Tabletten oder Zäpfchen zu ertragen sind, muß die Diagnose ärztlich überprüft und die passende Therapie festgelegt werden. Als Migränemittel werden bei älteren Kindern ein mit dem Mutterkorn verwandtes Präparat (Ergotamin) und neuerdings auch Triptane (z. B. Sumatriptan als Tabletten, Nasenspray oder Zäpfchen) eingesetzt.

Tomografie

Je nach Art und Begleitumständen der Migräneanfälle (vorübergehende Lähmung, gestörte Sprache) wird der Arzt mit den Eltern und dem Patienten überlegen, ob das Gehirn vorsichtshalber mit einem →bildgebenden Verfahren (Tomografie) untersucht werden sollte, damit nicht auf Dauer etwas anderes übersehen wird, etwa angeborene fehlgebildete Blutgefäße an einer Stelle des Gehirns.

Die Mehrzahl der Kinder und Jugendlichen mit Migräne haben gute Aussichten, später im Leben ihre Beschwerden wieder zu verlieren.

Mikrozephalie (Kleinköpfigkeit)

Das Maß für die Mikrozephalie ist der →Kopfumfang; erst wenn dieser deutlich unterhalb der *Streubreite* liegt – im Gegensatz zu den übrigen Körpermaßen – oder die →Wachstumskurve des Schädels nach unten abweicht, spricht man von Mikrozephalie.

Eine Mikrozephalie entsteht immer dann, wenn das Wachstum des Gehirns gehemmt oder sonstwie gestört ist.

Ursachen:
- Schädliche Einflüsse auf das Ungeborene während der →Embryonal- oder Fetalperiode (→Alkohol in der Schwangerschaft, →maternale PKU);
- Infektionskrankheiten während der Schwangerschaft oder in der ersten Lebenszeit, in der die Gehirnentwicklung noch besonders anfällig ist (→Röteln, →Toxoplasmose, →Zytomegalie);
- angeborene Fehlbildungen des Gehirns und anderer Körperteile.

Obwohl erweiterte Hirnkammern (→Hydrozephalus) meist mit einem zu großen Schädel (Makrozephalie) einhergehen, findet man sie gelegentlich auch bei der Mikrozephalie.

Die geistigen Fähigkeiten eines Kindes mit ausgeprägter Mikrozephalie sind oft beeinträchtigt, wenn auch nicht in jedem Fall. Meist lohnt es sich aber, einem solchen Kind viel Zuwendung und vielseitige Förderung zukommen zu lassen (→Heilpädagogik).

Milchallergie

→Kuhmilchallergie.

Milchschorf

→Ekzem.

Milien („Hirsekörner")

Der Kinderarzt versteht darunter etwas, das viele →Neugeborene im Gesicht haben: nämlich winzige hellgelbe oder weißliche erhabene Pünktchen dicht bei dicht auf der Nase oder vereinzelt auf der Stirn und den Wangen. Es handelt sich dabei um erweiterte Talgdrüsen, die unter dem Einfluß männlicher →Hormone aus dem Mutterkuchen vor der Geburt entstanden sind, vergleichbar der →Akne in der Pubertät; neugeborene Mädchen sind ebenso betroffen wie Jungen.

Diese Milien sind *völlig harmlos* und natürlich. Sie verschwinden von allein und bedürfen keiner Maßnahme. Man sollte sie in Ruhe lassen und nicht daran herumdrücken.

Milz

Dieses Organ im linken Oberbauch spielt bei der Abwehr von Infektionskrankheiten eine wichtige Rolle (→Ansteckung, →lymphatisches Gewebe), und darüber hinaus hilft es dem Blut, sich zu „mausern", also alternde rote Zellen und unbrauchbare Blutplättchen aus dem Verkehr zu ziehen. Milzexstirpation, auch „Splenektomie" genannt, ist ein chirurgischer Eingriff zur Herausnahme der Milz (Unfall, bestimmte Erkrankungen), wodurch unsere Abwehr geschwächt wird. Bei Säuglingen und jungen Kleinkindern verbietet sich dieser Eingriff meist, weil die dann fehlende Abwehrfunktion der Milz für das Kind noch zu riskant ist. Falls es die Zeit vor der Operation zuläßt, wird das Kind zuvor gegen Hämophilus-Bakterien und →Pneumokokken geimpft und muß nachher eine Zeitlang Penizillin einnehmen.

Minderwuchs

bedeutet, daß die Körperlänge noch unterhalb der Streubreite liegt. Dies wird anschaulich an Hand von →Wachstumskurven (Seite 429).

Ursachen: Minderwuchs ist häufig familiär bedingt (von den Eltern vererbt), seltener geht er mit einer Krankheit einher; diese ist entweder erworben oder beruht auf einem Erbfehler: Manche chronische Erkrankung eines *Organs* führt zu Minderwuchs (→Nierenversagen, →Herzfehler, →Mukoviszidose, →Achondroplasie, →Ullrich-Turner-Syndrom). Auch unbehandelte Störungen im Haushalt bestimmter →Hormone kommen als Ursache für mangelndes Wachsen in Betracht (→Hypothyreose, →Nebenniere); ein echter Mangel an →Wachstumshormon ist allerdings seltener, als viele Eltern denken.

Was ist zu tun? Wichtig ist zunächst die Frage, in welchem Alter macht sich der Minderwuchs bemerkbar und ist ein Organ (wie Herz, Darm, Lungen oder Nieren) chronisch krank? Hilfreich für den Arzt sind ferner Angaben zur Größe und Pubertät der leiblichen Eltern und zur Wachstumsgeschwindigkeit des Kindes (in cm pro Jahr). Außerdem interessiert den Arzt die Skelettreife, meist als *Knochenalter* bezeichnet: Dieses läßt sich mit einer Röntgenaufnahme der Hand feststellen; es stimmt entweder mit dem Alter des Kindes überein, eilt ihm voraus oder bleibt hinter ihm zurück.

Falls der Minderwuchs nur *familiär* bedingt ist, läßt sich die später erreichbare Größe mit Hilfe des Knochenalters und der Elterngröße bereits vom Ende des Kindergartenalters an und erst recht im Laufe der Schulzeit ziemlich genau *abschätzen.*

Ein *verspäteter* Eintritt der →Pubertät führt nur zu einem *vorübergehenden Minderwuchs,* letztlich aber zu einer normalen Erwachsenengröße. Ein früher Beginn der Pubertät geht hingegen auf Kosten der Endgröße.

Die regelmäßige Selbstinjektion von Wachstumshormon wird von spezialisierten Kinderärzten überwacht. Sie hilft nur beim Wachstumshormonmangel und bei Minderwuchs infolge einer Nierenerkrankung. Die Spritzen werden in der Regel jeden 2. Tag und über mehrere Jahre verabreicht.

Mißbildungen
→Fehlbildung.

Mitaufnahme von Eltern
In den meisten Kinderkliniken und Kinderabteilungen besteht die Möglichkeit – wenn auch manchmal nur in begrenztem Umfang –, einen Elternteil mit aufzunehmen. Die Mutter (oder der Vater) schläft dann entweder im selben Zimmer wie das Kind oder in einem eigens dafür bestimmten Raum der Klinik.

Die Mitaufnahme der Mutter ist besonders gedacht für:

Mitaufnahme
der Mutter

- Säuglinge, die gestillt werden; bei Neugeborenen besser erst, wenn das Wochenbett vorüber ist;
- Kleinkinder und Säuglinge, die die Nähe eines Elternteils suchen und brauchen.

Im Blick auf die *Kosten* der Mitaufnahme muß der Klinikarzt bescheinigen, daß die dauernde Anwesenheit eines Elternteils für den Heilerfolg wünschenswert oder sogar notwendig ist. An den Kosten für die Verpflegung müssen sich die Eltern mancherorts selbst beteiligen oder bei entsprechendem Selbsthilfeverein eine Art Versicherung (Kinderbegleitung) abschließen.

Mittelohr

Dazu gehört nicht nur die Paukenhöhle mit den Gehörknöchelchen (Steigbügel, Hammer, Amboß), sondern auch die →Eustachische Tube, die bei jedem Schlucken die Paukenhöhle vom Rachen her belüftet, und der Warzenfortsatz, also der lufthaltige Knochenvorsprung hinter der Ohrmuschel (→Mastoiditis). Das Trommelfell grenzt das Mittelohr gegen den äußeren Gehörgang ab.

Das Mittelohr leitet die in den äußeren Gehörgang gelangten Schallwellen vom Trommelfell über die Gehörknöchelchenkette zum Innenohr. Um einwandfrei zu funktionieren, muß das Mittelohr gut belüftet sein. Deshalb führt jede Minderbelüftung, z. B. Flüssigkeit oder Eiter, die sich in der Paukenhöhle ansammeln (→Paukenerguß), zu einer Schalleitungsschwerhörigkeit.

Mittelohrentzündung (Fachwort „Otitis media")

ist eine Krankheit vor allem von Kleinkindern und älteren Säuglingen. Sie tritt ein- oder beidseitig auf.

Ursache: Die Mittelohrentzündung ist häufig Teil eines →Infekts der oberen Luftwege, der sich vom Rachen über die →Eustachische Tube besonders leicht ins →Mittelohr ausbreiten kann, weil diese Ohrtrompete bei jungen Kindern noch sehr kurz ist. Deshalb tritt die Mittelohrentzündung meist zusammen mit Husten und Schnupfen auf, seltener als alleinige Krankheit. Hinzu kommt die bei Kleinkindern häufig vergrößerte →Rachenmandel („Polypen"), die während eines Infekts der oberen Luftwege weiter anschwillt und dabei das notwendige regelmäßige Belüften des →Mittelohrs behindert, so daß Flüssigkeit oder sogar Eiter in der Paukenhöhle keinen Abfluß finden.

Deshalb erkranken Kleinkinder auch leicht an wiederholten Mittelohrentzündungen, die später im Schulalter ganz nachlassen.

Die *Erreger* eines Infekts der oberen Luftwege sind überwiegend →Viren; sie bereiten aber nicht selten →Bakterien den Weg bis ins Mittelohr, was dann zu einer eitrigen Entzündung führt.

Symptome: Zu den Zeichen eines Infektes der oberen Luftwege wie Husten, Schnupfen, →*Fieber* tritt vor allem *Ohrweh* hinzu; ältere Säuglinge und Kleinkinder fassen sich immer wieder an das betroffene Ohr.

Drückt man mit seinem Zeigefinger auf den weichen Knorpel vor dem Gehörgang (Tragus), so ist dies bei einer akuten Mittelohrentzündung meist äußerst schmerzhaft. Der Arzt sieht mit dem Ohrspiegel ein *entzündetes Trommelfell*. Gelegentlich zeigt sich auch ein verschlechtertes Hören auf der betroffenen Seite.

Ein *laufendes Ohr*, also trübe oder eitrige Flüssigkeit, die sich aus dem Gehörgang entleert, zeigt, daß sich der Eiter durch ein Loch im Trommelfell Abfluß nach außen verschafft hat; im Grunde ein sinnvoller Vorgang auf dem Weg zur Heilung. Ein solcher Trommelfelldurchbruch ist also kein Unglück und heilt unter normalen Abwehrbedingungen von allein; Eiterabfluß und Entfiebern gehen dabei oft Hand in Hand.

Was ist zu tun? Abschwellende *Nasentropfen* sind sinnvoll, weil sie das Belüften des Mittelohrs begünstigen. Ohrentropfen hingegen nützen bei der Mittelohrentzündung wenig; schon eher ein wärmender, wattegepolsterter Ohrverband, der auf die Ohrmuschel gelegt wird, gehalten z. B. von einer Mütze mit Ohrenklappen. Den Gehörgang selbst läßt man am besten in Ruhe. Ein fieberndes Kind soll häufig zu trinken bekommen. Als Schmerzmittel kommt in erster Linie Ibuprofen und Paracetamol in Betracht; es beeinflußt auch die Fieberkurve. Leichte Mittelohrentzündungen und auch einige heftigere heilen *ohne* →*Antibiotika* glatt aus. Ernste Komplikationen sind bei abwehrgesunden Kindern selten. Trotzdem verordnen viele Ärzte vorsichtshalber ein Antibiotikum; dies ist vor allem sinnvoll bei Säuglingen, jungen Kleinkindern und abwehrgeschwächten Kindern.

Wenn ein laufendes Ohr nach einigen Tagen nicht zur Ruhe kommt, sollte der HNO-Arzt zu Rate gezogen werden.

Mittelstrahlurin
Ist für die Untersuchung des Harns besonders aussagekräftig. Die aus der Mitte des Urinstrahls aufgefangene Portion gibt eine bessere Auskunft über eine Entzündung in den Nieren und ableitenden Harnwegen als eine Probe der gesamten Urinmenge.

Mollusca contagiosa
Fachwort für →Dellwarzen.

Mongolismus
ist ein zwar verbreiterter, aber doch überholter Ausdruck für Down-Syndrom oder →Trisomie 21; er sollte vermieden werden, weil er für Menschen aus Asien etwas Herabsetzendes hat.

Morbus
ist das lateinische Fachwort für „Krankheit"; es wird vorwiegend in Verbindung mit einem Eigennamen, oft dem des Entdeckers der betreffenden Krankheit gebraucht. In ihrer Umgangssprache lassen die Ärzte gern das Wort Morbus weg und bezeichnen die Krankheit nur noch mit dem zugehörigen Eigennamen.

Morbus Crohn
→Crohnsche Krankheit.

Morbus Hodgkin
→Lymphogranulomatose, →Hodgkinsche Krankheit.

Morbus Perthes
→Perthes-Krankheit.

Mückenstiche
sind hierzulande eher lästig als gefährlich für Kinder, zumindest im Vergleich zu anderen Insektenstichen (→Bienenstich). Am wenigsten können
sich Säuglinge und junge Kleinkinder gegen Mückenstiche wehren. Deshalb achtet man darauf, daß Kinder in diesem Alter vor allem dort, wo
viele Mücken auftreten, nicht mit nackten Körperstellen herumliegen oder
-laufen.

Gerade junge Kinder entwickeln nach einem Mückenstich mitunter eine
starke Schwellung mit Juckreiz und Rötung auf der Haut. Hier hilft als
erstes ein kühlender Umschlag.

Das Jucken führt oft zum Aufkratzen des Mückenstichs, der sich dann
leicht entzündet; auch solche Hautstellen heilen meist von allein.

Werden durch Mückenstiche Krankheiten übertragen?

Abgesehen von Tropenkrankheiten wie →Malaria, zu der eine bestimmte
Art von Stechmücke gehört, kaum: Für die Übertragung von →AIDS spielen Mücken keine Rolle; eine →Borrelien-Infektion wird in erster Linie
durch →Zecken übertragen.

Vorbeugen: Schützender Kleidung sowie einem Moskitonetz über der
Spielecke (Laufstall) ist der Vorzug zu geben vor mückenabweisenden Mitteln zum Einreiben der Haut.

Mukopolysaccharidose
Eine seltene →*Speicherkrankheit*, von der es mehrere Formen gibt, die zu
den angeborenen →Stoffwechselkrankheiten gehören.

„Mukopolysaccharide" sind Substanzen, die in nahezu jeder Zelle gebil-
det und für Zellwände gebraucht werden, auch für den Kitt zwischen den
Zellen, für Stütz- und Bindegewebe, Skelett, Sehnen, Herzklappen, für die
Hornhaut der Augen, im Gehörorgan und im Gehirn, also überall im Körper.

Ursache: Die von dieser Speicherkrankheit Betroffenen können zwar solche Substanzen aufbauen, sie im Laufe ihres Lebens aber nicht mehr abbau-
en. Diese werden folglich in den Zellen *gespeichert*. Ein Teil der Zellen
wird dadurch geschädigt und geht zugrunde, so daß schließlich von den
gespeicherten Mukopolysacchariden kleine Mengen im *Urin* erscheinen,
wo sie nachweisbar sind. Ein Teil der Mukopolysaccharide lagert sich aber
im Körper ab und bewirkt über Jahre und Jahrzehnte schleichend zunehmende Veränderungen beim Patienten.

Symptome: Je nachdem, wo der Defekt im Stoffwechsel liegt, sind die
Symptome unterschiedlich ausgeprägt. Man kennt mehrere Formen und
Unterformen der Mukopolysaccharidose:

Bei einigen versteifen sich im Laufe der Kindheit die Finger- und Zehen-
gelenke in gebeugter Stellung, auch die Ellbogen- und andere Gelenke. Veränderungen am Skelett, insbesondere auch an der Wirbelsäule, führen im
Laufe von Kindheit und Jugendalter zu →*Minderwuchs*.

Vergröberung
der Gesichts-
züge

Bei einigen Formen vergröbern sich die Gesichtszüge; Zunge und Zäpfchen am Gaumen vergrößern sich, bis sie der Atmung hinderlich sind, so daß die Patienten im Erwachsenenalter schließlich die Zunge am liebsten heraushängen lassen. Leber und Milz vergrößern sich, so daß der Bauch vorgewölbt wird (Bild 17). Nicht selten kommt es zu einem →Leistenbruch.

Eintrübung
der Hornhaut

Schwerhörigkeit

Bei manchen trübt die Hornhaut der Augen ein, so daß das Sehen allmählich erschwert wird. Schwerhörigkeit entwickelt sich bei einigen vom Kindergartenalter an. Augeninnendruck und →Hirndruck erhöhen sich in manchen Fällen und sorgen dadurch für Komplikationen.

Nachlassen
der geistigen
Leistungen

Einige Patienten behalten eine *normale Intelligenz*, bei anderen kommt es zu einem *Nachlassen der geistigen Leistungen*: Sie werden noch normal eingeschult, wechseln aber in einer späteren Klasse auf eine Schule für geistig Behinderte.

Bei einigen Patienten führt Speicherung in den *Herzklappen* zu allmählicher Herzschwäche und schließlich zum Tod.

Was ist zu tun?

Was ist zu tun? Wenn die Kinder zur Welt kommen, machen sie einen gesunden Eindruck und sind normal gestaltet. Die Speicherung der Mukopolysaccharide kommt erst *nach der Geburt* allmählich zum Tragen. Bei sich veränderndem Erscheinungsbild des Kindes wird die Diagnose durch Röntgenaufnahmen des Skeletts und Urinuntersuchungen sowie durch Nachweis des Stoffwechseldefekts an gezüchteten Zellen (Fibroblasten) gesichert.

erst eine
Zeitlang nach
der Geburt
unauffällig

keine Diät

Für diese Stoffwechselstörung gibt es *keine Diät* wie z. B. für die →Phenylketonurie. Die Ursache des Speicherns zu beseitigen ist bis heute noch nicht möglich. Die stürmisch sich entwickelnde →Molekulargenetik ist aber dabei, den Ärzten Methoden an die Hand zu geben, mit deren Hilfe dieser Stoffwechseldefekt zu reparieren oder auszugleichen ist (→Gentechnologie).

Fürsorge und
Zuwendung
durch die
Familie

Zur Zeit bleiben für diese Kinder vor allem die Fürsorge und Zuwendung durch die Familie, wofür sie auch durchaus empfänglich sind. Ein Hörgerät kann hilfreich sein, auch Maßnahmen zur besseren Belüftung des →Mittelohrs. Krankengymnastik mildert manchmal das fortschreitende Versteifen der Gelenke. Orthopädische Eingriffe haben nur beschränkten Erfolg, eher schon – wo nötig – eine Hornhautverpflanzung am Auge.

Kranken-
gymnastik

Es gibt eine Selbsthilfegruppe für Eltern (siehe Anhang).

Mukoviszidose (auch „Cystische Fibrose", abgekürzt CF, genannt)

Erbkrankheit

Eine der häufigsten →Erbkrankheiten. Der Name Mukoviszidose besagt, daß verschiedene Drüsen einen *zu zähen Schleim* absondern, und zwar in den Luftröhrenästen, im Nasenrachenraum, im Darm, in der Leber und der Bauchspeicheldrüse. Dadurch verstopfen diese Drüsen. Infolgedessen fehlt es dem Körper vor allem an flüssigem Schleim und Verdauungssäften in der richtigen Zusammensetzung und genügenden Menge, unter Umständen auch an Galle.

die Drüsen
verstopfen

Symptome und Beschwerden: Diese sind unterschiedlich, je nachdem, welches Organ mit seinen Drüsen im Vordergrund steht; der Befall mehrerer Organe ist allerdings nicht selten:

Luftwege

– In den *Luftwegen*, wo zu zäher Schleim gebildet wird, kommt es zu chronischer →Bronchitis mit hartnäckigem →Husten und immer wieder

272

auftretenden →Lungenentzündungen; dadurch werden die Lungen im Laufe von Jahren und Jahrzehnten zunehmend in Mitleidenschaft gezogen, im weiteren Gefolge auch das Herz. Im fortgeschrittenen Stadium führt der Mukoviszidose-Befall der Lungen zu einem chronischen Sauerstoffmangel; dieser bewirkt unter anderem auch, daß sich die Endglieder der Finger und Zehen etwas verdicken. Die Schleimhaut der →Nasennebenhöhlen ist meist chronisch entzündet, es bilden sich Nasenpolypen.

– Der Befall des *Darms*, wo die Drüsen zu wenig Verdauungssäfte produzieren, führt zu fetthaltigen, schlecht verdauten massigen Stühlen; die Folge ist *mangelhaftes Gedeihen*, erkennbar an schlechter Gewichtszunahme und Magerkeit. In der Bauchspeicheldrüse (Pankreas) verstopft der zähflüssige Saft die Ausführungsgänge zahlloser winziger Drüsen, die infolgedessen verkümmern und sich zu funktionslosen Hohlräumen (Cysten) umwandeln; daher der Name „cystische (Pankreas-)Fibrose".

– Ist auch die *Galle* zu zähflüssig, entwickelt sich auf Dauer eine →Leberzirrhose.

– Die *Pubertät* tritt oft zeitlich *verzögert* ein. Erreichen männliche Patienten das Erwachsenenalter, sind sie meistens unfruchtbar; die Hoden werden ähnlich geschädigt wie die Bauchspeicheldrüse. →Leistenbruch kommt bei Mukoviszidose häufig vor. Luftwege und Darm stehen mit ihrem Befall nicht selten gemeinsam im Vordergrund; ein solches Kind hat einen eher schweren Verlauf der Mukoviszidose.

– *Minderwuchs* kann eine weitere Folge dieser Krankheit sein. Der *Bedarf* an →*Kalorien* liegt sowohl wegen der Atemwegs- als auch wegen der Verdauungsprobleme deutlich höher.

– Bei manchen wirkt sich der zähe Schleim bereits eine Weile vor der Geburt aus, indem das Kindspech (→Mekonium) mit der Darmwand verbackt und deshalb das Neugeborene mit einem *Darmverschluß* auf die Welt kommt.

– *Ein Symptom* ist allen Betroffenen gemeinsam: Der *Schweiß* eines Mukoviszidose-Patienten hat einen höheren Kochsalzgehalt; wenn Eltern mit einem solchen Kind schmusen oder an seiner Haut lecken, schmeckt diese deutlich salziger als etwa bei einem gesunden Geschwister. Deshalb bedeutet verstärktes Schwitzen in schwülfeuchtem Klima für solche Patienten die Gefahr eines erheblichen Kochsalzverlustes; salzige Speisen und Getränke können dem begegnen.

Ursachen: Die eigentliche Ursache der Mukoviszidose liegt in einer *kranken Erbanlage* auf dem Chromosom 7; dort kommen verschiedene defekte →Gene in Betracht, die von der Molekulargenetik entdeckt und nach ihrer genauen Stelle innerhalb dieser Erbanlage benannt wurden. In den meisten Fällen handelt es sich um das kranke Gen mit der Bezeichnung Delta F 508.

Der Erbgang ist immer rezessiv (→Erbkrankheiten): Beide Eltern sind halberbige Träger dieser Anlage, ohne selbst krank zu sein. Im *Durchschnitt* ist eines von vier Kindern solcher Eltern vollerbiger Träger und erkrankt somit zu Beginn oder im Laufe des ersten Lebensjahres oder erst als Kleinkind. In Mitteleuropa ist ein Kind von rund 2.000 Neugeborenen mit Mukoviszidose behaftet. In einigen Ländern gibt es einen Suchtest auf Mukoviszidose (→Neugeborenen-Screening).

Was ist zu tun? Einem Verdacht auf Mukoviszidose muß gründlich nachgegangen werden. Im Vordergrund steht zunächst der *Schweißtest*: Am Vorderarm des Kindes wird ein Hautbezirk zum Schwitzen gebracht und dort der Kochsalzgehalt gemessen; dies ist nicht schmerzhaft, erfordert aber etwas Geduld. Um sicher zu sein, muß der Schweißtest mitunter mehrmals wiederholt werden. In den ersten Lebenswochen sind die Ergebnisse des Schweißtests noch unzuverlässig. In vielen Fällen läßt sich die kranke Erbanlage in Blutzellen nachweisen. Auf dem Röntgenbild sieht man die Folgen der Mukoviszidose an den Lungen, besonders deutlich meist erst im Laufe von Jahren.

Der Ernährungszustand sowie der Verlauf von Körperlänge und Gewicht auf den →Wachstumskurven sind wichtige Anhaltspunkte, um den Langzeiterfolg der Therapie zu beurteilen.

Die *Betreuung* eines Patienten mit Mukoviszidose durch Angehörige, Ärzte und Krankengymnastin dauert *lebenslang*. Sie erfordert auch von der Familie großen Einsatz und Einfühlungsvermögen. Die Gefahr der Überbehütung im Kleinkind- und Schulalter darf dabei aber nicht übersehen werden! Soweit es der Gesundheitszustand zuläßt, sollten die betroffenen Kinder die reguläre Schule besuchen.

Die **Behandlung** ist *mehrgleisig*:

1. Die ungenügende Funktion der Bauchspeicheldrüse und der Drüsen im Darm läßt sich leicht ersetzen, indem der Patient zu jeder Mahlzeit das, was ihm zur Verdauung fehlt, als *Medikament* einnimmt (→Enzym).

Dem *erhöhten Kalorienbedarf* muß von Beginn an Rechnung getragen werden. Die verordnete hochkalorische Ernährung ist für diese Kinder so entscheidend, daß unter Umständen zeitweise ein Teil der Mahlzeiten in flüssiger Form über eine →Magensonde verabreicht wird.

2. Mit dem zähen Schleim in den Luftwegen fertig zu werden ist wesentlich mühsamer: Mit täglicher *Physiotherapie* wird versucht, den zähen Schleim, der auch in den kleinsten Luftröhrenästen (Bronchien) sitzt, beweglich zu machen, so daß er schließlich ausgehustet werden kann. Dies geschieht durch Beklopfen und Massage des Brustkorbs. Ältere Kinder lernen verwandte Methoden, die sie ohne fremde Hilfe durchführen können (autogene Drainage). Dauersportarten wie Radfahren, Jogging, Schwimmen unterstützen die Physiotherapie.

Unerläßlich ist ferner *tägliches Inhalieren* mit Kochsalzlösung oder einem schleimlösenden Medikament. Hustenstillende Mittel sind keine Hilfe bei der Mukoviszidose!

Die Therapie mit →*Antibiotika* gegen die häufigen bakteriellen Infektionen der Lungen und Bronchien ist eine weitere Säule in der Langzeitbetreuung.

3. Zu den *vorbeugenden* und *stärkenden* Maßnahmen zählen die *Impfungen*, die Atemwegsinfektionen abwehren (z. B. Impfungen gegen Grippe und Pneumokokken).

4. In fortgeschrittenen Fällen mit stark angegriffenen Lungen wird *Sauerstoff* zum Atmen zusätzlich zugeführt. Die Luftröhrenäste vom zähen

Schleim freizuspülen (Bronchiallavage), ist mitunter noch eine intensiv-
medizinische Maßnahme in verzweifelter Lage.

An einigen wenigen Zentren wird bei schwer betroffenen Kindern eine
Herz-Lungen-Überpflanzung (Organtransplantation) versucht. Diese äu-
ßerst aufwendige Behandlung hat zur Zeit bei knapp der Hälfte der so
Operierten für fünf Jahre oder länger Erfolg.

Aussichten: Die Lebenserwartung aller Patienten mit Mukoviszidose hat
sich im Vergleich zu früher deutlich verlängert, und zwar ins zweite und
dritte Lebensjahrzehnt hinein, in einzelnen günstigen Fällen lebt der Pa-
tient auch noch länger. Es gibt Selbsthilfegruppen (siehe Anhang). Lebens-
erwartung
verbessert

Multiple Sklerose (abgekürzt MS)
Eine →Autoimmunkrankheit der Nerven und des Gehirns, die *schubweise*
verläuft.

Ursache: Die Veranlagung dazu ist erblich bedingt. Der erste Schub, der erblich bedingt
an eine solche Erkrankung denken läßt, liegt sehr selten im ersten, gelegentlich im zweiten, meistens aber im dritten Lebensjahrzehnt.

Symptome: Die Krankheitszeichen eines Schubs sind zunächst noch
wenig kennzeichnend. Deshalb kann die Diagnose häufig nicht auf Anhieb,
sondern erst aus dem Verlauf gestellt werden: Gestörtes Empfinden in den
Beinen etwa führt zu einer veränderten Art des Gehens; gestörtes Sehen,
Zittern der Augäpfel, Lähmungen einzelner Nerven oder Schwindelanfälle
sind weitere Symptome. Zwischen den Schüben erholen sich die Patienten
und sind völlig oder weitgehend beschwerdefrei. Die Schübe verschlimmern sich meistens; andere Probleme wie Schwierigkeiten beim Wasserlassen und Sprachstörungen können hinzukommen.

Was sich bei der Multiplen Sklerose während eines Schubes an verstreu-
ten Stellen im Gehirn (vor allem im Kleinhirn und Hirnstamm) abspielt,
sind Entzündungen und Zerfallsprozesse des Hirnmarks.

Was ist zu tun? Die Diagnose nicht nur zu vermuten, sondern mit mög- Was ist zu tun?
lichst großer Sicherheit zu stellen und damit andere Krankheitsbilder mit
ähnlichen Symptomen auszuschließen, ist ein wichtiges Anliegen des
→Neuropädiaters. Die Untersuchung des Nervenwassers (→Liquor, →Lum-
balpunktion) im spezialisierten Labor und die mit der Magnetresonanz-
Tomografie (→bildgebende Verfahren) gewonnenen Schnittbilder liefern
sehr typische Befunde.

Behandlung: Einzelne Schübe lassen sich abkürzen und reduzieren, in hochdosierte
Gaben von
Kortison
erster Linie mit hochdosierten Gaben von Kortison (→Nebenniere) oder
Interferon. Krankengymnastik und eine umfassende seelische Betreuung
sind weitere Hilfen. Trotzdem bleibt der Therapieerfolg in vielen Fällen un-
befriedigend.

Mumps (Ziegenpeter, „Parotitis")
Eine der ansteckenden Kinderkrankheiten; der Erreger gehört zu den →Vi- ansteckende
Kinderkrankheit
ren, übertragen durch Tröpfchen oder als Schmierinfektion (die Viren fin-
den sich unter anderem im Speichel und Urin). Die →Inkubationszeit liegt
bei 18 Tagen; sie kann im Einzelfall kürzer oder auch länger sein. Bereits
einige Tage vor deren Ablauf ist das Kind *ansteckend*; dies bleibt es dann

ungefähr acht Tage, höchstens zwei Wochen, vom Ausbruch der ersten Krankheitszeichen an gerechnet.

hochgradig ansteckend

Der Mumps ist zwar ähnlich hochgradig ansteckend wie →Masern oder →Windpocken, aber nur bei einem Teil der Kinder kommt die Krankheit zum Vorschein; der beträchtliche Rest macht sie fast oder völlig unbemerkt durch (→stille Feiung); Jungen erkranken häufiger als Mädchen. Säuglinge bekommen fast nie Mumps, da sie von ihrer Mutter einen →Nestschutz mitbringen. Mumps tritt gelegentlich bereits im Kindergarten-, vor allem aber im Schulalter auf.

Verlauf und Symptome: Das *Vorstadium* (die Prodrome) ist weniger ausgeprägt als bei →Masern; es verläuft nicht selten sogar unbemerkt, oder das Kind ist für ein paar Tage lustlos, matt und klagt über Ohrweh und Kopfschmerzen.

Anschwellen der Ohrspeicheldrüse

Die Krankheit selbst beginnt mit schmerzhaftem Anschwellen der linken oder rechten *Ohrspeicheldrüse* am Kieferwinkel, wodurch manchmal das Ohrläppchen auf der betroffenen Seite hochsteht. Einige Tage später folgt die andere Seite. Die Kinder klagen über Schmerzen beim Kauen und Öffnen des Mundes. Fieber, Kopfweh, Erbrechen sind häufige Begleitzeichen; →Nackensteifigkeit weist auf eine mögliche Beteiligung der Hirnhäute oder auch des Gehirns, Bauchweh auf die Bauchspeicheldrüse hin.

lebenslanger Schutz

Mumps dauert ungefähr eine Woche; die meisten machen die Krankheit glatt und ohne Komplikation durch. Es besteht danach ein *lebenslanger Schutz*.

Hodenentzündung

Ein kleiner Prozentsatz der erkrankten Jungen *vom Pubertätsalter an* macht eine Hodenentzündung (Orchitis) durch (bei erwachsenen Männern mit Mumps ist dieser Anteil etwas größer).

Schwerhörigkeit

Die Beteiligung der Hirnhäute und des Gehirns (seröse →Meningitis, →Meningoenzephalitis) wird meist folgenlos überstanden. Nur selten kommt es zu einem schweren Verlauf, der auch den Hörnerven betreffen und Schwerhörigkeit oder Taubheit hinterlassen kann.

Was ist zu tun?

Was ist zu tun? Die Diagnose sollte möglichst sicher gestellt werden. Der Arzt fragt nach Ansteckungsquelle, Verlauf und Beschwerden. Er tastet die Ohrspeicheldrüse seitlich am Kieferwinkel und schaut im Mund, ob die

auf Zeichen der Hirnhautentzündung achten

Stelle, wo ihr Ausführungsgang in der Wangenschleimhaut an der oberen Zahnreihe mündet, gerötet ist. Er achtet auf Nackensteife und andere Zeichen der →Hirnhautentzündung. Vom Pubertätsalter an muß den Hoden besonderes Augenmerk geschenkt werden.

Am sichersten gelingt die Diagnose an Hand der →Antikörper im Blut; dazu ist unter Umständen eine zweimalige Blutentnahme im Abstand von acht bis zehn Tagen nötig.

Für die **Behandlung** von Mumps gibt es kein Medikament. →Antibiotika können nicht gegeben werden, da es sich um eine Ansteckung mit →Viren handelt.

Bettruhe kann je nach Bedürfnis des Kindes für die Tage mit Fieber sinnvoll sein. Besuch von Schule oder Kindergarten entfallen für mindestens eine Woche. Mundpflege ist wichtig: Kamillen- oder Salbeitee zum Spülen, viel zu trinken geben, besonders bei Fieber.

Falls die Zeichen einer *Hirnhaut- oder Hirnentzündung* stark ausgeprägt sind, kommt die →Lumbalpunktion zur Untersuchung des Nervenwassers

(→Liquor) in Betracht; sie bringt oft eine überraschend schnelle Besserung im Befinden des Kindes, weil die damit verbundene Druckentlastung die Kopfschmerzen prompt wegnimmt. Im weiteren Verlauf ist das Gehör zu überprüfen (→Audiometrie).

Bei einer *Hodenentzündung* werden die Beschwerden etwas erleichtert, wenn der Hodensack nicht ständig nach unten hängt, sondern etwa im Bett auf einem kleinen Kissen hochgelagert wird; enge Hosen sind zu meiden.

Wickel auf die geschwollenen Speicheldrüsen können die Heilung unterstützen, sind aber manchen Kindern nur lästig; man muß sie dann nicht dazu zwingen!

Vorbeugen: Es gibt eine gut verträgliche *Impfung*, die im 2. Lebensjahr meist zusammen mit Masern und Röteln als Spritze zu verabreichen ist; der Schutz wird im 7. Lebensjahr durch Wiederholung der Impfung aufgefrischt.

Mundfäule (Fachwort „Stomatitis aphthosa")

bekommen Säuglinge gegen Ende des ersten Lebensjahres und Kleinkinder, wenn sie sich zum *erstenmal* mit dem →Herpes-simplex-Virus anstecken, und zwar über eine innige Berührung. →Fieberbläschen bei älteren Kindern oder bei Erwachsenen sind eine sichtbare Ansteckungsquelle. Jüngere Säuglinge haben noch einen →Nestschutz von ihrer Mutter. Die meisten der empfänglichen Kinder machen diese Infektion fast unbemerkt oder als →stille Feiung durch; nur wenige erkranken mit Mundfäule.

Symptome: Nach einer →Inkubationszeit von nur wenigen Tagen bekommt das Kind plötzlich hohes →Fieber bis über 40° C, macht einen matten, mitgenommenen Eindruck und entwickelt linsengroße flache Geschwüre (Aphthen) im Mund, auf der Zunge, der Wangenschleimhaut, dem Zahnfleisch und den Lippen; typisch ist ein fauliger *Mundgeruch*. Das Kind mag vor Schmerzen nichts essen und trinken, vor allem nichts Saures. Die →Lymphknoten an Kieferwinkel und Hals schwellen an.

Die Krankheit dauert fünf bis acht Tage; dann klingen Fieber und Beschwerden von allein wieder ab; die kleinen Geschwüre im Mund heilen ohne Narben.

Mundgeruch kann auch bei Mandel- oder Zungenbelag auftreten, ferner bei Zahnfleischentzündungen, kariösen Zähnen, Magen-Darm-Störungen, vor allem bei Nahrungsverweigerung infolge von Infekten.

Was ist zu tun? Man muß vor allem auf ausreichendes *Trinken* achten, schon wegen des Fiebers; nur keine sauren, scharfen Getränke geben! Wird der Flüssigkeitsbedarf von mindestens 80 bis 120 ml pro kg Körpergewicht in 24 Stunden nicht gedeckt, droht auf Dauer ein *Austrocknen* des Kindes (→Exsikkose). Falls dies eintritt, muß der Kinderarzt rechtzeitig entscheiden, ob mit Hilfe einer →Magensonde oder sogar Dauertropfinfusion in der Klinik die fehlende Flüssigkeit zugeführt werden muß. Die Urinmengen des Kindes (Nässe der Windeln) sind für den Arzt ein Anhaltspunkt.

Bei wunden („faulen") Mundecken hilft eine zinkhaltige Salbe, die zum Schutz vor Infektion und vorm Lecken mit der Zunge vor dem Schlafengehen aufgetragen wird.

Mundpflege mit Kamillen- oder Salbeitee oder das Betupfen mit getränkten Wattestäbchen zur →Desinfektion und zum örtlichen Betäuben kann eine Hilfe sein. Die meisten Kinder in diesem Alter und Zustand wehren sich aber heftig dagegen; allenfalls eine erfahrene, geduldige Mutter oder Kinderkrankenschwester vermag hier anästhesierende Lösung auf die Aphthen zu pinseln.

Besonders zu achten ist darauf, daß das Kind die Erreger der Mundfäule nicht mit den Händen auf seine Augen (Bindehaut, Hornhaut) überträgt und erst recht nicht auf ein bereits bestehendes →Ekzem oder auf das Ekzem eines anderen Kindes oder auf ein Kind mit →Abwehrschwäche.

Vorbeugen in wirksamer Form gegen Mundfäule läßt sich kaum. Denn Träger des Herpes-simplex-Virus sind die meisten Menschen; davon sind einige schwach ansteckend, ohne es zu wissen und ohne daß sie →Fieberbläschen haben. Auf jeden Fall sollten Personen mit Fieberbläschen keinen engen Kontakt zu Neugeborenen, jungen Säuglingen und vor allem nicht zu Ekzemkindern aufnehmen. Eine Ausnahme bildet die Mutter mit Fieberbläschen im Wochenbett: Sie darf und soll ihr Kind nach Möglichkeit voll stillen, vielleicht sicherheitshalber mit Mundschutz.

Muskeldystrophie (Muskelschwäche)

Dieses Fachwort bezeichnet eine Gruppe seltener erblich bedingter Krankheiten, bei denen es zu einem fortschreitenden Zerfall von Muskelfasern kommt; die Folge ist eine allmählich zunehmende (progressive) Muskelschwäche.

Die einzelnen Formen der Muskeldystrophie unterscheiden sich durch den →Erbgang, durch das Alter bei Beginn der ersten Krankheitszeichen, durch die zunächst betroffene Körperregion sowie durch das Tempo des Fortschreitens der Muskelschwäche.

Anzeichen: Die Duchennesche Muskeldystrophie – eine der bekanntesten Formen – wird wie die →Bluterkrankheit x-chromosomal rezessiv vererbt und beginnt im Kleinkindalter: Das Kind braucht länger, um laufen,

hüpfen und springen zu lernen; Rennen und rasches Treppensteigen fällt ihm schwer. Es kann sich aus der Bauchlage besser aufrichten als aus der Rückenlage; es stützt sich dabei mit den Händen am eigenen Körper vorn ab; der Gang wird watschelnd. Das Bindegewebe, das die untergegangenen Muskelfasern ersetzt, führt zu verdickten Waden, im weiteren Verlauf zu verkürzten Sehnen, Spitzfuß und Zehengang. Fünf bis zehn Jahre nach Krankheitsbeginn wird der Schüler gehunfähig und bleibt deshalb auf einen

Rollstuhl angewiesen.

Im Laufe des Schulalters werden auch die Schulter- und Armmuskeln von der Schwäche betroffen, die Hals- und Gesichtsmuskeln erst beim weiteren Fortschreiten der Krankheit. Verbiegungen der Wirbelsäule beeinträchtigen die Atmung; dies kann nach und nach lebensbedrohlich werden. Die →Pubertät tritt oft verzögert ein. Die geistige Leistungsfähigkeit ist bei der Mehrzahl der Patienten nicht beeinträchtigt. Die *Lebenserwartung* geht selten über das Ende des zweiten Lebensjahrzehnts hinaus.

Andere Muskeldystrophien verlaufen zum Teil weniger schwerwiegend, vor allem langsamer: Der Patient braucht dann erst im 3. Jahrzehnt einen Rollstuhl; oder die Schwäche betrifft zunächst die Schultern oder auch ganz andere Muskeln.

Was ist zu tun? Wenn der Verdacht auf Muskeldystrophie entsteht, muß das Kind gründlich untersucht werden. Der Arzt achtet auf den Gang und andere Bewegungsmuster, auf die →Reflexe und Muskelstärke. Die elektrische Aktivität gesunder und kranker Muskeln läßt sich ähnlich aufzeichnen wie die →Hirnstromkurve (EEG); das Kurvenbild heißt Elektromyogramm (EMG) und ist für die Diagnose unentbehrlich. Molekulargenetische Untersuchungen aus dem Blut und spezielle Untersuchungen des Muskelgewebes sichern die Diagnose.

Die **Behandlung** der Muskeldystrophie beschränkt sich bislang noch auf unterstützende Maßnahmen, mit denen ausgiebige Erfahrungen bestehen und die einen Teil des Leidens zu lindern vermögen. Insofern ist der außerordentliche Einsatz, der von der Familie täglich gefordert wird, aber auch das, was Krankengymnastin und Ärzte während der Krankheit leisten, lohnend:
- Unter den Übungen ist das so gut wie bewegungslose Anspannen der Muskeln hilfreich (isometrisches Training).
- Atemgymnastik mit Blasinstrumenten, Zwerchfelltraining.
- Sobald der Patient auf einen Rollstuhl angewiesen ist, droht ihm Übergewicht mit gesundheitlichen Nachteilen; dem gilt es, durch kalorien-, vor allem fettarme Kost vorzubeugen und zu begegnen.
- Polster, die der Sitz- und Liegehaltung angepaßt werden, beugen Druckgeschwüren (Decubitus) vor.
- Der Orthopäde kann die Folgen der Muskeldystrophie am Fuß und an der Wirbelsäule durch geeignete Operationen zumindest mildern.
- In Fällen fortgeschrittener Krankheit ist ein *Heimbeatmungsgerät* unter Umständen eine Hilfe.
- Die seelische Betreuung des Patienten vor allem in Krisenzeiten des Schul- und Jugendalters durch jemanden, der ausgebildet und erfahren ist, stellt auch für die Familie eine wichtige Stütze dar.

Früherkennung: Die Krankheit ist bereits in der Schwangerschaft zu erkennen. Die Mutter ist in der Regel Überträgerin, erkranken wird in der Regel nur ein Junge. Es gibt eine Selbsthilfegruppe (siehe Anhang).

Mutation

Darunter versteht man die *Veränderung einer Erbanlage* (→Gene). Sie entsteht entweder in einer Körperzelle oder in einer Keimzelle (Ei- oder Samenzelle). In der Körperzelle bleibt sie entweder ohne spürbare Folgen, oder sie begünstigt etwa das Wachstum bösartiger Zellen (→Krebs). In der Keimzelle führt sie zu einer der →Erbkrankheiten (z. B. →Mukoviszidose) oder zu einem anderen vererbbaren Merkmal (z. B. Augenfarbe) oder sogar zu einer günstigen Eigenschaft (z. B. erhöhte Widerstandskraft gegen →Ansteckung). Eine Mutation kann in den Keimzellen der Eltern stattfinden oder viele Generationen zurückliegen.

Mutationen ermöglichen die Vielfalt der Pflanzen- und Tierwelt und haben es dem Menschen erleichtert, sich an ganz verschiedene Klimazonen und Lebensbedingungen auf dieser Erde anzupassen.

Mutationen entstehen ohne erkennbare äußere Einwirkung auf die Erbanlage (spontan) oder z. B. durch radioaktive Strahlung. Einzelne hochwirksame Medikamente bergen ein gewisses Risiko, Mutationen auszulösen; das gilt erst recht für bestimmte chemische Substanzen (Mutagene).

Mutterbindung

meint die tiefe gefühlsmäßige Bindung, die sich zwischen der Mutter und ihrem neugeborenen Kind ausprägt. Die Grundlage hierfür wird bereits in der Schwangerschaft gelegt. Nach der Geburt findet eine intensive Mutter-Kind-Berührung bereits im Kreißsaal oder Gebärzimmer statt, meist in der ersten Lebensstunde des Kindes: In dieser Zeit ist das Neugeborene – wenn es ihm gut geht – hellwach; es ermöglicht mit seinen offenen Augen den ersten Blickkontakt und kann bereits an die Brust angelegt werden (→Adoption).

Aber auch eine Mutter, die wegen →Kaiserschnitt ihr Kind erst einige Stunden später bewußt wahrnehmen kann, ist zur gleichen tiefen Mutterbindung fähig.

Die Art der Bindung zwischen Eltern und ihren Kindern ändert sich naturgemäß mit dem Alter.

Muttermal (Fachwort „Naevus")

Darunter versteht man einen meist bei Geburt vorhandenen kleinen oder größeren Hautbezirk, der sich durch Farbe und Beschaffenheit von der übrigen Haut unterscheidet. Muttermale entstehen *nicht* durch den Vorgang der Entbindung, sondern sind bereits in der Schwangerschaft angelegt. Sie treten gelegentlich auch erst im frühen Säuglingsalter in Erscheinung.

Muttermale kommen häufig vor und sind *größtenteils harmlos*. Es gibt zwei Arten:

1. **Das Gefäßmal**, auch Feuermal oder Naevus flammeus genannt, ist ein *Fleck*, d. h. er läßt sich nicht ertasten; die kleinsten Blutgefäße in diesem Bezirk sind erweitert. Deshalb läßt sich das Feuermal mit dem Finger für kurze Zeit wegdrücken, bis dann das Blut wieder einschießt. Wenn das Kind schreit, sieht das Feuermal oft dunkler aus als in Ruhe. Es sitzt häufig als unregelmäßig geformter „Storchenbiß" im Nacken oder als kleineres Gebilde auf den Oberlidern, in der Stirnmitte, auf der Nasenwurzel oder Oberlippe, mitunter auch an anderen Stellen. Ein gut Teil dieser Gefäßmale bildet sich in den ersten Lebensjahren wieder zurück.

   Sehr selten kommt ein Feuermal in riesiger Ausdehnung vor, wobei es z. B. eine Gesichtshälfte einnehmen kann. Es handelt sich dabei um den sichtbaren Teil einer ausgedehnten Gefäßfehlbildung, die auch Hirnhäute, Gehirn und Auge betrifft. Ein solches Kind neigt zu Krampfanfällen, erhöhtem Augeninnendruck, halbseitigen Lähmungen und beeinträchtigter geistiger Leistungsfähigkeit. Hier sind gründliche Untersuchungen nötig.

   Was ist zu tun? Behandlungsbedürftig sind nur ausgedehnte Feuermale oder kleinere, die im Kindergarten- oder Schulalter noch deutlich das Aussehen stören. In Frage kommt hier vor allem ein mit Lasertherapie erfahrener Hautarzt oder ein Eingriff des plastischen Chirurgen.

   Nicht verwechselt werden darf ein Feuermal mit einem →Blutschwamm (Hämangiom).

2. **Das Pigmentmal** entsteht durch ein Zuviel an abgelagertem braunem Pigment in der Haut; meistens ein harmloser Vorgang, der nichts mit einer Krankheit zu tun hat und auch kein Risiko im Kindesalter darstellt. Pigmentmale sind unterschiedlich braun getönte Flecken, deren Durchmes-

Wichtig: die erste intensive Mutter-Kind-Berührung

auch beim Kaiserschnitt möglich

Muttermale sind bereits in der Schwangerschaft angelegt

Storchenbiß

selten in riesiger Ausdehnung

Gefäßfehlbildung

Was ist zu tun?

ser um 5 bis 10 mm streut; viele sind linsengroß. Ebenso harmlos sind die *Sommersprossen*, die bei blonden und rotblonden Menschen erst im Laufe des Kindesalters auftreten.

Neugeborene asiatischer und afrikanischer Eltern haben fast ausnahmslos einen „Mongolenfleck" am Steiß oder Gesäß (Bild 13): Das ist eine schiefergraue Einlagerung von Pigment; sie ist immer harmlos und verschwindet zu Beginn des Schulalters.

Harmlos sind auch bis zu handtellergroße *milchkaffeefarbene Flecken*, die vereinzelt überall am Körper sitzen können, solange ihre Anzahl nicht auffallend hoch ist: Mehr als fünf solcher Café-au-lait-Flecken lenken allerdings den Verdacht auf eine →Neurofibromatose, der mit dem Arzt besprochen werden sollte.

Überwiegend gutartig sind im Kindesalter auch *erhabene Pigmentmale* mit warzenartiger oder glatter Oberfläche; sie sind stellenweise behaart, hautfarben, mittelbraun oder schwarzbraun. Hier braucht man unter Umständen den Rat eines Hautarztes, wie die Gefahr einer bösartigen Entwicklung einzuschätzen ist; insbesondere dann, wenn es sich um leicht blutende, sich deutlich verändernde Male oder um ein in der Größe ungewöhnlich ausgedehntes, behaartes Pigmentmal, um einen *Tierfellnaevus*, handelt.

Muttermilch

ist nach wie vor die ideale →Ernährung des Säuglings von Geburt an, und zwar als einzige Nahrung in den ersten 4 bis 6 Lebensmonaten (→Stillen, →Abstillen).

Vorteile der Muttermilch:
- Die Nähe zwischen Mutter und Kind beim Stillen ist unübertroffen (→Mutterbindung).
- Die Nähr- und Mineralstoffe entsprechen genau dem Bedürfnis des menschlichen Säuglings; gestillte Kinder sind äußerst selten übernährt.
- Muttermilch enthält mehr Molkeneiweiß als Kuhmilch und flockt deshalb im Magen feiner aus.
- Das →Fett der Muttermilch steht manchem Pflanzenöl näher als der Butter.
- Die Abwehrstoffe in der Muttermilch sind auf den Säugling abgestimmt: Fieberhafte Erkrankungen verlaufen bei gestillten Kindern milder als bei Kindern, die mit der Flasche aufgezogen werden. Dieser Infektionsschutz hält über die Stilldauer hinaus noch für eine Weile an.
- Die Vormilch (Kolostrum) der ersten vier Tage enthält besonders viele weiße Blutzellen und andere Abwehrstoffe; das Anlegen in dieser Zeit ist deshalb besonders wertvoll für das Kind (→Laktation).
- Falls ein Kind die Veranlagung zu einer →Allergie geerbt hat und sechs Monate voll gestillt wurde, kommt die Allergie später und milder zum Ausbruch als bei Kindern, die mit Säuglingsanfangsnahrung ernährt wurden (→Hypoallergene Nahrung).
- Gestillte Kinder sind weniger anfällig für →Rachitis.

Sommer-
sprossen

Mongolenfleck

Café-au-lait-
Flecken

erhabene
Pigmentmale

Gefahr einer
bösartigen
Entwicklung

Tierfellnaevus

die ideale
Ernährung
des Säuglings

Vorteile

Zusammenset-
zung entspricht
genau dem
Bedürfnis des
Säuglings

flockt
im Magen
feiner aus

Abwehrstoffe

Vormilch
besonders
wertvoll

Allergie später
und milder

Muttermilch-Gelbsucht

Muttermilch-Gelbsucht ist für reife, gesunde Kinder harmlos; sie bewirkt allenfalls während ihres Höhepunktes etwas Schläfrigkeit und Trinkfaulheit; ansonsten geht es den Kindern gut; ihr Aussehen hat etwas Blühendes, so als ob sie aus der Sommerfrische kämen.

Das *Ausmaß* der Muttermilch-Gelbsucht wird an Hand des gelben Blutfarbstoffs (→Bilirubin) bestimmt. Je älter und reifer das Kind ist, desto höhere Bilirubinwerte verträgt es. Nur wenn diese deutlich überschritten werden oder in absehbarer Zeit vermutlich darüber liegen werden, kommt eine →Fototherapie in Betracht. Die Notwendigkeit dazu wird aber von Kinderärzten neuerdings weniger streng eingeschätzt.

Fototherapie nur selten nötig

Muttermilch-Ikterus

Fachwort für →Muttermilch-Gelbsucht.

Muttermilch-Schadstoffe/Zusätze

Verbot von giftigen Insektiziden

Schadstoffe (Rückstände), die aus dem Fettgewebe der Mutter in deren Milch gelangen, sind eine bedrückende Folge unserer Zivilisation. Sie sind in Kuhmilch weniger angereichert als in Muttermilch, weil der Mensch in der Nahrungskette hinter der Kuh steht. Das Verbot von giftigen Insektiziden wie DDT wirkt sich inzwischen auch in der Muttermilch günstig aus; für die anderen Schadstoffe wird dies noch einige Jahre dauern. Trotzdem überwiegen die Vorteile des Stillens gegenüber den Nachteilen eindeutig, solange nicht länger als sechs Monate voll gestillt wird und man anschließend eine Brustmahlzeit nach der anderen über einige Wochen oder Monate durch Beikost mit Löffel und Tasse oder durch eine käufliche Folgemilch ersetzt (→Ernährung). Die Muttermilch im Einzelfall auf Schadstoffe untersuchen zu lassen, bringt meist keine Entscheidungshilfe.

mit Medikamenten während der Stillzeit zurückhaltend sein

Es gilt die Regel, mit *Medikamenten* während der Stillzeit so zurückhaltend wie möglich zu sein. Arzneimittel, die die Mutter im Wochenbett oder anschließend zu sich nimmt, gehen in unterschiedlich stark verdünnter Form in die Milch über. Trotzdem sind Medikamente meistens kein Grund, auf das Stillen zu verzichten. Dies gilt insbesondere für fast alle →Antibiotika, die die stillende Mutter nur einige Tage einnimmt; auch nach dem Aufwachen aus einer Narkose braucht mit dem Anlegen nicht gewartet zu werden.

Vorsicht bei Langzeitbehandlung der Mutter

Vorsicht ist bei einer Langzeitbehandlung der Mutter geboten. Mit dem Stillen nicht vereinbar ist die dauernde Einnahme von Präparaten aus →Mutterkorn und von Medikamenten gegen *Schilddrüsen-Überfunktion*; dies gilt erst recht für jedes radioaktive Medikament und für →Zytostatika.

Nikotin und Koffein

Ähnlich wie mit Medikamenten verhält es sich mit *Nikotin* und *Koffein*: Am besten raucht die stillende Mutter gar nicht und trinkt nicht mehr als ein bis zwei Tassen Kaffee pro Tag. Entbindung und Wochenbett sind für manche eine gute Gelegenheit, vom Rauchen ganz loszukommen. Wem dies nicht gelingt: Zwei bis vier Zigaretten am Tag – möglichst jeweils *nach* dem Anlegen geraucht – zwingen nicht zum Abstillen; die Vorteile der Muttermilch überwiegen dann noch.

Für *hochgradig unreife* Kinder (→Frühgeburt) wird die Muttermilch in der ersten Lebenszeit angereichert mit kalorienhaltigen Zusätzen sowie mit

Kalzium und Phosphat (→Mineralstoffe); andernfalls drohen dem Skelett Kalkarmut und Brüchigkeit. Abgepumpte Muttermilch hält sich tiefgefroren mehrere Wochen. Der Umgang damit erfordert strengste Sauberkeit, gegebenenfalls Pasteurisierung (schonende Hitzebehandlung zur Abtötung von Keimen und Viren).

Myasthenie

bedeutet Muskelschwäche, die angeboren oder erworben auftreten kann. Meist betrifft diese Erkrankung erwachsene Frauen, nur selten Jugendliche oder Kinder. Rasche Ermüdbarkeit der Augenmuskeln mit Gesichts- und im weiteren Verlauf der Rumpfmuskulatur macht sich als hängende Augenlider, geringe Mimik und körperliche Inaktivität bemerkbar, auch die Atmung kann betroffen sein. Bei der Ableitung des Muskelstromes (Elektromyogramms) wird ein krankhafter Befund erhoben. Die Behandlung mit Medikamenten – in schweren Fällen zusammen mit der operativen Entfernung des Thymus – kann helfen. Auch spontane Heilungen werden beobachtet.

Myelomeningozele

→Meningomyelozele.

Mykosen

Fachwort für →Pilzinfektionen.

Myokarditis

bedeutet *Entzündung des Herzmuskels* (→Herzkrankheiten).

N

Nabel

Der Nabel ist die ehemalige Eintrittspforte der *Nabelschnur* mit ihren drei Blutgefäßen, die das ungeborene Kind mit dem Mutterkuchen (→Plazenta) verbinden: Die Nabelvene (Blutader) führt dem Kind Sauerstoff und Nährstoffe zu; die beiden Nabelarterien leiten Kohlensäure und Stoffwechselprodukte zur Mutter zurück.

Nach der Geburt trocknet der Nabelschnurrest in wenigen Tagen ein und fällt gegen Ende der ersten Lebenswoche – bisweilen auch etwas früher oder später – von allein ab. Kurz zuvor riecht er an der Eintrittspforte mitunter etwas faulig; dies ist normal.

Nach dem Abfallen des Nabelschnurrestes schimmert der Nabelgrund für ein paar Tage noch feucht. Wer will, reinigt ihn in dieser Zeit einmal täglich mit einem alkoholgetränkten Tupfer. Verband oder Nabelbinde erübrigen sich. Sobald der Nabelgrund trocken aussieht, läßt man ihn ganz in Ruhe.

Eine →Nabelentzündung kommt unter den hierzulande üblichen Umständen nur noch selten vor. Ein →Nabelbruch macht sich erst im Laufe des Säuglingsalter bemerkbar.

Nabelbruch

Eine erbs- bis kirschgroße, selten deutlich größere Vorwölbung des Nabels, die sich mit dem Finger immer wieder zurückdrängen läßt; dabei tastet die Fingerkuppe in der Tiefe einen derben Ring, die *Bruchpforte*. Der vorgewölbte *Bruchsack* enthält Inhalt der Bauchhöhle, gelegentlich bei einem großen Nabelbruch sogar ein Stück Darmschlinge.

Ein Nabelbruch bereitet gewöhnlich keine Schmerzen und keine sonstigen Beschwerden; im Gegensatz zum →Leistenbruch kommt es so gut wie nie zum Einklemmen. Die Bruchpforte des Nabelbruchs schließt sich in der großen Mehrzahl der Fälle im Laufe des ersten Lebensjahres von selbst, ohne daß operiert werden muß. Ein Nabelverband mit Geldmünze und Heftpflaster bringt keine Vorteile, sondern reizt nur unnötig die umgebende Bauchhaut.

Eine Operation kommt in Betracht, falls der Nabelbruch ungewöhnlich groß ist und das erste Lebensjahr deutlich überdauert oder wenn abzusehen ist, daß er sich nicht von allein schließt. Die Operation selbst ist nicht schwierig.

Nabelentzündung (Fachwort „Omphalitis")

Bei unsauberer Pflege des Nabelschnurrests

Sie tritt nur im Neugeborenenalter auf, ist aber hierzulande selten. Bei unsauberer, unsachgemäßer Pflege des Nabelschnurrests und – nach dessen Abfallen – des Nabelgrundes kann es durch →Bakterien zu einer eitrigen Entzündung dieses Gebietes kommen (→Nabel); erkennbar vor allem an einer deutlichen Rötung des Nabels und seiner Umgebung; der Nabel ist dabei verdickt; Eiter findet sich in der Tiefe auf dem Grund. Insbesondere ein roter Streifen, der vom Nabel kopfwärts etwas nach rechts zieht, weist verdächtig auf eine Entzündung hin, die vom Nabel aus auf ein Blutgefäß übergreift.

Eine leichte Rötung oder Reizung des Randwalls vom Nabel ist hingegen häufig und harmlos.

Was ist zu tun?

Was ist zu tun? Eine eitrige Entzündung des Nabels wird am sichersten in der Klinik mit →Antibiotika in einer →Infusion behandelt. Zuvor versucht der Arzt den Erregernachweis im Eiter und auch im Blut. Bei rechtzeitigem Beginn und genügender Dauer der Therapie ist die Aussicht auf völlige Heilung gut.

Vorbeugen: Saubere Pflege des Nabelschnurrests und des Nabelgrundes, solange er noch feucht ist. Wer auf einer Wochenstation oder in einer Kinderklinik oder daheim mit Neugeborenen umgeht, muß seine Hände vorher sorgfältig waschen!

Nabelkoliken

volkstümlicher Ausdruck für Bauchschmerzen

Ein volkstümlicher, wenig glücklich gewählter Ausdruck für Attacken von →Bauchschmerzen bei einem jungen Kleinkind. In diesem Alter weisen Kinder oft nur mit dem Finger auf den Nabel, egal wo die Schmerzen sitzen oder woher das Unwohlsein kommt.

Meistens steckt keine ernste Krankheit dahinter. →Blähungen sind eine der möglichen Ursachen. Manchmal hilft es, mit der flachen Hand den Bauch des Kindes zu streicheln (→Abendliches Schreien).

Bekommt ein älterer Säugling oder ein 1- oder 2jähriges Kind eine Bauchschmerzattacke von ungewöhnlicher Art und Heftigkeit, wobei es vielleicht blaß wird und aufschreit, muß der Arzt um Rat gefragt werden. Es könnte hier eine vorübergehende oder möglicherweise sogar dauerhafte Darmeinstülpung (→Invagination) vorliegen. In einem solchen Fall ist rasches Handeln nötig.

Nackensteifigkeit

Meningismus

Auch *Hirnhautreizung* oder mit dem Fachwort *Meningismus* genannt. Ein wichtiges Zeichen für den Arzt, das auf eine →Hirnhautentzündung hinweisen kann: Das Kind kann im Liegen den Kopf nicht nach vorn beugen und im Sitzen mit angewinkelten Beinen sich keinen Kuß aufs Knie geben. Meningismus kommt allerdings auch bei anderen fieberhaften Krankheiten (z. B. Kopfgrippe) vor; ebenso nach einem →Sonnenstich, mitunter auch bei einer →Lungenentzündung.

Nagelbettentzündung

auch *Umlauf* oder mit dem Fachwort →Panaritium genannt.

Nahrungsaufbau

Darunter versteht man das schrittweise Vorgehen bei der Diät für Säuglinge und junge Kleinkinder, die akut mit →Durchfall erkranken: Von der Teepause – je nach Altersstufe – über geschlagene Banane, geriebenen Apfel oder Karottengemüse und milchfreien Kartoffelbrei zurück zur altersgemäßen Ernährung mit Milch und Fett. Die während des Durchfalls entzündete und anschließend sich erholende Darmschleimhaut tut sich nämlich schwer mit der Verdauung von Milchzucker und Fett. *(Diät für Säuglinge)*

Ein vorsichtiger Nahrungsaufbau ist besonders wichtig für nicht gestillte Säuglinge; bei voll gestillten darf man rascher zur Muttermilch zurückkehren, falls man nicht trotz Durchfall von vornherein am Stillen festhält. Denn es gibt für junge, auch kranke Säuglinge meist nichts Besseres als Muttermilch.

Die käufliche *Heilnahrung* enthält vor allem kaum oder kein Fett und keinen Milchzucker; sie ist deshalb ein möglicher, aber kein unverzichtbarer Baustein im Nahrungsaufbau. Der Ausdruck „Heilnahrung" möchte allerdings genau dies glauben machen und wird deshalb von manchen Kinderärzten kritisiert. *(kein Fett und keinen Milchzucker)*

Nahrungsmittelallergie

Eine →Allergie, bei welcher der Auslöser (das Allergen) mit dem Essen oder Trinken in den Körper gelangt. Sie kommt bei Kindern häufiger vor als bei Erwachsenen, zumal ein Teil dieser im Kindesalter auftretenden Allergien später keine Beschwerden mehr macht.

Ursachen: In Betracht kommen zahlreiche, sehr verschiedene Nahrungsmittel, manche nur in rohem Zustand; Eiweißstoffe sind häufige, aber nicht die einzigen Auslöser; in seltenen Fällen muß man auch an Gewürze oder →Lebensmittelzusatzstoffe denken.
- Bei *Säuglingen* ist es vor allem das Eiweiß der Kuhmilch, (→Kuhmilchallergie, →Kuhmilch-Unverträglichkeit), gelegentlich z. B. auch Soja-Eiweiß, Hühner-Ei, Apfelsine oder eine andere Zitrusfrucht. *(Säuglinge)*
- Im *Kleinkind- und Schulalter* treten Allergien z. B. gegen Erdbeeren oder Kiwi, Haselnüsse, Erdnüsse (auch versteckt in Schokolade) auf, ferner gegen Fisch und verwandtes Eiweiß (wie Meeresfrüchte). *(Kleinkind- und Schulalter)*

Symptome: Die Zeichen einer Nahrungsmittelallergie sind keineswegs immer eindeutig: Spielt sich die Allergie unmittelbar am Darm ab, kommt es zu – unter Umständen plötzlichen, heftigen – Bauchschmerzen und Durchfällen. Möglich sind aber auch Reaktionen der Haut mit Nesselsucht und Lidschwellung oder Reaktionen der Atemwege mit →Asthma, Husten und Atemnot. *(Darm) (Reaktionen der Haut oder Atemwege)*

Man muß aber wissen: Längst nicht alle Beschwerden, die nach einer Mahlzeit oder dem Verzehr eines Lebensmittels auftreten, haben ihre Ursache in einer Allergie (→Durchfall, →Lebensmittelvergiftung, →Botulismus, →Zöliakie).

Was ist zu tun? Die Diagnose einer Nahrungsmittelallergie hieb- und stichfest zu sichern, ist oft nicht einfach. Hilfreich für den Arzt ist das zuverlässige, *unvoreingenommene* Beobachten eines Zusammenhangs zwischen dem Essen einer bestimmten Nahrung und dem Auftreten von Beschwerden *(Was ist zu tun?)*

und Symptomen. Weitere Schritte zur Diagnose sind a) der *Auslaßversuch* (bei dem das vermutete Lebensmittel oder Gericht für eine Weile ganz weggelassen wird) und b) der *Belastungsversuch* (Provokation) mit einem ganz bestimmten, möglichst reinen Lebensmittel.

Eine gewisse Hilfe für die Diagnose ist mitunter der Hauttest und eine Blutentnahme zur Suche nach →Antikörpern gegen ganz bestimmte Nahrungsmittel, weil aus deren Ergebnissen nur mit großem Vorbehalt Rückschlüsse zu ziehen sind.

Ist die Diagnose gesichert oder wird sie mit hinreichender Begründung vermutet, besteht die Therapie darin, das betreffende Nahrungsmittel bis auf weiteres völlig zu meiden. In späteren Jahren wird es oft beschwerdefrei vertragen; etwa neun von zehn Milchallergikern tolerieren nach dem 4. Lebensjahr die Milchprodukte wieder.

Vorbeugen: Sind beide Eltern mit →Asthma, →Heuschnupfen oder →Ekzem (Neurodermitis) belastet, läßt sich beim Kind der Ausbruch einer eventuell ererbten Veranlagung zur Allergie dadurch hinausschieben, daß die Mutter für sechs Monate voll stillt oder eine →hypoallergene Nahrung (H. A. Milch) verabreicht.

Narkose

Auch *Betäubung* oder *Anästhesie* genannt. Mit ihrer Hilfe lassen sich chirurgische Eingriffe, HNO-ärztliche und andere Operationen *schmerzlos* vornehmen. Sie wird von speziell ausgebildeten Ärzten (Anästhesisten) durchgeführt, und zwar meist als Vollnarkose (Allgemeinanästhesie). Das Narkosemittel oder eine Kombination aus Narkose- und Schmerzmitteln schaltet Bewußtsein und Schmerzempfinden für die Dauer des Eingriffs aus; der Patient liegt während dieser Zeit in einem tiefen Narkoseschlaf (→Intubationsnarkose).

Nase, steckengebliebener Fremdkörper in der

Ältere Säuglinge und junge Kleinkinder lernen mit ihren Fingern spielerisch das Greifen. Dabei kommt es gelegentlich vor, daß sie sich unbemerkt kleine Gegenstände (wie z. B. eine Perle) in die Nase stecken, die dann nicht wieder von allein herauskommen.

Ein solcher Fremdkörper behindert die Nasenatmung, reizt ständig die Schleimhaut und führt zu chronischem Schnupfen.

Was ist zu tun? Versucht der Nichterfahrene, den Fremdkörper herauszuziehen – etwa mit einer Pinzette –, besteht die Gefahr, daß dieser nur noch tiefer in die Nase hineinrutscht. Der HNO-Arzt hat das richtige Instrument dafür und damit dann auch Erfolg.

Nasenbluten (Fachwort „Epistaxis")

Kommt im Kindesalter als einmaliges oder gelegentliches Ereignis häufig vor; nur selten steckt etwas Ernstes dahinter.

Häufige **Ursachen** sind:
- die entzündete Nasenschleimhaut während eines →Schnupfens; dieser macht nämlich die kleinsten Blutgefäße mitunter besonders verletzlich (→Infekt der oberen Luftwege);
- ein bohrender Finger des Kindes oder Verletzungen bei Spiel und Sport.

Was ist zu tun? Ruhe und Gelassenheit bewahren. Wenn man die Nase unterhalb des knöchernen Nasenbeins mit Daumen und Zeigefinger zusammendrückt und für mehrere Minuten ganz still hält, dies nötigenfalls auch nochmals wiederholt, wird das Nasenbluten in den meisten Fällen gestillt. Das gleichzeitige Rückwärtsbeugen des Kopfes hat den Nachteil, daß Blut manchmal in größeren Mengen unbemerkt in den Magen gelangt und dann zum Erbrechen reizt.

Die seltenen Fälle von unstillbarem oder ständig wiederkehrendem Nasenbluten erfordern ärztliche Hilfe. Beispielsweise kann die Blutstillung bei dem Kind gestört sein.

Was ist zu tun?

zum Arzt, falls unstillbares oder ständig wiederkehrendes Nasenbluten

Nasennebenhöhlen
Dazu zählen die Kiefer- und Stirnhöhlen, die Keilbeinhöhle und Siebbeinzellen in der Wand zwischen der knöchernen Nase und den Augenhöhlen. Es handelt sich dabei um größere oder kleinere lufthaltige Räume in den Schädelknochen, die mit Schleimhaut ausgekleidet sind. Sie entwickeln sich zum Teil erst Monate oder Jahre nach der Geburt; dies gilt besonders für die Stirnhöhlen.

lufthaltige Räume in den Schädelknochen

Die Schleimhaut dieser Räume kann sich hartnäckig entzünden (→Nebenhöhlenentzündung); allerdings passiert dies meistens erst im Laufe des späteren Kindes- und Jugendalters.

Nasenpolypen
bedeutet so viel wie vergrößerte →Rachenmandel.

Naturheilkunde
Naturheilkunde und Schulmedizin schließen sich nicht in jeder Situation gegenseitig aus: Naturheilkundliche Maßnahmen wirken vorbeugend; sie unterstützen die Heilung oder mildern die Krankheit. Die Naturheilkunde benutzt dazu frische Luft, Sonnenlicht, Kälte und Wärme, Wasser und Eis, körperliche Bewegung, Schwimmen, Gymnastik und Körpertraining. Die Medikamente werden aus Pflanzen und Heilerde gewonnen und äußerlich oder innerlich angewendet (→Phytotherapie, →Homöopathie).

unterstützt die Heilung

Nebenhöhlenentzündung (Fachwort „Sinusitis")
Gemeint ist damit die Entzündung der →Nasennebenhöhlen, die mit der Nase räumlich verbunden sind.

Ursachen: Die Entzündung tritt ein- oder beidseitig auf, indem von einer stärker entzündeten Nasenschleimhaut (→Schnupfen) aus sich →Bakterien in die Nebenhöhlen (meist eine Kieferhöhle) ausbreiten; die Schleimhaut dort entzündet sich ebenfalls eitrig. Mitunter sammelt sich sogar Eiter in der betroffenen Nebenhöhle an. Dies führt zu Schmerzen und unterhält seinerseits den hartnäckigen Schnupfen.

Die *Stirnhöhlen* entwickeln sich erst im Laufe der Kindheit; deshalb kommt deren Entzündung erst vom Schul- und Jugendalter an vor.

Eine Entzündung der *Siebbeinzellen* breitet sich leicht im benachbarten weichen Gewebe um das Auge derselben Seite aus, vor allem im *Ober- und Unterlid*; eine rasch zunehmende Schwellung und Rötung dieses Gebietes ist die Folge (→Orbitalphlegmone, siehe Bild 14).

Entzündung der Siebbeinzellen in Augennähe

Gemessen am häufigen Auftreten eines Schnupfens, ist das Übergreifen der Entzündung auf die Nebenhöhlen ein seltenes Ereignis. Häufiger tritt dies bei Kindern mit →Abwehrschwäche auf. Patienten mit →Mukoviszidose neigen ebenfalls vermehrt zu Nebenhöhlenentzündungen.

Was ist zu tun? Hartnäckiger Schnupfen und Husten, verlegte Nasenatmung, Kopfweh, vor allem aber Druck- und Klopfschmerzen oder ein Spannungsgefühl im Bereich der betroffenen Nebenhöhle sind Hinweiszeichen für den Arzt. Ein Ultraschallbild oder eine Röntgenaufnahme bestätigen die Diagnose.

Nasentropfen zum Abschwellen der Schleimhaut bringen manchmal etwas Erleichterung. Wegen der Eitrigkeit der Entzündung ist in vielen Fällen von Nebenhöhlenentzündung ein →Antibiotikum sinnvoll. Nur ist es nicht einfach, durch *Schlucken* genügende Mengen davon an den engbegrenzten Ort der Entzündung zu bekommen. Dies ist eher gewährleistet, wenn das Antibiotikum mit einer Infusion zugeführt wird. Das wiederum ist kaum ohne Krankenhausaufenthalt möglich. Im Falle einer Ausbreitung der Entzündung auf die Umgebung eines Auges (Orbitalphlegmone) ist die antibiotische Behandlung mit Hilfe einer Dauertropfinfusion unumgänglich. Die Heilungsaussichten sind dann aber gut.

Will man versuchen, eine Kiefer- oder Stirnhöhlenentzündung zunächst einmal *ohne* Antibiotikum zu behandeln, kommen in erster Linie regelmäßig durchgeführte Kamillenkopfbäder in Betracht. Je nach Alter des Kindes ist es eine Hilfe, wenn Vater oder Mutter mit unter das Badetuch schlüpfen. Inhalationen und Bestrahlungen mit Rotlicht oder Kurzwellen sind weitere nützliche Maßnahmen.

Die genannten physikalischen Maßnahmen können aber eine antibiotische Therapie durchaus auch sinnvoll begleiten.

Falls gleichzeitig die →Rachenmandel – auch Polypen genannt – deutlich vergrößert ist, rät der HNO-Arzt unter Umständen zu deren Herausnahme (→Adenotomie); dadurch wird die Belüftung des gesamten Nasen-Rachen-Raums verbessert.

Eine *Spülung* z. B. der Kieferhöhle ist im Kindesalter kaum nötig.

Nebenniere

Ein paariges Organ, das jeder Niere wie eine schmale Kappe aufsitzt. Es produziert lebenswichtige →Hormone bedarfsgerecht und gibt sie ins Blut als Botenstoffe ab.

Das *Nebennierenmark* besteht aus einer Art Nervengewebe. Es ist die Produktionsstätte für das Streßhormon Adrenalin und verwandte Botenstoffe, die Blutdruck und Herztätigkeit regulieren.

Eine *Unterfunktion* findet man im Kindesalter nur sehr selten. Eine *Überfunktion* gibt es bei einem Tumor (Phäochromozytom), der dann meist vom Nebennierenmark ausgeht und mit auffälligen Krankheitszeichen einhergeht: Bluthochdruck mit Kopfschmerzen, anfallsweises Herzjagen, Gewichtsverlust. Etwas häufiger, und zwar meist im Säuglings- und Kleinkindalter, kommt im Nebennierenmark ein anderer Tumor vor, das →Neuroblastom.

Nebennierenrinde:

Das *Cushing-Syndrom* als eigene Krankheit mit Glucocorticoid-Überproduktion meist auf Grund eines Nebennierenrinden-Tumors ist im Kindes-

alter sehr selten. Mädchen sind häufiger betroffen als Jungen: Gebremstes die Rinde: Corticoide
Längenwachstum des Körpers, Fettansatz, vor allem am Rumpf (Bauch) mit
rötlich-lilafarbenen Streifen an der Haut wie bei Schwangeren, rundliches
Gesicht, dicker Nacken und Bluthochdruck sind typische Zeichen; die Knochensubstanz wird poröser und verliert dadurch an Festigkeit.

Die *Unterfunktion* der Nebennierenrinde als eigene *Krankheit*, die mit dem Namen des englischen Arztes *Addison* verbunden ist, kommt bei Kindern selten vor. Diese Patienten fühlen sich kraftlos und schlapp; sie haben zu niedrigen Blutdruck, sind im Blut unterzuckert und haben Salzhunger. Nach längerer Krankheitsdauer sind die Handlinien, Brustwarzen sowie (in fleckiger Form) Mund- und Lippenschleimhaut auffallend braun pigmentiert.

Eine weitere vererbte Störung im Stoffwechsel der Nebennierenrinden- adrenogenitales Syndrom
hormone ist das *adrenogenitale Syndrom* (AGS), das in zwei Formen vorkommt:

- Beim *unkomplizierten AGS* produziert die Nebennierenrinde zu wenig Cortisol (Glucocorticoide). Der →Regelkreis bewirkt in dieser Situation, daß sich die Nebennierenrinde, vom Gehirn durch einen eigenen Botenstoff (adrenocorticotropes Hormon, ACTH) ständig angetrieben, vergrö- zu wenig Cortisol
ßert und dabei männliche Hormone im Überschuß produziert, und zwar schon längere Zeit vor der Geburt. Deshalb läßt sich bei Mädchen das AGS häufig schon im Neugeborenenalter erkennen, weil die weiblich die weiblich angelegten Geschlechtsteile vermännlichen
angelegten Geschlechtsteile unter der Hormonwirkung vermännlichen; es kann gelegentlich sogar auf den ersten Blick schwerfallen, das Neugeborene als Mädchen zu identifizieren (Pseudohermaphroditismus femininus, weibliches Intersex). Dies läßt sich in den ersten Lebensjahren durch eine plastische Operation meistens korrigieren. Jungen mit un- plastische Operation
kompliziertem AGS werden oft erst später erkannt, wenn Körperlänge und männliches Glied als überdurchschnittlich groß auffallen (Pseudopubertas praecox). Die richtige Diagnose sollte aber in jedem Fall so früh richtige Diagnose so früh wie möglich
wie möglich gestellt werden, damit das fehlende Cortisol in Form kleiner Tabletten täglich zugeführt wird und dadurch der Regelkreis so beeinflußt wird, daß die übermäßige Produktion männlicher Hormone zurückgeht. Das ist vor allem deshalb wichtig, weil unbehandelte Kinder mit AGS zunächst ein beschleunigtes Längenwachstum haben, die Wachstumsfugen der Knochen sich aber unter dem übermäßigen Einfluß männlicher Hormone um Jahre zu früh verschließen, so daß die Betroffenen später als Erwachsene kleinwüchsig bleiben.
- Beim *AGS mit Salzverlust* liegt zusätzlich eine Minderproduktion an Mineralocorticoiden vor. Dadurch entwickeln diese Kinder bereits von der zweiten Lebenswoche an wiederholtes, heftiges Erbrechen. Sie nehmen nicht an Gewicht zu und werden unbehandelt rasch lebensbedroh- Minderproduktion an Mineralocorticoiden
lich krank. Deshalb müssen sie unverzüglich in eine Kinderklinik. Sobald die Diagnose feststeht, kann man ihnen durch tägliche Gaben von fehlendem Cortisol und Mineralocorticoid gut helfen.

In manchen Ländern wird nach dem adrenogenitalem Syndrom im Neugeborenen-Screening gesucht, also bevor ein Salzverlust entsteht (→Guthrie-Test).

Neonatologie

beschäftigt sich mit Neugeborenen

Dies ist das Gebiet der Kinderheilkunde, das sich mit *Neugeborenen* beschäftigt, und zwar insbesondere mit Frühgeborenen, Kindern aus einer Risikoschwangerschaft oder nach einer →Risikogeburt. Der auf diesem Gebiet spezialisierte Kinderarzt (*Neonatologe*) arbeitet eng mit Geburtshelfer und Hebamme zusammen.

Nephritis

Entzündung in den Nieren

Oberbegriff für eine nicht-eitrige *Entzündung* in den →*Nieren*. Es gibt verschiedene Formen, die nach ihrem Bild unter dem Mikroskop eingeteilt werden. Für die Mehrzahl der Kinder mit Nephritis helfen dem Arzt die Schilderungen der Eltern oder die Beobachtung des Kindes neben Messen von →Blutdruck und Temperatur (→Fieber); zusätzlich benötigt er Ultraschallbilder sowie Urin- und Blutbefunde, um sich ein Urteil zu bilden.

Urin- und Blutbefunde

Symptome: Nicht jede Nephritis geht mit Symptomen einher, die ins Auge fallen, wie ungewohnte Hautblässe, nachlassender Appetit, Kopfweh, Übelkeit und Erbrechen; jedes dieser Zeichen ist allerdings vieldeutig.

auslösende Krankheit

Je nachdem, welche Form vorliegt, geht der Nephritis eine auslösende Krankheit voraus, z. B. →Scharlach oder eine eitrige →Mandelentzündung. Oder die Nephritis ist Teil einer →Autoimmunkrankheit; oder sie gehört zu einer Gefäßerkrankung, die sich auch an anderen Organen abspielt (→Purpura Schönlein-Henoch). Die Nephritis tritt jedoch auch ohne Vor- oder Begleiterkrankung auf.

im Urin vermehrt Eiweiß und rote Blutzellen

Gemeinsam ist allen Formen, daß sich im Urin vermehrt Eiweiß und rote Blutzellen finden. Diese sind entweder nur unter dem Mikroskop oder mit Teststreifen nachweisbar oder durch die braunrote Farbe des Urins mit bloßem Auge sichtbar (→blutiger Urin, Hämaturie). Wichtig ist immer die Frage, ob der →Blutdruck erhöht und ob der Körper Flüssigkeit und Salze (→Elektrolyte) einlagert, weil die Nieren nicht genügend ausscheiden; erkennbar am Körpergewicht, an der Urinmenge, an geschwollenen Augenlidern und Schwellungen über den Schienbeinen (→Ödeme).

Was ist zu tun?

Was ist zu tun? Falls Krankheitszeichen den Verdacht auf eine Entzündung in den Nieren aufkommen lassen oder falls eine Krankheit vorliegt, die mit einer Nephritis einhergehen oder sie auslösen kann, muß die Diagnose sorgfältig geklärt, die vorliegende Form herausgefunden und der Verlauf überwacht werden.

Behandlung

Es hängt vor allem von der jeweiligen Form ab, wie die Nephritis zu behandeln ist: →Streptokokken als vorangegangene Auslöser müssen gründlich mit Penicillin (→Antibiotika) behandelt werden. Der Arzt entscheidet, ab wann erhöhtem →Blutdruck oder vermehrtem Einlagern von Flüssigkeit und Salzen mit Medikamenten entgegengewirkt werden muß.

Die eigentlichen Entzündungen in der Niere heilen unter den geschilderten unterstützenden und überbrückenden Maßnahmen innerhalb von ein bis zwei Wochen bei den meisten Kindern von allein, und zwar folgenlos. Nur ausnahmsweise sind Nierenentzündungen so heftig und fortschreitend, daß der Arzt von einem →Nierenversagen spricht; dieses wird dann in einer Kinderklinik behandelt, die dafür eingerichtet ist.

Nephroblastom

auch *Wilms-Tumor* genannt, nach dem Chirurgen Max Wilms: eine *bös-*   bösartige
artige Geschwulst, die sich im Nierengewebe entwickelt, und zwar meist
auf einer der beiden Körperseiten aus Zellen der →Embryonalperiode
(→Krebs). In Erscheinung tritt die Geschwulst überwiegend im Alter zwischen zwei und vier Jahren, gelegentlich schon früher, nur ausnahmsweise
danach. Bei einigen der betroffenen Kinder finden sich zusätzliche Besonderheiten: Nieren, die wie ein Hufeisen zusammengewachsen sind; das
Fehlen der Regenbogenhaut am Auge; die rechte und linke Körperhälfte
sind ungleich. Schaut man in solchen Fällen weiter nach, zeigt der Befund
an den →Chromosomen meist einen Defekt am kleinen Arm des Chromosoms Nr. 11.

Symptome: Es kommt durchaus vor, daß das Nephroblastom zufällig entdeckt wird als tastbare Geschwulst rechts oder links im Bauch. Mitunter
fällt auch den Eltern, z. B. beim Auskleiden des Kindes oder beim Baden,
der dicker gewordene Bauch auf. Beschwerden kommen erst im weiteren
Verlauf hinzu; sie sind allerdings vieldeutig. Es handelt sich um Bauchweh,
Erbrechen, Verstopfung oder Fieber. Im fortgeschrittenen Stadium greift der
Wilms-Tumor Blutgefäße an, erkennbar am Urin, der sich dann unvermittelt
ohne Schmerzattacke blutig färbt.

Die Ausdehnung des Wilms-Tumors wird in die Stadien I bis V eingeteilt,
je nachdem, ob die Geschwulst noch innerhalb der Niere liegt oder über die
Nierenkapsel hinausgewachsen ist; ob schon eine Aussaat von Tumorzellen
in die Bauchhöhle stattgefunden hat, ob sich Tochtergeschwülste bereits in
die Lungen oder andere Organe abgesiedelt haben oder der Tumor in beiden
Nieren auftritt.

Das Nephroblastom ist – gemessen an der Gesamtzahl nicht betroffener
Kinder – selten.

Was ist zu tun? Die Verdachtsdiagnose muß so rasch wie möglich geklärt
werden; die Untersuchung mit Ultraschall steht hier an erster Stelle.

Die Betreuung eines Kindes mit Nephroblastom liegt am besten von
vornherein in den Händen von Ärzten einer Kinderklinik, die darauf spezialisiert sind (→Onkologie); von dort aus wird das Vorgehen geplant und
mit den chirurgisch tätigen Ärzten abgesprochen (→Kinderchirurgie).

Zunächst muß das *Stadium* der Tumorausbreitung festgestellt werden;
davon hängt ab, ob als erster Schritt die betroffene Niere chirurgisch entfernt wird oder ob mit →Strahlentherapie und →Chemotherapie begonnen
wird.

Entscheidend ist schließlich das Bild, das der vom Chirurgen entfernte
Tumor unter dem Mikroskop bietet. Das für dieses Kind zutreffende →The-
rapieprotokoll dient als Richtschnur für die gesamte Behandlung und trägt
wesentlich dazu bei, daß heutzutage die große Mehrzahl der Kinder mit
Nephroblastom geheilt werden kann; vor allem wenn die Diagnose früh
genug in einem der günstigen Stadien gestellt wird.

Wenn nach beendeter Therapie mindestens fünf Jahre unter regelmäßiger
Nachsorge ohne Rückfall vergangen sind, dürfen Patient und Eltern erleichtert sein; die Mühen und Beschwerden während der Behandlungszeit haben
sich wirklich gelohnt. Die Chancen für ein gesundes Leben im Schulalter
und auch später im Beruf sind unter diesen Umständen gut.

Nephrotisches Syndrom

Gruppe von Nierenkrankheiten · Oberbegriff für eine Gruppe von Nierenkrankheiten, die durch eine *massive* Ausscheidung von Eiweiß im Urin gekennzeichnet ist. Die einzelnen Formen werden nach ihrem Bild unter dem Mikroskop bestimmt. Das Eiweiß geht in den winzigen Nierenkörperchen verloren, und zwar durch das dünne Häutchen, das jedes Gefäßknäuel umgibt und bei der Nephrose auch für Eiweiß durchlässig wird (→Nieren).

Die **Ursache** hierfür ist bei der häufigsten Form der Nephrose nicht bekannt; die anderen seltenen Formen sind die Folge einer bereits zugrundeliegenden Krankheit (→Purpura Schönlein-Henoch, →Lupus erythematodes); ganz vereinzelt tritt eine Nephrose auch einmal als Nebenwirkung eines Medikamentes auf.

Symptome: Der enorme Eiweißverlust führt im Blut zum Mangel an Eiweiß. Infolgedessen kann es seiner ständigen Aufgabe, Wasser aus dem Gewebe zu ziehen, nicht mehr nachkommen. Dem Blut fehlt dann schließlich Wasser, so daß die im Kind kreisende Blutmenge geringer wird; statt dessen bleibt Flüssigkeit im Gewebe liegen, erkennbar vor allem an den geschwollenen Augenlidern. Das betroffene Kind kann manchmal kaum aus den Augen gucken (Lidödeme). Auch an anderen Körperstellen bleibt das Wasser liegen, insbesondere vor den Schienbeinen; ferner sammelt es sich unter Umständen in der Brust- und in der Bauchhöhle (Rippenfellerguß und Aszites, *siehe Bild 2*). Dies alles hat zur Folge, daß die täglichen Urinmengen kleiner werden (Oligurie) und die Waage eine *Gewichtszunahme* des Kindes zeigt.

In dem verlorengegangenen Eiweiß finden sich auch Abwehrstoffe; dies erhöht die Anfälligkeit für ansteckende Krankheiten. Einzelne Kinder neigen zur *Thrombose*. Der →Blutdruck ist meistens *nicht* erhöht.

Was ist zu tun? Die Diagnose muß sicher geklärt werden; dies läßt sich zusammen mit der anfänglichen Behandlung am besten in einer Kinderklinik bewerkstelligen (Nephrologie).

Am Anfang stehen Untersuchungen des Urins und des Blutes sowie der Nieren mit Ultraschall; ferner werden regelmäßig Kontrollen von Körpergewicht und Urinmengen sowie Messungen des Blutdrucks vorgenommen. Hilfreich ist ein spezialisiertes Labor, das die Art des verlorengehenden Eiweißes untersucht.

Die Form, die sich am besten behandeln läßt, kommt auch am häufigsten vor: Sie betrifft *Kleinkinder* um das dritte Lebensjahr herum, und zwar Jungen öfter als Mädchen. Ein möglichst sicherer Erfolg ist dann gewährleistet, wenn der Behandlung ein Behandlungsschema als Richtschnur zugrunde liegt, das sich die systematisch ausgewerteten Erfahrungen vieler Kinderkliniken zunutze macht. Die Mehrzahl der betroffenen Kleinkinder sprechen auf →Kortison gut an; die Nebenwirkungen, die dabei in Kauf genommen werden müssen, bleiben für den Arzt überschaubar.

Das →Therapieprotokoll sagt, wann und unter welchen Bedingungen das Kortison allmählich abgesetzt werden kann, damit die Nebenwirkungen möglichst gering bleiben.

Falls es zu einem ersten *Rückfall* kommt, spricht das nephrotische Syndrom meist wieder gut auf Kortison an. Viele Kinder mit der häufigsten Form haben gute Heilungschancen. Bei den seltenen Formen hängt dies von der Grundkrankheit und dem Befund der →Nierenbiopsie ab (→Nierenversagen). Schwere Verlaufsformen werden zusätzlich mit immunsuppressiven Medikamenten behandelt.

Nervenwasser

heißt mit dem Fachwort →Liquor, eigentlich „Liquor cerebrospinalis".

Nesselsucht

nennt man mit dem Fachwort auch →Urticaria.

Nestschutz (Leihimmunität)

Darunter versteht man den Schutz vor bestimmten ansteckenden Krankheiten, den die Mutter ihrem Neugeborenen mitgibt. Während der Schwangerschaft gelangen Schutzstoffe (→Antikörper) über den Blutweg (→Plazenta) ins Kind, so daß dieses nach der Geburt noch mehrere Monate vor →Ansteckung geschützt ist.

Beispiele, bei welchen der Nestschutz wirkt, sind →Windpocken, →Masern, →Mumps und →Röteln; Voraussetzung ist nur, daß die Mutter die jeweilige Krankheit früher auch durchgemacht oder daß sie dagegen geimpft worden ist.

Neugeborene

Diese Altersstufe umfaßt die ersten vier Lebenswochen. Die für das Kind wichtigsten Umgewöhnungsprozesse nach der Geburt vollziehen sich allerdings innerhalb der ersten acht Lebenstage (frühe Neugeborenenperiode): Das Kind stellt seine Sauerstoffversorgung innerhalb der ersten Minuten vom Blutweg über die →Plazenta auf die Lungenatmung um; Hand in Hand damit stellt sich der Blutkreislauf auf die Erfordernisse ein, die nach der Geburt herrschen.

Mund, Speiseröhre, Magen und Darm übernehmen in den ersten Tagen die Aufnahme und Verdauung der angebotenen Nahrung. Hunger- und Durstgefühl werden erstmals geweckt. Die Sinnesorgane werden nach der Geburt anders beansprucht als in der Gebärmutter. Die Temperaturregulation wird sofort, zahlreiche Stoffwechselwege werden nach und nach in Anspruch genommen.

Beim gelben Blutfarbstoff (Bilirubin), der täglich aus dem Umsatz roter Blutzellen anfällt, dauert es nicht selten mehr als acht Tage, bis genau so viel ausgeschieden werden kann, wie gebildet wird; voll gestillte Kinder brauchen für diese Umstellung mitunter länger als vier Wochen (→Muttermilch-Gelbsucht), ohne daß dies ein Zeichen von Krankheit wäre.

Dieses Umstellen und Anpassen an das Leben außerhalb der Gebärmutter verläuft bei dem einen Neugeborenen rasch und glatt; der andere braucht etwas länger, bis Saugen, Trinken und Verdauen richtig klappen. Bei Unsicherheit kann man Rat und Hilfe in der Mütterberatung oder beim Kinderarzt bekommen.

 Neugeborene – Merkmale und zumeist harmlose Besonderheiten:

Viele Neugeborene bieten sichtbare Besonderheiten, hinter denen keine Krankheit steckt, die lediglich mit der Schwangerschaft, der vorgeburtlichen Entwicklung des Kindes und der Geburt zusammenhängen:

Milien
 – Winzige gelbliche oder weiße Pünktchen in großer Dichte auf der Nase oder vereinzelt im übrigen Gesicht (→*Milien, Neugeborenen-Akne*); dabei handelt es sich um erweiterte Talgdrüsen, die von allein verschwinden.

Brustdrüsen
 – Die *Brustdrüsen* vergrößern sich bei den meisten reifen Neugeborenen bis zum Ende der ersten Lebenswoche unterschiedlich stark: Man tastet sie dann linsen- bis halbkirschgroß; anschließend bildet sich diese beidseitige Schwellung allmählich wieder zurück. →Hormone der Mutter oder der Plazenta bewirken diesen Vorgang, der gelegentlich sogar ein paar Tropfen Milch aus der Brustdrüse heraustreten läßt. Selten sind die Brustdrüsen etwas gerötet; auch dies verschwindet wieder von allein.

Tupfer dämpfen
die Schwellung
 Kleine Wattepolster unter dem Hemd erleichtern es dem Baby, wenn es tagsüber zeitweise auf dem Bauch liegen will; mit Alkohol getränkte Tupfer dämpfen die Schwellung etwas. Nur ganz selten entzündet sich die Brustdrüse des Neugeborenen, erkennbar an heftiger, meist einseitiger Rötung und Schwellung. In solchen Fällen rät der Arzt gewöhnlich zur Behandlung, um einer bakteriellen Infektion mit einem →Antibiotikum in einer Dauertropfinfusion entgegenzuwirken. Nur falls sich daraus ein

Abszeß
 Abszeß entwickelt, wird der Chirurg eingreifen müssen und durch einen kleinen Schnitt am unteren Rand der Brustdrüse dem Eiter Abfluß verschaffen.

 – Ebenfalls hormonell bedingt ist der zähe, fädenziehende Schleim, den neugeborene Mädchen in der ersten Lebenswoche aus der Scheide entleeren; bei manchen kommt es sogar zu einer einmaligen kurzdauernden „Abbruchblutung".

 – Nicht zu verwechseln mit einer solchen Blutung sind rosabraune Flecken in der Windel eines Neugeborenen; diese enthalten Harnsäure-Salze, die im körperwarmen Urin gelöst sind und beim Abkühlen des frisch gelassenen Urins auf der Windel als harmlose „Ziegelmehl"-Kristalle ausfallen.

Zwittergenitale
 – Eine seltene Fehlbildung kann ein Zwittergenitale sein (*siehe Bild 23*), hier müssen Fachleute (Kinder-Endokrinologe und Urologe) entscheiden, welchem Geschlecht das Kind zugeordnet werden soll und welche Behandlung (Hormone, Operation) erforderlich ist.

Neugeborenen-
Ausschlag
 – Die Haut des Neugeborenen zeigt im Laufe der ersten Woche häufig kleine rote Flecken, die kommen und gehen; bei genauem Hinsehen entdeckt man in der Mitte dieser Flecken meist eine kleine helle Quaddel, so groß wie ein halber Stecknadelkopf. Dieser *Neugeborenen-Ausschlag* ist harmlos und verschwindet immer von allein.

Pigmentfleck
 – Neugeborene asiatischer oder mediteraner Eltern haben am Gesäß häufig einen bläulichen Pigmentfleck („Mongolenfleck", *siehe Bild 13*), der völlig harmlos ist (→Muttermal).

 – Die *Augenlider* sind in den ersten Lebenstagen nicht selten geschwollen; auch dies ist kein Krankheitszeichen.

Fingernägel
 – Lange *Fingernägel* reifer und übertragener Kinder führen oft zu Kratzspuren im Gesicht und auf der Brust. Diese heilen immer rasch und fol-

genlos. Sie lassen sich verhindern, indem man die Hände in kleine Faust-
handschuhe steckt. Falls erforderlich, darf man die Fingernägel aber
auch schon vor Ende der ersten Lebenswoche vorsichtig schneiden.
- Schließlich hinterlassen die Druck- und Scherkräfte, die bei der Geburt
auf natürlichem Weg am Kopf des Kindes einwirken, dort manchmal
sichtbare und tastbare Spuren. Sie sind harmlos und verschwinden nach
einigen Tagen oder Wochen ohne Folgen (→Geburtsgeschwulst, →Ke-
phalhämatom).

Neugeborenengelbsucht

Sie ist in aller Regel harmlos und tritt bei vielen, aber nicht bei allen Neugeborenen auf. Besonders häufig ist sie bei gestillten Kindern (→Mutter-
milch-Gelbsucht); dies ist aber kein Grund, vom Stillen abzuraten.

Frühgeborene neigen ebenfalls zu verstärkter Gelbsucht. Die Gelbfärbung
von Haut und Augenweiß tritt frühestens im Laufe des zweiten oder dritten
Lebenstages auf und verleiht den Kindern häufig ein Aussehen, als ob sie
aus der Sommerfrische kommen. Der Höhepunkt liegt meist in der zweiten
Hälfte der ersten Lebenswoche; in dieser Zeit sind die Kinder deswegen
mitunter schläfriger als sonst und trinkfaul. In der zweiten Lebenswoche,
bei manchen voll gestillten Kindern erst zwischen der vierten und der sech-
sten Lebenswoche, klingt die Gelbsucht folgenlos wieder ab.

Ursache: Während der Schwangerschaft hat die Leber der Mutter die
Aufgabe, den gelben Blutfarbstoff (Bilirubin) des Kindes ausscheidungsfähig zu machen, mit übernommen. Vom Abnabeln des Kindes an ist dessen
Leber jedoch auf sich selbst gestellt. Einige reife →Neugeborene passen sich
den veränderten Lebensbedingungen außerhalb der Gebärmutter rasch an,
bei anderen dauert es länger, so daß sich der gelbe Blutfarbstoff auf seinem
Weg zur Leber anstaut und in der Haut vorübergehend abgelagert wird, bis
zur sichtbaren Gelbsucht. Gestillte Kinder nehmen durch die Muttermilch
Hormone auf, die mit dem gelben Blutfarbstoff um die Ausscheidung im
Urin konkurrieren.

Was ist zu tun? Die übliche Gelbsucht des sonst gesunden Neugeborenen
bedarf keiner Behandlung. Mutter, Kinderschwester oder Hebamme müssen
nur darauf achten, daß das Kind genügend an der Brust trinkt oder mit der
Flasche gefüttert wird, besonders dann, wenn es für einige Tage schläfrig
und trinkfaul ist. Hier kann das Zufüttern von Traubenzucker-Tee *nach* dem
Anlegen sinnvoll sein.

Wichtig ist, daß Kinderarzt, Geburtshelfer, Kinderschwester und Hebamme erkennen, ob sich eine vorzeitige Gelbsucht am ersten Lebenstag entwickelt oder im weiteren Verlauf eine verstärkte Gelbsucht.

Bei einer vorzeitigen Gelbsucht muß man an eine →Blutgruppen-Unver-
träglichkeit zwischen Mutter und Kind denken. Hinter einer verstärkten
Gelbsucht können sehr verschiedene Ursachen stecken: Eine harmlose
→Muttermilch-Gelbsucht ist häufig; die anderen Gründe sind seltener, dürfen aber nicht übersehen werden, nämlich insbesondere
- Infektion mit Bakterien (→Sepsis),
- angeborene Stoffwechselkrankheit (→Guthrie-Test, →Galaktosämie),
- angeborene Fehlbildung der Gallenwege (→Gallengangsatresie).

in aller Regel
harmlos

Leber

Was ist zu tun?

bedarf keiner
Behandlung

vorzeitige
Gelbsucht

verstärkte
Gelbsucht

Rasch geklärt werden muß die Diagnose, wenn die Gelbsucht eines Neugeborenen *grünstichig* oder *schmutziggelb* wird oder wenn das Kind krank wirkt.

Fototherapie Die →Fototherapie bei der verstärkten Gelbsucht wird eingesetzt, wenn Grenzwerte des gelben Blutfarbstoffs deutlich überschritten werden, vor allem bei unreifen Kindern.

Neugeborenen-Screening
→Guthrie-Test, →Screening.

Neuroblastom

bösartiger Tumor Ein *bösartiger Tumor*, der fast nur im Kindesalter vorkommt (nach →Leukämie und →Hirntumoren der dritthäufigste →Krebs bei Kindern).

Anzeichen und Verlauf: Das Neuroblastom hat verschiedene Ausgangspunkte: Zellen im Nebennierenmark oder damit verwandte Zellen des Nervensystems (*Sympathikus*), das beidseits vor der Wirbelsäule den Rumpf durchzieht. Deshalb gehen die ersten Krankheitszeichen meist vom Bauch oder auch vom Brustkorb aus.

leicht in andere Körperteile ausbreiten Die Neuroblastomzellen können sich von ihrem ursprünglichen Tumor besonders leicht in andere Körperteile ausbreiten, bis hin ins Knochenmark, wo sie kleine Nester bilden. Sie haben noch eine weitere Eigenschaft, die sie von anderen Krebsarten unterscheidet: Neuroblastomzellen können

spontane Heilung im Verlauf der Krankheit in einzelnen Fällen zu gutartigen Zellen ausreifen. Dies geschieht weitgehend unabhängig von der Therapie; Chancen für eine solche spontane Heilung haben vor allem Säuglinge.

Krankheitsbeginn Der *Krankheitsbeginn* liegt meist in den ersten Lebensjahren. Die *Anlage* der Neuroblastomzellen findet sich aber bereits beim Ungeborenen, ohne daß man ihm dies bei Geburt bereits ansehen könnte. Das Neuroblastom ist zwar keine Erbkrankheit im engeren Sinne; trotzdem spielen Fehlinformationen, die von den Erbanlagen (→Chromosomen) an die Zelle weitergegeben werden, eine Rolle beim Entstehen von Neuroblastomzellen.

Hinter hartnäckigen Durchfällen oder Bluthochdruck steckt – allerdings selten – einmal ein Neuroblastom.

Was ist zu tun? **Was ist zu tun?** Die Diagnose muß frühzeitig gestellt werden. Hilfreich ist hier die Untersuchung des Bauchraumes mit Ultraschall, ergänzt durch andere →bildgebende Verfahren (Röntgenbild des Brustkorbs, Tomografie).

Blutuntersuchungen auf Tumormarker Bei begründetem Verdacht wird *Urin* gesammelt und auf Stoffwechselprodukte der Neuroblastomzellen (z. B. Vanillinmandelsäure) untersucht; auch spezielle Blutuntersuchungen auf Tumormarker geben wichtige Hinweise. Die Sicherung der Diagnose sowie die notwendigen Gespräche mit den Eltern und das Festlegen eines Behandlungsplans sollen möglichst in den Händen speziell erfahrener Ärzte (Onkologen) einer Kinderklinik liegen. Dadurch wird die für die kommenden Monate und Jahre nötige Vertrauensbasis zwischen Eltern, Arzt und Schwestern geschaffen; und dem Kind kommen so die Vorteile eines erprobten Behandlungsvorgehens (→Therapieprotokolls) zugute.

Ausbreitung des Neuroblastoms Bevor die *Behandlung* beginnt, muß die Ausbreitung des Neuroblastoms festgestellt werden. In Abhängigkeit von diesem Ergebnis kommen Operation oder →Chemotherapie oder beides in Betracht (→Strahlentherapie eher für Kinder jenseits des Säuglingsalters, und zwar auf begrenztem Bezirk).

Die Heilungsaussichten sind unterschiedlich, je nach Erkrankungsalter und Ausbreitungsstadium. Säuglinge haben deutlich bessere Chancen als ältere Kinder mit bereits fortgeschrittener Krankheit.

Mancherorts gibt es im ersten Lebensjahr eine Vorsorgeuntersuchung auf Neuroblastom mit Hilfe einer Urin- oder Blutprobe. Eine gezielte *Vorbeugung* ist nicht möglich.

Neurodermitis

Der wenig gebrauchte deutsche Ausdruck hierfür lautet *Juckflechte*, gebräuchlicher ist *atopische Dermatitis* (→Ekzem). Die Herkunft der heute seltsam anmutenden Wortschöpfung „Neurodermitis" ist nur historisch zu verstehen; sie spielt auf das Nervensystem an, das den Juckreiz vermittelt, und wohl auf die seelische Verfassung des Patienten, der an seiner chronischen juckenden Hautkrankheit leidet.

Neurofibromatose

auch →Recklinghausensche Krankheit genannt: angeborene Fehlbildungen der *Haut* und des *Nervensystems*, die beide nach der Befruchtung aus demselben Keimblatt hervorgehen.

Die **Ursache** ist eine defekte Erbanlage (→Chromosomen). Der Erbgang ist dominant (→Erbkrankheiten).

Symptome und Verlauf: Sichtbar wird die Neurofibromatose erst im Kleinkind- und Schulalter; die Krankheitszeichen schreiten bis ins Erwachsenenalter hinein fort. Die Ausprägung ist allerdings sehr unterschiedlich, auch innerhalb einer Familie: In leichten Fällen ist das Leben der Betroffenen überhaupt nicht beeinträchtigt; kennzeichnend sind lediglich *zahlreiche* milchkaffeefarbene Flecken auf der Haut. Weniger kennzeichnend sind Sommersprossen außerhalb des Gesichts und dunkelbraune →Muttermale (Pigmentmale). Kennzeichnend sind wiederum linsen- bis knopfgroße Knoten, die sich an den Nervenenden in der Haut bilden (Neurofibrome), aber nur selten lästig werden.

In schweren Fällen bilden sich überschüssige, mitunter entstellende Hautfalten (Wammen), auch an sichtbaren Körperstellen. Geschwülste an motorischen Nerven können zu Lähmungen führen; am Seh- oder Hörnerven beeinträchtigen sie nach und nach die Funktion dieser Sinnesorgane. Bei manchen verkrümmt sich im weiteren Verlauf die Wirbelsäule. Eher seltene Komplikationen sind →Krampfanfälle, geistige Behinderungen, die Entwicklung eines bösartigen Hirntumors oder einer Geschwulst im Nebennierenmark (Phäochromozytom).

Was ist zu tun? Es gibt leider keine Behandlung, die die Ursache heilt. Wegoperieren sollte man nur, was kosmetisch arg stört oder sonstwie Beschwerden macht; andernfalls erhöht sich unnötig die Gefahr, das Wachstum der Knoten zu beschleunigen. Bei fortschreitenden Skelettveränderungen zieht man den Orthopäden zu Rate. Ein Hirntumor muß operiert und mit Chemotherapie behandelt werden. Krampfanfälle lassen sich meist mit Medikamenten eindämmen.

Eine →pränatale Diagnostik ist möglich; sich dazu zu entschließen, erscheint aber problematisch, weil sich die Schwere des späteren Verlaufs der Neurofibromatose nicht abschätzen läßt.

Neuropädiater

Ein Kinderarzt, der sich auf das Nervensystem spezialisiert hat, auf Krankheiten des Gehirns und Rückenmarks, auf schlaffe und spastische Lähmungen. Er betreut Kinder mit →Krampfanfällen, mit Wasserkopf (→Hydrozephalus), mit verzögerter motorischer Entwicklung. Er verfolgt mit Eltern und Krankengymnastin, wie sich →Risikoneugeborene (→Risikogeburt) in den ersten Lebensjahren entwickeln. Er koordiniert die Betreuung mehrfach behinderter Kinder (→Sozialpädiatrisches Zentrum, →Heilpädagogik).

Er berät auch bei bösartigen Krankheiten, Infektions- und angeborenen Stoffwechselkrankheiten, die das Nervensystem betreffen.

Nieren

Ein lebenswichtiges paariges Organ in der Lendengegend hinter den Darmschlingen.

Die Aufgaben der Nieren sind vielfältig:

- Sie bilden den Harn (Urin), und zwar in der erforderlichen Menge und Konzentration.

- Sie helfen mit, den →Salz- und Wasserhaushalt sowie den →Säure-Basen-Haushalt des Körpers im Gleichgewicht zu halten und den Blutdruck zu regulieren.

- Sie scheiden Endprodukte des Stoffwechsels aus, vor allem *Kreatinin* vom Muskel- und Energiestoffwechsel, *Harnstoff* von den Eiweißbausteinen und *Harnsäure* von abgebauten Zellkernen; ferner zahlreiche organische Säuren und andere Stoffwechselprodukte sowie die Endprodukte von Medikamenten und manchen Schadstoffen aus der Umwelt.

- Sie liefern den Wuchsstoff für rote Blutzellen im Knochenmark (→Erythropoetin).
- Sie helfen mit, aus Vorstufen das fertige →Vitamin D zu bilden.

Den *Aufbau* der Nieren, ihre Feinstruktur, erkennt man unter dem Mikroskop. Jede Niere verfügt im Rindenbezirk über viele Nierenkörperchen; das sind winzige Kapillargefäßknäuel (Glomeruli); jedes ist zwischen eine zu- und eine abführende Blutkapillare (Haargefäß) geschaltet und in eine doppelwandige Kapsel eingestülpt. Aus dem Blut im Gefäßknäuel wird durch

die hauchdünne innere Wandschicht ein Vorharn, der eiweißfrei und noch gar nicht konzentriert ist, abgepreßt; maßgebenden Einfluß auf diesen Vorgang hat der *Blutdruck* im Gefäßknäuel. Der Vorharn fließt dann von der Kapsel wie aus einem Trichter in den Anfangsteil der Nierenkanälchen (Tubuli). Diese stellen ein System winziger Röhren dar. Auf dem Weg durch die Tubuli wird aus dem Vorharn der fertige Urin. Der Großteil des Wassers geht dabei zurück ins Blut; dadurch konzentriert sich der Harn. Am Ende

der Kanälchen wird der Harn durch Sammelröhren ins Nierenbecken geleitet.

Bei der Geburt sind die Nierenkörperchen und Nierenkanälchen noch sehr klein. Dadurch wird verständlich, daß Neugeborene einen ausgesprochen dünnen Urin produzieren und Säuglinge die Belastung durch Mine-

ralstoffe und Eiweiß *unverdünnter* →Kuhmilch keinesfalls vertragen; sie
brauchen →Muttermilch oder wenigstens eine entsprechend angeglichene
Säuglingsanfangsnahrung (→Ernährung). Bei Frühgeborenen muß zunächst
die Salz- und Wasserzufuhr sparsam erfolgen.

Nierenbeckenentzündung

mit dem Fachwort *Pyelonephritis* genannt, bedeutet eitrige Infektion des
Nierenbeckens und ist gewöhnlich Teil einer →Harnweginfektion. Eine
eitrige Entzündung des Nierenbeckens birgt die Gefahr, daß es im weiteren
Verlauf zu *Narben* im Nierengewebe kommt, wo die Nierenkörperchen und
-kanälchen sitzen (→Nieren); wiederholte unbehandelte Nierenbeckenent-
zündungen können auf diese Weise im Verlaufe von Jahren zur →Schrumpf-
niere führen; deshalb ist immer eine rechtzeitige antibiotische Behandlung
wichtig.

Ursachen: Betrifft die eitrige Entzündung vorwiegend oder ausschließ-
lich das Nierenbecken, liegt die Ursache dafür meist in einem Abflußhin-
dernis für den Urin, und zwar in einer angeborenen Fehlbildung, nämlich
einer engen Stelle (→Obstruktion) am Übergang von Nierenbecken zum
Harnleiter. Dazu gehört, daß das Nierenbecken durch den Harnstau aufgeweitet ist (→Hydronephrose, Wassersackniere). Ein solcher Harnstau beginnt bereits beim ungeborenen Kind. Alles Bemühen ist dann nach der
Geburt darauf gerichtet, daß keine Bakterien dieses gestaute Nierenbecken
infizieren (→Antibiotika, →Ureterabgangsstenose) und der Harn gut abfließen kann.

Nierenbiopsie

Sie dient dem genauen Erkennen einer meist seltenen Nierenkrankheit
(→Biopsie); soweit das Gewebestückchen nicht während einer Operation
gewonnen wird, führt man die Nierenbiopsie unter Ultraschall-Kontrolle
durch, ohne daß dazu eine Vollnarkose nötig ist.

Nierenentzündung

→Nephritis.

Nierensteine

Sie kommen bei Kindern nicht so oft vor wie später im Leben; auch führen
sie im Kindesalter seltener zu kolikartigen Schmerzattacken als bei Erwachsenen.

Anzeichen: Bemerkbar machen sie sich eher durch blutigen Urin oder
durch Spuren von roten Blutzellen im Harn, die mit den bloßen Augen
nicht zu erkennen sind (Mikrohämaturie).

Die Steine sitzen im Nierenbecken, im Harnleiter oder in der Blase. Mit
dem Fachwort heißt die Steinkrankheit *Nephrolithiasis* oder *Urolithiasis*.
Die Steine bestehen aus Salzen, die in den ableitenden Harnwegen aus-
kristallisieren. Kleine Steine oder körniger Grieß werden unter Umständen
mit dem Urin herausgespült, größere sitzen fest. Wenn man weiß, aus
welchem Salz der Stein besteht, läßt sich neuen Steinen eher vorbeugen:
Kalzium-Oxalat, -Phosphat, -Bikarbonat, Zystin und Harnsäuresalze gehören zu den häufigsten beteiligten Salzen.

Ursachen: Förderlich für eine Steinbildung sind:
- angeborene Fehlbildung der ableitenden Harnwege mit *Urinstau;*
- mangelndes Trinken, fehlende Flüssigkeitszufuhr;
- →Harnweginfektionen;
- wochenlange Bettruhe;
- angeborene Stoffwechselstörungen wie →Zystinurie.

Was ist zu tun? Bauch- oder Lendenschmerzen, die auch in die Leistengegend ausstrahlen können, rote Blutzellen im Harn oder sichtbar blutiger Urin sind manchmal ein erster Hinweis auf Nierensteine. Gesichert wird die Diagnose durch Röntgenverfahren. Größere Steine werden auch mit Ultraschall erkannt.

Hilfreich kann es sein, wenn beim Wasserlassen der Urin regelmäßig durch ein Mull-Läppchen gesiebt wird, um kleine Steinbröckchen oder Grieß zu erkennen.

Das Zertrümmern durch Stoßwellen von außen ohne Operation (Lithotrypsie) wird mancherorts bereits auch bei Kindern angewandt. Je nach Größe und Sitz des Steines ist jedoch die Operation durch den Urologen oder Kinderchirurgen unumgänglich.

Jedes Kind mit Neigung zu Nierensteinen soll zum *reichlichen Trinken* angehalten werden (auch nachts). Darüber hinaus lohnt es sich, je nach Zusammensetzung des Steines bestimmte diätetische Vorschriften einzuhalten:
- *Oxalat:* Rhabarber, Kakao und Spinat meiden.
- *Bikarbonat, Phosphat:* Durch Einnahme von Ascorbinsäure wird der Harn angesäuert.
- *Zystin, Harnsäure:* Durch Verzehr von Zitratsalzen, die regelmäßig eingenommen werden, läßt sich der Urin alkalisch machen.

Nierentransplantation

Sie ist auch bei Kindern die häufigste Organverpflanzung. Sie kann hilfreich und sinnvoll sein für Kinder und Jugendliche mit *chronischem* →*Nierenversagen,* denn mit einer erfolgreichen Organspende hört die monate- oder jahrelange Zeit der Blutwäsche (Dialyse) auf, das Angebundensein an ein Dialysezentrum. Vor allem aber geht man mit der Transplantation die Folgen des chronischen Nierenversagens besser an oder bekommt sie sogar endgültig in den Griff: die tägliche Rücksichtnahme auf den →Salz- und Wasserhaushalt, das Berechnen der Trinkmengen, der Kampf mit dem Durst, Probleme mit Bluthochdruck, Blutarmut und Hormonstoffwechsel; der Knochenschwund, den vor allem das Röntgenbild zeigt; schließlich verzögertes Längenwachstum und verspätete →Pubertät.

Falls das Nierenversagen mit einer unheilbaren Grundkrankheit einhergeht, muß zwischen Eltern und beteiligten Ärzten vertrauensvoll das Für und Wider einer Transplantation besprochen werden.

Zur **Vorbereitung** einer Transplantation müssen die Gewebemerkmale (→HLA-System) und die Blutgruppe des Patienten bestimmt werden. Nur eineiige Zwillinge können sich gegenseitig ein Organ spenden, ohne mit einer *Abstoßung* rechnen zu müssen. Aber auch die Nierenspende von einem gesundem Verwandten kann mit entsprechender Behandlung (Im-

munsuppression) vorgenommen werden. Die Nachricht, daß eine passende
Spenderniere eines nicht verwandten Spenders vorliegt, trifft in der Regel
unvermittelt ein. Die Ärzte müssen darauf vorbereitet sein, ebenso der Patient und seine Familie. Demgegenüber läßt sich eine Organspende vom
Verwandten gut vorbereiten, was sich auch auf die längere Funktionstüch-
tigkeit der Niere im Körper des transplantierten Menschen günstig auswirkt. Die dem Spender verbliebene Niere vergrößert sich und übernimmt
die Entgiftungsarbeit sowie die Urinbildung vollständig.

Der Chirurg pflanzt die neue Niere meist ins kleine Becken unterhalb der
alten Nieren ein; diese bleiben gewöhnlich erhalten, soweit sie noch vorhanden sind, und müssen nur ausnahmsweise unter bestimmten Umständen entfernt werden. Ein sichtbares Zeichen, daß die eingepflanzte Niere
anfängt zu arbeiten, ist das Ingangkommen der Urinproduktion in den ersten
Tagen nach der Operation.

Im übrigen gilt dann aber das Hauptaugenmerk der Gefahr einer Abstoßung: Hochwirksame Medikamente (Immunsuppressiva) müssen von
der Transplantation an *lebenslang* eingenommen werden, um ein Abstoßen
zu verhindern.

Die möglichen **Nebenwirkungen** und notwendigen Kontrollen werden
zuvor mit dem Patienten und der Familie besprochen. In einzelnen Fällen
kommt es allerdings trotz aller Bemühungen zu einer akuten oder chronischen Abstoßung, die dann zusätzliche Medikamente – mitunter auch wieder eine Dialyse – erfordert; unter Umständen schafft erst eine →Biopsie der
gespendeten Niere Klarheit über das weitere Vorgehen. In Ausnahmefällen
müssen die Ärzte erkennen, daß das gespendete Organ auf Dauer nicht zu
retten ist, sondern wieder herausgenommen werden muß. Für diese Patienten besteht aber die reelle Chance einer zweiten Transplantation.

Vier von fünf gespendeten Nieren funktionieren noch nach fünf Jahren;
neun von zehn Kindern mit transplantierter Niere gehen regulär zur Schule,
und 75 Prozent der Kinder können später einen Beruf ausüben.

Nierenversagen

Der Arzt spricht von *Niereninsuffizienz* und unterscheidet akute von chronischen Formen.

1. Akutes Nierenversagen:

Beispiele für **Ursachen** sind schwerste Unfälle (Polytraumen), →Vergif-
tungen, →Verbrennungen, →Schock, →Infektion, ein akuter Zerfall roter
Blutzellen (Hämolyse), ferner ein erhebliches Nachlassen der Herzkraft
oder schwerste Austrocknung. Diese Patienten brauchen meist →Intensiv-
pflege. Die Behandlung ist vielschichtig und erfordert einen durchdachten
Plan.

Anzeichen und Symptome: Sichtbares Zeichen des akuten Nierenversagens ist die plötzlich verminderte oder sogar fehlende Urinproduktion;
infolgedessen steigt im Blut die Konzentration der *harnpflichtigen Stoffe*
an; unter Umständen kommt es auch zu Bluthochdruck und zu Schwellungen im Gesicht und an den Gliedmaßen.

Was ist zu tun? Zu den ersten Maßnahmen zählen Kontrollen des Körpergewichts und das Bilanzieren zwischen Einfuhr und Ausfuhr: Die Trinkmenge und →Infusion in 24 Stunden im Vergleich zur Urinmenge im sel-

ben Zeitraum zuzüglich aller Verluste durch Erbrechen, Durchfall, Schwitzen und unsichtbare Wasserverluste.

Blutwäsche Braucht die Erholung der Nieren längere Zeit, ist eine ein- oder mehrmalige Blutwäsche (Dialyse) nötig.

überschießende Urinproduktion Das allmähliche Überwinden des Nierenversagens kündigt sich häufig durch eine zeitweise überschießende Urinproduktion (*Polyurie*) an, wobei der Harn dann dünner, wäßriger als sonst ist. Dem muß man durch größere Trinkmengen Rechnung tragen. Viele Kinder erholen sich vom akuten Nierenversagen völlig.

Manches akute Nierenversagen geht allerdings in eine chronische Form über.

2. Chronisches Nierenversagen:

Es ist selten, gemessen an der Gesamtbevölkerung, beschäftigt die Kinderheilkunde aber erheblich.

Ursachen: Bei jungen Kindern sind es vor allem angeborene Fehlbildungen der ableitenden Harnwege und Nieren, die im Laufe von Jahren zum **angeborene Fehlbildungen** Versagen dieses Organs führen; das gilt auch für einige seltene ererbte Nieren- und →Stoffwechselkrankheiten.

Entzündungen im Nierengewebe Im Schulalter sind es insbesondere nicht-eitrige Entzündungen im Nierengewebe (→Nephritis, →Nieren), die zum chronischen Nierenversagen führen können.

Die **Symptome** beginnen schleichend, zunächst wenig kennzeichnend: Appetitverlust, Müdigkeit, Kopfweh. Blutdruckmessung, Urinbefund, Blutuntersuchung und eine Nierenfunktionsprobe (Clearance) geben Hinweise zur Diagnose; →bildgebende Verfahren zur Darstellung der Nieren und ableitenden Harnwege sowie in Einzelfällen auch eine →Biopsie kommen ergänzend hinzu.

Was ist zu tun? **Was ist zu tun?** Solange das Nierenversagen vom Körper noch einigermaßen aufgefangen werden kann, behandelt man vor allem die Folgen des **Folgen des Nierenversagens** Nierenversagens, so gut es geht:

— Medikamente gegen *erhöhten Blutdruck*, soweit nötig.

— Die tägliche Eiweiß-Zufuhr darf einerseits die Nieren nicht überfordern, **tägliche Eiweiß-Zufuhr** andererseits aber das Wachstum des Kindes nicht hemmen; deshalb lautet meist die Empfehlung, nicht weniger als 1 g pro kg täglich zu geben. Gleichzeitig muß für eine ausreichende Kalorienzufuhr gesorgt werden; andernfalls baut das Kind eigene Körpersubstanz ab.

Kochsalz — Wieviel *Kochsalz* erlaubt ist, entscheidet der Arzt nach den Blutwerten; das gilt auch für den Kaliumgehalt der Nahrung. Bluthochdruck und Neigung zum Einlagern von Wasser erfordern mitunter ein Einschränken der täglichen Kochsalzmenge.

— Die →*Blutarmut* (renale Anämie) kann erfolgreich mit →Erythropoetin angegangen werden.

Knochenschwund — Gegen den *Knochenschwund* (renale Osteopathie), der sich zunächst im Röntgenbild bemerkbar macht, wird die Endstufe von →Vitamin D verordnet, die sonst von der gesunden Niere selbst gebildet wird.

Wachstumshormon — Unter Umständen rät der Arzt dazu, wegen der verzögerten körperlichen Entwicklung *Wachstumshormon* einzusetzen; dies wird per Spritze unter die Haut verabreicht.

Schreitet das chronische Nierenversagen innerhalb von Monaten und Jahren weiter fort, wird der Arzt mit dem Patienten und seiner Familie über die Möglichkeiten der regelmäßigen Blutwäsche (→Dialyse) sprechen. Man versucht damit, eine Nierenvergiftung (*Urämie*) mit fortschreitender Herzschwäche, überwässerten Lungen, Appetitlosigkeit, Erbrechen, Krampfanfällen und schließlichem Tod zu umgehen (→Nierentransplantation).

Es gibt Selbsthilfegruppen für Familien mit einem chronisch nierenkranken Kind (siehe Anhang).

Nikotin

ist der Hauptwirkstoff im Tabak. Kleinkinder, die eine Zigarette oder Kippe (mit angereichertem Nikotin!) finden, probieren gern davon; am giftigsten ist allerdings der flüssige Rückstand in Tabakspfeifen.

Wenige heruntergeschluckte Tabak-Krümel machen dem Kind nichts. Eine knappe halbe Zigarette oder eine ganze Kippe können hingegen Wirkung zeigen: Übelkeit, Speichelfluß, Durchfall, Zittern und Schwitzen. Falls das Kind nicht von selbst erbricht, sollte man es zum Erbrechen bringen (→Vergiftungen); im Erbrochenen dann nach Tabakresten suchen.

Viel schwerer wiegende Nachteile für die Gesundheit entstehen, wenn ein Säugling oder Kleinkind in einer *Raucherfamilie* aufwächst und wenn bereits Schulkinder und Jugendliche mit dem →Rauchen anfangen oder dazu gebracht werden (→Asthma).

Schwangere Mütter rauchen am besten gar nicht (→Mangelgeborene, →plötzlicher Kindstod); das gilt auch für die Stillzeit. Für manche Raucherin ist das Wochenbett ein Einschnitt in die Lebensgewohnheiten und eine Chance, sich das Rauchen ganz abzugewöhnen. Die eine oder andere Zigarette am Tag ist allerdings kein Grund zum →Abstillen.

Non-Hodgkin-Lymphom (abgekürzt NHL)

Eine *bösartige Erkrankung*, die von Zellen in →Lymphknoten oder in der damit verwandten Thymusdrüse oben im Brustkorb oder auch von Lymphknoten im Bauchraum ausgeht. Das Non-Hodgkin-Lymphom breitet sich rasch im Knochenmark sowie in anderen Organen aus und ist dann nicht mehr von einer akuten lymphoblastischen →Leukämie zu unterscheiden. Seinen Namen hat man gewählt, um es von der andersartigen →Hodgkinschen Krankheit (→Lymphogranulomatose) klar zu trennen.

O

O-Beine (Fachwort „Genua vara")

Sie sind normal beim gesunden Säugling und jungen Kleinkind, ebenso wie
→X-Beine beim älteren Kleinkind. Nur wirklich ausgeprägte O-Beine beim
älteren Kleinkind geben gelegentlich Anlaß, den Kalzium-, Phosphat- und
Vitamin-D-Haushalt zu überprüfen. Behandlungsbedürftige O-Beine kommen vor, wenn eine →Rachitis jenseits des Säuglingsalters auftritt (→Nie-   Rachitis
renversagen). Einseitige O-Bein-Stellung kommt unter bestimmten Umständen nach schlecht geheiltem →Knochenbruch vor.

Obstipation

bedeutet →Verstopfung des Darms durch Stuhl.

Obstruktion

Die *Verlegung* oder *hochgradige Einengung* eines Hohlorgans, vor allem der   hochgradige
ableitenden Harnwege als Folge einer angeborene Fehlbildung oder der Luf-   Einengung
tröhrenäste (Bronchien) als Folge von →Asthma. In diesem Sinne spricht   eines
der Arzt auch von *„obstruktiver Bronchitis"*.   Hohlorgans

    Obstruktionen gibt es aber auch in der Luftröhre (z. B. durch einen
Fremdkörper), in den Gallenwegen und im Darm.

Ödeme (Einzahl: das Ödem)

Das sind *Schwellungen*, verursacht durch Wasser, das sich in den Spalten   Schwellungen,
zwischen der Haut und anderem Gewebe angesammelt hat. Ödeme sind   verursacht
meist teigig: Fingerdruck macht eine Delle.   durch Wasser

    Ein Ödem kommt entweder einzeln vor, etwa um einen →Bienenstich
oder um einen Abszeß herum (entzündliches Ödem); oder Ödeme treten an
verschiedenen Stellen des Körpers (generalisiert) auf, z. B. bei einer Nierenkrankheit (→Nephrose) oder bei Herzschwäche (→Herzinsuffizienz). Eine
solche *Wassersucht* ist auch am Anstieg des Körpergewichts erkennbar,   Wassersucht
ebenso ihre Besserung am Gewichtsverlust, wenn durch gesteigerte Urinproduktion die Ödeme ausgeschwemmt werden.

Ohnmacht

Eine meist kurzdauernde Bewußtlosigkeit infolge eines plötzlichen Blut-   kurzdauernde
druckabfalls (→Kreislauf). Wird jemand im Sitzen, Stehen oder beim Lau-   Bewußt-
fen ohnmächtig, fällt er hin und bricht zusammen (→Kollaps); man kann   losigkeit
aber auch im Liegen ohnmächtig werden.

Beispiele für **Ursachen** eines solchen Absackens des Blutdrucks:
– Mangelhaftes Kreislauftraining, wie es bei Jugendlichen zu Beginn der
→Pubertät vorkommt, wenn sie in die Höhe schießen (→orthostatische
Dysregulation); die Betroffenen können dann z. B. schlecht längere Zeit
Schlange stehen.
– →Hitzschlag.
– →Herzrhythmusstörung; diese bedarf der ärztlichen Klärung mit Hilfe
eines →EKG.

Falls ohnmachtsähnliche Zustände wiederholt auftreten, muß auch an
anfallsweise Bewußtlosigkeit als Ausdruck von →Krampfanfällen gedacht
werden. Hier hilft eine →Hirnstromkurve weiter.

Was ist zu tun? Sieht man jemanden ohnmächtig werden, legt man ihn
vorsichtig auf eine möglichst flache Unterlage und versucht, seine Beine
hochzuheben oder hochzulagern, z. B. mit einem Kissen oder einem umge-
drehten Stuhl. Dies wirkt sich günstig auf den Blutdruck aus. Auf unbehin-
derte Atmung und Puls achten; notfalls →Wiederbelebung beginnen und
Arzt rufen. In den meisten Fällen erholt sich jedoch der Ohnmächtige in flacher Körperlage rasch wieder.

Vorbeugen: →Orthostatische Dysregulation.

Ohr

Zu diesem Sinnesorgan gehört die Ohrmuschel, der äußere Gehörgang, das
Trommelfell, das Mittelohr mit der Gehörknöchelchenkette, der →Eusta-
chischen Tube und dem Warzenfortsatz des Schläfenbeins hinter der Ohrmuschel; ferner das im Felsenbein geschützte *Innenohr* mit Schnecke,
Gleichgewichtsorgan und dem Hörnerven.

Ohr, Fremdkörper im

Kleinkinder bringen gelegentlich eine kleine Perle, ein Stück vom Spielzeug oder dergleichen in ihren äußeren Gehörgang, ohne daß er wieder von
allein herauskommt. In solchem Fall fragt man seinen Arzt. Eigene Versuche, etwa mit einer Pinzette, sollten lieber unterbleiben; der Fremdkörper
gerät dadurch womöglich noch tiefer in den Gehörgang.

Unerkannte Fremdkörper können nach einiger Zeit Entzündungsreaktionen im Gehörgang hervorrufen (→Ohrenschmerzen).

Ohrenschmalz (Fachwort „Zerumen")

bildet sich aus den Talgdrüsen des äußeren Gehörganges, aus abgeschilfer-
ten Zellen und winzigen Haaren.

Was ist zu tun? In der Regel reinigt sich der Gehörgang von allein, gerade auch im Kindesalter. Bei Säuglingen und Kleinkindern braucht man
nach dem Baden allenfalls das außen vor dem Gehörgang liegende Ohrenschmalz mit einem Wattestäbchen wegzutupfen. Man sollte keinesfalls mit
einem Wattestäbchen oder anderen (ungeeigneten) Gegenständen tiefer in
den Gehörgang eindringen; dies kann dazu führen, daß Ohrenschmalz vor
das Trommelfell geschoben wird oder dieses sogar verletzt wird.

Falls ein Kind ohne Fieber oder Ohrweh über ein dumpfes Gefühl in
einem oder beiden Ohren klagt und über Schwerhörigkeit, sollte man vom

Arzt nachschauen lassen, ob die Ursache Ohrenschmalz ist; dies wird dann gegebenenfalls von ihm selbst oder unter seiner Anleitung durch Auflösen und vorsichtiges Herausspülen entfernt.

Ohrenschmerzen

Säuglinge und junge Kleinkinder fassen sich wiederholt ans Ohr, falls es ihnen dort weh tut; sie sind dann oft weinerlich und wehleidig; unter Umständen fiebern sie gleichzeitig. Ältere geben gezielt an, welches Ohr sie schmerzt.

Die häufigste **Ursache** im Kindesalter ist eine →Mittelohrentzündung. Etwas weniger häufig ist eine alleinige Entzündung des äußeren Gehörgangs, seltener ein Ekzem im Gehörgang, das zusätzlich juckt, oder ein Furunkel, der immer äußerst schmerzhaft ist. Gelegentlich steckt auch ein nicht erkannter Fremdkörper im Gehörgang (→Ohr, Fremdkörper im). Im Zweifel lieber den Kinder- oder Hausarzt fragen oder sogar einen HNO-Arzt hinzuziehen.

Bis zum Arztbesuch hilft manchmal ein wärmender Ohrverband: Eine Schicht Watte von außen auf die Ohrmuschel legen, darüber eine Mütze mit Ohrenklappen.

Ohrentzündung

→Mittelohrentzündung, →Ohrenschmerzen.

Ohrtrompete

→Eustachische Tube, →Ohr.

Onkologie

Das Fachgebiet, das für Patienten mit *bösartigen Krankheiten* (→Krebs) sorgt. Da sich deren Heilungschancen gerade im Kindesalter während der letzten Jahrzehnte enorm verbessert haben (Leukämien heilen zu ca. 80 bis 90 Prozent, Hirntumor zu ca. 40 bis 60 Prozent aus) hat innerhalb der →Kinderheilkunde die pädiatrische Onkologie an Bedeutung und Eigenständigkeit gewonnen.

Orbitalphlegmone (siehe Bild 14)

Eine flächenhafte Entzündung des weichen Gewebes um den Augapfel herum, meist einseitig.

Ursache: Hervorgerufen durch →Bakterien; diese stammen gewöhnlich aus vereiterten Siebbeinzellen in der Nachbarschaft zum inneren Augenwinkel (→Nasennebenhöhlen).

Eine Orbitalphlegmone kommt im jungen Kindesalter gar nicht selten vor.

Symptome: Ober- und Unterlid sind deutlich geschwollen; das beteiligte Gewebe in der Augenhöhle drängt das Auge nach vorn. Die umgebende Haut ist lila-rötlich verfärbt, bis zur Wange und Nase hin. Das Kind hat in der Regel Fieber und kann das Auge kaum noch öffnen. Das entzündete Gebiet tut weh.

Was ist zu tun? Für den Kinderarzt reicht meist eine „Blickdiagnose"; nur ausnahmsweise muß der Augenarzt hinzugezogen werden. Das Röntgenbild der Nasennebenhöhle zeigt oft noch die Entzündung der Siebbeinzellen als Verschattung auf der betroffenen Seite; mitunter werden auch noch andere →bildgebende Verfahren eingesetzt.

Behandlung Die Behandlung muß bald beginnen, damit sich kein eitriger Abszeß entwickelt, der das Auge gefährdet: →Antibiotika, am sichersten mit einer Infusion für einige Tage. Dies gibt am ehesten Gewähr, daß die →Phlegmone rasch heilt und nichts zurückbleibt.

Ornithose (Vogelkrankheit)

übertragene Lungen-entzündung Eine von erkrankten Papageien, Tauben oder Singvögeln übertragene *Lungenentzündung*; sie verläuft ähnlich wie eine →Grippe. Die Erreger sind eine bestimmte Art von →Bakterien (→Chlamydien); dies ist bei der Behandlung mit Antibiotika zu berücksichtigen.

Falls die Diagnose gesichert und die Ansteckungsquelle daheim zweifelsfrei entdeckt wurde, muß der Arzt mit der Familie überlegen, ob der erkrankte Vogel weiter in der Wohnung bleiben darf.

Orthostatische Dysregulation

unzulängliche Anpassung des Blutdrucks Eine unzulängliche Anpassung des Blutdrucks an die senkrechte Körperhaltung. Normalerweise stellt sich der Blutdruck auf die unterschiedlichen Erfordernisse im Liegen und Stehen rasch ein. Manche ältere Kinder und Jugendliche hingegen, die während der →Pubertät in die Höhe schießen, haben Schwierigkeiten mit ihrem →Kreislauf: Wenn sie sich morgens aus dem Bett aufrichten, wird ihnen flau oder schwindelig und übel. Ähnlich ergeht es ihnen nach längerem Sitzen oder ungewohntem Stehen; sie verspüren ein Leeregefühl im Kopf und werden schnell ohnmächtig. Ein Blutdruck-Test im Liegen und anschließendem Stehen bestätigt die Diagnose.

Was ist zu tun? **Was ist zu tun?** Die Kreislaufregulation läßt sich in diesem Alter gut *trainieren*: Kalt-warmes Wechselduschen morgens über Wochen mit ganz **Wechsel-duschen** allmählich zunehmendem Temperaturunterschied übt das Enger- und Weiterstellen der Blutgefäße in der Haut. Überhaupt sollte morgens zwischen Aufstehen und Verlassen des Hauses genügend Zeit bleiben für ein in Ruhe **Zeit fürs** eingenommenes Frühstück und leichte körperliche Tätigkeit.

Frühstück Medikamente, die auf den Blutdruck steigernd wirken, sind nur ausnahmsweise angebracht.

Ösophagitis

Entzündung der Speiseröhre Eine *Entzündung der Speiseröhre*, und zwar ihrer Schleimhaut. Saurer Speisebrei, der beim Aufstoßen aus dem Magen immer wieder zurückfließt, ist der Hauptverursacher. Dies kommt bei Säuglingen mit ausgeprägter und lang anhaltender →Kardiainsuffizienz vor, im anschließenden Kindesalter bei einer angeborenen Lücke im Zwerchfell (→Hiatushernie).

Eine schwerwiegende Ösophagitis, die auch häufig zu Rückfällen neigt, bringt die Gefahr einer narbigen Verengung mit sich, vor allem im unteren Teil der Speiseröhre (→Ösophagusstriktur) und muß mit säurebindenden oder -hemmenden Medikamenten behandelt werden.

Ösophagotracheale Fistel

Eine angeborene →Fehlbildung: nämlich eine Verbindung (innere Fistel) zwischen *Speiseröhre* und *Luftröhre*, die normalerweise vom Kehlkopfeingang an abwärts streng getrennt sind; beide Hohlorgane entstehen während der Frühschwangerschaft aus einem gemeinsamen Vorderdarm.

Die Folge der Fehlbildung ist, daß von der heruntergeschluckten Nahrung hin und wieder etwas in die Luftröhre und ihre Äste (Bronchialbaum) sowie schließlich in die Lungen geraten kann. Hartnäckiger, immer wieder auftretender Husten, mitunter auch Lungenentzündung sind die Folge. Obschon bei Geburt vorhanden, dauert es oft bis weit ins Säuglingsalter hinein, bis die Fistel mit Sicherheit erkannt und nachgewiesen wird. Die Untersuchung der Speiseröhre mit →Kontrastmittel liefert hierbei nicht immer zuverlässige Ergebnisse, eher schon das direkte Betrachten des Inneren der Luftröhre (Tracheoskopie).

Was ist zu tun? Sobald die Diagnose gesichert ist, gibt es nur eine Therapie: Der Kinderchirurg muß den Brustkorb eröffnen, die Fistel an beiden Enden unterbinden und durchtrennen. Die Aussicht auf völlige Heilung ist dann sehr gut.

Ösophagus

ist der Fachausdruck für *Speiseröhre.*

Ösophagusatresie (fehlende Durchgängigkeit der Speiseröhre)

Das ist eine angeborene →Fehlbildung: Die Speiseröhre endet in einem Blindsack; sie ist für jeden Nahrungsschluck verschlossen, auch für Speichel. Da Speise- und Luftröhre in den ersten Schwangerschaftswochen (→Embryonalperiode) aus einem gemeinsamen Vorderdarm entstehen, kommt es vor, daß sich mit der gestörten Entwicklung, die zur Atresie der Speiseröhre führt, auch eine →ösophagotracheale Fistel ausbildet; eine zusätzliche Fehlbildung an einem anderen Organ ist ebenfalls möglich.

Ursachen: Welcher Art die ursächliche Störung ist, läßt sich im Einzelfall kaum sagen. Das Verhalten der Mutter in der Schwangerschaft spielt keine Rolle. Auch existiert kein erblicher Einfluß; das Wiederholungsrisiko in derselben Familie ist minimal.

Kinderheilkunde und Kinderchirurgie haben inzwischen Erfahrung mit Ösophagusatresien; aus Sicht der einzelnen Familie ist dies jedoch ein seltenes Ereignis: Man rechnet mit einer Größenordnung von 1:5.000 Neugeborene.

Anzeichen und Symptome: Es gibt typische Hinweise auf eine Ösophagusatresie am Ende der Schwangerschaft und in den ersten Stunden nach der Geburt, die Ärzte, Hebammen und Schwestern unbedingt beachten müssen:
- *Vermehrtes Fruchtwasser* (Hydramnion); denn das ungeborene Kind kann das ständig neugebildete Fruchtwasser nicht herunterschlucken.
- Nach der Geburt kann das Kind seinen Speichel nicht schlucken; deswegen bildet sich *blasiger Schaum vor dem Mund.*

Vermehrtes Fruchtwasser kommt allerdings häufiger vor als eine Ösophagusatresie, ist also ein vieldeutiges Zeichen.

 Was ist zu tun? Eine Ösophagusatresie muß vom Kinderchirurgen korrigiert werden; anders ist ein Überleben nicht möglich. Der Operationserfolg
 ist am sichersten und die Erholung von dem Eingriff am raschesten, wenn das Neugeborene vor der Operation noch nicht gefüttert wurde. Denn solange die fehlende Durchgängigkeit der Speiseröhre nicht beseitigt ist, gerät gefütterte Nahrung leicht in die Luftröhre und Lungen, trotz heftigem Husten und Spucken, das beim Füttern einsetzt. Deshalb ist die genaue Beobachtung der oben genannten Anzeichen entscheidend.

Wenn der Versuch, eine weiche →Sonde durch die Speiseröhre bis in den Magen vorzuschieben, mißlingt, verhärtet sich der Verdacht; ein solcher Test belastet das Neugeborene nicht nennenswert.

 Bewiesen wird die Diagnose durch ein Röntgenbild des Brustkorbs, auf dem sich die blind endende Speiseröhre darstellt.

 Je nach Befund, steht der Kinderchirurg vor einer gut oder schwierig zu lösenden Aufgabe: Der obere und untere Anteil der Speiseröhre liegen im günstigen Fall nahe beieinander und können deshalb leicht vereinigt werden; die zu überbrückende Strecke läßt sich manchmal jedoch nur durch Zug an den beiden Enden oder mit anderen chirurgischen Methoden überwinden.

In den ersten Wochen nach der Operation muß die Nahtstelle in der Speiseröhre meist nach und nach aufgeweitet werden (bougieren). Das Füttern und Gedeihen des Kindes macht dann im Säuglingsalter gewöhnlich keine Schwierigkeiten.

In den späteren Jahren zeigt sich allerdings bei einigen dieser Kinder, daß die ursprünglich fehlgebildete Speiseröhre doch unvollständig mit den zugehörigen Nerven versorgt ist: Sie haben dann z. B. mit einer hartnäckigen →Kardiainsuffizienz zu tun, oder heruntergeschluckte Bissen rutschen trotz beseitigter Enge nicht so leicht in den Magen wie bei anderen Kindern.

Ösophagusstriktur (enge Stelle in der Speiseröhre)

 entsteht durch schrumpfende Narben. Ein Beispiel ist die Nahtstelle einer operierten →Ösophagusatresie; oder die Striktur nach versehentlichem Herunterschlucken einer ätzenden Flüssigkeit (→Laugenverätzung, →Säureverätzung). Auch eine hartnäckige, unbeachtete und unbehandelte →Kardiainsuffizienz führt über die längere Zeit einwirkende Magensäure zu chronischer Entzündung der Schleimhaut am unteren Ende der Speiseröhre und dann dort mitunter zu narbigem Schrumpfen.

Osteogenesis imperfecta

bedeutet *fehlerhafter Knochenbau* (→Glasknochenkrankheit).

Osteomyelitis

Fachwort für die eitrige *Knochenmarkentzündung*.

 Die **Ursache** sind →Bakterien, häufig →Staphylokokken, die über die Blutbahn den Knochen erreichen, dessen Mark immer gut durchblutet ist. Bei Säuglingen und Kleinkindern setzen sich die Bakterien besonders leicht am Ende der langen Röhrenknochen fest, dort, wo sich die Wachstumsfugen befinden. Von da kommt es dann mitunter zum Durchbruch ins Gelenk (eitrige Arthritis). Eine eitrige Hautkrankheit, wie →Furunkel oder Staphy-

312

lodermie, ist gelegentlich die Quelle der Staphylokokken. Eine Osteomyelitis kann auch durch eine tiefergehende Verletzung in Knochennähe oder einen offenen Knochenbruch entstehen.

Symptome: Obwohl der Entzündungsherd nur an einer Stelle des Knochens sitzt, erkrankt vor allem das junge Kind immer mit heftigen allgemeinen Zeichen, die akut einsetzen: hohes →Fieber, nachlassender Appetit, Quengeligkeit; das Kind wirkt deutlich krank, mag die betroffene Gliedmaße oder Körperstelle nicht bewegen, schont sie deshalb und spürt beim Berühren starke Schmerzen. Man sieht dort mitunter auch eine Schwellung und Rötung.

Was ist zu tun? Der Verdacht auf eine Osteomyelitis erfordert eine rasche Klärung. Denn ein frühzeitiger Behandlungsbeginn ist wichtig für die vollständige Heilung. Der Arzt versucht, falls die Diagnose nicht ganz eindeutig ist, mit →bildgebenden Verfahren den Verdacht zu erhärten oder zu entkräften. Dazu muß er auch die Reaktionen im Blut kennen (Entzündungsparameter). Eine Hilfe für erfolgreiches Behandeln ist die Suche nach dem Erreger: In mehrstündigen Abständen nimmt man aus der Vene 1–2 ml Blut ab und legt zwei oder drei Blutkulturen an; nötigenfalls muß man auch versuchen, durch →Punktion an eine Eiteransammlung im Gelenk oder in dessen Nähe und damit an den Erreger zu kommen.

Mitunter ist eine Osteomyelitis schwierig von anderen Erkrankungen zu unterscheiden, vor allem wenn sie im Schul- oder Jugendalter auftritt und einen schleichenden Beginn und Verlauf hat.

Die **Behandlung** besteht in einer hochdosierten, intensiven Gabe eines Antibiotikums oder mehrerer →Antibiotika, anfänglich mit Hilfe einer Infusion; dazu gibt es keine Alternative. Die Dauer dieser Therapie beträgt mindestens drei bis vier Wochen, unter Umständen auch länger.

Mit dem Orthopäden oder Kinderchirurgen wird besprochen, inwieweit eine Ruhigstellung der betroffenen Gliedmaße – etwa mit einer Schiene – sinnvoll und hilfreich ist.

Die Aussicht auf vollständige Heilung ist heute sehr gut.

Schwieriger sind die therapeutischen Entscheidungen bei einer fortgeschrittenen oder chronischen Osteomyelitis. Hier muß meist der Orthopäde oder Chirurg hinzugezogen werden.

Osteoporose

bedeutet eine Verminderung von Knochengewebe, womit eine erhöhte Brüchigkeit entsteht. Eine verminderte Knochenstabilität kann lokal, z. B. im Bereich der Wirbelsäule, oder generalisiert, in allen Knochen, bestehen. Beim Kind entwickelt sich dieses Krankheitsbild durch eine körperliche Inaktivität bei Bettlägerigen, bei angeborenen Erkrankungen wie die Störung von Kollagensynthese im Sinne einer →Glasknochenkrankheit oder infolge einer Vitamin-D-Mangel-Situation, wie man sie bei Nierenkranken vorfindet.

Was ist zu tun? Je nach Ursache wird unterschiedlich vorgegangen. Wenn eine Beweglichkeit hergestellt werden kann, bessert sich damit auch die Knochenbelastbarkeit, wie wir nach der Abnahme eines Gipsverbandes beobachten können. Bei Nierenkranken wird in bestimmten Fällen das →Vitamin D vermehrt zugeführt, womit sich die Kalk-Aufnahme und -Einlagerung in die Knochen verbessert. Bei der Glasknochenkrankheit, ähnlich wie bei der Osteoporose im Alter, helfen Medikamente (Biphosphonate). Eine reichliche körperliche Aktivität und eine ausreichende Zufuhr von Kalk durch Milchprodukte im Kindesalter beugt der Osteoporose im hohen Alter vor.

(Randspalte: körperliche Aktivität)

Osteosarkom

(Randspalte: bösartiger Knochentumor)

Ein seltener bösartiger *Knochentumor*, der allerdings etwas häufiger auftritt als das →Ewing-Sarkom. Beide treten vor allem *im zweiten Lebensjahrzehnt* auf, gelegentlich auch in den anschließenden Jahren, fast nie vor dem Grundschulalter. Jungen sind eher betroffen als Mädchen.

Ausgangspunkt für das Osteosarkom ist meist ein Knochen in den Beinen oder Armen, bevorzugt in Nähe des *Kniegelenks*, nur selten der Rumpf oder Schädel.

Symptome: Zunehmende Schmerzen, vor allem nachts, und eine sichtbare Verdickung der betroffenen Stelle sind oft die ersten Zeichen.

Die Absiedelung von Tochtergeschwülsten erfolgt besonders leicht in die Lungen, nach längerer Überlebenszeit auch in andere Knochen.

(Randspalte: Was ist zu tun?)

Was ist zu tun? Das *frühzeitige* Erkennen ist mitentscheidend für den Erfolg der Therapie. Die endgültige Diagnose und die weitere umfassende Betreuung des Patienten und seiner Familie liegen am besten in den Händen erfahrener Ärzte. Dazu braucht es die Zusammenarbeit mehrerer Fachgebiete: →Onkologie, Chirurgie oder Orthopädie und →Strahlentherapie.

(Randspalte: Therapieprotokoll)

Die Behandlung folgt am sichersten den Richtlinien eines →Therapieprotokolls. Probleme und Schritte des Vorgehens werden mit Patient und Eltern besprochen: Die Wirkung und Nebenwirkungen der →Chemotherapie und →Strahlentherapie, das Für und Wider einer Amputation, die möglicherweise nötig wird.

(Randspalte: Chemotherapie und Strahlentherapie)

Die 5-Jahres-Überlebensrate lag früher ohne Chemotherapie unter 20 Prozent, sie liegt heute mit Hilfe eines aktuellen Therapieprotokolls zwischen 50 Prozent und 70 Prozent!

Diese Zahlen zeigen aber auch, daß das Osteosarkom im Einzelfall immer noch eine sehr ernste Erkrankung ist. Die Therapie, die sich über viele Monate hinzieht, stellt für den Patienten und seine Familie eine außerordentliche Belastung dar; trotzdem lohnt sie sich für die Mehrzahl der Betroffenen.

Otitis media

bedeutet →Mittelohrentzündung.

Oxyuren

sind →Madenwürmer.

Ozon

(Randspalte: Sauerstoffverbindung)

Eine *Sauerstoffverbindung* aus drei Atomen; deutlich reaktionsfreudiger als der übliche Sauerstoff, der aus zwei Atomen besteht. Deshalb ist Ozon ein Bleichmittel und zum Desinfizieren geeignet; beim Einatmen reizt es die Atemwege, allerdings nur unter bestimmten Bedingungen, die bei Kindern selten gegeben sind.

Sowohl die bodennahe Anreicherung von Ozon im Sommersmog als auch das schwindende Ozon in der Schutzschicht 30 bis 50 km über der Erde („Ozonloch") erfahren mit Recht zunehmende Aufmerksamkeit.

Wenn in der warmen Jahreszeit vor zu hohen Ozonwerten gewarnt wird, so betrifft das vor allem Erwachsene, die unter Dauerbelastung stehen oder körperliche Höchstleistungen (Leistungssport) erbringen müssen. *Kinder* braucht man deswegen nicht in der Wohnung einzusperren. Sie dürfen ruhig draußen spielen; davon werden sie nicht krank. Eltern sollten sie natürlich vom Straßenverkehr mit seinen Abgasen nach Möglichkeit fernhalten und selber unnötiges Autofahren unterlassen.

Die zunehmende Stärke der Ultraviolett-Strahlen infolge des „Ozonlochs" sollte beim Sonnenschutz beachtet werden (→Sonnenbrand).

Zur Klarstellung: Die größere alltägliche Gefahr – insbesondere für Säuglinge und Kleinkinder – liegt im *passiven Mitrauchen*; das sollten Eltern, die rauchen, wissen (→Nikotin, →Rauchen).

P

Panaritium (Umlauf am Finger)

Eine eitrige Entzündung um den Nagel herum; häufig harmlos, weil oberflächlich, auch im Neugeborenenalter; dort meist unter einem kleinen braungelben Krüstchen von allein heilend.

Die Erreger sind vorwiegend Staphylokokken (→Bakterien).

Auch eingewachsene Nägel können zur schmerzhaften Entzündung führen. Zu enge oder zu kleine Schuhe wirken sich nachteilig aus. Man sollte Nägel nie zu kurz schneiden; es hilft, scharfe Stellen zu feilen.

Was ist zu tun? Bei oberflächlichen Panaritien reichen Hausmittel; z. B. ausführliche, gut warme Seifenbäder, ein- bis zweimal täglich für einige Tage.

Vorsicht mit jedem tieferreichenden Panaritium, erkennbar an heftigem Klopfschmerz, an umgebender Rötung und Schwellung. Dies muß einem Arzt gezeigt werden, nicht zuletzt wegen der Frage, ob der Knochen des Fingerendglieds beteiligt ist.

Tragen von breiten und offenen Schuhen hilft. Wenn schon der Nagel entzündet oder eingewachsen ist, lindern Bädern in einer Desinfektionslösung (jodhaltige Lösung wie Polyvidon-Jod) den Schmerz.

Auch beim Neugeborenen breitet sich ein Panaritium gelegentlich weiter aus, so daß der Finger insgesamt rot wird und sich verdickt. Vom Kinderarzt muß entschieden werden, ob →Antibiotika eingesetzt werden müssen. Wenn ja, geschieht dies gelegentlich sogar in der Kinderklinik mit Hilfe einer Infusion; damit will man das Entstehen einer →Sepsis verhindern.

Pankreas

Fachwort für *Bauchspeicheldrüse* (→Mukoviszidose, →Zuckerkrankheit).

Panmyelopathie

Eine *Erkrankung des Knochenmarks*, bei der alle drei Zellarten – nämlich rote Blutzellen, →Leukozyten und →Blutplättchen – ungenügend oder gar nicht gebildet werden. Das Knochenmark ist auffallend zellarm oder durch Fettgewebe ersetzt. Im Blut liegen die Zahlenwerte für sämtliche Zellarten und für den roten Blutfarbstoff ganz niedrig; deshalb auch der Ausdruck *aplastische Anämie* für diese Krankheit (→Blutarmut).

Ursachen und Symptome: Es gibt eine ererbte Form, nach einem Schweizer Kinderarzt *Fanconi-Anämie* genannt. Die Blutarmut macht sich erst im Laufe der Kindheit bemerkbar. Es gibt allerdings schon Hinweise, bevor die Blutarmut ausgeprägt ist: verzögertes Wachstum vor und nach der Geburt, auffällige Unterarmknochen und Daumen, die in der Entwicklung zurückbleiben, sowie eine dunkle Pigmentierung der Haut. Ein Merkmal ist die erhöhte Brüchigkeit der →Chromosomen.

verzögertes Längenwachstum

Daneben gibt es erworbene Formen der Panmyelopathie; Ursache ist eine nachhaltige Schädigung des Knochenmarks, durch chemische Substanzen (wie Benzol), durch bestimmte Medikamente (→Chemotherapie, →Zytostatika), durch radioaktive Strahlung, bösartige Erkrankungen oder →Viren. In einem Teil der Fälle läßt sich die Ursache nicht herausfinden.

erworbene Formen

Was ist zu tun? Die Behandlung erfolgt mit Hilfe stimulierender Medikamente (Erythropoetin, Granulozyten-stimulierender Faktor) meist durch Spezialisten (Hämatologen). Wenn möglich, wird die Ursache ausgeschaltet. Es muß auf die →Abwehrschwäche geachtet werden wegen des Mangels an weißen Blutzellen, auf Blutungsneigung wegen der zu geringen Plättchenzahl und auf Folgen der Blutarmut. Falls keine Aussicht besteht, daß sich das Knochenmark erholt, kommt in erster Linie eine →Knochenmarktransplantation in Betracht.

Was ist zu tun?

stimulierende Medikamente

Knochenmarktransplantation

Paraphimose (auch „spanischer Kragen" genannt)

Ein bei Jungen im Kindesalter seltenes, aber akutes Ereignis: Die *Vorhaut* bleibt beim Zurückstreifen hinter der Eichel gefangen, z. B. während einer Erektion. Dadurch schwillt die Eichel zusätzlich an, die Vorhaut kann nur ganz schwierig und schließlich gar nicht mehr nach vorn geschoben werden. Hier ist rasche Hilfe erforderlich, in erster Linie vom Urologen. In Einzelfällen ist dabei sogar eine →Narkose erforderlich. Anschließend stellt sich häufig die Frage der →Zirkumzision.

Vorhaut bleibt hinter der Eichel gefangen

Paratyphus

ist eine Form des →Typhus.

Paukenerguß

Eine Ansammlung zähen Schleims im Mittelohr, also in der Paukenhöhle hinter dem Trommelfell.

Ursache: Vor allem eine abgelaufene →Mittelohrentzündung und die vergrößerte →Rachenmandel (Polypen), die zu einer Minderbelüftung der Paukenhöhle führen.

Ursache

Minderbelüftung der Paukenhöhle

Kinder mit einer →Lippen-Kiefer-Gaumenspalte haben in der Kleinkindzeit häufiger mit einem Paukenerguß zu tun.

Symptome: →Schwerhörigkeit, und zwar ist die Schalleitung beeinträchtigt. Wegen der Sprachentwicklung ist länger andauernde Schwerhörigkeit für Kleinkinder keineswegs belanglos, sondern muß behandelt werden.

länger andauernde Schwerhörigkeit

Was ist zu tun? Kinderarzt und HNO-Arzt planen die Maßnahmen:
- Verordnung von abschwellenden Nasentropfen, die die Belüftung des Mittelohrs über die Ohrtrompete (→Eustachische Tube) erleichtern;
- Einlegen von →Paukenröhrchen durch den HNO-Arzt zur Belüftung des Mittelohrs unmittelbar durch das Trommelfell hindurch;
- Falls dann noch nötig: Entfernung der Rachenmandel (→Adenotomie).

Was ist zu tun?

Paukenröhrchen

Winzige Plastikröhrchen, die bei schlecht belüfteter Paukenhöhle mit →Paukenerguß vom HNO-Arzt so eingelegt werden, daß sie für einige Monate oder länger im *Trommelfell* steckenbleiben. Damit wird das Mittelohr unmittelbar über den äußeren Gehörgang belüftet. Dies verbessert oder normalisiert die Schalleitungs-→Schwerhörigkeit. Außerdem kann mit Hilfe solcher eingelegter Paukenröhrchen eine hartnäckige Entzündung in der Ohrtrompete, der chronische Tubenkatarrh, besser heilen.

Pavor nocturnus („nächtliches Aufschrecken")

Begegnet uns meist im Vorschulalter: Diese Kinder wachen – mitunter in einer Serie von Nächten – während einer bestimmten Schlafphase innerhalb der ersten zwei Stunden nach dem Einschlafen auf, schreien angstvoll, sind nicht ansprechbar, möchten trotzdem aufstehen, reden bruchstückhaft, schlafen rasch wieder ein und für den Rest der Nacht immer durch. Am nächsten Morgen haben sie keine Erinnerung mehr daran. Der Pavor nocturnus ist verwandt mit dem Schlafwandeln, hat aber nichts mit →Alpträumen zu tun (→Schlafstörungen). *(nächtliches Aufschrecken)*

PCR

Englische Abkürzung für *polymerase chain reaction* (Polymerase Kettenreaktion): eine moderne Methode aus dem Fach der →Molekulargenetik, die vielseitige Anwendung findet, z. B. bei der Suche nach bestimmten →Bakterien und →Viren (Erregernachweis). Die Vorteile der PCR liegen unter anderem in der Zeitersparnis sowie in der Empfindlichkeit. *(molekulargenetische Methode)*

Pendelhoden

→Hodenhochstand.

Perikarditis

bedeutet *Entzündung des Herzbeutels* (→Herzkrankheiten).

Perinatale Asphyxie (Pulslosigkeit zur Zeit der Geburt)

Gemeint ist damit *Sauerstoffmangel*, der das Kind am Ende der Fetalperiode, während der Geburt und das atemgestörte Neugeborene nach der Geburt trifft (→Apgar-Schema). *(Sauerstoffmangel)*

Beispiele für **Ursachen** und Umstände, die zur perinatalen Asphyxie führen:
- die →Plazenta, die sich vorzeitig von der Gebärmutterwand löst;
- die Nabelschnur, die durch den Geburtskanal vorfällt und vom nachrutschenden Kind zusammengedrückt wird.
- Bei Mehrlingen besteht nach der Geburt des ersten Kindes für die nachfolgenden mitunter das Risiko einer perinatalen Asphyxie; deshalb hier unter Umständen der Rat zum →Kaiserschnitt. *(Mehrlinge)*
- Frühgeborene sind wegen ihrer Unreife der Gefahr des Sauerstoffmangels ausgesetzt.

Vorbeugen: Lückenlose Schwangerschaftsvorsorge und Überwachung der Geburt helfen, die Gefahr einer perinatalen Asphyxie rechtzeitig zu erkennen und die Geburtsleitung danach auszurichten.

Kinder, die mit perinataler Asphyxie geboren werden, reagieren meist prompt auf die Maßnahmen des Arztes oder der Hebamme und atmen dann regulär von selbst; einzelne brauchen jedoch eine Atemhilfe (→Beatmung). Die meisten Neugeborenen kommen ohne →Hirnschaden davon (→Intensivpflege).

Peritonitis
Fachwort für →Bauchfellentzündung.

Perthes-Krankheit
Nach einem Tübinger Chirurgen benannte Störung im Wachstum des Hüftgelenkskopfes; sie tritt bei Jungen häufiger als bei Mädchen auf, und zwar gegen Ende des Kindergartenalters und in der Grundschulzeit.

Die **Ursache** ist im Einzelfall meist schwer anzugeben; manche der Kinder haben früher einen sogenannten →Hüftschnupfen durchgemacht. Möglicherweise gehört eine angeborene Veranlagung dazu, die bewirkt, daß der Hüftkopf zeitweise vom Blut schlecht versorgt wird und Aufbau sowie Wachstum des Knochens Not leiden. Dies kommt öfter ein- als doppelseitig vor.

Symptome: Das Kind klagt immer wieder über Schmerzen, die es typischerweise im *Knie* der betroffenen Seite oder in der Leistengegend spürt, vor allem nach ausgiebigem Laufen und Herumspringen; es ermüdet mit dem Bein rascher. Bisweilen fällt auch Hinken auf.

Was ist zu tun? Der Verdacht muß gründlich geklärt werden; dazu gehört ein Röntgenbild beider Hüftgelenke; meist auch eine Blutuntersuchung. Vor allem aber ist das Urteil des *Orthopäden* nötig. Verlaufskontrollen sind unerläßlich.

Es gibt Kinder mit leichtem und schwerem Verlauf, deshalb auch verschiedene Behandlungswege und unterschiedliche Aussichten auf vollständige Heilung. Die Zeit arbeitet hier häufig *für* den Patienten; insbesondere jüngeren braucht kaum Bettruhe auferlegt zu werden: Der Hüftkopf erholt sich in diesen Fällen unter der Alltagsbelastung. Bei anderen Kindern versucht der Orthopäde, das Hüftgelenk durch eine Schiene oder ähnliches zu entlasten; gleichzeitig soll →Krankengymnastik die Heilung unterstützen. Vor allem ältere Kinder werden auch an der Hüfte operiert.

Ziel ist die vollständige Erholung des Hüftkopfes. Falls diese nicht erfolgt, besteht die Gefahr eines chronischen Hüftleidens im späteren Erwachsenenalter (Coxarthrose).

Pertussis
wörtlich „starker Husten", ist das Fachwort für →Keuchhusten.

Petechien
sind punktförmige Blutungen in der Haut von der Größe eines Stecknadelkopfes. Sie schmerzen nicht. Sie zeigen dem Arzt, daß entweder die kleinsten Blutgefäße (Haargefäße, Kapillaren) undicht sind oder die Zahl der →Blutplättchen zu niedrig liegt.

Petechien finden sich manchmal bei Gesunden nur an einer einzelnen Stelle auf der Haut, wenn dort ein starker Stau oder Sog eingewirkt hat („Knutschfleck").

Pfeiffersches Drüsenfieber

Nach einem Wiesbadener Kinderarzt benannte ansteckende Krankheit, die im Kindes- und Jugendalter auftritt, andere Namen dafür sind *Infektiöse Mononukleose* und „Studentenkrankheit" oder *kissing disease*, weil der Erreger durch Schmusen und Küssen leicht übertragen wird.

Der *Erreger* gehört zu den →Viren und heißt nach den englischen Entdeckern *Epstein-Barr-Virus*, abgekürzt EBV.

Die →Inkubationszeit beträgt zehn bis 14 Tage, gelegentlich auch länger. Gewöhnlich macht man das Pfeiffersche Drüsenfieber nur einmal im Leben durch.

Kleinkinder, die sich anstecken, machen häufig nur eine →stille Feiung durch oder einen →grippalen Infekt, bei dem vielleicht einige →Lymphknoten vergrößert sind.

Symptome: Erfolgt die Ansteckung erst im Schul- und Jugendalter, entsteht das typische Bild: länger anhaltendes, schubweises hohes Fieber; tastbare, mitunter sogar sichtbar vergrößerte Lymphknoten am Kieferwinkel, am Hals und an anderen Körperstellen; geschwollene und belegte →Mandeln, die zu einer eigentümlich *kloßigen Sprache* führen; deutliches Krankheitsgefühl. Der Arzt tastet oft eine vergrößerte →Milz und Leber; er findet im weißen Blutbild typische „Pfeiffer-Zellen"; die →Antikörper im Blut beweisen schließlich die Diagnose.

Was ist zu tun? Es gibt kein gezielt wirkendes Medikament. Das Pfeiffersche Drüsenfieber heilt in ein bis zwei Wochen von allein; in Einzelfällen dauert es bei Jugendlichen auch länger. Auf dem Höhepunkt von Fieber und Krankheit tut Bettruhe gut. Fiebernde Kinder und Jugendliche sollen *reichlich trinken* und leicht essen. Die (unnötige) Gabe von Ampicillin oder Amoxicillin (→Antibiotika) hat oft zur Folge, daß ca. zehn Tage später ein deutlicher Ausschlag auf der Haut auftritt. Bleibende nachteilige Folgen sind vom Pfeifferschen Drüsenfieber bei einer Abwehrschwäche (angeboren oder durch bestimmte Medikamente nach Transplantationen oder gegen Krebs) zu befürchten, diese Kinder können sogenannte Epstein-Barr-Virus-Lymphome (bösartige Tumore) entwickeln (→Lymphome, →Krebs).

Phäochromozytom

Ein →Tumor im Nebennierenmark, der zu krisenhaft erhöhtem Blutdruck führt (→Nebenniere).

Pharyngitis

bedeutet *Rachenentzündung*; ein häufiges Krankheitszeichen im Kindesalter. Zahlreiche Infektionen mit →Viren, vereinzelte auch mit →Bakterien haben als Symptom eine Pharyngitis (→Halsschmerzen, →Infekt der oberen Luftwege).

Phenylketonurie (abgekürzt PKU)

Dies ist eine der seltenen angeborenen Besonderheiten im Abbau von Nahrungs- und körpereigenem Eiweiß (→Stoffwechselkrankheiten). Alle Neugeborenen werden darauf untersucht (→Guthrie-Test, →Screening), damit durch frühzeitiges Erkennen und Behandeln gar nicht erst eine Krankheit entsteht.

Ursache — Die **Ursache** ist ein Erbfehler im →Enzym für den ersten Schritt des Abbaues der Aminosäure *Phenylalanin* (Phe), also eines der rund 20 Bausteine, aus denen die zahlreichen verschiedenen Eiweißstoffe unseres Körpers und der Nahrung aufgebaut sind.

Ein Neugeborenes mit PKU kommt *gesund* auf die Welt; man kann ihm den Erbfehler nicht ansehen, weil die Mutter während der Schwangerschaft jedes überschüssige Phe und dessen Abbauprodukte für das Kind entsorgt.

unbehandelt — *Unerkannt und unbehandelt* häufen sich Phe und dessen ebenfalls krank machende Abbauprodukte nach und nach im Körper an und schädigen – im Laufe von Monaten – vor allem die weiße Substanz im Gehirn; denn deren *geistige und seelische Entwicklung leidet schwer* — Aufbau ist erst gegen Ende der Kindheit abgeschlossen. Solche Schäden am Nervensystem sind später nicht wieder gutzumachen: Gehirn und Kopf des Kindes bleiben im Wachstum zurück; die geistige und seelische Entwicklung leidet schwer.

Ein Kind und auch Erwachsener mit *unbehandelter* PKU scheidet einen Teil seines überschüssigen Phe als *Phenylketon* im *Urin* aus, daher der Name.

Häufigkeit — Die *Häufigkeit* beträgt hierzulande ein Kind mit PKU auf ungefähr 10.000 Neugeborene. Die *Vererbung* erfolgt rezessiv (→Erbkrankheiten). Die →Molekulargenetik kennt eine ganze Reihe verschiedener Erbfehler (→Mutationen), von denen jeder für sich zur voll ausgeprägten PKU oder zu einer ihrer milden Formen führt.

Was ist zu tun? — **Was ist zu tun?** Wird ein Neugeborenes mit erhöhtem Phe-Wert im Blut entdeckt, muß mit Hilfe einer Spezialuntersuchung die Diagnose und der *Blut- und Urinproben* — Schweregrad geklärt werden. Dies geschieht anhand von Blut- und Urinproben; vom Ergebnis hängt die Art der Behandlung ab:

ausgeprägte Form — – Bei der ausgeprägten Form werden die Eltern im Zubereiten einer Spezialdiät geschult, die nur soviel Phe enthält, wie das Kind zum Wachsen und Gedeihen braucht. Für die Stillzeit bedeutet dies, daß sich das Kind *Spezialdiät* — ungefähr jede 2. Mahlzeit an der Brust satt trinken darf und zu den übrigen Mahlzeiten eine Flasche mit Phe-freier Spezialdiät bekommt. Diese ist vom Geschmack her gewöhnungsbedürftig, was allerdings im ganz jungem Alter kaum Probleme bereitet.

Für das anschließende Zufüttern mit dem Löffel sowie für die Ernährung im Kleinkind-, Schul- und Erwachsenenalter gibt es heute jeweils eine Viel*eiweißarme Nahrung* — zahl abwechslungsreicher, schmackhafter Lebensmittel; ergänzt wird diese eiweißarme Nahrung durch ein Phe-freies Gemisch aller übrigen Eiweißbausteine (Aminosäuren) mit den nötigen Vitaminen, Eisen und anderen *normales Wachstum und Gedeihen* — Spurenelementen; dies wird als Getränk in täglich drei bis vier Portionen zu sich benommen. So wird normales Wachstum und Gedeihen des Kindes und Jugendlichen gewährleistet.

Koch- und Backkurse für PKU erleichtern den Eltern und später dann den Jugendlichen in eigener Verantwortung den Umgang mit der Spezialdiät, so daß diese im Alltag meist nicht als wirkliche Last empfunden wird.

Gesteuert wird die Diätführung durch den Phe-Gehalt im Blut. Dazu brauchen Arzt oder Labor vom Kind nur ein paar Blutstropfen auf einem Filterpapierkärtchen, meist nur in etwa zweiwöchigen, später im Leben längeren Zeitabständen.

Aufwand und Mühe mit der Diät im Kindesalter lohnen sich, weil sie durch eine normale geistige Entwicklung während der Kindheit, in der Schule und später im Beruf belohnt werden.

Früher hieß es, Erwachsene mit PKU – abgesehen von Frauen mit Kinderwunsch – brauchen so gut wie keine Diät mehr einzuhalten. Heutzutage hingegen wird den meisten Jugendlichen und Erwachsenen mit ausgeprägter PKU geraten, ihre Diät – wenn auch oft in etwas lockerer Form als in den ersten Kinderjahren – *lebenslang* beizubehalten. Dies tut beispielsweise der geistigen Konzentration gut. Auf jeden Fall müssen Frauen mit PKU und dem Wunsch nach einem eigenen Kind schon mehrere Wochen *vor* der Empfängnis eine ganz strenge Diät einhalten, gesteuert durch engmaschige Kontrolle der Phe-Werte im Blut (→maternale PKU).

Es gibt eine Selbsthilfegruppe für PKU und verwandte Stoffwechselkrankheiten (siehe Anhang).

– Milde Formen der PKU brauchen je nach Grad ihrer Ausprägung nur eine lockere oder gar keine Diät. Ganz selten stellt sich beim Neugeborenen mit erhöhtem Phe-Wert im Blut heraus, daß in seinem Stoffwechsel nur ein sogenannter *Cofaktor* fehlt; dies läßt sich meist ohne Diät mit Tabletten in fein abgestufter Dosierung behandeln.

Phimose

Eine *Enge vorne an der Vorhaut* bei Jungen; sie läßt sich dann nicht über die Eichel zurückstreifen.

Die Vorhaut des *Neugeborenen* ist noch mit der Eichel *verklebt*; sie löst sich schrittweise bis zu Beginn des Kindergartenalters, unterstützt durch abgesondertes gelbliches Talgdrüsensekret (Smegma). Diese anfängliche Verklebung ist etwas Normales und wird nicht als Phimose bezeichnet.

Erst wenn sich im weiteren Verlauf die Vorhaut vorne als zu eng herausstellt, spricht man von *angeborener Phimose.*

Versuche bei Kleinkindern, die Vorhaut zurückzuziehen und zu reinigen, führen leicht zu kleinen Einrissen, beim Heilen zu winzigen schrumpfenden Narben ringsherum und schließlich zu einer *narbigen Phimose.*

→Bakterien, die sich gelegentlich zwischen Vorhaut und Eichel festsetzen, können dort eine eitrige Entzündung hervorrufen, die man →Balanitis nennt. Tritt so etwas häufiger auf, kommt es unter Umständen zu einer *Phimose als Entzündungsfolge.*

Ist die Phimose ausgeprägt, bläht sich die Vorhaut beim Wasserlassen auf. Bedenklich wird dies, wenn der Urin nur noch in ganz dünnem Strahl fließt oder lediglich herauströpfelt. Hier muß rasch der Urologe oder Kinderchirurg hinzugezogen werden (→Zirkumzision).

Phlegmone

Eine eitrige *Entzündung,* die sich flächenhaft in den Weichteilen (Bindegewebe) ausbreitet. Erreger sind →Bakterien, vor allem →Streptokokken. Eine Rötung, die sich zunehmend ausdehnt, Schwellung und Schmerzen sind die Zeichen (→Orbitalphlegmone).

Physiotherapie

Behandlungs-
methoden mit
physikalischen
Mitteln

Oberbegriff für Behandlungsmethoden mit *physikalischen Mitteln*; das sind z. B. gezielte Bewegungsübungen (→Krankengymnastik), Wasser, Thermalbäder, Anwendung von Kälte (→Fieber) oder Wärme, außerdem Luftbefeuchtung, Sonne, Rotlicht, UV-Licht, Kurzwellen und elektrischer Strom.

Im weiteren Sinne zählen Reiten (→Hippotherapie), Schwimmen und gezielter Einsatz anderer Sportarten, das Abhärten, Klimakuren sowie Musiktherapie dazu (→Ballett, →Heilpädagogik).

Physiotherapie und Behandlung mit Medikamenten *ergänzen* sich in vielen Fällen.

Phytotherapie

Behandlung
mit pflanzlichen
Mitteln

bedeutet Behandlung mit *pflanzlichen* Mitteln. Es gibt Eltern und Ärzte, die sich damit auskennen und solche Medikamente bevorzugen, gerade auch bei Kindern; sie gelten als gut verträglich, dürfen aber nicht als von vornherein völlig frei von Nebenwirkungen angesehen werden (→Naturheilkunde).

Eine Reihe von Medikamenten, die in der Schulmedizin unentbehrlich sind, wurden übrigens in *Pflanzen* entdeckt, z. B. Mittel zur Stärkung der Herzkraft, einzelne Medikamente gegen →Krebs (→Leukämie, →Zytostatika), auch der aus der Brechwurzel gewonnene Ipecacuanha-Sirup zur Magenentleerung (→Vergiftungen).

Geeignet sind
die häufigen
alltäglichen
Erkrankungen

Geeignet für Phytotherapie sind die häufigen alltäglichen Erkrankungen und Beschwerden: →Infekt der oberen Luftwege, mit →Fieber, →Husten und →Schnupfen; →Blähungen, →Bienenstich oder →Mückenstiche; auch Schmerzen nach einer Prellung oder →Verstauchung.

Sofern Eltern die Behandlung selbst übernehmen, müssen sie nur sicher sein, daß nichts Ernstes vorliegt; deshalb bei Hartnäckigkeit oder Verschlimmerung besser den Arzt fragen und ihm das Kind zeigen.

Ungeeignet
sind lebens-
bedrohliche
Erkrankungen

Ungeeignet für eine ausschließliche Phytotherapie sind selbstverständlich lebensbedrohliche Erkrankungen, wie eitrige →Hirnhautentzündung oder Knochenmarkentzündung (→Osteomyelitis), →Leukämie und andere bösartige Krankheiten, aber auch viele Fälle von Nierenkrankheiten, Harnweginfektionen, langwierigen Gelenksentzündungen oder Darmentzündungen (→Crohnsche Krankheit oder →Colitis ulcerosa). Mitunter läßt sich aber auf Wunsch der Eltern nach Rücksprache mit dem Arzt die schulmedizinische Behandlung von einem pflanzlichen Mittel begleiten; das gilt auch für die →Homöopathie.

Badezusätze

Die Art und Weise, in der Phytotherapie angewendet wird, kommt Kindern entgegen: Es gibt hier Badezusätze, Mittel zum Inhalieren, als Umschlag, Salbe, Tee, Aufguß oder Sirup. Manche Eltern wissen, welche Teile einer Heilpflanze wirksam sind: z. B. Fenchelfrüchte, Leinsamen, Melissenblätter, Hamamelisrinde und -blätter; und sie kennen sich im Zubereiten aus, z. B. mit selbst gepflückten Ringelblumen, →Arnika- oder Kamillenblüten. Weniger Erfahrene beziehen pflanzliche Mittel besser vom Apotheker.

Pigmentnävus

ist das Fachwort für einen *braunen Fleck* in der Haut. Dieser kann klein
oder größer sein, heller oder dunkler, einzeln auftreten oder zahlreich sein
(→Muttermale).

Pilzinfektionen

Pilze, die durch Ansteckung Krankheiten hervorrufen, sind winzige Verwandte der eßbaren oder giftigen Pilze. Pilzinfektionen sind im Kindesalter
nur selten gefährlich. Bestimmte Hefepilze und →Bakterien gehören sogar
zur normalen Besiedlung von Haut und Darm; sie halten sich dort in einem
natürlichen Gleichgewicht.

Nur wenn Stuhl und Urin die Haut im Windelbereich ständig reizen,
kommt es an diesen Stellen zu Entzündungen (→Windeldermatitis), die das
Überwuchern von Hefepilzen ermöglichen (→Soor). Dieselben Pilze bilden
mitunter bei jungen Säuglingen auf der Zunge und an den Innenseiten der
Wangen weißliche fleckförmige Soor-Beläge, die fester sitzen als Milch-
reste. Sie entstehen in diesem Alter auch ohne krankhafte Umstände und
machen einem Kind nichts aus.

Eine länger dauernde Behandlung mit manchen →Antibiotika stört mitunter das Gleichgewicht der natürlichen Besiedlung, so daß Hefepilze z. B.
im Stuhl zeitweise überwuchern können; dies kommt aber keinesfalls nach
jeder Therapie mit einem Antibiotikum vor.

Fadenpilze, die nicht zu den Hefen gehören und die sich auf gesunder
Haut, auf Finger- oder Fußnägeln oder Haaren festsetzen, kommen bei Kindern insgesamt selten vor, müssen aber richtig erkannt und behandelt werden. Ansteckungsquelle für manche dieser Pilze sind kleine oder große
Haustiere. Der →Fußpilz stellt für Kinder keine große Gefahr dar, jedenfalls
muß man ihnen deswegen das Barfußlaufen in Schwimmbädern oder Turn-
hallen nicht verbieten. Hilfreich ist es, den Fuß „trocken" zu halten, Turnschuhe und Kunstfaser-Socken sind nachteilig.

Einen ganz anderen Stellenwert hat die Pilzinfektion bei einem Kind
mit →Abwehrschwäche: In einem solchen Fall kann sich ein Pilz, der
aus der Luft durch Einatmen oder über einen →Katheter ins Blut oder über
den Darm in den Körper gelangt ist, *ungehindert* in den Lungen und
anderen Organen ausbreiten. Beteiligt sind hierbei vor allem Hefe- und
Schimmelpilze (Candida und Aspergillen). Dies ist immer eine ernste
Komplikation der zugrundeliegenden angeborenen oder erworbenen Abwehrschwäche. Es gibt wirksame Medikamente dagegen; trotzdem ist die
Behandlung meist langwierig und mühsam, bei einzelnen Kindern auch erfolglos.

Pilzvergiftung

Am giftigsten und gefährlichsten ist der Verzehr von Knollenblätterpilzen
und Frühjahrsmorcheln, von Fliegenpilzen, Rißpilzen und Pantherpilzen;
giftig sind ferner Kartoffelbovist, Speitäubling und Satanspilz.

Anzeichen: Verdacht auf eine Knollenblätterpilz-Vergiftung besteht bei
heftigem Erbrechen und starkem Durchfall; dies beginnt erst sechs bis 24
Stunden nach der Pilzmahlzeit. Die Betroffenen werden schwerst krank; am
zweiten oder dritten Tag versagt die Leber.

Eine Vergiftung mit Fliegenpilzen führt bereits in den ersten beiden Stunden zu Schwitzen, tränenden Augen, enger Pupille, Übelkeit, Erbrechen und Durchfall; im weiteren Verlauf zu Unruhe, Verwirrtheit, unsicherem Stehen und Bewußtseinstrübung oder -verlust.

Der Verzehr anderer giftiger Pilze führt zu Durchfall und Erbrechen bald nach deren Verzehr.

Was ist zu tun? Bei jedem Verdacht auf eine Pilzvergiftung müssen die Reste der Pilzmahlzeit, des Erbrochenen oder auch der gesammelten, noch rohen Pilze zur Erkennung der Pilzart und zur Beurteilung der Gefahr aufgehoben werden.

Eine Vergiftung mit Knollenblätterpilzen ist ein medizinischer Notfall (→Intensivpflege); es gibt spezialisierte Kliniken dafür; unter Umständen ist ein Hubschraubertransport nötig. Magenentleerung lohnt sich auch auf begründeten Verdacht hin, vor allem bevor das Pilzgift zum Erbrechen führt (→Vergiftungen). Medizinalkohle bindet Giftstoffe im Darm. Darüber hinaus gibt es wirksame Gegenmittel (Penicillin und Silibinin); je früher es eingesetzt wird, desto besser. Schwere, insbesondere auch zu spät erkannte Vergiftungen verlaufen meist tödlich, und zwar in jedem Lebensalter. Unter Umständen kommt der Versuch einer →Lebertransplantation in Betracht.

Auch für den Fall einer Fliegenpilz-Vergiftung gibt es ein Gegenmittel (Atropin). Frühzeitiges Entleeren des Magens durch Erbrechen ist hier hilfreich.

Vorbeugen: Wer Pilze zum Verzehr sammeln will, muß sich tatsächlich gut auskennen, nicht nur vermeintlich; er muß sich seiner Sache ganz sicher sein und Erfahrung haben. Andernfalls läßt man besser die Finger davon!

Kochen schützt nicht vor Pilzvergiftung. Nicht zögern, die örtliche Pilzberatung zu befragen!

Plattfüße

sind als angeborene Fehlbildung bei Kindern sehr selten. Hier können Orthopäde und Krankengymnastin schon frühzeitig helfen, ähnlich wie beim →Klumpfuß.

Viel häufiger und von Eltern leicht als Plattfuß verkannt ist der →Knick-Senkfuß – in leichter Form bei Kleinkindern etwas völlig Normales.

Plazenta (Mutterkuchen)

Ein unentbehrliches Organ für die Entwicklung des ungeborenen Menschen und Säugetieres. Es entsteht nach der Befruchtung und dem Einnisten der Eizelle in der Gebärmutterschleimhaut.

Das Gewebe der Plazenta besteht größtenteils aus einer speziellen Art von Blutgefäßen, und zwar des Kindes und der Mutter; sie sind eng miteinander verzahnt. Dadurch wird ein lebhafter Stoffaustausch zwischen beiden gewährleistet, ohne dass sich das Blut des Kindes mit dem der Mutter vermischt. Allerdings gelangen gelegentlich Blutzellen des Kindes über die Plazenta in den Kreislauf der Mutter; dies geschieht leichter unter der Geburt als während der Schwangerschaft (→Blutgruppen-Unverträglichkeit).

326

Der Stoffaustausch über die Plazenta versorgt das Kind mit Sauerstoff und allen nötigen Nährstoffen; gleichzeitig werden die aus dem Stoffwechsel des Kindes anfallenden Abbauprodukte entsorgt, z. B. Kohlensäure, Harnstoff, Bilirubin.

Auch Schutzstoffe gegen Infektionskrankheiten (→Ansteckung) für die ersten Wochen und Monate *nach* der Geburt bekommt das Kind während der Schwangerschaft über die Plazenta (→Nestschutz).

Die Plazenta ist ferner Bildungsstätte für →Hormone zum Schutz der Schwangerschaft.

Allerdings gelangen unter Umständen auch schädigende Einflüsse über die Plazenta zum Kind: →Antikörper der Mutter gegen rote Blutzellen des Kindes bei →Blutgruppen-Unverträglichkeit. Ferner setzen sich Erreger einer Infektionskrankheit der Mutter – vor allem während der Frühschwangerschaft – leicht in der Plazenta fest und können dann von dort aus das Kind anstecken. Dies geschieht aber keinesfalls zwangsläufig! Beispiele sind →Röteln, →Toxoplasmose, →AIDS und Syphilis (Lues).

Stärkeres Rauchen (→Nikotin) während der Schwangerschaft beeinträchtigt häufig die Plazenta und damit das Geburtsgewicht des Kindes (→Mangelgeborene).

Stoffwechselkrankheiten der Mutter, wie →Zuckerkrankheit oder →Phenylketonurie, schädigen über die Plazenta das Kind, aber nur, falls sie während der Schwangerschaft *nicht oder ungenügend* behandelt wird!

Eine →pränatale Diagnostik macht es mitunter erforderlich, daß aus der Zottenhaut (Chorion) am Rand der Plazenta ein Gewebestückchen entnommen wird (Chorionbiopsie). Dadurch lassen sich Erbanlagen des Kindes untersuchen; unter Umständen läßt sich so auch die Frage beantworten, ob eine in der Familie bereits bekannte Erbkrankheit zu erwarten ist, z. B. eine der schweren, unheilbaren angeborenen →Stoffwechselkrankheiten.

Das Ultraschallbild – z. B. bei der Schwangerschaftsvorsorge – zeigt, wo die Plazenta sitzt. Ihr falscher Sitz am Ausgang der Gebärmutter (Placenta praevia) oder die vorzeitige Lösung von der Gebärmutterwand erfordern eine Entbindung durch →Kaiserschnitt.

Im Kreißsaal oder Gebärzimmer wird die Plazenta auch *Nachgeburt* genannt. Bestimmte Schwangerschaftskomplikationen, wie etwa die Schwangerschaftsniere (Gestose), lassen sich nach der Geburt noch am Mutterkuchen ablesen (→Mangelgeborene). Auch für die Beantwortung der Frage, ob Zwillinge eineiig oder zweieiig sind, ist die Beurteilung der Nachgeburt samt Eihäuten mitunter ausschlaggebend. Bei Frühgeborenen oder kranken Neugeborenen wird die Plazenta nach Möglichkeit vom Pathologen unter einem Mikroskop untersucht, und zwar auf ihre Reife hin und auf Zeichen einer Infektion.

Pleuraerguß (Rippenfellerguß)

Lungenfell (der äußere Überzug der Lungen) und Rippenfell (der innere Überzug der Brusthöhle) umschließen einen spaltförmigen, feuchten Raum; sie werden beim Atmen gegeneinander verschoben.

Ursachen: Eine Entzündung des Lungengewebes, die dicht unter dem Lungenfell sitzt, reizt dieses unter Umständen derart, daß als Reaktion darauf eine eitrige oder nicht-eitrige Flüssigkeit in den spaltförmigen Raum abgesondert wird; dies nennt man Pleuraerguß.

Andere, seltene Ursachen für einen Rippenfellerguß sind extremer Eiweißmangel im Blut (→Nephrose), Stauungen durch Nachlassen der Herzkraft der linken Kammer (→Herzinsuffizienz) oder Absiedelungen bösartiger Zellen im Bereich des Brustkorbs (→Krebs).

Symptome: Verdacht auf einen Pleuraerguß schöpft der Arzt beim genauen Seitenvergleich der Atembewegungen des Brustkorbs sowie beim Abhorchen und Abklopfen; die Bestätigung liefert das Röntgenbild; bei einem ausgeprägten, dicken Erguß auch der Ultraschall (→bildgebende Verfahren).

Was ist zu tun? Ein schmaler Erguß, der eine →Lungenentzündung begleitet, verschwindet meist von allein, sobald diese geheilt ist.

Ein größerer Erguß, der den Lungen Platz zum Atmen wegnimmt, muß durch eine →Punktion nach außen entleert werden, insbesondere im Schul- und Jugendalter. Dies geht mitunter sogar über einige Tage mit Hilfe einer Saugdrainage.

Pleuritis (Rippenfellentzündung)

Sie kommt meist im Gefolge einer →Lungenentzündung vor, auch bei der →Tuberkulose.

Zu Beginn handelt es sich gewöhnlich um eine *trockene Pleuritis*. Hinweise sind atemabhängige Schmerzen im Brustkorb; das Kind atmet deshalb flacher als sonst. Auch das Husten tut ausgesprochen weh. Der Arzt hört beim genauen Abhorchen manchmal ein eigentümliches Reibegeräusch.

Schreitet die Rippenfellentzündung weiter fort, kommt es früher oder später zum Absondern von Flüssigkeit und damit zum →Pleuraerguß.

Plötzlicher Kindstod

Eingebürgert hat sich hierfür auch die englische Abkürzung SIDS (sudden infant death syndrome). Ein für Eltern und Ärzte immer unerwartetes, erschreckendes Ereignis: Ein junger, vermeintlich gesunder Säugling wird abends zum Schlafen gelegt und Stunden später in seinem Bett leblos vorgefunden. Der herbeigerufene Arzt kann nur noch den Tod, nicht aber die *Todesursache* feststellen. Auch die Untersuchung nach dem Tod (Obduktion), die in einem solchen Fall immer durchgeführt werden muß, liefert meist keine Erklärung, sondern allenfalls Hinweise auf ein plötzliches Aussetzen der Atmung. Manchmal entdeckt der Pathologe Spuren einer begleitenden Infektion (oft durch →Viren hervorgerufen), die aber ihrem Ausmaß nach nicht für den Tod verantwortlich ist. Diese Kinder hatten in den Tagen zuvor womöglich etwas Schnupfen oder Husten, der ihre Gesundheit aber nicht spürbar beeinträchtigt hatte. Findet sich hingegen ein schwerwiegender Herzfehler, eine seltene schwere →Stoffwechselkrankheit oder eine andere eindeutige Todesursache, handelt es sich nicht um den plötzlichen Kindstod, sondern um den Tod infolge einer bis dahin nicht erkannten Krankheit.

Die nicht feststellbare Todesursache hat die Ärzte immer wieder in alle möglichen Richtungen denken lassen: verborgene Infektionen, denen der Säugling nicht gewachsen war; Unreife der Zentren im Gehirn, die für die

Steuerung von Atmung und Herztätigkeit zuständig sind; Rückfluß von Nahrung aus dem Magen in die Speiseröhre, und zwar in einem solchen Ausmaß, daß die Atemwege verlegt wurden; Kuhmilch-Unverträglichkeit und manches andere. Keiner dieser Erklärungsversuche hat sich jedoch bisher zweifelsfrei als *der* Schlüssel zum Verständnis des plötzlichen Kindstodes herausgestellt.

Angesichts dieser Erklärungsnot, die auch viele der betroffenen Eltern mit – unberechtigten – Schuldgefühlen belastet, haben die Ärzte versucht, mit Hilfe umfassender Statistiken wenigstens Risiko-Umstände zu finden, um die Gefährdung eines jungen Säuglings, am plötzlichen Kindstod zu versterben, schon zu Lebzeiten zu erkennen. Auf jeden Fall kann man folgendes sagen: Ein solches Ereignis ist kaum beim Neugeborenen in den ersten Lebenstagen zu befürchten; es tritt am häufigsten zwischen dem 2. und 4. Lebensmonat auf, seltener im späteren Säuglingsalter. Mädchen sind etwas weniger betroffen als Jungen. Von 1.000 Lebendgeborenen versterben ein bis zwei Säuglinge am plötzlichen Kindstod, in manchen industrialisierten Ländern auch weniger. *(am häufigsten zwischen dem 2. und 4. Lebensmonat)*

Riskante Umstände: Trotz der zahlreichen Daten, die vorliegen, lassen sich die tatsächlich gefährdeten Säuglinge zu Lebzeiten noch nicht mit gewünschter Zuverlässigkeit erkennen. Trotzdem kann es für Eltern wichtig oder hilfreich sein, wenigstens folgende Umstände zu kennen, die das Risiko des plötzlichen Kindstods erhöhen: *(Risikofaktoren)*
– ein Säugling, dessen Geschwister bereits am plötzlichen Kindstod verstorben ist;
– Säuglinge, die nachts in Bauchlage schlafen; *(Bauchlage)*
– Säuglinge von Müttern, die schon während der Schwangerschaft regelmäßig geraucht haben. *(rauchende Mutter!)*

Gelegentlich kommt es vor, daß man einen Säugling – auch tagsüber – wie leblos und ohne Atmung vorfindet, ihn rasch aufnimmt und er wieder anfängt, richtig zu atmen; geschulte Erwachsene können auch durch →Wiederbelebung (Atemspende, Herzmassage) Atmung und Herztätigkeit in Gang bringen. Ein solches Ereignis nennt man Beinahetod, auf englisch abgekürzt ALTE (apparently life threatening event). Eltern müssen aber wissen, daß kleine Atempausen von ein paar Sekunden Dauer – gerade bei jungen Säuglingen – etwa im Schlaf oder beim Füttern und Aufstoßen völlig normal sind. *(Beinahetod)*

Ob der Beinahetod tatsächlich die Vorstufe des plötzlichen Kindstodes darstellt, ist für die Ärzte bisher nur eine Annahme und noch nicht bewiesen.

Was ist zu tun? Der plötzliche Kindstod gehört zum Schrecklichsten, was Eltern widerfahren kann. Sobald wie möglich ist ein ärztliches Gespräch nötig, um den Eltern zu erklären, was man über den plötzlichen Kindstod weiß; auch um ihnen unnötige Schuldgefühle zu nehmen. Hilfreich ist es, wenn die Angehörigen Verständnis für die Notwendigkeit einer Untersuchung nach dem Tod (Obduktion) haben. *(Was ist zu tun? unnötige Schuldgefühle nehmen)*

Für manche ist es eine Hilfe, mit gleichfalls betroffenen Eltern Verbindung aufzunehmen, und zwar am leichtesten über eine Selbsthilfegruppe (siehe Anhang). *(Obduktion)*

Eltern, die nach einem solchen Verlust ein weiteres Kind bekommen, sprechen mit ihrem Arzt (meist in der zuständigen Kinderklinik) über das Für und Wider eines häuslichen Überwachungsgerätes während der gefährdeten Monate; ein solcher *Heimmonitor* schlägt Alarm, sobald eine Atempause zu lange dauert. Unerläßlich ist es aber, daß die Eltern zuvor die Bedienung des Gerätes richtig verstanden und geübt haben und – meist von der Klinik – in der Ersten Hilfe zur Wiederbelebung gründlich geschult wurden.

Säuglinge, die einen Beinahetod (ALTE) überlebt haben, werden für einige Tage in einer Kinderklinik untersucht und beobachtet; man achtet hier insbesondere auf Schluckakt und Funktion der Speiseröhre, →Hirnstromkurve (EEG), Atmung und Herztätigkeit im Schlaf und Wachzustand sowie deren Regulation durch das Gehirn. Im Anschluß daran wird mit den Eltern besprochen, ob ein Heimmonitor für ihr Kind hilfreich sein wird oder nicht. Eltern, die schon von sich aus ein starkes Bedürfnis verspüren, ihr Kind mit einem Heimmonitor zu überwachen, sollten sich in Ruhe die Vor- und Nachteile vom Arzt erklären lassen; insbesondere auch die nicht zu unterschätzende Gefahr, daß der tägliche Einsatz eines solchen Gerätes die natürliche Unbefangenheit im Umgang mit dem Kind zusätzlich erschwert. Die Erfahrung hat leider gezeigt, daß kein Monitor den plötzlichen Kindstod mit 100%iger Sicherheit verhindern kann.

Pneumonie
Fachwort für →Lungenentzündung.

Pneumokokken
sind →*Bakterien*, die unter dem Mikroskop wie kleine Beeren oder Kügelchen aussehen; sie bilden eine eigene Gruppe von Krankheitserregern und treten gerade im Kindesalter nicht selten in Erscheinung.

In geringer Anzahl besiedeln Pneumokokken bei gesunden Kindern in harmloser Weise die →Nasennebenhöhlen, den Nasenrachenraum, mitunter auch Mittelohr und Gehörgang.

Vorübergehende Schwankungen in den Abwehrkräften, wie sie z. B. nach ungewohnter körperlicher Belastung oder nach →Masern auftreten oder im Gefolge anderer von →Viren hervorgerufener Krankheiten (→Infekt der oberen Luftwege, →Erkältung), bahnen den Pneumokokken den Weg zur Ausbreitung.

Die Folge ist dann eine durch Pneumokokken hervorgerufene →Lungenentzündung oder eine →Mittelohrentzündung oder eitrige →Hirnhautentzündung.

Rechtzeitig erkannt, läßt sich jede dieser Erkrankungen mit Antibiotika gut behandeln. Für Kinder, die abwehrschwach sind oder dies durch Milzverlust werden, gibt es einen Impfstoff gegen Pneumokokken (→Milz).

Pneumothorax (wörtlich „Luft im Brustkorb")
Darunter versteht man eine Ansammlung von Luft, die den spaltförmigen Raum zwischen Rippenfell und Lungenfell aufbläht, am sichersten erkennbar auf dem Röntgenbild (→bildgebende Verfahren).

Ursache: Einriß des Rippenfells durch Verletzung von außen oder Einriß des Lungenfells von innen, etwa während künstlicher Beatmung (bei Neugeborenen nicht selten, meist harmlos) oder durch überbeanspruchtes, brüchiges Gewebe (→Mukoviszidose, →Lungenentzündung, →tuberöse Hirnsklerose); mitunter ohne ersichtlichen Grund auch bei Neugeborenen.

Was ist zu tun? Ein kleiner Pneumothorax verschwindet von selbst, jeder größere nimmt den Lungen Platz zum Atmen weg und muß durch einmaliges Absaugen oder Saugdrainage über mehrere Tage beseitigt werden. Dies ist dringend erforderlich, falls bei jedem Atemzug die Luftansammlung weiter aufgebläht wird („Spannungspneumothorax").

Polio

ist ein Kurzwort für *Poliomyelitis* (spinale →Kinderlähmung), gebräuchlich vor allem im Zusammenhang mit der →Impfung.

Poliomyelitis

eigentlich „Poliomyelitis anterior acuta", ist das Fachwort für spinale →Kinderlähmung: eine Entzündung des *grauen* Anteils vom Rückenmark.

Polydaktylie

bedeutet *Vielfingrigkeit*, gemeint sind damit überzählige Finger oder Zehen: Diese finden sich entweder auf der Daumen- oder Großzehenseite oder auf der Kleinfinger- oder Kleinzehenseite. Bei einer solchen Hand mit überzähligem Finger oder Daumen oder einem Fuß mit überzähliger Zehe spricht man auch von Hexadaktylie (Sechsfingrigkeit).

Überzählige Finger, Daumen oder Zehen sind immer bei Geburt bereits vorhanden; sie treten niemals erst nach der Geburt auf. Sie sind unterschiedlich ausgebildet, entweder vollständig mit Haut, Nagel und Knochen, oder sie bestehen nur aus einem kleinen Hautstummel mit angedeutetem Nagel.

Die **Ursache** ist entweder in der Familie erblich verankert; oder der überzählige Finger ist die Folge eines einmaligen Mißgeschicks während der Entwicklung in der →Embryonalperiode. Wie es dazu kommt, läßt sich im Einzelfall meist nicht erklären. Die Mutter kann in aller Regel nichts dafür!

Was ist zu tun? Handelt es sich um einen Stummel, der nur über einen dünnen häutigen Stiel mit der Hand oder dem Fuß verbunden ist, läßt sich ein solches Anhängsel bereits im Neugeborenenalter weitgehend schmerzlos mit einem chirurgischen Faden abbinden, so daß es sich dunkel verfärbt und nach einigen Tagen von allein abfällt. Lediglich eine kaum sichtbare punktförmige Narbe bleibt zurück.

Sitzen überzählige Finger oder Zehen breitbasig auf oder besteht eine knöcherne Verbindung, besprechen Kinderarzt und Chirurg (Handchirurg) mit den Eltern, wann das überzählige Teil in einer kurzen Narkose abgetragen wird.

Mitunter ist die Polydaktylie Teil eines umfassenderen Krankheitsbildes; die überzähligen Finger oder Zehen sind dann für den Arzt ein wichtiges Hinweiszeichen darauf.

Polypen

heißen auch *vergrößerte* →*Rachenmandel*, mit dem Fachwort Adenoide oder →adenoide Vegetationen; sie befinden sich im Nasenrachenraum. Es handelt sich dabei um →lymphatisches Gewebe, das sich besonders im Kleinkindesalter leicht vergrößert, und zwar im Rahmen der Abwehr gegen jeden →Infekt der oberen Luftwege (→Erkältung). Das Entfernen von Polypen, die sich zu stark vergrößert haben und dauerhafte Beschwerden bereiten, heißt →Adenotomie. Es gibt auch Polypen in der Nase und in den Nasennebenhöhlen, im Kindesalter meist bei älteren →Mukoviszidose-Patienten.

Pränatale Diagnostik

dient dem *vorgeburtlichen* Erkennen von Störungen im Wachstum und in der Entwicklung des Kindes, die im Verlauf der Schwangerschaft auftreten. Auch eine Reihe von Erbkrankheiten lassen sich bereits während der Schwangerschaft erkennen.

Zur *Vorsorge für jede schwangere Frau* gehört die bildliche Darstellung des Kindes und seiner Lage in der Gebärmutter mit Hilfe von *Ultraschall* (Sonographie, →bildgebende Verfahren). So läßt sich − ohne Röntgenstrahlen! − das Wachstum des Kindes verfolgen; Mehrlinge können schon frühzeitig erkannt werden. Dies alles ist für die Überwachung der Schwangerschaft und spätere Geburtsleitung hilfreich. Auch das Geschlecht des Kindes zeigt sich häufig schon im Ultraschallbild.

Darüber hinaus erkennt der erfahrende Arzt bereits wichtige →Fehlbildungen, etwa der Nieren, des Herzens, oder einen Wasserkopf (→Hydrocephalus). Dieses Wissen dient vor allem dazu, das Kind vor und nach der Geburt besser zu betreuen. Im seltenen Fall einer frühzeitig erkannten, schwerwiegenden und hoffnungslosen Fehlbildung können sich Eltern und Ärzte mitunter zum Abbruch der Schwangerschaft entschließen.

Über den Ultraschall hinaus gibt es weitere Methoden, bereits während der Schwangerschaft Krankheiten oder Fehlbildungen des Kindes frühzeitig zu erkennen. Diese werden aber nur eingesetzt, wenn besondere Umstände vorliegen: bekanntes Risiko bei Verwandten, fortgeschrittenes Alter der Mutter, begründeter Verdacht im Ultraschallbild.

1. Die Untersuchung einer *Blutprobe der Mutter* kann einen Hinweis auf bestimmte Infektionen oder Fehlbildungen des Kindes bringen (Alpha-Fetoprotein-Test).
2. Anhand einer Probe vom *Fruchtwasser* läßt sich die Lungenreife des Fetus abschätzen sowie (bei begründetem Verdacht) nach einer Krankheit des Kindes suchen; und zwar biochemisch nach erblichen →Stoffwechselkrankheiten und zytogenetisch in den Zellen des Fruchtwassers nach Veränderungen der →Chromosomen. Ein Beispiel hierfür ist die →Trisomie 21, die bei Kindern älterer Mütter etwas häufiger vorkommt. Die Fruchtwassergewinnung (Amniozentese) erfolgt ab der 12. bis 15. Woche mit einer Hohlnadel durch die Bauchdecke der Mutter; Ultraschallkontrollen auf dem Bildschirm verhindern, daß das Kind verletzt wird. In der genetischen Beratung und beim Frauenarzt wird zuvor mit den Eltern die Gefahr (etwa ein Prozent) besprochen, daß durch die Fruchtwassergewinnung eine Fehlgeburt ausgelöst wird; hierbei muß Nutzen gegen Risiko abgewogen werden.

Die Untersuchung der →Chromosomen in den gewonnen Zellen dauert in der Regel zwei bis vier Wochen (Zytogenetik). Mit Fruchtwasseruntersuchungen in der Spätschwangerschaft kann abgeschätzt werden, wie schwer das ungeborene Kind von einer Rhesus-Krankheit (→Blutgruppen-Unverträglichkeit) beeinträchtigt ist, d. h. ob eine Bluttransfusion vor der Geburt notwendig wird. Wenn es die Lage zuläßt, gelingt es sogar, unter Ultraschallkontrolle aus der Nabelvene eine Blutprobe zu entnehmen oder in dieses Gefäß Blut zu übertragen; auf diese Weise läßt sich die Rhesus-Krankheit – falls sie für das Kind zu heftig zu verlaufen droht – bereits vor der Geburt behandeln. Blutproben aus der Nabelvene dienen außerdem der zytogenetischen Untersuchung.

3. Die *Chorionbiopsie* – ebenfalls vom Ultraschall geleitet – ermöglicht es, noch früher als bei der Fruchtwassergewinnung Zellen des Kindes zu untersuchen, und zwar aus der Zottenhaut. Auch hierdurch kann gezielt ein erblicher Stoffwechseldefekt oder eine Chromosomenstörung erkannt werden. Außerdem läßt sich – im Vergleich mit der Familie – anhand von Zellen aus der Chorionbiopsie feststellen, ob das Kind Träger einer bestimmten krankmachenden Erbanlage ist oder nicht.

Sofern die Frage nach einer konkreten Erbkrankheit oder Chromosomenstörung beantwortet werden soll, gilt für die pränatale Diagnostik grundsätzlich, daß sie immer Bestandteil einer umfassenden →genetischen Beratung sein muß. In diesem Zusammenhang kommt dann auch die Erwägung eines Schwangerschaftsabruches zur Sprache. Unabhängig davon hat die vorgeburtliche Erkennung einer Krankheit des Kindes unter Umständen Einfluß auf die Entscheidung des Geburtshelfers, ob er zur Kaiserschnittentbindung raten soll oder nicht.

Humangenetiker, Frauenärzte und Kinderärzte müssen darauf achten, daß die pränatale Diagnostik nicht zu einer bloßen „Qualitätskontrolle" verkommt; dies würde unserer Einstellung dem behinderten Leben gegenüber widersprechen und wäre keine Hilfe für den Umgang mit behinderten Menschen.

Prebiotika

sind lösliche Ballaststoffe, die unverdaut in die unteren Darmabschnitte gelangen und dort von bestimmten Darmbakterien abgebaut werden. Dabei unterstützen sie die Vermehrung dieser gesundheitsfördernden Bakterien und verstärken somit die Ballaststoffeffekte; das bedeutet bessere Darmentleerung und vermehrtes Stuhlvolumen. Als Prebiotika wurden bisher Fructo-Oligosaccharide, die vor allem in Milchprodukten als Lebensmittelzusätze verwendet werden, eingestuft.

Probelaparotomie (Eröffnen der Bauchhöhle auf Verdacht hin)

Manchmal die Voraussetzung, um zu einer entscheidenden Diagnose zu kommen. Meist wird mit der Probelaparotomie auch eine akute Notsituation im Bauchraum beseitigt, z. B. ein →Darmverschluß oder ein Durchbruch in der Darmwand oder im Magen.

Probiotika

lebende Bakterien
400 verschiedene Bakterienarten im Darm, deren Gleichgewicht nützlich ist
Aufbau einer normalen Darmflora

Bestehen aus lebenden →Bakterien, die zusammen mit der Nahrung in den Darm gelangen. Im menschlichen Darm kommen insgesamt mehr als 400 verschiedene Bakterienarten vor, die gesundheitsfördernde, neutrale wie auch krankmachende Eigenschaften entfalten können. Deren Gleichgewicht ist für die Gesundheitserhaltung unseres Körpers maßgebend. Probiotische Milchprodukte sollen die Zusammensetzung unserer Darmflora günstig beeinflussen, das Immunsystem (→Immunität) stimulieren und die krankhaften Keime verdrängen; damit wird der Aufbau einer normalen Darmflora nach einer Antibiotika-Behandlung oder Durchfallserkrankung unterstützt. Angenommen wird auch eine krebsschützende Wirkung. Obwohl der Stellenwert einer gesundheitsfördernden Eigenschaft noch nicht endgültig eingeschätzt werden kann, wird schon von Ernährungswissenschaftlern der Verzehr von fermentierten Milchprodukten empfohlen. Probiotische Zusätze werden auf den Nahrungsmittel-Produkten deklariert und haben eine breite Anwendung als Sauermilchprodukte, Joghurt und Milchgetränke gefunden.

Protein

ist das Fachwort für →*Eiweiß*.

Pseudocroup

auch Pseudokrupp geschrieben: →Krupp.

Psoriasis (Schuppenflechte)

erblich verankerte Hautkrankheit

Eine erblich verankerte Hautkrankheit, die mitunter schon im Kindesalter beginnt.

Symptome: Kennzeichnend sind größere oder kleinere weißlich oder silbrig-rosig aussehende Schuppen, vorwiegend an den Ellbogen oder Knien, auf dem behaarten Kopf, auch am Rumpf und vielen anderen Körperstellen.

kerzenwachsähnliches Aussehen

Um die Diagnose zu stellen, kratzt der Arzt eine Schuppe mit dem Finger ab und achtet dabei auf das kerzenwachsähnliche Aussehen nach dem Abkratzen sowie auf zurückbleibende Blutpunkte.

Die Betroffenen erleben mit ihrer Schuppenflechte ganz unterschiedliche Zeiten: Sie kann über Wochen, Monate und länger weitgehend ruhen, wobei sich dann an einigen bevorzugten Stellen kleine Schuppenbezirke halten. Zu anderen Zeiten kommt es überraschend zu einem Ausbreiten der Schuppen auf vorher nicht befallenen Stellen.

Was ist zu tun?

Was ist zu tun? Die Diagnose wird in der Regel vom Hautarzt gesichert. Es gibt keine Therapie, mit der die Psoriasis endgültig ausheilt. Mittel zur äußerlichen Anwendung hingegen weichen die dicken Schuppen auf, so daß sie dann abgewaschen werden können (Salicylöl oder -vaseline). Gegen die Psoriasis selbst gerichtete äußerliche Mittel wie Cignolin oder →Kortison – nötigenfalls unter Verbänden – lassen die Schuppenherde meist wieder zur Ruhe kommen. Teerbäder, Sonnenlicht oder Ultraviolettlicht wirken sich günstig aus. Nur selten müssen im Kindesalter Medikamente innerlich verabreicht werden.

Psychopharmaka

sind Medikamente, die über das zentrale Nervensystem auf die seelische
Verfassung eines Menschen einwirken, auf seine Stimmungslage, seine
Gefühlswelt und seinen Antrieb. Es gibt inzwischen eine breite Palette von
Einsatzmöglichkeiten bei Erwachsenen. Das Problem Nebenwirkungen und
die Gefahr einer Gewöhnung sind grundsätzlich immer zu bedenken. Im
Kindes- und Jugendalter gibt es nur wenige Situationen, in denen man ein
Psychopharmakon zeitweise einsetzen sollte. Das Für und Wider muß
immer mit dem Patienten und seinen Angehörigen sorgfältig besprochen
werden, und der Einsatz muß unbedingt auf einen überschaubaren Zeitraum begrenzt bleiben.

Im Verlauf einer →Magersucht (Anorexia nervosa) oder Depression gibt
es mitunter ein Stimmungstief, bei dem ein Psychopharmakon die Gesprächstherapie wirksam unterstützen oder sogar erst ermöglichen kann.
Bei der Behandlung einer gesicherten →Hyperaktivität können Psycho-
pharmaka auch helfen.

Schulprobleme sind in aller Regel kein Grund für den Einsatz von Psycho-
pharmaka (→Angst).

Psychotherapie für Kinder

Sie kommt in Betracht bei Verhaltensauffälligkeiten oder -störungen, die
nicht zum Alter passen oder ein ungewöhnliches Ausmaß erreichen, für
seelische Krankheiten, für schwere seelische Auswirkungen körperlicher
Leiden, oder wenn seelische Probleme zu körperlicher Krankheit führen.
Alle Beteiligten müssen *Zeit und Geduld* mitbringen. Am Anfang steht
immer ein ausführliches Gespräch und eine gründliche *Psychodiagnostik*.

Die Psychotherapie kennt verschiedene spezielle Verfahren. Hier einige
Beispiele, die ambulant oder stationär angewandt werden:
- analytische Kindertherapie, die von Anna Freud entwickelt wurde und
  zur Tiefenpsychologie zählt;
- Verhaltenstherapie;
- →Spieltherapie;
- →Familientherapie.

Psychotherapie und Medikamente (Pharmakotherapie) müssen kein Wider-
spruch sein, sondern ergänzen einander in der Hand des erfahrenen Arztes
(→Psychopharmaka). Medikamente werden im Kindes- und Jugendalter
allerdings meist nur sehr zurückhaltend eingesetzt.

Durchgeführt wird die Psychotherapie von Ärzten für Kinder- und Jugendpsychiatrie oder von Psychologen, die zum Psychotherapeuten für
Kinder und Jugendliche ausgebildet wurden.

In jedem guten ärztlichen Gespräch und in jeder wirklich umfassenden
ärztlichen Betreuung steckt bereits ein Stück Psychotherapie.

Pterygium colli (Flügelfell am Hals)

Eine Falte aus überschüssiger Haut, die sich vom Warzenfortsatz hinter den
Ohrmuscheln bis zur Schulter hinzieht; sie ist ein Kennzeichen für das
→Ullrich-Turner-Syndrom.

Pubertät

tiefgreifende Reifezeit

bedeutet wörtlich *das Alter, in dem man sich schämt*; es umfaßt die tiefgreifende Reifezeit zwischen der Kindheit und dem Erwachsenenalter. Beteiligt sind die *Geschlechtsorgane* und der *Körperbau*, aber ebenso betroffen ist die *Gefühlswelt* und das *Verhältnis* der Jugendlichen *zur Außenwelt.*

Suche nach eigener Persönlichkeit

Pubertierende Jugendliche verhalten sich aus der Sicht der Erwachsenen oft auffällig und provozierend. Auf der Suche nach eigener Persönlichkeit und neuen Bindungen lösen sie sich zunächst ein Stück weit von ihren Eltern

Hilfsbereitschaft der Eltern

ab, was nicht selten zu Konflikten in der Familie und/oder Schule führen kann. Eine geduldige Hilfsbereitschaft der Eltern, vor allem Stützung des Selbstvertrauens der Heranwachsenden unter Wahrung ihrer Identität und Intimität, führt zu den erforderlichen partnerschaftlichen Beziehungen im Familien- und Freundeskreis.

Der Beginn schwankt um mehrere Jahre

Mädchen kommen im Schnitt um 18 Monate früher in die Pubertät als Jungen. Der Beginn liegt meist jenseits des Grundschulalters, schwankt aber bei beiden Geschlechtern um mehrere Jahre! Produktion und Zusammenspiel verschiedener körpereigener →Hormone bewirken das Ingangkommen der Pubertät.

verfrühte Pubertät

Eine *verfrühte Pubertät* in den ersten Grundschuljahren oder davor ist selten, aber ernst zu nehmen; sie geht mit einem verfrühten Wachstumsschub auf Kosten der Endgröße einher (→Wachstumskurven).

verspätete Pubertät

Die *verspätete Pubertät* liegt meist in der Familie: Ein Elternteil oder beide sind spät in die Entwicklungsjahre gekommen. Der Kinderarzt nennt dies *konstitutionelle Verzögerung von Wachstum und Pubertät*; auch das ist etwas Harmloses. Dennoch bereitet diese „Spätzündung" den Jugendlichen und ihren Familien leicht Sorgen, da die vorübergehend geringe Körpergröße und das noch kindliche Erscheinungsbild Minderwertigkeitsgefühle hervorrufen können (→Minderwuchs). Wichtig ist es, den Betroffenen während dieser Zeit immer wieder den Rücken zu stärken. Sie müssen wissen, daß die innere Uhr, die ihre Entwicklung bestimmt, zwar zeitlich verzögert, sonst aber folgerichtig abläuft, so daß sie später vollwertige Erwachsene werden. Die Endgröße bleibt im Rahmen der Größe der Eltern.

körperliche Seite der Pubertät

Die **körperliche Seite** der Pubertät: Zu den auffallenden Veränderungen gehören Wachstumsspurt – bei Jungen ausgeprägter als bei Mädchen –, →Akne, wachsende Scham- und Achselhaare bei beiden Geschlechtern; ferner die Brustentwicklung und der stärker durchblutete und feuchter werdende Scheideneingang mit etwas Ausfluß aus der Scheide (Weißfluß), was

Beginn der Regelblutungen

bereits Slipeinlagen erfordert; sowie schließlich meist mit Erreichen eines Körpergewichts von gut 45 kg der Beginn der Regelblutungen (→Menstruation, →Magersucht) bei Mädchen; bei den jungen Männern Stimmbruch,

Stimmbruch

Bartwuchs, Größenzunahme von Penis und Hoden; auch ein gelegentlicher nächtlicher Samenerguß gehört dazu.

Wissen sollte man, daß auch viele Jungen während der Pubertät eine *vorübergehende* Vergrößerung ihrer Brustdrüsen erleben, die – ebenso wie das Brustwachstum bei Mädchen – mitunter *einseitig* beginnt. Dies ruft häu-

Brustdrüsenvergrößerung

fig unnötige Ratlosigkeit und Unsicherheit in der Familie hervor, zumal die Brust dann auch empfindlich ist gegen Stöße von außen. Eine solche Brustdrüsenvergrößerung ist immer ein natürlicher Vorgang und niemals etwas

Bösartiges. Vor allem übergewichtige Buben neigen dazu, weil der Brust-
drüsenkörper zu etwa der Hälfte aus Fett besteht.

Die **seelische Seite** der Pubertät: Stimmungsschwankungen, erwachen- seelische Seite
der Geschlechtstrieb, die Neigung zu extremen Standpunkten und Meinun- der Pubertät
gen, das In-Frage-Stellen von Autorität und der aus der Kinderzeit gewohnten Erziehungsgrundsätze kennzeichnen die Situation, auf die sich die
Eltern während der Pubertätsjahre ihrer Kinder einstellen müssen, und
zwar rechtzeitig!

In der Pubertät wird sich der Jugendliche des eigenen Ich bewußt. Es Spielraum
wächst der Spielraum für eigene Entscheidungen, die die Gestaltung von für eigene
Alltag, Freizeit und Hobbys ebenso betreffen wie Schulausbildung, Berufs- Entscheidungen
findung und die Werte, an denen sich die Heranwachsenden orientieren.
Freundschaft mit Gleichaltrigen, Vorbilder und das Verhältnis zur Familie Vorbilder
erhalten ein ganz neues Gewicht. Auch Mode, Medien und Werbung gewinnen zunehmend Einfluß. Das gilt im guten wie im schlechten Sinn auch
für Jugendgruppen sowie Jugendsekten und andere gesellschaftliche Gruppen.

Jugendliche möchten mehr noch als Kinder ihre Kräfte und Fähigkeiten
mit Gleichaltrigen messen. Sie beobachten sich selbstkritisch und überge-
nau im Spiegel (Frisur, →Akne).

Eltern müssen lernen, ihre heranwachsenden Kinder nach und nach ein
Stück weit loszulassen, sie dabei aber nie allein zu lassen! Eltern sollten
nicht weniger Zeit für sie übrig haben als in den zurückliegenden Kinderjahren.

Für unseren Kulturkreis bedeutet die Pubertät einerseits zumindest die
Chance, Wurzeln für schöpferisches Tun zu legen; andererseits können sich
die seelischen Probleme unter ungünstigen Umständen zu einer *Krise* zuspitzen.

Probleme, Gefahren und Krisen in der Pubertät: Der Umgang eines Jugendlichen mit Alkohol, Zigaretten und Drogen, ja das gesamte Konsumverhalten wird von den Gleichaltrigen seiner Umgebung, aber ebenso vom
Vorbild der Erwachsenen beeinflußt (→Alkoholmißbrauch, →Rauchen,
→Drogenmißbrauch).

Das Entdecken der Möglichkeit, über das Eßverhalten sein Körperge- Eßverhalten
wicht und Erscheinungsbild den eigenen Vorstellungen anzupassen, führt
mitunter zu schwer gestörtem Eßverhalten und gefährlichem Abmagern
(→Magersucht).

Lebenssituationen, die als ausweglos empfunden werden, lassen rasch
den Gedanken aufkommen, am liebsten sterben zu wollen. In verzweifelten
Fällen schreckt erst der ernsthafte Versuch, sich das Leben zu nehmen, die
Umgebung des Jugendlichen auf. Der erfolgreiche Versuch ist hierbei selte-
ner als der erfolglose (→Selbstmord). Trotzdem ist dann immer der Arzt für Selbsttötung
Kinder- und Jugendpsychiatrie gefragt (→Familientherapie).

Vorbeugen: Wichtig ist es für die Eltern, das Vertrauen ihrer Kinder nicht
zu verlieren, den Gesprächsfaden nicht abreißen zu lassen, auch kritischen
Fragen nicht auszuweichen, die eigenen Kinder ernst zu nehmen, sie für
Sport, Musik, Theater, Bücher etc. zu begeistern. Gemeinsame Ferien kön- gemeinsame
nen den Heranwachsenden viel bedeuten. Sehr hilfreich ist es, wenn es den Ferien
Eltern gelingt, daß die heranwachsenden Kinder ihre Clique, ihre Freunde

337

PUBERTÄTSENTWICKLUNG

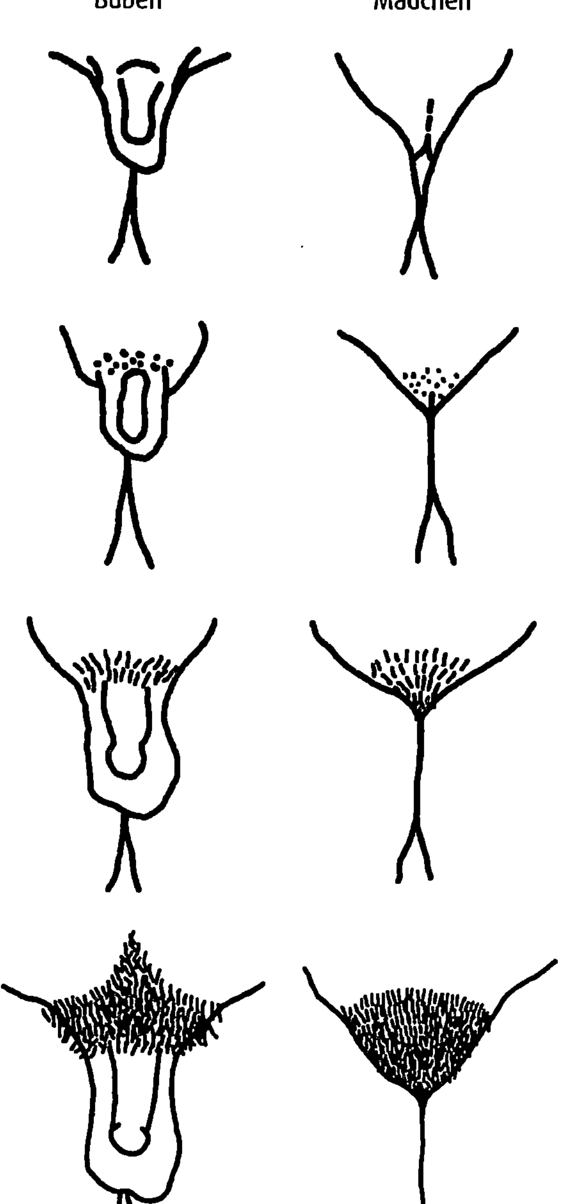

*Vor der Pubertät bis ungefähr zum 8. Lebensjahr gibt es noch kein Schamhaar.
Die äußeren Geschlechtsteile sind nicht mehr behaart als der Bauch.*

Von etwa dem 8. bis 11. Lebensjahr zeigen sich erste längliche, etwas dunklere Schamhaare, die leicht gekräuselt oder glatt sind.

Ungefähr vom 12. bis 15. Lebensjahr ähnelt das Schamhaar schon dem des Erwachsenen. Die Fläche, auf der es sich ausdehnt, ist aber noch deutlich kleiner.

Nach dem 16. Lebensjahr dehnt sich die Schambehaarung bei den meisten Männern, aber auch bei einigen Frauen, über die obere Kante des Schambeins nach oben aus.

Die altersabhängige Entwicklung der Schambehaarung bei beiden Geschlechtern; mit dem Ende der Pubertät hört auch das Längenwachstum auf.

BRUSTENTWICKLUNG BEI MÄDCHEN

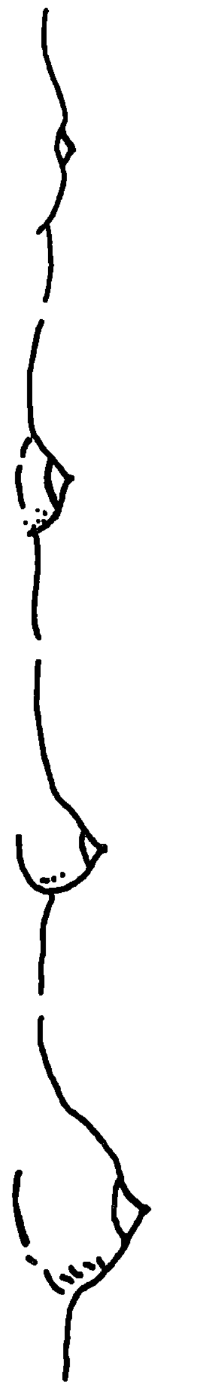

*Vor der Pubertät –
bis zum Alter von
etwa acht bis zehn
Jahren – ist noch
kein Drüsenkörper
tastbar. Lediglich
die Brustwarze ragt
aus der Haut hervor.*

*Ungefähr mit dem
8. bis 10. Lebensjahr
beginnt sich die
Drüse um den
Warzenhof
vorzuwölben
(Brustknospe)*

*Vom 10. bis 14.
Lebensjahr an wird
die Brustdrüse
größer als der
Warzenhof.*

*Sobald die Brust
voll entwickelt ist –
der Warzenhof ragt
jetzt nicht mehr aus
dem Hautniveau der
Brust hervor –, ist
die Pubertät und
damit auch das
Längenwachstum
beendet.*

Die altersabhängige Entwicklung der Brust beim
Mädchen; damit einher geht die Ausbildung der
Schamhaare.

gern mit nach Hause bringen und sich nicht nur außerhalb der Familie wohl fühlen.

Eine weitere wichtige Aufgabe für Eltern ist die **sexuelle Aufklärung:** Sie sollte nicht aus einem einzigen Gespräch bestehen und auch nicht der Schule oder anderen überlassen bleiben; sie muß vielmehr die Heranwachsenden behutsam von der Kindheit an – jeweils altersgemäß – bis durch die Pubertät begleiten. Gleichzeitig soll das Bedürfnis nach eigener Intimsphäre gewahrt bleiben.

(Bedürfnis nach eigener Intimsphäre)

Dazu gehört auch, die Jugendlichen zur Körperhygiene anzuleiten. Mädchen lernen am besten schon als Kinder, sich nach dem Stuhlgang immer von vorn nach hinten zu reinigen und nicht umgekehrt. Der Intimbereich sollte schon vor der ersten Monatsblutung regelmäßig gewaschen werden, Wasser genügt meist, allenfalls ist noch eine milde Seife sinnvoll. Die Entscheidung für Monatsbinden oder Tampons ist eher eine persönliche als eine medizinische; Tampons müssen tief genug in die Scheide eingeführt werden, sonst drücken sie. Sie müssen mindestens täglich gewechselt werden; andernfalls droht eine schlimme Infektion.

(Körperhygiene)

Auch über die Schwangerschaftsverhütung sollte – zu einem individuell passenden Zeitpunkt – mit jedem Heranwachsenden einfühlsam aber klar gesprochen werden. Jugendliche Mädchen brauchen sich nicht zu scheuen, deswegen zur Frauenärztin oder zum Frauenarzt zu gehen, um sich beraten und regelmäßig betreuen zu lassen.

(Schwangerschaftsverhütung)

Der von der Kindheit her vertraute Kinderarzt kann während der Pubertät ebenfalls ein wichtiger Ratgeber und Begleiter sein.

Puls

(tastbare Druckwelle)

Die tastbare Druckwelle, die jeder Herzschlag in den Schlagaderverzweigungen auslöst. Er wird als *Pulsfrequenz* in Schlägen pro Minute gemessen, z. B. an der Daumenseite des Handgelenks. Andere Stellen zum Fühlen des Pulses sind Schläfen- und Halsschlagader, in der Leistenbeuge, am Innenknöchel oder Fußrücken.

Die Pulsfrequenz im Schlaf bei Gesunden ist altersabhängig: Neugeborene haben mit etwa 120 Schlägen pro Minute eine höhere Frequenz als Säuglinge mit 105 bis 115 Schlägen und erst recht als Schüler mit 75 bis 90 Schlägen oder gar trainierte Erwachsene mit einer Ruhefrequenz von 40 bis 50 pro Minute. Die Pulsfrequenz schwankt mit der Ein- und Ausatmung.

Der Pulsschlag ist erhöht im *Fieber*, bei hochgradiger Blutarmut und bei Herzmuskelschwäche; das gilt auch für den →Schock; dann allerdings ist der Puls nur schwach tastbar. Bei Herzstillstand ist kein Puls mehr tastbar (→Wiederbelebung).

Puls-Oxymeter

(mißt die Sauerstoff-Sättigung in den feinsten Blutgefäßen)

Dieses Gerät *mißt* die *Sauerstoff-Sättigung* in den feinsten Blutgefäßen, die die Haut mit frischem Blut versorgen, Herzschlag für Herzschlag. Ein großer Vorteil: Das Gerät arbeitet *unblutig*, also ohne daß eine →Punktion dazu erforderlich ist.

Eingesetzt wird das Puls-Oxymeter zur Überwachung von Patienten, deren Atmung gestört oder gefährdet ist.

Für Frühgeborene muß nicht nur eine untere, sondern auch eine obere Sättigungsgrenze beachtet werden. Denn die noch unreife Netzhaut der Augen leidet unter zu hohen wie auch unter zu stark schwankenden Sättigungswerten.

Punktion

Ein Begriff, der für manche etwas Abschreckendes hat; „punktieren" heißt, mit einer *Hohlnadel* (Kanüle) gezielt dorthin zu *stechen*, wo Flüssigkeit oder eine Gewebeprobe entnommen werden soll (z. B. Blut, Urin oder →Liquor).

Der kurze Schmerz beim Einstich und die Angst davor lassen sich neuerdings vermindern, falls es die Zeit erlaubt: Ein Pflaster mit örtlich betäubender Salbe wird eine halbe Stunde zuvor an der Punktionsstelle aufgelegt.

Purpura Schönlein-Henoch (nach zwei Ärzten aus Würzburg und Berlin)

Eine Krankheit, die insbesondere bei Kleinkindern gelegentlich vorkommt: An den kleinsten Blutgefäßen entstehen winzige Entzündungsherde, *Vaskulitis* genannt, und zwar als Reaktion meist auf eine →Grippe oder einen →Infekt der oberen Luftwege hin.

Symptome: Sichtbar an der Haut, vor allem am Gesäß und an den Streckseiten der Beine, wo braunrote oder blaue Flecken auftreten mit punktförmigen Hautblutungen in der Mitte (Purpura). Das Kind mag plötzlich nicht mehr laufen, weil die Sprunggelenke geschwollen sind und weh tun. Es finden sich mitunter Schwellungen noch an anderen Stellen, am Handrücken oder im Gesicht. An den inneren Organen, am Darm und an den Nieren spielen sich ebenfalls solche Gefäßreaktionen ab; die Folgen sind zeitweilige Bauchschmerzen, Blut im Stuhl und häufig auch im Urin. Eine ernste Nierenbeteiligung (→Nephritis) ist hingegen äußerst selten.

Der *Verlauf* ist oft schubweise. Die Gefäßentzündung an der Haut und den anderen Organen klingt aber immer von allein und *folgenlos* ab, wenn auch mitunter erst nach vielen Wochen, sofern keine schlimme Nephritis im Spiel ist.

Was ist zu tun? Wichtig ist, daß der Kinderarzt die Diagnose richtig erkennt; dann erübrigen sich manche Maßnahmen und Medikamente. Sinnvoll ist bei stärkeren Bauchschmerzen die Sonografie des Bauches (→bildgebende Verfahren), um eine →Invagination des Darmes als Komplikation auszuschließen. Urin und Blutdruck müssen im Hinblick auf eine mögliche Nierenbeteiligung kontrolliert werden, mitunter auch die Nierenwerte im Blut sowie die Blut- und Eiweißausscheidung im Harn. Bei heftigem Bauchweh hat sich →Kortison in Tablettenform über eine begrenzte Zahl von Tagen bewährt, die Gabe von schmerzstillenden Medikamenten erübrigt sich.

Bettruhe nur, soweit sie das Kind von selbst einhalten will.

Pyelitis

Fachwort für →Nierenbeckenentzündung.

Pyelonephritis

ist das Fachwort für eine eitrige →Nierenbeckenentzündung, die auf das Nierengewebe übergegriffen hat (→Harnweginfektion).

Pylorusstenose

Eine nur in den ersten drei Lebensmonaten auftretende Erkrankung: Die Muskulatur des Magenpförtners (Pylorus) *verengt* den Magenausgang derart, daß kaum noch Speisebrei den Magen in Richtung Dünndarm verlassen kann und das auch nur zeitlich stark verzögert. Infolgedessen erschöpfen sich die nach vorwärts gerichteten Bewegungen der Magenwand eine Weile nach jeder Mahlzeit; statt dessen befördert der Magen die Nahrung abrupt in die entgegengesetzte Richtung.

Symptome: Der Säugling erbricht dann heftig und in hohem Bogen; das Erbrochene riecht säuerlich, hat aber nie gallige Farbe; bräunliche Fetzen geronnenen Blutes sind mitunter beigemengt. Wenn das so weiter geht, gedeiht das Kind nicht mehr, verliert sein Fettpolster und bekommt eine schlaffe, faltige Haut; es runzelt nicht selten die Stirn und sieht dann gequält aus.

Liegt das Kind nach einer Mahlzeit entkleidet und entspannt auf dem Rücken, sieht man – am besten im schrägen Licht – unter der dünnen Bauchdecke den gegen den Pförtner in Wellen arbeitenden Magen.

Jungen sind häufiger betroffen als Mädchen.

Was ist zu tun? Der Arzt kann im Ultraschallbild die Dicke des Pylorus messen (→bildgebende Verfahren) und daraufhin in vielen Fällen die Diagnose bestätigen oder ausschließen; nur ausnahmsweise muß eine Röntgenuntersuchung erfolgen. Der erfahrene Arzt kann mit seinen Fingern den verdickten Pförtnermuskel in der Tiefe des Bauches tasten.

Im *Blut* zeigt sich als Folge des hartnäckigen Erbrechens ein Mangel an Kochsalz (→Elektrolyte); das Gleichgewicht im →Säure-Basen-Haushalt ist zum Basischen hin verschoben; das Blut dickt wegen der Flüssigkeitsverluste ein. In dieser Situation braucht der Säugling dringend eine Dauertropfinfusion zum Ausgleich der Verluste. Erst wenn der →Salz- und Wasserhaushalt wieder in Ordnung ist, kommt der Eingriff des Kinderchirurgen in Betracht, die Pyloromyotomie: Der verdickte Muskel wird von seiner Außenseite her in Längsrichtung bis nahe an die innere Schleimhaut aufgeschnitten. Dieser entlastende Eingriff zeigt meist innerhalb kurzer Zeit prompte Wirkung. Das Erbrechen hört auf, und das Kind gedeiht wieder. Nur in leichten Fällen kommt man mit viel Geduld beim Füttern ohne Operation aus.

Q

Quaddel (Fachwort „Urtica")

Die Haut eines Gesunden reagiert auf Reize von außen, wie Mückenstich oder Brennessel, mit einer oder mehreren kleinen oder größeren Quaddeln. Das sind linsen- bis handtellergroße erhabene Hautbezirke – vom Rand her leicht gerötet, in der Mitte blaß, meistens juckend. Durch die genannten Reize werden die kleinsten Blutgefäße in der Haut durchlässig, so daß sich um sie herum Blutwasser (Serum) ansammelt (→Ödeme); dies führt schließlich zur Quaddel.

Unter den Menschen mit einer →Allergie gibt es einige, die auf der Haut zahlreiche, oft große Quaddeln bekommen, sobald sie die Substanz verzehren (z. B. Erdbeeren) oder einatmen (z. B. Blütenstaub oder den Duft der Primeln), gegen die sie allergisch sind; man spricht dann von Nesselsucht oder →Urticaria. Es gibt allerdings auch nicht-allergische Formen wie Druck- oder Kälteurticaria.

Quaddeln verschwinden meist nach kurzer Zeit wieder von allein. Falls der Juckreiz schwer zu ertragen ist, lindert z. B. ein kühlendes Gel oder die Einnahme von Antihistaminika die Beschwerden.

(Randnotizen: erhabene Hautbezirke; Nesselsucht)

Quarkwickel (Topfenwickel)

Ein bewährtes Mittel in der →*Naturheilkunde*; zur Anwendung →Wickel.

Quick-Wert

Benannt nach einem Arzt aus den USA; *Prothrombinzeit* ist ein anderer Name dafür. Es gibt zwei Laborwerte, die einen Überblick über die Gerinnung des Blutplasmas geben (→Blut, →Blutgerinnung) und die zur Überwachung einer gerinnungshemmenden Therapie häufig herangezogen werden, nämlich die PTT in Sekunden (partielle Thromboplastinzeit) und der Quick-Wert in Prozent der Norm.

Der Quick-Wert spiegelt die Aktivität der in der Leber gebildeten Gerinnungsfaktoren wider; deshalb ist er auch ein Maßstab für die Leberfunktion.

Darüber hinaus ist der Quick-Wert beim Mangel an →Vitamin K deutlich erniedrigt.

(Randnotizen: Aktivität der Gerinnungsfaktoren)

Quincke-Ödem

Benannt nach einem Arzt für Innere Medizin, der vor 100 Jahren in Kiel wirkte; *Angioödem* ist ein anderer Name dafür. Man muß hier zwei verschiedene Krankheiten unterscheiden:

1. Zu den →Erbkrankheiten zählt das nur selten vorkommende *hereditäre Angioödem*; der Erbgang ist dominant, Halberbigkeit führt bereits zu Krankheitserscheinungen.

Den Betroffenen fehlt im körpereigenen Abwehrsystem ein Hemmstoff; infolgedessen funktioniert unter bestimmten Belastungen die Gefäßabdichtung in einzelnen Organen nur mangelhaft, so daß sich dann dort Ödeme entwickeln. Die beteiligten Körperstellen wechseln: Die Ödeme sind z. B. im Gesicht und um die Augen herum eher lästig als schlimm; am Darm sind sie oft schmerzhaft, und am Kehlkopf können sie zu ernster Atemnot führen.

Nach wenigen Tagen hat der Körper seine Abwehrreaktionen wieder im Griff: Die Ödeme klingen dann von allein ab.

In Notfällen wird der fehlende Hemmstoff dem Patienten in die Blutbahn gespritzt. Es gibt auch **vorbeugende Medikamente** (→Anabolika), deren Nebenwirkungen sich im Kindesalter allerdings nachteiliger auswirken als später im Leben und die deshalb höchstens bei Erwachsenen eingesetzt werden.

Bemerkbar macht sich das erbliche Quincke-Ödem bei einigen bereits im Kindesalter, bei anderen erst, wenn sie erwachsen sind.

Die auslösenden Belastungen sind sehr verschieden: z. B. akuter →Infekt der oberen Luftwege, fieberhafte →Tonsillitis oder ein chirurgischer Eingriff.

2. Das *erworbene Angioödem* tritt bei einem Teil der Patienten auf, die immer wieder an →Urticaria (Nesselsucht) leiden, sei es auf allergischer oder auch auf nicht-allergischer Grundlage: Diese Menschen bekommen von Zeit zu Zeit eher flüchtige Ödeme im Gesicht und um die Augen, gelegentlich auch an den oberen Luftwegen mit bedrohlicher Atemnot.

hereditäres Angioödem

vorbeugende Medikamente

auslösende Belastungen

erworbenes Angioödem

R

Rachenabstrich

Er dient der Suche und dem Nachweis von Krankheitserregern, vor allem von →Bakterien, die auf den Gaumenmandeln und dem umgebenden Rachenring sitzen; am häufigsten wird dabei nach →Streptokokken gesucht (→Tonsillitis).

Rachenmandel (immer Einzahl)

Ein *unpaariges* Organ aus weichem →lymphatischem Gewebe. Es liegt an der Rückwand des Nasenrachenraums. Ist die Rachenmandel verdickt, spricht man von → „Polypen", vergrößerten Adenoiden oder adenoiden Vegetationen.

Ähnlich wie die paarigen Gaumenmandeln (→Tonsillen) dient die Rachenmandel der körpereigenen Abwehr von Krankheitserregern, die über die Nasenatmung eindringen. Im Kleinkindalter, wenn sich der Körper am häufigsten mit solchen Erregern auseinandersetzen muß, ist die Rachenmandel am größten; sie blockiert deshalb leicht den in diesem Alter noch engen Nasenrachenraum und behindert dadurch die Belüftung des Mittelohrs über die →Eustachische Tube.

Symptome der vergrößerten Rachenmandel: Überwiegende oder ständige Atmung durch den offenen Mund; verlegte Nasenatmung; näselnde Sprache; nächtliches Schnarchen; wiederholte →Mittelohrentzündungen; Schalleitungsschwerhörigkeit; Anfälligkeit für →Schnupfen und →Bronchitis.

Was ist zu tun? Kinderarzt und HNO-Arzt beraten mit den Eltern, ob es sinnvoller ist, das Abklingen eines →Infekts der oberen Luftwege abzuwarten, da sich die Rachenmandel danach wieder verkleinern kann und mit zunehmendem Alter ohnehin zurückbildet; oder ob angesichts von →Paukenerguß und →Schwerhörigkeit oder schlechtem Schlaf infolge der Luftnot die operative Entfernung der Rachenmandel (→Adenotomie) der bessere Weg ist. Als Alternative bietet sich noch das Einlegen von →Paukenröhrchen zur Belüftung des Mittelohrs an.

Rachitis

Eine Störung im Kalzium- und Phosphatstoffwechsel infolge eines *Mangels an →Vitamin D*; dieser führt zu einem mangelhaften Knochenaufbau: Die langen Röhrenknochen bekommen aufgetriebene Enden, deutlich zu erkennen am Handgelenk; die Rippen verdicken sich am Übergang vom Knochen zum Knorpel; die Schädelknochen werden weich, so daß sie sich am Hinterkopf mit den Fingern etwas eindrücken lassen, ohne daß eine Delle zurückbleibt (→Kraniotabes). Kinder mit Rachitis sind anfälliger für Infektionskrankheiten, z. B. für →Keuchhusten.

Was ist zu tun? Die Diagnose wird durch Röntgenbild und Blutuntersuchungen bestätigt.

Rachitis läßt sich durch Zufuhr von Vitamin D heilen. Sonnenlicht regt die Bildung von Vitamin D in der Haut an und trägt so nicht nur zur Heilung bei, sondern auch zur Verhütung.

Vorbeugen: Eine Rachitis läßt sich leicht und sicher vermeiden, wenn der Säugling mit Beginn der zweiten Lebenswoche täglich 400 Einheiten Vitamin D bekommt, und zwar in Form von Tropfen oder einer kleinen Tablette. Diese wird entweder direkt in den Mund gegeben, wo sie rasch zerfällt, oder mit dem Teelöffel und einigen Tropfen Muttermilch oder Flaschennahrung.

Obwohl die käuflichen Säuglingsanfangs- und -folgenahrungen einen höheren Gehalt an Vitamin D haben als Muttermilch, weisen gestillte Kinder ein geringeres Risiko auf, an Rachitis zu erkranken, als Flaschenkinder; außerdem neigen Säuglinge im Sommerhalbjahr weniger zu Rachitis als während der dunklen Jahreszeit.

Frühgeborene haben wegen des Aufholwachstums in der ersten Säuglingszeit einen höheren Bedarf an Vitamin D. Sie erhalten eine zweifache Dosis.

Ärzte und Eltern, die sich der →Homöopathie verbunden fühlen, haben Vorbehalte gegen die vorbeugende tägliche Gabe von Vitamin D an *alle* Säuglinge. Die Mehrzahl der Kinderärzte teilt diese Bedenken nicht. Der Wert, den das →Stillen und eine ausreichende Menge an Sonnenlicht für das Vorbeugen einer Rachitis haben, wird jedoch von keiner Seite bestritten.

Rachitis-Zeichen bei größeren Kindern werden vor allem bei Nierenerkrankungen gefunden, weil geschädigte Nieren weniger von der fertigen Endstufe des Vitamin D bilden.

Radioaktivität

Sie wurde vor 100 Jahren von dem französischen Physiker Henri Becquerel entdeckt. Beim Zerfall bestimmter, insbesondere schwerer Atomkerne entstehen *Strahlungen* unterschiedlicher Reichweite, Dauer und Energie.

Das Gefährliche daran: Der Mensch hat *kein Sinnesorgan* dafür.

Man unterscheidet *natürliche* von *künstlicher* Radioaktivität. Letztere wird u. a. medizinisch genutzt, z. B. bei der →Strahlentherapie.

Die Energiegewinnung mit Hilfe von Kernkraftwerken muß mit einem Höchstmaß an Sicherheitsvorkehrungen erfolgen; trotzdem findet diese Technik in der Bevölkerung keine ausreichende Akzeptanz. Und es gibt berechtigte Sorgen: Müssen Menschen, die in der Nähe von Kernkraftwerken wohnen, mit einem erhöhten Risiko rechnen, an →Leukämie oder anderen bösartigen Leiden zu erkranken? Bekommen Arbeiter mancher Kernkraftwerke Kinder mit angeborenen Fehlbildungen?

Leider sind diese Fragen noch nicht mit wünschenswerter Klarheit beantwortet.

Rauchen

Jugendliche vom Tabakkonsum abzuhalten, ist ein enorm wichtiges Ziel (→Nikotin, →Drogenmißbrauch). Mädchen und Jungen sind gleichermaßen gefährdet.

Was bringt Heranwachsende zum Rauchen?
- Vorbild der Eltern;
- ältere und gleichaltrige Freunde innerhalb und außerhalb der Schule, der Clique (→Pubertät);
- Vorbild der Erwachsenen in Schulen und Ausbildungsstätten;
- die Werbung der Zigarettenindustrie, die ein positives Lebensgefühl und einen attraktiven Lebensstil verspricht;
- die Möglichkeit, sich jederzeit und fast überall bequem Zigaretten zu besorgen;
- drohende oder tatsächliche Arbeitslosigkeit, schlechte Zukunftsaussichten.

Am besten fangen die Kinder und Jugendlichen gar nicht erst an zu rauchen.

Ein stabiles Vertrauensverhältnis zwischen Eltern und Kindern während der gesamten →Pubertät ist eine große Hilfe. Gut sind auch sportliches Engagement und Hobbys, die die Jugendlichen so ausfüllen, daß sie kein Gefühl der inneren Leere bekommen.

Recklinghausensche Krankheit

benannt nach Friedrich D. von Recklinghausen, Pathologe in Königsberg und Straßburg (1833–1910); ein anderer Name dafür ist →Neurofibromatose.

Reflexe

unterliegen nicht dem Willen. Das Blinzeln bei grellem Lichteinfall ist ein Beispiel dafür. Es sind meist normale Reaktionen auf einen Reiz und dienen oft dem Schutz.

Die *Untersuchung* der Reflexe ist eine Funktionsprüfung des Nervensystems; die prompte Reflexantwort ist das Normale. Es gibt allerdings Reflexe, die nur im Fall einer gestörten Funktion auftreten.

Einige Reflexe sind altersabhängig; z. B. zeigen nur Neugeborene und junge Säuglinge den Greifreflex: Sie beugen kräftig die Zehen, sobald man an der Fußsohle vorn die Ballen berührt. Das Saugen an Brust oder Schnuller ist ein lebenswichtiger Reflex.

Reflux (Rückfluß)

Gemeint ist damit das Zurückfließen von Mageninhalt in die Speiseröhre, das in den ersten Lebensmonaten bis zu einem gewissen Grad noch normal ist (→Kardiainsuffizienz); ferner das Zurückfließen von Urin aus der Harnblase in die beiden Harnleiter. Dies kommt bei Säuglingen und Kleinkindern während einer →Harnweginfektion unter Umständen nur vorübergehend vor; in anderen Fällen ist dieser Reflux hochgradig und dauerhaft, so daß der Urologe durch einen plastischen Eingriff den Reflux verhindern muß.

Reiseapotheke – Vorschläge

Sonnenschutzmittel — *Sonnenschutzmittel*: sonnenschützende Bekleidung, Sonnenhut, Sonnenbrille.
Geeignet sind Sonnenschutzpräparate, die 30 Min. vor der Sonnenexposition aufgetragen und ca. alle zwei Stunden erneuert werden. Für das Gesicht ist eine Sonnencreme, für den Körper eine Sonnenmilch am besten geeignet. Immer beachten: Sonnenschutzfaktor, Wasserschutzfestigkeit, Ablaufdatum.
Viele Hersteller geben an, ob das Sonnenschutzmittel für Kinder geeignet ist.

Pflaster — *Pflaster* in verschiedener Größe und Ausführung.
— *Mullbinden*, elastische Binden.
— *Splitterpinzette*.
— *Wund-Desinfektionslösung*, Salbe mit Polyvidon-Jod gegen eitrige Entzündungen der Haut oder am Nagel (rezeptfrei).

Fieber, Schmerzen — Gegen hohes *Fieber* und/oder *Schmerzen*: Saft, Tabletten, Zäpfchen (z. B. Ibuprofen, Paracetamol).

Durchfall — Falls unterwegs stärkerer *Durchfall* auftritt, ist vor allem im Kleinkindalter ein Mineralstoffpräparat mit Traubenzucker sinnvoll. Dies gibt es in der Apotheke als Pulver oder in Tablettenform (z. B. Normolyt®, Oralpädon®) zum Auflösen in (abgekochtem) Wasser. Es soll schluckweise verabreicht werden, um Salz- und Wasserverluste auszugleichen sowie Kalorien (Energie) zuzuführen.

Insektenstiche — Bei *Insektenstichen*: kühlendes, juckreizstillendes Gel (rezeptfrei). Für bekannte Überempfindlichkeitreaktionen Antihistaminika, →Kortison zum Einnehmen und gegebenenfalls Andrenalin (→Bienenstich) vorbeugend mitnehmen (rezeptpflichtig).

Sonnenbrand — Bei *Sonnenbrand*: kortisonhaltige Creme, entzündungshemmende →Schmerzmittel (rezeptpflichtig).
— Gegen *Schnupfen* oder *Ohrenschmerzen* durch Höhenunterschiede (Fliegen): abschwellende Nasentropfen.
— Gegen *Augenentzündungen* durch Sonne, Wasser oder Wind: abschwellende Augentropfen (rezeptfrei), bei eitrigen Augenentzündungen antibiotikahaltige Augensalbe (rezeptpflichtig).
— Gegen *Halsschmerzen*: Lutschtabletten oder Gurgellösungen (rezeptfrei).
— Bei *Verstauchungen*: entzündungshemmende Gele, Salben (rezeptfrei).
— →*Antibiotika* sollten nicht nach eigenem Gutdünken, sondern nur nach ärztlicher Verordnung eingesetzt werden. Bei Reisen in Gebiete mit geringer ärztlicher Versorgung ist die Mitnahme eines Breitband-Penizillins (z. B. Amoxycillin) sowohl für die häufigsten Haut-, Ohren-, Atemwegs- wie auch Harnwegsinfektionen hilfreich.

Breitband-Penizillin

— Wegen Vorbeugung gegen →*Malaria* sollte man sich bei Reisen in bestimmte Gebiete von einem erfahrenen Arzt (z. B. im Tropeninstitut) beraten lassen (siehe Seite 189–190).

Reisekrankheit

Schwindel, Übelkeit und Erbrechen sowie zunehmende Teilnahmslosigkeit treten bei manchen Menschen auf, vor allem im Schul- und Jugendalter, wenn sie als Beifahrer kurvenreiche Autostrecken fahren oder im schaukelnden Schiff oder Boot sitzen (Seekrankheit); gelegentlich taucht die Reisekrankheit auch auf Flugreisen und in Jahrmarkt-Fahrzeugen auf.

Ursache: Bei jedem Schaukeln liefert das *Innenohr* präzise Informationen über die jeweilige Körperlage fortlaufend ans Gehirn; wenn dann die Seheindrücke, die das Auge dem Gehirn meldet, damit nicht mehr nachkommen, weil z. B. der Betroffene im PKW nicht selbst am Steuer sitzt, führt dies bei dazu veranlagten Personen zur Reisekrankheit.

Vorbeugen: Falls sich solche Reisen nicht vermeiden lassen, kennt der Arzt oder Apotheker Medikamente, die auch für Kinder geeignet, aber vor Reisebeginn einzunehmen sind; sie machen als Nebenwirkung oft müde.

Auch *Gewöhnung* an schaukelndes Reisen über mehrere Jahre hilft manchmal.

Reisen mit Kindern

müssen gut geplant und vorbereitet werden. Je nach deren Alter und den Möglichkeiten der Eltern kommen Ferienwohnung, Hotel oder Zelt, Bahn, Schiff, Auto oder Wohnwagen, Radtouren oder Wanderungen mit Hütten oder Herbergen in Frage (→Reisekrankheit). Flugreisen werden von jungen Säuglingen häufig besser vertragen als von manchen Erwachsenen.
wichtig: gute Planung und Vorbereitung

Während einer Reise in ein anderes Klima oder in ein Land mit unsicheren hygienischen Verhältnissen sollten Säuglinge am sichersten weiter voll gestillt werden; kein unnötiger Nahrungswechsel.
unsichere hygienische Verhältnisse?

Fahrtstrecken, Ruhepausen, Reiseziele, Gelegenheit zum Herumtollen und Spielen in Wald und Wiesen, am Wasser und Strand oder Tierpark müssen auf die Kinder abgestimmt sein. Es liegt meist an den Eltern oder der Schule, das Interesse eines Kindes zu wecken. Ein, zwei Bilder, Plastiken oder andere Stücke eines Museums, in Ruhe und altersgemäß erklärt, füllen ein Kind oft schon aus und bleiben bei ihm haften; auch Jugendliche interessieren sich oft weniger ausführlich für Kultur und Attraktionen als hochmotivierte Erwachsene (→Pubertät). Gegen Langeweile etwa auf einer Autofahrt gibt es viel Unterhaltsames zum Raten, Lachen und Zuhören; hierbei ist die Phantasie der Eltern gefragt (→Urlaub).
Ruhepausen
Langeweile

Kinder mit einer Behinderung (z. B. →Trisomie 21) brauchen und sollten nicht von vornherein von einer Reise ausgeschlossen werden; Ferien mit der Familie können ihnen viel bedeuten.

Andererseits gilt für *alle* Kinder: Es gibt auch glückliche Kinderjahre ohne Reisen.

Reitunfälle

Reiten und der Umgang mit Pferden oder Ponys können für Kinder und erst recht für Jugendliche ein beglückendes Hobby und ein lohnender Freizeitsport sein. Einige bewegungsgestörte Kinder profitieren unter Umständen sehr davon (→Hippotherapie).
beglückendes Hobby

Wer sich zum Reiten entschließt, muß aber wissen, daß es hierbei – ähnlich wie beim →Skifahren – Verletzungsgefahren gibt: Sturz vom Pferd, Verletzung durch Pferdehuf. Eigene Umsicht, gute Schulung durch den Reitlehrer und Tragen eines Helms helfen dem vorzubeugen.
Verletzungsgefahren

Rekombinant

Ausdruck der Gentechnologie

Ein Ausdruck der →Gentechnologie. Ein Arzneimittel oder Impfstoff trägt den Zusatz „rekombinant", wenn bei der Herstellung Erbanlagen (→Gene) von →Bakterien, tierischen oder menschlichen Zellen durch Austausch oder andere Manipulation neu kombiniert werden. Als Ergebnis einer solchen Rekombination produziert das Bakterium oder die Körperzelle dann im Labor den gewünschten Impfstoff oder das Medikament (z. B. Insulin).

Rektumatresie

Verschluß des Enddarms

bezeichnet den angeborenen *Verschluß des Enddarms* (Rektum). Als Folge dieser Fehlbildung kann das Neugeborene kein Kindspech (→Mekonium) und erst recht keinen Stuhl absetzen (→Analatresie).

Retinoblastom

Tumor der Netzhaut

Ein *seltener* bösartiger →*Tumor der Netzhaut* (Retina) des Auges. Er kommt ein- oder beidseitig vor und macht sich bereits im Laufe des Säuglingsalters oder im zweiten Lebensjahr bemerkbar.

Anzeichen: Das sonst schwarze Pupillenloch leuchtet eigentümlich weißgelblich auf; der Augapfel tritt aus der Augenhöhle hervor und wird schmerzhaft; mitunter fällt auch ein Schielen auf.

Ursache: Ein Teil der Fälle ist *erblich* bedingt (→Mutation). Das Retinoblastom ist immer eine ernste Erkrankung des betroffenen Auges; in spät erkannten Fällen kann sie auch lebensgefährlich sein.

Was ist zu tun?

Was ist zu tun? Der *Augenarzt* muß die Diagnose sichern. Dann wird zusammen mit dem für Onkologie zuständigen Kinderarzt geschaut, ob sich der Tumor bereits über die Netzhaut hinaus ausgebreitet hat, z. B. ins Nervenwasser (→Liquor). Auf der Grundlage dieser Befunde besprechen die Ärzte dann mit den Eltern den Behandlungsweg: Im frühen Stadium kann versucht werden, ein noch kleines Retinoblastom mit gezielt eingesetzter Technik (Kälte, →Strahlentherapie) an Ort und Stelle zum Verschwinden zu bringen und dadurch den Augapfel zu erhalten. In anderen Fällen muß das gesamte Auge entfernt werden, um das Leben des Kindes zu retten; später ersetzt dann ein Glasauge den fehlenden Augapfel. Unter Umständen muß auch noch →Chemotherapie eingesetzt werden.

notfalls ein Glasauge als Ersatz

Die Mehrzahl der Kinder überlebt die Krankheit heute, wenn auch sehbehindert oder blind.

Für jede Familie mit einem Retinoblastom ist eine →*genetische Beratung* nötig.

Retortenbaby

In-vitro-Fertilisation

Eine Bezeichnung für ein Kind, das durch *Befruchtung im Reagenzglas* entstanden ist. Dieser Vorgang heißt korrekt *In-vitro-Fertilisation*, abgekürzt IVF.

Auf diese Weise wird versucht, einem Elternpaar, das keine Kinder bekommen kann, zu helfen. Der Frauenarzt entnimmt aus den Eierstöcken der Frau mehrere *reife* Eizellen; er wählt dazu einen Weg durch die Bauchdecken oder über die Scheide, und zwar unter Ultraschallkontrolle.

das Ergebnis – ein winziger Embryo

Die Eizellen werden dann im Labor auf einer Glasschale mit dem Samen des Vaters befruchtet. Das Ergebnis – ein winziger Embryo, der unter dem

Mikroskop sichtbar ist – wird mit Hilfe einer Pipette in die Gebärmutter zum Einnisten gebracht. Da sich nicht jede auf solche Weise befruchtete Eizelle einnistet, bringt man mehrere davon in die Gebärmutter, um so die Chancen für eine erfolgreiche Schwangerschaft zu erhöhen. Die Eltern wissen dann, daß sie unter Umständen sogar mit Zwillingen (oder Mehrlingen) zu rechnen haben. Dies kann dazu führen, daß Eltern und Frauenarzt gemeinsam entscheiden müssen, ob und wieviele heranwachsende Feten wieder geopfert werden müssen.

Bei glattem Schwangerschafts- und Geburtsverlauf ist das „Retortenbaby" später ein gesundes Kind.

Rett-Syndrom

nach dessen Entdecker, dem Wiener Kinderarzt Andreas Rett, benannt: eine schwerwiegende, fortschreitende *geistige Behinderung bei Mädchen*.

Die **Ursache** liegt in einem der beiden X-→Chromosomen, das geschädigt ist. Bemerkbar macht sich die Krankheit meist zwischen dem 6. und 18. Lebensmonat.

Symptome: Der Schädel bleibt im Wachstum zurück; schon erlernte Hand- und Fingerfertigkeiten gehen wieder verloren. Statt dessen führen die Hände ständig *Waschbewegungen* aus. Der Kontakt zu Gleichaltrigen, zu den Eltern und Geschwistern geht nach und nach verloren. Schließlich wird auch selbständiges Gehen und Laufen immer schwieriger.

Was ist zu tun? Eine wirksame Behandlung des Rett-Syndroms ist bisher nicht bekannt. Es bleibt den Eltern nur liebevolle Zuwendung und Fürsorge. Es gibt eine Selbsthilfegruppe (siehe Anhang).

Rhabdomyosarkom

Ein bösartiger →Tumor, der von der Muskulatur ausgeht. Typische Stellen sind die Muskeln in der Augenhöhle, im Nasenrachenraum, aber auch im Unterleib.

Das Rhabdomyosarkom betrifft vor allem Kleinkinder und Jugendliche. Es kommt insgesamt selten vor. Gefürchtet sind Absiedelungen von Tochtergeschwülsten.

Was ist zu tun? Diagnosestellung und Betreuung erfolgen am besten durch Kinderärzte, die auf →Onkologie spezialisiert sind. Für den Behandlungsplan kommen eine Operation zur Entfernung des Tumors sowie eine →Chemotherapie und →Strahlentherapie in Betracht. Meist folgt man dabei einem →Therapieprotokoll, das sich bereits bei anderen Patienten bewährt hat. Nebenwirkungen und Risiken der Behandlung werden mit den Eltern zuvor in Ruhe besprochen.

Beginnt die Therapie in einem frühen Stadium, bevor der Tumor sich im Körper ausbreitet, sind die Chancen für eine Dauerheilung recht gut. In anderen Fällen ist die Prognose deutlich schlechter, aber zunächst noch nicht hoffnungslos.

Rhagade (Schrunde)

Ein spaltförmiger Riß in der Haut. Rhagaden finden sich an den Kuppen von Daumen, Fingern oder Zehen, an den Mundwinkeln, am After, an den äußeren Augenwinkeln und über Gelenken. Sie entstehen durch mechanische

Überdehnung oder mangelnde Nachgiebigkeit der Haut. Sie heilen mit Hilfe eines Hautpflegemittels oder unter Seifenbädern (für Hände und Füße) ohne Narben ab. **Vorbeugend** wirkt im Winter ein Schutz vor Kälte.

Rhesus-Faktor
→Blutgruppen.

Rheumaknoten
Linsen- bis erbsgroße derbe, schmerzlose Knötchen vor allem an den Streckseiten der Finger. Sie sind Zeichen einer →juvenilen chronischen Arthritis.

Unter der Haut gelegene größere Rheumaknoten gibt es bisweilen auch beim →rheumatischen Fieber, etwa an der Streckseite der Unterarme oder anderen tastbaren Knochenvorsprüngen.

Rheumatische Erkrankungen
Oberbegriff für das heutzutage seltene →rheumatische Fieber und die häufigere →juvenile chronische Arthritis (→Gliederschmerzen).

Rheumatisches Fieber
Eine *Zweitkrankheit*, die wenige Wochen nach einer unbehandelten →Infektion der →Mandeln und des Rachens mit →Streptokokken (→Tonsillitis, →Scharlach) auftritt. Betroffen sind vor allem Kinder am Ende des Grundschulalters. Das Rheumatische Fieber ist in den industrialisierten Ländern *sehr selten* geworden, und zwar nicht nur wegen des verbreiteten Einsatzes von Antibiotika bei eitriger Mandelentzündung; möglicherweise haben sich auch die Streptokokken im Laufe der Zeit verändert!

Es handelt sich um nicht-eitrige Entzündungen vor allem der *Gelenke* und des *Herzens*; gelegentlich ist auch die Haut und das darunter gelegene Bindegewebe, nur selten das zentrale Nervensystem betroffen.

Symptome: Fieber über mehrere Tage bis 39° oder 40° C und höher. Schmerzen, Rötung und Schwellung der großen Gelenke; der Befall ist wechselnd und heilt immer folgenlos aus. Gelegentlich ein flüchtiger Hautausschlag mit ringförmigen Figuren und →Rheumaknoten, die wochenlang unter der Haut tastbar sind.

Folgenschwer ist die Beteiligung des Herzens. Es kann sich ein →Herzfehler an den Klappen festsetzen. Die Überlastung des Herzmuskels zeigt sich mit raschem →Puls, zunehmender Kurzatmigkeit und nachlassender körperlicher Leistungsfähigkeit (→Herzinsuffizienz).

Nur ausnahmsweise ist das Gehirn beteiligt, typischerweise erst viele Wochen nach der auslösenden Mandelentzündung. Deshalb werden die zugehörigen Symptome auch leicht verkannt: Unwillkürlich ausfahrende und überschießende Bewegungen der Gliedmaßen und Wirbelsäule; deshalb plötzlich *schlechte Handschrift*, für Außenstehende ohne ersichtlichen Anlaß; motorische Unruhe; reizbare, schwankende Stimmung (Chorea minor).

Was ist zu tun? Wegen ihrer Seltenheit heutzutage muß die Diagnose von erfahrener Seite gesichert werden, meist in einer Kinderklinik. Wichtige andere Ursachen für Gelenkschmerzen müssen ausgeschlossen werden: z. B. →juvenile chronische Arthritis, →Osteomyelitis oder →Leukämie.

Bei der Behandlung stehen Bettruhe und Medikamente im Vordergrund:
- Penicillin, damit restliche Streptokokken möglichst radikal entfernt werden. Um jeglichem Rückfall einer Streptokokken-Infektion *vorzubeugen*, muß das betroffene Kind auch nach Abklingen des rheumatischen Fiebers noch über ein Jahr oder länger Penicillin einnehmen.
- entzündungshemmende Medikamente gegen die Schmerzen und die rheumatische Entzündung.
- Prednison, um gegen die rheumatische Entzündung am Herzen vorzugehen.

Vorbeugen: Jede akute Mandelentzündung (→Tonsillitis) mit nachgewiesenen Streptokokken als Erreger soll zehn Tage lang mit Penicillin behandelt werden.

Rheumatoide Arthritis
Ein anderer Ausdruck für →juvenile chronische Arthritis. Arthritis bedeutet *Gelenkentzündung*.

Rhinitis
Fachwort für →*Schnupfen*.

Rippenfellentzündung
Fachwort für →Pleuritis.

Risikogeburt
Ein Ausdruck aus der Geburtshilfe und →Neonatologie. Eine Entbindung, bei der man mit Schwierigkeiten oder Komplikationen zu rechnen hat. Beispiele sind:
- ungewöhnliche Lage des Kindes, wie →Steißlage (Beckenendlage) oder Querlage;
- Geburt von Mehrlingen;
- ein zu großer Kopf des Kindes (→Hydrocephalus) oder zu enges Becken der Mutter;
- eine solche Haltung des Kopfes oder Stellung der Schulter des Kindes, daß der glatte Durchtritt durch den knöchernen Teil des Geburtskanals erschwert ist;
- falls die Nabelschnur sich vor der Geburt noch eng um das Kind schlingt oder einen echten Knoten bildet oder sogar noch vor dem Kind in den Geburtskanal rutscht, besteht die Gefahr, daß die Blutversorgung des Kindes gestört wird;
- vorzeitige Lösung des Mutterkuchens von der Wand der Gebärmutter;
- Krankheiten der Mutter, wie Schwangerschaftsniere mit hohem Blutdruck, Zuckerkrankheit mit ungenügender Stoffwechseleinstellung oder Epilepsie (→Krampfanfälle);
- schließlich auch hochgradige Unreife des Kindes (→Risikoneugeborenes).

In diesen Fällen bespricht der Geburtshelfer mit den Eltern, wie die Entbindung am sichersten für Mutter und Kind zu bewältigen ist, ob ein →Kaiserschnitt ratsam oder nötig ist. Eine Hausentbindung kommt unter diesen Umständen nicht in Betracht.

Risikoneugeborenes

Gefährdung in den ersten Lebensstunden oder -tagen Eine Bezeichnung für ein Kind, das voraussichtlich in den ersten Lebensstunden oder -tagen gefährdet ist. Falls die Geburt gut verläuft und die erste Versorgung des Kindes im Kreißsaal klappt und falls in der Folgezeit das →Neugeborene kinderärztlich angemessen betreut wird, kommen heutzutage viele dieser Kinder meistens ohne Schaden davon.

Umstände Umstände, die ein solches Kind erwarten lassen, sind zum Beispiel:
- hochgradige Unreife des Kindes;
- *vorzeitiger Blasensprung* vorzeitiger Blasensprung, der bei längerer Dauer zur →Infektion des Kindes mit →Bakterien führen kann;
- Infektion der Fruchthöhle in der Gebärmutter mit Bakterien;
- *Röteln* Infektion der Mutter mit →Viren in der Frühschwangerschaft (z. B. →Zytomegalie, →Röteln);
- längerdauernder Sauerstoffmangel vor oder während der Geburt (→Risikogeburt);
- *Blutgruppen-Unverträglichkeit* zu viel oder zu wenig Fruchtwasser;
- schwere →Blutgruppen-Unverträglichkeit zwischen Mutter und Kind;
- Ansammlung von Wasser in der Bauchhöhle während der →Fetalperiode als Folge einer hochgradigen →Blutarmut des Kindes (→Herzinsuffizienz; Aszites, siehe Bild 2);
- *schwerwiegende Fehlbildung* eine vor der Geburt vermutete oder erkannte schwerwiegende →Fehlbildung, etwa der Speiseröhre (→Ösophagusatresie) oder des Herzens (→Herzfehler);
- →Stoffwechselkrankheiten oder andere Erbkrankheiten;
- *Drogenmißbrauch* Krankheiten der Mutter (→Risikogeburt);
- Drogenmißbrauch der Mutter.

Die vertrauensvolle Zusammenarbeit zwischen Geburtshelfern, Hebammen und Neonatologen ist für das Risikoneugeborene sehr wichtig (→Risikogeburt).

Rissige Lippen

Vor allem im Winter oder von der Sonne haben manche Kinder wunde oder rissige Lippenhaut. Durch ein ständiges Lecken mit der Zunge geht auch das Fett weg, das von der umliegenden Haut gebildet wird.

Was ist zu tun? **Was ist zu tun?** Bevor Kinder ins Freie gehen, sollen die Lippen mit einem entsprechenden Pflegestift geschützt werden. Gegen das Lecken hilft *Pflegestift* eine zinkhaltige Salbe, über die Nacht aufgetragen. Manchmal kann eine Überempfindlichkeit gegen Zahnpasta, Süßigkeiten oder Kaugummi bestehen, ein Wechsel oder Auslaßversuch lohnen. Saure Getränke wie Obstsäfte schmerzen, Wasser oder Tee sollen für ausreichende Flüssigkeitszufuhr vorzugsweise angeboten werden.

Röntgen

Der Physiker Wilhelm Conrad Röntgen entdeckte 1895 die nach ihm benannten Strahlen. Mit deren Hilfe ließen sich erstmals Knochen und andere Strukturen im Inneren des lebenden Menschen bildlich darstellen (→bildgebende Verfahren, →Strahlenbelastung).

Rotaviren (radförmige Durchfallviren)

Es handelt sich um häufige Erreger einer →Gastroenteritis bei Säuglingen und jungen Kleinkindern.

Die Übertragung erfolgt als →Schmierinfektion (Stuhlgang). Die →Inkubationszeit beträgt ein bis drei Tage. Rotaviren schädigen vor allem die Dünndarmschleimhaut; dies führt zu schleimig wäßrigem →Durchfall mit Flüssigkeits- und Salzverlusten. Erbrechen und Fieber kommen mitunter hinzu.

Voll gestillte Säuglinge werden dank der Muttermilch durch →Antikörper an der Darmschleimhaut geschützt. Dies wirkt sich sogar noch einige Zeit über die Stilldauer hinaus günstig aus. Man ist dabei, eine Schluckimpfung gegen Rotavirusinfektionen zu entwickeln.

Röteln

gehören zu den ansteckenden →Kinderkrankheiten, die wegen des Impfschutzes selten geworden sind.

Nur Kinder und Erwachsene, die noch für Röteln empfänglich sind, können sich mit Röteln-→Viren über eine Tröpfcheninfektion anstecken. Neugeborene und Säuglinge haben einen →Nestschutz, falls ihre Mütter Röteln *vor* der Schwangerschaft durchgemacht haben oder dagegen geimpft sind.

Röteln verlaufen im Kindergarten- und Schulalter in den allermeisten Fällen gutartig, wogegen sie das ungeborene Kind in der Frühschwangerschaft häufig schädigen, sofern die Mutter keinen Röteln-Schutz hat.

Röteln im Kindesalter: Die →Inkubationszeit beträgt 14 bis 21 Tage. Die Kinder erkranken mit mäßigem Fieber, mitunter begleitet von Schnupfen und leichter Bindehautentzündung. Wenige Tage nach Krankheitsbeginn erscheint der Ausschlag: blaßrote, leicht erhabene kleine Flecken im Gesicht, am Rumpf und übrigen Körper. Er ist insgesamt weniger kräftig als bei →Masern; auch fiebert ein Kind mit Masern deutlich höher. Kennzeichnend für Röteln sind *tastbare Lymphknoten im Nacken und hinter den Ohren.* Seltener sind Gelenkschmerzen. Die Blutplättchen werden zur Abwehr der Viren mit eingesetzt; ihre Zahl im Blutbild ist dann vorübergehend erniedrigt. Das Allgemeinbefinden ist nur wenig beeinträchtigt. Meist nach wenigen Tagen oder nach einer Woche fühlen sich die Kinder wieder gesund; manche machen Röteln nur als →stille Feiung durch.

Röteln sind bereits einige Tage vor dem Ausschlag ansteckend.

Röteln in der Frühschwangerschaft: Wird das Kind während der →Embryonalperiode über die Mutter mit Röteln-Viren angesteckt, weil diese gerade frische Röteln durchmacht (auch unbemerkt als →stille Feiung!) oder weil sie versehentlich *zu diesem Zeitpunkt* dagegen geimpft wird, kommt es in vielen Fällen, wenn auch nicht zwangsläufig, zu schwerwiegenden Organschäden. Das daraus entstehende bleibende Krankheitsbild heißt *Röteln-Embryopathie:* Kopf und Gehirn bleiben zu klein, am Auge entwickelt sich ein →grauer Star (Bild 8); Innenohrschwerhörigkeit und

355

Herzfehler können hinzukommen. Das Geburtsgewicht ist oft auffallend niedrig. Die →Blutplättchen werden in verstärktem Umfang für die Abwehr der Röteln-Viren verbraucht und fehlen dann im Blut. Die Kinder sind nach der Geburt für ihre Umgebung noch ansteckend.

Was ist zu tun? Im Kindergarten- und Schulalter müssen bei Röteln keine eingreifenden Maßnahmen ergriffen werden. *Wichtig* ist nur, daß das Kind mit frischen Röteln von Frauen ohne Schutz gegen diese Infektion in der Frühschwangerschaft ferngehalten wird.

Das Kind mit Röteln-Embryopathie braucht vom Säuglingsalter an eine umfassende ärztliche Betreuung, die auf Augen, Innenohr und Herz achtet, sowie jegliche Förderung und Zuwendung, die sich bei körperlich und geistig Behinderten bewährt hat.

Vorbeugen: Rechtzeitige →Impfungen gegen Röteln geben einen sicheren Schutz gegen eine Schädigung des ungeborenen Kindes. Zu Beginn des zweiten Lebensjahres bietet sich die kombinierte Lebendimpfung gegen Masern, Mumps und Röteln an (Impfkalender Seite 186); ein Auffrischen des Impfschutzes erfolgt mit sieben Jahren bei der Einschulung. Zusätzliche Sicherheit bekommt eine Frau, wenn sie *vor* der ersten Schwangerschaft ihren →Antikörper-Schutz (Röteln-Titer) im Blut bestimmen läßt. Bei fehlendem Schutz wird dann noch geimpft, allerdings in sicherem zeitlichem Abstand vor einer Empfängnis.

Die Impfung eines *Buben* gegen Röteln kommt ungeschützten Schwangeren zugute, dahinter steht außerdem das Ziel, die Röteln völlig auszurotten.

Röteln-Embryopathie
→Röteln.

Ruhr
Eine schwerwiegende Erkrankung vor allem des Dickdarms, hervorgerufen durch eine bestimmte Art von →Bakterien (Shigellen).

Übertragen wird die Shigellenruhr als →Schmierinfektion durch Kontakt mit Ruhrkranken, mit Gesundeten, die den Erreger noch im Stuhl ausscheiden, durch stuhlverschmierte Hände, Wäsche oder andere Gegenstände, mitunter auch über das Essen.

Die →Inkubationszeit beträgt nur ein bis zwei Tage.

Symptome: Heftiges Bauchweh und schmerzhafter Stuhldrang, gefolgt von wässrigem Durchfall; kennzeichnend sind eitrige und blutige Beimengungen. Der Stuhlausstrich läßt unter dem Mikroskop massenweise weiße und rote Blutzellen erkennen. Höheres Fieber steht meist nicht im Vordergrund.

Was ist zu tun? Wichtig ist die Sicherung der Diagnose durch eine *frische* Stuhlprobe, die also rasch in ein geeignetes Labor gebracht werden muß. Ruhrkranke Kinder werden meist in einer Kinderklinik behandelt, und zwar isoliert von anderen Patienten.

Es gibt wirksame Medikamente (→Antibiotika, Sulfonamide), die gegen die Erreger gerichtet sind; daneben ist Flüssigkeitszufuhr wesentlich, die den Salzverlust ausgleicht. Eine schonende Diät unterstützt diese Maßnahmen.

Kompliziert wird die Ruhr mitunter durch Beteiligung der Hirnhäute, des zentralen Nervensystems, der Ohren, der Lungen oder Nieren. Jüngere Kinder erkranken meist schwerer als ältere.

S

Salmonellen/Salmonellosen

Erkrankungen durch Salmonellen (→Bakterien) lassen sich in zwei Gruppen unterteilen:
- →*Typhus*, eine schwerwiegende, hochfieberhafte Allgemeinerkrankung;
- *Salmonellosen*, die häufig vorkommen und meist zu einer leichten bis mittelschweren Durchfallerkrankung führen (Enteritis-Salmonellen).

Ansteckung: Salmonellen breiten sich als →Schmierinfektion mit dem Stuhl – etwa über unsaubere Hände – aus; die Enteritis-Salmonellen allerdings heutzutage häufiger über *Lebensmittel*; dazu tragen unser Kauf- und Konsumverhalten, die moderne Struktur des Einzel- und Großhandels, Formen der Gemeinschaftsverpflegung wie auch die Massentierhaltung bei. *(Ansteckungsquellen)* Typische Beispiele für Ansteckungsquellen sind:
- roher Fisch als Tierfutter;
- nicht vollständig durchgegartes Hühnerfleisch; *(Hühnerfleisch)*
- unsorgfältig hergestellte Wurst- und Fleischwaren;
- Eier und Eipulver mancher Hühner und vor allem Enten; *(Eier)*
- unsauber behandelte Trinkmilch;
- Speiseeis, das nachlässig zubereitet wurde; *(Speiseeis)*
- Kartoffelsalat oder andere Gerichte mit Mayonnaise, die vor dem Verzehr zu lange in der Wärme herumstanden, so daß sich die Salmonellen rasant *(Mayonnaise)* vermehren konnten.

Häufig erkranken dann gleichzeitig mehrere Personen, die alle von demselben Nahrungsmittel gegessen hatten.

Zur Ansteckung mit Salmonellen gehört immer, daß das Kind oder der Erwachsene eine *große Anzahl* dieser Erreger mit dem verseuchten Nahrungsmittel zu sich nimmt; von einzelnen Salmonellen, die in den Mund geraten, wird man nicht krank!

Die Inkubationszeit ist kurz, meist nicht mehr als zwei Tage, je nachdem, wie viele Salmonellen zur Ansteckung geführt haben.

Symptome: Viele Kinder, auch Säuglinge, erkranken lediglich mit Bauchweh und heftigem Durchfall; zahlreiche wäßrig-schleimige Stühle, in typischen Fällen mit beigemengten Blutfetzen, gelegentlich auch begleitet von Erbrechen und Fieber.

Einzelne, gerade auch ältere Kinder, die sich dann mit sehr vielen Salmonellen angesteckt haben müssen, erkranken gleich zu Beginn mit Schüttelfrost, Fieber und ausgeprägtem Krankheitsgefühl.

Was ist zu tun? Für die Diagnose entscheidend ist das Ergebnis der *Stuhlprobe*, die ins Labor geschickt wird. Der Arzt hat vor allem die Flüssigkeits- und Salzverluste im Blick, die je nach Alter des Kindes sowie Dauer von Durchfall und Erbrechen rasch bedrohlich werden können.

Leichtere Fälle heilen auch daheim aus; hier ist darauf zu achten, ob das Kind genügend trinkt. Eine Hilfe sind dabei mitunter *Mineralstoffpräparate mit Traubenzucker* (Pulver oder Tabletten) zum Auflösen in Wasser. Je nach Situation gibt der Arzt die Trinkmenge vor, die das Kind schluckweise in 24 Stunden zu sich nehmen sollte. Zahl und Beschaffenheit der Stühle sowie das Abschätzen der täglichen Urinmenge sind wertvolle Anhaltspunkte für den Arzt.

Um eine bedrohliche Austrocknung des Kindes zu vermeiden, ist in schweren Fällen eine Infusion im Krankenhaus erforderlich.

→Antibiotika oder Sulfonamide gegen den Durchfall einzusetzen nutzt gar nichts, sondern verlängert allenfalls die Dauer der Salmonellen-Ausscheidung im Stuhl, sofern es sich nicht um *Typhus* handelt.

Vorbeugen: Vorsicht beim Kauf und Verzehr von Nahrungsmitteln. Händewaschen nach dem Stuhlgang; die üblichen Regeln der persönlichen Sauberkeit befolgen.

Salz- und Wasserhaushalt

Ein Begriff aus der Physiologie für das lebensnotwendige Gleichgewicht, in dem Salze (→Elektrolyte) und Wasser in der Blutbahn sowie innerhalb und außerhalb der Zellen verteilt sind. Es wird in engen Grenzen gehalten; dafür sorgt eine ausgeklügelte Steuerung (Regelkreis). Außerdem wirken physikalische Kräfte wie →Blutdruck und vor allem osmotischer Druck auf das Gleichgewicht ein. Hand in Hand mit dem Salz- und Wasserhaushalt arbeitet auch der →Säure-Basen-Haushalt.

Bei jungen Kindern ist der Salz- und Wasserhaushalt störanfälliger als später im Leben; Beispiele dafür sind:

- Länger anhaltender Durchfall und Erbrechen führen zur *Austrocknung* des Körpers.
- Bestimmte Nierenkrankheiten führen zum Nachlassen der Urinproduktion und damit zur *Überwässerung* des Körpers (→Nephrose, →Nierenversagen, →Ödeme).
- →Pylorusstenose und Erbrechen mit Salzverlust (→Nebenniere) führen zu einem bedrohlichen Mangel an bestimmten Elektrolyten.

Ist der Salz- und Wasserhaushalt erheblich gestört oder gefährdet, achten Arzt und Schwester auf eine möglichst genaue *Bilanz* zwischen *Einfuhr* und *Ausfuhr* in zwölf oder 24 Stunden: Trinkmengen und Infusion sowie die Essensportionen auf der einen Seite, Urinmengen, Erbrechen und Stühle auf der anderen Seite; hinzu kommen noch Zuschläge für Wasserverluste durch Atmen, Schwitzen und unsichtbares Verdunsten.

Sarkom
→Ewing-Sarkom.

Sauberkeitserziehung

→Windel.

Saugglocken-Entbindung

heißt mit dem Fachwort *Vakuum-Extraktion*, abgekürzt VE. Reicht gegen
Ende der Geburt die Kraft der Wehen nicht aus oder zögert sich die Aus-
treibungsperiode aus anderen Gründen zu lange hin, kann die Geburt
instrumentell beendet werden. Heute erfolgt das überwiegend mit der
Saugglocke, vorausgesetzt, der Kopf des Kindes ist der vorangehende Teil
(Schädellage).

Das schalenförmige Gerät wird im Regelfall am Hinterkopf angesetzt, ein
Unterdruck (Vakuum) zwischen Kopf und Glocke erzeugt und so das Kind
vorsichtig aus dem Geburtskanal gezogen.

Die anschließend sichtbare kreisrunde *Saugglockenmarke* am Kopf des
Kindes heilt ohne Verband innerhalb weniger Tage, auch wenn anfänglich
in der Mitte blutige Hautabschürfungen zu sehen sind.

Die Saugglockenentbindung ist für Kind und Mutter in den meisten Fällen schonender als eine Zangengeburt. Der Kinderarzt sieht hinterher so gut
wie nie bleibende Schäden.

Säuglingsalter

Das Säuglingsalter umfaßt das erste Lebensjahr. Während das Kind sich bis
zum 5. oder 6. Lebensmonat überwiegend durch Saugen an der Brust oder
Flasche ernährt, lernt es im Lauf des zweiten Halbjahres nach und nach,
auch vom Teelöffel zu essen und aus Becher oder Tasse zu trinken. Einzelne Kinder trinken auch jenseits des Säuglingsalters noch ein- oder zweimal
am Tag oder nachts gern an der Brust oder aus der Flasche. Spätestens mit
18 bis 24 Monaten gelingt es meistens, diese lieb gewonnene Gewohnheit
abzulegen.

Säuglingsernährung

→Ernährung.

Säure-Basen-Haushalt

Ein Begriff aus der Physiologie für das lebensnotwendige Gleichgewicht
zwischen sauren und basischen (alkalischen) Anteilen im Blut wie auch in
den Zellen. Dieses Gleichgewicht wird in ganz engen Grenzen gehalten. Es
wird beeinflußt von
– der Atmung über die Sauerstoff-Zufuhr und Kohlensäure-Abgabe;
– Energiegewinnung und -verbrauch in den Zellen durch dabei anfallende
  Abbauprodukte;
– den Nieren, die je nach Erfordernis sauren oder alkalischen Urin produzieren.

Eng verknüpft mit dem Säure-Basen-Haushalt ist der →Salz- und Wasserhaushalt.

Maßstab für den Säure-Basen-Haushalt ist der *pH-Wert*, der die Konzentration an Wasserstoff-Ionen in einer Salzlösung angibt (und Blutwasser ist
ja eine Salzlösung). Ein umfassendes Spiegelbild vom Säure-Basen-Haus-

Blutgasanalyse halt liefert die *Blutgasanalyse*, die den Sauerstoff- und Kohlensäuredruck im Blut mißt und dem Arzt zeigt, wie gut die Atmung funktioniert und wieviel Spielraum noch zum „Abpuffern" von Wasserstoff-Ionen und anderen sauren Abbauprodukten des Stoffwechsels vorhanden ist.

Beispiele für Störungen *Beispiele für Störungen des Säure-Basen-Haushalts:*
- unzureichende oder fehlende Atmung der Lungen;
- unzureichende Versorgung der Zellen mit Sauerstoff;
- Entgleisung einer der angeborenen →Stoffwechselkrankheiten;
- →Nierenversagen;
- →Pylorusstenose mit anhaltendem Erbrechen, so daß zu viel Magensäure verlorengeht und sich der pH-Wert im Blut des Kindes zum Basischen hin verschiebt.

Bei Patienten, die beatmet werden müssen (→Intensivpflege), wird regelmäßig der Säure-Basen-Haushalt mit Hilfe einer Blutgasanalyse kontrolliert. Auch →Neugeborene, deren Sauerstoff-Versorgung bedroht ist, werden mit Hilfe einer Blutgasanalyse überwacht.

Säureverätzung

hochkonzentrierte Säuren verätzen Starke und hochkonzentrierte Säuren sind in der Lage, Haut und Schleimhäute zu verätzen. Gefährdet sind vor allem junge Kleinkinder wegen ihrer noch unbefangenen Neugier. Quellen für solche Unfälle sind *Bleichmittel* sowie viele *Reinigungsmittel* in Haushalt oder Werkstatt; ferner *Essigessenz*

Reinigungsmittel in der Küche (vor allem, wenn versehentlich davon getrunken wird).

Was ist zu tun? Die Säure sofort mit reichlich Wasser ausgiebig abspülen, und zwar zehn bis 20 Minuten lang, auch in den Hautfalten; zur Not auch

Was ist zu tun? Milch nehmen. Falls Säurespritzer das Auge getroffen haben, Bindehautsack mit Wasser gründlich und lange spülen; anschließend bald das Kind

mit Wasser gründlich spülen dem Augenarzt zeigen. Vergiftungs-Informations-Zentrum zwecks Beratung anrufen (siehe Anhang).

Folgenschwer für die *Speiseröhre* ist meist das Herunterschlucken von starker oder hochkonzentrierter Säure: Sofort reichlich Wasser oder Milch

Speiseröhre zu trinken geben, aber *möglichst kein Erbrechen* auslösen, damit die Schleimhäute nicht zweimal von der Säure berührt werden. Das betroffene

kein Erbrechen auslösen Kind muß danach rasch in eine Klinik, wo Kinderarzt oder Chirurg nach gründlicher Untersuchung von Mundhöhle und Rachen meistens bald eine Spiegelung der Speiseröhre (Ösophagoskopie) durchführen werden, um das Ausmaß des Schadens zu erfassen. Denn die Verätzung der Schleimhäute dort führt im weiteren Verlauf leicht zu einer Verengung (→Ösophagusstriktur); das Herunterschlucken fester Nahrung ist dann erschwert.

Vorbeugen: Niemals Putzmittel und andere gefährliche Flüssigkeiten in ein *zweckentfremdetes Gefäß* umfüllen, das an ein leckeres Getränk denken lassen könnte. Solange es Kleinkinder in der Familie gibt, kauft man am besten überhaupt keine Essigessenz ein. Reinigungs- und Bleichmittel dür-

kindersichere Verschlüsse fen für Kinderhände unter keinen Umständen erreichbar sein.

Eine zusätzliche Hilfe sind *kindersichere Verschlüsse.*

Schädel-Hirn-Trauma (Schädel-Hirn-Verletzung)

Das Gehirn ist vor leichten Stößen, wie sie täglich vorkommen, durch die umgebenden Hirnhäute und das Nervenwasser (→Liquor) geschützt. Die Einwirkung stumpfer Gewalt auf den Kopf hingegen führt sofort oder innerhalb einer Frist von Stunden bis wenigen Tagen zu ganz unterschiedlichen Folgen. Diese sind bei Kindern mehrheitlich vorübergehender Natur und letztlich harmlos.

In einer Minderzahl von Fällen trägt ein Kind infolge eines solchen Unfalles einen leichteren oder schweren Schaden davon. Dies hängt – physikalisch ausgedrückt – von den Beschleunigungs- oder Verzögerungskräften ab, die bei dem Unglück plötzlich auf das Gehirn eingewirkt haben. Darüber hinaus spielen nach einem schweren Unfall auch die Möglichkeiten der Rettung und Erstversorgung eine Rolle.

Erstaunlich ist es, wie weitgehend sich manchmal ein Kind nach schwerem Schädel-Hirn-Trauma wieder erholen kann.

Ursachen und Anlässe: Die häufigsten Anlässe für ein Schädel-Hirn-Trauma sind im Säuglings- und Kleinkindalter der Sturz vom Wickeltisch, auf der Treppe oder aus der Tragetasche; später dann auf dem Spielplatz: Sturz von Schaukel, Rutsche oder Klettergerüst. Im Schul- und Jugendalter sind es Sport- und Freizeitunfälle sowie Unfälle im Straßenverkehr.

1. Gehirnerschütterung (Commotio cerebri)

Kennzeichnend ist eine Gedächtnislücke für die letzten Sekunden oder Minuten *vor* dem Unfall; möglich ist auch eine kurze Bewußtlosigkeit oder eingetrübtes Bewußtsein *nach* dem Unfall. Das Kind ist anschließend noch für eine Weile verwirrt, im Zeit- und Raumgefühl noch nicht voll orientiert; Kopfweh, Übelkeit oder Erbrechen ziehen sich über einige Tage hin. Je nachdem, wie sich der Unfall zugetragen hat, sieht oder tastet man an der Aufprallstelle eine Beule mit oder ohne Schürfwunde (Prellmarke) oder auch einen Bluterguß über dem Schädelknochen.

Ein Sturz auf den Hinterkopf kann auch das Sehvermögen für eine begrenzte Zeit außer Kraft setzen.

Nach einer Gehirnerschütterung erfolgt in aller Regel eine vollständige Erholung; es bleibt nichts zurück.

Was ist zu tun? Das Kind hat meist das Bedürfnis, sich eine Weile ruhig hinzulegen. Solange es auf Ansprechen normal reagiert, der Puls gut tastbar und weder auffallend rasch noch langsam ist, die Pupillen seitengleich groß sind und sich auf einfallendes Licht hin verkleinern, spricht alles für einen glatten Verlauf nach der Gehirnerschütterung.

Sind die Zeichen der Gehirnerschütterung ausgeprägt oder war der Unfall vom Ablauf her doch gravierend, sollte das Kind vom Arzt, womöglich sogar im Krankenhaus untersucht werden, insbesondere wenn es sich um einen Säugling oder ein Kleinkind handelt.

Die Vorstellung beim Arzt ist zwingend und dringend, wenn das Bewußtsein *erneut* eintrübt oder schwindet, erkennbar daran, ob der Verunfallte gut ansprechbar ist und situationsgerecht reagiert oder nicht. Auch Blutergüsse über dem Schädelknochen sollten zur Vorstellung beim Arzt führen.

Möglicherweise müssen dann →bildgebende Verfahren eingesetzt werden, um der Frage nachzugehen, ob außer der Gehirnerschütterung eine

Blutung im Schädelinneren mit oder ohne Schädelbruch (→Knochenbruch)
aufgetreten ist oder ob eine sonstige innere Verletzung vorliegt.

Je nach Befinden des Kindes und den sonstigen Umständen rät der Arzt
dazu, den Patienten für 24 Stunden oder einige Tage in der Klinik zu beobachten.

Gehirnprellung

2. Gehirnprellung (Contusio cerebri)

Ein schwerwiegenderes Schädel-Hirn-Trauma als die Gehirnerschütterung.
Bewußtlosigkeit und Erholungszeit dauern länger.

Was ist zu tun? Behandlung im Krankenhaus ist unumgänglich, möglicherweise braucht das Kind sogar →Intensivpflege. →Bildgebende Verfahren und →Hirnstromkurve stehen bei der Untersuchung im Vordergrund,
um einen eventuellen Prellungsherd am Gehirn zu beurteilen. Es muß nach
Verletzungen der Schädelknochen sowie nach Blutungen innerhalb von
Schädelhöhle und Gehirn gesucht werden. Man muß auf eine vorübergehende Schwellung des Gehirns (Hirnödem) als Reaktion auf die Prellung
gefaßt sein.

3. Besondere Komplikationen, die das Eingreifen des Neurochirurgen nötig machen:

– Ein Bluterguß über oder unter der harten Hirnhaut (*epidurales* oder *subdurales Hämatom*) muß ausgeräumt werden, weil durch dessen Ausdehnung dem Gehirn Platz weggenommen wird („Raumforderung"). Das epi-
durale Hämatom macht sich mitunter erst viele Stunden nach dem Unfall
bemerkbar (→Subduralerguß).

– Eine *Impressionsfraktur* bedeutet, daß ein Teil des knöchernen Schädels
durch äußere Gewalt hirnwärts eingedrückt wurde; das Knochenstück
muß wieder angehoben werden.

– Eine *Liquorfistel* entsteht, wenn ein Schädelbruch die Hirnhäute in der
Nähe von Nase oder Gehörgang verletzt, so daß Nervenwasser (→Liquor)
nach außen sickern kann. Den Riß in der Hirnhaut zu finden, ist mitunter
eine schwierige Aufgabe. Eine unbehandelte Liquorfistel birgt die Gefahr,
daß →Bakterien von außen eindringen und wiederholt zu einer →Hirn-
hautentzündung führen.

4. Schwerste Schädel-Hirn-Verletzungen werden nach der Erstversorgung

am Unfallort zunächst auf der →Intensivpflege-Station betreut. Die nötigen
Untersuchungen sind aufwendig; unter Umständen muß der Neurochirurg
eingreifen (siehe oben unter 3.). Im Vordergrund steht häufig die Behandlung der Hirnschwellung (Hirnödem); künstliche Beatmung ist mitunter
notwendig.

Die Erholung dauert länger als bei einer Gehirnprellung; sie vollzieht
sich zeitlich in drei Stufen:

a. *Tiefe Bewußtlosigkeit.*

b. *Apallisches Syndrom*; es zieht sich über Wochen und Monate hin: Der
Patient ist nicht mehr bewußtlos, aber völlig teilnahmslos, weil der Infor-
mationsfluß zwischen Hirnstamm und Großhirn unterbrochen ist. Es
fehlt also der schützende Mantel (Pallium) des Großhirns, das den Hirnstamm umhüllt.

c. *Durchgangssyndrom:* Der Patient wird zunehmend ansprechbar, macht aber noch unvermittelt Unruhezustände durch und zeigt vorübergehend auffälliges oder gestörtes seelisches Verhalten. Durch diese Zeit muß er noch *hindurchgehen,* bevor man von völliger oder weitgehender Erholung sprechen kann.

Eine umfassende Rehabilitation mit →Krankengymnastik und →Logopädie ist hier wichtig. Bleibende Schäden sind oft erst nach Monaten oder Jahren abzuschätzen (→Hirnschaden).

Daneben gibt es Unfallopfer, die aus der tiefen Bewußtlosigkeit nicht mehr erwachen oder auch das apallische Syndrom nicht überleben.

Vorbeugen: Aufgrund der eingangs aufgeführten typischen Anlässe für ein Schädel-Hirn-Trauma im Kindesalter darf man natürlich nicht das Schaukeln und Klettern auf dem Spielplatz, das Radeln oder den Freizeitsport verhindern oder verbieten.

Eltern tragen zur Unfallverhütung durch *Umsicht und Aufsicht* bei sowie dadurch, daß sie ihre Kinder *sicherer* und *gewandter* machen:
— Der Säugling, der mit fünf oder sechs Monaten anfängt, sich vom Bauch auf den Rücken zu drehen und umgekehrt, muß auf dem Wickeltisch **jede Sekunde** beobachtet werden; falls es nicht durch Gurte gesichert ist, das Kind lieber rasch auf den Boden legen, ehe man sich vom Wickeltisch abwendet.
— Im Krabbelalter und während des Laufenlernens muß die Treppe im Haus durch ein Gitter abzusperren sein. Laufhilfen wie z. B. →„Gehfrei" sind in Treppennähe besonders unfallträchtig!
— Im Straßenverkehr immer darauf gefaßt sein, daß Verhalten und Reaktionen eines jungen Kindes unberechenbar sind. Sicheres Überqueren der Straße immer wieder einüben, und zwar in attraktiver Art. Vorbild sein bei roter Ampel! →Autokindersitze benützen; Sturzhelm beim Fahrradfahren.

Scharlach (siehe Bild 15)
ist eine der ansteckenden →Kinderkrankheiten. Säuglinge sind noch nicht empfänglich für Scharlach. Betroffen ist vor allem das Kindergarten- und Schulalter. Scharlach ist seltener geworden und verläuft meist leichter als vor 50 Jahren.

Ursache: Erreger ist eine bestimmte Art von →Streptokokken, die allerdings häufiger nur eine Mandelentzündung (→Tonsillitis) hervorrufen. Ansteckungsweg: →Tröpfcheninfektion.

Die →Inkubationszeit beträgt meist nur wenige Tage.

Symptome und Verlauf: Das Kind erkrankt plötzlich mit hohem Fieber bis 40° C; Erbrechen und Halsweh, vor allem auch beim Schlucken. Das Kind fühlt sich krank, klagt über Kopfweh und Gliederschmerzen. Die Zunge ist dick weißlich belegt; Rachen und Gaumenmandeln sind dunkelrot; der Arzt spricht von Angina. Mitunter zeigen die Mandeln weißliche Beläge.

Ein bis zwei Tage später tritt unter weiter hohem Fieber der typische *Ausschlag* auf: stecknadelkopfgroß und erhaben, hellrot und dicht bei dicht stehend, so daß sich die Haut fast wie Sandpapier anfühlt. In den Leistenbeugen und Achselhöhlen bildet der Ausschlag rote Streifen. Um den Mund herum ist ein blasses Dreieck ausgespart.

Weitere ein bis zwei Tage später beginnt sich die Zunge zu reinigen und erinnert dann an Erdbeeren und Himbeeren. Das Fieber fällt im weiteren Verlauf allmählich ab.

Hautschuppung Kennzeichnend, aber harmlos ist die *Hautschuppung*, die in der zweiten Krankheitswoche einsetzt und sich über mehrere Wochen hinziehen kann; es handelt sich dabei um feinste kleieartige Schüppchen am Rumpf und nicht zu übersehende Hautfetzen, die sich von den Finger- und Zehenkuppen lösen.

Was ist zu tun? **Was ist zu tun?** Gesichert wird die Diagnose bei Krankheitsbeginn am besten durch einen →Rachenabstrich.

schwerwiegende Folgeerkrankungen verhüten Ein Kind mit Scharlach muß – manchmal auch bereits auf Verdacht hin – mit Penicillin behandelt werden. Ebenso wird bei einer durch Streptokokken hervorgerufenen eitrigen Mandelentzündung (→Tonsillitis) verfahren. Ziel dieser Therapie ist es vor allem, schwerwiegende Folgeerkrankungen zu verhüten, nämlich →Glomerulonephritis, →rheumatisches Fieber mit erworbenem →Herzfehler. Komplikationen wie →Mittelohrentzündung oder schwerer Verlauf (toxischer Scharlach) sind bei rechtzeitig einsetzender Penicillin-Therapie äußerst selten.

toxischer Scharlach

Vorbeugen: Geschwister eines Kindes mit Scharlach bekommen nur in Ausnahmefällen für zehn Tage Penicillin zum Einnehmen; denn bis zu 20 % aller *gesunden* Kinder sind Streptokokken-Keimträger!.

Vorbeugende Maßnahmen im Kindergarten brauchen nur in Erwägung gezogen zu werden, wenn mehrere Kinder zur gleichen Zeit mit Scharlach oder Streptokokken-Tonsillitis erkranken; Einzelheiten sollten ohne Panik mit dem Arzt vom Gesundheitsamt, der zuständigen Erzieherin und den Eltern besprochen werden.

Geschwister im *Säuglingsalter* sind nicht empfänglicher für Scharlach und brauchen deshalb auch keine vorbeugende Behandlung.

Scheuermannsche Krankheit

Benannt nach einem Orthopäden, der in der ersten Hälfte des vorigen Jahrhunderts in Kopenhagen gewirkt hat. Andere Ausdrücke sind *Rundrücken*, *Lehrlingsrücken* oder *Adoleszenten-→Kyphose*: Eine Buckelbildung der Wirbelsäule; häufig sind die Brustwirbel betroffen. Sie macht sich bemerkbar während des *Wachstums* kurz vor und in der →Pubertät. Der Buckel und eine eingeschränkte Beweglichkeit der Wirbelsäule auf der betroffenen Strecke sind kennzeichnender als Rückenschmerzen.

Buckelbildung der Wirbelsäule

Ungefähr jeder 20. Jugendliche bekommt eine behandlungsbedürftige Scheuermannsche Krankheit.

Erkannt wird der Rundrücken nicht selten erst durch die Untersuchung des Orthopäden.

stundenlange, ungünstige Sitzhaltung **Ursachen:** Der Rundrücken entsteht durch ein Mißverhältnis zwischen Belastbarkeit und tatsächlicher Belastung der Wirbelsäule im Jugendalter. Häufige Ursachen sind stundenlange, ungünstige Sitzhaltung in der Schule und vor dem Fernseher, gelegentlich auch Sprungdisziplinen im Hochleistungssport und das gewohnheitsmäßige Tragen schwerer Lasten. Erbliche Einflüsse können das Mißverhältnis begünstigen: Teile der Bandscheiben

364

brechen dann in die noch knorpelige Wachstumsplatte der benachbarten
Wirbelkörper ein. Dadurch entstehen keilförmige Wirbelkörper, die zu- *keilförmige*
sammen einen Buckel bilden; sie werden im weiteren Verlauf zunehmend *Wirbelkörper*
unbeweglich gegeneinander, so daß die Wirbelsäule in diesem Abschnitt
versteift.

Was ist zu tun? In frühzeitig erkannten Fällen spricht die Krankheit gut *Was ist zu tun?*
auf →Krankengymnastik zur Stärkung der Rückenstrecker-Muskeln an.
Rückenschwimmen ist hier ausgesprochen wirksam. Eine Befreiung vom *Rücken-*
→Schulsport braucht sich meist nur auf Weit- und Hochsprungübungen zu *schwimmen*
beschränken. *ist gut*

Ist die Wirbelsäule streckenweise bereits arg versteift, verordnet der
Orthopäde ein passendes Korsett, das unter Umständen bis zum Abschluß *Korsett*
des Wachstums getragen werden muß. Wichtig ist es, den Jugendlichen von
der Notwendigkeit dieser Maßnahme zu überzeugen, so daß er konsequent
mitmacht. Nur dann läßt sich auch in fortgeschrittenen Fällen eine aufwendige orthopädische Operation umgehen.

Vorbeugen: Vor der Pubertät – also bei Mädchen mit zehn Jahren, bei Jungen mit etwa elf Jahren – sollte die Wirbelsäule vom Orthopäden beurteilt
werden. Sitzhaltung und -dauer sowie die ausgewogene Beanspruchung der
Wirbelsäule während des Tagesablaufs müssen mit den Jugendlichen be- *passende*
sprochen werden. Passende Sitzmöbel daheim, in der Schule und Ausbil- *Sitzmöbel*
dung sind hierbei eine Hilfe, ebenso Gymnastik zur Stärkung der Rückenmuskeln und Rückenschwimmen.

Schielen (Fachwort „Strabismus")

Während zwei gesunde Augen beim Blick in die Ferne – geradeaus wie *parallele*
auch zur Seite – immer eine parallele Blickrichtung haben, weicht beim *Blickrichtung*
Schielen die Blickrichtung von der Parallelen ab; diese Abweichung heißt *fehlt*
Schielwinkel.

Dabei handelt es sich meistens um Einwärtsschielen, seltener um Aus-
wärtsschielen. Wandert der Blick, begleitet das schielende Auge das ande-
re Auge. Dieses *Begleitschielen* ist häufiger als das *Lähmungsschielen*, bei *Begleitschielen*
dem der gelähmte Augapfel den gesunden nicht mehr begleiten kann.

Rund vier von 100 Kindern fangen im Laufe der ersten vier Lebensjahre
an zu schielen. Neugeborene und junge Säuglinge hingegen schielen nicht; *bei Verdacht*
ihre Augenbewegungen sind lediglich noch unkoordiniert. Frühestens vom *Augenarzt*
mittleren Säuglingsalter an lohnt es sich – falls der Verdacht besteht –, den *fragen*
Augenarzt zu fragen, ob das Kind schielt.

Das Begleitschielen beruht meist auf einem Fehler in der *Brechkraft* der *Fehler in der*
Augen (Weitsichtigkeit oder unterschiedliche Brechkraft beider Augen); *Brechkraft*
hierfür spielen Erbeinflüsse eine Rolle, die z. B. die Tiefe der knöchernen *der Augen*
Augenhöhlen bestimmen.

Was ist zu tun? Schielen stört nicht nur kosmetisch, sondern führt bereits *Was ist zu tun?*
innerhalb von Monaten zu bleibender *Schwachsichtigkeit* (Amblyopie) des
schielenden Auges; damit ist dann das beidäugige, räumliche Sehen in Ge- *räumliches*
fahr. *Sehen in Gefahr*

Deshalb liegt den Augenärzten daran, das Schielen früh zu erkennen, um
früh mit der Behandlung beginnen zu können: Meist wird zunächst das
bessersehende, führende Auge tageweise durch eine Augenklappe (Okklu-

früh mit der Behandlung beginnen

sionsverband) oder durch ein mattes Brillenglas abgedeckt; auf diese Weise muß das von Schwachsichtigkeit bedrohte Auge das Sehen immer wieder üben.

Falls diese Therapie keinen genügenden Erfolg hat oder falls der Schielwinkel von vornherein besonders groß ist, kommt eine *Schieloperation* in Betracht.

Schilddrüse

lebenswichtiges Organ

Sie sitzt wie ein kleiner Schutzschild an der Vorderseite des Halses und heißt mit dem Fachwort *Glandula thyreoidea*. Sie ist ein lebenswichtiges Organ, das Schilddrüsenhormon produziert und ins Blut abgibt (→Hormone).

Jod

Das mit der Nahrung oder als Tablette aufgenommene *Jod* holt die Schilddrüse aus dem Blut und baut es in das noch unvollständige Hormon ein; das *Schilddrüsenhormon* Ergebnis ist fertiges Schilddrüsenhormon, auch *Thyroxin* oder kurz T4 genannt, weil es im Molekül vier Jodatome enthält.

hat vielfältige Wirkungen

Schilddrüsenhormon hat vor allem im Kindesalter vielfältige Wirkungen: Es fördert während der Schwangerschaft und in den ersten Lebensjahren die Gehirnentwicklung; es beeinflußt damit bereits in diesem Lebensalter die spätere geistige Leistungsfähigkeit. Es fördert ferner das Skelettwachstum. Es beeinflußt Hautbeschaffenheit, Gesichtsausdruck, Körpertemperatur, Energiestoffwechsel, Herzschlag und Darmtätigkeit.

Funktionsstörungen

Funktionsstörungen: Der Arzt unterscheidet die normale (euthyreote) Schilddrüsenfunktion von der Unterfunktion (→Hypothyreose) und der bei Kindern seltenen Überfunktion (→Hyperthyreose).

zwei Schilddrüsenlappen

Begrifflich zu trennen von der Funktion der Schilddrüse ist ihre Größe: tastbar als zwei Schilddrüsenlappen rechts und links vom Kehlkopf, meßbar als Halsumfang, genauer jedoch mit Hilfe des Ultraschalls (→bildgebende Verfahren) als Volumen.

Von der vorgeburtlichen Entwicklung her kann zu wenig Schilddrüsengewebe angelegt sein, es kann darüber hinaus auch noch an einer falschen Stelle liegen oder völlig fehlen. Dies alles führt zur Unterfunktion, die es andererseits aber auch bei normaler oder vergrößerter Schilddrüse gibt.

Eine vergrößerte Schilddrüse heißt →Kropf, mit dem Fachwort *Struma*; ein Kropf bei Schulkindern und Heranwachsenden geht meistens mit normaler Schilddrüsenfunktion einher, seltener mit Unter- oder Überfunktion.

Vorbeugen: Der Kropf mit normaler Schilddrüsenfunktion (blande Struma) entsteht, sobald die Schilddrüse auf Dauer einen größeren Bedarf an Jod hat, als ihr mit der Nahrung zugeführt wird. Trinkwasser und Erdböden sind in Mitteleuropa arm an Jod, besonders ausgeprägt ist dies in den Alpenländern und Süddeutschland. Deshalb muß hierzulande in jeder *jodiertes Salz wichtig, reicht aber nicht immer aus!* Küche jodiertes Salz (Vollsalz) verwendet werden, möglichst auch beim Brotbacken und Herstellen anderer Nahrungsmittel. Darüber hinaus sollte mit dem Arzt überlegt werden, die Jodzufuhr durch die tägliche Einnahme einer Jodtablette zu ergänzen, vor allem in der →Pubertät sowie während einer Schwangerschaft.

Schilddrüsenüberfunktion
→Hyperthyreose.

Schilddrüsenunterfunktion
→Hypothyreose.

Schlafstörungen
Schlafdauer und -bedürfnis sind stark altersabhängig; darüber hinaus
schwanken sie aber auch von Kind zu Kind in der gleichen Altersstufe.

Schon während der Schwangerschaft spürt die Mutter am Strampeln des
Kindes einen Schlaf-Wach-Rhythmus. Bei der Geburt ist das gesunde Kind
hellwach, hat die Augen offen und kann an der Brust saugen; erst ein paar
Stunden später kommt dann ein ausführlicher Schlaf.

Die folgenden Daten geben einen ungefähren Anhalt für das Schlafbedürfnis:

Altersstufe	Schlafdauer in 24 Stunden (Durchschnitt)
erste Wochen und Monate	zwischen 16 und 18 Stunden
zweites Lebenshalbjahr	zwischen 14 und 18 Stunden
2. und 3. Lebensjahr	zwischen 13 und 14 Stunden
4- bis 5jährige	zwischen 11 und 12 Stunden
6- bis 12jährige	zwischen 9 und 11 Stunden
13- bis 15jährige	zwischen 8 und 9 Stunden
später im Leben	zwischen 6 und 8 Stunden

Ältere Säuglinge und junge Kleinkinder haben gewöhnlich feste Schlafzei-
ten zwischen spätem Vormittag und frühem Nachmittag sowie in den
Nachtstunden. Vom Ende des Kindergartenalters an bis etwa zum 7. Lebensjahr fällt bei den meisten Kindern der Mittagsschlaf weg.

Eine große Schwankungsbreite hat das Alter, in dem die Kinder anfangen, nachts durchzuschlafen: Manche tun dies bereits als ältere Säuglinge,
anderen gelingt es erst im Laufe des Kleinkindalters.

Kleinkinder, die noch nicht durchschlafen, verbringen gern den zweiten Teil der Nacht im Elternbett, vorzugsweise eng an die Mutter geku-
schelt. Diese Gewohnheit zuzulassen, ist eine persönliche Entscheidung
der Eltern; aus kinderärztlicher Sicht spricht mindestens so viel dafür wie
dagegen.

Feste Gewohnheiten und gleiche Uhrzeit fördern das abendliche Einschlafen des Kleinkindes; Beispiele dafür sind Zähneputzen, Gutenachtge-
schichte, -lied oder -gebet, Anschmiegen an ein Kuscheltier und →Dau-
menlutschen, das Teefläschchen zum Nuckeln, wenn überhaupt, nur unge-
süßt. Schlaffördernd sind Schaukeln und Wiegen.

Störend beim Einschlafen wirkt sich für manche die Angst vor Dunkelheit aus; hier hilft dann ein offener Türspalt oder Dämmerlicht. Andere
Kleinkinder wachen in der Nacht mehrmals ängstlich auf und möchten
dann getröstet werden. Ganz andere Störungen sind →*Pavor nocturnus* und
→*Alpträume*. Hinter ungewöhnlichen oder hartnäckigen Schlafstörungen
steckt gelegentlich auch eine seelische oder körperliche Krankheit.

Medikamente als Schlafmittel werden im Kindesalter nur selten eingesetzt. Als bewährtes pflanzliches Mittel kommt in erster Linie Baldrian in
Betracht.

Schlafwandeln kommt gelegentlich auch bei Kindern vor, und zwar in
besonders tiefem Schlaf, gut ein bis zwei Stunden nach dem Einschlafen:
Die Betroffenen stehen wie in einem Dämmerzustand auf, laufen mit sicheren Schritten eine Weile umher und können ihre Hände sinnvoll einsetzen.
Man sollte Schlafwandler wieder geschickt zum Bett zurückgeleiten, falls
sie nicht selbst dort hinfinden. Vorsicht: Unbeobachtet sind sie in Gefahr,
aus dem Fenster, vom Balkon oder auf der Treppe zu stürzen!

Am folgenden Morgen können sich die Betroffenen nicht mehr an ihr
Schlafwandeln erinnern.

Schlangenbiß

Glücklicherweise kommt es hierzulande nur selten vor, daß ein Kind von
einer Giftschlange gebissen wird. In Betracht kommen in der freien Natur
Mitteleuropas vor allem Kreuzotter, gelegentlich auch Sandviper und
Aspisviper, in Tiergehegen und bei privaten Liebhabern solcher Tiere auch
exotische Schlangen.

Was ist zu tun? Rasche ärztliche Hilfe besorgen (Notarzt)! Sofortiges
Abbinden von Bein oder Arm oberhalb (herzwärts) der Bißstelle, wobei aber
der →Puls unterhalb der Staubinde tastbar bleiben soll. Hilfreich ist es für
den Arzt, wenn Schlange und Unfallhergang gut beschrieben werden können oder die Schlangenart sogar sicher erkannt wurde.

Der Verletzte soll sich körperlich ruhig halten. Beruhigender Zuspruch
ist sinnvoll, da die Angst nach einem Schlangenbiß bei Kind und Eltern oft
tief sitzt. Der Biß einer Kreuzotter ist so gut wie nie lebensgefährlich. Der
Betroffene bedarf allerdings der ärztlichen Überwachung, meist in einem
Krankenhaus. Die Gabe von Schlangenserum ist nur ausnahmsweise nötig;
denn es gibt Menschen, die das Eiweiß im Schlangenserum nicht vertragen.
Das früher übliche Ausschneiden und Aussaugen der Bißstelle ist nicht
mehr zu empfehlen!

Vorbeugen: Beim Durchstreifen von unbekanntem Gelände sollten Kinder festes Schuhwerk tragen. Laute Geräusche und stetiger Lärm halten
Schlangen fern.

Schluckauf

Bildet sich durch eine rasche Zusammenziehung des Zwerchfells bei
gleichzeitigem Stimmritzenschluß und nachfolgender Einatmung. Damit
entsteht das charakteristische Geräusch. Beim Säugling tritt Schluckauf
nach dem Trinken oder infolge von Auskühlen beim Trockenlegen auf, beim
größeren Kind durch Reizung des Zwerchfells oder angrenzender Nerven
und Organe. Oft wird hastiges Essen oder Trinken oder längeres Lachen als
Ursache genannt; die Dauer beträgt in der Regel nur wenige Minuten. Eine
wiederholter, vor allem lang anhaltender Schluckauf wurde auch als Folge
des Zurückfließens von Mageninhalt in die Speiseröhre (→Reflux) und
selten, meist bei Erwachsenen, im Zusammenhang mit Geschwülsten der
Speiseröhre, des Magens, des Hirnes sowie bei Hirnhaut- und Hirnentzün-
dungen beschrieben. Zur Abhilfe wird ein längeres Anhalten der Luft, das

Trinken von kalten Getränken, die Einnahme von einem Löffel Zucker und das Blasen in eine Papiertüte, gefolgt von schnellem Einatmen, empfohlen, wobei der Rand der Tüte gut abschließen muß. Bei langwierigem Verlauf ist eine Untersuchung beim Arzt angebracht.

Schmerzen und Schmerzmittel

Schmerzen entstehen durch Entzündungen, Verletzungen oder Gewebszerstörung. Zusätzlich schmerzverstärkend wirken Angst und Anspannung. Die geläufigsten Schmerzmittel haben auch eine fiebersenkende Wirkung (Ibuprofen, Mefenaminsäure, Naproxen, Paracetamol). Die früher häufig empfohlene Azetylsalizylsäure (Aspirin®) sollte im Kindesalter nicht mehr verordnet werden, weil dies bei mancher der zugrunde liegenden Virusinfektionen (vor allem Windpocken/Feuchtblattern) zu schweren Leberschädigungen führen kann. Eine weitere zu bedenkende Nebenwirkung von Schmerzmitteln mit fiebersenkender Eigenschaft ist die Gefahr, daß die Nierenfunktion leidet und die Magenschleimhaut geschädigt wird, wobei sich Geschwüre im Magen oder im Zwölffingerdarm ausbilden können. Dies wird vor allem bei der gleichzeitigen Gabe von Schmerzmitteln und Kortison beobachtet, wie es bei rheumatischen Erkrankungen oft erforderlich ist. Ist ein langfristiger Einsatz dieser Medikamente nötig, sollte der Magen durch Magensäure-bindende Mittel und Trinken von Milch geschützt werden. *(Nebenwirkungen)*

Eine gegen schwerste Schmerzen wirksame Arzneigruppe sind die Opiate; sie werden gegen postoperative und Tumor-bedingten Schmerzen eingesetzt. Opiate greifen vor allem im zentralen Nervensystem an und können bei langfristiger Anwendung eine Sucht erzeugen. Sie unterliegen deshalb dem Betäubungsmittelgesetz, das die Verordnung dieser Medikamente regelt. In seltenen Fällen (schmerzhafte Tumore) sind Dauerinfusionen von Opiaten mit Hilfe eines tragbaren Pumpensystems in die Vene oder rückenmarksnah erforderlich.

Die Aufgabe des Arztes ist es, das richtige Schmerzmittel und die richtige Dosierung zu wählen, Kombinationen dürfen niemals eigenmächtig ausprobiert werden, weil neben der Schleimhautentzündung des Magen-Darm-Traktes auch die Leber- oder Nierenfunktion beeinträchtigt werden kann. *(Aufgabe des Arztes)*

Schmierinfektion

Auch Schmutz- und Schmierinfektion genannt. Einer der Wege, auf dem sich eine ansteckende Krankheit ausbreitet. *Ungewaschene Hände* sind der häufigste Vermittler einer Schmierinfektion, sei es in der Familie, im Kindergarten, in der Schule, in der Großküche oder im Krankenhaus. *(ansteckende Krankheit)*

Ungewaschene Hände nach dem Toilettenbesuch (Stuhlgang) vermitteln vor allem eine →Ansteckung mit Krankheitserregern, die im Stuhl ausgeschieden werden (z. B. →Salmonellen sowie →Viren, die →Hepatitis oder →Kinderlähmung hervorrufen).

Ungewaschene Hände oder Finger, mit denen man sich ins Gesicht, in die Nase, in oder hinter die Ohren gefaßt oder über das Kopfhaar gestrichen hat, oder Hände, in die man *hustet, räuspert oder niest*, verbreiten aber auch eine →Tröpfcheninfektion! *(wichtig zu wissen!)*

Schnarchen

ist bei Kleinkindern häufig ein Hinweis darauf, daß die →Rachenmandel vergrößert ist.

Schnitt- und Schürfwunden

kommen im Alltag, daheim und im Freien, häufig vor.

Was ist zu tun? Reinigen unter fließendem Leitungswasser reicht bei oberflächlichen Verletzungen der Haut in vielen Fällen aus und verursacht kaum zusätzliche Beschwerden.

Glassplitter und andere Fremdkörper sollten vom Arzt oder einer anderen erfahrenen Person sorgfältig entfernt werden. Leichtes Bluten aus einer oberflächlichen Verletzung wird am besten durch Druck über mehrere Minuten auf die steril (sauber) bedeckte Wunde gestillt. An den Gliedmaßen wird die Blutstillung durch Hochhalten von Arm oder Bein noch unterstützt. Pflaster, die es in vielen Größen und unterschiedlichem Format gibt, müssen mit gewaschenen Händen sauber und passend aufgeklebt werden; hilfreich sind mitunter schmale Pflaster, die senkrecht zum Wundverlauf so aufgebracht werden, daß sie die Wundränder zusammenhalten. Wundsprays helfen bei oberflächlichen Verletzungen.

Tiefe und klaffende oder stärker blutende Schnitt- oder Platzwunden müssen ärztlich versorgt werden, möglichst noch am selben Tag. Immer den Impfausweis zum Arzt mitnehmen (→Impfungen).

Schnüffeln, Schnüffelsucht

Manche Jugendliche und Schüler lernen voneinander die Angewohnheit, Klebstoffe, Farbverdünner, Azeton oder Benzin zu schnüffeln, um sich damit in eine gewünschte Hochstimmung (Rausch) zu versetzen. Hält diese Schnüffelsucht an, schädigt sie das Knochenmark (Blutbildung), die Leber, das Nervensystem und die Nieren (→Drogenmißbrauch, →Alkoholmißbrauch, →Pubertät).

Schnupfen (Fachwort „Rhinitis")

Eine Entzündung der Nasenschleimhaut. Im Grunde ein sinnvoller, wenn auch meist lästiger Abwehrvorgang des Körpers, mit dem das Eindringen von Krankheitserregern (→Viren, →Bakterien) in die tiefer gelegenen Luftwege oder gar in die Blutbahn verhindert werden soll.

Unbemerkt und somit ohne Schnupfen fängt die Nasenschleimhaut ja ständig winzige Fremdkörper, wie Staub oder Pflanzenpollen, zum Schutz der unteren Luftwege ab; es sei denn, der Betroffene hat eine Allergie gegen bestimmte Pflanzenpollen. In diesem Fall reagiert die Nase überschießend mit →Heuschnupfen.

Die häufigste **Ursache** für einen Schnupfen sind verschiedene Viren. Zugluft, nasse Füße oder sonstige Abkühlung sind allenfalls Begleitumstände (→Erkältung).

Symptome: Die Nasenschleimhaut beantwortet die Ansteckung mit wässerigem Schnupfen für einige Tage. Mitunter tränt auch die Bindehaut der Augen. Nennenswertes Fieber tritt dabei meistens nicht auf. Im weiteren Verlauf und gegen Ende wird der Schnupfen oft schleimig oder sogar gelbgrün, also eitrig durch hinzutretende Bakterien. In den meisten Fällen wird

der Körper mit einem solchen Schnupfen innerhalb einer Woche von allein
fertig.

Was ist zu tun? Säuglinge leiden unter einem Schnupfen stärker, weil die
behinderte Nasenatmung sie beim Saugen und Trinken stört. Hier hilft das
Einträufeln von 0,9%iger Kochsalzlösung oder von abschwellenden Nasen-
tropfen. Der vordere Teil der Nase darf vorsichtig mit einem Watte- oder
Zellstoffzipfel gereinigt werden. Ältere Kinder dürfen zum Ausschnauben
des Sekrets angehalten werden; sie sollten dies aber nicht zu heftig tun. Ein
junges Kind mit Schnupfen soll eher mehr trinken als in gesunden Tagen.
Auf ein gewohntes Bad braucht nicht verzichtet zu werden. Im Gegenteil:
Das Einatmen von feuchter Luft während eines warmen Bades tut auch
Säuglingen und Kleinkindern besonders gut; hinterher mit dem Badetuch
gut abtrocknen.

→Antibiotika braucht und soll man beim einfachen Schnupfen nicht
geben. Sie verhindern keine Komplikation oder Verschlimmerung.

Die hartnäckig oder wiederholt entzündete Schleimhaut führt gelegentlich zu →Nasenbluten; dieses ist eher lästig als gefährlich. Mitunter entwickelt sich aus einem Schnupfen eine heftigere Erkrankung der oberen
und manchmal auch der unteren Atemwege, mit Husten und Fieber. Falls
es sich um einen Säugling handelt oder um ein älteres Kind, das deutlich
mitgenommen wirkt oder eine auffällig rasche und heftige Atmung bekommt, oder falls hohes Fieber über mehrere Tage anhält, muß der Arzt hinzugezogen werden.

In anderen Fällen ist der Schnupfen nur Teil einer heftigen Allgemeinerkrankung: →Masern, →Grippe. Ein besonders hartnäckiger Schnupfen vom
Schulalter an aufwärts ist mitunter Zeichen einer →Nebenhöhlenentzün-
dung. Auch in diesem Fall ist der Arzt aufzusuchen.

Schock

ist im engeren medizinischen Sprachgebrauch ein *bedrohliches Versagen
des Blutkreislaufs*, gekennzeichnet durch Absacken des →Blutdrucks mit
der Folge, daß einzelne Organe nicht mehr genügend durchblutet werden
und dadurch zu wenig Sauerstoff bekommen. Er ist sichtbar an der Haut,
die sich kalt und klamm anfühlt und lila-marmoriert aussieht. Schwerwiegender ist jedoch die Minderdurchblutung der Nieren und des Gehirns.
Dies führt zu akutem →Nierenversagen, erkennbar am Nachlassen der Urinproduktion, und zu gestörtem Bewußtsein bis hin zum →Koma.

Ursachen: Ausgelöst wird ein Schock durch sehr verschiedene Ereig-
nisse: Verletzung durch einen schweren Unfall mit oder ohne Blutverlust,
→Verbrennung und Verbrühung der Haut in größerem Ausmaß, eine schwere
Infektionskrankheit (→Sepsis), Entgleisung des Stoffwechsels (Koma bei
→Zuckerkrankheit).

Was ist zu tun? Ein Schock bedarf immer rasch ärztlicher Behandlung
(→Intensivpflege). Das Anlegen einer Infusion gehört zu den ersten Maßnahmen. Bis zum Eintreffen des Arztes sorgt man dafür, daß der Patient
nicht unnötig friert. Seine Beine sollten möglichst erhöht liegen.

Mitunter führt ein ungeheurer Schreck, der tief in die Glieder fährt, zu
Blutdruckabfall und →Ohnmacht, aber der Kreislauf vermag sich meist von
allein wieder zu erholen.

Schrammen

→Schnitt- und Schürfwunden.

Schrumpfniere

schwerwiegende Krankheitsfolge

Dieser Ausdruck beschreibt eine schwerwiegende Krankheits*folge*: Wird das funktionstüchtige Gewebe der →Nieren über Jahre hinweg so geschädigt, daß die wesentlichen Zellen in großer Zahl untergehen, schrumpft die Niere in ihrer Größe. Dies zeigen zu Lebzeiten →bildgebende Verfahren. Nach dem Tod erkennt der Pathologe die Schrumpfniere bereits mit bloßem Auge.

Eine häufige **Ursache** sind fortwährende →Nierenbeckenentzündungen, die nicht beachtet oder erkannt und deshalb nicht richtig behandelt werden, so daß die eitrige Entzündung immer wieder auf die Niere selbst übergreifen kann und dort Narben hinterläßt (→Pyelonephritis).

Nierenversagen

Letzten Endes münden fortschreitende Schrumpfnieren in ein →*Nierenversagen*. Hand in Hand damit geht oft ein erhöhter →Blutdruck, der ebenfalls behandelt werden muß.

Schulangst, Schulphobie

Fachleute unterscheiden zwischen der häufigeren *Schulangst* und der selteneren *Schulphobie*.

Schulangst

Schulängste entstehen, wenn sich ein Kind von den Mitschülern immer wieder gehänselt, gekränkt oder gedemütigt fühlt. Auch Lehrer tragen – unbeabsichtigt – mitunter zur Schulangst eines Schülers bei. Das gilt auch für jeden Schultyp, der ein Kind überfordert, und für Eltern, die zu hohe Ansprüche an ihren Nachwuchs stellen.

Was ist zu tun?

Wahl eines geeigneten Schultyps

Was ist zu tun? Von gegenseitigem Vertrauen getragene Aussprachen mit Lehrern, Mitschülern und deren Eltern helfen, die Anlässe für Schulangst abzubauen. Auch die Wahl eines geeigneten Schultyps trägt dazu bei sowie Eltern, die von ihrem Kind nicht mehr erwarten, als es bei gutem Willen zu leisten imstande ist. Darüber hinaus wirkt der Schulangst entgegen, wenn sich die Familie dafür interessiert, was im Unterricht gerade durchgenommen wird.

Schulphobie

schwer überwindbare Angst des Kindes vor der Trennung von seiner Mutter

Unter *Schulphobie* versteht man hingegen eine im Schulalltag nur schwer überwindbare Angst des Kindes vor der Trennung von seiner Mutter. Diese tritt insbesondere in den ersten Grundschuljahren oder nach einem Schulwechsel in der 5. oder 6. Klasse auf. Sie führt beim Kind zu morgendlichem Bauchweh, Kopfweh oder Erbrechen. Das Kind sträubt sich mit Händen und Füßen dagegen, sich auf den Schulweg zu machen oder sich von der begleitenden Mutter – etwa vor dem Klassenzimmer – zu trennen (→Angst).

Was ist zu tun?

Was ist zu tun? Hier hilft vor allem der Arzt für Kinder- und Jugendpsychiatrie. Mutter und Kind müssen lernen, die zugrundeliegende, nicht mehr altersgemäß enge Mutter-Kind-Bindung auf natürliche Weise zu lockern.

Schuppen

haben viele Menschen, oft sind sie mit einem Juckreiz der Kopfhaut verbunden. Stärkerer Befall ist bei →Seborrhoischer Dermatitis, bei →Ekzem
und →Psoriasis zu erwarten.

Was ist zu tun? Haare müssen öfter gewaschen werden, am Kopf sind Was ist zu tun?
Schuppen meist ein Problem der fettigen Haut. Wenn normale Shampoos
wenig helfen, gibt es medizinische Anti-Schuppen-Shampoos mit Schwe-
fel-, Teer- oder Zinkverbindungen sowie örtlich wirksamen Antimykotika
(gegen Hautpilz). Eine starke schuppenlösende Wirkung hat eine milde
Salizyl-Vaseline über Nacht als Haube angewendet. Vorbeugend helfen Öle
und Sonne in Maßen, nicht länger als 30 Minuten am Tag.

Schuppenflechte

→Psoriasis.

Schütteltrauma

kommt vor allem im Säuglingsalter vor. Ein Elternteil oder jemand anderes, Das Gehirn des
der einen anhaltend schreienden Säugling trotz aller Bemühungen nicht zur jungen Kindes
Ruhe bringen kann, nimmt das Kind schließlich hoch und schüttelt es in nimmt dadurch
seiner Verzweiflung oder aus Wut so heftig, daß das Gehirn des jungen Kin- Schaden
des dadurch Schaden nimmt, weil es von innen wiederholt gegen den
knöchernen Schädel prallt.

Ein Schütteltrauma entsteht gelegentlich auch, wenn jemand beobachtet
oder befürchtet, daß ein Säugling nicht mehr richtig atmet, ihn deshalb
hochnimmt und in großer Angst zu stark schüttelt.

Was ist zu tun? Ein Kind, das ein Schütteltrauma erlitten hat, verhält sich Was ist zu tun?
für Eltern und Umgebung ungewohnt: Es ist meist unheimlich still oder
wird sogar rasch bewußtlos. Mitunter treten →Krampfanfälle auf. Schon Bewußtlosig-
beim Verdacht auf ein Schütteltrauma muß das betroffene Kind sofort in keit
eine Kinderklinik gebracht werden (→Schädel-Hirn-Trauma, →Hirnscha-
den).

Schwangerschaftsabbruch

→Pränatale Diagnostik.

Schwangerschaftsvorsorge

Die vorgesehenen Untersuchungstermine beim Frauenarzt sorgfältig einzuhalten, vermindert die Gefahr, daß das Baby während der Schwangerschaft Neugeborenen-
bereits geschädigt wird oder nach der Geburt unnötig schwer erkrankt. sterblichkeit
Nicht zuletzt dank der Schwangerschaftsvorsorge konnte die Neugebore- gesenkt
nensterblichkeit hierzulande spürbar gesenkt werden (→Risikogeburt,
→Risikoneugeborenes, →Kindersterblichkeit).

Schweißtest

Eine Untersuchungsmethode zur Erkennung der →Mukoviszidose.

Schwerhörigkeit

Das rechtzeitige Erkennen ist wichtig

Man unterscheidet die häufigere *Schalleitungsschwerhörigkeit* von der selteneren *Innenohrschwerhörigkeit.* Beide können angeboren oder erworben sein. Das rechtzeitige Erkennen einer hochgradigen Schwerhörigkeit ist im *frühen* Kindesalter besonders wichtig, weil die Sprachentwicklung vom Gehör abhängt.

erworbene Schalleitungsschwerhörigkeit

Beispiel für eine *erworbene,* meist leichte bis mittelgradige *Schalleitungsschwerhörigkeit:* Die vergrößerte →Rachenmandel (→Adenoide Vegetationen, →Polypen) ist oft der Grund, warum ein Kleinkind über Wochen oder Monate schlecht hört. Denn die Paukenhöhle im Mittelohr kann dann über die Ohrtrompete (→Eustachische Tube) nicht mehr genügend belüftet werden (→Paukenerguß). Der dadurch entstehende Unterdruck hinter dem Trommelfell behindert dessen freies Schwingen und damit eine einwandfreie Schalleitung, eine Voraussetzung für gutes Hören mit dem Innenohr.

erworbene Innenohrschwerhörigkeit

Eine *erworbene Innenohrschwerhörigkeit* tritt bei Kindern mitunter im Gefolge einer →Hirnhautentzündung (Meningitis) auf. In diesen Fällen sind Gehirn und Innenohr von der Entzündung mitbetroffen. Einzelne Medikamente (bestimmte Antibiotika) dürfen nur in genau berechneter Dosis verabreicht werden. Denn in zu hoher Dosierung und über zu lange Zeit verordnet, schädigen sie mitunter den Hörnerven.

angeborene Schwerhörigkeit

Angeborene Schwerhörigkeit hat ebenfalls unterschiedliche Ursachen: vererbte Krankheiten, →Fehlbildung von Gehörgang, Mittel- oder Innenohr, Schädigung des Innenohrs während der Schwangerschaft, →Röteln. Allerdings läßt sich nicht für jedes von Geburt an schwerhörige oder taube Kind die genaue Ursache angeben.

Was ist zu tun?

Was ist zu tun? Sobald Eltern oder Kinderarzt den Verdacht schöpfen, daß ein Säugling oder Kleinkind nicht auf Geräusche mit Blickwendung, Augenzwinkern oder schreckhaften Bewegungen reagiert, muß der HNO-Arzt zu Rate gezogen werden (→Audiometrie). Später im Leben ist verzögertes Sprechenlernen mitunter – allerdings keineswegs immer – ein Hinweis auf Schwerhörigkeit. Nach jeder Hirnhautentzündung muß das Gehör rasch überprüft werden. Wichtig ist die Hörprüfung bei den →Vorsorgeuntersuchungen!

verzögertes Sprechenlernen

Maßnahmen zur verbesserten Belüftung der Paukenhöhle, wie das Einlegen von →Paukenröhrchen oder das Entfernen der →Rachenmandel durch den HNO-Arzt, verhelfen Kleinkindern oft auch zum besseren Hören.

Hörgerät

Kinder, die vor allem vom Innenohr her schwerhörig oder taub sind, werden nach Möglichkeit schon früh im Säuglingsalter vom HNO-Arzt mit einem Hörgerät versorgt. Im weiteren Verlauf steht daneben die Frühförderung durch Eltern, Sprachlehrer (→Logopädie), Kindergarten und Schule für Schwerhörige im Vordergrund.

Operationsverfahren

Für bestimmte Fälle von hochgradiger Schwerhörigkeit oder Taubheit, in denen auch mit einem Hörgerät nicht oder nur ungenügend geholfen werden kann, ist ein ausgefeiltes Operationsverfahren am Innenohr entwickelt worden, genannt „Cochlea-Implant", das ganz erstaunliche Ergebnisse liefert: Von außen wird ein Bündel feinster Drähte für die verschiedenen Tonhöhen exakt an die zugehörigen Stellen in der Gehörschnecke herangeführt und dort befestigt. Ein abnehmbares Gerät (Sprachprozessor), das das Kind z. B. am Gürtel trägt, wird hinter dem Ohr mit dem äußeren Ende des

Cochlea-Implants verbunden. Wenn der Eingriff gelingt, kann das vorher taube Kind wieder deutlich hören oder überhaupt erst hören und sprechen *lernen.* Was das für ein solches Kind und seine Familie bedeutet, kann gar nicht hoch genug eingeschätzt werden. Nach der Operation braucht das Gehirn eine Trainingszeit. Ist das Kind vom Hören müde oder möchte es gern schlafen, wird der Sprachprozessor ausgeschaltet.

Schwimmen

Kinder sollten schon früh schwimmen lernen, etwa vom Kindergartenalter an. Ein Thermalbad oder genügend gewärmtes Schwimmbad sind dabei förderlich. Aufblasbare Schwimmflügel sind für viele eine gute Hilfe. Mancherorts werden bereits für ältere Säuglinge Kurse im warmen Wasser angeboten („Babyschwimmen"). Die Furcht vor →Fußpilz oder Bindehautreizung am Auge braucht Eltern nicht davon abzuhalten.

Sandstrand und Meer bereichern die Erlebniswelt jedes Heranwachsenden. Für Kinder mit chronischer Bronchitis, mit →Allergie z. B. gegen Pflanzenpollen (→Asthma) oder mit →Ekzem ist der Aufenthalt im Seeklima oft heilungsfördernd.

Schwimmenlernen bedeutet *Vorbeugen* gegen →Ertrinken.

Schwitzen

ist ein natürlicher Vorgang. Es dient der Temperaturregulation und beeinflußt den →Salz- und Wasserhaushalt.

Säuglinge und Kleinkinder schwitzen leichter und mehr als Erwachsene. Sie müssen unter anderem deshalb im Verhältnis zu ihrem Körpergewicht mehr trinken als später im Leben. Das Schwitzen im Fieber und beim Fieberabfall braucht Eltern nicht zu erschrecken. Sie müssen nur entsprechend mehr zu trinken anbieten.

Schwitzen in der Sauna dürfen Kinder etwa vom Schulalter an, falls sie gern mitmachen. Gefährlich wird starkes Schwitzen für jemanden, der →Mukoviszidose hat.

Screening

kommt aus dem Englischen und bedeutet *„Aussieben"*. Das deutsche Wort dafür ist *Suchtest.* Kinderärzte haben Suchtests vor allem für Neugeborene und Säuglinge entwickelt, um Krankheiten, die der Arzt dem Kind nicht ohne weiteres ansehen kann, früh genug zu erkennen.

Voraussetzung für ein lohnendes Screening ist, daß die Krankheit, nach der gesucht wird, auch behandelbar ist. Andernfalls bleibt der Suchtest umstritten.

Das bekannteste Beispiel für einen Suchtest, der sich seit Jahrzehnten weltweit bewährt hat, ist der Bluttest auf angeborene Stoffwechselerkrankungen, früher auch →Guthrie-Test genannt.

Ebenfalls angeboten als Screening wird auch die Ultraschall-Untersuchung der Hüftgelenke aller Kinder in den ersten Lebenswochen zur Früherkennung der →Hüftdysplasie (→bildgebende Verfahren).

Im weiteren Sinne sind auch die Ultraschall-Untersuchungen während der Schwangerschaft ein Screening-Verfahren, ebenso die Krebsvorsorge-Untersuchungen im Erwachsenenalter.

Seborrhoische Dermatitis

bedeutet wörtlich *Hautentzündung*, bei der *fettige Schuppen abgesondert werden*: Eine gutartige Hauterkrankung, die im Laufe der ersten drei Lebensmonate auftritt und meist auch in dieser Zeit wieder verschwindet.

Symptome: Im Gesicht, in den Hautfalten am Hals und im Windelbereich, mitunter auch am Rumpf bilden sich hellgelbe, fettig-glänzende Schuppen auf münzgroßen geröteten Hautstellen. Es besteht kein Juckreiz. Die genaue Ursache ist nicht bekannt. Stillen bietet in diesem Fall keinen Vorteil.

Was ist zu tun? Die seborrhoische Dermatitis klingt meist von allein wieder ab. Der →Gneis am Kopf ist mitunter eine Zeitlang hartnäckig. Die übrigen Hautstellen werden mit Olivenöl, einer milden Pflegecreme oder Lotion behandelt (nicht mit Salbe). Die geröteten Hautfalten trocken halten, am besten mehrmals täglich fönen. Gelegentlich breitet sich im Windelbereich zusätzlich ein →Soor aus (→Pilzinfektionen).

Nur ganz selten breitet sich die seborrhoische Dermatitis vorübergehend mit großflächigen Rötungen über den gesamten Körper aus (Leinersche Krankheit). Hier hilft meist der stationäre Aufenthalt in einer Kinderklinik.

Sedierung

Einem Patienten durch ein Medikament zeitweise seine Aufgeregtheit und Unruhe nehmen oder dämpfen. Vor allem für junge Kinder ist es eine Hilfe, wenn sie zu bestimmten Untersuchungen, z. B. einer Magnetresonanztomografie (MRT, →bildgebende Verfahren) sediert werden. Sie halten dann ganz still, dösen oder schlafen. Auch manche kleinere Eingriffe erfolgen in Sedierung, um nach Möglichkeit dem Betroffenen die Narkose zu ersparen.

Das Medikament zur Sedierung wird in Form von Tropfen oder Tabletten über den Mund oder – ähnlich wie ein Zäpfchen – über den Darm verabreicht, nur ausnahmsweise als Spritze. Nach der Untersuchung schlafen sedierte Kinder sich meist eine Weile aus.

Sehprüfung

Sie dient dazu, die Sehschärfe zu bestimmen, also die Fähigkeit, zwei benachbarte Punkte aus festgelegter Entfernung noch als getrennt wahrzunehmen, nötigenfalls mit Hilfe korrigierender Brillengläser. Die volle Sehschärfe wird erst gegen Ende des Kindergartenalters erreicht.

Im Schulalter wird die Sehprüfung wie auch später im Leben an Hand von Tafeln mit Blockbuchstaben durchgeführt, bei jüngeren Kindern von drei oder vier Jahren an mit unterschiedlich großen Bildern (Haus, Baum, Hund) oder mit Hilfe von E-förmigen Figuren. Durch Abdecken jeweils eines Auges wird die Sehprüfung seitengetrennt durchgeführt.

Unbehandeltes →Schielen führt zur Schwachsichtigkeit des schielenden Auges. Deshalb sind Sehprüfungen bei der Betreuung dieser Kinder wichtig.

Selbsthilfegruppen

Eltern von Kindern mit langdauernder oder lebenslanger Krankheit oder Behinderung schließen sich häufig zu einer Selbsthilfegruppe zusammen, am Wohnort oder überregional. Das dient dem Erfahrungsaustausch und der gegenseitigen Information über medizinisches Wissen. Eltern lernen dabei, wie man am besten mit Kind, Krankheit, Therapie oder Diät umgeht.

Wichtig ist die ständige Zusammenarbeit der Selbsthilfegruppe mit einem spezialisierten Arzt, der den Eltern das nötige Hintergrundwissen vermittelt und ihnen erklärt, wie etwa neue Forschungsergebnisse richtig einzuordnen sind.

Vom Jugendalter an beteiligen sich viele der Betroffenen selber aktiv in der Selbsthilfegruppe, später übernehmen sie dann die Rolle ihrer Eltern. Die Arbeit solcher Selbsthilfegruppen befruchtet mit Ideen und Anregungen mitunter auch das ärztliche Tun und fördert das Verständnis für die Betroffenen auf Seiten der Ärzte.

Respektieren muß man einzelne Eltern, die lieber auf Distanz zu Selbsthilfegruppen gehen und die anstehenden Probleme eher alleine bewältigen möchten.

Die Selbsthilfegruppen arrangieren regelmäßige Treffen; viele geben auch Rundschreiben oder periodisch erscheinende Schriften heraus. Für ihre Unkosten erheben sie einen angemessenen Mitgliedsbeitrag.

Inzwischen gibt es für die meisten der in Betracht kommenden Krankheiten Selbsthilfegruppen, teilweise auch auf internationaler Ebene. Viele sind bereits im Internet durch eine Homepage vertreten.

Ein *Verzeichnis wichtiger Selbsthilfegruppen* findet sich *am Schluß des Buches.*

Selbstmord, Selbsttötung

„Am liebsten wäre ich jetzt tot." – Solche oder ähnliche Gedanken tauchen in der Phantasie fast eines jeden Kindes oder Jugendlichen irgendwann einmal auf.

Im Vergleich dazu unternehmen nur sehr wenige Heranwachsende in extremer Verzweiflung ernsthafte Schritte, ihr Leben zu beenden. In der →Pubertät und in den Jahren danach steigt die Zahl der Selbstmordversuche. Freundschaften, Liebeserfahrungen und Berufsausbildung kommen als Problemfelder hinzu.

Für eine Selbsttötung (Suizid) geeignete und ungeeignete Medikamente, meist „Tabletten", werden häufiger verwendet als andere Mittel und Wege, sich umzubringen. Erfolglose Versuche sind dabei häufiger als tatsächliche vollzogene Selbstmorde.

Was ist zu tun? Je nach Umständen: Erste Hilfe, →Wiederbelebung, Notarzt, Anruf bei der →Vergiftungsinformation mit Angaben über Art und Menge eingenommener Medikamente, Drogen oder Giftstoffe. Verpackungen, Reste und Erbrochenes sicherstellen und aufbewahren. Auf Abschiedsbrief oder ähnliche Äußerungen achten. Meist ist ein rascher Transport ins Krankenhaus nötig.

Mit der körperlichen Erholung gewinnt schrittweise die Arbeit des Arztes für Kinder- und Jugendpsychiatrie oder des Psychologen an Gewicht; dieser hat sich oft schon in den ersten Tagen nach dem Selbsttötungsversuch mit den Angehörigen unterhalten, um sich ein Bild über die Lebenssituation des Jugendlichen zu machen. Meist ist es ein längerer Weg mit vielen vertrauensvollen Gesprächen und Sitzungen bis zum Ziel, dem jungen Menschen wieder Mut zum Leben zu machen. Aufgeschlossenheit und gegenseitiges Vertrauen bei allen Beteiligten ist hier hilfreich (→Psychotherapie für Kinder, →Familientherapie).

Sepsis (auch „Septikämie" genannt)

Blutvergiftung Fachwort für *Blutvergiftung* mit →Bakterien oder anderen Krankheitserregern (z. B. →Pilzinfektionen). Im Gegensatz etwa zu einem →Panaritium **erfaßt** oder →Furunkel, die örtlich begrenzte eitrige Infektionen darstellen, ist die **den gesamten** Sepsis eine Erkrankung, die den gesamten Körper erfaßt, da der Erreger sich **Körper** über die Blutwege ausbreitet.

Anfällig für eine Sepsis sind Neugeborene, und zwar insbesondere die unreifen Kinder (→Frühgeburt), ferner Patienten mit angeborener oder erworbener →Abwehrschwäche sowie Kinder, denen ein Katheter auf Dauer eingeführt wurde (→Kathetersepsis, →Shuntsepsis). Abwehrgesunde Menschen hingegen werden selten von einer Sepsis ergriffen.

Symptome: Eine Sepsis ist eine ernste Krankheit, die im Krankenhaus behandelt werden muß. Der Betroffene fühlt sich meist sehr krank und elend; hohe Fieberzacken sind kennzeichnend. Bestimmte Sepsis-Erreger führen zu typischen Hauterscheinungen (→Hirnhautentzündung, →Typhus).

Was ist zu tun? **Was ist zu tun?** Zur Behandlung der Sepsis wählt man das Medikament, das den Erreger möglichst gezielt und wirkungsvoll bekämpft (→Antibio- **Antibiotika** tika); dabei hilft meist eine Infusion. Bei Neugeborenen und jungen Säug- **unentbehrlich** lingen, manchmal auch bei Kindern mit Abwehrschwäche ist der Beginn einer Sepsis nur schwer rechtzeitig zu erkennen; deshalb muß in solchen Fällen häufig die Behandlung nur auf Verdacht hin erfolgen.

Krankheiten, deren Erreger sich über den Blutweg ausbreiten, sind im Kindesalter viele Fälle von eitriger →Hirnhautentzündung, von →Osteomyelitis und →Endokarditis.

Heilungs- Die *Heilungsaussichten* einer Sepsis sind überwiegend gut, vor allem bei **aussichten** abwehrgesunden Kindern jenseits des Säuglingsalters sowie bei Neugebo- **meist gut** renen und Säuglingen, sofern die Hirnhäute nicht beteiligt sind. Rechtzeitiges Erkennen ist jedoch unabdingbar.

Serologie

Ein Fachgebiet, das der Erkennung (Diagnostik) und Verlaufsbeobachtung von ansteckenden Krankheiten dient (→Ansteckung). Die Bildung von →Antikörpern als Abwehrreaktion läßt sich in den Körperflüssigkeiten nachweisen oder sogar messen, vor allem im Blutwasser (→Serum) und im Nervenwasser (→Liquor). Auch manche Krankheitserreger selbst, etwa die der →Hepatitis, oder Teile von ihnen werden mit serologischen Methoden **Labortests** nachgewiesen. Labortests machen die Reaktionen zwischen →Antigen und Antikörper sichtbar.

Das Ergebnis lautet dann entweder „positiv" (Antikörper oder Erreger nachweisbar) oder „negativ" (Antikörper oder Erreger nicht nachweisbar); oder das Labor gibt einen Titer an. Dessen Höhe läßt je nach Umständen Rückschlüsse zu, ob eine frische oder länger zurückliegende Infektion vorliegt, ob ein ausreichender Schutz vor einer Infektionskrankheit vorliegt oder ob eine Impfung erfolgreich war.

In der ärztlichen Umgangssprache bedeutet Serologie auch nur so viel wie „das Ergebnis von serologischen Untersuchungen".

Serum

ist das Fachwort für *Blutwasser*, also für die eiweißhaltige Flüssigkeit, die
sich vom geronnenen Blut abscheiden läßt. Nicht zu verwechseln mit *Blut-
plasma*, das man durch Abzentrifugieren von ungerinnbar gemachtem Blut
gewinnt (→Blutgerinnung).
Die meisten gängigen Blutuntersuchungen werden im Serum angestellt,
abgesehen vom Blutbild. Auch das serologische Labor arbeitet mit Serum
(→Serologie). Serum-Proben lassen sich mit der Post verschicken und tiefgefroren über viele Jahre aufbewahren.

Shunt

hat sich als englisches Wort für *Nebenschluß* eingebürgert.
Beispiele:
- Ein Loch in der Herzscheidewand läßt bei jedem Herzschlag aufgrund
  des Druckgefälles Blut von der linken direkt in die rechte Herzkammer
  fließen, so daß sich hier für den Kreislauf ein Links-Rechts-Shunt auswirkt (→Herzfehler).
- Um gesteigerten Hirndruck zu behandeln, legt der Neurochirurg als
  Shunt ein Schlauchsystem mit Ventil ein, das die Hirnkammern mit
  einem größeren Blutgefäß oder mit der Bauchhöhle verbindet. Durch
  einen solchen Nebenschluß wird dem unter Überdruck stehenden Nervenwasser Abfluß verschafft (liquorableitendes Shuntsystem).
- Beim chronischen →Nierenversagen wird vor der ersten Blutwäsche
  vom Gefäßchirurgen am Unterarm ein Shunt zwischen Schlagader und
  Blutader geschaffen. Dann erst kann der Patient an die Blutwäsche angeschlossen werden.

Shuntsepsis

Zur Behandlung des →Hydrozephalus schafft der Neurochirurg einen
Nebenschluß (→Shunt) zwischen dem Nervenwasser (→Liquor) in den
Hirnkammern und dem Blutkreislauf oder der mit Bauchfell ausgekleideten
Bauchhöhle. Das hierfür eingelegte Schlauchsystem mit Ventil stellt einen
Fremdkörper dar, an dessen Schlauchende sich mitunter →Bakterien festsetzen. Diese bilden dann einen Streuherd für eine hartnäckige Infektion,
die nur schwer mit →Antibiotika zu behandeln ist. In solchen Fällen muß
das liquorableitende Shuntsystem meistens wieder herausgenommen und
nach Beseitigung der Infektion durch ein neues ersetzt werden.

Sichelfuß (Fachwort „Pes adductus")

Neugeborene haben gelegentlich als Folge einer Zwangshaltung in der
Gebärmutter ihren Vorfuß einwärts abgeknickt, so daß der Fußinnenrand
sichelförmig aussieht; oft sind beide Füße davon betroffen. Bauchlage im
Säuglingsalter begünstigt die Sichelfußhaltung. Dagegen hilft zum Beispiel
eine zusammengerollte Windel, die unter die Unterschenkel gelegt wird, so
daß die Füßchen die Unterlage nicht berühren.
Hartnäckige Sichelfüße zeigt man am besten frühzeitig dem Orthopäden.
Krankengymnastische Übungen oder vorübergehendes Schienen sorgen
meist für rasche Besserung.

SIDS

→Plötzlicher Kindstod.

Sinusitis

ist das Fachwort für →Nebenhöhlenentzündung.

Skabies

ist das Fachwort für →Krätze.

Skifahren

Schon vom Kindergartenalter an läßt sich der Umgang mit Skiern lernen, und zwar spielerisch und viel müheloser als etwa vom zweiten Lebensjahrzehnt an. Junge Kinder wachsen allerdings rascher aus ihrer Skiausrüstung heraus. Trotzdem sollte an passenden Schuhen und zuverlässiger Bindung nicht gespart werden. Sobald das Kleinkind und junge Schulkind aber frei am Hang fährt, braucht es einen Schutzhelm.

Kinder sollten vor allem Freude am Skifahren bekommen und behalten. Besonders geeignet für Skiferien mit Kindern, die tagsüber nur wenige Stunden am Hang bleiben möchten, sind Wintersportorte, die auch ein Thermalbad zum Planschen und Schwimmen haben. Freude am Langlauf läßt sich vom mittleren Schulalter an wecken. Neuerdings gewinnt das Snowboard zunehmend Freunde im Schul- und Jugendalter; aber Vorsicht bei Sprüngen von Felskanten!

Skoliose (siehe Bild 16)

Fachwort für eine *seitliche* Verkrümmung der Wirbelsäule. Für die Entstehung und Verschlimmerung einer Skoliose sind vor allem Kräfte verantwortlich, die während des Wachstums auf die Wirbelsäule einwirken.

Die Skoliose entsteht nur selten durch fehlgebildete Wirbelkörper, häufiger im Gefolge seitenungleicher Lähmungen der Rückenmuskeln. Bei Skoliosen, die erst im späteren Kindes- und Jugendalter auftreten, bleibt die Ursache meist unbekannt; die Veranlagung dazu liegt oft in der Familie, Mädchen sind häufiger betroffen.

Was ist zu tun? Frühes Erkennen ermöglicht es, dem Verschlimmern entgegenzuwirken. Ein Frühzeichen ist der *einseitige* Rippenbuckel, der erkennbar wird, sobald sich der Betroffene nach vorne beugt. Röntgenbilder der Wirbelsäule sind unerläßlich, um die Diagnose zu stellen und das Ausmaß zu erkennen.

Leichtgradige Skoliosen lassen sich durch →Krankengymnastik günstig beeinflussen; vor allem wird damit dem Verschlimmern vorgebeugt. Eine mittelgradige Skoliose braucht meist ein vom Orthopäden ausgewähltes Korsett, das dem Patienten angepaßt wird. Hochgradige Verkrümmungen der Wirbelsäule führen unter Umständen zur Belastung des Herzens und zu beeinträchtigter Atmung. Nicht zuletzt deswegen muß in einem solch schweren Fall die Skoliose durch eine allerdings aufwendige Operation korrigiert werden. Dabei wird ein Teil der Wirbelsäule versteift.

Säuglinge haben gelegentlich als Folge eines seitenungleichen Ausreifens der zugehörigen Nervenzellen vorübergehend eine gutartige Skoliose, die von allein ausheilt.

Sojamilch

Ein pflanzliches Lebensmittel, das →Kohlenhydrate und →Eiweiß enthält.
Es wird – mit Pflanzenöl vermischt – als Säuglingsnahrung verwendet, und
zwar als Ersatz für Kuhmilch, falls das Kind eine →Kuhmilchallergie oder **Ersatz für**
→Kuhmilch-Unverträglichkeit hat oder von Geburt an die Galaktose im **Kuhmilch**
Milchzucker nicht verträgt (→Galaktosämie).

Man muß allerdings wissen: Ein Teil dieser Kinder ist auch gegen Sojaeiweiß allergisch. Dann hilft nur eine Säuglingsnahrung, deren Eiweiß bereits vorverdaut oder noch stärker zerlegt ist (Aminosäuremischungen).

Sonnenbaden

In der warmen Jahreszeit spielen Kinder besser im Halbschatten als längere **Halbschatten**
Zeit in der prallen Sonne. Eine Kopfbedeckung ist sinnvoll, nicht nur für
Säuglinge. Das regungslose Liegen in der Sonne über längere Zeit (zum
Bräunen) ist nichts für Kinder (→Sonnenbrand, →Sonnenstich). Übertrie-
benes Sonnenbaden kann später im Erwachsenenalter zu einer bösartigen
Hauterkrankung (Melanom) führen.

Sonnenbrand

ist ein Hitzeschaden der Haut, also eine →Verbrennung. Dieser reicht – je
nach Dauer und Intensität der Sonneneinstrahlung – von leichter Rötung
bis zu Brandblasen. Die Schmerzen spürt man erst hinterher.

Was ist zu tun? *Vorbeugen* ist die beste Maßnahme: Kinder sollten sich **Was ist zu tun?**
im Hochsommer leicht bekleidet, aber nicht unbekleidet im Freien bewe-
gen; das gilt auch für Wanderungen. Sonnencreme mit hohem Lichtschutz- **Sonnencreme**
faktor *vor* dem Aufenthalt in der Sonne auf die besonders ausgesetzten Stellen (Nase, Stirn, Schultern, Arme, Oberschenkel und Waden) auftragen.
Hellhäutige sind eher gefährdet. Allmähliches Gewöhnen an die Sonne,
schon vom Frühjahr an, ist hilfreich.

Falls ein Kind mit frischem Sonnenbrand heimkommt, die Haut rasch im **abkühlen**
lauwarmen Bad oder unter der Dusche abkühlen. Hinterher die Haut vorsichtig abtupfen, nicht rubbeln. Eine kühlende Lotion auf den betroffenen
Stellen erleichtert das Ertragen eines Sonnenbrandes während der ersten
Tage. Für reichliches Trinken sorgen.

Sonnenstich (Fachwort „Insolation")

Ein Hitzeschaden des Gehirns. Pralle Sonneneinstrahlung über längere Zeit **Hitzeschaden**
auf den ungeschützten Schädel führt zu heftigen Kopfschmerzen, Übelkeit, **des Gehirns**
Erbrechen, Nackensteife und erhöhter Körpertemperatur; mitunter treten
sogar →Krampfanfälle auf. Wird das Nervenwasser (→Liquor) untersucht,
zeigt sich meist eine nicht-eitrige →Hirnhautentzündung, die von allein
wieder abklingt. Etwas anderes hingegen ist der →Hitzschlag.

Was ist zu tun? Den Betroffenen sofort in einen schattigen, möglichst **Was ist zu tun?**
kühlen Raum bringen. Mit einem nassen Tuch den Kopf abkühlen. Nach
Möglichkeit sollte ein Arzt ausschließen, daß eine andere akute Erkrankung **mit nassem**
dahintersteckt. Die begleitenden Kopfschmerzen sprechen gut auf her- **Tuch den Kopf**
kömmliche →Schmerzmittel an. **abkühlen**

Sonographie

ist das Fachwort für Ultraschalluntersuchung (→bildgebende Verfahren).

Soor

Eine der häufigen, meist harmlosen →Pilzinfektionen im Kindesalter. Der Erreger heißt *Candida albicans*. Er lebt für gewöhnlich im Gleichgewicht mit →Bakterien – für das bloße Auge unsichtbar – in der Mundhöhle, im Stuhl und auf der Haut. Er kommt dabei nur in geringer Menge vor und richtet keinen Schaden an.

Anzeichen und Symptome: Bei Neugeborenen und jungen Säuglingen wuchert der Soor-Erreger mitunter auf der Schleimhaut im Mund und bildet dann hartnäckige Beläge an den Wangeninnenseiten oder auf der Zunge; die sollte man allerdings nicht verwechseln mit der regelmäßig weißlichen Verfärbung der Zunge nach dem Milchgenuß.

Was ist zu tun? Soor-Beläge lassen sich mit Watteträgern, eingetunkt in ein flüssiges Medikament, behandeln. Die Beläge müssen dabei täglich mehrmals betupft und weggeputzt werden. Zwingend nötig ist eine solche Therapie bei sonst gesunden Kindern allerdings nur selten.

Mundschleimhäute des Säuglings und die Brustwarzen der stillenden Mutter stecken sich manchmal wechselseitig an. Dann muß der Soor bei beiden behandelt werden.

Ein weiteres Problemfeld ist die Haut im Windelbereich. Wird sie durch ständigen Kontakt mit Urin und Stuhl gereizt oder sogar wund, vermag sich dort der Soor auszubreiten; erkennbar ist dies manchmal an einem weißlichen Schuppensaum um die geröteten Hautstellen. Bei der Behandlung steht immer die Pflege der vom Urin und Stuhl geschädigten Haut im Vordergrund: häufiges Windelwechseln und Trockenlegen, Strampeln ohne Bekleidung, damit Luft an die Haut kommt, mehrmaliges Fönen (→Windeldermatitis). Das Eincremen mit einer Salbe ist erst in zweiter Linie nötig.

Ernstnehmen muß man hingegen den Soorbefall bei Kindern mit angeborener oder erworbener →Abwehrschwäche, also mit einer schwerwiegenden Grundkrankheit. Hier wird intensiv und langdauernd mit einem Medikament behandelt, das eingenommen werden muß, damit der Soor-Erreger auch im Darm erfaßt wird.

Spastik

Ein Ausdruck aus der ärztlichen Umgangssprache, der zweierlei meint:
– Spastik der Atemwege bedeutet eine längerdauernde Verengung der Luftröhrenäste (→Obstruktion, →Asthma, →Bronchitis).
– Spastik der Muskulatur bedeutet eine erhöhte Dauerspannung einzelner oder mehrerer Muskeln. Die Folgen sind eingeschränkte Beweglichkeit, schließlich sogar Versteifung der betroffenen Gelenke, mitunter in bizarrer Beugehaltung (spastische Lähmung, →Zerebrale Kinderlähmung).

Speicherkrankheiten

Sie gehören zu den angeborenen →Stoffwechselkrankheiten.

Der vererbte Mangel an einem bestimmten →Enzym bewirkt, daß der normale ständige Auf- und Abbau einer bestimmten Substanz (z. B. die

Leberstärke, Glykogen) am Ende ihres Stoffwechselweges gestört ist. Die Körperzellen können diese Substanz dann nur noch speichern, werden sie aber nicht mehr los. Dieses Speichern führt auf Dauer zu einer enormen Vergrößerung von Leber und Milz, je nach Krankheit aber auch zu Funktionsstörungen wie Unterzuckerung oder Intelligenzdefekten. Speicherkrankheiten sind selten, am bekanntesten sind die →Glykogenosen und die verschiedenen Formen der →Mukopolysaccharidose (*siehe Bild 17*).

Speiseröhrenverschluß
→Ösophagusatresie.

Sphärozytose
→Kugelzellanämie.

Spieltherapie
Spielen ist für ein Kind lebensnotwendig. Im Spiel lernt das Kind und reift heran. Beim Spielen mit anderen lernt es den Umgang mit Menschen. Deshalb nutzt die →Psychotherapie für Kinder die Spieltherapie als eine Behandlungsmethode.

Spina bifida
bedeutet *gespaltener Dornfortsatz* der Wirbelsäule und ist ein auffallendes Kennzeichen der →Meningomyelozele, für sich allein jedoch äußerlich unsichtbar.

gespaltener Dornfortsatz der Wirbelsäule

Sport
vermag für die Entwicklung und Prägung von Kindern und Jugendlichen viel zu leisten: Herz und Lungen werden trainiert sowie Geschicklichkeit und Gewandtheit in den Bewegungsabläufen, Reaktionsvermögen, Schnelligkeit, Ausdauer und Kraft werden *altersabhängig* gefördert. Fairneß und Rücksichtnahme im Umgang mit anderen werden geschult. Selbstbewußtsein, Selbstwertgefühl und Ehrgeiz werden gestärkt, in einzelnen Disziplinen auch das Gespür für Ästhetik.

Reaktionsvermögen

Selbstbewußtsein

Wandern und verwandte Sportarten wecken zusätzlich noch das Verständnis für Natur und Umwelt. Viel Freude bereitet Kindern die Verbindung von Wintersport und Thermalbaden (→Skifahren). Eine lohnende körperliche Betätigung, die viele Familien weniger im Blick haben, bietet das →Ballett.

Manches körperliche Handicap, manche Behinderung – seit Geburt vorhanden oder erworben – läßt sich durch sportliche Betätigung ein Stück weit ausgleichen oder sogar überwinden. Bestimmte Sportarten sind für Kinder mit chronischen Atemwegsbeschwerden wie das Asthma förderlich, z. B. →Schwimmen, andere sind weniger geeignet, z. B. schnelles Laufen: heftiges Einatmen von kalter Luft führt zu verstärktem Hustenreiz und zur Atemnot.

bei körperlichem Handicap

Vom Schulsport sollte ein Kind oder Jugendlicher nach Möglichkeit nur für bestimmte Disziplinen längere Zeit befreit werden. Eine generelle Sportbefreiung ist nur selten gerechtfertigt und hilfreich für den Schüler.

Der Weg vom Leistungs- zum Hochleistungssport *während des Wachstumsalters* ist aus kinderärztlicher Sicht nicht ohne Gefahren. Übertriebener Ehrgeiz der Eltern oder Trainer ist hier fehl am Platz!

Die Gefahr von Sportunfällen läßt sich durch Schulung, Training, Besonnenheit und Umsicht zumindest mindern (→Fahrradunfälle, →Reitunfälle, →Schwimmen, →Ertrinken).

Sprachentwicklung

Das Sprechenlernen vollzieht sich in mehreren Schritten. Wichtigste Vorbedingung: Das Kind muß einwandfrei hören können, weshalb bei der Vorsorgeuntersuchung (Mutter-Kind-Paß) auch eine *Hörprüfung* im 1. Lebensjahr enthalten ist (→Audiometrie, →Schwerhörigkeit).

Zum ersten Schritt gehört, daß sich schon der junge Säugling und die ihm vertrauten Menschen gegenseitig verständigen: durch Schreien des Babys, allererstes „Lallen" und Antwortlächeln, durch Gestik, Mienenspiel und einfache Laute oder Worte.

Im zweiten Lebenshalbjahr macht das Lallen Fortschritte. Der Säugling hört mit Lust immer wieder die unterschiedlichen von ihm selbst geformten Laute, sein Prusten und Blasen, das er mit den eigenen Lippen erzeugt. Der Nachahmungstrieb führt schließlich zur Babbelsprache.

Im Alter zwischen etwa zehn und 20 Monaten kommen die ersten kurzen sinnvollen Wörter. Je nach Tonfall und Umstand drückt dasselbe Wort dann Frage, Wunsch oder Mitteilung aus.

Gegen Ende des 2. und im Laufe des 3. Lebensjahres sprechen die meisten Kinder in Zwei- und Dreiwortsätzen, allerdings noch ohne Grammatik. Wichtig für die Eltern: Das Sprechenlernen gesunder Kinder vollzieht sich nicht zu einem bestimmten *Zeitpunkt*, sondern innerhalb einer *Zeitspanne*. Anfangs verstehen Kinder mehr, als sie sprechen.

Zu den späteren Entwicklungsschritten von Kleinkindern gehört das *Fragealter*, charakterisiert durch immer neue Sätze, die mit „warum" beginnen. Verständnis und Geduld der Erwachsenen ist hier wichtig.

Das Vorbild der Eltern und der Umgebung prägt die Ausdrucksweise des Kindes, sein Sprechvermögen und seinen Wortschatz. Mundart sollte gefördert und nicht unterdrückt werden. Kinder lernen meist mühelos, Dialekt und Schriftsprache nebeneinander zu gebrauchen. Haben die Eltern eine unterschiedliche Muttersprache, ist es möglich, daß die Kinder zweisprachig aufwachsen. Es ist immer wieder erstaunlich und beneidenswert, mit welch spielerischer Leichtigkeit sich ein Kleinkind zwei Sprachen aneignen kann. Inzwischen versteht man auch, woran das liegt: Der Erwerb der Muttersprache wie auch einer weiteren Sprache oder eines Dialekts in den ersten Lebensjahren findet in einer anderen Hirnregion statt als der Fremdsprachenerwerb im fortgeschrittenen Schulalter oder noch später im Leben.

Sprue
ist ein deutsches Wort für eine Darmerkrankung im Erwachsenenalter, die für das Kindesalter →Zöliakie heißt (→Gliadin).

Spulwürmer
mit dem Fachwort *Askariden* genannt (→Würmer).

Stammzellen

Aus den noch nicht spezialisierten Zellen eines Embryos kann jedes beliebige Organ heranwachsen. Aus diesen sogenannten Stammzellen versucht man gezielt ein neues Gewebe zu züchten, etwa für Transplantationen oder als Ersatz für ein beschädigtes Gewebe oder Organ. Solche Stammzellen werden aus abgetriebenen Feten gewonnen. Auch Erwachsene verfügen über bestimmte Typen von Stammzellen, von denen einige bereits isoliert und untersucht wurden. *Blutbildende Stammzellen* findet man im Knochenmark und im Blut, *neuronale Stammzellen* treten im Gehirn auf und können Nervenzellen bilden.

Zum therapeutischen Einsatz in der Medizin kommen derzeit Stammzellen aus dem Blut und Knochenmark. Sie werden zur Behandlung von schweren Immundefekten und Leukämien genommen. Auch die „eigenen" Stammzellen können aus dem Blut *vor* einer →Strahlen- und →Chemotherapie krebskranker Kinder oder Erwachsener entnommen, aufbewahrt und nach Abschluß der gravierenden Behandlung zurück verabreicht werden. Auf diese Weise beschleunigt man die Blutbildung und die Infektionsabwehr, die von der vorangegangenen Krebstherapie schwer angeschlagen sind.

Ebenfalls können „eigene" Stammzellen nach der Geburt aus dem Nabelschnurblut der Plazenta isoliert werden. Heute werden mancherorts Gebärende von kommerziell orientierten Firmen sogar aufgefordert, diese Stammzellen gegen Entgelt vorsorglich einzulagern. Die verlockende Vorstellung, die Stammzellen zu verschiedenen Geweben später auswachsen zu lassen, ist aber derzeit nur ein Wunschgedanke. Weder ist bisher die Stabilität der Lagerung für mehr als fünf Jahre bewiesen, noch reicht die Menge der aus der Plazenta gewonnenen Zellen für ein älteres Kind, geschweige einen Erwachsenen, aus. Eine Vermehrung der Stammzellen in einer *Kultur* ist derweil noch nicht möglich. Daher haben sich die nationalen Gesellschaften für Kinder- und Jugendheilkunde sowie Blutgruppenserologie und Transfusionsmedizin bisher gegen eine *generelle Empfehlung* ausgesprochen, Stammzellen aus dem Nabelschnurblut nach der Geburt einzulagern.

Neuerdings weiß man: Stammzellen aus dem Knochenmark können sogar mehr als nur Blutzellen bilden.

Staphylokokken

heißen so nach ihrem *traubenförmigen* Aussehen unter dem Mikroskop. Sie gehören zu den →Bakterien, und zwar zu den Eitererregern: Abszeß, →Panaritium, vereiterte Wunde, eitriger Hautausschlag (→Impetigo contagiosa), eitrige Knochenmarkentzündung (→Osteomyelitis) sind Beispiele; seltener führen sie zu einer →Lungenentzündung oder eitrigen →Hirnhautentzündung.

Unter den Staphylokokken findet man allerdings auch normale und meist harmlose Besiedler der Haut, der Nase und der Gehörgänge. Sie wirken erst krank machend, wenn ein Patient längere Zeit einen Fremdkörper (z. B. Katheter) tragen muß (→Kathetersepsis, →Shuntsepsis) oder wenn eine zusätzliche →Abwehrschwäche oder ein schweres Ekzem besteht.

Stauungspapille

Ein meist schwerwiegender Befund, der bei der Untersuchung der Netzhaut am Augenhintergrund mit Hilfe des Augenspiegels erhoben wird, und zwar zuverlässig erst jenseits des Säuglingsalters. Die Eintrittsstelle des Sehnerven – das ist die Papille, der *blinde Fleck* auf der Netzhaut – gibt Auskunft über den Druck im Schädelinneren. Normalerweise sieht die Papille linsenförmig aus und ist scharf begrenzt. Steigt der Hirndruck an, pflanzt sich dieser allmählich bis zur Papille fort; sie ist dann unscharf begrenzt und vorgewölbt. Dies ist ein wichtiger Hinweis auf eine „Raumforderung" im Schädel (→Hirntumoren).

Hinweis auf erhöhten Hirndruck

Steißlage

des Kindes in der Gebärmutter, auch Beckenendlage genannt (abgekürzt BEL), sowie verschiedene Formen der Fußlage sind für die Geburt eine Erschwernis. Gefährdet ist insbesondere das Gehirn des Kindes. Denn der für die Geburt verformbare Schädel hat weniger Zeit, sich auf den Durchtritt durch den engen Geburtskanal einzustellen, als bei der normalen Schädellage, die weitaus häufiger vorkommt (→Risikogeburt).

Beckenendlage

Deshalb versucht mitunter der Geburtshelfer, das Kind einige Zeit vor der Geburt durch geschickte Handgriffe von außen noch in die Schädellage zu wenden. Dies gelingt in einem Teil der Fälle.

Andernfalls besprechen Hebamme und Geburtshelfer mit den Eltern das Für und Wider der Alternativen. Empfohlen wird meistens der →Kaiserschnitt.

Kaiserschnitt

Kinder, die in Steißlage gelegen haben, erkennt man während der ersten Lebenstage oft noch an der Streckhaltung ihrer Beine. Aber diese gibt sich wieder; ebenso die eigentümliche Rundung der Schädelform.

Diese Kinder müssen immer auf das Ausreifen ihrer Hüftgelenke untersucht werden, am besten bald nach der Geburt (→Hüftdysplasie).

Stenose

bedeutet *Verengung*. Das ist z. B. eine Fehlbildung dort, wo das Nierenbecken in den Harnleiter übergeht (→Ureterabgangsstenose); eine fehlgebildete Herzklappe (→Herzfehler); eine enge Stelle in der Hauptschlagader (→Aortenisthmusstenose); eine verengte Stimmritze infolge einer Entzündung der Kehlkopfschleimhaut (→Krupp); ein Teil der Speiseröhre nach →Laugenverätzung.

Verengung

Sterbendes Kind

Wenn das eigene Kind an einer Krankheit leidet, an der es sterben wird, so stellt dies für jede Familie eine Ausnahmesituation dar.

Es gibt kaum allgemeingültige Empfehlungen und Verhaltensregeln dafür, wie man eine solche Zeit durchsteht. Doch zeigen Erfahrungen von Eltern, die ihr Kind bis zum Tod begleitet haben, sowie Beobachtungen von Ärzten, Kinderkrankenschwestern und Psychologen, daß man auf einige Punkte aufmerksam machen kann, die vielleicht eine Hilfe sind.

keine allgemeingültigen Verhaltensregeln

Eltern sollten sich in einer für sie verständlichen Form über alle Umstände und Tatsachen von Ärzten und Schwestern unterrichten und aufklären lassen. Damit die Angehörigen während solcher Gespräche nichts vergessen, schreiben sie ihre Fragen vorher am besten auf. Sie brauchen sich nicht zu scheuen, nach manchen Dingen mehrmals zu fragen.

Eltern sollten versuchen, am Bett ihres kranken Kindes Gelassenheit und vielleicht auch etwas Zuversicht auszustrahlen. Das erleichtert dem Kind die verbleibende Zeit eher, als wenn die Eltern ihrem Schmerz in seiner Gegenwart freien Lauf lassen; das gilt zumindest für unseren Kulturkreis.

Eltern sollten die Fragen ihres Kindes so aufrichtig und verständlich wie möglich beantworten. Je nach Alter des Kindes und den Umständen ist es mitunter möglich, mit ihm über das Sterben zu sprechen. Erfahrene Seelsorger, die in größeren Kinderkrankenhäusern tätig sind, können hierbei eine große Hilfe sein. Auch Eltern, deren Kind die gleiche Krankheit hat oder die ein ähnliches Schicksal durchgemacht haben, sind manchmal hilfreich (→Selbsthilfegruppen).

Fragen des Kindes so aufrichtig wie möglich beantworten

Wenn es die Umstände erlauben, läßt man das Kind in seiner ihm vertrauten Umgebung sterben, sei es daheim oder in der Kinderklinik. Man macht es ihm so heimelig und bequem wie möglich. Besuche anderer sind erlaubt, soweit sich das Kind darüber freuen kann.

vertraute Umgebung

Was die Schmerzbehandlung anbetrifft, muß es das Ziel sein, das Kind soweit als irgend möglich völlig schmerzfrei zu halten, auch wenn es dafür stark wirkender Medikamente bedarf.

Schmerzbehandlung

Nach Möglichkeit sollten die Eltern beim Kind bleiben bis zu seinem Tod. Für manche stellt sich dann die Frage, ob sie einer Obduktion zustimmen sollen. Ein Arzt ihres Vertrauens bespricht mit ihnen das Für und Wider. Meist gibt es mehr Gründe dafür als dagegen.

Obduktion

Stichverletzungen an Nadeln

Nach wie vor werden gebrauchte Hohlnadeln und Spritzen von Drogenabhängigen mitunter am Ort des Drogenkonsums zurückgelassen oder weggeworfen. Nadelstichverletzungen von Kindern lösen im Allgemeinen eine große Besorgnis aus, insbesondere wegen der Ängste vor einer →*HIV-* oder →*Hepatitis-Infektion.*

Ist es zu einer Nadelstichverletzung gekommen, sind folgende Schritte erforderlich:

1. Ein genauer Bericht über das Unfallereignis, Ort und Zeit, den Zustand der Spritze und allfällige Zeugen.

genauer Bericht über das Unfallereignis

2. Blutabnahme, um im Falle eines positiven Befundes bei den nachfolgenden Verlaufsuntersuchungen einen Ausgangsbefund für HIV, Hepatitis B und Hepatitis C zu haben. Falls das Kind noch nicht gegen Hepatitis B geimpft ist, erfolgt eine aktive Impfung und eine Auffrischung nach sechs Monaten. Wenn das Kind gegen Hepatitis B bereits geimpft war und über schützende Antikörper im Blut verfügt, sind keine weiteren Maßnahmen erforderlich.

Blutabnahme

Neue Medikamente gegen die HIV-Erkrankung stellen eine wirksame Behandlung dar. Diese ist aber nur angebracht, wenn die Nadel, an der sich das Kind verletzt hat, mit den HI-Viren verschmutzt (kontaminiert) war, die zu einer HIV-Infektion führen.

Stille Feiung

ohne Krankheitszeichen Sie ist ein erwünschter und gar nicht so seltener Vorgang: Kinder und Erwachsene machen manche Infektion (→Ansteckung) *unbemerkt* durch, ohne daß sie Krankheitszeichen spüren. Trotzdem erwerben sie dabei schützende Antikörper für das spätere Leben. Beispiele für stille Feiung

schützende Antikörper können →Tuberkulose im Schul- und Jugendalter, →Windpocken und →Borrelien-Infektion sein.

Stillen

Die ausschließliche →Ernährung an der Brust während der ersten vier bis sechs Monate ist nach wie vor das Beste, was die Mutter ihrem Kind mitgeben kann.

Die Zusammensetzung der →Muttermilch ist auf das menschliche Neugeborene abgestimmt.

Die Schadstoffe (Rückstände) in der Muttermilch – so unerwünscht sie auch sind – sollten nicht vom Stillen abhalten (→Muttermilch-Schadstoffe)!

Kind bald nach der Geburt anlegen Falls es der Mutter möglich ist, soll sie ihr Kind schon bald nach der Geburt erstmals anlegen (→Laktation). Die Vormilch (Kolostrum) enthält bereits viele Schutzstoffe für das Baby. Den Milcheinschuß spürt die Mutter im Wochenbett meist um den dritten Tag herum. Das endgültige Ingangkommen des Stillens braucht ein bis zwei Wochen. Besonders beim ersten Kind ist dies in manchen Fällen mühsam und schmerzhaft. Diese Zeit durchzustehen, lohnt sich aber für das Baby allemal. Stillhütchen für die Brustwarzen, vorübergehendes Abpumpen und Quark/Topfenwickel bei Milchstau sind hier mitunter eine Hilfe.

Im weiteren Verlauf ist das Stillen meist einfach und bequem und nicht zuletzt auch *preiswert*. Mit etwa sechs Monaten beginnt das Zufüttern von

Beikost →Beikost. Das →Abstillen erfolgt im Laufe des zweiten Lebenshalbjahres. Einige Kinder hängen aber noch im Alter von zwölf bis 18 Monaten an einer restlichen Brustmahlzeit und genießen diese offensichtlich.

Ernährung der stillenden Mutter Die *Ernährung der stillenden Mutter* muß ausgewogen und vielseitig sein. Sie sollte regelmäßig grünes Blattgemüse (Salat, Spinat) als Quelle für →Vitamin K enthalten; daneben möglichst auch Fleisch, damit das Baby keinen Mangel an →Vitamin B12 bekommt. Streng vegetarische oder gar vegane Kostformen sind für Stillende nicht geeignet! Die Mutter sollte nicht an Gewicht verlieren. Sie muß so viel *zusätzlich* trinken und an →Kalorien zu sich nehmen, wie sie an Muttermilch abgibt.

Die Bedenken gegen blähende Speisen und gegen Zitrusfrüchte sind bei vielen Müttern größer als nötig: Zwiebeln, Hülsenfrüchte und Orangen sollten nur nicht im Übermaß gegessen werden. Über das Thema Zigarettenrauchen, Kaffeetrinken und Medikamente informiert das Stichwort →Muttermilch. Übrigens: *Passivrauchen* schädigt das Kind während der ersten Lebensjahre mehr als das Nikotin in der Muttermilch.

ansteckende Krankheiten der Mütter *Ansteckende Krankheiten der Mütter:*
– →Grippe, →grippaler Infekt, →Erkältung sind kein Grund, vom Stillen abzusehen. Das Kind bekommt mit der Muttermilch die passenden Schutzstoffe gleich mitgeliefert und steckt sich weniger leicht an als

passende Schutzstoffe andere Familienmitglieder. Nach dem Niesen und Husten sollte sich die Mutter allerdings die Hände waschen.

- →Hepatitis B: Sobald das Kind am ersten Lebenstag dagegen aktiv (Impf- Hepatitis B
stoff) und passiv (→Immunglobulin-Gabe) geimpft worden ist, darf es
angelegt und auch voll gestillt werden.
- Einer Mutter mit →AIDS wird in aller Regel vom Stillen abgeraten, weil AIDS
das Kind manchmal erst über die Muttermilch angesteckt wird.
- Ausgiebiges Stillen hilft, späterem *Brustkrebs* der Mutter vorzubeugen!

Stimmbruch

ist eines der kennzeichnenden Merkmale im Verlauf der →Pubertät bei Bu- Pubertät bei
ben, hervorgerufen durch spürbares Wachstum des Kehlkopfes. Dadurch ver- Jungen
längern sich die Stimmbänder, die Stimme wird allmählich tiefer. Der Stimmbruch tritt gegen Ende des pubertätsbedingten Längenwachstumsschubs auf.

Stoffwechselkrankheiten

Darunter versteht man angeborene Störungen im Stoffwechsel der Körper- Fehler
zellen, hervorgerufen jeweils durch ein fehlendes →Enzym. Die Stoff- im Erbgut
wechselkrankheiten gehören zu den →Erbkrankheiten. Lediglich bei der
→Zuckerkrankheit (Diabetes mellitus) wird nur die Veranlagung vererbt; ob
und wann diese zum Ausbruch kommt, hängt von äußeren Umständen ab.

Fällt die Tätigkeit eines Enzyms aus, häufen sich normale oder unge- Stop eines der
wöhnliche Stoffwechselprodukte (Metabolite) im Gewebe an, die dann auch biochemischen
im Blut und Urin nachweisbar sind. Dadurch erkennt man eine Stoffwechsel- Schritte
krankheit und kann einzelne Formen unterscheiden.

Je nachdem, ob es sich um den Eiweiß-, Zucker- oder Fettstoffwechsel
handelt und an welcher Stelle im Stoffwechsel das Enzym fehlt, machen
sich die einzelnen Krankheiten *unterschiedlich* bemerkbar:
- Bereits im Neugeborenenalter, sobald das Baby einige Tage lang seine Anhäufen
  Milchmahlzeiten zu sich genommen hat, kommt es zur akuten Entglei- schädlicher
  sung des Stoffwechsels: Trinkschwäche und Erbrechen führen zu einem Stoffe im
  Teufelskreis. Der →Säure-Basen- und →Salz- und Wasserhaushalt gerät Körperinneren
  mehr und mehr aus dem Gleichgewicht. Das Neugeborene wird teil-
  nahmslos, schließlich bewußtlos und stirbt, falls vorher nicht rechtzeitig erkennbar im
  eingegriffen wird. Beispiele hierfür sind →Ahornsirupkrankheit und Blut und Urin
  →Galaktosämie.
- Auch im späteren Leben führen fieberhafte Erkrankungen, Erbrechen, mit oder ohne
  Fasten oder Hungerzustände zu akuter Entgleisung des Stoffwechsels: akutes
  →Ahornsirupkrankheit und →Glykogenosen. Entgleisen
- Ein überall im Gewebe angehäufter Baustein vom →Eiweiß (Amino-
  säure) oder ungewöhnliche Stoffwechselprodukte führen erst geraume
  Zeit nach der Geburt zu sichtbaren Schäden am zentralen Nervensystem.
  Unbehandelt ist die motorische, geistige und seelische Entwicklung des
  Kindes stark beeinträchtigt. Ein Beispiel ist die →Phenylketonurie.
- Bestimmte Substanzen, die vom fehlenden Enzym nicht abgebaut werden können, häufen sich ganz allmählich in den Zellen an. Es kommt zu sichtbare
  einer →Speicherkrankheit mit vergrößerter Leber und Größenzunahme Folgen beim
  anderer Organe. Beispiele sind die →Glykogenosen (dort ist der Zucker- Neugeborenen
  stoffwechsel betroffen; bereits im Säuglingsalter treten gefährliche Unter- oder erst später
  zuckerungen auf) und die →Mukopolysaccharidose; dort kommt es nie
  zu einer akuten Entgleisung. Diese Speicherkrankheit wirkt sich schwer-

wiegend erst im Kindergarten-, Schul- und vor allem Jugendalter aus
(Bild 17).

früher Beginn mit Diät ist in manchen Fällen entscheidend! Behandelbare Stoffwechselkrankheiten müssen bereits im Neugeborenenalter erkannt werden. Dazu dient das →Screening *aller* Neugeborenen in den ersten Lebenstagen (→Guthrie-Test).

Die →Gentechnologie eröffnet künftig möglicherweise für manche Stoffwechselkrankheit neue, für andere bessere Behandlungswege.

Storchenbiß

harmloses flaches Feuermal im Nacken Ein volkstümlicher Ausdruck für ein harmloses flaches Feuermal im Nacken vieler Neugeborener (→Muttermal). In den meisten Fällen verschwindet es nach einigen Monaten oder Jahren.

Stottern

gestörter Redefluß Damit bezeichnet man einen *gestörten Redefluß*. Sobald das Kind etwas mitteilen oder erzählen möchte, wiederholt es am Anfang oder in der Mitte des Satzes einzelne Silben oder Laute. Oder es möchte zum Sprechen ansetzen, statt dessen kommt es aber nur zu einem hörbaren oder stummen Pressen. Bei manchen Stotterern ist beides kombiniert. Jungen stottern etwas häufiger als Mädchen. Stottern beginnt meist im Kindergartenalter.

Im weiteren Verlauf gewöhnen sich die Betroffenen manchmal an, Wörter, bei denen sie stottern, ganz zu meiden, oder das Stottern durch Mitbewegen von Arm- oder Gesichtsmuskeln zu überwinden.

Die **Ursache** ist meist vielschichtig: Familiäre Veranlagungen und seelische Einflüsse kommen in erster Linie in Betracht, gelegentlich auch ein frühkindlicher →Hirnschaden oder ein →Schädel-Hirn-Trauma.

Nicht zu verwechseln mit dem Stottern ist das *Poltern*. Hierbei spricht das Kind überhastet, es will schneller sprechen, als es seine Worte finden und aussprechen kann. Mitunter kommen Stottern und Poltern beim selben Kind vor.

In angedeuteter, leichter Form begegnen uns Stottern, Poltern und Stolpern im Redefluß bei vielen Kleinkindern als Teil der normalen →Sprachentwicklung.

Was ist zu tun? **Was ist zu tun?** Beginnt ein Kind zu stottern, müssen die Eltern und die anderen Menschen in der Umgebung des Kindes alles daransetzen, daß der gestörte Redefluß vom Kind nicht als etwas Schlimmes oder Falsches aufge-*Gelassenheit* faßt wird. Gelassenheit und geduldiges Zuhören sind hierbei hilfreich. Wenn das Kind stottert, müssen die Eltern und andere Verantwortliche aufpassen, daß sie es *nicht* zum Wiederholen des Wortes oder Satzes auffordern!

Flüssiges Sprechen wird hingegen gefördert durch Singen, durch Verse, die sich reimen, durch Gedichte und Vorlesen.

Das Fachgebiet, das sich mit der Behandlung des Stotterns beschäftigt, ist *Logopädie* die →Logopädie. Mit gezielten Sprechübungen versucht sie, dem Kind zu helfen. Ergänzt wird dies durch Atemübungen und →Psychotherapie für Kinder.

Aussichten Die Aussichten, Stottern zu beseitigen, sind im Kindesalter besser als im späteren Leben, und sie sind um so größer, je weniger es dem Kind als eine Störung bewußtgemacht wird.

Strahlenbelastung

Der Mensch – und damit auch das Kind – verträgt nach allem, was man
weiß, die natürliche Radioaktivität ohne Nachteile für seine Gesundheit.

Einzelne und unbedingt notwendige Röntgenaufnahmen werden dank strahlensparsamer Technik ebenfalls schadlos vertragen (→Röntgen, →bildgebende Verfahren). Ein Röntgenpaß, den sich jeder ausstellen lassen kann, hilft, den Überblick zu behalten.

Vermeidbare Strahlenbelastung: zu nahes Sitzen vor dem Fernseher.

Strahlentherapie

Sie wird heutzutage nur noch zur Behandlung lebensbedrohlicher bösartiger Erkrankungen eingesetzt: →Hirntumoren, →Leukämie, →Non-Hodgkin-Lymphom, →Lymphogranulomatose, →Nephroblastom, →Neuroblastom, →Ewing-Sarkom, →Osteosarkom. Hier hat sie anerkannte Erfolge und Teilerfolge. Sie wird so gezielt und wirksam wie möglich eingesetzt. Die verwendeten Strahlen schädigen vor allem Zellen, die sich rasch teilen. Das sind in erster Linie die bösartigen Zellen; betroffen sind aber auch Haarwurzeln und die Blutbildung im Knochenmark.

Die beteiligten Ärzte (Onkologe, Radiologe) besprechen zuvor mit Eltern und Kind den Ablauf dieser Therapie sowie die möglichen und die immer auftretenden Nebenwirkungen.

Hilfreich ist es, wenn sich das Kind vor Beginn der Behandlung an Hand eines kleinen Modells spielerisch mit allem vertraut macht, was im einzelnen bei jeder Sitzung auf es zukommt.

Neben der Strahlentherapie von außen kennen die Neurochirurgen die gezielte Bestrahlung eines Tumors von innen: Mittels Stereotaxie wird eine strahlende Substanz in genau berechneter Dosis an die gewünschte Stelle im Gehirn gebracht.

Straßenverkehrsunfälle

→Unfallverhütung, →Schädel-Hirn-Trauma.

Streptokokken

heißen so nach ihrem *kettenförmigen* Aussehen unter dem Mikroskop. Sie gehören zu den →Bakterien.

Nicht wenige gesunde Kinder und Erwachsene (etwa 20 %) haben Streptokokken im →Rachenabstrich, sind also Keimträger, ohne krank zu sein.

Andererseits wird längst nicht jede Entzündung im Bereich des Rachens und der →Mandeln, die mit Halsweh und Fieber einhergeht, durch Streptokokken hervorgerufen und muß deshalb auch nicht mit Penicillin behandelt werden.

Allerdings kommt es immer wieder vor, daß jemand vom Kindergartenalter an aufwärts hochfieberhaft mit Hals- und Schluckweh erkrankt, der Arzt eine eitrige →Tonsillitis diagnostiziert und als Erreger dann Streptokokken gefunden werden (Streptokokken-Angina). In solchen Fällen muß zehn Tage lang mit Penicillin behandelt werden. Danach braucht der →Rachenabstrich nicht mehr kontrolliert zu werden.

Weitere Erkrankungen, die durch Streptokokken hervorgerufen werden, sind der →Scharlach und die Wundrose (Erysipel), eine flächenhafte Entzündung der Haut. Gelegentlich werden Streptokokken auch bei anderen eitrigen Entzündungen gefunden, und zwar auf der Haut, im Mittelohr und in den Lungen.

Ein wichtiger Grund, warum Scharlach und jede eitrige Entzündung, die durch Streptokokken hervorgerufen wird, gründlich mit Penicillin behandelt werden muß, liegt in den Streptokokken-*Folgeerkrankungen*: →Rheumatisches Fieber, →Glomerulonephritis.

Säuglinge und ganz junge Kleinkinder stecken sich so gut wie nie an Scharlach oder Streptokokken-Angina an, brauchen deshalb auch nicht vorsorglich behandelt zu werden!

Eine besondere Gruppe von Streptokokken findet sich allerdings häufig in der Scheide. Der schwangeren Mutter führen diese Keime dort keinen Schaden zu. Sie stecken aber in einem kleinen Teil der Fälle das Neugeborene an. Dieses erkrankt dann sehr akut in den ersten Lebensstunden oder in den folgenden Tagen an einer schweren →Sepsis mit →Hirnhaut- und Lungenentzündung. Eine solche Ansteckung ist lebensbedrohlich, falls sie nicht sofort erkannt und behandelt wird, unter Umständen schon auf Verdacht!

Stromschlag, Stromunfall

Das Berühren einer nicht isolierten, blanken elektrischen Leitung führt je nach Stromstärke und Spannung nur zu einer Schreckreaktion ohne bleibende Folgen *oder* zu einer sichtbaren Verletzung: An der Stelle des Stromein- und Stromaustritts verbrennt oder verkohlt die Haut, schlimmstenfalls auch das daruntergelegene Gewebe bis zum Knochen. Kennzeichnend sind kleine runde *Strommarken.*

Darüber hinaus bewirkt der Stromschlag je nach Umständen Herzkammerflimmern, Herzstillstand oder eine Lähmung des Atemzentrums im Gehirn.

Was ist zu tun? Sofort versuchen, den Strom abzuschalten, die Leitung zu unterbrechen. Bergung des Verletzten von einem sicheren (isolierten) Platz aus. →Wiederbelebung. Versorgung der verletzten Körperstellen. Auf →Knochenbruch achten.

Vorbeugen im Haushalt: Jede Wohnung mit Säuglingen und Kleinkindern braucht Sicherheitsverschlüsse für alle Steckdosen.

Struma

ist das Fachwort für →Kropf (→Schilddrüse).

Stuhlgang

In den ersten Lebenstagen entleert sich dunkelgrün-schwärzliches und geruchloses Kindspech (→Mekonium), das von der Windel kaum aufgesaugt wird. Nach einigen Übergangsstühlen entleeren gestillte Säuglinge dann goldgelbe, aromatisch riechende Muttermilchstühle. Deren Beschaffenheit und Häufigkeit ist während der ersten Monate sehr verschieden, ohne daß dies ein Krankheitszeichen ist. Sie könnenbreiig oder pastenartig sein, mehrmals oder nur einmal täglich oder sogar nur ein- bis zweimal wöchentlich entleert werden oder seltener; dies ist *keine* Verstopfung!

Sobald der Säugling →Beikost bekommt, werden die Stühle bräunlichgrünlich und erstmals stinkend. Die Stuhlhäufigkeit variiert bis ins Kleinkindalter von ein- bis zweimal täglich bis nur jeden zweiten (oder dritten) Tag. Tierkotartige Bällchen sind ebenfalls kein Krankheitszeichen.

Säuglinge, die mit einem Kuhmilchpräparat ernährt werden, haben eher grünbraune und gebundene Stühle. →Durchfall, →Verstopfung, →blutige Stühle.

Stuhlkultur

Darunter versteht man die Untersuchung des Stuhls auf →Bakterien und auf hierzulande seltenere Krankheitserreger, wie Amöben und Lamblien.

Mit einer speziellen Technik werden im Labor Stuhlproben auf →Viren untersucht, bei Säuglingen und Kleinkindern am häufigsten auf →Rotaviren.

Nach überstandener →Salmonellose ist es meist üblich, mehrere Stuhlproben von verschiedenen Tagen einzuschicken, die sämtlich in Ordnung sein müssen, damit auch das Gesundheitsamt keine Gefahr einer Weiterverbreitung der →Salmonellen mehr sieht.

Stuhlschmieren
→Einkoten.

Subduralerguß

Das ist eine Ansammlung von Flüssigkeit in dem spaltförmigen Raum zwischen den Hirnhäuten, und zwar unter der harten (Dura mater) und über der weichen Hirnhaut (Pia mater) oben, vorn oder seitlich über dem Gehirn. Ein solcher Erguß ist deutlich eiweißhaltiger als das Nervenwasser (→Liquor). Er tritt typischerweise im Säuglingsalter auf. Hinweise gibt manchmal der Verlauf der Kopfumfangskurve. Genaueres ergibt die Sonografie durch die offene Fontanelle; zur exakten Diagnose führt die Computer-Tomografie mit Kontrastmittel (→bildgebende Verfahren).

Es gibt verschiedene **Ursachen:**

- Im Verlauf oder gegen Ende einer rechtzeitig und korrekt behandelten eitrigen →Hirnhautentzündung tritt mitunter ein Subduralerguß auf. Er macht sich durch erneuten Fieberanstieg oder →Krampfanfälle bemerkbar. Ein solcher Erguß bildet sich manchmal von allein und folgenlos wieder zurück. Andernfalls gelingt es meist, durch ein- oder mehrmalige Punktion den Erguß zu entleeren.
- Ein →Schädel-Hirn-Trauma, →Kindesmißhandlung oder ein →Schütteltrauma führen mit oder ohne Bruch eines Schädelknochens unter Umständen zum Einriß von Blutgefäßen im Bereich der Hirnhäute und damit zu einem Bluterguß entweder über der harten Hirnhaut (epidurales Hämatom) oder zwischen harter und weicher Hirnhaut (subdurales Hämatom). Solche Blutergüsse machen sich meist durch akute „Raumforderung" bemerkbar und müssen dann vom Neurochirurgen rasch entleert werden.

Untersuchung des Stuhls auf Bakterien

Ansammlung von Flüssigkeit

Ursachen

Hirnhautentzündung

Einriß von Blutgefäßen

Sucht

→Alkohol in der Schwangerschaft, →Alkoholmißbrauch, →Drogenmißbrauch, →Fernsehsucht, →Nikotin, →Rauchen, →Schnüffeln, Schnüffelsucht, →Pubertät.

Suchtest

→Guthrie-Test, →Hypothyreose, →Screening, →Stoffwechselkrankheiten.

Surfactant

oberflächenaktive Substanz im Lungengewebe

Ein aus dem Englischen zusammengesetztes Wort. Es meint eine oberflächenaktive Substanz im Lungengewebe. Sie setzt sich insbesondere aus Fett und Eiweiß zusammen. Mit deren Hilfe bleiben die Lungenbläschen (Alveolen) auch beim Ausatmen entfaltet. Dies erleichtert nach der Geburt, wenn die Lungen ihre Atemfunktion übernehmen müssen, die Abgabe restlicher Flüssigkeit aus dem Lungengewebe über die Luftröhrenäste nach außen (→Neugeborene).

unreife Lungen

Kinder, die wesentlich zu früh geboren wurden, haben unreife Lungen, denen das Surfactant noch fehlt. Sie entwickeln deshalb in den ersten Lebenstagen – je nach den weiteren Umständen – rasch ein →Atemnotsyndrom. Dem läßt sich in einem Teil der Fälle *vorbeugen:*

Vorbeugung mitunter möglich

– →Kortison, das die Mutter rechtzeitig vor der Entbindung verabreicht bekommt, beschleunigt die Lungenreifung beim Kind noch am Ende seiner Fetalperiode.
– Surfactant kann einem Neugeborenen mit drohendem →Atemnotsyndrom über die Atemwege noch nachträglich zugeführt werden.

Sauerstoffmangel

Kinder, die vor oder unter der Geburt unter erheblichem Sauerstoffmangel gelitten haben, können ihr Surfactant nur ungenügend bilden. Das gilt z. B. auch für Kinder von Müttern mit →Zuckerkrankheit, deren Stoffwechsel schlecht eingestellt ist.

Umgekehrt hat ein weitgehend ausgetragenes, aber untergewichtiges Kind (→Mangelgeborenes) *keinen* Mangel an Surfactant.

Symptom

Krankheitszeichen

ist das Fachwort für Krankheitszeichen. *Symptomatisch* bedeutet in der Medizin, daß eine Krankheit nicht „stumm" verläuft, *asymptomatisch* das Gegenteil. Symptomatisch nennt der Arzt ferner eine Therapie, die nur auf *Krankheitszeichen* (Fieber, Schmerzen) gerichtet ist, nicht jedoch auf die *Ursachen* (→Bakterien, →Viren); hier heißt das Gegenteil *kausal.*

Syndrom

Krankheitsbild

bezeichnet in der Medizin ein Krankheitsbild, das nur an Hand zusammen auftretender Krankheitszeichen diagnostiziert werden kann. Häufig wird ein Syndrom durch den Eigennamen des Erstbeschreibers gekennzeichnet, z. B. →Down-Syndrom.

Sobald die Wissenschaft jedoch erkennt, wodurch das Krankheitsbild entsteht, sollte man besser eine treffende Bezeichnung wählen, z. B. →Trisomie 21.

Systolicum

oder *systolisches Geräusch*: bezeichnet ein bei der Kontraktion (Zusammenziehen) des Herzen hörbares →Herzgeräusch.

Teerstühle

Dieser Ausdruck beschreibt die tiefschwarze Farbe von Stuhlportionen, die **Blut-** abgesetzt werden, wenn sich dem Darminhalt bereits aus der Speiseröhre, **beimengung** dem Magen oder den oberen Darmabschnitten Blut beimengt. Auch größe- **im Stuhl** re Mengen verschluckten Blutes, das aus der Nase stammt, führen zu Teerstühlen. Liegt die Blutungsquelle hingegen weiter unten im Dickdarm, Enddarm oder am After, werden sichtbar →blutige Stühle abgesetzt.

Geringe Blutmengen im Stuhl, die für das Auge unsichtbar sind, lassen sich nur chemisch nachweisen (Test auf okkultes Blut).

Teilleistungsschwäche

Es gibt Kinder, die normal begabt sind, aber beim Wahrnehmen und Verar- **Teilgebiet** beiten bestimmter Sinneseindrücke Schwierigkeiten haben. Auf einem Teil- **der Gesamt-** gebiet der Gesamtfunktionen des Gehirns leistet das Kind also weniger, als **funktionen** man von seiner übrigen Intelligenz her erwarten würde. **des Gehirns**

Teilleistungsschwächen treten insbesondere im Laufe des Grundschulalters zutage. Ein Beispiel ist die Lese- und Rechtschreibschwäche (→Legasthenie): Ein solches Kind hat Schwierigkeiten, die Gestalt der Buchstaben beim Lesen zu erfassen und richtig zu unterscheiden. Andere können beim Diktat Gehörtes im Kopf nur schwer in die richtigen Buchstaben zerlegen und niederschreiben.

Die **Ursache** von Teilleistungsschwächen sind im Einzelfall meist nur schwer anzugeben. Fachleute vermuten Fehler in der Entwicklung bestimmter Teile des Gehirns vor oder bald nach der Geburt. Vorstellbar ist auch ein vorübergehender Sauerstoffmangel in dieser anfälligen Lebensphase.

Tetanus (Fachwort für Wundstarrkrampf)

Eine durch →Impfungen im Säuglingsalter und regelmäßiges Auffrischen im späteren Leben *vermeidbare Infektionskrankheit.* **vermeidbare**

Ursachen: Erreger sind die Tetanusbazillen (Clostridien). Sie kommen **Infektions-** meist im Freien vor (Pferdeäpfel und anderer Tierkot, gedüngtes Erdreich, **krankheit** Straßendreck) und dringen über Wunden, Stichverletzungen, Holzsplitter in den Körper ein. Gefährdet sind in erster Linie verschmutzte und schlecht durchblutete, z. B. durch Quetschung entstandene Wunden sowie Wundtaschen, außerdem der Nabel von Neugeborenen unter unhygienischen Lebensbedingungen

Nur ungeschützte, das heißt *ungeimpfte* Kinder und Erwachsene, die **Wundstarr-** sich mit Tetanusbazillen anstecken, laufen Gefahr, Wundstarrkrampf zu **krampf** bekommen. Dies ist immer eine bedrohliche Erkrankung, die →Intensivpflege erfordert.

Verlauf und Symptome: Die Inkubationszeit beträgt fünf bis 14 Tage, mitunter auch deutlich länger. Die Bazillen bilden unter Sauerstoffmangel an Ort und Stelle einen Giftstoff, das Tetanus-Toxin. Dies ist für die Symptome verantwortlich: krampfhaftes Zusammenziehen einzelner Muskeln. So kommt es zur Kiefersperre und im Gesicht zu grinsender Grimasse. Lebensgefährlich werden Krämpfe der Muskeln, die zum Atmen und Schlucken gebraucht werden.

Vorbeugen läßt sich mit großer Sicherheit durch die aktiven Schutzimpfungen gegen Tetanus (→Impfungen). Im Falle einer Verletzung muß der Impfschutz aufgefrischt werden, wenn die letzte Tetanus-Impfung zu lange zurückliegt. Je nach Art der Wunde und den Umständen des Unfalls rät der Arzt dann auch zum gleichzeitigen passiven Schutz durch Gabe von Tetanus-Antitoxin (→Immunglobuline).

Thalassämie

bedeutet wörtlich *Mittelmeer-Blutkrankheit:* Eine angeborene Störung der Blutbildung, und zwar wird der rote Blutfarbstoff (→Hämoglobin) infolge eines Erbfehlers in zu geringer Menge produziert. Hand in Hand geht damit eine verkürzte Lebenszeit der roten Blutzellen einher (→hämolytische Anämie). Der Fachmann unterscheidet verschiedene Formen der Thalassämie. Der Erbgang ist immer autosomal-rezessiv (→Erbkrankheiten).

Gemischterbig Betroffene haben keine Beschwerden und nur eine geringfügige →Blutarmut, die oft nur zufällig entdeckt wird.

Reinerbig ist die Thalassämie eine schwerwiegende Krankheit, die unbehandelt zu hochgradiger →Blutarmut führt, zu Minderwuchs, verzögerter Entwicklung des Kindes sowie zu verdickten Schädelknochen und verformten Gesichtsknochen. Die Lebenserwartung ist beeinträchtigt.

Was ist zu tun? Die Therapie mit regelmäßiger →Bluttransfusion ermöglicht ein erträgliches Leben, falls gleichzeitig immer ein Medikament gegen die transfusionsbedingte Eisenüberladung des Körpers gegeben wird. Eine neue radikale Behandlung ist die →Knochenmarktransplantation.

Die Thalassämie kommt in der hiesigen Bevölkerung nur selten vor, verbreitet ist sie in Mittelmeerländern, im Vorderen Orient, in Indien, China und Südostasien.

Therapieprotokoll

Bösartige und andere schwierig zu behandelnde Krankheiten werden heutzutage nach Richtlinien betreut, die jeweils von mehreren besonders erfahrenen Kliniken im In- und Ausland nach gründlicher Absprache festgelegt wurden. Sie werden von Zeit zu Zeit kritisch überprüft und systematisch verbessert; zum Beispiel bei →Leukämie und →Neuroblastom.

Erst der Einsatz solcher Therapieprotokolle hat krebskranken Kindern die heutigen Heilungschancen ermöglicht. Das gilt im Grundsatz auch für andere Gebiete der Medizin. Sieht das Therapieprotokoll vor, daß z. B. →Chemotherapeutika wegen besserer Wirksamkeit und Verträglichkeit jeweils nur über eine begrenzte Zahl von Tagen verabreicht werden, spricht man auch von *Therapieblöcken* im Therapieprotokoll.

Thrombosen

Darunter versteht man Blutgerinnsel, die an der Wand eines Blutgefäßes Blutgerinnsel
haften und dessen Hohlraum ganz oder teilweise versperren. Sie kommen
im Kindesalter seltener vor als bei Erwachsenen. Sie entstehen durch Schäden an der Gefäßinnenwand, im Kindesalter aber vor allem durch Fremdkörper im Blutgefäß (→Katheter, →Shunt), ferner durch Inaktivität (z. B.
langes Liegen nach einer Bauchoperation) sowie durch eine angeborene
Störung des Gleichgewichts zwischen gerinnungsfördernden und -hem-
menden Kräften im Blut (→Blutgerinnung). Begünstigend wirken Anti-
baby-Pille und Übergewicht.

Die *Behandlung* von Thrombosen versucht, durch ein gerinnungshem- Behandlung
mendes Medikament die Größenzunahme des Gerinnsels (Thrombus) zu
verhindern und durch weitere medikamentöse Maßnahmen (Fibrinolyse,
Lysetherapie) das Gerinnsel aufzulösen.

Thrombozyten

ist das Fachwort für →Blutplättchen.

Thrombozytopenie

bedeutet eine zu niedrige Zahl an →Blutplättchen (Thrombozyten). Bei der zu niedrige
Einschätzung der Blutungsgefahr infolge einer Thrombozytopenie spielt Zahl an
aber nicht nur der reine Zahlenwert eine Rolle, sondern auch das Alter der Blutplättchen
Plättchen und damit ihre Lebenszeit und – dies ist der springende Punkt –
die zugrundeliegende Krankheit (→Immunthrombozytopenie). Junge Plättchen sind größer und funktionstüchtiger. Sie vermögen deshalb für eine
wirksamere Blutstillung zu sorgen als gealterte Thrombozyten.

Tic (Mehrzahl „Tics")

Tic ist das französische Wort für *Gesichtszucken*. Kinder und Heranwach- Gesichtszucken
sende – Jungen übrigens häufiger als Mädchen – entwickeln gelegentlich als
auffallende Angewohnheit ein unwillkürliches Blinzeln mit den Augenlidern, Zucken mit den Mundwinkeln, mit Kopf, Hals oder Schulter, mitunter auch ein ständiges Räuspern oder Schnüffeln mit der Nase, und zwar
speziell in angespannten, belastenden Situationen.

Was ist zu tun? Eltern und Familienmitglieder dürfen durch ihr Verhal- Was ist zu tun?
ten den Tic nicht verstärken oder verschlimmern! Dazu gehört, daß nicht zu
hohe Leistungsanforderungen gestellt werden und ganz bewußt für eine lockere und
lockere und entspannte Atmosphäre in der Familie gesorgt wird. entspannte

In hartnäckigen Fällen muß der Arzt für Kinder- und Jugendpsychia- Atmosphäre
trie um Rat gefragt werden (→Psychotherapie für Kinder, →Familienthera- in der Familie
pie).

Todesfall in der Familie

Der Verlust eines nahestehenden Menschen kann ein Kind mindestens so Verlust eines
tief treffen wie einen Erwachsenen. Wie vollständig das Kind die Situation nahestehenden
erfaßt, hängt vor allem von seinem Alter ab. Menschen

Kleinkinder verstehen noch nicht die Endgültigkeit des Todes. Sie denken an den Verstorbenen und können immer wieder einfach fragen: „Wo ist Kleinkinder
er denn? Was tut er heute?" Eltern antworten darauf am besten kindgemäß.

Störungen im Spiel, Eß- und Schlafverhalten treten besonders dann auf, wenn der Familienalltag wegen des Todesfalles anders abläuft.

Schulkinder erfassen die Bedeutung des Todes bereits besser. Sie zeigen ihre Trauer mitunter offener als viele Erwachsene, jedoch nicht immer so lange.

Man sollte daheim offen über die Gefühle des Kindes oder Jugendlichen sprechen und auch sein Augenmerk darauf richten, wie sich der junge Mensch im Freundeskreis und in der Schule mit dem Verlust auseinandersetzt. Nur in Ausnahmefällen, wenn der Todesfall auch nach Ablauf von Wochen nicht genügend verarbeitet werden kann und der Betroffene nicht mehr mit sich und seinem Leben zurechtkommt, braucht man den Rat eines Arztes für Kinder- und Jugendpsychiatrie oder eines Psychologen.

Tollwut (Fachwort „Rabies")

Eine lebensbedrohliche Infektionskrankheit, die bei einem Biß durch den Speichel eines tollwütigen Tieres übertragen wird. Verdächtig sind insbesondere Bisse, die nicht provoziert wurden!

Der Erreger gehört zu den →Viren. Warmblütige wild lebende Tiere wie auch Haustiere können ansteckend sein: z. B. Hund, Katze, Fuchs, Fledermäuse, Wild; ebenso die zur Impfung der Wildtiere ausgelegten Köder. In einer gefährdeten Gegend gilt jeder nicht provozierte Biß als verdächtig bis zum Beweis des Gegenteils durch den Tierarzt und sein Labor.

Verlauf und Symptome: Die Nervenenden im Wundgebiet ermöglichen dem Virus das Eindringen ins zentrale Nervensystem. Die →Inkubationszeit schwankt zwischen einigen Tagen und Monaten. Juckreiz und Schmerzen an der ursprünglichen Eintrittspforte sind mitunter die ersten Zeichen. Gesteigerte Reizbarkeit und anderes auffälliges Verhalten sind dagegen vieldeutig und deshalb wenig hilfreich. Schmerzhafte Schluckkrämpfe – sobald der Patient Wasser sieht oder dessen Rauschen hört – kennzeichnen den Höhepunkt der Tollwut.

Was ist zu tun? Die aktive Impfung gegen Tollwut wird nur im Ansteckungs- oder Verdachtsfall eingesetzt, und zwar in Form einer Serie: am Tag der (möglichen) Ansteckung sowie sieben und 21 Tage danach. Sie ist heutzutage gut verträglich, der Schutz weitgehend zuverlässig.

Entscheidend für den Arzt sind die Einzelheiten der Begegnung mit dem möglicherweise tollwütigen Tier und Informationen darüber, ob das Tier – sofern man seiner habhaft ist – in den folgenden zehn Tagen Anzeichen von Tollwut entwickelt. Man sollte auf jeden Fall auf die folgenden Punkte achten:

– Aufenthalt in unmittelbarer Nähe und Berühren des Tieres ohne Speichelkontakt über unversehrte Haut des Menschen führen zu keiner Tollwut. Maßnahmen sind nicht erforderlich.
– Beleckte Hautstellen, Kratz- und Schürfwunden sowie unter der Kleidung gelegene oberflächliche Bißverletzungen werden so rasch wie möglich mit Seife und Wasser gereinigt sowie desinfiziert. Ist das Tier wildlebend, konnte es entkommen oder hat es tatsächlich Tollwut, muß die Impfserie vollständig durchgeführt werden. Wird das Tier nur als tollwutverdächtig beurteilt, muß ebenfalls mit der Impfserie begonnen werden; sie darf aber abgebrochen werden, falls und sobald der Tierarzt die

Tollwut ausschließen kann. Wird das Tier als gesund beurteilt und bleibt
unter weiterer Beobachtung gesund, braucht nicht geimpft zu werden.
Sobald sich beim Beobachten allerdings Tollwut herausstellt, wird die
Impfserie eingeleitet und vollständig durchgeführt.
- Hat das Tier die Schleimhäute des Kindes im Mund oder anderswo
  beleckt oder ihm eine schwere Bißverletzung zugefügt, wird sofort
  die Impfserie begonnen und gleichzeitig ein passiver Schutz verabreicht (→Immunglobuline, →Antikörper). Die Impfserie darf abgebrochen werden, sobald der Nachweis gelingt, daß das Tier nicht toll-
  wütig war.

Tonsillektomie (Mandeloperation)

nennt man Herausschälen der Gaumenmandeln (→Tonsillen) durch den
HNO-Arzt. Die meisten HNO- und Kinderärzte sind sich darin einig, daß
dieser Eingriff seltener nötig ist, als man früher gemeint hatte. Die
Abwehrfunktion der →Mandeln ist hoch einzuschätzen. Beispiele, wo die
Tonsillektomie eine Hilfe für das Kind sein kann:
- ein schwerer eitriger Abszeß an den Mandeln;
- über viele Monate hinweg immer wieder auftretende Mandelentzün-
  dungen, bei denen jeweils →*Streptokokken* als Erreger gefunden wurden;
- wenn die Atmung des Kindes auf Dauer durch die schiere Größe der
  Mandeln ernsthaft behindert ist, vor allem nachts;
- wenn Folgeerkrankungen *nach* Infektionen mit →Streptokokken (→Schar-
  lach, →Tonsillitis) durchgemacht werden, wie →rheumatisches Fieber
  oder →Glomerulonephritis. Dies kommt heutzutage nur noch selten vor.

Kinder verkraften die Mandeloperation meist besser als Jugendliche oder
Erwachsene. Nicht zu verwechseln hiermit ist die operative Entfernung der
→Rachenmandel, also die Adenotomie.

Vor dem Eingriff wird meist die →Blutgerinnung überprüft, am sichersten zusammen mit der Blutungszeit (→Blutstillung). Die Gefahr einer Nach-
blutung ist etwa eine Woche nach der Tonsillektomie vorüber.

Tonsillen

Fachwort für *Gaumenmandeln* (→Mandeln, lymphatisches Gewebe).

Tonsillitis (Fachwort für Mandelentzündung)

auch Angina genannt (siehe Bild 18). Entzündung der →Mandeln (Tonsillen) rechts und links vom Schlundeingang. Sie ist meist Teil einer fieberhaften Entzündung des gesamten Rachenraumes (→Pharyngitis, →Infekt
der oberen Luftwege). Erreger sind überwiegend →Viren, gelegentlich auch
→Bakterien, insbesondere →Streptokokken.

Symptome: Halsweh, Schluckbeschwerden, mitunter Mundgeruch. Häufig
auch Fieber, besonders zu Beginn. Der Arzt achtet auf Beläge und Eiterstipp-
chen an den Gaumenmandeln sowie auf geschwollene →Lymphknoten außen
am Unterkiefer und Hals.

Eine *Virus*infektion, die zu besonders dicken Belägen auf den Mandeln
führt, ist das →Pfeiffersche Drüsenfieber.

Was ist zu tun? Solange alles dafür spricht, daß eine Tonsillitis durch →Viren hervorgerufen wurde, sind einfache Mittel angezeigt, wie z. B. →Halswickel oder andere Maßnahmen der →Naturheilkunde. Manche Kinder empfinden schmerzstillende Lutschtabletten als erleichternd.

Ob →Streptokokken im Spiel sind, zeigt am sichersten der →Rachenabstrich. Bestätigt sich der Verdacht, ist eine Behandlung mit Penicillin angezeigt. Manche Ärzte behandeln vorsichtshalber oder der Einfachheit halber jede fieberhafte Tonsillitis mit →Antibiotika. Eine einmalige oder auch nur gelegentlich auftretende Tonsillitis ist kein Grund für eine →Tonsillektomie.

Toxoplasmose

Eine durch →Ansteckung erworbene Krankheit.

Ursachen: Der Erreger ist ein winziges Lebewesen, das nur aus einer kleinen Zelle besteht. Es lebt und vermehrt sich in den Zellen von Organen und der →Plazenta. Es braucht die Katze als Endwirt, alle übrigen warmblütigen Tiere sowie der Mensch können *Zwischenwirte* sein. Deshalb ist der Kot befallener Katzen und das rohe Fleisch befallener Schlachttiere für den Menschen ansteckend.

Symptome: Im Laufe ihres Lebens setzen sich viele Menschen mit diesem Erreger auseinander, meistens in Form der →stillen Feiung, manche mit einer grippeähnlichen Erkrankung oder Lymphknotenvergrößerung; nur ausnahmsweise erkranken Menschen ernsthaft daran (bei Abwehrschwäche wie z. B. infolge von →AIDS) und müssen behandelt werden. Die zugehörigen Schwellungen der →Lymphknoten sind hartnäckig.

Wirklich gefährlich ist die Toxoplasmose für ein ungeborenes Kind, falls sich die Mutter während der Schwangerschaft *zum ersten Mal* mit diesem Erreger auseinandersetzt, meistens als →stille Feiung. Knapp die Hälfte dieser Kinder steckt sich über die Plazenta mit dem Erreger an. Die Folge ist eine Fehlgeburt, eine Totgeburt oder ein geschädigtes Kind, das dann meist untergewichtig vor oder zum errechneten Termin geboren wird (→Mangelgeborenes). Die Folgen am Gehirn wiegen am schwersten: →Hydrocephalus, →Hirnschaden, →Krampfanfälle, im späteren Verlauf geistige Behinderung sowie beeinträchtigtes Sehvermögen infolge von Netzhautentzündungen. Kennzeichnend sind Verkalkungen, die sich beim →Röntgen des Schädels zeigen (→bildgebende Verfahren).

Was ist zu tun? Um die Diagnose „angeborene Toxoplasmose" zu sichern, werden die →Antikörper im Blut von Mutter und Kind verglichen. Unter Umständen gelingt der Erregernachweis im Nabelschnurblut oder Fruchtwasser (→PCR).

Die Behandlung der angeborenen Toxoplasmose nach der Geburt mit Medikamenten (→Antibiotika) trifft höchstens den Erreger, kann aber an den bereits eingetretenen Schäden nichts mehr ändern. Eine Therapie *während* der Schwangerschaft hat Aussicht auf Erfolg, falls sie rechtzeitig begonnen wird; daher wird zu Beginn der Schwangerschaft ein Suchtest auf Toxoplasmose empfohlen.

Vorbeugen: Die Empfänglichkeit für Toxoplasmose läßt sich im Blut ablesen (→Antikörper, Titer). Eine Frau, die für eine Ansteckung mit Toxoplasmose noch empfänglich ist, sollte in den Wochen vor der Befruchtung und während der gesamten Schwangerschaft kein rohes Fleisch verzehren und beim Umgang mit Katzen, Gartenerde, Katzenklo und dem Kot dieser Tiere sehr aufpassen: sorgfältiges Händewaschen, peinliche Sauberkeit!

Tränengangstenose (Fachwort „Dakryostenose")

bezeichnet eine unzureichende Durchgängigkeit der Tränenwege. Der Abfluß der Tränen über die Tränenpünktchen im Unter- und Oberlidrand in den Tränensack am inneren Augenwinkel und von dort durch den Tränen-Nasen-Gang in die Nase ist behindert. Dies kommt bei Neugeborenen häufig vor, weil dieser Gang noch verklebt und deshalb nicht voll entfaltet ist. Infolgedessen trocknet die Tränenflüssigkeit im Bindehautsack ein und bildet einen Nährboden für →Bakterien; Folge: Die Augenlider verkleben immer wieder durch hartnäckige eitrige Absonderung. Dies ist in der ersten Lebenszeit zwar lästig, aber meist ohne Krankheitswert. Man spricht von „Schmieraugen".

Was ist zu tun? Die verklebte Lidspalte regelmäßig von innen nach außen mit sterilem Tupfer und Kochsalzlösung oder Kamillentee reinigen.

Das Durchgängigmachen des Tränen-Nasen-Ganges durch den Augenarzt mit Hilfe eines haarfeinen Drahtes ist später nur ausnahmsweise nötig, vorher werden abschwellende Nasentropfen und eine Infektionsbehandlung eingesetzt.

Tritt das Schmierauge erst in der zweiten Lebenswoche auf oder stellt es sich als besonders hartnäckig heraus, zieht der Kinderarzt auch eine Infektion mit →Chlamydien in Betracht. Diese wird meist mit →Antibiotika behandelt.

Transplantation

bedeutet meist soviel wie Organtransplantation.

Transposition der großen Gefäße (Arterien)

ist eine angeborene Fehlbildung (→Herzfehler).

Trauma

ist das Fachwort für *Wunde* oder *Verletzung* durch körperliche Gewalt oder infolge eines Unfalles: →Schnitt- und Schürfwunden, Schrammen, →Schädel-Hirn-Trauma, →Knochenbruch, →Fahrradunfälle, →Verbrennung und Verbrühung, →Schwimmen, →Ertrinken, →Skifahren, →Reitunfälle, →Unfallverhütung im Haushalt, →Kindesmißhandlung.

Trauma bezeichnet ebenso eine seelische Erschütterung, eine seelische Verletzung: →Angst, →Eifersucht, →Todesfall in der Familie, →Pubertät, →Ehescheidung, →Schulangst, Schulphobie, →Verhaltensstörungen, →Kindesmißhandlung.

Trichophytie (Scherpilzflechte)

Der Erreger gehört zu den Fadenpilzen und befällt Haare, Nägel und Haut (→Pilzinfektionen).

Trichotillomanie

→Haarausfall.

Trichterbrust

Einsenkung der Vorderwand des Brustkorbes

Eine trichterförmige Einsenkung der Vorderwand des Brustkorbes, vor allem der unteren Hälfte des Brustbeines und der zugehörigen Rippen. Das Gegenstück heißt „Kielbrust" oder „Hühnerbrust".

Die Trichterbrust wird gelegentlich schon bald nach der Geburt, meist im Laufe der ersten Lebensjahre sichtbar. Wie es dazu kommt, ist erst in Ansätzen bekannt: Die Rippenknorpel sind dem Sog beim Einatmen und den gleichzeitigen Wachstumskräften auf Dauer nicht gewachsen. Manchmal ist eine familiäre Belastung bekannt.

familiäre Belastung

Beschwerden sind selten

seelische Folgen

Beschwerden seitens der Atmung oder des Herzens treten – selbst bei ausgeprägter Vertiefung – nur selten auf. Beim Sporttreiben ist die Trichterbrust meist kein Hindernis. Kosmetisch kann sie jedoch erheblich stören und hat dann seelische Folgen. Dagegen hilft in vielen Fällen die Korrektur-Operation ab Vorschul- oder frühem Schulalter. Haltungsturnen wirkt mitunter der Verschlimmerung einer Trichterbrust entgegen und ist auch nach einer Korrekturoperation eine Hilfe.

Trinkschwäche

nicht genügend Nahrung durch Saugen

bedeutet, daß ein Säugling für sein Alter und Gewicht nicht genügend Nahrung durch Saugen an der Brust oder aus der Flasche zu sich nehmen kann. Diese Tätigkeit stellt nämlich im ersten Lebensjahr eine stattliche Arbeitsleistung dar.

Trinkschwäche als Krankheitszeichen ist vieldeutig; Beispiele für Ursachen sind: Frühgeborene mit hochgradiger Unreife, →Herzinsuffizienz und →Lungenentzündung.

Eine leichte Trinkschwäche kann mit dem Füttern häufiger kleiner Mahlzeiten überwunden werden. In ausgeprägten Fällen hilft das Verabreichen der Nahrung über eine Sonde.

Trisomie

Ungleichgewicht in den Erbanlagen

Ein Fachwort aus der Genetik: Es bezeichnet ein Abweichen der Zahl der →Chromosomen; und zwar kommt bei den Betroffenen eines der Chromosomen nicht paarig, sondern *dreifach* vor. Ein solches Ungleichgewicht in den Erbanlagen führt zu Fehlbildungen, die sich auf einzelne Organe, auf Gehirnfunktionen und Wachstum, Gesichtsausdruck und das übrige Erscheinungsbild auswirken. Am häufigsten und bekanntesten ist die →Trisomie 21, auch →„Down-Syndrom" oder früher →„Mongolismus" genannt.

Andere Trisomien betreffen das Chromosom Nr. 13 oder Nr. 18; hierbei sind die Fehlbildungen schwerwiegender, diese Kinder werden meist nur wenige Monate alt. Schließlich gibt es Trisomien, bei denen nur der lange oder kurze Arm eines Chromosoms dreifach vorkommt.

Trisomie 21 (auch →Down-Syndrom genannt)

Ein Fachwort, das das Erscheinungsbild von Kindern und Erwachsenen bezeichnet, deren Erbanlagen (→Chromosomen) eine Besonderheit aufweisen: Das Chromosom Nr. 21 ist dreifach vorhanden (→Trisomie).

Ursachen: Während normalerweise die Keimzellen beider Eltern vor der Befruchtung jeweils nur einen halben Satz der Chromosomen Nr. 1 bis 23 aufweisen, ist bei der Trisomie 21 die Halbierung des Chromosomenpaares

Nr. 21 in einer der beiden elterlichen Keimzellen nicht gelungen, so daß bei der Befruchtung ein Kind entsteht, dessen Chromosom Nr. 21 dreifach vorkommt. Dieses Ungleichgewicht in den Erbanlagen führt zu tiefgreifenden Folgen in der Entwicklung vor der Geburt und später im Leben. tiefgreifende Folgen in der Entwicklung

Symptome: Sie sind von Fall zu Fall unterschiedlich ausgeprägt; mitunter fehlen einzelne Symptome völlig. Das Wachstum geht vor und nach der Geburt verzögert vonstatten. Ein Kind mit Trisomie 21 kommt meist untergewichtig (→Mangelgeborenes) zur Welt. Auch später liegt die Körpergröße unter der gleichaltriger anderer Kinder und Erwachsener.

Gesicht und Hinterkopf sind flacher als gewöhnlich. Die Lidachsen verlaufen nach oben außen. Am inneren Augenwinkel findet sich eine Hautfalte (Epikanthus, Mongolenfalte). Die Nasenwurzel ist breit, die Zunge groß und zerfurcht; manche Kinder lassen sie gern heraushängen. Die Finger und Zehen sind kurz und gedrungen. An der Handfläche findet sich meist eine Vierfingerfurche (Bild 19) und zwischen 1. und 2. Zehe eine „Sandalenlücke". Die Gelenke sind oft überstreckbar. Hautfalte am inneren Augenwinkel

Bei manchen Kindern erfordert eine Unwegsamkeit im Zwölffingerdarm das Eingreifen des Chirurgen schon bald nach der Geburt. Bei anderen macht ein →Herzfehler die Betreuung durch einen Herzspezialisten – den Kinderkardiologen – nötig. Kinder mit Trisomie 21 sind vermehrt anfällig für einen →Infekt der oberen Luftwege, manchmal auch für →Lungenentzündung. Sie haben Besonderheiten in ihrem Blutbild und haben ein gering höheres Risiko, →Leukämie oder →Zuckerkrankheit zu bekommen. Herzfehler

Der geistigen Entwicklung sind Grenzen gesetzt. Der Intelligenzquotient bleibt erniedrigt; besonders spürbar beim abstrakten Denken. Die seelische Entwicklung ist bemerkenswert vielseitig. Die Kinder erwidern die in der Familie empfangene Liebe und Fürsorge spürbar. Sie sind anhänglich, durchaus erziehbar und meist gut zu leiten und zu führen, auch wenn sie zeitweise einen starken Eigenwillen und Trotz zeigen können. Einige haben ein erstaunliches Zahlengedächtnis, die meisten ein gutes Gefühl für Musik und Takt. Intelligenz-quotient bleibt erniedrigt

seelische Entwicklung ist vielseitig

Was ist zu tun? Ein ärztliches Aufklärungsgespräch muß möglichst bald nach der Geburt mit beiden Eltern geführt werden. Es bedeutet eine große Hilfe für das Kind, wenn sich die Familie – nach Überwinden einer anfänglichen Enttäuschung – auf das Leben mit einem Trisomie-Kind einstellen kann. Die Umstellung und Belastungen sind für die meisten zwar beträchtlich. Viele Eltern wachsen jedoch mit dieser Aufgabe und vollbringen Vorbildliches, sie werden durch die Liebe und Anhänglichkeit dieser Kinder belohnt. Was ist zu tun?

Umstellung und Belastungen

Ein Kind mit Trisomie 21 ist in einer Familie besser aufgehoben als in einem Heim. Vielseitige Förderung lohnt sich: Gymnastik, Turnen, Schwimmen, Skifahren, auch Tanzen und Musizieren (z. B. Blockflöte), ebenso die *Sonderschule* mit ihren Möglichkeiten. →Selbsthilfegruppen können Eltern Unterstützung, Ratschläge und Anregungen geben. *Beschützende Werkstätten* ermöglichen die Ausbildung in handwerklichen Tätigkeiten. Sonderschule

beschützende Werkstätten

Ausblick: Der Weg ins Erwachsenenalter birgt manche Ungewißheit, zumal dann, wenn die eigenen Eltern ins höhere Alter kommen. Die Gefahr eines vorzeitigen geistigen Abbaus (Alzheimersche Krankheit) begleitet das Erwachsenenleben. Die Lebenserwartung liegt unter dem Durchschnitt. Alzheimersche Krankheit

Trommelfell

Es grenzt das →Mittelohr vom äußeren Gehörgang ab (→Ohr, →Mittelohrentzündung, →Paukenerguß, →Paukenröhrchen).

Trommelschlegelfinger

kolbenförmige Auftreibung der Finger-Endglieder

Mit diesem Ausdruck bezeichnet man die kolbenförmige Auftreibung der Finger-Endglieder, wobei die Nägel wie ein Uhrglas gewölbt sind und das Nagelbett bläulich durchschimmert. Trommelschlegelfinger und -zehen entstehen erst im Lauf der Kindheit, und zwar durch eine langjährige (chronische) Unterversorgung des Betroffenen mit Sauerstoff. Deshalb sind sie ein typisches Begleitzeichen der →Mukoviszidose und mancher →Herzfehler.

Tropentauglichkeit

gewohnte Nahrung nicht umstellen

Säuglinge und Kleinkinder vertragen einen Aufenthalt in den Tropen mindestens so gut wie ältere Kinder oder Erwachsene. Wichtig: Während einer Fernreise bei Säuglingen die gewohnte Nahrung nicht umstellen. Gestillte Kinder nach Möglichkeit bis zur Rückkehr nach Hause weiter stillen! Dies beugt unliebsamen Krankheiten und Unsicherheiten bei der Ernährung vor. Andere Maßnahmen zur Krankheitsvorbeugung: →Cholera, →Malaria, →Impfungen.

Tröpfcheninfektion

Ansteckung über Husten, Niesen, Hände

Bezeichnet den Weg der →Ansteckung übertragbarer Krankheiten, nämlich durch winzige Tröpfchen, die beim Husten oder Niesen in den Mund- und Nasen-Rachenraum des Gegenübers gelangen.

Der Begriff verliert an Bedeutung, seit man weiß, daß viele „Tröpfcheninfektionen" in erster Linie über – ungewaschene – *Hände* erfolgen, eigentlich also eine →Schmierinfektion sind.

Beispiele für Tröpfcheninfektionen sind: →Grippe, →viraler Infekt der oberen Luftwege, →Keuchhusten, →Scharlach und →Tuberkulose.

Tubenkatarrh

entzündliche Schwellung der Tubenschleimhaut

Die →Eustachische Tube verbindet das Mittelohr mit dem hinteren Rachenraum. Im Kindesalter kommt es bei einem →Infekt der oberen Luftwege besonders leicht zu einer entzündlichen Schwellung auch der Tubenschleimhaut. Dies nennt man Tubenkatarrh. Hinzu kommt bei Kleinkindern häufig eine durch wiederholte Infekte vergrößerte →Rachenmandel, auch →adenoide Vegetationen genannt. Beides versperrt die Lichtung der Tube. Infolgedessen wird das Mittelohr nur schlecht belüftet. Dies führt zum →Paukenerguß. Der HNO-Arzt nennt das im akuten Stadium ein „Serotympanon", im chronischen Fall ein „Mukotympanon". Betroffene Kinder klagen über zugefallene Ohren, Ohrweh und →Schwerhörigkeit. Gegen solche Beschwerden helfen zunächst abschwellende Nasentropfen, feuchte Luft und warme Bäder.

Tuberkulinprobe

Die Tuberkulinprobe als Hauttest ist eine Hilfe zur Erkennung
– einer frischen Tuberkulose;
– einer früher einmal als →stille Feiung durchgemachten Tuberkulose (dies ist der Normalfall für abwehrgesunde Erwachsene);

- einer früher als Krankheit durchgemachten und inzwischen überwunde-
nen Tuberkulose;
- einer erfolgreich durchgeführten Impfung gegen Tuberkulose.

Durchführung: Mit einer ganz dünnen Hohlnadel wird Tuberkulin *in* die
Haut gebracht. Die Schmerzbelastung ist eher gering und auch Kindern
zumutbar.

An der Teststelle kommt es nach Ablauf von zwei Tagen zu einer Haut-
reaktion. Sie ist für den Getesteten schmerzlos, für den Arzt sichtbar und
tastbar, der Durchmesser ist in Millimeter meßbar. Die Hautreaktion der
Tuberkulinprobe klingt nach einer Woche wieder ab.

Ist beim Ablesen im entsprechenden Zeitraum keine Reaktion sichtbar
und tastbar, kann dies bedeuten:
- Der Körper hat sich noch nie mit Tuberkulose auseinandergesetzt und
deshalb noch keinen Schutz aufgebaut.
- Für ein Kind drei bis sechs Monate nach der Tuberkulose-Impfung: Die
Impfung ist möglicherweise nicht angegangen.
- Für ein Kind im Schulalter, das früher gegen Tuberkulose geimpft wurde:
Der Impfschutz, der sechs bis acht Jahre anhält, ist inzwischen abge-
klungen. Eine Nachimpfung ist jedoch bei gesunden Kindern nicht nötig;
sie machen wahrscheinlich später einmal eine →stille Feiung gegen
Tuberkulose durch.

Tuberkulose

Eine ansteckende Krankheit, die meist langwierig verläuft. Die Erreger hei-
ßen Tuberkelbakterien. Sie werden vor allem durch →Tröpfcheninfektion
übertragen, und zwar nicht durch flüchtigen Kontakt (wie bei →Wind-
pocken), sondern durch länger dauernden Kontakt etwa in der Wohngemeinschaft mit unerkannter offener (d. h. ansteckender) Tuberkulose.

Da es hierzulande keine tuberkulösen Kühe mehr gibt, spielt die frische
Milch vom Bauern als Ansteckungsquelle keine Rolle mehr. Die Tuberkulose im Kindesalter war ohnehin in früheren Jahrzehnten häufiger als heutzutage.

Die Inkubationszeit beträgt vier bis sechs Wochen.

Symptome und Verlauf: Die Tuberkulose breitet sich am häufigsten in
den Lungen aus. Seltener ist der Befall der Nieren, Knochen, Haut oder
anderer Organe. Für Säuglinge und junge Kleinkinder besteht die Gefahr,
daß sich die Erreger über →Blut und Nervenwasser (→Liquor) ausbreiten
und zur tuberkulösen →Hirnhautentzündung führen. In diesem Alter brei-
ten sich die Tuberkelbakterien mitunter in besonders rasanter Weise auch
über den gesamten Körper aus, so daß der Patient sehr krank wird (Miliar-
tuberkulose).

Die *Symptome* der unkomplizierten Lungentuberkulose sind wenig kennzeichnend. Ebenso sind die allgemeinen Zeichen, wie vermehrte Müdigkeit, Lustlosigkeit, Appetit- und Gewichtsverlust, leichte Fieberschübe und
Schwitzen, immer vieldeutig und nur selten hilfreich.

Was ist zu tun? Die Diagnose muß mit größtmöglicher Sicherheit gestellt
werden. Dazu gehören Röntgenbild der Lungen, →Blutsenkung, Blutbild
und andere Blutwerte sowie die →Tuberkulinprobe.

Tuberkelbakterien findet man bei offener Lungentuberkulose vor allem im Auswurf. Da Kinder diesen beim Husten meist runterschlucken, benötigt man für die Erregersuche, die auch zur Auswahl der Medikamente wichtig ist, Magensaft, der an 2 oder 3 Tagen morgens vor dem Frühstück mit einer weichen →Magensonde gewonnen wird.

Die *Behandlung* der unkomplizierten Lungentuberkulose besteht im zuverlässigen Einnehmen von meist zwei oder drei verschiedenen tuberkulosewirksamen Medikamenten, gewöhnlich daheim über mehrere Monate. Die Aussicht auf vollständige Heilung ist dann gut.

Vorbeugen bei Kindern: In der Wohngemeinschaft muß die ansteckende Tuberkulose des Erwachsenen – vor allem bei älteren oder abwehrschwachen Menschen – rechtzeitig erkannt und behandelt werden, damit Säuglinge und Kleinkinder nach Möglichkeit in solch einer Familie gar nicht erst aufwachsen oder zumindest gegen Tuberkulose geimpft und in den ersten sechs Wochen danach von der Ansteckungsquelle getrennt werden können; oder damit ein wahrscheinlich oder sicher angestecktes Kind frühzeitig gegen Tuberkulose behandelt werden kann.

Tuberöse Hirnsklerose

Das zugehörige Krankheitsbild wurde vor 100 Jahren von dem französischen Nervenarzt Bourneville und dem englischen Hautarzt Pringle beschrieben: eine sehr seltene, meist schwerwiegende angeborene Entwicklungsstörung vor allem der Haut, des Gehirns, der Nieren, Lungen und anderer Organe.

Ursachen: Sie ist zwar angeboren, tritt aber gewöhnlich beim Betroffenen zum ersten Mal auf und wird nur ausnahmsweise von einem Elternteil autosomal dominant (→Erbkrankheiten) vererbt.

Symptome: Die Krankheitszeichen treten meist erst im Laufe des Säuglingsalters und in den späteren Jahren zutage:

– An der Haut helle, pigmentarme Stellen so groß wie eine Münze oder ein Baumblatt. Später dann zusätzlich im Gesicht zahlreiche winzige gelblichrote Knötchen, besonders ausgeprägt zu beiden Seiten der Nase.

– Als Folge einer Beteiligung des Gehirns im Säuglingsalter →BNS-Krämpfe, in späteren Jahren epileptische Anfälle (→Krampfanfälle). Geistige Entwicklung und Intelligenz werden zunehmend beeinträchtigt. Bei einzelnen Kindern ist das Gehirn jedoch nicht an der Krankheit beteiligt.

– Unter Umständen schieben sich im Schul- und Jugendalter die Folgen der Krankheit an anderen Organen in den Vordergrund: akute Bauchschmerzen infolge von Blutungen aus Gefäßgeschwülsten der Nieren. Äußerstenfalls stehen Eltern und Arzt dann vor der Entscheidung, ob Leben und Krankheit durch operatives Entfernen der Nieren verlängert werden sollten, mit weitreichenden Folgen für Patient und Familie (→Nierenversagen). Eine weitere akute Komplikation geschieht mitunter aufgrund von Fehlbildungen im Lungengewebe: Einrisse auf der Lungenoberfläche führen zu plötzlicher Luftansammlung im Brustfellraum und dadurch zu heftiger Atemnot (→Pneumothorax).

Was ist zu tun? Die Möglichkeiten zur Behandlung sind sehr beschränkt: Die Krampfanfälle lassen sich – vor allem im späteren Kindes- und Jugendalter – mit Medikamenten beherrschen. Die Komplikationen an den anderen Organen kann der Arzt mitunter akut beheben, an der Grundkrankheit und der geistigen Behinderung kann leider niemand etwas ändern.

Tumor

Fachwort für *Geschwulst*. Ein Tumor kann gutartig oder bösartig (maligne) sein. „Tumor" ist nicht von vornherein gleichbedeutend mit →Krebs.

Turner-Syndrom

→Ullrich-Turner-Syndrom.

Typhus (wörtlich „vom Fieber umnebelt")

Eine ansteckende hochfieberhafte Erkrankung des gesamten Patienten. Die Erreger gehören zur Familie der →Salmonellen. Im Vergleich zu den weitverbreiteten Salmonellosen durch Enteritis-Salmonellen kommt der Typhus nur selten vor.

Ansteckungsquelle sind insbesondere Stuhl und Urin von Typhuskranken sowie von Gesunden, die Typhus durchgemacht haben und die Erreger noch im Darm oder in der Gallenblase beherbergen (Dauerausscheider).

Übertragungsweg: Vor allem ungewaschene Hände (Schmutz- und →Schmierinfektion); zu bedenken sind ferner immer unkontrolliertes Trinkwasser sowie Lebensmittel, mit denen auch andere Salmonellen übertragen werden. Die Inkubationszeit beträgt rund zwei Wochen.

Die **Symptome** sind bei Kindern – besonders bei jüngeren – weniger kennzeichnend als bei Erwachsenen: Die Kranken fiebern hoch und anhaltend, sind benommen und abgeschlagen. Mit Fieberanstieg schießen winzige blaßrosa Flecken am Bauch auf, nach denen man allerdings bewußt suchen muß. Der Arzt tastet mitunter eine vergrößerte Milz. Die Patienten sind entweder verstopft oder entleeren durchfällige, später manchmal erbsbreiartige Stühle.

Was ist zu tun? Die Diagnose muß gesichert werden, am besten im Krankenhaus. Stuhl- und Blutuntersuchungen sind ausschlaggebend. Die Behandlung muß mit einem gegen Typhus-Salmonellen wirksamen Medikament erfolgen (→Antibiotika).

Komplikationen, nämlich das Absiedeln der Erreger in einzelnen Organen oder ein Darmdurchbruch, sind bei jüngeren Kindern seltener.

Vorbeugen: Gründliches Händewaschen nach dem Umgang mit Typhuskranken und deren Ausscheidungen. Meiden verdächtiger Ansteckungsquellen bei Lebensmitteln und unkontrolliertem Trinkwasser.

U

Übergewicht
→Fettsucht.

Übertragung
Darunter versteht man in der Geburtshilfe und Neonatologie eine verlän- verlängerte
gerte Schwangerschaftsdauer über 40 Wochen hinaus; Übertragung bedeu- Schwanger-
tet also das Gegenteil von →Frühgeburt. Übertragene, überreife →Neugebo- schaftsdauer
rene sind normal-, über- oder auch untergewichtig. Am auffallendsten ist
ihre Haut: In querverlaufenden Streifen an der Vorderwand von Brust und
Bauch schält sie sich entweder grob- oder feinschuppig. Der Rücken ist hingegen meist frei. An Fußrücken und Handgelenken ist die Haut oft rissig.
Handflächen und Fußsohlen sehen schrumpelig aus, wie „Waschfrauen-
hände". Auch dort schält sich die Haut. Die Fingernägel überragen deutlich
die Fingerkuppen; an der Haut sieht man Kratzspuren.

Manche Kinder, die einige Tage vor dem errechneten Termin geboren „persönliche
werden, haben schon Übertragungszeichen; ihre „persönliche Reifezeit" Reifezeit"
wurde schon überschritten. überschritten

Alle Übertragungszeichen verschwinden wieder nach einer Reihe von
Tagen. Eine besondere Pflege der betroffenen Hautstellen ist nicht nötig und
auch nicht nützlich.

Übertragene Kinder neigen weniger zur →Neugeborenengelbsucht.

Ulcus ventriculi
Fachwort für →Magengeschwür.

Ullrich-Turner-Syndrom
Nach den Entdeckern, einem Kinderarzt aus Bonn und einem Hormonspe-
zialisten aus Oklahoma City, genannt. Den Menschen mit diesem Syndrom
fehlt eines der beiden →Chromosomen, die das Geschlecht bestimmen. Ihre
Formel lautet also: 45, XO statt 46, XX für Mädchen oder 46, XY für Jungen.

Entstehung: Normalerweise halbieren die Keimzellen der Eltern vor der
Befruchtung ihren paarigen Satz von 46 Chromosomen. Wenn dies bei den Eizelle mit
Geschlechts-Chromosomen einmal nicht gelingt, entsteht eine Eizelle ohne nur einem
Geschlechts-Chromosom. Sie hat dann nach der Befruchtung die Formel Geschlechts-
45, XO. Solche Keimanlagen gehen als frühe Fehlgeburt häufig verloren, chromosom
einzelne überleben jedoch und wachsen zu einem Baby heran.

Anzeichen und Symptome: Das Ungleichgewicht in den Erbanlagen hat
erhebliche Folgen: Unbehandelt besteht seit Geburt ein Minderwuchs. Die

Größe im Erwachsenenalter liegt eher etwas unter als über 150 cm. Der betroffene Mensch sieht äußerlich weiblich aus, wächst deshalb auch als Mädchen auf, hat aber keine funktionierenden Eierstöcke und kommt ohne Therapie nicht in die Pubertät, hat deshalb auch keine Monatsblutungen und bleibt unfruchtbar.

Die Gesichtszüge sind zierlich, mit kleiner Falte unterhalb des Unterlids. Der Haaransatz im Nacken sitzt tief. Kennzeichnend ist eine Hautfalte, die von den Schultern bis hinter die Ohrmuscheln zieht. Der Brustkorb ist flach, die Brustwarzen stehen weit auseinander. Im Neugeborenenalter sind die Fußrücken polsterartig geschwollen, mitunter auch die Handrücken. In vielen Fällen kommen Fehlbildungen an der Hauptschlagader, an den Nieren sowie Osteoporose und Schwerhörigkeit vor.

Viele dieser Mädchen haben eine normale Intelligenz, andere sind minderbegabt.

Was ist zu tun? Wenn die Diagnose frühzeitig gestellt wird (Zytogenetik), läßt sich durch →Hormone das Wachstum fördern und die →Pubertät mit Brustentwicklung erreichen.

Falls die Hautfalte am Hals, Flügelfell genannt, störend wirkt, kann man mit einer plastischen Operation versuchen, Abhilfe zu schaffen.

Die seelische Führung durch die Kinder- und Jugendjahre ist für diese Mädchen enorm wichtig; das ist eine Aufgabe für Eltern, Familie, Kinderarzt, Kindergarten und Schule.

Es gibt auch Mädchen mit nur schwach ausgeprägtem Ullrich-Turner-Syndrom: Ein Teil ihrer Zellen hat die Formel 45, XO, andere Zellen die Formel 46, XX. Der Körper ist also aus einem *Mosaik* solcher Zellen zusammengesetzt.

Ultraschall-Untersuchung

→Bildgebende Verfahren.

Unfallverhütung im Haushalt und außer Hause

Gute Ratgeber für die Erwachsenen sind Aufmerksamkeit, Umsicht, innere Ruhe; man muß darauf gefaßt sein, daß Kinder in ihrem Bewegungsdrang und ihrer Neugier unberechenbar sind. Ältere Säuglinge und junge Kleinkinder greifen unbefangen nach allem, was ihr Interesse erregt; Kleinkinder und junge Schulkinder rennen im Straßenverkehr oft unvermittelt auf die Fahrbahn.

Schlechte Ratgeber sind Zeitnot, Hektik und Abgelenktsein.

Die folgenden Tips haben sich bewährt:

— Säuglinge, die sich schon allein vom Bauch auf den Rücken drehen (dies beginnt meist mit sechs Monaten oder kurz davor), purzeln im unbeobachteten Augenblick leicht vom Wickeltisch. Hier helfen Haltegurte, die kreuzweise am Wickeltisch zu befestigen sind. Sonst das Baby lieber auf dem Arm mitnehmen oder notfalls sachte auf den Fußboden legen.

— Vom Krabbelalter an brauchen alle elektrischen Steckdosen in der Wohnung eine Kindersicherung (→Stromschlag, Stromunfall).

— Im Alter des Laufenlernens ist das →„Gehfrei" unfallträchtig, solange das Kind freien Zugang zu Treppenstufen hat (→Schädel-Hirn-Trauma). In Küche, Bad und Toilette dürfen keine Putz-, Scheuer- und Spülmittel für krabbelnde, herumlaufende oder kletternde Kinder zugänglich sein. Das gilt auch für Essigessenz, Fleckwasser, Testbenzin, Säuren, Laugen und dergleichen. Gefährlich ist es, diese Flüssigkeiten in Getränkeflaschen mit vertrautem Etikett abzufüllen (→Vergiftungen)! keine Putz-, Scheuer- und Spülmittel

Auch Tabletten oder andere Arzneimittel, die zu Hause irgendwo herumstehen, geraten unglaublich rasch in Kinderhand und -mund. Hierbei beachten: Das Wochenende, wenn die Erwachsenen gern ausschlafen und der Tag anders verläuft als unter der Woche, ist besonders riskant (→Vergiftungsinformation). Tabletten nicht herumliegen lassen!
- Der Küchenherd ist ein besonderer Gefahrenpunkt. Das gilt auch für heiße Tassen und Kannen auf dem Eßtisch. Schoß und Arm des Erwachsenen bieten keine Sicherheit, wenn man das Kind nicht ständig im Auge behält! (→Verbrennung und Verbrühung.) Küchenherd
- Unfallverhütung im Straßenverkehr: →Autokindersitze, →Fahrradunfälle, →Schädel-Hirn-Trauma. Der Weg zum Kindergarten, vor allem aber der Schulweg sind eine tägliche Herausforderung und eine gute Gelegenheit, mit dem Kind zunächst einmal richtiges, vorbildliches Verhalten auf der Straße einzuüben. Unfallverhütung im Straßenverkehr
- Unfallverhütung in der Freizeit: Vorsicht beim Umgang mit offenem Feuer. →Sport, →Fahrradunfälle, →Skifahren, →Schwimmen, →Ertrinken. Unfallverhütung in der Freizeit

Unruhiger Säugling
→Abendliches Schreien, →Blähungen, →Kardiainsuffizienz, →Windeldermatitis.

Unterkühlung
Die Gefahr, durch Kälte krank zu werden, wird von vielen Eltern eher über- als unterschätzt (→Erkältung).

Empfindlich gegen Unterkühlung sind →Neugeborene, vor allem aber unreife Kinder (→Frühgeburt) und junge Säuglinge (→Erfrieren).

Unterschätzt wird die Gefahr der Unterkühlung hingegen oft nach überstandenem Unfall im Wasser (→Ertrinken).

Unterzuckerung
Das Fachwort heißt →Hypoglykämie.

Ureterabgangsstenose
Bedeutet eine *enge Stelle* dort, wo der *Harnleiter* dem Nierenbecken den Abfluß verschafft. Sie kommt unter den angeborenen Fehlbildungen der ableitenden Harnwege nicht selten vor und wird mitunter nur zufällig und erst im Laufe des Lebens entdeckt, sofern die Ureterabgangsstelle nicht hochgradig eng ist und deshalb noch keine Beschwerden macht. In anderen Fällen wird diese Diagnose schon während der Schwangerschaft durch Ultraschall entdeckt (→pränatale Diagnostik, →bildgebende Verfahren). angeborene Fehlbildung der ableitenden Harnwege

Vor der engen Stelle staut sich der Harn im Nierenbecken auf und erweitert es mitunter enorm. Der Arzt spricht dann von plumpem Nierenbecken oder sogar von Wassersackniere (→Hydronephrose).

Überall, wo der Urin nicht frei abfließen kann, breiten sich leicht →Bakterien aus und führen zu einer Entzündung (→Harnweginfektion). Deshalb ist es wichtig, diese Komplikation von vornherein zu vermeiden oder wenigstens frühzeitig zu behandeln, unter Umständen auch *vorbeugend* (→Antibiotika).

Kinderarzt und Urologe besprechen dann mit den Eltern, ob und wann die Ureterabgangsstenose durch eine Operation zu beseitigen ist. Ausschlaggebend ist weniger die Größe des erweiterten Nierenbeckens, sondern die Frage, ob der Druck im aufgestauten Nierenbecken für die Arbeit der Niere zu hoch ist (→Nierenversagen).

Urinuntersuchung

Ganz unterschiedliche Krankheiten und Zustände des Körpers können am Urin erkannt werden.

Je nach Umständen sind Farbe, Geruch, Konzentration und ausgeschiedene Harnmenge für den Arzt bereits wichtige Anzeichen. Hinzu kommen die Befunde des Teststreifens (Stix), die Befunde unter dem Mikroskop sowie die aus dem bakteriologischen und chemischen Labor. Beispiele:
- Mit am häufigsten wird der Urin auf eine →Harnweginfektion hin untersucht, im Kindesalter vor allem auch bei Fieber ungeklärter Ursache.
- Zur Diagnose und Verlaufsbeurteilung von Nierenkrankheiten ist der Urin unentbehrlich (→Glomerulonephritis, →Nephritis, →Nephrose, →hämolytisch-urämisches Syndrom, →Nierenversagen, →Nierensteine, →Nephroblastom, →blutiger Urin, →Ödeme, →Salz- und Wasserhaushalt, →Säure-Basen-Haushalt).
- Das →Neuroblastom bildet Tumormarker, die im Urin nachweisbar sind, insbesondere Vanillinmandelsäure.
- Zur Erkennung von Krankheiten der →Nebenniere werden →Hormone und deren Abbauprodukte im Urin untersucht.
- Der →Diabetes insipidus ist am ungewöhnlichen Durst der Kinder und am Ausscheiden enormer Mengen eines wasserdünnen Urins erkennbar (→Hypophyse, →Salz- und Wasserhaushalt).
- →Zuckerkrankheit (Diabetes mellitus) und angeborene →Stoffwechselkrankheiten spiegeln sich durch ihre Abbauprodukte im Urin wider: Der Urinbefund ist oft entscheidend für die Diagnose.
- Säuglinge und Kleinkinder mit →Brechdurchfall laufen rasch Gefahr, zuviel Flüssigkeit zu verlieren (→Exsikkose); hierbei ist die ausgeschiedene Urinmenge – auch in den Windeln – ein wichtiger Maßstab zur Beurteilung des Zustandes.

Urlaub

Ein gelungener Urlaub mit der Familie, im späteren Schulalter auch eine Ferienreise mit Gleichaltrigen (etwa in einer verantwortlich geleiteten Jugendgruppe), tut der Entwicklung eines Heranwachsenden in vieler Hinsicht gut. Der Tagesablauf unterscheidet sich vom Alltag: Kinder und Jugendliche lernen, sich an eine neue Umgebung, an fremde Bedingungen anzupassen. Ferienerlebnisse regen die Phantasie an, bereichern den Erfahrungsschatz.

Eltern sollten (auch) im Urlaub Zeit haben für ihre Kinder und genügend Gelassenheit mitbringen. Was alles unternommen wird, sollte zum Alter der

Kinder passen: Spielen, Herumtollen, Sport, Spaziergänge, Wandern, Besichtigungen, Begegnung oder Umgang mit Tieren, um hier nur Beispiele zu nennen. Manches aus der Schule läßt sich spielerisch leicht vertiefen (→Reisen mit Kindern).

Je jünger das Kind, desto näher dürfen die Reiseziele liegen. Auch daheim lassen sich mit Planung und Ideen erlebnisreiche Ferien gestalten.

Säuglinge vertragen Flugreisen mindestens so gut wie Erwachsene. Stillt die Mutter, sollte sie während des Urlaubs – gerade in südlichen Ländern – nach Möglichkeit weiterstillen; dies bedeutet größere Sicherheit für das Kind als ein Wechsel in der Nahrung (→Reiseapotheke, →Impfungen).

Urticaria (Fachwort für Nesselsucht)

Hellrote Quaddeln, flach erhaben, münzgroß oder größer, in der Mitte blaß, leicht juckend; sie erscheinen plötzlich, ohne Vorboten auf der Haut, im Gesicht, auf den Augenlidern, am Rumpf oder an den Gliedmaßen.

Das Bild ist wechselnd: Die einzelne Quaddel besteht kaum länger als einige Stunden, dafür schießen an anderen Stellen wieder frische Quaddeln auf.

Die **Ursache** ist im Einzelfall meist schwer herauszufinden:
- Eine →Allergie ist keineswegs der häufigste Grund. Beispiele für eine allergische Urticaria bei sensibilisierten Menschen: Kontakt mit Primeln, Verzehr von Erdbeeren, Fisch oder Milchprodukten; Einnahme bestimmter Medikamente (Penicillin); Insektenstiche (→Bienenstich).
- Nichtallergische Auslöser sind häufiger, z. B. →Infekte (→Streptokokken), Kälte oder Wärme, →Lebensmittelzusatzstoffe, Arzneimittel (→Antibiotika, Acetylsalicylsäure), Kontakt mit Brennesseln.

Was ist zu tun? In vielen Fällen klingt die Nesselsucht innerhalb von ein bis zwei Tagen von allein wieder ab. Sofern nicht gerade Kälte der Auslöser ist, hilft manchmal ein kühlender Umschlag. Ist der Juckreiz nur schwer zu ertragen, verabreicht man ein Medikament (Antihistaminikum, Adrenergikum, →Kortison).

Um die Ursache herauszufinden, bedarf es genauer Beobachtung der Umstände vor Auftreten der Urticaria und einer Auflistung, welches Medikament, welche Nahrungsmittel zu sich genommen wurden. Aber selbst mit diesen Angaben gelingt es Eltern und Arzt nicht immer, den Auslöser festzustellen. Allergietests helfen nur, wenn man einer echten Allergie auf der Spur ist.

Vorsicht und rasches Handeln (Krankenhaus) ist allerdings nötig, wenn das Kind Atembeschwerden oder sogar Atemnot entwickelt (→anaphylaktischer Schock, →Quincke-Ödem); dies kommt jedoch nur selten vor.

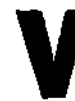

V

Varizellen
ist das Fachwort für →*Windpocken/Feuchtblattern*.

Vaskulitis
Eine *Entzündung* kleiner und kleinster Blutgefäße, und zwar ist diese nicht-
eitrig. Es handelt sich dabei um eine Art überschießender Abwehrreaktion
gegen eine →Ansteckung, z. B. einen →Infekt der oberen Luftwege. Die Vaskulitis gehört deshalb zu den →Autoimmunkrankheiten. Die Symptome
sind sehr unterschiedlich, je nachdem, in welchem Organ die Blutgefäße
vorwiegend betroffen sind, in der Haut oder in den Nieren.

Manche Form der Vaskulitis verläuft überwiegend günstig und klingt von
allein wieder ab (→Purpura Schönlein-Henoch). Bei anderen Formen ist
der Verlauf schwerwiegend (→Kawasaki Syndrom, →Lupus erythematodes).

Vegetarische Kost, Gefahren
→Ernährung, →Stillen, →Beikost.

Verätzung
→Laugenverätzung, →Säureverätzung.

Verbrennung und Verbrühung (siehe Bild 20 und 21)
Beides ist ein Hitzeschaden der Haut. Bei Säuglingen und Kleinkindern
sind *Verbrühungen* häufiger. Hingegen kommen *Verbrennungen* eher im
Schul- und Jugendalter vor: Spielen am offenen Feuer, leichtsinniger Umgang mit Benzin; →Stromschlag, Stromunfall.

Je nachdem, wie tief der Hitzeschaden reicht, unterscheidet man Grad
1 und 2a (Heilung ohne Narben) sowie Grad 2b und 3 (Heilung mit Narben).

Feuchtigkeit ist ein guter Wärmeleiter: Heißer Wasserdampf schädigt
rascher und tiefer als heiße Trockenluft!

Ein →Sonnenbrand, der zur Blasenbildung führt, ist nichts anderes als
eine allmähliche Verbrennung (Grad 2a), eine Hautrötung ohne Blasenbildung entspricht Grad 1.

Was ist zu tun?
1. Verbrühungen und Verbrennungen ohne offene Flamme:
Erste und beste Hilfe ist das schnellstmögliche drastische **Abkühlen** der
betroffenen Haut. Sofort reichlich kaltes Wasser aus dem Wasserhahn, aus

Entzündung
kleiner
Blutgefäße

Hitzeschaden
der Haut

Sonnenbrand

Was ist zu tun?

drastisches
Abkühlen

der Dusche oder anderen Quellen über die verbrühte oder verbrannte Haut fließen lassen oder den betroffenen Körperteil in kaltes Wasser tauchen. Für eine verbrannte Fingerkuppe bringt unter Umständen das Berühren von Eis die schnellste Hilfe.

Um den Schaden sicher zu begrenzen, muß die Abkühlung rund zehn Minuten lang einwirken, so lange, bis der anfänglich scharfe Schmerz deutlich nachläßt.

Dann erst einengende Kleidungsstücke, Schuhe oder Armbanduhr entfernen (bevor die Haut mit Anschwellen reagiert). Danach hilft unter Umständen nochmals kaltes Wasser.

wann zum Arzt? Zum Arzt oder ins Krankenhaus muß man auf jeden Fall, sobald die geschädigte Hautfläche bei einem einjährigen Kind größer als die Hand eines Erwachsenen ist oder wenn Hautfalten (etwa am Hals, zwischen den Fingern, Zehen oder in der Leistenbeuge) betroffen sind. Bis dahin keine Brandblasen willkürlich eröffnen und die geschädigte Haut nach Möglichkeit unbedeckt lassen.

Das Bestreichen mit Butter oder Bestreuen mit Mehl oder Puder ist **falsch!**

Kleinere verbrühte oder verbrannte Stellen ohne Haut- oder Beugefalten heilen – falls günstig gelegen – auch daheim, und zwar am besten unbedeckt unter dem natürlichen Schorf, der sich innerhalb von 24 bis 48 Stunden ausbildet. Möglich ist auch ein steriler Verband mit Wund- und Brandcreme.

Das Kind darf reichlich trinken. Es braucht Ruhe, Trost und – je nach Umstand – vom Arzt ein rasch wirkendes Schmerzmittel. Der Arzt fragt nach dem Gewicht des Kindes und den Daten der bisherigen →Impfungen gegen →Tetanus (in den Mehrfachimpfungen enthalten).

Ist die geschädigte Hautfläche etwa bei einem einjährigen Kind größer als zwei Hände eines Erwachsenen, muß es nach der ersten Hilfe unverzüglich **Krankenhaus** ins Krankenhaus; wenn nötig, mit Notarzt.

2. Verbrennungen durch offene Flammen:
Flammen nach Möglichkeit austreten. Flammen im Haar und in den Kleidern mit Decke, Tuch, Mantel oder dergleichen ersticken. Kind aus der Reichweite der Hitze entfernen; aber nicht mit brennenden Kleidern laufen lassen! So rasch wie möglich kaltes Wasser auf die verbrannten Stellen, mindestens zehn Minuten lang, bis die Schmerzen nachlassen. Beim Hinlegen: verbrannte Seite nach oben. Kleidung, Armbänder entfernen, bevor es zur Schwellung der Haut kommt. Jedoch alles, was auf der verbrannten Haut *klebt,* zunächst in Ruhe lassen!

Je nach Situation Notarzt rufen (Schmerztherapie!) oder Kind sofort ins Krankenhaus bringen. Für den Transport den Patienten nötigenfalls in eine Decke aus festem Stoff hüllen, keine fusselnden Textilien nehmen.

Ausblick: Bei ausgedehnter Verbrühung oder Verbrennung drohen →Schock und Verbrennungskrankheit, eine Reaktion des gesamten Körpers **Schock** und seiner inneren Organe auf den Hitzeschaden. Deshalb stehen im Krankenhaus neben der Versorgung der geschädigten Haut *Schmerzbekämpfung* und *Infusion* als Therapie im Vordergrund. Für die Versorgung der Haut gibt es verschiedene Verfahren, je nachdem, wie tief der Hitzeschaden reicht und ob Gelenke oder Hautfalten betroffen sind:

- Die offene Wundbehandlung kommt vor allem für Grad 1 und 2a in Betracht.
- Neuerdings macht man auch gute Erfahrungen mit **künstlicher Haut**, die in kurzer Narkose auf die gereinigten glatten Wundflächen aufgetragen wird und für mehrere Tage die Aufgabe des Schorfes übernimmt.
- Tiefer reichende Hitzeschäden werden vom Arzt für **plastische Chirurgie** mit Haut des Patienten gedeckt. Dafür entnimmt man in Narkose an glatter gesunder Stelle die oberste noch lebende Hautschicht und überträgt sie stückchenweise auf die geschädigte Haut. Die Entnahmestellen heilen narbenlos. Um eine wulstige Narbenbildung zu vermeiden, wird eine Zeit lang ein Druckmieder getragen. Neuerdings läßt sich auch aus einem Stückchen heiler Haut des Patienten im Labor Haut in gewünschter Größe heranzüchten, um die verbrühten oder verbrannten Stellen zu decken.

Unter allen Hitzeschäden im Kindesalter sind nur wenige so ausgedehnt, daß sie bei den heutigen Behandlungsmöglichkeiten lebensbedrohlich werden. Das **kosmetische Ergebnis** ist in vielen Fällen am Ende immer wieder erstaunlich günstig. Narben, die über ein Gelenk hinwegziehen, beeinträchtigen später manchmal dessen Funktion, was operativ korrigiert werden muß.

Vorbeugen: →Unfallverhütung im Haushalt und außer Hause.

Vererbung
→Erbkrankheiten.

Verfrühte Pubertät
→Pubertät.

Vergiftungen
Kleinkinder sind von Natur aus neugierig und unerfahren. Deshalb stecken sie alles mögliche in den Mund, probieren und schlucken auch Ungenießbares oder sogar Giftiges. Auch wenn solches Mißgeschick überwiegend harmlos ausgeht, erfordert es immer rasches und überlegtes Handeln.

Betroffen ist vor allem das 2. und 3. Lebensjahr. Besonders gefährlich für dieses Alter sind Küche, Bad, Abstell- und Nebenräume sowie **giftige Pflanzen** im Vorgarten und anderswo.

Selbstmordversuche aus Verzweiflung kommen bereits bei Schülern am Ende der Grundschulzeit vor, häufiger dann im Jugendalter (→Pubertät, →Selbstmord).

Viele **hochwirksame Medikamente** sind bei unkontrollierter Einnahme giftig. Essigessenz, Geschirreiniger für Spülmaschinen, Entkalkungsmittel und WC-Reiniger wirken ätzend, Geschirrspülmittel schäumend. Gefährlich sind ferner Mittel zum Pflanzenschutz und gegen Unkraut, ebenso Chemikalien, wie Testbenzine, Farbverdünner. Tabak, auch die Kippe einer Filterzigarette sowie besonders die flüssigen Rückstände einer Tabakpfeife sowie Alkohol und Kosmetika sind in der Greifnähe von Kinderhänden gefährlich.

Was ist zu tun? Das Kind zum Ausspucken veranlassen, Reste mit dem Finger aus dem Mund wischen. Es soll sofort reichlich trinken, was es am liebsten mag: Saft, Wasser oder Tee, jedoch *keinen* kohlensäurehaltigen Sprudel, *kein* Salzwasser und *keine* Milch (seltene Ausnahme: Nach Verschlucken einer quecksilberhaltigen Verbindung zur Hautdesinfektion, von Holz- oder Saatbeize ist Milch das richtige Gegenmittel).

Quecksilber
: Verschlucktes metallisches *Quecksilber* aus einem zerbrochenen Fieberthermometer hingegen ist kaum giftig. Reste vom Fußboden allerdings sorgfältig entfernen, denn verdampfendes Quecksilber ist giftig.

Bewußtlosen Kindern und solchen, die Schaumbildner eingenommen haben, gibt man nichts zu trinken.

Der nächste Schritt ist der Anruf bei einer Beratungsstelle (→Vergiftungsinformation). Erbrechen mit Finger oder Löffel an der Rachenhinterwand auszulösen oder das oft schwierige Verabreichen von Ipecac-Sirup (1 Eßlöffel bei Ein- und Zweijährigen, 2 Eßlöffel für ältere Kinder) lohnt nur, wenn die Gifteinnahme nicht länger als eine Stunde zurück liegt. Die Gabe von medizinischer Kohle ist wichtiger und sollte nicht verzögert werden.

Nach dem Verschlucken von Säuren oder Laugen, Testbenzin, Farbverdünnern oder ähnlichen Lösungsmitteln *kein Erbrechen* auslösen!

Niemals Salzwasser geben, um das Kind zum Erbrechen zu bringen!

Falls das Kind vom Arzt in die Klinik bestellt wird, vom Verschluckten möglichst Verpackung und Reste vom Inhalt mitnehmen, Erbrochenes sicherstellen.

Vorbeugen: Solange die Kinder im gefährdeten Alter sind, Essigessenz, Giftiges zum Schutz der Gartenpflanzen, WC-Reiniger und was sonst noch entbehrlich ist, gar nicht erst einkaufen oder vorsichtshalber aus der Wohnung schaffen. Medikamente und gefährliche Stoffe immer außer Reichweite des Kindes aufbewahren. Niemals Ungenießbares in ein vertrautes Gefäß (Flasche, Tasse) füllen! Auf kindersichere Verschlüsse achten. Medizinische Kohle in der Hausapotheke vorrätig halten, damit durch rasches Verabreichen nach dem Giftunfall die Giftaufnahme aus dem Magen-Darmtrakt verringert wird (→Unfallverhütung im Haushalt und außer Hause, →Laugenverätzung, →Säureverätzung).

Vergiftungsinformation

In einigen großen Kinderkliniken (*Verzeichnis im Anhang*) gibt es Beratungsstellen, die rund um die Uhr telefonisch Auskunft und ärztlichen Ratschlag geben, was bei einer vermeintlichen oder tatsächlichen Vergiftung zu tun ist. Der Anrufer muß dabei möglichst klare Angaben machen:
– Zeitpunkt der Einnahme;
– Alter und ungefähres Gewicht des Kindes oder Erwachsenen;
– Aussehen, Beschaffenheit und geschätzte Menge des Verschluckten;
– Verwendungszweck, Handelsname und Hersteller des Verschluckten;
– aufgetretene Krankheitszeichen;
– falls eine Vorerkrankung oder Grundkrankheit besteht, darauf hinweisen;
– Name, Anschrift und Telefon des Anrufers, falls Rückfragen oder Rückruf nötig sind.

420

Verhaltensstörungen

Das Verhalten gesunder Kinder und Jugendlicher weist in jeder Hinsicht
und in jeder Altersstufe eine erhebliche Bandbreite auf. Erst wenn diese
überschritten wird, darf man von gestörtem Verhalten sprechen. Zu dieser
Einschätzung müssen Eltern und Kinderarzt oder Arzt für Kinder- und
Jugendpsychiatrie gemeinsam kommen.

Verhaltensstörungen sind entweder seelisch bedingt oder haben eine körperliche Ursache; dies muß der Arzt entscheiden. Gestörtes Verhalten ist
manchmal ein unbewußtes Notsignal des Kindes oder Jugendlichen, das auf
eine verzweifelte Situation aufmerksam machen soll.

→Psychotherapie für Kinder, →Familientherapie, →Heilpädagogik.

Verkehrsunfälle

→Schädel-Hirn-Trauma, →Knochenbruch, →Tetanus, →Unfallverhütung
im Haushalt und außer Hause.

Verstauchung (Fachwort „Distorsion")

Wird ein Gelenk durch Sturz oder andere Gewalt zu stark beansprucht,
kommt es zu Einrissen an den Bändern, Bluterguß und schmerzhafter
Schwellung. Beispiele sind verstauchte Hand, umgeknickter Fuß, verdreh-
tes Knie. Im Zweifel wird durch ein Röntgenbild sichergestellt, daß kein
→Knochenbruch vorliegt.

Das verstauchte Gelenk muß für einige Tage geschont, in schweren Fällen ruhiggestellt werden. Die Heilungsaussichten sind meistens gut.

Verstopfung (Fachwort „Obstipation")

Die Sorge mancher Eltern, daß sich der Darm ihres Säuglings oder Klein-
kindes nicht genügend oft entleert, ist häufiger unbegründet als begründet.
Zahl und Beschaffenheit der Stühle schwanken auch bei gesunden Kindern.
Deshalb läßt sich normaler →Stuhlgang nicht mit einer Zahl oder einem
Satz allgemeingültig beschreiben.

Insbesondere stellt die seltene Stuhlentleerung mancher vollgestillter
Säuglinge, die infolge vollständiger Ausnutzung der Muttermilch nur einmal wöchentlich oder sogar seltener stattfindet, keine echte Verstopfung
dar. Der Kinderarzt nennt dies „Pseudoobstipation".

Von Verstopfung sollte man daher nur sprechen, wenn
- die Häufigkeit des Stuhlgangs im Vergleich zu früher deutlich seltener
  geworden ist,
- die Stühle in ihrer Beschaffenheit spürbar härter geworden sind und
- die Stuhlentleerungen jedesmal Beschwerden machen.

Ursachen: Fehlernährung, nämlich Mangel an Ballaststoffen: Schokolade,
Nudeln, Weißbrot anstelle von Obst, Gemüse, Kartoffeln und Vollkornbrot;
im Kleinkindalter das einseitige Überwiegen von Milch und Milchprodukten. Ferner führen mangelnde Flüssigkeitszufuhr und krankheitsbedingte
Bettruhe unter Umständen zu Verstopfung. Bei fehlendem Appetit gibt es
eine *scheinbare* Verstopfung (→Magersucht).

Schmerzhafte Schrunden oder Hautrisse am After (→Analfissur), die
sich durch Blutfäden auf dem Stuhl bemerkbar machen, lassen die Kinder

den Stuhl verhalten und ziehen in einem Teufelskreis Verstopfung nach sich; ähnlich der Ekel vor Toiletten in der Schule.

angeborene Fehlversorgung des unteren Dickdarms   Angeborene Fehlversorgung des unteren Dickdarms oder Enddarms mit unwillkürlichen Nervenzellen (Beispiel: →Hirschsprungsche Krankheit) führt zu chronischer Verstopfung, Kotschmieren und in großen Abständen zum Entleeren einer riesigen Stuhlportion. Die Darmbewegungen (Peristaltik) ist hierbei tiefgreifend gestört. Diese Verstopfung macht sich bereits im 1. und 2. Lebensjahr mit aufgetriebenem Leib zunehmend bemerkbar.

Was ist zu tun?   **Was ist zu tun?** Bei Fehlernährung bessert sich das Beschwerdebild, sobald es gelingt, die Eßgewohnheiten dauerhaft zu ändern. Abführmittel, zuerst Milchzucker oder Laevulose und Einlauf, sollten höchstens anfangs und nur auf begrenzte Zeit eingesetzt werden. Schrunden am After sollten vom Arzt beurteilt und behandelt werden.

Eßgewohnheiten dauerhaft ändern   Die chronische Verstopfung muß genau abgeklärt werden, meist im Krankenhaus.

Viren (Einzahl: das Virus)

winzige Krankheitserreger   Winzige Krankheitserreger, die noch einfacher gebaut sind als →Bakterien. Sie bestehen nur aus Erbanlagen (→Gene) und einer Eiweißhülle. Deshalb können sie sich nur im Inneren einer lebenden Körperzelle vermehren. Dadurch machen sie die Wirtszellen und schließlich den ganzen Menschen krank.

Abwehrkräfte   Gegen viele Viruskrankheiten hilft sich der Mensch – besonders gut das junge Kind – allein durch seine Abwehrkräfte. Beispiele sind der häufige →Infekt der oberen Luftwege, außerdem →Grippe, →Windpocken/Feuchtblattern, →Masern, →Röteln, →Mundfäule, →Hepatitis, →FSME.

Manche Viruskrankheiten nehmen bei älteren Kindern, bei Jugendlichen, Erwachsenen und alten Menschen eher einen schweren Verlauf, mitunter – keineswegs immer – bleibt sogar ein Organschaden zurück. Beispiele sind →Masern, →Hepatitis, →FSME, →Kinderlähmung, →Grippe.

Einzelne Viren gefährden Neugeborene   Einzelne Viren gefährden Neugeborene (→Herpes-simplex-Viren, RS-Viren), andere bereits das Kind im Mutterleib (→Röteln, →Zytomegalie, Ringelröteln).

Bestimmte Viruskrankheiten sind immer lebensgefährlich, z. B. →Tollwut und →AIDS.

Gefährlich sind viele Viren für Patienten, die eine angeborene oder erworbene →Abwehrschwäche als Grundkrankheit haben: Die Ansteckung nimmt dann einen schweren, manchmal lebensbedrohlichen Verlauf. Beispiele sind →Windpocken/Feuchtblattern, →Masern, →Zytomegalie.

Es gibt nur wenige Arzneimittel   Behandelt werden die meisten Viruskrankheiten nur symptomatisch (→Symptom). →Antibiotika sind nicht wirksam. Es gibt nur wenige Arzneimittel, die gezielt gegen bestimmte – nicht gegen alle – Viren eingesetzt werden können wie Aciclovir bei Herpes-simplex-Hirnentzündung oder →Windpocken/Feuchtblattern. Sie sind vor allem eine Hilfe bei Patienten mit →Abwehrschwäche oder nach Transplantation.

Vorbeugen läßt sich gegen einen →Infekt der oberen Luftwege – je nach Alter und sonstigen Umständen – durch Abhärten (→Naturheilkunde).

Händewaschen   Händewaschen beugt einer Infektion auf dem Übertragungsweg (→Tröpfcheninfektion, Schmutz- und →Schmierinfektion) vor. Die wirksamsten

Vorbeugemaßnahmen sind jedoch →*Impfungen*, die es gegen einzelne Virus-krankheiten gibt; Beispiele sind →Kinderlähmung, →Röteln, →Masern, →Mumps, →Hepatitis, →FSME. Auf diesem Weg gelingt es sogar, eine Viruskrankheit völlig auszurotten. Ein bekanntes Beispiel dafür sind die echten Pocken. Antikörper gegen RS-Viren werden sehr unreifen Frühgebo-renen gespritzt, um sie vor einer schwerden Lungeninfektion mit diesen Viren im ersten Lebenshalbjahr zu schützen.

Vitamine

sind Substanzen, die nur in *geringer Menge* in Pflanzen und Tieren vor-kommen. Jedes Vitamin ist für den Stoffwechsel unentbehrlich. Der Körper kann seine Vitamine aber nicht selbst herstellen, sondern ist auf deren Zu-fuhr durch die Nahrung oder ein Medikament angewiesen (beim Vitamin D auch auf das Sonnenlicht).

Vitamine werden mit großen Buchstaben bezeichnet, verwandte oder zusammengehörende mit einer dazugesetzten kleinen Zahl. Jedes Vitamin trägt außerdem einen chemischen Namen; Vitamin C heißt beispielsweise Ascorbinsäure.

Entdeckt wurden die Vitamine durch ihre Mangelerscheinungen. Auch ihre Wirkungsweise wurde dabei erkannt. Wo sie aber im Stoffwechsel ein-greifen, ist erst zum Teil geklärt. Beim →Stillen muß die Mutter auf eine *ausgewogene* Ernährung achten, damit der Säugling keinen Vitaminmangel erleidet.

Vitamin A: Wichtig für die Netzhaut der Augen. Außerdem schützt es die Zellen an der Oberfläche von Haut und Schleimhäuten.

Der Bedarf wird beim gestillten Säugling durch Muttermilch gut gedeckt; später erfolgt die Zufuhr dann vor allem durch Eigelb, Milchfett, Margarine, Leber, Fischöl, Palmnußöl, grünes Gemüse, Karottenmus und -saft, Toma-ten, Aprikosen.

Frühgeborene bringen nur einen geringen Vorrat an Vitamin A mit. An-sonsten kommt ein Vitamin-A-Mangel hierzulande nur selten vor. Überdo-sierung an Vitamin A ist für das Hirn schädlich.

Vitamin B: Die Vitamine B1, B2, usw. bilden einen Komplex und wirken im Stoffwechsel auf vielfältige Weise. Ein Mangel wirkt sich auf das Nerven-system und die Blutbildung im Knochenmark zuerst aus.

Der Bedarf wird am sichersten durch einen ausgewogenen Verzehr pflanzlicher *und* tierischer Lebensmittel gedeckt, also durch Vollkornge-treide, Hefe, Nüsse, Rohkost, Eigelb, Milch, Fleisch, Leber und Fisch.

Kinder, die *hierzulande* streng vegetarisch oder sogar vegan ernährt wer-den, laufen vor allem in den ersten Lebensjahren Gefahr, durch Vitamin-B12-Mangel Schäden am Gehirn davonzutragen, die nicht wieder zu behe-ben sind (→Beikost).

Folsäure ist ein Vitamin aus der B-Gruppe. Spielt eine wichtige Rolle bei der Zellteilung und den Wachstumsprozessen in der Schwangerschaft. Eine ungenügende Folsäurezufuhr ist eine der Ursache für Fehlentwicklungen des Rückenmarks (offener Rücken →Spina bifida). Alle Frauen im gebär-fähigen Alter, vor allem die mit einem Kinderwunsch sollten täglich zusätzlich 0,4 mg Folsäure entweder als Folsäuretabletten oder in Form eines Multivitaminpräparates einnehmen. In den angelsächsischen Ländern (USA, Kanada, Irland) wird Folsäure dem Brotmehl zugesetzt, um damit die Zufuhr zu erleichtern, weil mit diesem Vitamin auch die Rate an Herz-Kreislauf-Erkrankungen und Dickdarmkrebs gesenkt werden kann.

Vitamin C: Wo dieses Vitamin im Stoffwechsel wirkt, überblickt man noch nicht vollständig. Gebraucht wird es jedenfalls beim Aufbau des Binde- und Stützgewebes sowie der Zähne, ebenso für den Zusammenhalt von Gefäß-wandzellen. Deshalb sieht man flohstichartige Hautblutungen und Zahn-fleischbluten bei einem Mangel, der hierzulande allerdings höchst selten vorkommt.

Aufbau des Binde- und Stützgewebes

Der Bedarf wird gedeckt durch Kartoffeln, frisch geerntetes und zuberei-tetes Gemüse und Obst (vor allem schwarze Johannisbeeren, Hagebutten und Zitrusfrüchte). Längeres Lagern nach der Ernte oder gar Überwintern sowie wiederholtes Aufwärmen zerstören Vitamin C.

Die normale Zufuhr mit der Nahrung durch Vitamin-Tabletten noch zu erhöhen ist meistens nicht sinnvoll, weil jeder Überschuß an Vitamin C im Urin wieder ausgeschieden wird.

Es ist sicherlich ratsam, während einer Infektionskrankheit und in der anschließenden Erholungszeit auf eine genügende Vitamin-C-Zufuhr zu achten. Ob Vitamin C gegen einen →Infekt der oberen Luftwege vorbeugend wirkt, ist allerdings umstritten (→Erkältung, →Bronchitis).

Vitamin D: Eigentlich nur eine Vorstufe, aus der schrittweise in Leber und Nieren der Botenstoff Calcitriol (→Hormone) gebildet wird, der für den Knochenstoffwechsel unentbehrlich ist. Calcitriol gibt zusammen mit Hor-monen der Nebenschilddrüse dem wachsenden Skelett des Kindes seine Festigkeit und schützt es vor Verformung, unter Umständen sogar vor Kno-chenbruch. Darüber hinaus wird den Zähnen zu gesundem Zahnschmelz verholfen.

Knochen-stoffwechsel

Der Ansatzpunkt dieses Botenstoffs liegt nicht nur im Knochen selbst; bereits in der Darmwand sorgt er dafür, daß genügend Calcium und Phos-phor aus der Nahrung aufgenommen wird, und in den Nieren bremst er den Verlust dieser Baustoffe im Urin. Darüber hinaus stärkt er die Abwehrkräfte (→Infekt der oberen Luftwege).

stärkt die Abwehrkräfte

Vitamin D braucht vor allem das wachsende und gut gedeihende Kind. Deshalb ist der Bedarf im Säuglingsalter am größten, vor allem bei Frühge-borenen während des Aufholwachstums.

Vitamin D entsteht mit Hilfe von Sonnenlicht in der Haut. Außerdem wird es bei ausgewogener Ernährung, die auch Eigelb, Butter und Fisch berücksichtigt, aufgenommen.

Sonnenlicht

Ein Säugling bekommt ausreichend Vitamin D, wenn
− er sechs Monate voll gestillt wird (→Stillen) *und*
− diese Zeit in den sonnenreichen Sommermonaten liegt *und*
− die Mutter sich ausgewogen ernährt und sich genügend in der Sonne auf-hält.

Da diese Bedingungen nicht immer gleichmäßig erfüllbar sind, empfehlen die Kinderärzte sicherheitshalber eine **Vitamin-D-Prophylaxe** für *alle Kinder* im ersten Lebensjahr: Mit Beginn der stetigen Gewichtszunahme in der zweiten Lebenswoche werden 400 Einheiten Vitamin D täglich als kleine Tablette oder Tropfen dem Säugling in den Mund gegeben; anschließend läßt man ihn seine Nahrung trinken. Frühgeborenen wird zunächst die doppelte Dosis verordnet. Wo das Trinkwasser fluorarm ist, empfiehlt sich die gleichzeitige Vorbeugung gegen →Karies mit 0,25 mg Fluorid in einer einzigen Tablette. Vitamin-D-Prophylaxe für alle Kinder

Seit die Vitamin-D-Prophylaxe weit verbreitet ist und auch das volle Stillen wieder zunimmt, gibt es nur noch selten →Rachitis, die Vitamin-D-Mangelkrankheit. Das Kind einer stillenden Mutter, die sich streng vegetarisch ernährt und keine Vitamin-D-Prophylaxe vornimmt, läuft Gefahr, Rachitis zu bekommen; eine solche Mutter sollte sich dann wenigstens viel in der Sonne aufhalten. Sicherer ist die tägliche Gabe der Vitamin-D-Tablette. Rachitis

Kinder mit chronischem →Nierenversagen brauchen täglich eine hohe Dosis Vitamin D. Es gibt seltene angeborene Störungen im Stoffwechsel von Vitamin D und seinem Botenstoff Calcitriol, die lebenslang behandelt werden müssen.

Vitamin E: Dessen Funktion kennt man erst teilweise: Es spielt im Fettstoffwechsel eine Rolle und schützt dabei die Zellwände. So bewahrt es z. B. die roten Blutzellen vor verkürzter Lebenszeit (→Blutarmut). Fettstoffwechsel

Vitamin E findet sich im Pflanzenöl, in einigen Getreidearten, grünen Hülsenfrüchten, Eiern, Butter und Leber. Auch →Muttermilch enthält Vitamin E, vor allem die Vormilch.

Frühgeborene bringen nur einen geringen Vorrat an Vitamin E mit. Dem muß bei der Betreuung Rechnung getragen werden.

Kinder mit gestörter Fettverdauung (→Gallengangsatresie, →Mukoviszidose) brauchen Vitamin E als Medikament. Es wird alle paar Wochen oder häufiger zusammen mit den drei anderen fettlöslichen Vitaminen A, D und K mit einer Spritze in den Muskel verabreicht.

Vitamin K: Der Buchstabe K bedeutet *Koagulation* (Gerinnung) und bezieht sich auf die Funktion dieses Vitamins: Es ist für die →Blutgerinnung unentbehrlich. Blutgerinnung

Ein Mangel an Vitamin K birgt die Gefahr, daß es ohne äußere Verletzung oder sonstige Gewalt in die Haut oder Schleimhäute blutet. Blaue Flecken oder Nasenbluten ohne erkennbaren Anlaß sind die Folgen; mitunter blutet es sogar in die inneren Organe.

Vitamin K ist im grünen Gemüse (Salat, Spinat, Broccoli) enthalten sowie in der Kuhmilch und in käuflichen Säuglingsmilchen.

Der Vitamin-K-Gehalt der Muttermilch ist knapp, am meisten enthält noch die Vormilch. Die Mehrzahl der Neugeborenen wird daher knapp, aber ausreichend mit Vitamin K versorgt. Nur einige, die der Arzt allerdings meist nicht rechtzeitig als gefährdet erkennen kann, haben tatsächlich einen Mangel an Vitamin K und bekommen deshalb leicht Blutungen. Das sind teils harmlose blaue Flecken in der Haut, teils aber blutet es in die inneren Blutungen

Organe, vor allem ins Gehirn. Solche Blutungen sind schwerwiegend oder sogar lebensbedrohlich.

Um diesen Blutungen vorzubeugen, empfiehlt sich derzeit: Alle, auch die gesund erscheinenden Neugeborenen, bekommen als **Vitamin-K-Prophylaxe** am Tag der Geburt sowie eine und vier Wochen später 2 mg Vitamin K in den Mund geträufelt. Darüber hinaus sollten stillende Mütter darauf achten, reichlich grünes Blattgemüse zu essen.

Ein Neugeborenes, dessen Mutter Medikamente gegen →Krampfanfälle (Epilepsie) einnehmen muß, hat in den ersten Lebenstagen einen besonders hohen Bedarf an Vitamin K. Das gilt auch für Kinder mit Fehlbildungen der Gallenwege oder einer Schädigung der Leber aus anderen Gründen. In solchen Fällen muß Vitamin K frühzeitig und in höherer Dosis in den Muskel verabreicht werden.

Vorhautverengung
→Phimose.

Vorhofseptumdefekt (abgekürzt VSD)

Ein angeborener →Herzfehler, nämlich ein Loch in der Vorhofscheidewand. Dies führt bei jedem Herzschlag zu einem Blutfluß vom linken in den rechten Vorhof (Links-Rechts-→Shunt). Somit wird das rechte Herz und der Lungenkreislauf zusätzlich belastet. Einen ersten Hinweis bekommt der Arzt beim Abhorchen des Neugeborenen oder jungen Säuglings (→Herzgeräusch). Die genaue Diagnose liefert die Sonografie (→bildgebende Verfahren).

Kinderarzt und Herzspezialist besprechen mit den Eltern, ob und wann eine Operation durchgeführt werden sollte.

Vorschule
→Kindergarten.

Vorsorgeuntersuchungen

dienen dem frühen Erkennen von Krankheiten und Entwicklungsstörungen im Säuglings- und Kleinkindalter.

Vorgesehen sind Vorsorgeuntersuchungen in bestimmten Zeitspannen zwischen dem ersten Lebenstag und dem Alter von sechs Jahren (Mutter-Kind-Paß). Sinnvoll sind auch spätere Vorsorgeuntersuchungen im Schul- und Jugendalter (→Pubertät).

Krankheiten, die rechtzeitig erkannt werden müssen, damit den Kindern bestmöglichst geholfen werden kann, sind zum Beispiel →Hüftdysplasie, →Hodenhochstand, →Muskeldystrophie, →Schielen und Schwachsichtigkeit, →Schwerhörigkeit. Das gilt auch für den Entwicklungsstand beim Schuleintritt, um späteren Enttäuschungen vorzubeugen.

Auch der →Guthrie-Test im Neugeborenenalter, heutzutage besser →Neugeborenen-Screening genannt, dient der Vorsorge.

Wachstumsfugen (Fachwort „Epiphysenfugen")

Bis das Längenwachstum abgeschlossen ist, haben die Röhrenknochen zwischen ihrem Mittelstück und den beiden kleinen Endstücken jeweils eine scheibenförmige Knorpelschicht, von der aus der Knochen in die Länge wächst. Auf dem Röntgenbild erkennt man diese Wachstumsfuge als ein dunkles Band.

Jugendliche, die ausgewachsen sind, haben keine erkennbaren Wachstumsfugen mehr, weil diese dann verknöchert sind.

An Hand der Wachstumsfugen läßt sich feststellen, ob das Knochenalter mit dem Lebensalter übereinstimmt, ob es hinter ihm zurückliegt oder ihm vorauseilt. So läßt sich auch das künftige Längenwachstum und – je nach Umständen – auch die Endgröße im Erwachsenenalter abschätzen. Deshalb achtet der Arzt, wenn es um Großwuchs, →Minderwuchs oder Schilddrüsenunterfunktion (→Hypothyreose) geht, immer auch auf die Wachstumsfugen.

Beim →Knochenbruch im Kindes- und Jugendalter richtet sich die Behandlung unter anderem auch danach, ob der Bruchspalt durch eine Wachstumsfuge geht oder nicht.

Die Wachstumsfugen sind häufig die Stellen im Skelett, an denen sich eine Knochenmarkentzündung festsetzt (→Osteomyelitis).

Wachstumshormon

Seine Wirkung ist viel umfassender, als es der Name vermuten läßt (→Hormone); auch der Erwachsene braucht es noch.

Ausgeschüttet ins Blut wird es von der Hypophyse, und zwar stoßweise rund um die Uhr, besonders kräftig nachts im Tiefschlaf. Unter bestimmten Umständen werden die Wachstumshormonstöße noch verstärkt: z. B. bei körperlicher Anstrengung, Unterzuckerung (→Hypoglykämie) sowie während der →Pubertät.

Das Wachstumshormon bewirkt über andere Botenstoffe an den →Wachstumsfugen das Längenwachstum des Skeletts und trägt zur Festigkeit der Knochen bei. Darüber hinaus hilft es, den Zucker- und Fettstoffwechsel zu steuern. Es wirkt auf Fettpolster, Muskeln und Haut ein. Es unterstützt die Abwehrkräfte des Körpers und spielt im Nervensystem eine wichtige Rolle.

→Minderwuchs im Kindesalter hat allerdings viel häufiger eine andere Ursache als den Mangel an Wachstumshormon. Ausschlaggebend ist zumeist eine chronische Erkrankung eines Organs (→Nierenversagen, unbehandelter →Herzfehler mit →Zyanose); oder der Minderwuchs liegt in der

Familie oder nur in den Erbanlagen des Betroffenen (→Achondroplasie,
→Ullrich-Turner-Syndrom).

Das Wachstumshormon ist als Medikament verfügbar. Die Frage, ob und
unter welchen Umständen es zur Therapie eingesetzt werden soll, beurteilt
der Spezialist (Endokrinologe).

Wachstumskurven (siehe auch Abbildung nächste Seite)

Sie dienen dazu, Körperlänge, Gewicht und Kopfumfang im Säuglings-,
Kindes- und Jugendalter zu verfolgen und mit Normalwerten zu verglei-
chen. Dabei ist immer deren *Bandbreite* zu berücksichtigen, ausgedrückt in
Perzentilen oder Standardabweichungen.

Zum besseren Verständnis: Liegt ein Kind mit seinem Gewicht auf der
90. Perzentilen, dann sind 90 Prozent aller Gleichaltrigen leichter und zehn
Prozent schwerer. Ein gesundes Kind bleibt mit seinen Körpermaßen weitgehend perzentilentreu, egal ob es nun innerhalb der Streubreite über oder
unter der 50. Perzentilen liegt.

Geht es um →Minderwuchs oder Eintritt und Verlauf der →Pubertät, ist
die *Wachstumsgeschwindigkeit* in cm pro Jahr eine weitere hilfreiche An-
gabe für den Arzt. Wachstumskurven braucht der Arzt ferner bei Großwuchs,
Übergewicht (→Fettsucht), Mangelernährung und →Hydrozephalus.

Auch um →Mangelgeborene von unreifen Kindern zu unterscheiden,
sind Wachstumskurven nötig, auf denen man die Schwangerschaftsdauer
mit Länge und Gewicht des Neugeborenen vergleicht (→Frühgeburt).

Wachstumsschmerzen

→Gliederschmerzen.

Wadenwickel

→Wickel.

Warzen

Auf der Haut wuchernde Knötchen. Sie treten meist einzeln oder in geringer Zahl an Fingern, Händen, am Gesicht oder anderen Körperstellen auf.
Sie werden hervorgerufen durch →Viren. Falls sie stören, lassen sie sich
mit äußerlichen Mitteln und nach wiederholter Anwendung entfernen.
Schmerzhaft beim Laufen sind mitunter →Dornwarzen. →Dellwarzen werden meist mit einem Instrument entfernt; sie sind manchmal zahlreich.

Wasserkopf

→Hydrozephalus.

Waterhouse-Fridrichsen-Syndrom

Nach den beiden Erstbeschreibern aus England und Dänemark benannt:
eine lebensbedrohliche Krankheit, hervorgerufen durch →Bakterien, meistens →Meningokokken, die vor allem ältere Säuglinge und Kleinkinder
befällt. Das Besondere ist hierbei die rasante Geschwindigkeit, mit der sich
in wenigen Stunden der schwerstkranke Zustand des Kindes entwickelt.
Über die Blutbahn wird der Körper von den Bakterien überschwemmt, und
zwar bis ins Nervenwasser (→Liquor) hinein. Der Blutkreislauf wird durch

WACHSTUMSKURVEN

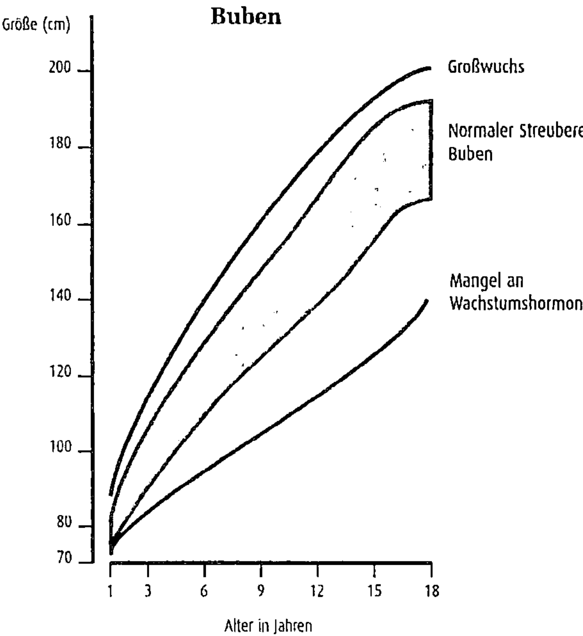

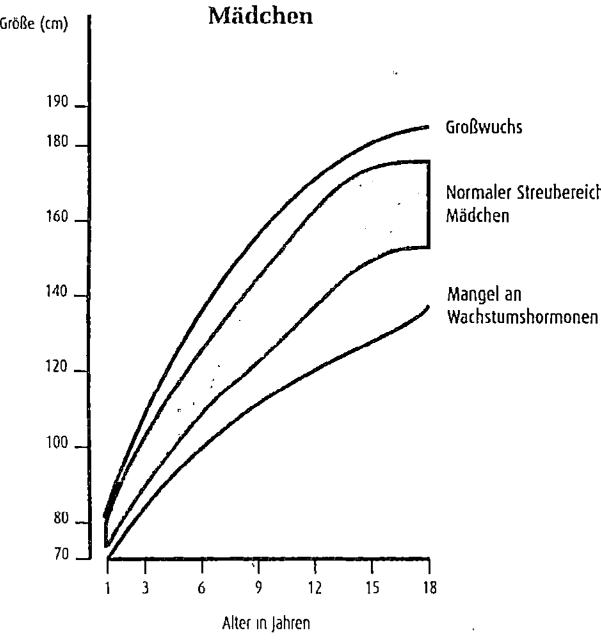

Das Wachstum verläuft mit deutlicher Streubreite, ausschlaggebend ist in erster Linie die erbliche Veranlagung: Große Eltern haben größere Kinder, kleine Eltern bekommen eher kleinere Kinder. – Minderwuchs kann vielerlei Ursachen haben (Mangel an Wachstumshormon, langfristige Unterernährung wie bei Mukoviszidose, Zöliakie oder chronische Nierenleiden, ferner gestörte Erbanlagen u. a. m.).
Langfristig überernährte Kinder werden übergewichtig und überdurchschnittlich groß.

429

schwersten Schock gelähmt, das Bewußtsein getrübt. Auf der Haut erkennt man schon zu Lebzeiten Totenflecken. Zusätzlich zeigen Blutungen in die Haut und →Nebennieren, daß die Gerinnung nicht mehr funktioniert.

Was ist zu tun?
Was ist zu tun? Ein so erkranktes Kind braucht so rasch wie möglich eine Krankenhausbehandlung. Dort müssen Schock und Bakterien energisch behandelt werden, ebenso der Ausfall der Nebennieren.

Personen, die einen nahen Kontakt zum erkrankten Kind hatten (Familienangehörige, Kinder aus derselben Kindergartengruppe) werden vorbeugend kurz mit →Antibiotika (Rifampicin) behandelt. Bei Schulkindern, die weniger empfänglich als Säugline und Vorschulkinder sind, wird die vorbeugende Behandlung erst bei dem 2. Erkrankungsfall in der Klassengemeinschaft empfohlen.

Weichschädel (Fachwort „Craniotabes")

Eines der Zeichen, an denen man eine →Rachitis erkennt.

Weitsichtigkeit (auch „Übersichtigkeit" genannt; Fachwort „Hyperopie")

Einer der Brechungsfehler des Auges. Er entsteht, wenn der Längsdurchmesser von Augapfel und Augenhöhle für die Brechkraft von Hornhaut, Linse und Glaskörper zu kurz ist, also die Brechkraft für den Durchmesser zu schwach ist. Deshalb liegt beim entspannten Blick in die Ferne die Stelle des Scharfsehens hinter der Netzhaut.

Ist die Weitsichtigkeit ausgeprägt, stellt sich mitunter schon im Kleinkindalter →Schielen ein. Dies muß augenärztlich beurteilt und behandelt werden. In leichten Fällen genügt eine Brille etwa vom Schulalter an. Mitunter bessert sich die Weitsichtigkeit im zweiten Lebensjahrzehnt.

Werdnig-Hoffmannsche Krankheit

Nach zwei Nervenärzten aus Graz und Heidelberg benannt: eine angeborene fortschreitende Erkrankung der Nervenzellen, die vom Rückenmark aus die Muskeln versorgen. Der Arzt spricht deshalb auch von *spinaler Muskelatrophie*. Nicht zu verwechseln mit →Muskeldystrophie; denn dort sitzt die Krankheit *in* der Muskelzelle.

Der Erbgang der Werdnig-Hoffmannschen Krankheit ist rezessiv (→Erbkrankheiten). Den Muskeln, die von ihren zugehörigen Nerven nicht richtig versorgt werden, fehlt es an Spannkraft. Die zu leistende Muskelarbeit läßt mehr und mehr nach.

Symptome: Die Mutter spürt schon in der Schwangerschaft die Bewegungsarmut eines solchen Kindes. Nach der Geburt macht sich die Krankheit in den ersten Monaten zunehmend bemerkbar: Der Säugling liegt meist schlaff im Bett, strampelt nicht und rührt sich kaum. Die Haltung der Arme erinnert an zwei Henkel, die der Beine an Froschschenkel. Mitunter ist das Zwerchfell zunächst noch besser versorgt; deshalb fällt in dieser Zeit die Bauchatmung ins Auge.

Das Kind lernt kaum sitzen, niemals stehen oder laufen. Es stirbt meistens im zweiten Lebenshalbjahr, oder in den späteren Monaten, und zwar gewöhnlich im Gefolge einer →Lungenentzündung.

Eine wirksame Therapie ist noch nicht gefunden.

Wespenstich

Die Reaktion auf Wespenstiche und ihre Behandlung ist vergleichbar mit
dem →Bienenstich.

Wickel

stammen aus der →Naturheilkunde, sind aber ebenso aus schulmedizinischer Sicht in vielen Fällen eine sinnvolle Maßnahme.

Feuchte Wickel werden gegen hohes →Fieber angewandt, als Brust-,
Bauch- oder Wadenwickel. Wichtig ist, daß sich die Haut auch fieberwarm
anfühlt; herrscht das Fieber nur im Körperinneren (gemessen im After) und
sind die Gliedmaßen im Gegensatz dazu kühl, stellen Wadenwickel keine
Hilfe für das Kind dar. Das Wasser für die Wickel sollte 18° bis 20° C warm
sein; so bewirkt der Temperaturunterschied zur Haut ein vorsichtiges Abkühlen und Senken des Fiebers. Das feuchtnasse Handtuch wird um die
nackte Brust, um Bauch oder Beine gewickelt. Anschließend wird das Kind
in ein Badetuch gehüllt. Nach zehn Minuten bis einer halben Stunde erneuert man den Wickel. Auf diese Weise wird das Fieber rasch gesenkt und das
zuvor hochfiebernde Kind oft obendrein noch beruhigt. Wendet man den
Wickel an mehr als einem Körperteil gleichzeitig an, steigert sich die Wirksamkeit.

Ölwickel – etwa über Nacht um die Brust – lindern manchen Husten, als
Halswickel auch Halsweh, sofern der Arzt das Kind zuvor untersucht und
den Wickel befürwortet hat. Der Halswickel muß auch am Kieferwinkel gut
anliegen.

Alkoholumschläge wirken durch Verdunsten kühlend, schmerz- und juck-
reizstillend, z. B. bei Beschwerden nach Insektenstichen (→Bienenstich).
Man nimmt dazu verdünnten Alkohol; im Säuglingsalter sollte man damit
zurückhaltend sein.

Quark- oder Topfenwickel sind ebenfalls ein Hausmittel, das sich schon
häufig bewährt hat:
– im Kindergarten- und Schulalter bei akuter →Bronchitis, um das Abhu-
  sten des Schleims zu erleichtern;
– bei geschwollenen →Lymphknoten am Hals; der Arzt sollte diese aber
  zuvor beurteilt und den Wickel befürwortet haben;
– gegen Schmerzen und Schwellung am Gelenk, bei einem Bluterguß oder
  einer Verstauchung, sofern keine weitere Verletzung vorliegt, die eine
  andere Behandlung erfordert;
– für die stillende Mutter bei schmerzhaftem Milchstau im Wochenbett.

Anwendungsbeispiel: Topfen oder Magerquark im Sieb abtropfen lassen,
auf Zimmertemperatur bringen, messerrückendick und handtellergroß auf
ein ausgebreitetes Taschentuch auftragen – für größere Flächen auf ein
Gästehandtuch – und die Tuchränder einschlagen. Diesen Wickel dann auf
die betroffene Körperstelle legen und mit breiter elastischer Binde um-
wickeln, damit er gut hält. Dauer: drei bis fünf Stunden, bei schlafendem
Kind auch über Nacht. Nimmt man dann den Wickel ab, ist der Quark/Top-
fen deutlich eingetrocknet. Wiederholung nach Bedarf. Stehen Husten und
Verschleimung im Vordergrund, darf man noch einige Tropfen ätherisches
Öl auf den ausgebreiteten Quark/Topfen geben.

Wiederbelebung (Fachwort „Reanimation")

Findet man ein Kind leblos, sei es im Bett, sei es nach Unfall, muß man versuchen, rasch zweierlei zu erkennen:

1. *Atmet das Kind?* Ist Atemgeräusch zu hören? Bewegt sich der Brustkorb? Bewegungen der Lippen oder Nasenflügel?

2. *Schlägt sein Herz?* Ist der Puls zu tasten? Gewöhnlich an der Daumenseite des Handgelenks oder am Hals unterhalb des Kieferwinkels fingerbreit zur Mitte hin. Ist der Herzschlag zu hören? Mit dem Ohr auf der – vom Kind aus gesehen – linken Seite des entkleideten Brustkorbs.

Lautet die Antwort „nein", ruft man möglichst einen weiteren Helfer und auf jeden Fall den Notarzt herbei. Bis zu dessen Eintreffen folgen die **Schritte A, B und C.**

Gleichzeitig achtet man auf Erbrechen, auf →Krampfanfälle, auf Farbe und Temperatur der Haut: blau, blaß, marmoriert, fleckig, kalt oder warm? Außerdem auf das Bewußtsein des Kindes: Ist es ansprechbar? Reagiert es auf Schmerzreize (z. B. Kneifen)? Bewußtlose, die noch atmen, bringt man in die *stabile Seitenlage.*

Handelt es sich um einen Unfall, muß man als erstes dafür sorgen, daß dem Kind keine weitere Gefahr droht: durch Feuer, Trümmer, Straßenverkehr.

Schritt A: Atemwege freimachen.

Das Kind auf fester Unterlage flach auf den Rücken legen. Erbrochenes mit den Fingern aus der Mundhöhle wischen, Kopf in den Nacken beugen und Kinn rechts und links am Unterkiefer nach vorn schieben, damit die Zunge nicht nach hinten fällt. Unter Umständen beginnt jetzt das Kind zu atmen und bekommt wieder Farbe, so daß die weiteren Schritte entfallen!

Schritt B: Beatmen durch Atemspende.

Bei Säuglingen und Kleinkindern: Mund des Atemspenders auf Mund und Nase des Kindes legen und mit tiefen Atemzügen langsam in dessen Mund- und Nasenhöhle atmen, ohne zu blasen. Bei jeder Atemspende muß sich der Brustkorb des Kindes heben. Andernfalls zurück zu Schritt A, um nach Atemhindernis zu suchen (→Ersticken). Nach vier Atemspenden versucht man, den Puls des Kindes zu tasten.

Bei größeren Kindern und bei Jugendlichen: Nase mit Daumen und Zeigefinger zudrücken. Mund des Atemspenders auf den Mund des Leblosen legen.

Schritt C: Zirkulation des Blutes durch Herzmassage in Gang setzen.

Falls nach den ersten vier Atemspenden mit Schritt B kein Puls zu tasten ist, beginnt unverzüglich die Herzmassage auf fester Unterlage: Bei Säuglingen drücken Zeige- und Mittelfinger des Helfers auf die untere Hälfte des Brustbeins, das sich dabei spürbar der Wirbelsäule nähert, damit vor allem der Druck im Brustkorb erhöht wird; und zwar 80- bis 100mal pro Minute. Druck und Entlastung sind dabei von gleicher Dauer; am besten zählt man: eins und zwei und drei und vier und fünf. Dann *ohne Pause* eine Atemspende, anschließend wieder Massage usw. Bei Kleinkindern drückt man mit dem Handballen, bei älteren Kindern und bei Jugendlichen mit dem

Handballen und der darübergelegten Hand auf die untere Hälfte des Brustbeins. Dabei kniet der Helfer im rechten Winkel neben dem Brustkorb des Leblosen.

Die Herzmassage muß einerseits wirksam, andererseits aber auch mit Gefühl durchgeführt werden, damit es möglichst nicht zu Knochenbrüchen im Brustkorb kommt.

Die Schritte B und C der Wiederbelebung ohne Unterbrechung bis zum Eintreffen eines Arztes fortsetzen. Auch unter anfangs hoffnungslos erscheinenden Umständen nicht zu rasch aufgeben. Der Arzt entscheidet über die weiteren Maßnahmen: Fortsetzung der Beatmung mit Hilfe einer →Intubation durch den Notarzt vor Ort, Transport ins Krankenhaus oder Abbrechen der Wiederbelebung.

Die Schritte A, B und C sowie die stabile Seitenlagerung lernt man im Erste-Hilfe-Kurs.

Willebrandsche Krankheit (nach E. von Willebrand, einem der beiden Erstbeschreiber, benannt)

Ein angeborenes Blutungsübel, das im Gegensatz zur →Bluterkrankheit auch bei Mädchen vorkommt. Der Problempunkt liegt in den Blutplättchen, die schon zu Beginn der →Blutstillung ihrer Aufgabe nicht nachkommen können, weil ihnen dazu ein Werkzeug, der Willebrand-Faktor, fehlt. Die Folge sind häufiges Nasenbluten, Zahnfleischbluten, blaue Flecken und flohstichartige Blutungen in der Haut sowie unerwartetes Bluten nach chirurgischer Operation oder Verletzung. Frauen haben verstärkte Monatsblutungen.

Es ist mitunter schwierig, die Willebrandsche Krankheit von einer leichten Form der Bluterkrankheit zu unterscheiden. Erst die Bestimmung der Blutungszeit zusammen mit speziellen Untersuchungen von Blutproben im Gerinnungslabor schaffen hier Klarheit und lassen auch die einzelnen Formen der Willebrandschen Krankheit, die jeweils eine etwas unterschiedliche Therapie erfordern, voneinander abgrenzen.

Die Willebrandsche Krankheit schafft für die Betroffenen meist weniger Probleme als die Bluterkrankheit.

Wilms-Tumor
→Nephroblastom.

Wilsonsche Krankheit

Benannt nach dem Londoner Neurologen Samuel A. Wilson. Eine seltene angeborene Störung im Kupferhaushalt des Körpers. Die Leberzellen können dieses lebenswichtige Spurenelement nur noch aufnehmen, aber nicht mehr loswerden. Die Leber speichert deshalb in den Kindheitsjahren immer mehr Kupfer und wird dadurch zunehmend geschädigt. Schließlich lagert sich das überschüssige Kupfer allmählich auch außerhalb der Leber ab: im Gehirn, manchmal als grünbrauner Ring auf der Hornhaut der Augen, in den Nieren und in anderen Organen. Der Erbgang ist rezessiv (→Erbkrankheiten).

Die **Symptome** entwickeln sich schleichend im Grundschulalter oder vor und in der →Pubertät. Sie sind zunächst nur wenig kennzeichnend, später sind es die Zeichen einer →Leberzirrhose; schließlich erfolgt ein →Leberversagen. Mitunter ist die Lebenszeit der roten Blutzellen als Folge des gespeicherten Kupfers verkürzt (→hämolytische Anämie).

Der Schaden am Nervensystem zeigt sich meist erst im 2. Lebensjahrzehnt: gestörte Sprache und Schrift, Stolpern beim Gehen, unsichere, zittrige Bewegungen, veränderter Gesichtsausdruck. Auch seelisches Verhalten, Stimmung und Schulleistungen leiden. Unbehandelt sterben die meisten Patienten in ihrem 2. oder 3. Jahrzehnt.

Was ist zu tun? Die Diagnose muß mit größter Sicherheit und frühzeitig gestellt werden. Dazu gehört in der Regel die Entnahme eines winzigen Stückchens Leber, um deren Kupfergehalt zu bestimmen (→Biopsie).

Es gibt Medikamente wie D-Penicillamin, Zinksalze, die einzunehmen sind. Sie transportieren das Kupfer über den Harn aus dem Körper heraus. Dadurch werden die übervollen Kupferspeicher entleert. Die Symptome bessern sich. Den Erfolg der Therapie mißt man an der Kupferausscheidung im Urin. Ein frühzeitiger Therapiebeginn vermag das Auftreten von Symptomen sogar zu verhindern.

Nebenwirkungen auf Blutbild, Haut, Nieren oder Körpertemperatur kommen vereinzelt vor.

Beim Essen werden kupferreiche Speisen gemieden (Schokolade, Nüsse, Fisch, Leber). Das Leitungswasser sollte möglichst kupferarm sein.

Bei Leberversagen wird eine Transplantation durchgeführt.

Windel

Viele Eltern fragen sich anfangs, ob sie Stoffwindeln oder Einmalwindeln den Vorzug geben sollen. Dies ist weniger eine medizinische als eine persönliche Frage und betrifft vor allem den Zeitaufwand. Beide Windeln haben ihre Vor- und Nachteile für die Umwelt: Waschmittel und Wasser einerseits, Abfallvolumen andererseits. Mitunter kommt es auf den Versuch an: Manches Kindergesäß ist unter lockerer Stoffwindel weniger wund, manches unter Einmalwindeln.

Im Durchschnitt läuft unser Nachwuchs bis ins 3./4. Lebenjahr mit einem Windelpaket herum. Beabsichtigte Erziehungsmaßnahmen vor diesem Alter können das Kind überfordern. Meist wird zuerst die Kontrolle des Stuhlgangs, später der Blasenentleerung erreicht; zunächst tagsüber, danach auch nachts. Statistiken zeigen, daß noch fünf bis zehn Prozent der Kinder mit sechs Jahren in der Nacht einnässen.

Windelausschlag

→Windeldermatitis.

Windeldermatitis

Eine Entzündung der Haut dort, wo die →Windel sitzt. Säuglinge werden hier leicht wund. Das kann eine geringe oder starke Rötung sein und gelegentlich sogar ein offenes, blutiges Wundsein. Beim Kind sorgen nasse oder schmutzige Windeln dann für Unruhe und vermehrtes Schreien.

Ursache des Wundseins ist der langdauernde enge Kontakt der Haut mit Urin, Stuhl und Windel. Der bekannte →Soor findet erst auf der wunden Haut den Boden, auf dem er sich ausbreiten kann.

Was ist zu tun? Das A und O der *Behandlung* und der *Vorbeugung* besteht Was ist zu tun?
darin, der Luft häufig und genügend lange freien Zutritt zur Haut des
gesamten Windelbereichs zu ermöglichen. Das bedeutet: häufiges Wechseln
der Windel, nötigenfalls auch nachts. Die Haut bei jedem Trockenlegen mit Luft und Sonne
lauwarmem Wasser von Urin und Stuhlresten befreien; das Kind mit nack- dranlassen
tem Gesäß eine Weile strampeln lassen, mit ihm turnen und spielen, bevor
die Haut wieder eingecremt und die frische Windel angelegt wird.

Auch die Sonne darf kurzzeitig auf die Haut im Windelbereich scheinen.
Bewährt hat sich besonders bei offenem Wundsein ein fünf bis zehn Minu- lauwarmes
ten langes *lauwarmes* Fönen. Diese Maßnahmen sind zwar zeitaufwendig, Fönen
aber entscheidender als die Frage Stoffwindel oder Einmalwindel und die
Wahl der Salbe oder Creme. Hautpflege-

Mitunter ist es in hartnäckigen Fällen angebracht, daß der Arzt zusätzlich mittel gegen
ein Hautpflegemittel verordnet, das ein soorwirksames Medikament enthält. Soor

Windpocken (Fachwort „Varizellen", auch Feuchtblattern genannt, siehe Bild 22)

Eine der verbreiteten →Kinderkrankheiten; sie ist hochgradig ansteckend, verbreitete
aber meistens günstig verlaufend. Kinderkrankheit

Ursache: Der Erreger gehört zu den →Viren und heißt Varizellen-Zoster-
Virus (VZV), weil er unter bestimmten Umständen auch den →Zoster (Gürtelrose) hervorruft.

Empfängliche Menschen sind meistens die Klein- und Schulkinder. Sie
stecken sich sehr leicht an, nicht nur über den flüssigen Inhalt der Wind-
pockenbläschen; die Viren werden ein Stück weit auch durch die Luft übertragen, daher der Name. Neugeborene und Säuglinge erkranken nur, wenn
ihre Mutter keine Windpocken durchgemacht hat, ihnen also keinen
→Nestschutz mitgeben konnte.

Die Inkubationszeit beträgt 14 (bis 21) Tage. Ansteckend ist ein Kind
bereits einen Tag vor Ausbruch des Ausschlages bis etwa zum Eintrocknen
der Bläschen.

Symptome: Das Kind erkrankt mit Auftreten des Ausschlags; es hat meist
nur leichtes Fieber. Ältere Kinder und erst recht Erwachsene entwickeln
auch Krankheitsgefühl, Abgeschlagenheit und Kopfweh.

Der Ausschlag besteht anfangs für wenige Stunden aus kleinen roten Ausschlag
Flecken, die sich rasch über winzige Knötchen in gut stecknadelkopfgroße
Bläschen umwandeln, die mit Flüssigkeit gefüllt und mit einem roten Saum
umgeben sind. Sie trocknen im Verlauf einiger Tage, verkrusten nach einer
Woche und fallen ein bis zwei Wochen später ab.

Bei manchen Kindern kommt es in der ersten Krankheitswoche mehrmals zur Aussaat frischer Windpocken, so daß schließlich der Ausschlag
aus Bläschen und Krusten besteht. Rücken, Brust und Bauch sind dichter
befallen als Arme und Beine. Handflächen und Fußsohlen bleiben meist
ausgespart. Auf dem behaarten Kopf finden sich immer Windpocken; man Schleimhäute
spürt sie beim Kämmen. Auf den Schleimhäuten von Mundhöhle und äuße- der Mundhöhle
rem Geschlechtsteil können sich Windpocken als winzige schmerzhafte
Geschwüre bilden.

Einzelne Kinder bekommen blutige Windpocken, die dunkel aussehen.
Andere entwickeln überhaupt nur wenige Windpocken, die man an Rumpf

und Kopf suchen muß. Wieder andere sind mit vielen hundert Windpocken übersät.

Kratzen

Bisweilen juckt der Ausschlag. Durch Kratzen gelangen Bakterien in einzelne Pocken, die sich dann entzünden und mit kleinen Narben ausheilen. Ansonsten hinterlassen Windpocken keine Spuren, allenfalls auf sonnengebräunter Haut vorübergehend hellere Flecken.

seltene Komplikation

Sehr selten gibt es als Komplikation, daß das Kleinhirn vom Krankheitsgeschehen miterfaßt wird: Die Kinder gehen und laufen vorübergehend unsicher, sie bewegen Hände und Finger zittrig und ungenau. Noch seltener ist das Gehirn weitergehend beteiligt.

Was ist zu tun?

Was ist zu tun? Die meisten Kinder machen ihre Windpocken eher leicht als schwer durch. In diesen Fällen erübrigen sich Fieberzäpfchen und alle einzunehmenden Medikamente. Äußerlich wird allenfalls bei Bedarf ein juckreizstillender Puder, ein Gel oder eine Schüttelmixtur eingesetzt. Die Haut erinnert dann an Streuselkuchen.

kurzgeschnittene Fingernägel

Wichtig sind kurzgeschnittene und sauber gehaltene Fingernägel, um ein möglichst narbenloses Heilen der Windpocken zu begünstigen.

gezieltes Medikament oder vorbeugende Impfung nur in besonderen Situationen

Bei Kindern, die an →Abwehrschwäche leiden, nehmen Windpocken oft einen schweren Verlauf. In solchen Fällen wird ein Medikament eingesetzt, das gezielt gegen das Varizellen-Zoster-Virus gerichtet ist (Virustatikum, Aciclovir). Dafür ist auch ein Krankenhausaufenthalt nötig.

Die verfügbare Impfung wird für ungeschützte Kinder und Jugendliche mit bösartigen Geschwülsten, Leukämien, schwerem Ekzem sowie vor geplanter medikamentöser Abwehrbeeinträchtigung (Immunsuppression, Transplantation) empfohlen.

in der Schwangerschaft

Windpocken/Feuchtblattern in der Schwangerschaft: Mütter, die irgendwann vor der Schwangerschaft ihre Windpocken durchgemacht haben, dürfen unbesorgt sein. Ist dies bei der Mutter unsicher und hatte sie aktuell Kontakt mit Windpocken, muß über eine Blutprobe abgeklärt werden, ob die Mutter geschützt ist (→Antikörper). Stellt sich die Mutter als empfänglich heraus, bekommt sie einen passiven Schutz durch eine Immunglobulinspritze, die die nötigen Schutzstoffe gegen Windpocken enthält. Treten die Windpocken knapp eine Woche vor der Entbindung oder in den ersten Tagen nach der Geburt auf, ist der Kinderarzt wegen des Neugeborenen besorgt, weil die Mutter dann ihrem Kind noch keinen Nestschutz mitgeben konnte. In einem solchen Fall entschließt man sich meist zur Behandlung des Kindes mit dem oben genannten Virustatikum.

passiver Schutz, falls nötig

Windpocken hinterlassen bei abwehrgesunden Kindern einen lebenslangen Schutz. Allerdings verschwindet der Erreger nicht endgültig, sondern ruht für Jahrzehnte in Nervenzellen des Rückenmarks ohne irgendwelche Beschwerden für den Betroffenen. Ein Schwanken in den Abwehrkräften – dieses kommt eher im Alter vor, gelegentlich aber auch in der Kindheit oder Jugendzeit – kann das ruhende Varizellen-Zoster-Virus wieder aktiv werden lassen. Es breitet sich dann aber nur im Versorgungsgebiet einzelner Hautnerven aus und führt damit zur sichtbaren und schmerzhaften *Gürtelrose*

Gürtelrose

(Zoster); gefürchtet ist der Befall der Nerven, die zu Auge oder Ohr gehören. Bei jungen Menschen sucht dann der Arzt nach einem Grund für die Abwehrschwäche.

Auch hier ist eine Behandlung mit dem Virustatikum angebracht.

Wirbelsäulenfehlbildung
→Meningomyelozele, →Spina bifida.

Wirbelsäulenfehlhaltung
→Skoliose, →Kyphose und →Scheuermannsche Krankheit.

Wochenbett
In den ersten sechs Wochen nach der Entbindung bedarf die Mutter der Schonung, damit sich das, was Schwangerschaft und Geburt an der Gebärmutter, an den Geburtswegen und Bauchdecken verändert haben, zurückbilden kann; sichtbares Zeichen ist der „Wochenfluß". Im frühen Wochenbett, das die ersten sieben Tage umfaßt, kommt das →*Stillen* in Gang. Um den 3. Wochenbettstag herum machen viele Mütter ein *Stimmungstief* durch; sie sind dann seelisch leicht verletzbar und rasch den Tränen nahe. Dies ist ein natürlicher Zustand, auf den Familie, Hebamme, Arzt und Kinderschwester Rücksicht nehmen sollten.

Wundstarrkrampf
→Tetanus.

Würmer
Die häufigsten Darmparasiten sind bei Kindern hierzulande →**Madenwürmer**, diese sind meist harmlos.

Seltener ist der Befall mit **Spulwürmern** (Askariden): Sie erinnern im Aussehen an Regenwürmer. Die Ansteckung erfolgt über rohes Gemüse, das oberirdisch wächst, beim Düngen mit Jauche zusammenkommt und ungewaschen verzehrt wird. Quellen sind auch mit Gartenerde verschmutzte Hände und verunreinigtes Trinkwasser. Wurmeier entdeckt man in Stuhlproben unter dem Mikroskop. Mitunter wird auch ein Spulwurm über den After ausgeschieden.

Manchmal gibt das Blutbild einen Hinweis auf Wurmbefall: Das →Differentialblutbild zeigt, ob eine bestimmte Art von weißen Blutzellen vermehrt auftritt.

Was ist zu tun? Sobald die Diagnose gesichert ist, wird eine Wurmkur durchgeführt, und zwar mit einem Medikament zum Einnehmen. Dieses ist meistens erfolgreich.

Vorbeugen: Salat gründlich waschen, ebenso jedes rohe Gemüse und Obst. Rohkost mit kochendem Wasser abbrühen (blanchieren). Hände waschen.

Noch seltener kommen **Bandwürmer** vor, nicht zuletzt auch dank der Fleischbeschau.

Ansteckungsquelle ist der Verzehr von rohem, finnigem Fleisch, von unzureichend gegarten, nicht genügend durchgebratenen Fleischwaren, von Schnellgeräuchertem und Schnellgepökeltem. Man holt sich leichter einen Rinderbandwurm als einen Schweinebandwurm.

→Bauchschmerzen und mangelnder →Appetit sind keine charakteristischen Zeichen für Bandwurmbefall. Ein Beweis ist vielmehr der Abgang von Bandwurmgliedern, die wie Stückchen von Bandnudeln aussehen. Die Bandwurmglieder müssen unter dem Mikroskop zur Diagnosestellung untersucht werden; zusätzlich hilft hier das Blutbild (→Blut).

Was ist zu tun? Steht die Diagnose fest, muß eine Bandwurmkur durchgeführt und mitunter auch wiederholt werden. Die Heilungsaussicht ist dann aber gut.

Etwas anderes als „Bandwürmer" sind – für den Menschen – der *Fuchswurm* und der *Hundewurm*, denn deren Jugendformen setzen sich in der Leber und nicht im Darm fest (→Echinokokken).

Wutanfall

→Affektkrämpfe.

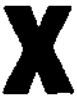

X

X-Beine (Fachwort „Genua valga")
Ebenso wie beim Laufenlernen vorübergehend →O-Beine in leichter Ausprägung normal sind, ist eine leichte X-Beinstellung im Alter zwischen
zwei und sechs Jahren normal. Wenn das Kind mit geschlossenen Beinen
aufrecht steht, darf der Abstand zwischen den Innenknöcheln noch bis zu
5 cm betragen. Andernfalls holt man sich Rat beim Orthopäden (→Knick-
Senk-Fuß).

Z

Zahnen

Die ersten *Milchzähne* werden ungefähr mit fünf Monaten sichtbar, bei manchen Kindern auch etwas später. Meist erscheinen die beiden unteren mittleren Schneidezähne zuerst, gefolgt von den oberen. Mit etwa drei Jahren ist das Milchgebiß vollzählig (→Zahnwechsel).

Während des Zahnens ist der Säugling vermehrt weinerlich und unruhig; das Zahnfleisch tut ihm stellenweise weh. Manche Eltern greifen dann gern nach einem Mittel zum Einreiben oder Einpinseln.

Ob es „Zahnkrämpfe" tatsächlich gibt, wird von vielen Kinderärzten bezweifelt. Hierbei handelt es sich am ehesten um Fieberkrämpfe (→Krampfanfälle, →Fieber). Denn das Zahnen fällt häufig in die Zeit fieberhafter Erkrankungen des Säuglings.

Zahnschmerzen

Sie machen sich im Kindesalter nicht selten beim Verzehr besonders kalter, heißer oder süßer Speisen bemerkbar. Dahinter steckt meist →Karies (Zahnfäule).

Was ist zu tun? Es hilft nichts – man muß mit dem Kind zum Zahnarzt. Es gibt viele Zahnärzte, die mit Kindern sehr geschickt umgehen können. Eltern sollten alles vermeiden, was vom Besuch beim Zahnarzt abschreckt.

Zur **Vorbeugung** →Karies.

Zahnwechsel

Von den bleibenden Zähnen erscheinen die ersten im Alter von fünf bis sechs Jahren, daher die Zahnlücken, an denen man die Erstklässler erkennt. Abgeschlossen ist der Zahnwechsel erst mit Erscheinen der Weisheitszähne Ende des zweiten oder zu Beginn des dritten Lebensjahrzehnts.

Zangenentbindung

Nur noch selten gibt es geburtshilfliche Situationen, in denen das Kind mit einer Geburtszange (Forceps) geholt werden muß. Die beiden löffelartigen Blätter der Zange werden dabei seitlich an den Kopf des Kindes gelegt, um so das Baby vorsichtig herausziehen zu können. Die anschließend sichtbaren *Zangenmarken* am Schädel des Kindes verschwinden meist innerhalb von Tagen.

Häufiger durchgeführt wird die →Saugglockenentbindung (Vakuumextraktion). Sie ist in vielen Fällen schonender für Kind und Mutter als die Zangenentbindung.

Zecken-Krankheiten

Durch den Biß einer Zecke (→Holzbock) kann sich der Mensch mit zwei verschiedenen Krankheiten anstecken (dies kommt allerdings fast nie gleichzeitig vor):
1. →Borrelien-Infektion durch →Bakterien und
2. eine Infektion durch →Viren (→FSME).

Bei weitem nicht jeder Zeckenbiß ist ansteckend. Nur ein Teil der Zecken trägt einen dieser beiden Erreger in sich. Vor allem die virusbedingte Zeckenkrankheit verläuft meist um so leichter, je jünger das Kind ist. Die Verbreitung des FSME-Virus in den Zecken ist in Mitteleuropa recht unterschiedlich; aufpassen muß man in Teilen der Alpenländer und in Süddeutschland. Jedoch ist diese Erkrankung weniger häufig als die Borrelien-Infektion.

Was ist zu tun? Kinder, im Gebüsch und im Wald herumtollen, sollte man abends nach Zecken absuchen. Findet man eine, die sich in der Haut festgebissen hat, zieht man sie am besten mit einer gebogenen Pinzette senkrecht heraus. Das Risiko einer Ansteckung steigt mit der Dauer des Saugens der Zecke.

Vorbeugen: Langärmelige Kleidung, möglichst wenig entblößte Körperteile, soweit praktikabel. Impfen kann man gegen die Virusinfektion (FSME), noch nicht gegen die Borrelien. Dabei gilt: Die FSME-Impfung der Eltern ist mindestens so wichtig und sinnvoll wie die der Kinder.

Zerebrale Kinderlähmung (Fachwort „infantile Cerebralparese", abgekürzt CP)

Eine Schädigung des Gehirns vor oder während der Geburt oder im frühen Säuglingsalter (→Hirnschaden). Obwohl sich die Auswirkung des Schadens mit dem Alter ändern kann, schreitet das eigentliche Krankheitsgeschehen im späteren Leben nicht mehr fort.

Häufigste **Ursache** ist ein Sauerstoffmangel, den das Gehirn erlitten hat, und zwar häufig im Zusammenhang mit einer →Frühgeburt (→perinatale Asphyxie).

Symptome:
1. Die Grundspannung der Muskeln (der Muskeltonus) ist erhöht. Es besteht ein Widerstand gegen passives Bewegen. Diese Form heißt *spastische Lähmung.*
2. Oder die Muskelspannung ist überwiegend schlaff (*schlaffe Lähmung*).
3. Ferner kann das Zusammenspiel (Koordination) der willkürlichen Bewegungen gestört sein und zu Bewegungsunsicherheit führen (*Ataxie*).
4. Es können auch unwillkürliche schraubende, drehende Bewegungen der Arme und Beine im Vordergrund stehen (*Athetose*).

Hinzu kommen in unterschiedlichem Ausmaß manchmal noch →Krampfanfälle, verzögerte Entwicklung, behindertes Hör- oder Sehvermögen, Probleme beim Sprechen und in ausgeprägten Fällen auch Schwierigkeiten beim Füttern und Essen, sowie schließlich – aber keineswegs immer – unterschiedliche Grade geistiger Behinderung.

Die mildesten Formen (Ungeschicklichkeit beim Sport oder in der Feinmotorik der Finger) unterscheiden diese Kinder nur geringfügig von gesunden Kindern. Man spricht deshalb auch von *minimaler zerebraler Bewegungsstörung*. Andere Kinder fallen durch Zappeligkeit oder unkontrollierten Bewegungsdrang im Schulalter auf (hyperkinetisches Syndrom).

Was ist zu tun? →Krankengymnastik sowie andere Formen der →Physiotherapie, je nach Umständen auch →Heilpädagogik und →Logopädie stehen als Langzeitmaßnahmen im Vordergrund. Neuerdings →Botulotoxin und Medikamente, um Krampfanfälle unter Kontrolle zu halten.

Wichtig ist die Zusammenarbeit mit einem Orthopäden: Schienen, Schalen zur Lagerung, Stützapparat, passendes Schuhwerk, aber auch chirurgische Eingriffe sind oft eine Hilfe.

Koordiniert werden die Maßnahmen zur Rehabilitation des Kindes mancherorts durch einem spezialisierten Kinderarzt (→Neuropädiater).

Die liebevolle Zuwendung und vielseitige Förderung des Kindes im Familienalltag kommen seiner Entwicklung sehr zugute. Dazu bedarf es der sozialen Betreuung und seelischen Stützung der Familie. Die Unterbringung in einem Heim ist aus kinderärztlicher Sicht oft nur die zweitbeste Lösung.

Ziegenpeter
In manchen Gegenden der volkstümliche Ausdruck für →Mumps.

Zirkumzision (Fachwort für Beschneidung)
Die chirurgische Entfernung der Vorhaut, die die Eichel vorn am männlichen Glied bedeckt.

Beim Neugeborenen ist die Vorhaut mit der Eichel noch verklebt und kann deshalb nicht oder kaum zurückgezogen werden. Erst im Lauf des Kleinkindalters löst sich nach und nach die Verklebung von allein, so daß sich schließlich im Kindergarten- oder Schulalter die Vorhaut vollständig und schmerzfrei zurückstreifen läßt. Die Reinigung der Eichel beim Duschen oder Baden bereitet dann keine Schwierigkeiten mehr.

Aus religiösen Gründen, hinter denen unter anderem traditionelle Vorstellungen über Körperhygiene stehen, werden jüdische und moslemische Buben im Neugeborenenalter oder bald danach beschnitten.

Hierzulande wird dieser Eingriff gewöhnlich nur vom Urologen oder Kinderchirurgen bei Jungen durchgeführt, wenn sich im Laufe der Kinderjahre eine tatsächliche →Phimose entwickelt, und zwar dann in →Narkose.

Die Funktionen des männlichen Gliedes werden durch eine komplette Beschneidung nicht beeinträchtigt. Allerdings bekommt die unbedeckte Eichel im Laufe der Jahre eine dickere Haut; dies geht etwas auf Kosten der Sensibilität der Eichel.

Zöliakie
bedeutet wörtlich „an der Verdauung leidend" und ist das Fachwort für *Sprue*: eine chronische Gedeihstörung, die sich entwickelt, wenn die Dünndarmschleimhaut das mit der Nahrung aufgenommene Klebereiweiß, auch →Gliadin oder Gluten genannt, nicht verträgt und deshalb geschädigt wird.

Ungefähr jedes 1.000. Kind hat die Veranlagung geerbt, auf gliadinhaltige Getreideprodukte überempfindlich zu reagieren.

Symptome: Solange ein betroffener Säugling voll gestillt wird, gedeiht er gut und hat keinerlei Krankheitszeichen. Sobald er dann aber vom zweiten Lebenshalbjahr an →Beikost bekommt, wie Brei, Nudeln oder Backwaren aus Mehl gliadinhaltiger Getreidesorten (Weizen, Roggen, Gerste), beginnt – meist schleichend – die Zöliakie. Die Darmzotten können die Nährstoffe, die das Kind mit dem Essen und Trinken zu sich nimmt, nur noch schlecht aufnehmen, weil sie durch das Gliadin mehr und mehr geschädigt werden. Vor allem Fett, fettlösliche →Vitamine, Eisen, Eiweiß und manche Kohlenhydrate sind davon betroffen (→Malabsorption). Die Folge sind riesige Stuhlportionen, die fettig glänzen und übel riechen. Das Kind bekommt einen vorgetriebenen Bauch, verliert Appetit und Gewicht, wächst und gedeiht nicht mehr. Eisenmangel, schlaffe Muskelspannung und schlechte Laune sind weitere Folgen.

Es kommt vor, daß ein Kind mit unerkannter Zöliakie nur wenige Krankheitszeichen wie Kleinwuchs bietet, vor allem in späteren Kinderjahren. Trotzdem muß man auf die richtige Diagnose kommen und das Kind zöliakiegerecht behandeln.

Es gibt daneben aber auch Kinder mit einer vorübergehenden Gliadin-Unverträglichkeit, die vom 2. oder 3. Lebensjahr an wieder verschwindet und dann auch keine Behandlung mehr braucht.

Was ist zu tun? Die Diagnose muß zuverlässig gestellt werden. Das Blut wird auf →Antikörper gegen Gliadin, Endomysium oder Transglutaminidase untersucht. Ausschlaggebend ist die Besichtigung eines Stückes Dünndarmschleimhaut (→Biopsie).

Sobald die Diagnose feststeht, beginnt die *Diätberatung*. Die Eltern und später auch das Kind selber werden geschult, sorgfältig jegliches Gliadin in der Ernährung des Patienten zu vermeiden. Es gibt genügend gliadinfreie Produkte im Fachhandel. Bei der käuflichen Baby- und Kleinkindkost steht auf dem Etikett oder der Packung, ob sie Gliadin enthält oder nicht. Eine gliadinfreie Diät kann durchaus abwechslungsreich und schmackhaft sein.

Es ist immer wieder erstaunlich, wie prompt und vollständig unter der richtigen Diät alle Zeichen und Beschwerden der Zöliakie verschwinden. Das Kind gedeiht, die Stühle sehen normal aus und auch das seelische Befinden gerät wieder ins Gleichgewicht.

Im späteren Alter werden Diätfehler oder auch das Beenden der gliadinfreien Diät nicht immer mit Durchfall oder anderen Beschwerden beantwortet. Einer der Gründe, trotzdem zu lebenslanger Diät zu raten, liegt in der Gefahr, daß einzelne Zöliakiepatienten im Erwachsenenalter Darmkrebs bekommen können, falls sie ihre gliadinfreie Ernährungsweise abbrechen. Kinder mit →Zuckerkrankheit, IgA-Mangel, →Trisomie 21 oder →Ullrich-Turner-Syndrom haben ein erhöhtes Risiko, an Zöliakie zu erkranken.

Zoster

bedeutet *Gürtel* und ist das Fachwort für Gürtelrose (→Windpocken/Feuchtblattern).

Zucker (Fachwort „Kohlenhydrate")
Tierische und pflanzliche Kohlenhydrate werden eingeteilt in
a) **Einfachzucker**, die süß schmecken:
- *Traubenzucker* (Glukose, →Blutzucker); er geht von allen Zuckern am   Traubenzucker
  schnellsten ins Blut über (→Hypoglykämie).
- *Fruchtzucker* (Fruktose); er ist ein Baustein des Zuckers in vielen Obsts-   Fruchtzucker
  orten, im Zuckerrohr und in Zuckerrüben.
- Galaktose; sie ist ein Baustein des Milchzuckers.
b) **Doppelzucker**, die im Vergleich zu Einfachzuckern noch süßer schmek-
  ken:
- *Kochzucker* (Saccharose, Rohrzucker, Rübenzucker, im Haushalt „Zucker"   Kochzucker
  genannt); er hat von allen Zuckern die stärkste Süßkraft und besteht aus
  einer Verbindung von Traubenzucker mit Fruchtzucker.
- *Milchzucker* (Laktose); er ist das Hauptkohlenhydrat in Muttermilch,   Milchzucker
  Kuhmilch sowie anderen tierischen Milchen und besteht aus einer Verbindung von Traubenzucker mit Galaktose.
- *Malzzucker* (Maltose); er besteht aus einer Verbindung von zwei Trau-   Malzzucker
  benzucker-Molekülen.
c) **Mehrfachzucker**, die nicht süß schmecken und aus Ketten von Trauben-   Mehrfachzucker
  zucker bestehen:
- *Maltodextrin* wird durch Abbau von Maisstärke gewonnen und be-   Maltodextrine
  steht aus mittellangen Traubenzuckerketten (Oligosaccharide) und Malzzucker.
- *Stärke* (Polysaccharide); sie besteht aus sehr langen Traubenzuckerketten   Stärke
  und ist die Reserve- oder Speicherform der Kohlenhydrate für Pflanze,
  Tier und Mensch: z. B. in der Leber als Glykogen, in der Kartoffel als Kar-
  toffelmehl, im Mais als Maisstärke (Mondamin®), in anderem Getreide
  als Ausgangsprodukt für Mehl.

Stärke geht in gekochter oder gebackener Form langsam ins Blut über, ist
daher vorzugsweise das tägliche Kohlenhydrat für Kinder, Jugendliche und
Erwachsene mit →Zuckerkrankheit.
Ungekochte Stärke gibt es nur im Speiseplan bei einer selten angebore-
nen Stoffwechselstörung (→Glykogenose), weil die Stärke in dieser rohen
Form besonders langsam Traubenzucker ins Blut abgibt.
Bei ausgewogener Ernährung decken Kohlenhydrate gut die Hälfte der
Zufuhr an →Kalorien; der Rest entfällt auf →Fett und →Eiweiß. Dies gilt
sowohl für Stoffwechselgesunde als auch für Zuckerkranke.

Zuckerkrankheit

mit dem Fachwort kurz *Diabetes*, eigentlich aber *Diabetes mellitus* genannt.   Diabetes
Dies bedeutet wörtlich „honigsüß schmeckende Harnflut" und kommt vom
zuckerhaltigen Urin, den der unbehandelte Zuckerkranke in großen Mengen ausscheidet. Die Zuckerkrankheit ist die häufigste Stoffwechselkrankheit im Kindes- und Jugendalter.
Zum Verständnis: Der Körper nimmt Zucker mit den Mahlzeiten in Form
von →Kohlenhydraten auf. Dazu zählen Kochzucker, Milchzucker, Brot,   Kohlenhydrate
Teigwaren, Kartoffeln, Bananen und vieles mehr. Im Körper werden alle
diese Zuckerarten schrittweise in Traubenzucker umgewandelt. Deshalb

geht Traubenzucker nach dem Verzehr besonders rasch ins Blut. In Gestalt dieses Blutzuckers hat der Körper dann eine sofort verfügbare Energiequelle für Gehirn- und Muskelzellen.

Je nach Umfang der Mahlzeiten, Dauer der Nahrungspausen, Schlaf und körperlicher oder geistiger Arbeit sind Energiezufuhr und -verbrauch sehr unterschiedlich. *Insulin* ist eines der →Hormone, die den Zuckerhaushalt im Gleichgewicht halten: Überschüssiger Blutzucker wird als Stärke (Glykogen) in der Leber gespeichert oder in Fettpolster umgewandelt. Unter Schwerarbeit, Dauersport oder Fasten werden diese Reserven dann angezapft. Insulin selbst erleichtert den Transport des Blutzuckers in die Muskel- und Nervenzelle.

Ursache: Bei der Zuckerkrankheit gibt es eine erbliche Veranlagung. Gleichwohl ist der Diabetes nicht angeboren. Die Krankheit beginnt in unterschiedlichen Altersstufen. Für den Ausbruch maßgebend sind Zeiten hormoneller Umstellung, wie →Pubertät oder Schwangerschaft, vor allem aber fehlgesteuerte Reaktionen des Körpers bei der Abwehr von ansteckenden Krankheiten mit →Viren (→Autoimmunkrankheiten). Die dabei in Mitleidenschaft gezogenen Inselzellen der Bauchspeicheldrüse erschöpfen sich nach und nach, so daß ein Mangel an Insulin auftritt und die Zuckerkrankheit ausbricht.

Symptome: Das Kind mit noch unerkannter Zuckerkrankheit hat über Tage und Wochen vermehrten Durst. Es trinkt mehr als sonst, auch zwischen den Mahlzeiten, weil es ständig große Portionen Urin lassen muß, auch ungewohnterweise nachts. Manchmal fängt sogar das →Einnässen wieder an.

Das Kind verliert an Gewicht, der Appetit läßt meist nach, es ist körperlich weniger leistungsfähig als sonst. Die Schleimhäute werden trocken. Die Atemluft bekommt einen obstartigen Geruch nach Azeton.

Aufmerksame Eltern, Haus- und Kinderärzte schöpfen in diesem Stadium meist den richtigen Verdacht auf Zuckerkrankheit. Eine Blutzuckerbestimmung zeigt dann einen hohen Glukosewert und die Untersuchung des Urins, daß enorme Mengen von Glukose und Azeton ausgeschieden werden. Damit steht die Diagnose Diabetes mellitus fest. Es muß sofort mit der Gabe von Insulin begonnen werden.

Schon wenige Tage nach Beginn der regelmäßigen Insulingaben blüht das Kind wieder auf und gewinnt seine frühere Leistungsfähigkeit zurück.

Reagiert die Umgebung des Kindes in diesem günstigen Stadium noch nicht, kommt es innerhalb kurzer Zeit zu einer schweren Entgleisung des Stoffwechsels: Das Kind gerät in ein →Koma mit Bewußtlosigkeit und vertiefter Atmung. In einem solchen fortgeschrittenen Stadium ist nicht nur der Zuckerstoffwechsel entgleist, sondern in einem Teufelskreis auch der →Säure-Basen-Haushalt und der →Salz- und Wasser-Haushalt. Diese lebensbedrohliche Situation beansprucht dann die →Intensivpflege einer Kinderklinik.

Was ist zu tun? Kind und Eltern müssen sich nach und nach auf die neue Situation einstellen. Sie erlernen die täglichen Insulingaben mit Hilfe von Spritzen. Etwa vom Schulalter an spritzt sich das diabetische Kind selbst; manche fangen auch erst später damit an. Insulingaben und Mahlzeiten erfolgen nach Plan (abgewogene Kohlenhydratzufuhr: 1 Broteinheit bedeutet 12 g Kohlenhydrate; Umgang mit Austauschtabellen für die verschiedenen Lebensmittel). Wichtig ist es, genügend Sport und körperliche Bewegung, an der das Kind Freude haben soll, in den Tagesablauf einzubauen.

Das A und O ist eine gründliche, auf das Verständnis des Diabetikers und seiner Angehörigen ausgerichtete und wiederholte Schulung. In deren Verlauf kann nach wenigen Jahren der Diabetiker „sein bester Arzt" werden. Die Kinder und Jugendlichen lernen die Injektionstechniken (nämlich mit Spritze oder einfacher noch mit Pen), die Wirkungsdauer von Alt-, Verzögerungs- und Mischinsulin, die Blutzucker- und Urinkontrollen daheim sowie die dazugehörige Buchführung; außerdem die Anpassung der Insulindosis an das Ausmaß der körperlichen Bewegung und den Umgang mit Unterzuckerung (→Hypoglykämie). Regelmäßige Kontrolle durch einen diabeteserfahrenen Arzt sind eine Hilfe dabei. Die Güte der Blutzuckereinstellung kann mit Hilfe der Hämoglobin-A1C-Bestimmung aus dem Blut beurteilt werden; erhöhte HbA1C-Werte sprechen für hohe Blutzuckerspiegel in den letzten Wochen bis Monaten.

Zunehmend bewährt hat sich in den letzten Jahren die *intensivierte konventionelle Therapie (Basis-Bolus-Therapie)*: Sie gibt dem Diabetiker mehr Spielraum, wann, was und wieviel er essen möchte, und erfordert den sicheren Umgang mit dem Pen als Injektionsgerät sowie täglich mehrmalige Selbstkontrollen des Blutzuckers. Wenn diese Art von Behandlung gut gelingt, ist der Zuckerstoffwechsel eher noch ausgeglichener. Der betreuende Diabetikerarzt rät, von welchem Alter an diese Methode einzusetzen ist.

Erstrebenswertes Ziel für alle Beteiligten: den Zuckerhaushalt des Diabetikers mit Hilfe der Insulingaben unter Berücksichtigung von Kost, Sport und anderer körperlicher Bewegung so ausgeglichen wie möglich zu halten. Das bedeutet: Die Blutzuckerwerte liegen immer oder überwiegend innerhalb der erwünschten Grenzen. Das gilt auch für die anderen Laborwerte, die von Zeit zu Zeit zur Kontrolle herangezogen werden; ebenso für die Werte, die bei Urinkontrollen und den augenärztlichen Untersuchungen der Netzhaut, die ein- bis zweimal jährlich stattfinden sollen, festgestellt werden.

Dies ist die beste Voraussetzung für eine normale körperliche, geistige und seelische Entwicklung, für eine weitgehend normale Lebensführung und Lebenserwartung.

Die meisten Berufe stehen dem Diabetiker offen, ausgenommen ist z. B. der Flugzeugpilot. Möchte jemand mit Zuckerkrankheit gern zur Post, ist die Arbeit als Briefträger (Zusteller) geeigneter als die am Schalter. Vielfältiges körperliches und sportliches Betätigen ist auf jeden Fall günstig, vorzugsweise in Dauersportarten.

Die Gefahr der Vernachlässigung mit der Folge, daß der Zuckerstoffwechsel schlecht eingestellt ist, besteht bei manchen Diabetikern gegen Ende der →Pubertät und in den anschließenden Jahren, im sogenannten Oppositionsalter. Hier brauchen die Jugendlichen daheim einfühlsame wie geduldige Ansprechpartner und geeignete ärztliche Kontrollen.

Eine besonders sorgfältige Stoffwechselführung ist während der Schwangerschaft einer Diabetikerin nötig (→Kind diabetischer Mutter).

Insulinpumpen als Ersatz für das tägliche Spritzen gewinnen in Zukunft auch für das Jugendalter an Bedeutung. Die Handhabung und Wirksamkeit einer inhalativen Insulintherapie und einer Verpflanzung von Bauchspeicheldrüsengewebe werden noch erforscht. Geschwister können auf vererbte Veranlagung zu Diabetes untersucht werden.

Zufüttern

Ob zugefüttert werden sollte, hängt von der jeweiligen Situation ab:

1. *Neugeborene, die gestillt werden:*

   Bei reifen und normalgewichtigen Kindern braucht in der Regel nicht zusätzlich gefüttert zu werden. Im Gegenteil, das Stillen kommt am schnellsten in Gang, wenn das Kind anfangs häufig und mit ungestilltem Durst angelegt wird.

   Ausnahmen:

   1.1. Falls die Mutter nach →Kaiserschnitt vorübergehend noch nicht in der Lage ist, ihr Kind in den ersten 48 Stunden häufig genug anzulegen.

   1.2. →Mangelgeborene mit deutlichem Untergewicht neigen in den ersten Tagen manchmal zur Unterzuckerung (→Hypoglykämie). Dies gilt auch für →Kinder diabetischer Mütter und für unreife Kinder (→Frühgeburt).

   1.3. Kinder mit →Neugeborenengelbsucht sind gelegentlich schläfrig und trinkfaul an der Brust.

   In diesen Fällen ist es sinnvoll, mitunter sogar nötig, dem Neugeborenen mit Flasche und Schnuller oder mit dem Teelöffel, um es nicht von der Brust zu entwöhnen, Babytee oder abgekochtes Wasser mit Traubenzucker oder Maltodextrin als leicht verwertbare →Kohlenhydrate zuzufüttern.

2. *Säuglinge im ersten Lebenshalbjahr, die gestillt werden:*

   Falls die Muttermilch nicht ausreicht, füttert man eine käufliche *Säuglingsanfangsnahrung* zu (→Zwiemilch). Hat ein Elternteil oder Geschwister eine →Allergie, nimmt man besser eine *H. A. Milch* (→hypoallergene Nahrung).

   Vorsicht: Zu großzügiges Zufüttern läßt die Milchbildung bei der Mutter weiter zurückgehen. Deshalb das Kind immer mit dem größten Hunger und Durst anlegen und erst hinterher zufüttern.

   Wie merkt die Mutter, ob ihre Milchmenge ausreicht? Dazu muß man wissen: Eine ungenügende Milchbildung ist eine seltene Ausnahme. In aller Regel reicht das, was die Brust an Milch hergibt, aus. Mangelndes Gedeihen, faltig werdende Haut, hungriges Schreien nach dem Anlegen und unzufriedener Gesichtsausdruck zeigen jedoch, daß der Säugling zu wenig Nahrung an der Brust bekommt. Ein Kind hingegen, das stetig zwischen 100 und 260 g pro Woche zunimmt und *nach dem Stillen immer einen zufriedenen Eindruck macht*, gedeiht gut!

3. *Bei Säuglingen im zweiten Lebenshalbjahr* muß zugefüttert werden, und zwar teelöffelweise mit →Beikost. Man darf schon einige Wochen vorher damit beginnen; vom 6. Lebensmonat an aber ist die Löffelkost auf jeden Fall zu empfehlen!

Zungenbändchen

Bei manchen Neugeborenen und jungen Säuglingen setzt das Zungenbändchen, das als kleines durchscheinendes Häutchen senkrecht unter der Zunge sitzt, so weit vorn an der Unterseite der Zunge an, daß sich die Zungenspitze beim Herausstrecken einkerbt.

Neugeborene, die gestillt werden

Säuglinge im ersten Lebenshalbjahr, die gestillt werden

Vorsicht

bei Säuglingen im zweiten Lebenshalbjahr

durchscheinendes Häutchen senkrecht unter der Zunge

Es gibt Kinderärzte, die in solchem Fall empfehlen, das Zungenbändchen zu durchtrennen, um dadurch der Zunge mehr Spielraum zu verschaffen. Hinterher beobachtet man, daß das Kind seine Zunge weiter herausstrecken kann und dann mitunter auch an der Brust besser trinkt.

Der Eingriff selbst dauert nur Sekunden und belastet das Kind kaum. Es muß nur von der Kinderkrankenschwester richtig gehalten werden, und die nötigen Instrumente müssen vorhanden sein: ein vorn eingekerbter Metallspatel und eine spitze Schere. Eine Narkose ist nicht erforderlich. Wenn überhaupt, blutet es nur eine Spur für wenige Minuten.

Zungenbelag

Ein Blick durch die Lupe zeigt, daß die Zunge bei aller Zartheit keine glatte Oberfläche hat. Die Geschmacksknospen in der Schleimhaut bedingen eine gewisse Rauhigkeit. Gründliches Kauen reinigt die Zunge. Fehlende oder nur flüssige Nahrungsaufnahme (Milch) führt rasch zu Belägen. Begünstigend wirken sich Appetitlosigkeit, Magenverstimmung und fieberhafte Erkrankungen aus. Deshalb ist eine belegte Zunge meist kein Kennzeichen für eine ganz bestimmte Krankheit, sondern ein Begleitsymptom.

Neugeborene und junge Säuglinge haben nach dem Stillen weißlichen Milchbelag auf ihrer Zunge, das ist etwas Normales. Erst wenn hartnäckige weißliche Beläge auch auf der Innenseite der Wangen und Lippen sitzen, muß man an →Soor denken.

Beim →Scharlach hat die Zunge anfangs dicke grauweißliche Beläge, im weiteren Verlauf reinigt sie sich; sie nimmt dann ein Aussehen an, das an Erdbeeren oder Himbeeren denken läßt.

Zwerchfellücke (Fachwort „Zwerchfellaplasie")

Eine →Fehlbildung, die während der →Embryonalperiode und Fetalperiode entsteht, wenn sich der Zwerchfellmuskel als Trennwand zwischen Brust- und Bauchhöhle ausbildet. Eine Lücke in diesem Muskel läßt früher oder später Darmschlingen und andere Baucheingeweide in die Brusthöhle schlüpfen, wo sie dann auf der betroffenen Seite die Lunge in ihrem Wachstum behindern. Nur selten sind die in die Brusthöhle verlagerten Eingeweide von Bauchfell als Bruchsack umschlossen. In einem solchen Fall spricht man von *Zwerchfellbruch oder -hernie.*

Symptome: Nach der Geburt wirkt sich die Zwerchfellücke meist rasch als schweres Hindernis für die Lungenatmung aus. Die Neugeborenen werden kurzluftig und schnellatmig. Auch die nicht betroffene Lunge hat womöglich weniger Platz, sich völlig zu entfalten (→Neugeborene).

Eine reibungslose Zusammenarbeit zwischen den drei beteiligten Fachgebieten Geburtshilfe, Neonatologie und Kinderchirurgie im Vorfeld der Operation ist eine große Hilfe für das Kind.

Was ist zu tun? Die Diagnose muß rasch erkannt werden. Erst wenn die Sauerstoffversorgung gewährleistet ist, beginnt man zu operieren: Die Baucheingeweide werden zurückverlagert; dabei wird auf weitere Fehlbildungen am Darm geachtet. Die Muskellücke wird verschlossen oder gedeckt.

Der Verlauf nach geglückter Operation hängt vor allem davon ab, wie gut die unterentwickelte Lunge sich entfalten kann. Entscheidend dafür ist, wie lange vor der Geburt die Lunge von den Baucheingeweiden an ihrem Wachstum behindert wurde.

Nur selten macht sich eine angeborene Zwerchfellücke oder -hernie erst später im Leben bemerkbar. Auch hier hilft der Kinderchirurg mit einer Operation. Die Heilungsaussichten sind dann besser.

Zwiemilch

Nahrung eines Säuglings

Darunter versteht man die Nahrung eines Säuglings, der →Muttermilch aus der Brust *und* eine Säuglingsanfangsmilch oder H. A. Milch aus der Flasche bekommt (→Ernährung). Ein solches →Zufüttern des nur teilweise gestillten Kindes sollte eher die Ausnahme sein, ist aber immer noch besser als ein vorzeitiges →Abstillen.

immer zuerst an die Brust

Wichtig: Das Kind bei jeder Mahlzeit zuerst an die Brust legen und ihm erst hinterher die Flasche geben (mit möglichst kleinem Loch im Sauger).

Zwillinge

zwei Eisprünge oder Teilung einer bereits befruchteten Eizelle in zwei gleiche Hälften

entstehen entweder dadurch, daß es in den Eierstöcken gleichzeitig zu zwei Eisprüngen kommt (zweieiige Zwillinge) oder daß sich eine bereits befruchtete Eizelle ganz früh in zwei gleiche Hälften teilt, aus denen jeweils ein Zwilling heranwächst. Eineiige Zwillinge haben völlig gleiche Erbanlagen und müssen deshalb dasselbe Geschlecht haben. Die Ähnlichkeit zweieiiger Zwillinge hingegen ist vergleichbar der anderer Geschwister.

Unter natürlichen Umständen kommt unter ca. 80 Entbindungen eine Zwillingsgeburt vor. Seit die Frauenheilkunde Eltern mit unerfülltem Kinderwunsch durch Hormone oder eine künstliche Befruchtung helfen kann, gibt es häufiger Zwillinge und Drillinge.

künstliche Befruchtung

Mehrlinge werden schon früh in der Schwangerschaft erkannt. Sie haben meist eine kürzere Schwangerschaftsdauer. Dem Kinderarzt kommt es aber darauf an, eine Mehrlingsschwangerschaft so lange wie möglich in der Gebärmutter zu halten, damit die Kinder nicht allzu unreif zur Welt kommen (→Frühgeburt); ob auf natürlichem Weg oder besser durch →Kaiserschnitt, hängt auch von der Lage der Kinder in der Gebärmutter ab (→Kindslage).

kürzere Schwangerschaftsdauer

Mitunter kann der Geburtshelfer an Hand der Mutterkuchen (Plazenten), Eihäute und Fruchtblasen nach der Geburt eindeutig sagen, ob es sich um ein- oder zweieiige Kinder handelt (→Mehrlingsschwangerschaft).

Eineiigen Zwillingen bereitet der gemeinsame Mutterkuchen mit seinen Gefäßverbindungen mitunter Probleme: Während der Schwangerschaft bereichert sich in einem solchen Fall der eine Zwilling auf Kosten des anderen mit Blut aus der Plazenta; die Kinder kommen dann mit unterschiedlicher Blutmenge, Hautfarbe oder Gewicht auf die Welt. Wenn eine Mutter es sich zutraut und gern möchte, kann sie ihre Zwillinge in den meisten Fällen durchaus voll stillen. Die Brust liefert immer so viel Milch, wie die Kinder saugen. Die Mutter muß nur das alles zusätzlich trinken und essen, was in der Muttermilch an Flüssigkeit und →Kalorien steckt.

Zwölffingerdarmgeschwür

→Magengeschwür.

Zyanose (Fachwort für „Blausucht")
Sinkt im Blut der kleinsten Gefäße der Sauerstoffgehalt bedrohlich ab,
wechselt die Hautfarbe von Rosa- oder Blaßrot zu Blaurot.

Dies kann wegen der größeren Entfernung zu Herz und Lungen am ausgeprägtesten an Fingern, Zehen, Ohrmuscheln und Wangen sein (periphere Zyanose), beim schreienden Säugling auch verstärkt an den Lippen. Oder es ist die untere Körperhälfte stärker betroffen oder die gesamte Haut (generalisierte Zyanose). Die möglichen **Ursachen:**
– Beim Atmen der Lungen wird zu wenig Sauerstoff aufgenommen.
– Der Atemantrieb im verlängerten Mark des Hirnstamms ist gestört oder sogar gelähmt.
– Ein →Herzfehler läßt Sauerstoff-ungesättigtes Blut in den großen Kreislauf oder vorwiegend in die untere Körperhälfte.

Eine jahrelange Unterversorgung mit Sauerstoff, wie sie bei →Mukoviszidose oder bestimmten nicht operierten oder nicht korrigierbaren Herzfehlern vorkommt, führt zusätzlich zu →Trommelschlegelfingern mit bläulichen Uhrglasnägeln.

Was ist zu tun? Da die Blausucht, wenn sie im Neugeborenenalter oder später akut bei einer Erkrankung auftritt, bereits eine bedrohliche Unterversorgung mit Sauerstoff anzeigt, versucht man, diese Gefahr bereits früher zu erfassen, bevor die Zyanose mit bloßem Auge sichtbar wird. Dazu dient das Puls-Oxymeter, ein Gerät zur schmerzlosen Messung des Sauerstoffgehaltes im Blut durch die Haut (z. B. des Fingers).

Zyste

Darunter versteht man ein abgekapseltes Gebilde unterschiedlicher Größe, das mit flüssiger oder breiiger Substanz gefüllt ist. Zysten kommen in fast allen Organen vor. Nierenzysten, Eierstockzysten, Hirnzysten, Knochenzysten, Talgzysten sind Beispiele.

Ursachen: angeborene →Fehlbildung, →Hormone, die auf das betroffene Organ einwirken, Entzündungsfolgen.

Zystinose

Dies ist eine der seltenen angeborenen →Stoffwechselkrankheiten. Der Eiweißbaustein Zystin wird dann in vielen Organen (Leber, Milz, Muskeln) krankhaft gespeichert. Am folgenschwersten sind die Nieren in Mitleidenschaft gezogen. Es entwickelt sich ein →Minderwuchs, ferner eine besondere Form von →Rachitis, die auf die übliche Dosis von →Vitamin D nicht anspricht. Im →Salz- und Wasserhaushalt kommt es mitunter zu Krisen mit Durstfieber. Das Ablagern von Zystin in der Hornhaut führt zu Lichtscheu.

Chronisches →Nierenversagen steht bei einem Teil der Patienten bereits im ersten Lebensjahrzehnt im Vordergrund.

Was ist zu tun? Die Therapie besteht in der Verabreichung von Cysteamin und hoher Dosen →Vitamin D. Beim Essen und Trinken muß das ersetzt werden, was über die Nieren ausgeschieden wird. Eine weitere Chance bietet die →Nierentransplantation.

Zystinurie

angeborene
Stoffwechsel-
krankheit

Nierensteine

Sie gehört zu den seltenen angeborenen →Stoffwechselkrankheiten, ist aber von anderer Art als die →Zystinose. Bei der Zystinurie gehen ständig Eiweißbausteine (Aminosäuren) über die Nieren verloren. Von diesen ist das Zystin im sauren Urin besonders schlecht löslich. Deshalb bilden sich daraus leicht →Nierensteine.

Ein solches Kind muß regelmäßig viel trinken, möglichst auch einmal des Nachts. Der Säurewert des Urins muß alkalisch sein (→Urinuntersuchung).

Zystitis (Blasenentzündung)

Teil einer
Harnweg-
infektion

Sie begleitet die →Harnweginfektion entweder als Entzündung, die auf die Harnblase beschränkt ist, oder – besonders im Kindesalter – als Teil einer Entzündung der ableitenden Harnwege. Hervorgerufen wird sie durch →Bakterien, ganz selten durch →Viren.

Zytomegalie

ansteckende
Krankheit

gehört zu den ansteckenden Krankheiten, die durch →Viren hervorgerufen werden. Der Erreger heißt Cytomegalie-Virus (CMV); er ist weit verbreitet.

Die meisten Menschen machen ihre Zytomegalie als →stille Feiung durch, ohne Beschwerden oder gesundheitliche Nachteile. Selten einmal erkrankt ein sonst gesunder Mensch an Zytomegalie unter den Zeichen einer fieberhaften Art von Grippe. Auch nach überstandener Krankheit oder

nur manchmal
ernst zu
nehmende
Folgen

stiller Feiung vermag dieses Virus in den Zellen zu überleben.

Die Inkubationszeit beträgt mehrere Wochen.

Die Ansteckung mit dem Erreger der Zytomegalie hat nur in zwei Fällen ernst zu nehmende Folgen, die mitunter sogar schwerwiegend sind:

Schwanger-
schaft

1. Während der *Schwangerschaft* wird das Virus von der Mutter, vor allem wenn sie sich zum erstenmal damit ansteckt, gar nicht selten auf das ungeborene Kind übertragen. Einzelne dieser Kinder – längst nicht jedes – kommen mit einer Zytomegalie auf die Welt; die Folgen: Untergewicht, →Lungenentzündung, Hautblutungen infolge einer erniedrigten Zahl von Blutplättchen, →Blutarmut, vergrößerte Leber und Milz. Diese Krankheitszeichen werden in einer Kinderklinik meist überwunden.

vorgeburtliche
Schäden an den
Sinnesorganen

Schwerwiegender sind in Einzelfällen vorgeburtliche Schäden an den Sinnesorganen (Netzhaut der Augen, Innenohr) oder am Gehirn. Der Kopfumfang ist dann kleiner als normal. Die geistige Entwicklung später bleibt für Eltern und Arzt eine Sorge, die sich jedoch häufig als unbegründet herausstellt (→Hirnschaden).

Eine wirklich erfolgversprechende Therapie oder *Vorbeugung* der vorgeburtlichen Ansteckung gibt es noch nicht.

Abwehr-
schwäche

2. Kinder mit angeborener und vor allem erworbener →Abwehrschwäche werden nicht so leicht mit Zytomegalie fertig wie abwehrgesunde Menschen. Gefährdet sind vor allem Patienten, die Immunsuppressiva einnehmen müssen oder eine Organtransplantation hinter sich haben. Sie werden dann mit einem Virustatikum (Ganciclovir) behandelt.

Zytostatika

So heißen Medikamente, die bösartige Zellen daran hindern, sich zu vermehren und auszubreiten (→Leukämie, →Neuroblastom, →Nephroblastom, →Osteosarkom, →Hirntumoren, →Knochenmarktransplantation, →Onkologie). Die Behandlung mit Zytostatika gehört zur →Chemotherapie.

Bevor ein Kind zum erstenmal mit Zytostatika behandelt wird, bespricht der Arzt mit Eltern und – je nach Alter – dem Patienten die Erfolgsaussichten und Risiken dieser Therapie; auch das allerdings geringe Risiko, daß nach erfolgreicher Behandlung in Einzelfällen später erneut eine bösartige Erkrankung auftreten kann, und zwar nicht als Rückfall der ursprünglichen Krankheit, sondern als späte Nebenwirkung der Therapie mit Zytostatika.

Wegen der radikalen Wirkung, die Zytostatika auf bösartige Zellen haben, besteht stets die Gefahr, daß gesunde Zellen in Mitleidenschaft gezogen werden. Betroffen ist dann die Blutbildung im Knochenmark, die Infektionsabwehr oder das Wachstum des Kopfhaares (Haarausfall).

Diese Nebenwirkungen gehen nach Absetzen der Zytostatika in aller Regel wieder zurück, machen den Patienten aber für die Dauer der Behandlung höchst anfällig für Infektionen (→Ansteckung, →Abwehrschwäche). Geachtet werden muß ferner auf Blutungen und auf →Blutarmut.

Manche Zytostatika führen zu Übelkeit und Erbrechen. Hiergegen gibt es aber wirksame Medikamente. Eltern müssen wissen: Das Ziel der Behandlung mit Zytostatika ist in vielen Fällen lohnend.

Chemotherapie

radikale
Wirkung auf
bösartige Zellen

Neben-
wirkungen

Vergiftungs-Informations-Zentren

Deutschland

Berlin
Beratungsstelle für Vergiftungs-
erscheinungen und Embryonal-
toxikologie Berlin
Spandauer Damm 130
14050 Berlin
Tel.: 0 30-192 40
Fax: 0 30-30 68 67 21

Virchow-Klinikum, Medizini-
sche Fakultät der Humboldt-
Universität zu Berlin
Abteilung Innere Medizin mit
Schwerpunkt Nephrologie und
Intensivmedizin
Augustenburger Platz 1
13353 Berlin
Tel.: 0 30–450 53 55 5
Fax: 0 30–450 53 91 5

Bonn
Informationszentrale gegen
Vergiftungen
Zentrum für Kinderheilkunde,
Rheinische Friedrich-
Wilhelms-Universität Bonn
Adenauerallee 119
53113 Bonn
Tel.: 0 228-192 40
Fax: 0 228-287 33 14

Erfurt
Gemeinsames
Giftinformationszentrum
der Länder Mecklenburg-
Vorpommern, Sachsen,
Sachsen-Anhalt und Thüringen
im Klinikum Erfurt
Nordhäuser Straße 74
99089 Erfurt
Tel.: 0 361-73 07 30
Fax: 0 361-73 07 31 7

Freiburg
Vergiftungs-Informations-
Zentrum des Universitäts-
Klinkums im Zentrum für
Kinderheilkunde und Jugend-
medizin
Mathildenstraße 1
79106 Freiburg
Tel.: 0 761–192 40
Fax: 0 761–270 44 57
e-mail: giftinfo@
kikli.ukl.uni-freiburg.de
Internet:
http://www.giftberatung.de

Göttingen
Giftinformationszentrum Nord
der Länder Bremen, Hamburg,
Niedersachsen
und Schleswig-Holstein
Zentrum für Pharmakologie
und Toxikologie
der Universität Göttingen
Robert-Koch-Straße 40
37075 Göttingen
Tel.: 0 551-192 40
Fax: 0 551-39 96 52

Homburg
Informations- und Beratungs-
zentrum für Vergiftungsfälle
Klinik für Kinder- und Jugend-
medizin
Robert-Koch-Straße
66421 Homburg/Saar
Tel.: 0 68 41-192 40
Fax: 0 68 41-16 83 14

Mainz
Klinische Toxikologie
und Beratungsstelle bei
Vergiftungen
II. Medizinische Klinik und
Poliklinik der Universität
Langenbeckstraße 1
55131 Mainz
Tel.: 0 61 31-192 40
Fax: 0 61 31-23 24 69

München
Giftnotruf München
Toxikologische Abteilung der
II. Medizinischen Klinik
rechts der Isar
Technische Universität
Ismaninger Straße 22
81675 München
Tel.: 0 89-192 40
Fax: 0 89-41 40 24 67

Nürnberg
Giftinformationszentrale
Toxikologische Intensivstation
der II. Medizinischen Klinik,
Klinikum Nürnberg-Nord
Prof.-Ernst-Nathan-Straße 1
90419 Nürnberg
Tel.: 0 911-398 24 51
Fax: 0 911-398 22 05

Österreich

Vergiftungsinformations-
zentrale
Allgemeines Krankenhaus
der Stadt Wien
Währinger Gürtel 18–20
1090 Wien
Tel.: (Leitstelle) 01-404 00 22 22
Tel.: (NOTRUF) 01-406 43 43

Schweiz

Schweizerisches Toxikologi-
sches Informationszentrum
Freiestraße 16
Postfach 8028
8028 Zürich
Tel.: 01-251 51 51
    (Notfallnummer)
    01-251 66 66 (nicht
    dringende Anfragen)
Fax: 01-252 88 33
e-mail: info@toxi.ch

Verzeichnis der Selbsthilfegruppen und Schutzorganisationen für Kinder

Die hier aufgeführten Anschriften sind eine zu diesem Buch passende Auswahl,
über die man erfährt, ob und wo es regionale oder örtliche Selbsthilfegruppen gibt.

Deutschland

Übergeordnete **Anlaufstelle**,
auch für seltene Krankheiten:

Kindernetzwerk e.V.
für kranke und behinderte
Kinder und Jugendliche in der
Gesellschaft
Hanauer Straße 15
63739 Aschaffenburg
Tel.: 0 60 21-120 30
        0 180-521 37 39
e-mail:
info@kindernetzwerk.de
Internet: http://
www.kindernetzwerk.de

Ahornsirupkrankheit
siehe Stoffwechselkrankheiten
(Phenylketonurie)

AIDS
Elterninitiative HIV-betroffener
Kinder
Poststraße 16
41334 Nettetal
Tel.: 0 21 57-81 12 22
Internet: http://
www.webdesign-grethe.de/ehk

Allergie und **Asthma**
Arbeitsgemeinschaft Allergie-
krankes Kind (AAK)
Hilfen für Kinder mit Asthma,
Ekzem oder Heuschnupfen e.V.
Bundesgeschäftsstelle
Nassaustraße 32
35745 Herborn (Hessen)
Tel.: 0 27 72-928 70
Fax: 0 27 72-928 74 8
e-mail: aak-team@aak.de
Internet: http://www.aak.de

Autismus
Bundesverband ‚Hilfe für das
autistische Kind' e.V.
Bebelallee 141
22297 Hamburg
Tel.: 0 40-511 56 04
Fax: 0 40-511 08 13
e-mail: Autismus-BV-HAK@
t-online.de
Internet:
http://www.autismus.de

**Behinderte Kinder und
Jugendliche**
Bundesarbeitsgemeinschaft
‚Hilfe für Behinderte'
(BAGH) e.V.
Kirchfeldstraße 149
40215 Düsseldorf
Tel.: 0 211-310 06 00
Fax: 0 211-310 06 48
e-mail: info@BAGH.de
Internet: http://www.BAGH.de

Bundeselternvereinigung für
anthroposophische Heil-
pädagogik und Sozialtherapie/
Freundeskreis Camphill e.V.
Beratungs- und Geschäftsstelle
Argentinische Allee 25
14163 Berlin
Tel.: 0 30-80 10 85 18
Fax: 0 30-80 10 85 21

Blindheit
siehe Sehbehinderung

Bluter und
Blutungskrankheiten
siehe Hämophilie

Chromosomen-Veränderungen
Arbeitskreis Down-Syndrom
e.V.
Hegelstraße 19
33649 Bielefeld
Tel.: 05 21-44 29 98
Fax: 05 21-94 29 04
e-mail: ak@down-syndrom.org
Internet: http://
www.down-syndrom.org

LEONA e.V.
Verein für Eltern chromosomal
geschädigter Kinder
Kontaktvermittlung:
Frau Caroline Ditschkowski
Windmühlenweg 33
59590 Geseke
Tel.: 0 29 42-43 22
Fax: 0 29 42-57 45 79
e-mail: d.ditschkowski@
planet-intercom.de
Internet:
http://www.leona-ev.de

Interessengemeinschaft
Fragiles-X e.V.
Goethering 42
24576 Bad Bramstedt
Tel.: 0 41 92-40 53
e-mail: verein@frax.de
Internet: http://www.frax.de

Chronisch kranke Kinder
siehe Behinderte Kinder und
Jugendliche

Colitis ulcerosa und
Crohn'sche Krankheit
Bundesverband Deutsche
Morbus Crohn/Colitis-ulcerosa-
Vereinigung (DCCV) e.V.
Paracelsusstraße 15
51375 Leverkusen
Tel.: 0 214-87 60 80
Fax: 0 214-87 60 88 8
e-mail: info@dccv.de
Internet: http://www.DCCV.de

Cystische Fibrose (CF)
siehe Mukoviszidose

Diabetes mellitus
siehe Zuckerkrankheit

Dialyse
siehe Nierenkrankheiten

Down-Syndrom
siehe Chromosomen-
veränderungen

Drogenmissbrauch
Bundesverband der Eltern-
kreise drogengefährdeter und
drogenabhängiger Jugendlicher
Ansbacher Straße 11
10787 Berlin
Tel.: 0 30-556 70 20
Fax: 0 30-556 70 21

Ehescheidung
Intakte Elternschaft trotz
Trennung/Scheidung (IETE)
Germersheimer Straße 26
81541 München
Tel.: 0 89-49 64 11

Epilepsie
Deutsche Sektion der
Internationalen Liga gegen
Epilepsie e.V.
Herforder Straße 5–7
33602 Bielefeld
Tel.: 0 521-12 41 92
Fax: 0 521-12 41 72
e-mail: p.gehle@izepilepsie.de
Internet:
http://www.ligaepilepsie.org

Stiftung Michael zur
Bekämpfung der Anfallsleiden
Münzkamp 5
22339 Hamburg
Tel.: 0 40-5 38 85 40
Fax: 0 40-5 38 15 59
e-mail:
stiftungmichael@t-online.de
Internet:
http://www.stiftungmichael.de

Eßstörungen: Fettsucht, Magersucht
siehe Magersucht

Fehlbildungen
Selbsthilfevereinigung für
Lippen-Gaumen-Fehlbildungen
e.V. – Wolfgang Rosenthal
Gesellschaft –
Hauptstraße 184
35625 Hüttenberg (Hessen)
Tel.: 0 64 03-55 75
Fax: 0 64 03-92 67 27
e-mail:
wrg-huettenberg@t-online.de

Kreis für Eltern von Kindern
mit Speiseröhrenmiss-
bildungen e.V. (KEKS)
Sommerrainstraße 61
70374 Stuttgart
Tel.: 0 711-953 78 86
Fax: 0 711-953 78 18
e-mail: info@keks.org
Internet: http://www.keks.org

SoMA e.V.
Selbsthilfeorganisation für
Menschen mit Anorektal-
fehlbildungen
Steinstraße 29
81667 München
Tel.: 0 89-48 53 29
    0 89-14 90 42 62
Fax: 0 89-14 90 42 63
e-mail: soma.ev@epost.de
Internet:
http://www.soma-ev.de

Arbeitsgemeinschaft Spina
bifida und Hydrozephalus e.V.
(ASbH)
Münsterstraße 13
44145 Dortmund
Tel.: 0 231-861 05 00
Fax: 0 231-861 05 05 0
e-mail: asbh@asbh.de
Internet: http://www.asbh.de

Frühgeburt
Bundesverband ‚Das frühgeborene Kind‘ e.V.
Malpaquetstraße 38
13347 Berlin
Tel.: 0 180-587 58 77
(Info-Line)
e-mail: bundesverband@
fruehgeborene.de
Internet:
http://www.fruehgeborene.de

Galaktosämie
siehe Stoffwechselkrankheiten

Gehörlose und Schwerhörige
siehe Hör- und Sprach-
behinderung

Glykogenosen
siehe Stoffwechselkrankheiten

Hämophilie
Deutsche Hämophiliegesell-
schaft zur Bekämpfung der
Blutungskrankheiten e.V.
Halenseering 3
22149 Hamburg
Tel.: 0 40-672 29 70
Fax: 0 40-672 49 44
e-mail: dhg@dhg.de
Internet: http://www.dhg.de

Herzfehler und Herzkrankheiten
Deutsche Herzstiftung e.V.,
Abteilung ‚Kinderherzstiftung‘
Vogtstraße 50
60322 Frankfurt (Main)
Tel.: 0 69-955 12 80
Fax: 0 69-955 12 83 13

Hör- und Sprachbehinderung
Bundesgemeinschaft der Eltern
und Freunde hörgeschädigter
Kinder e.V.
Pirolkamp 18
22379 Hamburg
Tel.: 0 40-607 03 44
Fax: 0 40-607 23 61
e-mail:
post@bundesgemeinschaft.de
Internet: http://
www.bundesgemeinschaft.de

Deutscher Schwerhörigenbund
e.V. (DSB)
Breite Straße 3
13187 Berlin
Tel.: 0 30-47 54 11 14
Fax: 0 30-47 54 11 16
e-mail:
dsb@schwerhoerigenbund.de
spektrum-hoeren@t-online.de
Internet: http://
www.schwerhoerigenbund.de

Deutsche Cochlear Implant
Gesellschaft e.V.
Berliner Allee 13
89257 Illertissen
Tel.: 0 73 03-39 55
Fax: 0 73 03-439 98
e-mail:
schnecke.hermann@t-online.de
Internet: http://www.dcig.de

Bundesvereinigung
Stotterer-Selbsthilfe e.V.
Geschäftsstelle
Gereonswall 112
50670 Köln
Tel.: 0 221-139 11 06
Fax: 0 221-139 13 70
e-mail: info@bvss.de
Internet: http://www.bvss.de

Kindesmisshandlung

Bundesverband ,Deutscher
Kinderschutzbund' e.V.
Schiffgraben 29
30159 Hannover
Tel.: 0 511-304 85-0
Fax: 0 511-304 85-49

Kind im Krankenhaus

Bundesverband
Aktionskomitee ,Kind im
Krankenhaus' (AKIK) e.V.
Kirchstraße 34
61440 Oberursel (Taunus)
Tel.: 0 61 72-30 36 00
Fax: 0 61 72-99 79 36
e-mail:
info@akik-bundesverband.de
Vorsitz: Herbert Stein
Roritzerstraße 24
81735 München
Tel.: 0 89-68 52 17
Fax: 0 89-68 07 04 43

Kleinwüchsige Kinder

Bundesverband
,Kleinwüchsige Menschen
und ihre Familien'
Hillmannplatz 6
28195 Bremen
Tel.: 0 421-50 21 22
Fax: 0 421-50 78 73
e-mail: info@bkmf.de
Internet: http://www.bkmf.de

Krebs und Leukämie

Dachverband der Deutschen
Leukämie-Forschungshilfe
(D.L.F.H.)
Aktion für krebskranke Kinder
e.V.
Joachimstraße 20
53113 Bonn
Tel.: 0 228-913 94 30
Fax: 0 228-913 94 33
e-mail:
info@kinderkrebsstiftung.de
Internet: http://
www.kinderkrebsstiftung.de

Lernbehinderung

Bundesarbeitsgemeinschaft zur
Förderung von Kindern und
Jugendlichen mit Teilleistungs-
störungen (MCD/HKS) e.V.
Postfach 45 02 46
50877 Köln
Tel.: 0 221-497 27 19
     0 221-499 59 98
Fax: 0 221-491 14 64
e-mail: BAG-TL@t-online.de

Lippen-Kiefer-Gaumenspalte

siehe Fehlbildungen

Magersucht

Beratungszentrum bei Ess-
störungen ,Dick & Dünn' e.V.
Innsbrucker Straße 25
10825 Berlin
Tel.: 0 30-854 49 94
Fax: 0 30-854 84 42
e-mail: dick-und-duenn-
berlin@freenet.de
Internet: http://www.dick-und-
duenn-berlin.de

Meningomyelozele

siehe Fehlbildungen

Minderwuchs

siehe Kleinwüchsige Kinder

Mukopolysaccharidose

siehe Stoffwechselkrankheiten

Mukoviszidose, Cystische Fibrose (CF)

Mukoviszidose e.V.
Bendenweg 101
53121 Bonn
Tel.: 0 228-987 80-0
Fax: 0 228-987 80-77
e-mail:
info@mukoviszidose-ev.de
Internet: http://
www.mukoviszidose-ev.de

CF-Selbsthilfe Bundesverband
e.V.
Meyerholz 3
28832 Achim bei Bremen
Tel.: 0 42 02-822 80
Fax: 0 42 02-60 73
e-mail:
CF-Selbsthilfe-BV@t-online.de
Internet: http://www.cf-bv.de

Multiple Sklerose

Deutsche Multiple Sklerose
Gesellschaft e.V.
Bundesverband
Küsterstraße 8
30519 Hannover
Tel.: 0 511-96 83 40
Fax: 0 511-96 83 50
e-mail: dmsg@dmsg.de
Internet: http://www.dmsg.de

Muskeldystrophie

Deutsche Gesellschaft für
Muskelkranke e.V.
Bundesgeschäftsstelle
Im Moos 4
79112 Freiburg-Waltershofen
Tel.: 0 76 65-94 47-0
Fax: 0 76 65-94 47-20
e-mail: DGM-FR@t-online.de
Internet: http://www.dgm.org

Myasthenia gravis

Deutsche Myasthenie-
Gesellschaft (DMG) e.V.
Geschäftsstelle
Langemarckstraße 106
28199 Bremen
Tel.: 0 421-59 20 60
Fax: 0 421-50 82 26
e-mail: dmg-info@t-online.de
Internet:
http://www.dmg-online.de

Neurodermitis
siehe Allergie und Asthma

Niemann-Pick-Erkrankung
siehe Stoffwechselkrankheiten

Nierenkrankheiten
Dialysepatienten Deutschlands
(DD) e.V.
Geschäftsstelle
Weberstraße 2
55130 Mainz
Tel.: 0 61 31-851 52
Fax: 0 61 31-835 198
e-mail:
Geschaeftsstelle@DDeV.de
Internet:
http://www.Dialysepatienten-
Deutschlands.de

Cystinose-Selbsthilfe e.V.
Beuthener Straße 15
40883 Ratingen
Tel.: 0 21 02-696 27
Fax: 0 21 02-696 27
e-mail:
claudia.sproedt@t-online.de
Internet: http://
www.cystinose-selbsthilfe.de

Organtransplantation
Bundesverband der
Organtransplantierten e.V.
Paul-Rücker-Straße 22
47059 Duisburg
Tel.: 0 203-44 20 10
Fax: 0 203-44 21 27
e-mail:
geschaeftsstelle@bdo-ev.de
Internet: http://www.bdo-ev.de

Ösophagusatresie
siehe Fehlbildungen

Phenylketonurie
siehe Stoffwechselkrankheiten

PKU
siehe Stoffwechselkrankheiten

Plötzlicher Kindstod (SIDS)
Gemeinsame Elterninitiative
‚Plötzlicher Säuglingstod'
Deutschland e.V.
Bundesgeschäftsstelle
(Frau Simone Beardi)
Rheinstraße 26
50519 Hannover
Tel.: 0 511-8 38 62 02
Fax: 0 511-8 38 62 02
e-mail:
geps-deutschland@t-online.de

**Recklinghausen'sche Krankheit
(Neurofibromatose)**
Von-Recklinghausen-
Gesellschaft e.V.
Langenhorner Chaussee 560
22419 Hamburg
Tel.: 0 40-52 71 28 22
Fax: 0 40-52 77 46 2
e-mail: vrges@aol.com
Internet: http://www.medizin-
forum.de/forum/vrg
http://
www.neurofibromatose.de

Rett-Syndrom
Elternhilfe für Kinder mit Rett-
Syndrom in Deutschland e.V.
Geschäftsstelle
(Frau Bärbel Ziegeldorf)
Wörsdorfer Straße 3
65510 Hünstetten
Tel.: 0 61 26-50 03 06
Fax: 0 61 26-50 03 07
e-mail: b.ziegeldorf@rett.de
Internet: http://www.rett.de

Rheumatische Erkrankungen
Deutsche Rheuma-Liga e.V.
Bundesverband
Maximilianstraße 14
53111 Bonn
Tel.: 0 228-76 60 60
Fax: 0 228-76 60 620
e-mail: bv@rheuma-liga.de
Internet:
http://www.rheuma-liga.de

Sehbehinderung
Deutscher Blinden- und
Sehbehindertenverband e.V.
Bismarckallee 30
53173 Bonn
Tel.: 0 228-95 58 20
Fax: 0 228-35 77 19
e-mail: info@dbsv.org
Internet: http://www.dbsv.org

Deutscher Verein der Blinden
und Sehbehinderten in
Studium und Beruf e.V.
Frauenbergstraße 8
35039 Marburg (Lahn)
Tel.: 0 64 21-948 88-0
Fax: 0 64 21-948 88-10
e-mail: info@dvbs-online.de
Internet:
http://www.dvbs-online.de

Spina bifida
siehe Fehlbildungen

Stillen
La Leche Liga Deutschland e.V.
Am Schlaufenglan 61
66606 St.Wendel
Tel.: 0 68 51-24 25

Stoffwechselkrankheiten
Elterninitiative Galaktosämie
e.V.
Vorstand und Kontaktstelle:
Herr Robert Esser
Zittauer Straße 5
80997 München
Tel.: 0 89-143 24-9 97
Fax: 0 89-143 24-9 98
e-mail: galaktosaemie@gmx.de
Internet:
http://www.galaktosaemie.de

Morbus Gaucher
Internet:
http://www.uni-karlsruhe.de/
ujq8/gaucher.html

Selbsthilfegruppe Glykogenose
Deutschland e.V.
Vorstand: Herr Donald Welling
Charentoner Straße 21
33142 Büren (Westfalen)
Tel.: 0 29 51-47 89
Fax: 0 29 51-66 08
e-mail: shg@glykogenose.de
Internet:
http://www.glykogenose.de

Gesellschaft für
Mukopolysaccharidosen e.V.
Vorstand: Herr Thomas Baum
Rupert-Mayer-Straße 13
63741 Aschaffenburg
Tel.: 0 60 21-85 83 73
Fax: 0 60 21-85 83 72

Niemann-Pick
Selbsthilfegruppe e.V.
Hindenburgstraße 25/2
71106 Magstadt
Tel.: 0 71 59-439 69
Fax: 0 71 59-90 42 06
e-mail: efabianski@aol.com
Internet:
http://www.niemann-pick.de

Deutsche Interessengemein-
schaft Phenylketonurie (PKU)
und verwandte angeborene
Stoffwechselstörungen e.V.
(DIG PKU E.V.)
Geschäftsstelle:
Herr Hansjörg Schmidt
Adlerstraße 6
91077 Kleinsendelbach
Tel.: 0 91 26-44 53
Fax: 0 91 26-30 946
e-mail:
hansjoerg.schmidt@dig-pku.de

Organic Acidemia Association
(für Methylmalonazidurie,
Propionazidurie und andere
Organazidurien)
13210, 35th Avenue North
Plymouth MN 55441, USA
Tel.: 001-763-559 17 97
Fax: 001-763-694 00 17
e-mail: OAANews@aol.com
Internet:
http://www.oaanews.org

Tetrahydrobiopterin-Stoffwech-
sel (BH4-Mangel), Auskunft
auch für Eltern:
Dr. Nenad Blau, Kinderspital
Zürich
Tel.: 0041-1-266 75 44
e-mail: blau@kispi.unizh.ch
Anregung einer
Selbsthilfegruppe:
Frau Margarete Kieninger
Tel.: 0 76 33-835 20

Trisomie 21 (Down-Syndrom)
siehe Chromosomen-Veränderungen

Verbrennung und Verbrühung
Paulinchen, Elterninitiative
‚Brandverletzte Kinder' e.V.
Lauferstraße 30a
90571 Schwaig bei Nürnberg
Tel.: 0 911-507 57 18
Fax: 0 911-507 57 18
e-mail: scheler@paulinchen.de
Internet:
http://www.paulinchen.de

Zöliakie
Deutsche Zöliakie-Gesellschaft
e.V.
Filderhauptstraße 61
70599 Stuttgart
Tel.: 0 711-45 45 14
Fax: 0 711-45 67 81 7
e-mail: info@dzg-online.de
Internet:
http://www.dzg-online.de

Zuckerkrankheit
Bund diabetischer Kinder und
Jugendlicher e.V.
Hahnbrunner Straße 46
67659 Kaiserslautern
Tel.: 0 631-764 88
　　　0 631-370 26 80

Hilfswerk für jugendliche Diabetiker, gemeinnützige GmbH
Danziger Weg 1
58511 Lüdenscheid
Tel.: 0 23 51-98 91-0
Fax: 0 23 51-98 91-50
e-mail: jugendhilfe-diabetes@
t-online.de
Internet:
http://www.jugenddiabetes.de

SPATZ: Selbsthilfe für Kinder
mit chronischer Stoffwechsel-
oder Zuckerkrankheit,
Freiburg e.V.
Priv.-Doz. Dr. K.-O. Schwab,
Zentrum für Kinderheilkunde
und Jugendmedizin,
Universitäts-Klinikum
Mathildenstraße 1
79106 Freiburg
Tel.: 0 761-270 44 82
Fax: 0 761-270 44 81
e-mail: Schwab@
kkl200.ukl.uni-freiburg.de

Zystinose
siehe Nierenkrankheiten

Österreich

Aids
Aids-Hilfe-Haus
Mariahilfer Gürtel 4
1060 Wien
Tel.: 01-595 37 52
e-mail: posihivcafe@gmx.net

Allergie und **Asthma**
Österreichische Lungenunion
(SHG für alle mit Allergie,
Asthma, Bronchitis und Neuro-
dermitis)
Martha-Frühwirth-Zentrum
Obere Augartenstr. 26-28
1020 Wien
Tel.: 01-330 42 86
Fax: 01-330 42 86
e-mail:spranger@chello.at

Autismus
Österreichische Autistenhilfe
Eßlinggasse 13/3/11
1010 Wien
Tel.: 01-533 96 66
Fax: 01-533 78 47
e-mail:
office.autistenhilfe@magnet.at
Internet:
http://members.magnet.at/
autistenhilfe

Behinderte Kinder und Jugendliche
Verein zur Information und
Beratung für Menschen mit
Behinderung, Angehörige und
Fachpersonal
Zentagasse 16
1050 Wien

SBHÖ
Verein für Spina bifida und
Hydrocephalus Österreich
Postfach 88
1234 Wien
Tel.: mobil 0664-492 07 27
Internet: http://www.sbho.at
e-mail: sbhowebb.co.at

Bluter und
Blutungskrankheiten
siehe Hämophilie

Chromosomenveränderungen
Selbsthilfegruppe Down-
Syndrom Wien und NÖ
Boerhavegasse 13
1030 Wien
Tel.: 0 22 36-720 26
e-mail:
shg.downsyndrom@gmx.at
Internet:
http://www.ub.tuwien.ac.at/
down-syndrom/

PWS-Austria, Österreichische
Gesellschaft für Prader-Willi-
Syndrom
Hellbrunner Allee 53
5020 Salzburg
Tel.: 0 662-62 08 26
Fax: 0 662-62 17 46
e-mail:
frohnburg@salzburg.co.at

OA Dr. Olaf Rittinger
Müllner Hauptstr. 48
5020 Salzburg
Tel.: 0 662-44 82 26 05

Colitis Ulcerosa und Crohnsche Krankheit
ÖMCCV, Österreichische
Morbus Crohn-Colitis Ulcerosa
Vereinigung
Martha-Frühwirt-Zentrum
Obere Augartenstraße 26–28
1020 Wien
Tel.: 01-333 06 33
Fax: 01-333 06 33
e-mail:
crohn-colitis@oemccv.or.at
Internet:
http://www.oemccv.or.at/
crohn-colitis

Cystische Fibrose
CF-Aktiv – Cystische Fibrose
Hilfe
Wien, NÖ und Burgenland
Kontakt: Frau Anneliese Lang
Argentinierstr. 43/39
1040 Wien

Cystische Fibrose Hilfe
Österreich
Kontakt: Frau Gabriele König
Höhenstraße 56
6020 Innsbruck
Tel.: 0 512-27 72 19
Fax: 0 512-27 72 19
e-mail: cf.austria@tirol.com
Internet:
http://www.cf-austria.at

Diabetes mellitus
Aktive Diabetiker Austria
Kontakt: Dr. Erich Wolfrum
Mittersteig 4/21
1050 Wien
Tel.: 01-587 68 94
Fax: 01-587 68 94
e-mail: erichdtto@aon.at
Internet:
http://aktive-diabetiker.at

Österreichische
Diabetikervereinigung
Bundes-Servicezentrale
Kontakt: Josef Meusburger
Tel.: 0 662-82 77 22
Fax: 0 662-82 92 22
e-mail:
oedv.office@diabetes.or.at
Internet: http://diabetes.or.at

Dialyse
siehe Nierenkrankheiten

Down Syndrom
siehe Chromosomen-
veränderungen

Drogenmissbrauch
siehe Sucht

Epilepsie
EDÖ – Epilepsie Dachverband
Österreich
Wichtelgasse 55/17
1170 Wien
Tel.: 01-489 52 78
Fax: 01-489 52 78
e-mail: epilepsie@netway.at
Internet: http://
www.myworld.privateweb.at/
epilepsie

Frühgeburt
Miniclub für frühgeborene
Kinder und ihre Eltern
Zollergasse 37
1070 Wien
Tel.: mobil 0664-111 43 27
Fax: 01-943 34 04
e-mail:
gabriele.hintermayer@chello.at

Hämophilie
Österreichische
Hämophiliegesellschaft
Mariahilfer Gürtel 4
1060 Wien
Tel.: 01-595 37 33
Fax: 01-595 37 33 67
e-mail: office@bluter.at
Internet: http://www.bluter.at

Herzfehler und
Herzerkrankungen
Aktion Kinderherz Wien, NÖ,
OÖ, Burgenland
Holunderweg 11
2301 Groß-Enzersdorf
Tel.: 0 22 49-36 54
Fax: 0 22 49-36 54
e-mail:
kinderherz@everyday.com
Internet: http://kinderherz.at

Hör- und Sprachbehinderung
Österreichische Cochlear
Implant Gesellschaft
Internet:
http://www.OECIG.com

Kindesmißhandlung
Die Möwe
Unabhängiger Verein für
psychisch, physisch oder
sexuell mißhandelte Kinder
Kinderschutzzentrum
Börsegasse 9
1010 Wien
Tel.: 01-532 15 15
Fax: 01-532 13 13

Kind im Krankenhaus
Verein Kinderbegleitung
Österreich
Ungenach 51
4841 Ungenach
Tel.: 0 76 72-84 84
Fax: 0 76 72-84 84 25
e-mail:
verein@kinderbegleitung.org
Internet:
www.kinderbegleitung.org

MUKI – Verein Mutter und
Kind im Krankenhaus
Rindbachstraße 3B
4802 Ebensee
Tel.: 0 61 33-82 82 24
Fax: 0 61 33-82 82 27
e-mail: office@muki.com
Internet: http://www.muki.com

Kleinwuchs
BKMF Österreich
Bundesverband kleinwüchsige
Menschen u. ihre Familien in
Österreich
Postfach 30
4053 Haid

Österr. Turner Syndrom
Initiative
Koppstraße 46/6
1160 Wien

Krebs und Leukämie
Kinder-Krebs-Hilfe –
Elternintiative für krebskranke
Kinder, St. Anna Kinderspital,
AKH Kinderklinik
Kinderspitalgasse 7
1090 Wien,
Tel.: 01-408 50 90
Fax: 01-409 95 25
e-mail: elterninitiative@
kinderkrebshilfe.at
Internet:
http://www.kinderkrebshilfe.at

Legasthenie
Österreichischer
Bundesverband Legasthenie
Rosentalgasse 13/1
1140 Wien
Tel.: 01-911 32 77
e-mail: info@legasthenie.org
Internet: http://legasthenie.org

Leukodystrophie
Verein Leukodystrophie-
verband Österreich
Weiherweg 16
8071 Grambach
Tel.: 0 316-34 93 36
Fax: 0 316-34 93 39
e-mail: xaldprojekt@aon.at
Internet:
http://www.xaldprojekt.at

Mukopolysaccharidosen
Gesellschaft für
Mukopolysaccaridosen und
ähnliche Erkrankungen
Finklham 90
4075 Breitenaich
Tel.: 0 72 49-477 95
Fax: 0 72 49-477 52
e-mail: mps.austria@netway.at
Internet:
http://www.mps-austria.at

Mukoviszidose (CF)
siehe Cystische Fibrose

Muskelerkrankungen
Marathon – Verein von Eltern
und Angehörigen gegen
Muskelkrankheiten bei
Kindern
Krankenhausstraße 26
4020 Linz
Tel.: 0 732-692 30
e-mail: rudolf.schwarz@
kk.lkh.ooe.gv.at
Internet:
http://verein-marathon.at

Neurodermitis
ÖNV – Österreichische
Neurodermitiker Vereinigung
Habsburgergasse 10/5
1010 Wien
Tel.: 01-535 06 86
Fax: 01-533 10 80 14
e-mail:
info@neurodermitis.or.at
Internet:
http://www.neurodermitis.or.at

Neurofibromatose
Neurofibromatose Gesellschaft
Austria
Dollinergasse 2/4
1190 Wien
Fax: 01-369 80 07
e-mail: nf.ges@atnet.at

Nierenkrankheiten
Freunde für Kinderdialyse und
nierenkranke Kinder
Allgemeines Krankenhaus
der Stadt Wien
Währinger Gürtel 18–20
1090 Wien
Tel.: 01-40 400-32 57
Fax: 01-40 400-34 09

Plötzlicher Kindestod (SIDS)
SIDS Austria
Harrachgasse 21/8
8010 Graz
Tel.: 0 316-380 42 89
Fax: 0 316-380 69 42 89
e-mail: isolde.bachler@
funigraz.ac.at

Rett-Syndrom
Österreichische Rett-Syndrom-
Gesellschaft
Kaiser-Josef-Straße 3
2120 Wolkersdorf
im Weinviertel
Tel.: 0 22 45-50 84
Fax: 0 22 45-50 84 22
e-mail: info@rettsyndrom.at
Internet:
http://www.rettsyndrom.at

Stillen
http://www.telecom.at/
lalecheliga

Stoffwechselkrankheiten
ÖGAST
Österreichische Gesellschaft
für angeborene
Stoffwechselstörungen
Bereich Galaktosämie
Speckbachergasse 19/26
1160 Wien
Tel.: 01-485 80 62
Fax: 01-485 80 62
e-mail: office@galaktosaemie.at
Internet:
http://www.galaktosaemie.at

ÖGAST
Österreichische Gesellschaft
für angeborene
Stoffwechselerkrankungen
Bereich Phenylketonurie
Juchgasse 34/17
1030 Wien
Tel.: 01-920 52 34
Fax: 01-712 84 71
e-mail: officepku@oegast.at

Sucht
Österreichischer Bundes-
verband der Elternkreise
Späthgasse 6/2
1220 Wien
Tel.: 01-282 36 94
Fax: 01-282 36 94
e-mail: info@elternkreis.at
Internet:
http://www.elternkreis.at
Kontakt: Josef Rohaczek

Zöliakie
Österreichische
Arbeitsgemeinschaft Zöliakie
Anton-Baumgartner-Straße
44/C5/2302
1230 Wien
Tel.: 01-667 18 87
Fax: 01-667 18 87
e-mail: argezoeliakie@chello.at
Internet: http://go.to/zoeliakie

Zuckerkrankheit
siehe Diabetes mellitus

Schweiz

Espoir, Hoffnung für Kinder
und Familien mit schweren
Krankheiten
Tel.: 01-926 55 72
Internet:
http://www.vereinespoir.ch

AIDS
‚Aids und Kind‘,
Schweizerische Stiftung für
Direkthilfe an betroffene
Kinder
Seefeldstraße 219
8008 Zürich
Tel.: 01-422 57 57
e-mail: info@aidsundkind.ch
Internet:
http://www.aidsundkind.ch

Allergie und **Asthma**
Schweizerische Eltern-
vereinigung asthma- und
allergiekranker Kinder
(SEAAK)
Südbahnhofstraße 14 c
3017 Bern
Tel.: 0 31-378 20 10
Fax: 0 31-378 20 11
e-mail: seaak@swissonline.ch
Internet: http://www.seaak.ch

Chromosomen-Veränderungen
Insieme: Vereinigung für
Kinder mit Down-Syndrom
Kantonsstraße 48 a
8807 Freienbach (SZ)
Tel.: 0 55-420 31 44
Fax: 0 55-420 31 47
e-mail:
yvonne_keller@bluewin.ch
Internet:
http://www.downsyndrom.ch

LEONA e.V.
Verein für Eltern chromosomal
geschädigter Kinder
Kontaktvermittlung in der
Schweiz: Frau Nicole John
Holzgasse 10
4225 Brislach (BL)
Tel.: 0 61-781 34 82
Fax: 0 61-781 22 88
e-mail: john@leona-ev.de
Internet:
http://www.leona-ev.de

Hämophilie
Schweizerische Hämophilie-
Gesellschaft (SHG)
Zürichstraße 106
Postfach 329
8340 Hinwil (ZH)
Tel.: 01-977 28 68
Fax: 01-977 28 69
e-mail: administration@shg.ch
Internet: http://www.shg.ch

Mukoviszidose/CF
Schweizerische Gesellschaft
für Cystische Fibrose
Bellevuestraße 166
3095 Spiegel bei Bern (BE)
Tel.: 0 31-972 28 28
Fax: 0 31-972 51 92
e-mail: cfch@bluewin.ch
Internet: http://www.cfch.ch

Nierenkrankheiten
Verein der Eltern nierenkranker
Kinder (VENK)
Buchserstraße 41b
8157 Dielsdorf (ZH)
Tel.: 01-853 14 61
e-mail: info@venk.ch
Internet: http://www.venk.ch

Stoffwechselkrankheiten
Verein Galactosämie Schweiz
Staffelweg 46
3302 Moosseedorf (BE)
Tel.: 0 31-859 04 45
Fax: 0 31-859 81 16
e-mail:
christagutknecht@tiscalinet.ch
Internet:
http://www.galactosaemie.ch

Schweizerische Interessengemeinschaft Phenylketonurie
und anverwandte Stoffwechselstörungen (CHIP)
Administration:
Kreuzweidstraße 38
8967 Widen (AG)
Tel.: 0 56-633 17 28
e-mail:
THOM.MUELLER@bluemail.ch
Internet:
http://www.onet.ch/PKU

Riedli 115 a (Eltern eines
Kindes mit ‚klassischer‘ PKU)
3633 Amsoldingen (BE)
Tel.: 0 33-341 11 90
Fax: 0 33-341 01 92

Tetrahydrobiopterin-Stoffwech-
sel (BH4-Mangel), Auskunft
auch für Eltern:
Dr. N. Blau, Kinderspital
Zürich
Tel.: 01-266 75 44
e-mail: blau@kispi.unizh.ch
Anregung einer
Selbsthilfegruppe:
Frau Margarete Kieninger
Tel.: 00 49-76 33-835 20

Zuckerkrankheit
Schweizerische Diabetes-
Gesellschaft
Rütistraße 3a
5400 Baden (AG)
Tel.: 0 56-200 17 90
Fax: 0 56-200 17 95
e-mail: sekretariat@
diabetesgesellschaft.ch
Internet: http://
www.diabetesgesellschaft.ch

Die Autoren

Dr. med. Helmut Niederhoff, geb. 1934 in Köln. Nachdem er in Köln auch sein Medizinstudium absolvierte – abgesehen von zwei klinischen Semestern in Innsbruck und Freiburg: Promotion 1961.

1961/62 folgte mit einem Austauschprogramm für angehende Ärzte (Ventnor Foundation) ein Rotating Internship am Presbyterian Hospital in Newark, N. J., USA. Anschließend kamen 1962/63 die entscheidenden Schritte zur Kinderheilkunde, und zwar als Pediatric Resident am Kauikeolani Children's Hospital in Honolulu, Hawaii. Dort heiratete er Dr. Marijke Bol, die in Deutschland und USA die gleiche Ausbildung mitgemacht hatte. Die beiden haben drei Töchter und inzwischen vier Enkelkinder.

1965 begann Dr. Niederhoff an der Universitäts-Kinderklinik Freiburg seine Ausbildung zum Facharzt. Später wurde er dort Oberarzt und bekam die Stelle eines Akademischen Rats. Ihm oblag besonders die Betreuung langjähriger Patienten: zunächst Kinder und Jugendliche mit Bluterkrankheit; in den letzten 20 Jahren vor allem Familien, in denen eine angeborene Stoffwechselkrankheit aufgetreten ist. Konsiliarisch betreute er über zwölf Jahre die Neugeborenen und deren Mütter auf einer Wochenbettstation.

Seit Ende 1996 lebt er im Ruhestand, ohne allerdings die Verbindung zur Kinderheilkunde und zu einigen seiner ehemaligen Patientenfamilien zu verlieren.

Prof. Dr. med. Radvan Urbanek, geb. 1943, studierte an der Karls-Universität in Prag und begann seine Ausbildung zum Kinderarzt 1971 an der Universitäts-Kinderklinik Freiburg, wo er zusammen mit Dr. Helmut Niederhoff arbeitete. Nach dem Facharztdiplom 1975 habilitierte er sich fünf Jahre später für das Fach Kinderheilkunde. In den Jahren 1983/84 erfolgte ein Aufenthalt am Guy's Hospital in London, Großbritannien.

Im Jahre 1990 übernahm Prof. Urbanek den Lehrstuhl für Kinderheilkunde an der Universitäts-Klinik für Kinder- und Jugendheilkunde Wien, Österreich, wo er seither die Klinische Abteilung für Allgemeine Pädiatrie leitet. Sein wissenschaftliches Interesse liegt auf dem Gebiet der Allergologie, Infektanfälligkeit und Lungenerkrankungen, klinisch betreut er die gesamte Breite des Faches Kinder- und Jugendheilkunde.

Seine Tätigkeit an mehreren großen Universitätskliniken brachte ihm ein kritisches Denken, einen ganzheitlichen Zugang zum kranken Kind und Verständnis für die Sorge der Eltern aus den unterschiedlichsten kulturellen und sozialen Schichten. Er ist in der Österreichischen Gesellschaft für Kinder- und Jugendheilkunde für die Entwicklung des Mutter-Kind-Passes verantwortlich, dem wichtigsten Vorsorgeinstrument im Kindesalter. Sein Standpunkt ist, „durch verständliche Information eine gesundheitliche Vorsorge und Hilfe zur Selbsthilfe zu stärken", schließlich sind informierte Eltern die besten Partner des betreuenden Arztes.

SpringerMedizin

Hermann Toplak (Hrsg.)

Praxishandbuch Adipositas

2002. II, 171 Seiten.
Broschiert **EUR 19,80**, sFr 32,–
ISBN 3-211-83871-6

Obwohl die Adipositas seit 1987 von der WHO als Erkrankung aner-
kannt ist, gilt krankhaftes Übergewicht leider meist immer noch als
kosmetisches oder psychologisches Problem. Die Prävalenzen für
Übergewicht und Adipositas haben weltweit besonders in den
Industriestaaten stark zugenommen und verursachen nicht nur
direkte und indirekte Kosten durch die Erkrankung selbst. Auch die
mit der Therapie der Folgeerkrankungen der Adipositas in
Zusammenhang stehenden Ausgaben tragen zur Kostenexplosion
im Gesundheitswesen der westlichen Industriestaaten entscheidend
bei. Experten gehen davon aus, dass nahezu die Hälfte aller Euro-
päer in den nächsten 30 Jahren übergewichtig sein wird.

Die Adipositas ist eine ernst zu nehmende chronische Erkrankung,
die mit einer Reihe von Risikofaktoren für die Entstehung von chronischen Krankheiten, wie Hypertonus, Hyperlipidämie und Diabetes,
einhergeht. Die Behandlung der Adipositas erfordert daher ein indi-
viduelles, langfristiges und komplexes therapeutisches Programm.
Auf kaum einem anderen Gebiet der Medizin wurden in den letzten
Jahren so viele neue Erkenntnisse gewonnen wie in der Adipo-
sitasforschung.

Dieses Buch soll interessierten Medizinern einen verständlichen und
praxisnahen Zugang zu den Grundlagen der Adipositas vermitteln
und Hilfestellung bei der großen Herausforderung einer gezielten
Therapie bieten.

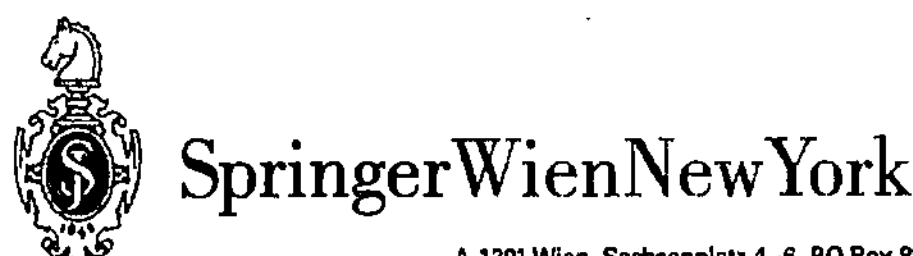

SpringerWienNewYork

A-1201 Wien, Sachsenplatz 4–6, P.O.Box 89, Fax +43.1.330 24 26, e-mail: books@springer.at, Internet: www.springer.at
D-69126 Heidelberg, Haberstraße 7, Fax +49.6221.345-229, e-mail: orders@springer.de
USA, Secaucus, NJ 07096-2485, P.O. Box 2485, Fax +1.201.348-4505, e-mail: orders@springer-ny.com
Eastern Book Service, Japan, Tokyo 113, 3–13, Hongo 3-chome, Bunkyo-ku, Fax +81.3.38 18 08 64, e-mail: orders@svt-ebs.co.jp

SpringerMedizin

Ronald Kurz,
Thomas Kenner,
Christian Poets (Hrsg.)

Der plötzliche Säuglingstod

Ein Ratgeber für Ärzte und Betroffene

2000. XII, 346 Seiten. 34 Abbildungen.
Broschiert **EUR 43,–**, sFr 69,–
ISBN 3-211-83170-3

Der plötzliche Säuglingstod (Sudden Infant Death, SID) ist trotz vieler neuer Erkenntnisse der letzten Jahre noch immer ein Rätsel und eine Herausforderung für Ärzte und andere damit befasste Berufsgruppen sowie eine ungeheure Belastung für Eltern und Angehörige.
Dieses Buch beleuchtet von verschiedenen Seiten den aktuellen Wissensstand zur Genese und Vorbeugung dieses Ereignisses, um Klarheit in dieses komplexe Gebiet zu bringen. Wichtige Aspekte dabei sind Epidemiologie, Diagnose, Untersuchungsmethoden, psychologische und menschliche Gesichtspunkte, Risikofaktoren und deren Feststellung sowie Möglichkeiten der Prävention. Eigene Erfahrungen der Herausgeber und ihrer Arbeitsgruppe zur erfolgreichen Senkung der SID-Mortalität wurden eingearbeitet.
Diese umfassende und wissenschaftlich fundierte Darstellung des aktuellen Forschungsstandes ist nicht nur für Ärzte, sondern auch für Eltern und involvierte Personen anderer Berufsgruppen eine wichtige Informationsquelle und Hilfestellung im Umgang mit dem plötzlichen Säuglingstod.

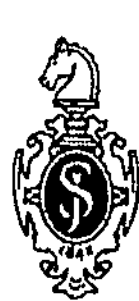 Springer-Verlag Wien GmbH

A-1201 Wien, Sachsenplatz 4–6, P.O. Box 89, Fax +43.1.330 24 26, e-mail: books@springer.at, Internet www.springer.at
D-69126 Heidelberg, Haberstraße 7, Fax +49.6221.345-229, e-mail: orders@springer.de
USA, Secaucus, NJ 07096-2485, P.O. Box 2485, Fax +1.201.348-4505, e-mail: orders@springer-ny.com
Eastern Book Service, Japan, Tokyo 113, 3–13, Hongo 3-chome, Bunkyo-ku, Fax +81.3.38 18 08 64, e-mail: orders@svt-ebs.co.jp

SpringerMedizin

Wolfgang Muntean (Hrsg.)

Gesundheitserziehung
bei Kindern und Jugendlichen

Medizinische Grundlagen

2000. VIII, 317 Seiten. 15 Abbildungen.
Broschiert **EUR 38,–**, sFr 61,–
ISBN 3-211-83319-6

Gesundheitserziehung ist hinsichtlich der Prävention vermeidbarer Erkrankungen von höchster Bedeutung. Ein geeigneter Ort hierfür sind die Schulen, über die alle Kinder und Jugendliche erreicht werden können. Lehrer, Eltern, Erzieher und Ärzte tragen eine große Verantwortung, denn mit der Qualität der Gesundheitserziehung wird die Basis für ein gesundes Leben gelegt.
Mit Themen wie Hygiene, gesunde Ernährung, Sport, Vermeidung von Unfällen und Haltungsschäden, Sexualaufklärung, Drogensucht und Vorsorgeuntersuchungen wendet sich dieses Sachbuch an Eltern und Erzieher und bietet vor allem Lehrern eine fundierte Basis für den Unterricht. Zu allen Themen werden die wissenschaftlich gesicherten medizinischen Grundlagen beschrieben und Fachbegriffe verständlich erklärt.

„Das Buch stellt die medizinischen Grundlagen für eine optimale Gesundheitserziehung von Kindern und Jugendlichen dar ...“
Deutsches Ärzteblatt

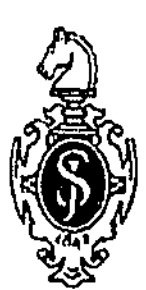

Springer-Verlag Wien GmbH

A-1201 Wien, Sachsenplatz 4–6, P.O. Box 89, Fax +43.1.330 24 26, e-mail: books@springer.at, Internet: www.springer.at
D-69126 Heidelberg, Haberstraße 7, Fax +49.6221.345-229, e-mail: orders@springer.de
USA, Secaucus, NJ 07096-2485, P.O. Box 2485, Fax +1.201.348-4505, e-mail: orders@springer-ny.com
Eastern Book Service, Japan, Tokyo 113, 3–13, Hongo 3-chome, Bunkyo-ku, Fax +81.3.38 18 08 64, e-mail: orders@svt-ebs.co.jp

*Springer-Verlag
und Umwelt*

ALS INTERNATIONALER WISSENSCHAFTLICHER VERLAG sind wir uns unserer besonderen Verpflichtung der Umwelt gegenüber bewußt und beziehen umweltorientierte Grundsätze in Unternehmensentscheidungen mit ein.

VON UNSEREN GESCHÄFTSPARTNERN (DRUCKEREIEN, Papierfabriken, Verpackungsherstellern usw.) verlangen wir, daß sie sowohl beim Herstellungsprozeß selbst als auch beim Einsatz der zur Verwendung kommenden Materialien ökologische Gesichtspunkte berücksichtigen.

DAS FÜR DIESES BUCH VERWENDETE PAPIER IST AUS chlorfrei hergestelltem Zellstoff gefertigt und im pH-Wert neutral.